高级卫生专业技术资格考试通关宝典

护理学专业高级职称晋升题库

（适用于副主任、主任护师资格考试）

第三版

高级职称资格考试研究专家组　编写

中国健康传媒集团

中国医药科技出版社

内容提要

　　本书为《高级卫生专业技术资格考试通关宝典》之一，全书根据护理学专业副主任、主任护师职称评定考核中的考点和题型要求，分为九章，精选试题 5000 余道，题型全面，题目针对性强，覆盖高频考点、重点、难点，有助于考生全面掌握考点内容，书后附有 4 套模拟试卷，方便考生考前复习和自测，同时提高答题和应试能力，在短期内高效复习，一举过关。本书是参加护理学专业高级职称考试读者的制胜通关题库。

图书在版编目（CIP）数据

护理学专业高级职称晋升题库/高级职称资格考试研究专家组编写．—3 版．—北京：中国医药科技出版社，2017.11

高级卫生专业技术资格考试通关宝典

ISBN 978 - 7 - 5067 - 9688 - 0

Ⅰ.①护…　Ⅱ.①高…　Ⅲ.①护理学 - 医药卫生人员 - 资格考试 - 习题集　Ⅳ.①R47 - 44

中国版本图书馆 CIP 数据核字（2017）第 264790 号

美术编辑　陈君杞
版式设计　张　璐

出版　**中国健康传媒集团** | 中国医药科技出版社
地址　北京市海淀区文慧园北路甲 22 号
邮编　100082
电话　发行：010 - 62227427　邮购：010 - 62236938
网址　www.cmstp.com
规格　889 × 1194mm $^1/_{16}$
印张　27 $^1/_2$
字数　880 千字
初版　2014 年 12 月第 1 版
版次　2017 年 11 月第 3 版
印次　2018 年 11 月第 2 次印刷
印刷　三河市万龙印装有限公司
经销　全国各地新华书店
书号　ISBN 978 - 7 - 5067 - 9688 - 0
定价　**79.00 元**

编委会

———— 按姓氏笔画排序 ————

前 言
PREFACE

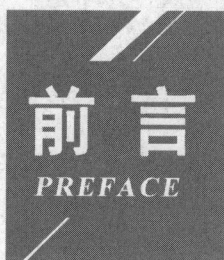

您还在为了正、副高级卫生专业技术资格考试而一筹莫展吗？您还在为了考试找不到重点而无从下手吗？我们精心编写了《护理学专业高级职称晋升题库》，为您的职场晋升之路提供帮助。

本书紧扣最新考试大纲，内容全面，题量丰富，重点突出，针对性强；可以指引您复习的重点，检测您复习的效果，也可以为您的复习查漏补缺。

本书涵盖了护理学专业正、副高级卫生专业技术资格考试的全部考点与题型，共分为5种题型，分别是A1型题、A2型题、A3/A4型题、B型题、X型题，参考答案附在相应章节的后面，以便考生做完试题查对。

我们相信通过本书的学习，一定会为您的考试增加一份保障，祝您顺利通过考试，也欢迎您提出宝贵意见。

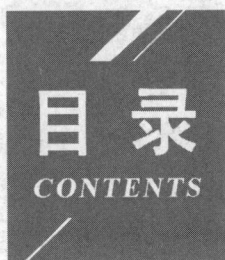

目 录
CONTENTS

第一章　医学伦理学

【A1 型题】

1. 对医患关系中基本的道德规范的描述最正确的是
　　A. 医患双方尊重彼此的权利和履行相互的义务
　　B. 医护人员尊重病人的权利
　　C. 病人尊重医护人员的权利
　　D. 医护人员尽职尽责为病人服务
　　E. 病人尊重医护人员的人格与劳动

2. 医疗行为中，医务人员有责任为病人的隐私保密，这主要是体现医学伦理原则中的
　　A. 不伤害原则　　　　　B. 有利原则
　　C. 尊重原则　　　　　　D. 公正原则
　　E. 人道主义原则

3. 下列临终关怀的提法中，正确的是
　　A. 临终关怀应以所有住院病人为服务对象
　　B. 临终关怀应以治疗疾病为主要服务内容
　　C. 临终关怀应以延长病人的生存时间为目的
　　D. 临终关怀面向的仅仅是临终病人个体
　　E. 临终关怀应以提高临终病人的生存质量为宗旨

4. 医德修养的根本途径和方法是坚持
　　A. 学习医德理论知识
　　B. 学习医德榜样人物
　　C. 医疗卫生保健实践
　　D. 经常性批评与自我批评
　　E. 有的放矢

5. "我会尊重患者告诉我的一切秘密，即使患者已经死去"。此话出自
　　A. 东京宣言　　　　　　B. 夏威夷宣言
　　C. 日内瓦宣言　　　　　D. 赫尔辛基宣言
　　E. 希波克拉底誓言

6. 护理道德评价的主体是
　　A. 社会各界
　　B. 护理人员的职业行为
　　C. 医护人员
　　D. 病人及病人家属
　　E. 社会各界和医护人员

7. 在护理工作中，最高层次的道德情感是
　　A. 事业感　　　　　　　B. 荣誉感
　　C. 同情感　　　　　　　D. 责任感
　　E. 真诚感

8. 护理人员在工作中对病人的关心及提供的服务，应根据
　　A. 病情的需要　　　　　B. 病人的文化
　　C. 病人的经济　　　　　D. 病人的地位
　　E. 病人的信仰

9. 避免心理治疗庸俗化的医德要求是
　　A. 具备责任心、爱心
　　B. 具备心理治疗知识
　　C. 自我涵养、耐心细心
　　D. 具有帮助病人的诚意
　　E. 维护病人，保守医疗秘密

10. 基础护理的基本医德要求是
　　A. 主动掌握护理技能
　　B. 自觉提供相应服务
　　C. 遵章守纪严于律己
　　D. 准确及时执行医嘱
　　E. 明确目标，协同一致

11. 1953 年 7 月国际护士会议通过的关于护理的国际性伦理法则是
　　A. 国际护士守则　　　　B. 护士伦理学国际法
　　C. 南丁格尔誓约　　　　D. 护士职业行为法典
　　E. 国际医德守则

12. 护患关系中最基本的道德要求是
　　A. 忠诚美德　　　　　　B. 言语谨慎
　　C. 认真负责　　　　　　D. 严谨作风
　　E. 尊重病人

13. 下列哪种关系模式的特点是"告诉病人做什么"
　　A. 合作分工型　　　　　B. 共同参与型
　　C. 主动 - 被动型　　　　D. 指导 - 合作型
　　E. 教育 - 服从型

14. 在计划生育工作中，主要提倡的是
　　A. 克隆技术　　　　　　B. 生殖技术
　　C. 人工流产　　　　　　D. 绝育
　　E. 避孕

15. 医德评价的标准不包含
　　A. 有利　　　　　　　　B. 自主
　　C. 公正　　　　　　　　D. 互助
　　E. 奉献

16. 在医德评价中，自我评价方式及主观评价力量是指
- A. 社会舆论
- B. 传统习俗
- C. 内心信念
- D. 病人评议
- E. 院内评价

17. 医德评价的意义应除外
- A. 医务人员满足自我心理需求的手段
- B. 医务人员行为的监视器和调节器
- C. 维护医德原则的重要保障
- D. 维护医德规范的重要保障
- E. 使医德原则、规范转化为医德行为的中介和桥梁

18. 正确处理医际关系的原则是
- A. 根据职务、职称不同，区别对待
- B. 根据学历、职务的高低，分配发展机会
- C. 彼此信任、互相协作和监督
- D. 互相尊重，"井水不犯河水"
- E. 互相尊重，坚持独立，注重自我发展

19. "你是重要的。因为你是你，直到你活到最后一刻仍是那样重要。我们会尽一切努力帮助你安详逝去，但也尽一切努力令你活到最后一刻。"这句话最能够反映的临终护理伦理原则是
- A. 患者利益至上
- B. 提高临终患者的生活质量
- C. 尊重临终患者的人格，维护其尊严
- D. 为临终患者提供耐心的服务
- E. 尊重临终患者的权利

20. 从完整意义上来说，知情同意权不包括
- A. 了解权
- B. 被告知权
- C. 告知权
- D. 同意权
- E. 拒绝权

21. 医学伦理学原则不包括
- A. 公正原则
- B. 有利原则
- C. 不伤害原则
- D. 生命价值原则
- E. 尊重原则

22. 市场经济条件下的医德建设，重点是纠正和防止
- A. 稀有卫生资源分配不公的现象
- B. 追求个人正当利益的现象
- C. 忽视卫生事业的福利性
- D. 强调医务人员的社会价值
- E. 片面追求经济效益的行为

23. 危重昏迷病人经治疗后脱离危险，进入康复期，医患关系交往模式的类型将由
- A. 主动 – 被动型转为指导 – 合作型
- B. 主动 – 被动型转为共同参与型
- C. 指导 – 合作型转为共同参与型
- D. 指导 – 合作型转为主动 – 被动型
- E. 共同参与型转为主动 – 被动型

24. 能对护士的行为起到评价和激励作用的道德规范是
- A. 良心
- B. 情感
- C. 审慎
- D. 荣誉
- E. 兴趣

25. 在护患非技术关系中最重要的内容是
- A. 道德关系
- B. 利益关系
- C. 法律关系
- D. 价值关系
- E. 信任关系

【A2 型题】

1. 王某，男性，55 岁。因左小腿丹毒复发到某医院就诊，医师给他开了价格较昂贵的新抗生素，病人因自费而要求改用上次发病时有效且便宜的青霉素。但是，医师却不耐烦地说："是你说了算，还是我说了算？难道我会害你！"病人无奈，只好百思不解地离去而到另一家医院医治。从医学伦理的角度分析，该医师的行为违背了下列原则中的
- A. 有利原则
- B. 公正原则
- C. 尊重原则
- D. 公益原则
- E. 生命价值原则

2. 一中年男性病人，因急性阑尾炎住院治疗，手术后，主管医生为了使病人尽快恢复，给病人使用了一种比较昂贵的新型抗生素。但并没有同病人商量。病人恢复很快，几天后就可出院。出院时，病人发现自己需支付上千元的药费，认为医生没有告诉自己而擅自做主，自己不应该负担这笔钱。在这个案例中，医生损害了病人的哪个权利
- A. 知情同意权
- B. 疾病的认知权
- C. 平等的医疗权
- D. 要求保护隐私权
- E. 病人的参与权

3. 病人，杨某，男性，45 岁，个体户。因服用大量的安眠药自杀而被妻子送到某医院急诊室。妻子告诉医师，病人有精神分裂症，一直服药治疗，过去也有服药后睡一天才醒的情况，此次睡一天一夜未醒，才发现是服用大量的安眠药自杀。经急诊室近一天一夜的抢救，病人仍处在昏迷状态。于是急诊医师告知其妻，采用肾透析也许能挽救病人的生命，但费用较高。其妻听了医师的建议后，只是说病人活着非常痛苦，家庭也很痛苦，并让医师看着办吧。面对其妻的犹豫态度，你认为医师应该选择
- A. 维持原来的抢救措施，任其好坏
- B. 让其妻子将丈夫接回家，终止病人的治疗
- C. 只要妻子同意签字，立即终止在急诊室的抢救而给予支持治疗

D. 在妻子和家庭其他成员同意的情况下，实施主动安乐死

E. 争取妻子的配合，给病人实施肾透析和其他抢救

4. 吴先生，30 岁。因精神分裂症曾住院治疗，出院后不久，病人因服大量安眠药一天一夜未醒而被父母送至急诊室。护理此病人在伦理规范上应尤为注意的是

A. 理解病人，尊重人格

B. 自觉遵守，主动关心

C. 举止端庄，作风正派

D. 保守秘密，恪守慎独

E. 工作严谨，保证安全

5. 高先生，45 岁，因患精神疾病住院治疗，护士小胡给他抽血时，打了小胡一巴掌，嘴里还不停地骂脏话，不堪入耳，此时小胡应

A. 克制忍让   B. 用武力制止

C. 打击报复   D. 用语言制止

E. 以牙还牙

6. 某医院在进行药物的临床实验，当受试者要求中途退出实验时，合乎伦理的做法是

A. 实验完了退出

B. 无条件地同意受试者退出

C. 在不妨碍研究进程的情况下允许退出

D. 在不造成重大经济损失的情况下允许退出

E. 在已经取得主要研究数据资料的情况下允许退出

7. 急诊室收治一名因车祸导致头部受伤而昏迷的病人，此时采用的医患模式是

A. 主动－被动型   B. 指导－合作型

C. 被动－主动型   D. 部分参与型

E. 共同参与型

8. 某女头痛数月，遇上呼吸道感染和月经来潮时疼痛加重，出于彻底检查的目的来院，坚决要求做 CT 检查，被医师拒绝。医师开出脑电图检查单和请耳鼻喉科会诊单。病人大为不满。为形成正常医患关系，该医师应该

A. 维持契约关系，完全按病人要求办，开单作 CT 检查

B. 维持契约关系，坚决按医生意见办，脑电图检查后再定

C. 维持契约信托关系，说服病人先行体格检查再定

D. 维持信托关系，对不信赖者拒绝接诊

E. 维持信托关系，先查 CT 和脑电图、进行会诊，然后体检

9. 某医院采取了一些隔离措施，使体格检查置于一个相对封闭的环境中，以免受检病人曝光于众人面前。更确切地说这些措施反映了医院和医生哪一种医德意识

A. 服务意识

B. 管理意识

C. 保护病人隐私意识

D. 有利于病人的意识

E. 热爱医学事业的意识

10. 护士在工作中拒绝病人的无理要求，遭到病人家属殴打，对此，护士应该是

A. 满足病人的要求

B. 忍气吞声，不与病人纠缠

C. 付诸法律，追究对方的法律责任

D. 接受病人的钱财作为被打的补偿

E. 用同样的手段还击病人

11. 病人，男，40 岁，建筑工人，工作中不慎从高处坠落，不省人事送入医院抢救，医院虽进行了积极的抢救，但 1 周后，病情未好转又发生了感染性中毒性休克，继而循环和肾衰竭，难以康复。当家属和单位得知病人预后消息后，出现了两种态度：家属要求放弃治疗和抢救，而单位要求不惜一切代价再继续维持抢救与治疗。面对家属与单位的意见冲突，医师应该做何种选择最符合伦理原则

A. 尊重家属的意见，停止抢救与治疗

B. 尊重单位的意见，不惜一切代价抢救与治疗

C. 在家属和单位意见不统一情况下，采取支持疗法

D. 医师根据病人具体情况，慎重做出选择

E. 从公益论原则出发，可在取得家属与单位的支持下，停止抢救与治疗

【A3/A4 型题】

（1～2 题共用题干）

某病人夜间突发急腹症被送到某医院看急诊，初诊为急性胆囊炎。负责医生因自己年轻，怕担风险，未做任何处理，即让家属把病人送 15 km 外的中心医院就诊，延误了治疗时间，致使病人胆囊穿孔，中毒性休克，后虽经抢救挽救了生命，但医药费用去 30000 多元。

1. 对该医生的正确伦理评价是

A. 没有什么问题，不想接诊的病人就可以让他转诊

B. 没有什么问题，风险太大时首先要保护好自己

C. 没有什么问题，当时情况可以转诊

D. 错误，违反首诊负责制要求，给病人造成严重伤害

E. 错误，没有把这件事报告给院长，擅自决定转诊

2. 对该医生的行为进行伦理评价时，应该主要考虑的是医生是否做到了

A. 有利原则中的努力使病人受益的要求

B. 有利原则中的努力预防难以避免的伤害

C. 有利原则中的对利害全面权衡，选择受益最大、伤害最小的行动方案

D. 不伤害原则中的不应发生有意的伤害

E. 不伤害原则中的不给病人造成本可避免的各种损害

（3～5题共用题干）

孙女士到医院看望患性病住院的老公，乘电梯时，孙女士听到几名护士在谈论她老公的病情。

3. 护士们的谈论违反的伦理原则是

A. 行善　　　　　　　　B. 保密权

C. 自治权　　　　　　　D. 无恶权

E. 自主权

4. 护士们在乘电梯时谈论孙女士老公的病情，其侵犯的权利是

A. 个人隐私和个人尊严获得保护的权利

B. 参与决定有关个人健康的权利

C. 平等享受医疗的权利

D. 服务选择权

E. 请求回避权

5. 关于医务人员泄露医疗秘密，将会产生不良后果的表述，不正确的是

A. 会造成病人沉重心理负担，甚至引发自杀的严重后果

B. 会使病人对医院人员产生不信任和恐惧感

C. 会引起社会某些人对病人的歧视

D. 会引起医患矛盾、家庭纠纷

E. 会酿成医疗差错事故

（6～7题共用题干）

某中学生，16岁，经骨髓穿刺检查诊断为"急性淋巴细胞白血病"，给予常规治疗，症状无缓解。医生告诉家长，此病目前尚无理想的治疗方法，医院正在尝试使用一种疗效不肯定、有一定风险的药物。其家长表示愿意做这种试验性治疗。但没有履行书面承诺手续。治疗2天后，病人病重，抢救无效，死亡。此后，家属否认曾同意这种治疗方案，称是"拿病人做试验"，要追究医生责任，于是造成医疗纠纷。

6. 就本案分析，医生做出选择的伦理依据是

A. 研究目的是正确的

B. 符合知情同意的原则

C. 符合受试者利益的原则

D. 治疗期间，医生是积极负责的

E. 以上各点都符合临床医学研究原则，没有错误

7. 病人家属称本案是"拿病人做试验"并告上法庭，但其真实的思想是

A. 家长没有书面承诺，说明对该方案有保留意见

B. 抢救不够及时，拖延了时间

C. 家长没签字，医生必须承担患儿死亡的责任

D. 要求减免住院费用

E. 医生所做的试验缺乏临床数据积累

（8～10题共用题干）

李先生，30岁。因精神分裂症曾住院治疗，出院后不久，病人因服大量安眠药24小时未醒，被父母送至急诊室抢救。

8. 在护理精神疾病病人的伦理规范上不正确的是

A. 保守秘密，恪守慎独

B. 自觉遵守，主动关心

C. 工作严谨，保证安全

D. 理解病人，尊重人格

E. 举止端庄，作风正派

9. 护理此类病人最重要的特点是

A. 保密性与自觉性　　　B. 人道性与开放性

C. 理智性与安全性　　　D. 自觉性与主动性

E. 理解性与尊重性

10. 此病例中病人的行为属于

A. 无自知力　　　　　　B. 心理障碍

C. 拒绝治疗　　　　　　D. 异常行为

E. 不承认自己有病

（11～13题共用题干）

病人，女，35岁，因上消化道大出血急诊入院治疗，入院时意识清醒，因失血过多，需要马上输血治疗。因为宗教信仰，病人拒绝输血，主管护士立即将病人"拒绝输血"的情况向主管医师汇报，当主管护士与医师再次评估病人病情时，病人意识已经转为模糊，面色苍白，收缩压75 mmHg，舒张压测不到，但病人仍然喃喃自语："我不输血"。此时病人情况非常危急。

11. 病人意识清醒时可以拒绝输血，因为其享有

A. 安全权　　　　　　　B. 了解权

C. 自主权　　　　　　　D. 医疗权

E. 隐私权

12. 病人意识清醒时拒绝输血，医务人员应该

A. 不必考虑病人的意愿

B. 如果家属同意，就可以为其输血

C. 因为情况十分紧急，马上为其输血

D. 根据有益原则，应该马上输血

E. 尽量劝说，如果仍然不肯输血，则不予输血，但要求其签署相关文件

13. 病人意识模糊时，医务人员应该

A. 因为情况十分紧急，马上为其输血

B. 不必考虑病人的意愿，因为病人意识不清楚，可以马上输血

C. 马上征求任何一个家属意见，只要有家属同意，则尽快为其输血

D. 马上征求其法定代理人意见，如果法定代理人同意，则尽快为其输血

E. 不能为其输血，因为要尊重其自主权

(14～16题共用题干)

病人，女，30岁，怀孕38周，因"阴道出血2小时"来诊，诊断为前置胎盘。为了配合治疗，病人坦诚告诉主管医师及护士其曾经有过人工流产病史，并要求主管医师及护士为其保密。剖宫产手术时，胎儿取出后，产妇凝血功能异常，出血不止。为了确保产妇的生命安全，主管医师果断地施行了子宫全切术。病人的生命得以挽救，但是主管医师却遭到梁女士家属的责备，因为没有事先征得家属同意。

14. 医务人员应该做到为病人的过往史保守秘密，遵守了医务人员的

A. 若有疾厄来求救者，不得问其贵贱贫富，长幼妍媸，怨亲善友，华夷愚智，普同一等，皆如至亲之想

B. 凡我所耳闻目睹的关于人们的私生活，我决不到处宣扬，我决不泄露作为应该守密的一切细节

C. 帮助我的病人做出与他们的价值和信念一致的选择，不强迫，不欺骗，不口是心非

D. 我决心竭尽全力除人类之病痛，助健康之完美，维护医术的圣洁和荣誉

E. 我要竭尽全力，采取我认为有利于病人的医疗措施，不能给病人带来痛苦与危害

15. 主管医师为了挽救病人的生命而施行子宫切除术，遵守的原则是

A. 自主原则　　　　　B. 公平原则

C. 隐私保密原则　　　D. 知情同意原则

E. "两害相权取其轻"的原则

16. 主管医师在挽救病人生命后会引起其家属的责备，是因为忽视了病人的

A. 知情同意权

B. 了解权

C. 平等的医疗护理权

D. 获得医疗信息权

E. 隐私权

【X型题】

1. 临终病人享有

A. 平等医疗权　　　　B. 知情同意权

C. 获得医疗信息权　　D. 免除一定社会责任权

E. 要求隐私保密权

2. 下列哪项不属于执行脑死亡标准的动机和直接目的

A. 节约卫生资源

B. 增加器官移植供体

C. 更科学的判定死亡，维护死者的尊严

D. 减轻病人家庭的经济、心理负担

E. 缩短病人的生存时间

3. 人体实验的道德原则包括

A. 医学目的的原则

B. 知情同意的原则

C. 维护受试者利益的原则

D. 保障受试者绝对安全的原则

E. 随机对照的原则

4. 护理医德的实质在于

A. 珍惜人的生命

B. 增进健康和预防疾病

C. 尊重人的尊严和权利

D. 恢复健康和减轻痛苦

E. 为个人、家庭和公众提供高质量的健康服务

5. 人体实验的内在矛盾表现为

A. 医学发展与社会责任

B. 成功与失败

C. 主动与被动

D. 自愿与无奈

E. 利与弊

6. 维系医德依靠的非强制力量是

A. 卫生法规　　　　　B. 社会舆论

C. 传统习俗　　　　　D. 内心信念

E. 行政律令

7. 医德修养的方法有

A. 慎独的方法　　　　B. 积善的方法

C. 自我反省的方法　　D. 示范感染的方法

E. 学习的方法

8. 个体、公益义务论认为

A. 医务人员与被防治者的利益是完全对立的

B. 当个体利益与公益相一致时，应两者兼顾

C. 当个体利益与公益相矛盾时，以公益居先

D. 要忠诚地维护被防治者的利益

E. 要不惜代价地抢救每一个病人的生命

9. 医学伦理学的基本问题是

A. 关于医德与利益的关系问题

B. 任何医学伦理学家都要回答的问题

C. 检验各种医学伦理学派的试金石

D. 识别进步与腐朽医德观的根本标准

E. 自始至终贯穿在医学伦理学的体系之中

10. 医德基本原则是

A. 医德体系的总纲

B. 区分不同社会类型医德的根本标志

C. 医德评价的一般标准

D. 医德修养的重要内容

E. 医德价值目标和手段的集中反映

11. 医德规范

　　A. 是医德实践中医德关系的客观反映

　　B. 是医德评价的最高标准

　　C. 是医德体系的主体结构

　　D. 是指导医务人员医德行为的准则

　　E. 是医德教育和医德修养的具体内容

12. 尊重病人的自主权，就应该

　　A. 满足病人提出的一切要求

　　B. 让病人自主选择医疗方案

　　C. 允许任何病人拒绝治疗

　　D. 为病人选择医疗方案提供必要的信息

　　E. 拒绝病人的非分选择

13. 妇产科护理的道德要求是

　　A. 要以深厚的同情心做好心理护理

　　B. 要有对病人、家庭、社会的高度责任感

　　C. 要有不怕苦、脏、累的献身精神

　　D. 要有严密观察、果断处置的护理作风

　　E. 仔细观察，审慎从事

14. 护理科研最基本的准则是

　　A. 实事求是　　　　　　B. 尊重科学

　　C. 团结协作　　　　　　D. 目的明确

　　E. 科研动机端正

15. 医务人员的哪些行为符合节育的医德要求

　　A. 宣传节育是夫妇双方的义务

　　B. 争取早期人工流产

　　C. 对未婚先孕或婚外孕者予以曝光

　　D. 尊重人们对节育措施的自愿选择

　　E. 绝育手术一律选择以女性为对象

16. 危重病人抢救工作中的道德要求是

　　A. 要加强业务学习

　　B. 要全面考虑，维护社会公益

　　C. 要满腔热情，重视心理护理

　　D. 要勇担风险，团结协作，提高抢救成功率

　　E. 要争分夺秒，积极抢救病人

17. 医德评价的依据是

　　A. 动机和目的统一论

　　B. 动机和效果统一论

　　C. 目的和手段统一论

　　D. 效果和手段统一论

　　E. 目的和效果统一论

18. 医德评价的客观标准是

　　A. 有利于防病治病

　　B. 有利于促进医学发展

C. 有利于提高医务工作的经济效益

D. 有利于人类生存环境的保护和改善

E. 有利于病人疾病的缓解和根除

19. 医德教育的方法包括

　　A. 说理认知法　　　　　B. 知行结合法

　　C. 示范感染法　　　　　D. 影视形象法

　　E. 讨论启迪法

20. 目前，获取移植器官的途径为人类道德所完全否定的是

　　A. "给"　　　　　　　　B. "取"

　　C. "换"　　　　　　　　D. "售"

　　E. "买"

21. 隐私保密，具体来说就是研究对象享有

　　A. 隐私权　　　　　　　B. 自主权

　　C. 匿名权　　　　　　　D. 名誉权

　　E. 保密权

22. 临床护理工作的道德原则是

　　A. 尊重病人原则

　　B. 热爱专业，安心本职的原则

　　C. 密切合作，协同一致的原则

　　D. 全面考虑，维护社会公益原则

　　E. 最佳护理方案或最优化的护理原则

23. 护患关系的特点是

　　A. 工作关系　　　　　　B. 信任关系

　　C. 主动－被动关系　　　D. 社交关系

　　E. 治疗关系

24. 护理伦理学的研究对象包括

　　A. 护理人员与病人之间的关系

　　B. 护理人员之间的关系

　　C. 护理人员与护理学科发展之间的关系

　　D. 护理人员与其他医务人员之间的关系

　　E. 护理人员与病人家属之间的关系

25. 人体研究护理伦理的考虑重点有

　　A. 知情同意原则　　　　B. 隐私保密原则

　　C. 避免伤害原则　　　　D. 以人为本原则

　　E. 公平原则

参 考 答 案

【A1 型题】

1. A　　2. C　　3. E　　4. C　　5. C　　6. E　　7. A　　8. A

9. B　　10. D　　11. B　　12. E　　13. D　　14. E　　15. E　　16. C

17. A　　18. C　　19. C　　20. C　　21. D　　22. E　　23. B　　24. D

25. A

【A2 型题】

1. C   2. A   3. E   4. E   5. A   6. B   7. A   8. C
9. C   10. C   11. E

【A3/A4 型题】

1. D   2. C   3. B   4. A   5. E   6. E   7. D   8. B
9. C   10. D   11. C   12. E   13. D   14. B   15. E   16. A

【X 型题】

1. ABCDE   2. ABDE   3. ABCE   4. ACE   5. CDE
6. BCD   7. ABCE   8. BCD   9. ABCDE   10. ABDE
11. ACDE   12. BDE   13. ABCD   14. AB   15. ABD
16. BCDE   17. BC   18. ABDE   19. ABCDE   20. DE
21. ACE   22. ACE   23. ABE   24. ABCDE   25. ABC

第二章 内科护理学

第一节 呼吸系统疾病病人的护理

【A1 型题】

1. 未曾接种卡介苗的 3 岁以下儿童结核菌素试验阳性，提示
   - A. 机体反应性差
   - B. 需接种卡介苗
   - C. 患有活动性结核病
   - D. 曾有结核菌感染
   - E. 严重营养不良

2. 关于肺鳞癌，叙述错误的是
   - A. 肺癌中最常见
   - B. 常为中心型
   - C. 生长迅速，病程短
   - D. 对放射治疗、化学治疗较敏感
   - E. 血行转移发生晚

3. 易合并脓胸、脓气胸的肺炎是
   - A. 呼吸道合胞病毒肺炎
   - B. 腺病毒肺炎
   - C. 金黄色葡萄球菌肺炎
   - D. 支原体肺炎
   - E. 霉菌性肺炎

4. 漏出性胸腔积液最多见于
   - A. 肝硬化
   - B. 大叶性肺炎
   - C. 结核性胸膜炎
   - D. 细菌性胸膜炎
   - E. 自发性胸膜炎

5. 支气管哮喘严重发作首选的药物是
   - A. 氨茶碱
   - B. 沙丁胺醇
   - C. 特布他林
   - D. 异丙肾上腺素
   - E. 肾上腺皮质激素

6. 护理咯血病人的关键措施是
   - A. 消除心理不良因素
   - B. 保持呼吸道通畅
   - C. 减少活动，保持安静
   - D. 准备好急救药品和器械
   - E. 做镇静、镇咳等对症处理

7. 下列何种疾病在缺氧时应低流量持续吸氧
   - A. 急性肺水肿
   - B. 自发性气胸
   - C. 休克型肺炎
   - D. 急性上呼吸道感染
   - E. 肺气肿并发呼吸衰竭

8. 血源性肺脓肿好发部位是
   - A. 右上叶后段
   - B. 右下或左下叶基底段
   - C. 左下叶背段
   - D. 两肺外周部
   - E. 右下叶背段

9. 特发性气胸的特征不包括
   - A. 胸部 X 线片：无显著病变
   - B. 多见于瘦高的男青年
   - C. 容易复发
   - D. 有慢性阻塞性肺疾病（COPD）
   - E. 脏层胸膜下可见肺大疱

10. 肺癌引起上腔静脉阻塞综合征是
    - A. 侵犯心脏所致
    - B. 侵犯纵隔，压迫上腔静脉所致
    - C. 压迫到主动脉所致
    - D. 压迫双侧锁骨下静脉所致
    - E. 压迫纵隔淋巴结所致

11. 右侧卧位者吸入性肺脓肿的好发部位是
    - A. 右下叶背段
    - B. 右中叶内侧段
    - C. 右下叶前基底段
    - D. 右下叶后段
    - E. 右上叶腋亚段

12. 慢性肺源性心脏病发生心力衰竭时，治疗首选是
    - A. 强心剂
    - B. 利尿剂
    - C. 血管扩张剂
    - D. 控制心律失常
    - E. 控制感染，改善呼吸功能

13. 慢性支气管炎发作时最重要的治疗是应用
    - A. 核酪口服液
    - B. 抗生素
    - C. 祛痰镇咳药
    - D. 糖皮质激素
    - E. 支气管扩张剂

14. 有利于痰液排出的护理措施是
    - A. 卧床休息
    - B. 加强锻炼
    - C. 保持环境清洁
    - D. 多饮水、清淡饮食
    - E. 预防上呼吸道感染

15. 急性呼吸性酸中毒的治疗主要在于
    - A. 低钾饮食
    - B. 增加通气量

C. 积极补充钾盐　　　　　D. 用碳酸氢钠中和酸

E. 利尿增加酸从肾排出

16. 胸腔积液较多，一般每次抽液量为

A. 不超过 500 ml　　　　B. 不超过 1000 ml

C. 解除压迫症状为止　　　D. 尽可能将水抽完

E. 抽水愈少愈安全

17. 慢性肺源性心脏病急性加重期最常见的诱因是

A. 过劳　　　　　　　　　B. 大量利尿

C. 使用镇静剂　　　　　　D. 呼吸道感染

E. 使用支气管扩张药

18. 支气管哮喘急性发作的首选药物是

A. 拟肾上腺素类药物　　　B. 黄嘌呤类药物

C. 色甘酸钠　　　　　　　D. 糖皮质激素

E. 酮替芬

19. 支气管扩张病人的咳嗽特点为

A. 晨起及晚间躺下时较重

B. 常出现刺激性干咳

C. 有时呈阵发性呛咳

D. 后期咳嗽加重并伴喘鸣声

E. 严重者出现呼气性呼吸困难

20. 治疗肺炎链球菌肺炎的关键措施为

A. 卧床休息

B. 防治并发症

C. 做必要的对症处理

D. 选择有效抗生素控制感染

E. 注意营养，必要时静脉补液

21. 肺癌有特异性的表现是

A. 刺激性呛咳　　　　　　B. 咯血

C. 胸痛　　　　　　　　　D. 胸闷、气促

E. 发热、消瘦

22. 大咯血病人有窒息先兆，应立即采取的抢救措施是

A. 做气管插管　　　　　　B. 用导管吸除血块

C. 进行气管切开　　　　　D. 加压吸氧

E. 应用呼吸兴奋剂

23. 判断肺结核有无传染性最主要的依据是

A. 血沉增快　　　　　　　B. 结核菌素试验阳性

C. 反复痰中带血　　　　　D. 胸部 X 线片有空洞

E. 痰结核菌检查阳性

24. 慢性呼吸衰竭的病人，下列哪项处理不利于呼吸道通畅

A. 糖皮质激素　　　　　　B. 采用快速利尿剂

C. 口服或雾化祛痰剂　　　D. 痰液黏稠者补液

E. 无力排痰者翻身拍背

25. 肺真菌病诊断主要依靠

A. 临床表现　　　　　　　B. X 线片典型表现

C. 血清学试验　　　　　　D. 抗原皮肤试验

E. 痰真菌培养及菌型鉴定

26. 闭合性气胸胸膜腔内压力变化正确的是

A. 胸膜腔内压力持续升高

B. 胸膜腔内压力抽气后维持不变

C. 胸腹腔内压力明显超过大气压

D. 抽气后，胸膜腔内压力下降不复升

E. 抽气后胸膜腔内压力下降，但有迅速回升

27. 关于慢性支气管炎的描述，哪项错误

A. 指气管、支气管黏膜的慢性感染性炎症

B. 主要表现为咳嗽、咳痰或伴喘息

C. 常并发阻塞性肺气肿

D. 吸烟是其主要病因

E. 临床可分为单纯性、喘息性

28. 关于肺炎链球菌肺炎，下列哪项错误

A. 可表现为大叶性肺炎或小叶性肺炎

B. 一般不引起肺组织坏死或形成空洞

C. 肺炎消散后，多留有纤维瘢痕

D. 治疗首选青霉素

E. 少数病人可并发脓胸

29. 慢性肺源性心脏病的 X 线片表现，哪项错误

A. 常有肺、胸基础疾病表现

B. 可有急性肺部感染的表现

C. 肺动脉段明显突出或其高度 ≥3 mm

D. 右心室肥大征

E. 右下肺动脉干扩张，其横径 >10 mm，其横径与血
　　管横径之比 ≥1.07

30. 关于气胸的处理，哪项是错误的

A. 气胸量小于 20 ml，症状轻微，不需排气

B. 如肺萎缩时间长，宜用高负压排气

C. 交通性气胸应行胸腔闭式引流

D. 血气胸可行低位胸腔插管引流

E. 复发性气胸，可用四环素注入胸腔造成粘连

31. 关于结核病的治疗，哪项错误

A. 应坚持早期、联合、大量、规律和全程用药

B. 有结核病中毒症状，X 线片示病灶有浸润

C. 病灶部分硬结，病菌阴性者，可先观察

D. 吡嗪酰胺能杀灭吞噬细胞内的结核菌

E. 初治病例如条件允许，尽量采用短程化疗

32. 慢性支气管炎发生与发展的重要因素是

A. 过敏　　　　　　　　　B. 感染

C. 气候　　　　　　　　　D. 吸烟

E. 烟雾

33. 最简便的杀灭结核菌的方法是
   A. 阳光暴晒 2 小时
   B. 煮沸 1 分钟
   C. 70% 乙醇接触 2 分钟
   D. 来苏水接触 2～12 小时
   E. 直接焚烧带有病菌的痰纸

34. 下列哪些疾病不会导致慢性肺源性心脏病
   A. 慢性阻塞性肺气肿
   B. 特发性肺纤维化
   C. 支气管扩张
   D. 慢性纤维空洞型肺结核
   E. 遗传

35. 严重Ⅱ型呼吸衰竭不宜高浓度给氧的原因为
   A. 缺氧不是主要原因
   B. 可引起氧中毒
   C. 降低颈动脉窦化学感受器的兴奋性
   D. 促使二氧化碳排出过快
   E. 诱发代谢性碱中毒

36. 最常见的成人肺结核是
   A. 原发型肺结核
   B. 血行播散型肺结核
   C. 浸润型肺结核
   D. 慢性纤维空洞型肺结核
   E. 结核性胸膜炎

37. 原发型肺结核，下列哪项是错误的
   A. 初次感染部位多在上叶底部、中叶和下叶上部
   B. 结核菌可引起淋巴管炎和淋巴结炎
   C. 原发病灶和淋巴结都不发生干酪样坏死
   D. 症状多轻微而短暂
   E. 多发生于儿童

38. 哪种肺癌对化疗最敏感
   A. 鳞状上皮癌   B. 肺泡细胞癌
   C. 腺癌   D. 未分化癌
   E. 大细胞癌

39. 支气管肺癌的临床表现不包括
   A. 持续性反复痰中带血
   B. 新近出现持续性反复痰中带血
   C. 反复发作在同一部位的肺炎
   D. 原因不明的四肢关节疼痛
   E. 漏出性胸腔积液

40. 诊断呼吸衰竭的血气标准是
   A. $PaO_2 < 8.6\,kPa$（65 mmHg）和（或）伴有 $PaCO_2$ > 7.3 kPa（55 mmHg）
   B. $PaO_2 < 6.7\,kPa$（50 mmHg）和（或）伴有 $PaCO_2$

> 8.0 kPa（60 mmHg）
   C. $PaO_2 < 8.0\,kPa$（60 mmHg）和（或）伴有 $PaCO_2$ > 7.3 kPa（55 mmHg）
   D. $PaO_2 < 8.0\,kPa$（60 mmHg）和（或）伴有 $PaCO_2$ > 6.7 kPa（50 mmHg）
   E. $PaCO_2 < 8.6\,kPa$（65 mmHg）和（或）伴有 $PaCO_2$ > 6.7 kPa（50 mmHg）

41. 肺结核大咯血最主要的致死原因是
   A. 失血性休克   B. 重度贫血
   C. 窒息   D. 心力衰竭
   E. 呼吸衰竭

42. 呼吸衰竭时缺氧与二氧化碳潴留的最主要发病机制是
   A. 通气/血流比例失调   B. 弥散功能障碍
   C. 肺泡通气量不足   D. 氧耗量增加
   E. 肺内动静脉分流增加

43. 急性肺脓肿抗生素治疗停药指征为
   A. 中毒症状消失
   B. 咳嗽、咳痰、咯血症状明显好转
   C. 胸片空洞液平消失
   D. 血白细胞计数及分类正常
   E. 胸片显示空洞、炎症病灶完全吸收消失

44. 下列哪项不符合慢性支气管炎咳痰特点
   A. 多为白色黏痰
   B. 急性发作期可出现黏液脓痰
   C. 可为浆液泡沫样痰
   D. 夜间痰量较多
   E. 偶有痰中带血

45. 急性肺脓肿的治疗原则是
   A. 止咳、祛痰、解痉和抗感染
   B. 改善通气，积极抗感染
   C. 积极抗感染，充分引流痰液
   D. 支持疗法、祛痰、有效抗生素
   E. 中西医结合，全身用药与局部用药相结合

46. 慢性阻塞性肺疾病（COPD）最确切的定义是指
   A. 单纯性慢性支气管炎合并阻塞性肺气肿
   B. 喘息性慢性支气管炎合并阻塞性肺气肿
   C. 具有气道阻塞特征的慢性支气管炎和肺气肿
   D. 慢性支气管炎合并阻塞性肺气肿及肺源性心脏病
   E. 支气管哮喘合并阻塞性肺气肿及肺源性心脏病

47. 肺气肿病人最通常的主诉是
   A. 胸及胸骨后痛   B. 发热和咳痰
   C. 咳嗽和咳痰   D. 气短
   E. 体重减轻

48. 关于医院获得性肺炎，哪项不正确

A. 多继发于有各种原发疾病的危重病人，治疗困难

B. 革兰阳性球菌所占比例最高，常为混合感染

C. 耐药细菌日益增多

D. 一些非致病菌亦常导致医院获得性肺炎

E. 在医院内感染的肺炎

49. 指导慢性阻塞性肺气肿病人做腹式呼吸时，吸气与呼气时间之比为

A. 1:1   B. 1:1.5

C. 1:2 或 1:3   D. 2:1

E. 1.5:1

50. 急性肺脓肿最主要的临床表现是

A. 畏寒、高热   B. 不同程度咯血

C. 胸痛与呼吸运动相关   D. 肺部干湿性啰音

E. 咳大量脓臭痰水

51. 为预防肺结核的发生和流行，在下列措施中最为关键的一环是

A. 自出生后开始定期接种卡介苗

B. 隔离排菌结核病人

C. 合理化疗治愈排菌病人

D. 加强营养、锻炼身体增强抵抗力

E. 为易感者及密切接触排菌病人预防性投药

52. 对中央型肺癌诊断的最有价值的检查为

A. 纤维支气管镜下活组织检查

B. 高分辨率 CT

C. 肺部磁共振检查

D. 胸部 X 线片

E. 开胸肺活检

53. 急性肺水肿病人使用地高辛主要用于

A. 扩张冠脉   B. 排钾利尿

C. 减慢心率   D. 增强心脏搏动

E. 纠正心律失常

54. 社区获得性肺炎最常见的病原菌是

A. 军团菌   B. 葡萄球菌

C. 肺炎克雷伯杆菌   D. 肺炎链球菌

E. 铜绿假单胞菌

55. 阻塞性肺气肿出现下列哪种情况即可诊断为呼吸衰竭

A. 发绀、呼吸困难

B. 出现神经、精神症状

C. 二氧化碳结合力升高

D. 心慌、多汗、血压升高

E. 动脉血氧分压低于 7.98 kPa（60 mmHg）

56. 有关机械辅助呼吸的呼气末正压方式治疗 ARDS 原理哪项是错误的

A. 促进肺泡水肿消退   B. 增加功能残气量

C. 减少肺内动静脉分流   D. 增加吸入氧浓度

E. 扩张萎陷的肺泡

57. 肺炎链球菌肺炎咳铁锈色痰的最主要原因是

A. 痰里有大量红细胞

B. 痰里混有大量肺泡巨噬细胞

C. 是纤维蛋白和红细胞结合的产物

D. 红细胞破坏后释放含铁血黄素

E. 痰里有大量白细胞

58. 关于肺炎链球菌肺炎的临床表现，下列哪项是错误的

A. 最常见的症状是突发的寒战、发热、咳嗽、咳痰与胸痛

B. 咳痰呈红棕色胶脓状

C. 可出现呕吐、腹痛、腹泻

D. 严重者可出现昏迷

E. 可出现发绀与口周疱疹

59. 导致慢性肺源性心脏病的最常见病因是

A. 支气管哮喘

B. 慢性纤维空洞型肺结核

C. 肺尘埃沉着症

D. 慢性支气管炎

E. 弥漫性支气管扩张

60. 在有效抗生素治疗下，影响肺脓肿疗效的主要原因是

A. 未充分休息   B. 脓液引流不畅

C. 未配合中药治疗   D. 未使用祛痰剂

E. 脓肿部位

61. 下列除哪项病因以外，都与肺癌的发生有关

A. 吸烟   B. 病毒感染

C. 大气污染   D. 职业因素

E. 过敏因素

62. 关于张力性气胸，哪项错误

A. 常继发于慢性阻塞性肺疾病或肺结核

B. 胸腔压力超过大气压

C. 可使纵隔严重移位影响心脏血液回流

D. 必须紧急抽气减压

E. 一般抽气减压后，胸腔内压力不再上升

63. 我国引起肺源性心脏病最常见病因是

A. 肺结核

B. 慢性支气管炎、肺气肿

C. 支气管扩张

D. 肺间质纤维化

E. 支气管哮喘症

64. 引起自发性气胸最常见的疾病是

A. 慢性阻塞性肺疾病   B. 肺结核

C. 肺癌   D. 支气管扩张症

E. 肺尘埃沉着症

65. 周围型肺癌最常见的组织类型是

    A. 鳞状上皮癌   B. 肺泡细胞癌

    C. 腺癌   D. 未分化癌

    E. 转移癌

66. 引起呼吸系统疾病最常见的病因是

    A. 吸烟   B. 肿瘤

    C. 感染   D. 理化因素

    E. 变态反应

67. 关于氨茶碱的应用描述不正确的是

    A. 是中效支气管扩张剂

    B. 常用给药途径为肌内注射

    C. 静脉注射时应稀释后慢推

    D. 速度过快可引起头晕、心律失常

    E. 浓度过高可导致血压下降、心搏骤停

68. 哪种呼吸系统疾病的病人不适宜剧烈咳嗽

    A. 流行性感冒   B. 支气管肺炎

    C. 肺炎链球菌肺炎   D. 肺气肿

    E. 支气管哮喘

69. 慢性肺源性心脏病发生的关键环节是

    A. 肺动脉高压   B. 左心室肥厚

    C. 右心室扩大   D. 体循环淤血

    E. 心功能不全

70. 对肺结核大咯血的护理,下列哪项是错误的

    A. 宽慰病人,鼓励其尽量将血轻轻咯出

    B. 备齐抢救药物及抢救用品

    C. 指导病人取健侧卧位

    D. 按医嘱缓慢静脉滴注垂体后叶素

    E. 咯血停止后给温或凉的流质饮食

71. 刺激性呛咳或带金属音的咳嗽应首先考虑

    A. 上呼吸道感染   B. 肺部病变早期

    C. 左心功能不全   D. 支气管扩张

    E. 支气管肺癌

72. 慢性呼吸衰竭缺氧的典型表现是

    A. 呼吸频率变慢   B. "三凹征"

    C. 发绀   D. 头痛

    E. 肺性脑病

73. II 型呼吸衰竭病人的主要诱因是

    A. 过度劳累   B. 精神紧张

    C. 呼吸道感染   D. 营养不良

    E. 长期吸烟

74. 下列最适用于慢性阻塞性肺气肿病人缓解期的治疗措施是

    A. 口服抗生素预防感染

B. 应用止喘药

C. 间断吸氧

D. 增强体质和进行缩唇腹式呼吸

E. 使用支气管扩张剂

75. 应用体位引流时,护士应该根据受侵的部位安置病人体位。引流左上叶尖段时,应指示病人

    A. 向左侧卧位

    B. 仰卧,枕垫放在髋部下

    C. 向右侧卧位,枕垫放在髋部下,头部充分伸展

    D. 坐在椅子上,靠向右侧

    E. 坐在椅子上,背靠枕垫,头向后仰

76. 肺癌病人进行纤维支气管镜检查后不能立即喝水,是为了防止

    A. 呕吐   B. 喷嚏

    C. 呃逆   D. 误吸

    E. 咳嗽

77. 同时患有支气管哮喘的高血压病人不能使用下列哪种降压药物

    A. 呋塞米   B. 阿替洛尔

    C. 硝苯地平   D. 卡托普利

    E. 哌唑嗪

78. 护士帮助支气管扩张病人进行体位引流的措施不正确的是

    A. 引流前向病人讲解配合方法

    B. 根据病变的部位选择合适的体位

    C. 每次引流的时间可从 5 ~ 10 分钟开始,根据病人情况进行调整

    D. 痰液较多病人,应让其快速大量咳出

    E. 若病人出现咯血、头晕等症状立即终止引流

79. 痰液黏稠不易咳出者的促进排痰措施为

    A. 指导有效咳嗽   B. 拍背与胸壁振荡

    C. 湿化呼吸道   D. 体位引流

    E. 机械吸痰

80. 肺炎链球菌肺炎病人咳出的痰液为

    A. 白色泡沫痰   B. 脓绿色痰

    C. 铁锈色痰   D. 红棕色胶冻状痰

    E. 脓痰放置后分 3 层

81. 发作性呼气性呼吸困难见于

    A. 肺不张   B. 胸膜粘连

    C. 支气管扩张症   D. 支气管异物

    E. 支气管哮喘

82. 哮喘发作的典型表现为

    A. 进行性呼吸困难

    B. 吸气性呼吸困难

C. 劳力性呼吸困难

D. 阵发性加剧的呼吸困难

E. 发作性呼气性呼吸困难

【A2 型题】

1. 病人，男性，58 岁。有慢性支气管炎、肺气肿病史多年，于阵咳后突然出现呼吸困难、右胸刺痛，并逐渐加重。该病人最可能的诊断是

   A. 气胸

   B. 呼吸衰竭

   C. 支气管哮喘

   D. 慢性支气管炎急性发作

   E. 急性心肌梗死

2. 某青年患者，突然寒战，高热达 40℃，伴有咳嗽、胸痛，2 小时前服阿司匹林，出大汗后热退，血压 10.6/6.5 kPa，脉搏 102 次/分，神志清，四肢暖，白细胞 $20 \times 10^9/L$，胸片为右上肺大片状阴影，呈段分布，诊断为

   A. 休克型肺炎　　　　　　B. 葡萄球菌肺炎

   C. 克雷伯杆菌肺炎　　　　D. 肺脓肿

   E. 肺炎链球菌肺炎

3. 病人，女，60 岁。反复咳嗽、咳痰 15 年，心悸、气急 3 年。体检：双肺叩诊呈过清音，呼吸音减弱，肺底部有湿啰音，剑突下心尖冲动明显，该处可闻及 3/6 级收缩期杂音，肺动脉瓣听诊区第二心音亢进，该病人最可能的诊断是

   A. 慢性气管炎

   B. 慢性支气管炎、阻塞性肺气肿

   C. 慢性支气管炎、肺气肿、肺源性心脏病

   D. 慢性支气管炎、风湿性心瓣膜病

   E. 慢性支气管炎、冠心病

4. 病人，女，15 岁。发热 37.5℃，伴干咳 4 天来诊。冷凝集试验 1:64。胸片显示左下肺片状影。应首选的抗生素是

   A. 青霉素　　　　　　　　B. 头孢唑林

   C. 阿米卡星　　　　　　　D. 红霉素

   E. 氯霉素

5. 病人，男，19 岁。因发热，伴有咳嗽、痰多 2 天入院。查体：面部潮红、多汗，脉搏、呼吸加快，临床已诊断为"左下叶性肺炎"。病人一般还会具有下述阳性体征，但不包括

   A. 左下肺 X 线片显示大片云雾状阴影

   B. 左下肺闻及较多水泡音

   C. 左侧胸部语颤增强

   D. 胸片显示左肺叶间裂积液

   E. 左侧胸部可闻及弥漫性哮鸣音

6. 病人，男，40 岁。咳嗽、咳痰伴喘息 7 年，近 3 年频繁发作，每年持续 3 个月以上。最可能的诊断是

   A. 支气管哮喘　　　　　　B. 阻塞性肺气肿

   C. 肺结核　　　　　　　　D. 支气管扩张

   E. 慢性喘息性支气管炎

7. 病人，女，60 岁。慢性咳嗽、咳痰 4 年，每年冬季发作，多持续 3～4 个月，近 2 周来再次出现咳嗽，咳白黏痰，无发热和呼吸困难。查血常规、尿常规正常，胸片示双肺纹理增多、紊乱，肺功能：FVC 正常，FEV_1/FVC 正常，FEV_1 正常，DLCO 正常。最恰当的诊断是

   A. 慢性阻塞性肺疾病　　　B. 肺结核

   C. 支气管哮喘　　　　　　D. 支气管扩张

   E. 慢性支气管炎

8. 病人，女，65 岁。患慢性肺源性心脏病，喘憋明显，略有烦躁，在治疗过程中，应禁用镇静剂，以避免

   A. 洋地黄中毒　　　　　　B. 双重感染

   C. 脱水、低血钾　　　　　D. 诱发肺性脑病

   E. 加重心力衰竭

9. 病人，男，18 岁。受凉后突发寒战、高热，右下胸痛，咳铁锈色痰，四肢厥冷，脉搏细弱 140 次/分，血压 70/50 mmHg，护士首要的抢救措施应选择

   A. 静脉滴注多巴胺

   B. 尽快补充血容量

   C. 静脉注射毛花苷丙（西地兰）

   D. 静脉注射 5% 碳酸氢钠

   E. 静脉滴注青霉素和氢化可的松

10. 病人，男，50 岁，支气管哮喘急性发作，病人端坐呼吸、发绀、烦躁不安、恐惧。下列哪项护理措施不正确

    A. 给予哌替啶镇静

    B. 提供良好的心理支持

    C. 给予背部按摩

    D. 协助采取舒适体位

    E. 陪伴病人床旁，安慰病人

11. 病人，男，50 岁，反复咳嗽、咳痰、咯血 5 年，杵状指，曾 3 次 X 线片检查示左下肺炎，最可能的诊断为

    A. 肺结核　　　　　　　　B. 支气管扩张症

    C. 结节病　　　　　　　　D. 肺癌

    E. 硅沉着病

12. 病人，男，50 岁。患肺结核病，突然出现喷射性大咯血，继而突然中断，表情恐怖，大汗淋漓，此时首要的护理措施是

    A. 立即取半卧位

    B. 加压给氧

    C. 立即气管插管

D. 保持呼吸道通畅，清除血块

E. 人工呼吸

13. 病人，男，70 岁。患肺源性心脏病 10 年，近 2 日来感觉头痛、恶心、烦躁，血压 160/95 mmHg、心率 125 次/分，护士对其护理措施最主要的是

   A. 应用呼吸兴奋剂　　　　B. 改善通气、氧疗

   C. 合理休息　　　　　　　D. 合理饮食

   E. 静脉推注地西泮（安定）

14. 病人，女，60 岁。既往有肺源性心脏病病史，因近 1 周出现咳嗽、咳痰加重，偶有黄痰、气短入院查体：双肺可闻及干湿啰音，双下肢水肿，肝肋下 4 cm，肝颈静脉反流征阳性。护士首要的处理措施是

   A. 止咳、祛痰　　　　　　B. 控制感染

   C. 应用强心剂　　　　　　D. 应用利尿剂

   E. 应用呼吸兴奋剂

15. 病人，男，68 岁。因近日咳嗽、咳痰、气急明显，又出现神志不清、发绀入院。既往有肺气肿病史，动脉血气分析 pH 7.31，PaO_2 55 mmHg，$PaCO_2$ 61 mmHg，病人目前最可能出现的是

   A. 肺源性心脏病　　　　　B. 肺炎

   C. 左心衰竭　　　　　　　D. 呼吸衰竭

   E. 肺癌

16. 病人，男，65 岁。有慢性支气管炎、肺气肿病史 30 年，咳、喘及痰多加重 10 天，血气检查：pH 7.21，$PaCO_2$ 10 kPa，PaO_2 75 kPa，HCO_3^- 27 mmol/L。BE 6 mmol/L，据此结果该病人酸碱平衡失调的类型最可能是

   A. 代谢性酸中毒

   B. 呼吸性酸中毒合并代谢性碱中毒

   C. 呼吸性酸中毒

   D. 代谢性碱中毒

   E. 呼吸性酸中毒合并代谢性酸中毒

17. 病人，男，32 岁。患有轻度哮喘，控制其病情发作的首选药物是

   A. 地塞米松　　　　　　　B. 维生素 C

   C. 氨茶碱　　　　　　　　D. 沙丁胺醇

   E. 青霉素

18. 病人，女，68 岁。患肺源性心脏病，血气分析：动脉血氧分压 6.0 kPa（45 mmHg），动脉血二氧化碳分压 10.0 kPa（75 mmHg），应使用哪一种氧疗法

   A. 持续低流量、低浓度给氧

   B. 持续高流量、高浓度给氧

   C. 间歇低流量、低浓度给氧

   D. 间歇高流量、高浓度给氧

   E. 间歇高流量、乙醇湿化给氧

19. 病人，女，58 岁。确诊为慢性阻塞性肺疾病 15 年，加重 1 周入院。入院时神志清楚，动脉血气分析示 $PaCO_2$ 50 mmHg，PaO_2 45 mmHg。吸入 40% 浓度氧后，病人呼之不应，查动脉血气分析示 $PaCO_2$ 90 mmHg，PaO_2 75 mmHg，病人出现意识障碍的原因是

   A. 感染加重　　　　　　　B. 气道阻力增加

   C. 呼吸中枢受到抑制　　　D. 脑血管意外

   E. 感染中毒性脑病

20. 男性，34 岁，为肺脓肿病人，住院治疗 4 个月余仍有咯血，反复发作，最佳治疗方法是

   A. 祛痰及体位引流

   B. 痰培养选用敏感抗生素

   C. 超声雾化吸入药物

   D. 气管滴入药物

   E. 肺叶切除

21. 病人，男性，18 岁。自儿童时期起哮喘即反复发作。昨天上午因受凉感冒而致哮喘再次发作，初起感胸闷、鼻痒，后即咳嗽、打喷嚏、流清水鼻涕。继之气急明显，不能平卧，口唇发绀，鼻翼扇动。虽经口服磺胺药、氨茶碱、麻黄素等，仍未控制。因病情加剧而于今天下午来院急诊。拟诊断为

   A. 外源性哮喘　　　　　　B. 内源性哮喘

   C. 混合源性哮喘　　　　　D. 心源性哮喘

   E. 哮喘持续状态

22. 某病人，有吸烟史 20 余年，并有慢性咳嗽、咳痰 15 年，近年出现呼吸困难并呈不断加重现象。其最可能的疾病诊断是

   A. 上呼吸道感染

   B. 慢性支气管炎

   C. 慢性支气管炎阻塞性肺气肿

   D. 肺脓肿

   E. 支气管哮喘

23. 一青年人，肺门淋巴结肿大。PPD 试验 5 U，硬结直径 15 mm，伴水疱，诊断为

   A. 结核病　　　　　　　　B. 结节病

   C. 淋巴瘤　　　　　　　　D. 肺癌

   E. 硅沉着病

24. 男性，肝硬化 10 年，55 岁，午餐后吃香蕉时连皮吃下，劝阻无效。对家人表情淡漠，心不在焉，此时最可能出现的是

   A. 肝性脑病前驱期　　　　B. 肝性脑病昏迷前期

   C. 肝性脑病昏睡期　　　　D. 肝性脑病昏迷期

   E. 肝硬化代偿期

25. 病人，男性，60 岁。长期吸烟，咳嗽、咳痰，3 年来

闷气。时轻时重，3个月来更加严重，并有痰中带血。检查呼吸困难。呈张口呼吸，吸气呼气均可听到喘鸣音，诊断应考虑

- A. 慢性喘息性支气管炎
- B. 哮喘持续状态
- C. 阻塞性肺气肿呼吸衰竭
- D. 慢性支气管炎并发纵隔气肿
- E. 慢性支气管炎伴发大气管肿瘤

26. 男性，32岁，乙型病毒性肝炎病史3年。经治疗现ALT正常，病人无任何症状，HBsAg（+）。该病人的诊断是

- A. 肝硬化
- B. 原发性肝癌
- C. 慢性重型肝炎
- D. 慢性活动性肝炎
- E. 慢性迁延性肝炎

27. 男性，60岁，咳嗽3年，每年冬季发作，每次持续3个月，有吸烟史，本例病情继续发展，最常见的并发症是

- A. 肺部感染
- B. 自发性气胸
- C. 肺源性心脏病
- D. 阻塞性肺气肿
- E. 支气管哮喘

28. 某病人长期咳嗽，咳痰每日量约300 ml，如咳痰不畅时则呈弛张型发热，此时血象的变化最可能是

- A. 嗜酸性粒细胞增加
- B. 中性粒细胞增加
- C. 单核细胞增加
- D. 淋巴细胞增加
- E. 红细胞计数减少

29. 一肺炎病人，71岁，体质较弱，虽经抗感染及一般对症治疗，但未有明显好转，为防止发生感染性休克，应密切观察

- A. 肺部体征变化
- B. 体温变化
- C. 呼吸系统症状变化
- D. 血压变化
- E. 血液白细胞变化

30. 病人为慢性呼吸衰竭，近日因咳嗽、咳痰、气促明显，又出现神志不清、发绀、多汗，做血气分析PaO$_2$ 50 mmHg，PaCO$_2$ 62 mmHg，应给予病人

- A. 高浓度、高流量持续吸氧
- B. 高浓度、高流量间歇吸氧
- C. 低浓度、低流量持续吸氧
- D. 低浓度、低流量间歇吸氧
- E. 乙醇湿化吸氧

31. 女性，20岁，上呼吸道感染，在服用止咳糖浆时，护士嘱其不宜饮水的目的是

- A. 减少对消化道的刺激
- B. 防止降低药物的药性
- C. 降低药物的毒性
- D. 减少对肝脏的损害

E. 增加溶解，避免尿少时吸出结晶

32. 男性，74岁，酗酒20余年，近来脾气暴戾，行为怪异，继而出现幻觉、狂躁等较重的精神症状。入院后查血氨增高。该病人护理上重点要

- A. 避免意外发生
- B. 避免发生压疮
- C. 避免抓破皮肤
- D. 避免羞辱性语言
- E. 避免高蛋白饮食

33. 孟先生，36岁，低热、乏力、干咳1周，伴右侧胸痛，深呼吸时加重，体检：右侧呼吸运动减弱，右肺呼吸音低，可闻及胸膜摩擦音。2天后，病人胸痛消失，但感觉活动后气短，其原因可能是

- A. 病情好转
- B. 合并肺炎
- C. 胸腔积液量增多
- D. 胸腔积液消失
- E. 并发心肌炎

34. 病人，男，32岁，因肺结核入院。护士对该病人的痰的处理，最简便有效的方法是

- A. 煮沸
- B. 焚烧
- C. 甲醛熏蒸
- D. 2%苯酚浸泡
- E. 2%乙酸浸泡

35. 病人，男性，57岁，慢性支气管炎合并肺气肿。近日痰多不易咳出，并伴有喘鸣、头痛、烦躁症状，白天嗜睡，夜间失眠。护士在晨间护理时，发现病人表情淡漠，此时可考虑病人为

- A. 窒息先兆
- B. 肺脓肿
- C. 休克早期
- D. 二氧化碳麻醉
- E. 病毒性肺炎

36. 病人，女性，75岁，吸烟史30年。近来感呼吸困难，血气分析PaO$_2$ <8.0 kPa，PaCO$_2$ >6.7 kPa。护士向病人解释引起该病人呼吸衰竭的最可能病因是

- A. 支气管哮喘
- B. 肺结核
- C. 肺气肿
- D. 慢性阻塞性肺疾病
- E. 肺癌

37. 病人，男性，68岁。反复咳嗽、咳痰20余年，伴有活动后气短，有吸烟史40余年。查体：双肺叩诊过清音，呼吸音减弱，呼气延长，两肺散在少量湿啰音。肺功能检查FEV$_1$/FVC为60%，FEV$_1$为55%，该病人最可能的诊断是

- A. 慢性支气管炎
- B. 慢性阻塞性肺疾病
- C. 支气管哮喘
- D. 支气管扩张症
- E. 特发性肺间质纤维化

38. 陈女士，40岁，诊断哮喘5年，近来每当给爱犬洗澡后即出现咳嗽、咳痰伴喘息发作，护士为其进行健康

教育时应指出其可能的过敏原是

A. 花粉　　　　　　　　B. 尘螨

C. 狗毛　　　　　　　　D. 病毒感染

E. 细菌感染

39. 李先生，21 岁，咳嗽、咳脓痰 10 年，间歇咯血，体检左下肺背部可闻及湿啰音，有杵状指，诊断首先考虑

A. 肺结核　　　　　　　B. 支气管扩张症

C. 慢性肺脓肿　　　　　D. 慢性支气管炎

E. 肺癌

40. 夜班护士发现一支气管扩张病人咯血约 200 ml 后突然中断，呼吸极度困难，喉部有痰鸣音，表情恐怖，两手乱抓，首先要做的是

A. 立即通知医生

B. 立即行气管插管

C. 清除呼吸道积血

D. 给予高流量氧气吸入

E. 应用呼吸兴奋剂

41. 病人，男，54 岁，因肺结核并发咯血入院，给予垂体后叶素静脉注射，护士需观察该药物的不良反应，但不包括

A. 血压升高　　　　　　B. 心悸

C. 腹痛　　　　　　　　D. 恶心

E. 面色潮红

42. 病人，女性，53 岁，胸闷、气急 3 周，胸片示右侧大量胸腔积液，行胸腔穿刺抽液时，病人出现头晕、出汗、面色苍白、四肢发凉，应立即

A. 减慢抽液速度

B. 停止抽液，平卧观察血压

C. 胸膜腔穿刺术抽气

D. 高浓度吸氧

E. 皮下注射 0.1% 肾上腺素

43. 病人，男性，62 岁，有慢性支气管炎病史 10 年，3 天前感冒，现病人不能平卧，咳嗽，咳粉红色泡沫痰。查体：双肺底有湿啰音，可考虑病人为

A. 肺源性心脏病　　　　B. 大叶性肺炎

C. 呼吸衰竭　　　　　　D. 阻塞性肺气肿

E. 支气管扩张症

44. 病人，男性，76 岁，反复咳嗽、喘息 25 年，加重伴少尿、双下肢水肿 2 天。失眠、间断烦躁不安 1 天。查体：呼吸困难，烦躁不安，口唇发绀，心率：130 次/分，双肺散在湿啰音，肝颈静脉反流征阳性，双下肢可凹性水肿。以下治疗中错误的是

A. 抗生素控制感染

B. 静脉滴注氨茶碱

C. 给予镇静剂

D. 静脉滴注糖皮质激素

E. 给予利尿剂

【A3/A4 型题】

（1~3 题共用题干）

病人，男，28 岁。因外出春游出现咳嗽、咳白色黏痰伴喘息 1 天入院，体检：体温 36.6℃，脉搏 90 次/分，呼吸 28 次/分，血压 120/80 mmHg，在肺部可闻及广泛哮鸣音，既往有哮喘史。

1. 该病人最可能的诊断是

A. 肺炎　　　　　　　　B. 支气管扩张

C. 肺源性心脏病　　　　D. 支气管哮喘

E. 慢性支气管炎

2. 该病人哮喘发作最可能的诱因是

A. 花粉　　　　　　　　B. 尘螨

C. 动物的毛屑　　　　　D. 病毒感染

E. 精神因素

3. 病人因感冒使原有支气管哮喘发作，呼吸困难，有轻微发绀，神志清醒。该病人属于哪种呼吸困难

A. 喘息性　　　　　　　B. 吸气性

C. 浮浅性　　　　　　　D. 呼气性

E. 混合性

（4~5 题共用题干）

病人，男性，25 岁，突然畏寒、发热伴右胸疼痛 1 天，胸透见右中肺有大片淡薄炎性阴影。入院后肌内注射青霉素治疗，体温逐渐下降，病人一般情况也明显好转。

4. 该病人可能的诊断是

A. 流行性感冒

B. 急性气管 – 支气管炎

C. 肺炎链球菌肺炎

D. 肺结核

E. 军团菌病

5. 对该病人护理中，下列哪项不妥

A. 胸痛取患侧卧位

B. 呼吸困难取半卧位

C. 高热者常规用退热剂

D. 腹胀者可局部热敷或经肛管排气

E. 密切观察生命体征、神志、尿量等变化，警惕感染中毒性休克

（6~8 题共用题干）

病人，男性，70 岁，有阻塞性肺气肿病史。咳脓痰伴气急加重 2 周。今晨起出现神志恍惚。体检：嗜睡，口唇青紫，两肺可闻及湿啰音，心率 116 次/分，血压 185/105 mmHg。

6. 最可能的诊断是

　　A. 急性左心衰竭　　　　　B. 急性心肌梗死

　　C. 急性右心衰竭　　　　　D. 呼吸衰竭

　　E. 高血压危象

7. 为明确诊断还需进行哪项检查

　　A. CT　　　　　　　　　　B. 心电图

　　C. 动脉血气分析　　　　　D. 脑电图

　　E. 心肌酶谱

8. 此时最主要的治疗在于

　　A. 用降压药

　　B. 使用抗生素

　　C. 纠正心力衰竭

　　D. 纠正缺氧及二氧化碳潴留

　　E. 用利尿剂

(9~10 题共用题干)

　　病人，男，80 岁。慢性咳嗽、咳痰 10 年，近 2 年来，劳动时出现气短，近 2 日感冒后病情加重，咳脓痰且不易咳出，查体：T 36.8℃，神志清，桶状胸，双肺叩诊过清音，呼吸音低，以慢性支气管炎合并慢性阻塞性肺气肿入院治疗。

9. 对上述病人进行哪项检查有助于确诊

　　A. 心电图　　　　　　　　B. 胸部 X 线片检查

　　C. 痰液检查　　　　　　　D. 血气分析

　　E. 脑脊液检查

10. 病人目前最主要的治疗措施是

　　A. 抗生素控制感染

　　B. 应用镇咳药

　　C. 给予吸氧

　　D. 进行缩唇腹式呼吸训练

　　E. 使用支气管扩张剂

(11~13 题共用题干)

　　王先生，55 岁，吸烟 35 年，近 1 个月来持续痰中带血。胸部听诊在左上肺可闻及局限性哮鸣音，咳嗽后无改变。

11. 诊断应首先考虑

　　A. 左肺炎　　　　　　　　B. 支气管肺癌

　　C. 支气管哮喘　　　　　　D. 支气管扩张症

　　E. 肺脓肿

12. 产生哮鸣音的原因是

　　A. 合并肺气肿　　　　　　B. 支气管痉挛

　　C. 支气管不完全阻塞　　　D. 支气管闭塞

　　E. 合并支气管哮喘

13. 首先要考虑的治疗措施是

　　A. 解痉、抗感染治疗　　　B. 抗感染止血治疗

　　C. 抗感染治疗　　　　　　D. 解痉治疗

　　E. 手术治疗

(14~16 题共用题干)

　　病人，女，78 岁，因"嗜睡 2 天"来诊。慢性咳嗽、咳痰史 20 余年，近 5 年活动后气促；1 周前"感冒"后痰多，气促加重；近 2 天嗜睡。血常规：WBC 计数 18.6 × 10^9/L，N 0.9。血气分析：pH 7.29，PaO_2 48 mmHg，$PaCO_2$ 80 mmHg。

14. 最可能的诊断为

　　A. Ⅰ型呼吸衰竭

　　B. Ⅱ型呼吸衰竭

　　C. 呼吸窘迫综合征

　　D. 支气管哮喘急性发作

　　E. 脑血管意外

15. 如病人出现头痛、头胀、意识模糊、躁动、谵语等，应考虑

　　A. 呼吸性酸中毒　　　　　B. 肺性脑病

　　C. 窒息先兆　　　　　　　D. 休克早期

　　E. 脑疝

16. 若经药物治疗无效，病人自主呼吸停止，应立即给予

　　A. 气管切开　　　　　　　B. 清理呼吸道

　　C. 气管内插管　　　　　　D. 高浓度吸氧

　　E. 胸外心脏按压

(17~18 题共用题干)

　　男性，23 岁，诊断为重型肝炎，近日该病人睡眠规律倒错，记忆力，定向力，计算力下降，扑翼征可疑。

17. 病人可能为

　　A. 慢性活动性肝炎　　　　B. 急性重型肝炎

　　C. 肝性脑病　　　　　　　D. 肝肾综合征

　　E. 亚急性重型肝炎

18. 对该病人进行护理不正确的是

　　A. 绝对卧床休息

　　B. 高糖、高维生素饮食

　　C. 限制蛋白质摄入

　　D. 观察生命体征

　　E. 躁动时可用巴比妥类药物

(19~21 题共用题干)

　　病人，男性，70 岁，近日因咳嗽、咳黄脓痰且不易咳出就诊，体温 36.8℃，胸部听诊可闻及湿性啰音，X 线胸片示右侧肺有絮状阴影，既往慢性支气管炎病史 10 余年。

19. 该病人目前最主要的护理诊断是

　　A. 气体交换受损　　　　　B. 清理呼吸道无效

　　C. 体温过高　　　　　　　D. 营养失调

　　E. 体液过多

20. 护士对该病人进行护理时，下列措施不妥的是

    A. 指导病人有效咳嗽

    B. 生理盐水雾化吸入湿化气道

    C. 予以机械吸痰

    D. 督促每日饮水 1500 ml 以上

    E. 咳嗽时给予胸部叩击

21. 病人咳嗽时，护士应给予纠正的动作是

    A. 病人取坐位，两腿上置一枕头顶住腹部

    B. 咳嗽前先做深吸气

    C. 连续咳嗽数次使痰咳到咽部附近，再用力咳出

    D. 病人为了省力每次连续轻咳数次

    E. 排痰后用清水漱口

（22～23 题共用题干）

    男，28 岁，自感低热、乏力、食欲不振，有盗汗、体重下降、呼吸困难、胸痛等表现，就医诊断为浸润型肺结核，收入院抗结核治疗。

22. 入院后应采用的隔离种类为

    A. 严密隔离　　　　　　　B. 消化道隔离

    C. 保护性隔离　　　　　　D. 接触性隔离

    E. 呼吸道隔离

23. 关于疾病防治及护理措施不妥的是

    A. 病人痰液用20%漂白粉溶液搅拌静置 2 小时后倒掉

    B. 护士在病室里不密切接触病人时，可不戴口罩

    C. 病室每日用紫外线照射进行空气消毒

    D. 病室通向走廊的窗子需关闭

    E. 给予异烟肼、链霉素治疗

（24～26 题共用题干）

    男性，22 岁。打篮球时突感左侧胸闷、胸痛、气促、出冷汗。查体：神志清楚、面色苍白、嘴唇发绀，呼吸 26 次/分，左上肺叩诊呈鼓音，呼吸音消失，心率 110 次/分，律齐。

24. 最可能的诊断是

    A. 心绞痛　　　　　　　　B. 胸膜炎

    C. 带状疱疹　　　　　　　D. 自发性气胸

    E. 肋间神经炎

25. 对上述病人，为明确诊断最佳检查应选择

    A. 血常规　　　　　　　　B. X 线胸片

    C. 胸部 B 超　　　　　　　D. 胸部 CT

    E. 胸部磁共振

26. 为缓解病人上述症状，最佳紧急处理为

    A. 氧疗　　　　　　　　　B. 抗生素治疗

    C. 给予镇静剂　　　　　　D. 抽气减压

    E. 给予强心剂

（27～29 题共用题干）

    病人，男性，32 岁。呼吸困难 2 天就诊，发作前有鼻痒，打喷嚏。既往有类似病史。体检：呼吸 30 次/分，双肺满布哮鸣音，呼气相延长，心率 96 次/分。

27. 最可能的诊断是

    A. 上呼吸道感染　　　　　　B. 心源性哮喘

    C. 支气管哮喘　　　　　　　D. 喘息性支气管炎

    E. 自发性气胸

28. 该病人首要的护理问题是

    A. 舒适的改变：与呼吸困难有关

    B. 低效性呼吸形态：与支气管痉挛有关

    C. 清理呼吸道无效：与支气管痉挛、分泌物过多且黏稠不易咳出有关

    D. 体液不足：与呼吸急促、出汗、体液丢失及液体摄入不足有关

    E. 焦虑：与呼吸困难、健康状态有关

29. 为缓解症状，首选的药物是

    A. 沙丁胺醇　　　　　　　　B. 酮替芬

    C. 泼尼松　　　　　　　　　D. 色甘酸钠

    E. 苯海拉明

【B 型题】

（1～3 题共用备选答案）

    A. 黏液痰　　　　　　　　　B. 铁锈色痰

    C. 大量脓痰分 3 层　　　　　D. 痰恶臭

    E. 大量粉红色泡沫痰

1. 肺炎链球菌肺炎病人痰液呈

2. 支气管扩张病人痰液呈

3. 急性左心衰竭病人痰液呈

（4～8 题共用备选答案）

    A. 氨茶碱　　　　　　　　　B. 吗啡

    C. 色甘酸钠　　　　　　　　D. 哮喘菌苗

    E. 毛花苷 C

4. 喘息原因未明时可用

5. 支气管哮喘禁忌使用

6. 为预防哮喘夜间发作。睡前可选用

7. 治疗心源性哮喘最有效的药物是

8. 为提高机体非特异性免疫力可选用

（9～12 题共用备选答案）

    A. 头低足高位，头偏向一侧　　B. 去枕平卧位

    C. 平卧位，头偏向一侧　　　　D. 端坐位

    E. 患侧卧位

9. 结核大咯血病人取

10. 结核性胸膜炎胸痛病人取

11. 咯血窒息的病人取

12. 支气管哮喘发作病人取

（13～16 题共用备选答案）

A. 胸腔积气   B. 胸腔积液

C. 肺气肿   D. 肺实变

E. 胸膜粘连与增厚

13. 可出现鼓音

14. 可出现过清音

15. 可出现语颤增强

16. 可出现胸廓塌陷

【X 型题】

1. 病人因咳嗽无力而排痰不畅，易导致

A. 窒息   B. 肺不张

C. 肺水肿   D. 心力衰竭

E. 呼吸困难

2. 支气管扩张常见的临床表现有

A. 慢性咳嗽、咳痰，反复感染

B. 间断咯血

C. 气促

D. 胸痛

E. 消瘦、贫血

3. 关于咯血，叙述正确的有

A. 咯血量少者适当卧床休息，取患侧卧位

B. 咯血前可出现上腹部不适，或伴有恶心、呕吐

C. 咯血停止后进软食，忌用咖啡、浓茶等刺激性食品

D. 大量咯血是指咯血量 > 500 ml/d，或一次咯血量达 300～500 ml

E. 大咯血时可因血块堵塞大气管而致窒息或肺不张

4. 为防止病人出现大咯血后窒息，护理措施包括

A. 大量咯血时取侧卧或头低足高位，预防窒息，并暂时禁食

B. 观察再咯血征象，及时发现再次咯血

C. 出现咯血时应鼓励病人将积在气管内的血块及时咯出

D. 应为咯血病人准备好床旁负压吸引器

E. 必要时可采取气管内插管或气管切开以解除呼吸道梗阻

5. 支气管腺癌的特点包括

A. 与吸烟关系不明显   B. 多见于女性

C. 多为周围型肺癌   D. 易发生转移

E. 首选手术治疗

6. 支气管肺癌最常见的两种细胞类型是

A. 腺癌   B. 未分化癌

C. 肺泡细胞癌   D. 鳞癌

E. 混合型

7. 左侧自发性气胸的体征有

A. 气管向左侧移位

B. 左侧胸部隆起

C. 左侧呼吸运动与触觉语颤减弱

D. 左侧叩诊呈浊音

E. 左侧呼吸音减弱或消失

8. 继发性气胸可见于

A. 哮喘

B. 慢性阻塞性肺疾病（COPD）

C. 肺化脓性病变

D. 机械通气

E. 子宫内膜异位

9. 呼吸衰竭的发病机制主要有

A. 通气不足   B. 通气血流比值失调

C. 弥散功能障碍   D. 营养不良

E. 呼吸浅速

10. 做出急性肺损伤（ALI）/急性呼吸窘迫综合征（ARDS）诊断前，宜排除

A. 自发性气胸   B. 大片肺不张

C. 上气道阻塞   D. 急性肺栓塞

E. 心源性肺水肿

11. 关于急性呼吸窘迫综合征（ARDS），叙述正确的有

A. 进行性呼吸困难和顽固低氧血症为主要特征

B. 继发于严重感染、创伤、休克

C. 胸部 X 线片：双肺斑片状阴影

D. 病理生理特征为肺内分流、肺顺应性下降

E. 可导致肺微血管和肺泡上皮的损伤

12. 呼气性呼吸困难主要见于

A. 喉头水肿   B. 胸腔积液

C. 肺气肿   D. 肺炎

E. 支气管哮喘

13. 与支气管哮喘发作机制有关的是

A. 变态反应   B. 呼吸道感染

C. 气道高反应性   D. 多种细胞因子

E. 痰液黏稠

14. 肺结核病人全身毒血症状可有

A. 午后低热   B. 干咳

C. 疲乏   D. 盗汗

E. 妇女月经失调

15. 痰中带血主要见于

A. 支气管扩张症   B. 肺结核

C. 肺气肿   D. 肺炎

E. 肺癌

16. 下列对哮喘病人的护理，正确的是

A. 鼓励病人饮水，以稀释痰液

B. 病室内摆放鲜花，以缓解病人的紧张情绪

C. 加强监护，尤其在夜间和凌晨

D. 病人吸入激素后应漱口

E. 呼吸困难者遵医嘱给予氧疗

17. 社区获得性肺炎主要的病原菌为

A. 肺炎链球菌   B. 肺炎杆菌

C. 肺炎支原体   D. 铜绿假单胞菌

E. 大肠埃希菌

18. 呼气性呼吸困难多见于

A. 支气管哮喘   B. 喉头水肿

C. 气管异物   D. 颅内压增高

E. 慢性阻塞性肺气肿

19. 支气管哮喘护理措施有

A. 舒适的坐位

B. 高蛋白饮食

C. 安慰病人，给病人送鲜花

D. 给祛痰药

E. 补充液体

20. 关于肺结核病人的饮食护理措施，正确的是

A. 限制液体摄入量

B. 给予高蛋白饮食

C. 咯血病人暂时禁食

D. 多食富含维生素的食物

E. 多食富含纤维素的食物

参考答案

【A1 型题】

1. C   2. C   3. C   4. A   5. E   6. B   7. E   8. D

9. D   10. E   11. E   12. E   13. B   14. D   15. B   16. B

17. D   18. D   19. A   20. D   21. A   22. B   23. B   24. B

25. E   26. D   27. A   28. C   29. E   30. B   31. A   32. B

33. E   34. E   35. C   36. C   37. C   38. D   39. E   40. D

41. C   42. C   43. E   44. D   45. C   46. C   47. D   48. C

49. C   50. E   51. C   52. A   53. D   54. D   55. E   56. D

57. D   58. B   59. D   60. B   61. E   62. E   63. B   64. A

65. C   66. C   67. B   68. D   69. A   70. B   71. E   72. B

73. C   74. D   75. D   76. D   77. B   78. D   79. C   80. C

81. C   82. E

【A2 型题】

1. A   2. E   3. C   4. D   5. E   6. E   7. E   8. D

9. B   10. A   11. B   12. D   13. B   14. B   15. D   16. E

17. D   18. E   19. C   20. E   21. E   22. C   23. A   24. A

25. E   26. E   27. B   28. B   29. D   30. B   31. B   32. A

33. C   34. B   35. D   36. B   37. D   38. D   39. D   40. C

41. E   42. B   43. A   44. C

【A3/A4 型题】

1. D   2. A   3. D   4. C   5. D   6. D   7. C   8. D

9. D   10. A   11. C   12. D   13. E   14. B   15. B   16. C

17. E   18. C   19. D   20. C   21. D   22. E   23. B   24. D

25. B   26. D   27. C   28. B   29. A

【B 型题】

1. B   2. C   3. A   4. A   5. E   6. C   7. E   8. D

9. E   10. E   11. A   12. D   13. A   14. C   15. D   16. E

【X 型题】

1. ABE   2. AB   3. ACDE   4. ABCDE   5. ABCDE

6. BD   7. BCE   8. ABCDE   9. ABC   10. ABCDE

11. ABCDE   12. CE   13. ACD   14. ABCD   15. ABDE

16. ACDE   17. AC   18. AE   19. ADE   20. BDE

第二节　循环系统疾病病人的护理

【A1 型题】

1. 诱发肺源性心脏病功能失代偿的最常见原因是

A. 过度劳累   B. 补液过快

C. 呼吸道感染   D. 摄盐过多

E. 心律失常

2. 心绞痛发作时首要的护理措施是

A. 立即描记心电图

B. 观察疼痛性质

C. 给予吸氧

D. 病人坐下或卧床休息

E. 建立静脉通路

3. 多束支传导阻滞伴阿－斯综合征，下面哪项治疗方法合适

A. 安装永久性心脏起搏器

B. 静脉滴注异丙肾上腺素

C. 静脉注射阿托品

D. 同步电复律

E. 非同步电复律

4. 急性病毒性心肌炎病人的最重要的护理措施是

A. 保证病人绝对卧床休息

B. 给予易消化的饮食

C. 保证蛋白质的供给

D. 给予多种维生素

E. 记录出入液量

5. 目前彻底治疗扩张型心肌病的方法是

    A. 控制心力衰竭　　　　　B. 控制心律失常

    C. 控制诱因　　　　　　　D. 心脏移植

    E. 长期服用 β 受体阻断剂

6. 冠心病病人的合理饮食是

    A. 高热量、高盐　　　　　B. 低热量、低盐

    C. 高胆固醇、高盐　　　　D. 低胆固醇、低盐

    E. 高热量、低蛋白质

7. 急性心肌梗死的护理措施错误的是

    A. 按危重病人护理常规护理

    B. 监护期间绝对卧床休息

    C. 给予清淡易消化食物

    D. 排便困难时嘱病人用力排便

    E. 注意保护血管，保持输液的通畅

8. 变异型心绞痛的最佳治疗药物是

    A. 吗啡　　　　　　　　　B. 胺碘酮

    C. 硝酸酯制剂　　　　　　D. 钙拮抗剂

    E. β 受体阻断剂

9. 关于心脏起搏器安置术后的护理措施，错误的是

    A. 卧床 3～5 天

    B. 取平卧位或半卧位

    C. 持续心电监护 24 小时

    D. 随身携带心脏起搏器卡

    E. 伤口部位 1 周换药 1 次

10. 自发性心绞痛的特点为

    A. 疼痛发生在活动时

    B. 疼痛发生在休息时

    C. 过去未发生过心绞痛

    D. 心绞痛发作性质稳定

    E. 含服硝酸甘油迅速缓解

11. 安装永久性人工心脏起搏器的病人，如发生室性心动过速，心室颤动时，正确的处理是

    A. 电击复律　　　　　　　B. 调节起搏器频率

    C. 更换起搏器电池　　　　D. 镇静

    E. 心前区用力捶击

12. 对肥厚型心肌病病人的健康宣教，哪项是错的

    A. 避免持重　　　　　　　B. 避免屏气

    C. 长期随访　　　　　　　D. 可参加短跑比赛

    E. 对直系亲属进行必要的检查

13. 卡托普利（巯甲丙脯酸）治疗高血压的作用机制是

    A. 血管扩张药

    B. 钙拮抗剂

C. 肾上腺素受体阻断剂

D. 交感神经抑制剂

E. 血管紧张素转化酶抑制剂

14. 肝颈静脉反流征阳性见于

    A. 肺气肿　　　　　　　　B. 肝硬化

    C. 右心肥大　　　　　　　D. 右心功能不全

    E. 左心功能不全

15. 二尖瓣狭窄病人反复出现劳累性气促、咳嗽，随病程发展，以上症状略有减轻。较可能是

    A. 内科治疗已控制病情发展

    B. 二尖瓣狭窄程度减轻

    C. 病变进入右心衰竭期

    D. 合并主动脉瓣病变

    E. 合并二尖瓣关闭不全

16. 心肌梗死的发热一般不超过

    A. 37.5℃　　　　　　　　B. 38℃

    C. 38.5℃　　　　　　　　D. 39℃

    E. 39.5℃

17. 对洋地黄中毒引起的室性心律失常疗效较好的药物是

    A. 美西律　　　　　　　　B. 利多卡因

    C. 苯妥英钠　　　　　　　D. 普萘洛尔

    E. 维拉帕米

18. 心源性休克时提高心排血量最有效的方法是

    A. 毛花苷丙　　　　　　　B. 多巴酚丁胺

    C. 胺碘酮　　　　　　　　D. 主动脉内气囊反搏

    E. 硝酸甘油

19. 降低心脏后负荷的药物

    A. 硝普钠　　　　　　　　B. 硝酸甘油

    C. 多巴酚丁胺　　　　　　D. 多巴胺

    E. 间羟胺（阿拉明）

20. 风湿性心脏病二尖瓣狭窄病人。休息时感心悸、气促，双肺闻及湿啰音。应判断为

    A. 心功能 0 级　　　　　　B. 心功能 Ⅰ 级

    C. 心功能 Ⅱ 级　　　　　　D. 心功能 Ⅲ 级

    E. 心功能 Ⅳ 级

21. 心功能不全呼吸困难者，夜间睡眠宜取的体位是

    A. 侧卧位　　　　　　　　B. 平卧位

    C. 端坐位　　　　　　　　D. 半卧位

    E. 屈膝仰卧位

22. 治疗心室颤动最有效的措施是

    A. 同步直流电复律

    B. 胸外心脏按压

    C. 心脏内注射肾上腺素

    D. 静脉注射利多卡因

E. 非同步电击复律

23. 下列哪项不是右心衰竭的体征

 A. 肝大   B. 胸腔积液

 C. 腹水   D. 颈静脉怒张

 E. 肝颈静脉反流征阳性

24. 右心衰竭可能的症状不包括

 A. 肝大   B. 少尿

 C. 恶心   D. 食欲缺乏

 E. 夜间阵发性呼吸困难

25. 电复律治疗心房颤动，术后护理不恰当的是

 A. 持续 24 小时心电监护

 B. 按时服用抗心律失常药

 C. 常规低流量吸氧

 D. 禁食至清醒后 2 小时

 E. 术后应立即下床活动

26. 急性心肌梗死病人，除下列哪种心律失常外，均需立即报告医生，紧急处理

 A. 室性期前收缩呈 R on T 现象

 B. 多源性室性期前收缩

 C. 频发室性期前收缩

 D. 房性早性期前收缩

 E. 心室颤动

27. 急性心肌梗死发生心室颤动的先兆是

 A. 室性期前收缩频发成对多源

 B. 室上性阵发性心动过速

 C. 房性期前收缩

 D. 二度房室传导阻滞

 E. 心房纤颤

28. 心肺复苏应该在何种地方进行

 A. 柔软的床上   B. 地板上

 C. 地板的软垫上   D. 硬板床上

 E. 水泥地上

29. 左心衰竭早期最典型的表现是

 A. 劳力性呼吸困难

 B. 咳粉红色泡沫痰

 C. 端坐呼吸

 D. 咳嗽、咳痰

 E. 夜间阵发性呼吸困难

30. 发生急性心肌梗死的病理基础是

 A. 粥样斑块破裂

 B. 动脉粥样硬化致管腔严重狭窄和心肌供血不足

 C. 出血

 D. 血栓形成

 E. 冠状动脉痉挛

31. 急性心肌梗死冠状动脉病变的最常见部位为

 A. 左冠状动脉主干

 B. 左冠状动脉前降支

 C. 左冠状动脉回旋支

 D. 右冠状动脉

 E. 左冠状动脉主干 + 前降支

32. 在心力衰竭治疗中可以同时减轻心脏前负荷和后负荷的药物是

 A. 硝酸异山梨酯（消心痛）

 B. 氢氯噻嗪（双氢克尿噻）

 C. 毛花苷丙（西地兰）

 D. 硝普钠

 E. 多巴胺

33. 急性心肌梗死病人发生左心衰竭的主要原因是

 A. 肺部感染

 B. 心脏负荷加重

 C. 房室传导阻滞

 D. 情绪激动

 E. 心肌收缩力减弱和不协调

34. 洋地黄类药物中毒所致心律失常中，最常见是

 A. 室上性心动过速   B. 心室颤动

 C. 室性期前收缩   D. 窦性心动过速

 E. 窦性心动过缓

35. 下列哪项不是右心衰竭临床表现

 A. 恶心、呕吐

 B. 早期在身体疏松部位出现水肿

 C. 肝大、肝区胀痛

 D. 颈静脉怒张

 E. 口唇发绀

36. 绝大多数心血管疾病的主要死亡原因是

 A. 高血压脑病

 B. 冠状动脉粥样硬化性心脏病

 C. 心律失常

 D. 脑血管意外

 E. 慢性心力衰竭

37. 下列参与原发性高血压发病机制的因素中，不包括

 A. 肾素 – 血管紧张素系统作用

 B. 自身免疫缺陷

 C. 精神长期过度紧张

 D. 血管内皮功能异常

 E. 胰岛素抵抗

38. 出现下列何种情况，提示高血压分期为 II 期

 A. 头晕、耳鸣

 B. 蛋白尿

C. 心绞痛

D. 血肌酐 > 177 μmol/L

E. 视网膜出血

39. 治疗高血压危象最好选用

A. 利血平　　　　　　　　B. 甲基多巴

C. 硝普钠　　　　　　　　D. 呋塞米（速尿）

E. 硝苯地平（心痛定）

40. 护士给予高血压急症病人的护理措施不妥的是

A. 提供安静的休息环境

B. 嘱病人去枕平卧位

C. 遵医嘱给予快速降压药物

D. 监测血压

E. 给予低脂低盐饮食

41. 高血压的非药物治疗中，限制钠盐摄入是指

A. 每日食盐摄入量不超过 12 g

B. 每日食盐摄入量不超过 10 g

C. 每日食盐摄入量不超过 8 g

D. 每日食盐摄入量不超过 6 g

E. 每日食盐摄入量不超过 3 g

42. 治疗高血压的药物贝那普利（洛汀新）属于

A. 利尿剂

B. β 受体阻断剂

C. 钙拮抗剂

D. 血管紧张素转化酶抑制剂

E. α₁ 受体阻断剂

43. 下列对于高血压诊断的说法正确的是

A. 不同时间测量 2 次血压，1 次超过正常血压值的高限可诊断为高血压

B. 测量 2 次血压，均超过正常血压值的高限可诊断为高血压

C. 测量 3 次血压，均超过正常血压值的高限可诊断为高血压

D. 不同时间测量 3 次血压，均超过正常血压值的高限可诊断为高血压

E. 不同时间测量 3 次血压，1 次超过正常血压值的高限可诊断为高血压

44. 使用药物氢氯噻嗪降压治疗的过程中，护士应注意观察

A. 心率　　　　　　　　　B. 血压

C. 血钠　　　　　　　　　D. 血钾

E. 肾功能

45. 心房颤动最常见于

A. 冠心病

B. 慢性风湿性心瓣膜病二尖瓣狭窄

C. 高血压性心脏病

D. 缩窄性心包炎

E. 慢性肺源性心脏病

46. 治疗快速心房颤动，使心室率减慢应首选

A. 洋地黄　　　　　　　　B. 奎尼丁

C. 普萘洛尔（心得安）　　D. 美西律

E. 维拉帕米（异搏定）

47. 二尖瓣狭窄最早出现的症状是

A. 劳力性呼吸困难　　　　B. 咳嗽、咯血

C. 咳粉红色泡沫痰　　　　D. 肝淤血

E. 声音嘶哑

48. 心源性呼吸困难最先出现的是

A. 端坐呼吸

B. 心源性哮喘

C. 劳力性呼吸困难

D. 夜间阵发性呼吸困难

E. 急性肺水肿

49. 以下疾病的发病机制与高血压无关的是

A. 短暂性脑缺血发作　　　B. 脑血栓形成

C. 脑出血　　　　　　　　D. 脑栓塞

E. 蛛网膜下腔出血

50. 控制典型心绞痛发作的首选药物是

A. 阿托品

B. 普萘洛尔（心得安）

C. 硝酸甘油

D. 双嘧达莫（潘生丁）

E. 戊四硝酯

51. 对经皮腔内冠状动脉成形术后的护理不妥的是

A. 停用肝素 4 小时后，复查全血凝固时间

B. 凝血时间不超过正常值的 1.5 倍，可拔除动脉鞘管

C. 拔除动脉鞘管后压迫止血，给予加压

D. 病人继续卧床 24 小时，术侧肢体制动

E. 观察足背动脉搏动情况

52. 风湿性心脏病二尖瓣狭窄最重要的体征是

A. 周围血管征如水冲脉

B. 心房颤动

C. 心尖区舒张期隆隆样杂音

D. 肺动脉瓣听诊区第二心音亢进

E. 心尖区第一心音增强

53. 下列哪项不属于引起充血性心力衰竭的诱发因素

A. 呼吸道感染　　　　　　B. 输液过多过快

C. 情绪激动　　　　　　　D. 摄入钠盐过多

E. 重度二尖瓣狭窄

54. 二尖瓣狭窄最有价值的体征是

    A. 二尖瓣面容

    B. 心尖部第一心音亢进

    C. 心尖部舒张期隆隆样杂音

    D. 肺动脉瓣听诊区第二心音亢进

    E. 右心室肥大

55. 病人应用洋地黄出现不良反应，首要的处理措施是

    A. 补液，稀释体内药物

    B. 电击除颤

    C. 利多卡因，纠正心律失常

    D. 利尿，促进排泄

    E. 停用洋地黄药物

56. 不属于安装永久性心脏起搏器适应证的是

    A. 病态窦房结综合征

    B. 反复发作的颈动脉窦性晕厥

    C. 反复发作的心室停搏

    D. 完全性房室传导阻滞

    E. 外科手术前的"保护性"应用

57. 病毒性心肌炎病人在发病前 1~3 周常有

    A. 心前区隐痛   B. 胸闷、心悸

    C. 各种心律失常出现   D. 轻度呼吸困难

    E. 呼吸道或肠道感染病史

58. 下列对处于急性心肌梗死急性期无并发症的病人的护理中不妥的是

    A. 绝对卧床休息 3~5 天

    B. 持续吸氧 4~6 L/min

    C. 密切观察生命体征和心功能变化

    D. 减少探视，避免不良刺激

    E. 保证大便通畅，必要时给予缓泻剂

59. 在高血压发病中占主导地位的因素是

    A. 水、钠潴留

    B. 高级神经中枢功能失调

    C. 胰岛素抵抗

    D. 血管内皮功能异常

    E. 肾素-血管紧张素-醛固酮系统失调

60. 急性心肌梗死 24 小时内的主要死亡原因为

    A. 心脏破裂   B. 心律失常

    C. 心力衰竭   D. 心源性休克

    E. 室壁瘤

【A2 型题】

1. 病人，女，66 岁，因头痛、心悸和心前区不适感就诊，门诊查血压：160/95 mmHg，发现血脂升高半年，既往无糖尿病、冠心病病史，其父 52 岁确诊为冠心病，无烟酒嗜好，身高 158 cm，体重 55 kg。据此可以推断该病人高血压危险分层属于

    A. 低危   B. 中危

    C. 中高危   D. 高危

    E. 很高危

2. 病人，男，59 岁，诊断为心绞痛 5 年，胸痛发作时经休息或含服硝酸甘油 5 分钟内可以缓解，病人心绞痛长期预防用药不包括

    A. β 受体阻断剂

    B. 硝酸异山梨酯（消心痛）

    C. 硝苯地平缓释片

    D. 小剂量阿司匹林

    E. 呋塞米

3. 病人，女，59 岁。患有慢性充血性心力衰竭，在治疗期间出现头晕、头痛、恶心、黄视。心率为 45 次/分，二联律，可诊断为

    A. 氨茶碱中毒   B. 多巴酚丁胺中毒

    C. 洋地黄中毒   D. 硝普钠中毒

    E. 酚妥拉明中毒

4. 病人，女，66 岁，风湿性心脏病近 10 年，近 3 年来常于日常活动后即可发生心悸、气短，医生诊断为慢性左心衰竭，责任护士指导病人正确的活动和休息原则是

    A. 需严格卧床休息

    B. 以卧床休息为主，间断起床活动

    C. 尽量维持自理，限制一般体力活动

    D. 可适当从事轻体力工作，需增加活动间歇时间

    E. 可不限制活动，适当增加午休时间

5. 病人，男，50 岁，体检发现心尖部舒张期隆隆样杂音；胸片提示左房、右室增大，诊断为风湿性心脏病二尖瓣狭窄。该病人属于

    A. 左房代偿期   B. 左房失代偿期

    C. 左室代偿期   D. 右心受累期

    E. 肺动脉高压期

6. 病人，女性，45 岁，风湿性心脏病，心力衰竭，用地高辛及氢氯噻嗪治疗 5 天，气促加重，心电图示出现室性期前收缩二联律。下列治疗中哪项错误

    A. 加用血管扩张剂   B. 加用呋塞米

    C. 加用利多卡因   D. 补钾

    E. 停用地高辛

7. 病人，女，62 岁，左心衰竭入院，服用地高辛时出现了中毒症状，护士向其介绍洋地黄中毒的原因，但是不包括

    A. 急性心肌炎

    B. 严重缺氧

    C. 肾衰竭

D. 洋地黄治疗量接近中毒量

E. 机体代谢率明显增高时

8. 病人，男，60 岁。急性广泛前壁心肌梗死，经治疗疼痛缓解，但病人烦躁不安，血压 80/55 mmHg，脉搏 124 次/分，尿量 20 ml/h，此时病人的情况属于

    A. 心源性休克　　　　　B. 心力衰竭

    C. 肾衰竭　　　　　　　D. 病情好转

    E. 心律失常

9. 病人，男，60 岁。血压 145/90 mmHg，诊断为 1 级高血压，遵医嘱给予非药物治疗，下列不正确的是

    A. 合理膳食　　　　　　B. 减轻体重

    C. 保持健康心态　　　　D. 参加举重活动

    E. 气功及其他行为疗法

10. 病人，男，60 岁。因突发心前区疼痛，疼痛难忍，并伴有胸闷憋气，来医院就诊，病人既往有糖尿病病史 5 年、胃溃疡 10 年。经检查医生诊断为前间壁心肌梗死，特征性心电图变化出现在

    A. $V_1 \sim V_4$ 导联

    B. $V_1 \sim V_6$ 导联

    C. $V_3 \sim V_5$ 气导联

    D. V_6、I、aVL 导联

    E. $V_1 \sim V_6$、I 及 aVL 导联

11. 病人，女，56 岁。因头晕、头痛就医，测血压 165/105 mmHg，有高血压家族史。诊断为原发性高血压。原发性高血压最严重的并发症是

    A. 冠心病　　　　　　　B. 充血性心力衰竭

    C. 脑梗死　　　　　　　D. 脑出血

    E. 糖尿病

12. 病人，女，28 岁。自诉突然心慌、胸闷，听诊心率 200 次/分，心律齐，血压正常，用心电示波器监护该病人时荧光屏上突然出现完全不规则的大波浪状曲线，且 QRS 波与 T 波消失，应考虑该病人为下列哪种情况

    A. 心力衰竭　　　　　　B. 二尖瓣狭窄

    C. 心室颤动　　　　　　D. 心房颤动

    E. 窦性心动过速

13. 病人，女，65 岁。因慢性心力衰竭入院，给予利尿、强心治疗。护士在给予病人强心药物地高辛时，下列哪种情况不可以给药

    A. 病人血压 150/90 mmHg

    B. 病人存在心房颤动

    C. 病人存在便秘

    D. 病人存在呼吸困难

    E. 病人心率 56 次/分

14. 病人，女，38 岁。诊断为风湿热 1 年，医生考虑此病人病变已侵犯到心脏，风湿性心瓣膜病最常见的并发症是

    A. 下肢静脉血栓　　　　B. 贫血

    C. 心源性休克　　　　　D. 室性心律失常

    E. 充血性心力衰竭

15. 病人，女，50 岁。既往有高血压病史 10 年，近日出现劳力性呼吸困难，经休息后缓解，经诊断为心力衰竭，首先出现

    A. 左心室衰竭　　　　　B. 左心房衰竭

    C. 右心室衰竭　　　　　D. 右心房衰竭

    E. 全心衰竭

16. 病人，男性，62 岁。因心前区压榨样疼痛 2 小时余伴冷汗、濒死感来院急诊，护士采取的措施中哪项除外

    A. 吸氧　　　　　　　　B. 抗凝治疗

    C. 拍 X 线胸片　　　　　D. 绝对卧床

    E. 急性期进行心电图、血压、呼吸监护

17. 病人，男，65 岁。高血压 17 年，突发头痛、视物模糊、失语，测血压 210/130 mmHg。下列降压药物应首先选择

    A. 卡托普利　　　　　　B. 呋塞米

    C. 硝普钠　　　　　　　D. 维拉帕米

    E. 普萘洛尔

18. 病人，女，55 岁。因咳嗽、咳痰、尿少、呼吸困难加重入院，既往有风湿性心脏病二尖瓣狭窄、心力衰竭。医生考虑病人有急性左心衰竭，其咳嗽、咳痰的性质是

    A. 白色浆液样痰

    B. 偶尔咳嗽，咳粉红色泡沫样痰

    C. 痰中带血丝

    D. 偶尔咳嗽，咳白色泡沫状痰

    E. 频频咳嗽，咳大量粉红色泡沫样痰

19. 病人，男，50 岁。因突发急性心肌梗死而住院治疗，住院病情不稳定，20 小时后死亡，其主要死亡原因可能是

    A. 心源性休克　　　　　B. 心室壁瘤

    C. 发热　　　　　　　　D. 心律失常

    E. 心力衰竭

20. 病人，男，56 岁。因提重物突发心前区疼痛，伴胸闷憋气来院就诊，诊断为急性心肌梗死，收入院治疗。进行心电监护，以防突发心律失常。急性心肌梗死病人预示心室颤动发生的心律失常是

    A. 一度房室传导阻滞　　B. 室性心动过速

    C. 室上性心动过速　　　D. 窦性心动过缓

    E. 心房颤动

21. 病人，男，68 岁。陈旧性广泛前壁心肌梗死，刷牙、洗漱即可引起呼吸困难、心悸，此病人心功能处于
    A. Ⅳ 级
    B. Ⅲ 级
    C. Ⅱ 级
    D. Ⅰ 级
    E. 代偿期

22. 病人，女，58 岁。急性心肌梗死，经溶栓治疗后，疼痛缓解，但出现缓慢性心律失常，可用的药物是
    A. 阿托品
    B. 呋塞米
    C. 硝酸异山梨酯
    D. 美托洛尔
    E. 硝酸甘油

23. 病人，女，50 岁。时有心悸，就诊时体检无异常，做心电图检查，报告为"窦性心律、正常心电图"，该病人心电图显示不应包括
    A. 心率 78 次/分
    B. P 波在 Ⅰ、Ⅱ、aVF 导联直立，在 aVR 导联倒置
    C. P – P 间期之差最大为 0.10 秒
    D. 偶有提早出现的 P – QRS – T 波群
    E. P – R 间期为 0.18 秒

24. 病人，男，患冠心病 9 年，近半个月频发心前区不适，含服硝酸甘油无效，怀疑为急性心肌梗死，下列具有诊断意义的检查为
    A. 超声心动图
    B. 血沉
    C. 心电图
    D. 尿常规
    E. 血常规

25. 病人，女，30 岁。护士发现其突然意识丧失伴抽搐，呼吸断续，瞳孔散大，大小便失禁。病人可能是
    A. 生物学死亡期
    B. 脑死亡
    C. 心脏骤停
    D. 终末事件期
    E. 临床死亡期

26. 病人，女，50 岁。近半年来常于劳累或者精神紧张后感头痛、头晕及颈项不适，休息后好转，未予治疗。最近体检发现血压升高，3 次不同时间测血压分别为 140/90 mmHg、150/100 mmHg、155/95 mmHg。对其诊断与处理最重要的是
    A. 继续在不同时间内测血压，以确定是否为高血压
    B. 做头部 CT、超声、肾功能检查
    C. 确定是原发还是继发性高血压
    D. 试用利尿剂治疗，观察用药反应
    E. 暂不处理，3 个月后复查血压

27. 病人，女，62 岁。退休工程师，因心前区压榨样疼痛，伴冷汗、恐惧来院急诊，该病人最重要的检查是
    A. 心电图检查
    B. 心脏超声检查
    C. 血常规检查
    D. 肝功能检查
    E. 尿常规检查

28. 病人，女，52 岁。因胸闷、咳嗽、咳痰、呼吸困难、尿少就诊，既往有风湿性心脏病二尖瓣狭窄病史。考虑病人出现了心力衰竭，在饮食护理上病人要低盐饮食，其原因是
    A. 减少液体潴留
    B. 减轻肾脏负担
    C. 减轻肺水肿
    D. 提高心肌收缩力
    E. 避免肝脏受损

29. 男性，70 岁。冠脉搭桥术后 2 天，ICU 监护，EKG 筛选实验出现心室颤动，血压下降，此时最需要的处理是
    A. 非同步电复律
    B. 同步电复律
    C. 静脉推注利多卡因
    D. 静脉推注肾上腺素
    E. 静脉推注强心三联针

30. 男性，45 岁，有高血压病史。头痛、头晕加重半年，水肿、少尿 2 个月入院。血压 24/18 kPa。尿蛋白（ + + + + ），尿红细胞（ + + + ），血肌酐 200 μmol/L，眼底见出血和视神经乳头水肿。应诊断为
    A. 恶性高血压
    B. 高血压危象
    C. 高血压脑病
    D. 嗜铬细胞瘤
    E. 老年人高血压

31. 病人，男性，36 岁，心悸气促，反复咯血，心尖部闻及低调舒张期隆隆样杂音，肺底可闻及啰音，现又大量咯血，颜色为鲜红色，血压 150/90 mmHg，诊断应是
    A. 风湿性心脏病二尖瓣狭窄并肺水肿
    B. 风湿性心脏病二尖瓣关闭不全并肺水肿
    C. 风湿性心脏病主动脉瓣关闭不全并肺水肿
    D. 风湿性心脏病二尖瓣狭窄，肺癌
    E. 风湿性心脏病二尖瓣关闭不全，肺癌

32. 病人，女，60 岁，患高血压病 10 年，3 个月来间断胸骨后或心前区疼痛，持续 1～2 分钟，经入院检查确诊为冠心病心绞痛，医生嘱用硝酸甘油，责任护士指导用药注意事项，请找出下列哪项不妥
    A. 嘱病人舌下含服硝酸甘油
    B. 含该药后应平卧，以防发生低血压
    C. 该药可扩张冠脉，增加血流，且扩张外周血管，减轻心脏负担
    D. 该药不良反应有头胀、面红、头晕、心悸
    E. 出现不良反应需立即停药，不可再服用

33. 女性，28 岁，端坐呼吸、发绀、咳嗽伴痰中带血。两肺底湿性啰音，心尖部舒张期奔马律。静脉压 0.78 kPa 应考虑
    A. 支气管炎
    B. 肺炎
    C. 心力衰竭
    D. 右心衰竭
    E. 左心衰竭

【A3/A4 型题】

(1~2 题共用题干)

病人，男，40 岁，因"感冒后咳嗽、咳痰，夜间高枕卧位 1 周，少尿、体重增加、肢端水肿 3 天"来诊。水肿每到下午出现或加重，休息一夜后减轻或消失。既往有风湿性心脏病病史 20 年。诊断：风湿性心脏病，心力衰竭，心源性水肿。

1. 心源性水肿早期出现在
A. 低垂及组织疏松的部位
B. 腹腔
C. 胸腔
D. 肢体
E. 头颈部

2. 如病人病情加重，卧床不起，水肿常发生的部位是
A. 眼睑、颜面
B. 腹腔、胸腔、胫前、足踝
C. 背、骶尾、会阴
D. 眼睑、背、骶尾、会阴
E. 背、骶尾、会阴、胫前、足踝

(3~5 题共用题干)

心源性晕厥是由于心排血量突然骤减、中断或严重低血压而引起的一过性脑缺血、缺氧，表现为突发的可逆性意识丧失。

3. 心源性晕厥的常见病因是
A. 高血压脑病　　　　B. 急性心肌梗死
C. 急性左心衰竭　　　D. 急性肺栓塞
E. 严重心律失常

4. 反复发作晕厥常是
A. 血管性晕厥
B. 脑血管痉挛晕厥
C. 脑水肿引起的晕厥
D. 颅内压升高的征兆
E. 病情严重和危险的征兆

5. 护理心源性晕厥的病人，首先要了解的是
A. 晕厥病史　　　　　B. 生活习惯
C. 相关疾病　　　　　D. 饮食习惯
E. 家族史

(6~8 题共用题干)

男性病人，47 岁，肥胖体型，突感胸骨后闷胀窒息感，伴恶心、呕吐及冷汗，含服硝酸甘油不能缓解。

6. 病人患病可能性较大的是
A. 急性胃炎　　　　　B. 急性胆囊炎
C. 急性胰腺炎　　　　D. 急性心肌梗死
E. 胸膜炎

7. 能最迅速地协助明确诊断的是
A. 血清酶学检查　　　B. 心电图
C. 超声心动图　　　　D. 胸透或胸片
E. 纤维胃镜

8. 该病人的护理哪项错误
A. 心电监护
B. 给予氧气吸入
C. 保持环境安静，避免情绪激动
D. 保持大便通畅
E. 每 2 小时翻身一次，防止压疮

(9~10 题共用题干)

男性，74 岁，突发剧烈心前区疼痛，胸闷，心界向左扩大，心尖区吹风样 3/6 收缩期杂音，HR 96 次/分，律不齐，双肺底可闻及湿啰音。ECG 示 I、aVL、V$_5$、V$_6$ 导联 ST 段抬高，I、aVL 导联有病理性 Q 波，频发室性期前收缩。CK－MB 升高。

9. 诊断为
A. 急性心包炎，肺部感染
B. 急性前侧壁心肌梗死
C. 扩张型心肌病
D. 二尖瓣关闭不全
E. 二尖瓣狭窄

10. 对于室性心律失常的治疗首选
A. 普罗帕酮　　　　　B. 维拉帕米
C. 洋地黄　　　　　　D. 利多卡因
E. 苯妥英钠

(11~13 题共用题干)

女性，63 岁，心绞痛病史 2 年。一天前骑车上桥时又出现胸骨后压榨样疼痛，立即原地休息，含服硝酸甘油 3 片无效，出冷汗，路人将病人送到急诊室。经心电图检查，诊断为急性前壁心肌梗死，转入 CCU 进行链激酶治疗。

11. 病人问护士链激酶治疗的作用是什么，护士正确的回答是
A. 解除疼痛
B. 扩张冠状动脉
C. 抑制血小板的聚集
D. 防止冠脉内血栓形成
E. 溶解冠脉内血栓

12. 护士指导病人避免排便时用力，病人问其理由，你正确的回答是
A. 用力过度引起虚脱反应
B. 腹压增加导致呕吐加剧
C. 血压陡升导致脑出血
D. 耗氧量增加、梗死面积扩大
E. 血流加速致脑栓塞

13. 病人经链激酶治疗好转，心肌梗死后第 3 天食欲增加。该病人在饮食上应注意什么，你的回答是
   A. 禁食
   B. 按自己的需求进食
   C. 吃少量流质饮食，每天 2 次
   D. 少食多餐
   E. 多吃鸡蛋

(14~17 题共用题干)

男性，52 岁。阵发性心悸半年，时有胸闷，登 2 楼觉气急 3 个月，下肢水肿 3 天来院门诊。心电图示窦性心律，心率 64 次/分，P-R 间期 0.24 秒伴完全性右束支传导阻滞，诊断为扩张型心肌病，心功能不全。入院后予以洋地黄、利尿剂和扩血管药物治疗。第 4 天突然神志不清，抽搐，听心音消失，血压为 0 mmHg。经救治以后神志清醒，心跳恢复，心率 45 次/分，并有频发性期前收缩。

14. 病人神志不清，抽搐应考虑为
   A. 心源性休克
   B. 阿-斯综合征
   C. 脑栓塞
   D. 一过性脑血管痉挛
   E. 重度心力衰竭

15. 心电图示三度房室传导阻滞，频发室性期前收缩，其原因考虑与下列哪项有关
   A. 洋地黄
   B. 心力衰竭加重
   C. 利尿剂
   D. 疾病的进展
   E. 扩血管药物

16. 此时处理应
   A. 临床心脏起搏下静脉滴注利多卡因
   B. 静脉注射普罗帕酮（心律平）
   C. 静脉滴注利多卡因
   D. 静脉滴注多巴酚丁胺
   E. 停用所有药物观察

17. 如果病人神志不清发作时，护士在观察病情时发现下列哪种情况应准备作电复律治疗
   A. 频发室性期前收缩
   B. 短阵成串室性心动过速
   C. 心房颤动
   D. 心房扑动
   E. 心室扑动或心室颤动

(18~21 题共用题干)

病人，男，68 岁，风湿性心脏瓣膜病，二尖瓣狭窄 10 余年。3 天前受凉后出现咳嗽，咳黄色黏痰，伴发热，体温最高为 38.3℃，伴胸闷、心悸气短，上 5 层楼梯需中间休息 5 分钟，自服感冒药后未见改善，急诊以 "风湿性心脏瓣膜病、心力衰竭、肺部感染" 收入院。

18. 引起该病人发生心力衰竭的基本病因是

   A. 原发性的心肌损害
   B. 继发性心肌代谢障碍
   C. 心室后负荷过重
   D. 心室舒张充盈受限
   E. 心室前负荷过重

19. 导致病人发生心力衰竭的主要诱因是
   A. 肺部感染
   B. 心律失常
   C. 过度劳累
   D. 气候变化
   E. 用药不当

20. 病人目前的心功能分级属于
   A. 心功能 I 级
   B. 心功能 II 级
   C. 心功能 III 级
   D. 心功能 IV 级
   E. 心功能 V 级

21. 护士应给予该病人的吸氧方式是
   A. 持续低流量吸氧
   B. 间断低流量吸氧
   C. 高流量吸氧
   D. 低流量 20% 乙醇湿化吸氧
   E. 高流量 20% 乙醇湿化吸氧

(22~25 题共用题干)

病人，73 岁，2 小时前晚餐后突感胸骨后剧烈压榨样疼痛，伴大汗、呕吐及濒死感，急诊入院。查心率 130 次/分，律不齐；血压 165/100 mmHg，心电图示 V_1~V_4 导联 ST 段弓背向上抬高，TNI：3.5 ng/ml。

22. 病人最可能的诊断为
   A. 高血压脑病
   B. 高血压危象
   C. 急性心肌梗死
   D. 心脏神经官能症
   E. 肺梗死

23. 给予该病人的处理措施，哪项不妥
   A. 心电监护
   B. 消除恶性心律失常
   C. 减轻疼痛
   D. 抗凝治疗
   E. 扩容升压

24. 该病人出现哪项心律失常，需立即消除
   A. 心房扑动
   B. 室上性心动过速
   C. 室性心动过速
   D. 窦性心动过速
   E. 二度 I 型房室传导阻滞

25. 解除病人疼痛的药物应选用
   A. 吗啡
   B. 山莨菪碱（654-2）
   C. 消炎痛
   D. 阿司匹林
   E. 布洛芬

(26~27 题共用题干)

患者，男性，65 岁。7 年前曾患心肌炎，近 2 年逐

渐出现体力活动后心悸、气急、咳嗽、不能平卧入睡及下肢水肿，略微活动即感气短，临床考虑为扩张型心肌病。

26. 上述临床表现提示李先生发生了

    A. 左心功能衰竭   B. 右心动能衰竭

    C. 全心功能衰竭   D. 急性肺水肿

    E. 急性心包炎

27. 住院后给予地高辛治疗，提示地高辛中毒的是

    A. 尿量增加   B. 体重减轻

    C. 下肢水肿消退   D. 食欲欠佳

    E. 室性期前收缩二联律

(28～29题共用题干)

心律失常按其发生原理可分为冲动形成异常和冲动传导异常两大类。

28. 属于冲动形成异常的心律失常是

    A. 房内传导阻滞   B. 窦性心律不齐

    C. 室内传导阻滞   D. 预激综合征

    E. 窦房传导阻滞

29. 属于冲动传导异常的心律失常是

    A. 逸搏心律   B. 预激综合征

    C. 心房扑动   D. 心房颤动

    E. 窦性心动过速

(30～32题共用题干)

急性心肌梗死的病人中有75%～95%发生心律失常，多发生于发病后1～2天内。

30. 心肌梗死后心律失常发生率最高的时段是

    A. 3小时内   B. 6小时内

    C. 12小时内   D. 24小时内

    E. 48小时内

31. 急性心肌梗死病人发生心律失常的类型通常是

    A. 逸搏心律   B. 预激综合征

    C. 传导阻滞   D. 房性心律失常

    E. 室性心律失常

32. 急性心肌梗死病人死亡的先兆是

    A. 室上性心动过速

    B. 逸搏心律

    C. 快速心房颤动

    D. 三度房室传导阻滞

    E. 频发短阵室性心动过速

(33～34题共用题干)

高血压危象是重症高血压表现之一，主要表现有头痛、烦躁、眩晕、心悸、气促、视物模糊、恶心、呕吐等症状，同时可伴有动脉痉挛和累及靶器官缺血症状。

33. 高血压危象发生在高血压疾病的时段是

    A. 早期   B. 晚期

    C. 早期、晚期均可   D. 无靶器官损害期

    E. 靶器官损害期

34. 高血压危象的诱发因素是

    A. 超重   B. 劳累

    C. 饱餐   D. 脱水

    E. 出血

(35～38题共用题干)

高血压病人改善生活行为要从多方面做起，包括：减轻体重；限制钠盐摄入；补充钙和钾；减少脂肪摄入；戒烟、限制饮酒；进行低、中等强度运动。

35. 需要减轻体重到

    A. 在原有体重基础上下降10%

    B. 保持原有体重不上涨

    C. 尽量让体重指数接近 $25\,kg/m^2$

    D. 尽量将体重指数控制在 $<20\,kg/m^2$

    E. 尽量将体重指数控制在 $<25\,kg/m^2$

36. 需要限制钠盐摄入量，每日食盐摄入量不超过

    A. 2 g   B. 4 g

    C. 6 g   D. 8 g

    E. 10 g

37. 摄入脂肪热量应控制在不超过膳食总热量的

    A. 45%   B. 40%

    C. 35%   D. 30%

    E. 25%

38. 需要限制乙醇的摄入量，每日不超过

    A. 40 g   B. 45 g

    C. 50 g   D. 55 g

    E. 60 g

(39～40题共用题干)

病人，女，57岁，风湿性心脏病二尖瓣狭窄、心力衰竭5年，常于冬季好发心力衰竭，近3年应用地高辛、β受体阻断剂、ACEI治疗。2天前因爬山后出现咳嗽、咳痰、发热伴心悸、气短入院。体检：T 38℃，BP 100/70 mmHg，R 28次/分，神清，半卧位，口唇、面颊、甲床发绀，可见颈静脉怒张，心界扩大，心率102次/分，律整，两肺满布干湿啰音，肝肋下2指，无腹水，双下肢可见凹性水肿。实验室检查：WBC计数增高伴核左移。

39. 病人心力衰竭发生的主要诱因是

    A. 劳累过度   B. 肺部感染

    C. 地高辛过量   D. 心动过速

    E. β受体阻断剂过量

40. 责任护士遵医嘱发给病人地高辛时，下列哪项护理评

估不必要

A. 听诊心率、心律

B. 询问有无食欲不振、恶心

C. 查看血地高辛浓度报告

D. 询问有无四肢麻木

E. 询问有无头痛、黄视、绿视

(41 ~ 42 题共用题干)

感染性心内膜炎的病原体主要是链球菌和葡萄球菌，根据病程可分为急性和亚急性。

41. 急性感染性心内膜炎的特点是

A. 脾大
B. 病程长

C. 中毒症状轻
D. 迁移性感染少见

E. 迁移性感染多见

42. 亚急性感染性心内膜炎的病原体主要是

A. 肠球菌
B. 肺炎链球菌

C. A 族链球菌
D. 草绿色链球菌

E. 金黄色葡萄球菌

(43 ~ 44 题共用题干)

病人，女，47 岁。患慢性风湿性心脏病二尖瓣狭窄六年余，心功能Ⅲ级，地高辛治疗后，病人出现食欲明显减退、恶心、呕吐、视物模糊，心率为 50 次/分，心律不齐。

43. 该病人出现了哪种情况

A. 心力衰竭加重
B. 脑栓塞

C. 洋地黄中毒
D. 心源性休克

E. 低钾血症

44. 应指导病人如何休息

A. 活动不受限制

B. 从事轻体力活动

C. 增加睡眠时间，可轻微活动

D. 卧床休息，限制活动量

E. 严格卧床休息，采取半卧位

(45 ~ 46 题共用题干)

病人，男，40 岁，打球 1 小时后猝死。既往偶有黑朦，在起立或运动时可出现眩晕。其母亲患肥厚型心肌病 50 岁去世，其姨母患肥厚型心肌病 45 岁去世。医师诊断是肥厚型心肌病、猝死。

45. 该病人猝死的诱发因素可能性最大的是

A. 寒冷
B. 低血压

C. 高强度运动
D. 精神紧张

E. 细胞内钾调节异常

46. 肥厚型心肌病引起猝死的主要危险因素是

A. 高血压
B. 心律失常

C. 室壁均匀肥厚
D. 流出道压力阶差大

E. 细胞内钙调节异常

(47 ~ 49 题共用题干)

女性病人，59 岁，突发剧烈压榨样胸痛、呕吐伴窒息感 3 小时入院。查体：心率 86 次/分，血压 85/60 mmHg，心电图示 V_1 ~ V_4 导联 ST 段弓背向上抬高，律不齐。

47. 该病人最可能的诊断为

A. 肺源性心脏病
B. 心律失常

C. 心源性休克
D. 病毒性心肌炎

E. 急性心肌梗死

48. 该病人的处理原则，下列哪项不妥

A. 心电监护
B. 消除恶性心律失常

C. 扩容升压
D. 抗凝治疗

E. 减轻疼痛

49. 该病人出现何种心律失常，需立即消除

A. 二度Ⅰ型房室传导阻滞

B. 室性心动过速

C. 室上性心动过速

D. 窦性心动过速

E. 心房颤动

(50 ~ 52 题共用题干)

病人，女，76 岁，高血压 30 年，慢性左心衰竭 5 年，半天来与家人争吵后表现心悸、气短，咳粉红色泡沫痰，急诊入院。体检：BP 90/60 mmHg，R 28 次/分，神清，端坐位，口唇发绀，两肺满布湿啰音及哮鸣音。

50. 急诊护士应给予病人的吸氧方式是

A. 持续低流量吸氧

B. 间断低流量吸氧

C. 高流量吸氧

D. 低流量乙醇湿化吸氧

E. 高流量乙醇湿化吸氧

51. 与洋地黄药物同服，会增加洋地黄药物毒性的是

A. 铁剂
B. 胺碘酮

C. ACEI
D. 硝酸甘油

E. 阿司匹林

52. 目前病人的主要护理诊断是

A. 体温过高
B. 焦虑

C. 气体交换受损
D. 营养失调

E. 活动无耐力

(53 ~ 55 题共用题干)

病人，男性，51 岁，患高血压病近 10 年，近半年来常于劳累后或激动时出现心前区憋闷感数分钟，休息后可缓解，未予诊治。近 1 个月来，上述症状发生较之前频繁，疼痛持续时间多超过 15 分钟，且多无诱因而发生，休息后缓解不明显。2 小时前睡眠时突感心前区剧烈疼痛，伴左侧上肢麻木感，自服速效救心丸后半小时疼痛仍不能缓解，伴恶心、呕吐、大汗，急诊入院：心电图示：Ⅱ、Ⅲ、aVF 导联 ST 段弓背向上抬高。查体：神志清楚，痛苦面容，T 37.9℃，P 88 次/分，R 17 次/分，BP 120/85 mmHg。

53. 病人最可能的医疗诊断为

    A. 急性心包炎　　　　　B. 急性心肌梗死

    C. 急性胸膜炎　　　　　D. 病毒性心肌炎

    E. 心脏神经官能症

54. 目前为明确诊断应进行的一项最具敏感性和特异性的辅助检查是

    A. 血肌红蛋白检查

    B. C – 反应蛋白检查

    C. 血肌酸磷酸激酶检查

    D. 血肌钙蛋白 I 或 T 检查

    E. 白细胞计数检测

55. 当前病人最主要的一个护理问题是

    A. 疼痛　　　　　　　　B. 恐惧

    C. 活动无耐力　　　　　D. 有便秘的危险

    E. 体温过高

（56～58 题共用题干）

    病人，男性，62 岁，工程师，既往偶有心前区疼痛，含服硝酸甘油有效，此次因工作过累后心前区剧烈疼痛 4 小时余就诊，含服硝酸甘油无效。

56. 护士接待时应首先安排的检查是

    A. 超声心动图　　　　　B. 24 小时动态心电图

    C. 心电图　　　　　　　D. 心肌酶化验

    E. 心脏彩超

57. 护士为病人采取的护理措施应除外

    A. 低脂低胆固醇饮食

    B. 静脉注射利多卡因

    C. 持续吸氧

    D. 给哌替啶镇痛

    E. 绝对卧床休息

58. 病人入住病房后，护士指导病人绝对卧床休息，并解释原因，你认为正确的理由是

    A. 减轻疼痛　　　　　　B. 避免增加心脏负荷

    C. 节省病人体力消耗　　D. 避免跌倒

    E. 避免血压升高

【B 型题】

（1～4 题共用备选答案）

    A. 脑出血　　　　　　　B. 心律失常

    C. 心力衰竭　　　　　　D. 心源性休克

    E. 尿毒症

1. 慢性风湿性心瓣膜病主要致死原因

2. 一般高血压病常见致死原因

3. 急进性高血压病多见的死亡原因

4. 急性心肌梗死 24 小时内主要死因

（5～7 题共用备选答案）

    A. 收缩压 130～139 mmHg，舒张压 85～89 mmHg

    B. 收缩压 140～159 mmHg，舒张压 90～99 mmHg

    C. 收缩压 160～179 mmHg，舒张压 100～109 mmHg

    D. 收缩压 140～149 mmHg，舒张压 90～94 mmHg

    E. 收缩压 ≥140 mmHg，舒张压 <90 mmHg

5. 2 级高血压是

6. 单纯收缩期高血压是

7. 临界高血压是

（8～9 题共用备选答案）

    A. 连续 3 次或以上快而规则的房性或交界性期前收缩

    B. 心室内心肌纤维发生快而微弱的不协调乱颤，心室完全丧失射血功能

    C. 各种原因引起心脏冲动起源或冲动传导的异常，可引起心脏活动规律发生紊乱

    D. 异位起搏点兴奋性增高，过早发生冲动引起的心脏搏动

    E. 连续 3 次或 3 次以上室性期前收缩

8. 阵发性室上性心动过速是指

9. 期前收缩是指

（10～14 题共用备选答案）

    A. 抑制血管紧张素Ⅱ生成

    B. 选择性扩张外周血管

    C. 使心肌收缩力降低，外周血管扩张

    D. 抑制钠、水重吸收，减少血容量，降低心排血量

    E. 减慢心率，降低心排血量，抑制肾素释放

10. 利尿剂作为降压药，其作用原理是

11. β 受体阻断剂降压的作用原理是

12. 钙拮抗剂降压的作用原理是

13. ACEI 降压的作用原理是

14. α_1 受体阻断剂降压原理是

（15～16 题共用备选答案）

    A. 刺激咽部引起呕吐反射

    B. 按压颈动脉窦

    C. 安装人工心脏起搏器

    D. 非同步直流电复律

    E. 同步直流电复律

15. 非洋地黄中毒引起的阵发性室上性心动过速，用药物治疗无效时应采用的方法是

16. 一旦发生心室颤动应立即给予处理是

（17～18 题共用备选答案）

    A. 氯沙坦　　　　　　　B. 卡托普利

    C. 硝苯地平　　　　　　D. 阿替洛尔

    E. 呋塞米

17. 降压药长期服用可引起胫前水肿的是

18. 降压药中不可用于哮喘病人的是

【X 型题】

1. 心肌细胞具有内分泌功能，其分泌的活性物质有
   - A. 心钠肽
   - B. 内皮素
   - C. 白细胞介素
   - D. 内皮舒张因子
   - E. 血管紧张素

2. 属于心源性呼吸困难的有
   - A. 劳力性呼吸困难
   - B. 吸气性呼吸困难
   - C. 端坐呼吸
   - D. 混合性呼吸困难
   - E. 阵发性夜间呼吸困难

3. 快速心律失常的治疗中，属于病因治疗的方法有
   - A. 射频电能消融
   - B. 冷冻
   - C. 射频激光消融
   - D. 药物
   - E. 电复律

4. 关于心血管疾病的防治，属于针对病理解剖病变的治疗方法有
   - A. 人工瓣膜置换手术
   - B. 安置支架介入治疗
   - C. 动脉内膜剥脱术
   - D. 心肺联合移植术
   - E. 射频激光消融治疗

5. 关于心律失常的治疗，属于针对病理生理病变的治疗方法有
   - A. 介入性球囊扩张术
   - B. 人工心脏起搏
   - C. 心瓣膜修复术
   - D. 心脏电复律术
   - E. 埋藏式自动复律除颤器

6. 心脏神经官能症病人的心前区疼痛特点有
   - A. 多在体力活动时发生
   - B. 呈针刺样痛
   - C. 疼痛部位常不固定
   - D. 与体力活动无关
   - E. 与情绪变化有关

7. 心力衰竭临床类型分型的方法有
   - A. 以发展速度分类
   - B. 以发生部位分类
   - C. 以功能障碍分类
   - D. 以原发病分类
   - E. 以代偿能力分类

8. 慢性心力衰竭的主要病因有
   - A. 冠状动脉粥样硬化性心脏病
   - B. 心脏瓣膜病
   - C. 高血压
   - D. 扩张型心肌病
   - E. 先天性心脏病

9. 心力衰竭的诱因有
   - A. 饱餐
   - B. 精神紧张
   - C. 过度劳累
   - D. 严重心律失常
   - E. 感染

10. 右心衰竭的常见症状有
    - A. 食欲减退
    - B. 咳嗽、咳痰
    - C. 肝区胀痛
    - D. 劳力性呼吸困难
    - E. 腹胀

11. 慢性心力衰竭的一般治疗包括
    - A. 限制体力活动
    - B. 避免精神紧张
    - C. 限制饮水量
    - D. 低钠饮食
    - E. 少食多餐

12. 洋地黄中毒性反应包括
    - A. 恶心、呕吐
    - B. 视物模糊
    - C. 黄视、绿视
    - D. 呼吸困难
    - E. 室性期前收缩

13. 容易导致洋地黄中毒的情况有
    - A. 肾衰竭
    - B. 低血钾
    - C. 严重缺氧
    - D. 心律失常
    - E. 急性心肌梗死

14. 使用洋地黄药物的护理措施包括
    - A. 服药前要测量病人脉搏 1 分钟
    - B. 静脉给药时要稀释后缓慢静脉注射
    - C. 静脉给药过程中监测心率、心律及心电图变化
    - D. 用药后观察病人不良反应
    - E. 定期监测血清药物浓度

15. 急性心力衰竭的病因有
    - A. 精神紧张
    - B. 高血压急症
    - C. 输液过多、过快
    - D. 严重心律失常
    - E. 急性广泛心肌梗死

16. 高血压病可能的病因有
    - A. 超重
    - B. 高钠饮食
    - C. 遗传倾向
    - D. 低钾饮食
    - E. 精神过度紧张

17. 高血压的并发症有
    - A. 高血压危象
    - B. 高血压脑病
    - C. 脑血管病
    - D. 心力衰竭
    - E. 肾衰竭

18. 在高血压病人的护理中，避免诱发高血压的措施有
    - A. 避免精神过度兴奋
    - B. 保持排便通畅
    - C. 避免寒冷
    - D. 避免劳累
    - E. 避免饮酒

19. 二尖瓣狭窄病人发生血栓栓塞的危险因素包括

    A. 心房颤动   B. 栓塞病史

    C. 抗凝治疗   D. 心排血量明显降低

    E. 左心房直径 > 55 mm

20. 主动脉瓣狭窄典型的三联征包括

    A. 心房颤动   B. 晕厥

    C. 心绞痛   D. 肺水肿

    E. 劳力性呼吸困难

21. 缩窄性心包炎常继发于

    A. 病毒性心包炎   B. 肿瘤性心包炎

    C. 创伤性心包炎   D. 化脓性心包炎

    E. 结核性心包炎

22. 心房颤动病人可出现哪些脉律

    A. 交替脉   B. 水冲脉

    C. 奇脉   D. 不整脉

    E. 脉搏短绌

23. 房性期前收缩的心电图特点包括

    A. P 波提前出现

    B. 提前出现的 P 波形态与窦性 P 波稍有差别

    C. P – R 间期大于 0.12 秒

    D. P 波后的 QRS 波形态正常

    E. 期前收缩后有完全的代偿间歇

24. 缩窄性心包炎的临床表现可有

    A. 右心衰竭的表现   B. 消化道症状

    C. 肝大   D. 奇脉

    E. 腹水

25. 强心苷类药达到疗效的主要指标是

    A. 心率减慢   B. 气促改善

    C. 肝脏缩小   D. 尿量增加

    E. 安静、情绪好转

26. 随时有猝死危险的心律失常包括下列哪些项

    A. 阵发性室性心动过速

    B. 心室颤动

    C. 三度房室传导阻滞

    D. 窦性心动过速

    E. 心房颤动

27. 亚急性细菌性心内膜炎做血培养检验时，采集标本应注意

    A. 应用抗生素后采集   B. 在发热时采集

    C. 采血量可增到 10 ml   D. 应用抗生素前采集

    E. 在发热后采集

28. 右心衰竭的主要临床表现有

    A. 肝大   B. 水肿

    C. 胸腔积液   D. 咳嗽、咯血

    E. 食欲不振

29. 急性心肌梗死三大并发症有

    A. 室壁瘤   B. 心脏破裂

    C. 心律失常   D. 心力衰竭

    E. 心源性休克

30. 对早期 1 级、无并发症的原发性高血压者，保健指导是

    A. 保证充足睡眠   B. 减少食盐摄入

    C. 卧床休息   D. 保持心情舒畅

    E. 食油宜选用以不饱和脂肪酸为主的植物油

参 考 答 案

【A1 型题】

1. C   2. D   3. A   4. A   5. D   6. D   7. D   8. D

9. A   10. B   11. A   12. D   13. E   14. D   15. C   16. D

17. C   18. D   19. A   20. E   21. D   22. E   23. C   24. E

25. E   26. D   27. A   28. D   29. C   30. B   31. B   32. D

33. E   34. C   35. B   36. E   37. D   38. E   39. C   40. B

41. D   42. C   43. D   44. D   45. E   46. A   47. A   48. C

49. D   50. C   51. B   52. C   53. C   54. C   55. E   56. E

57. E   58. A   59. B   60. B

【A2 型题】

1. D   2. E   3. C   4. C   5. D   6. B   7. E   8. A

9. D   10. B   11. B   12. E   13. E   14. E   15. A   16. C

17. C   18. E   19. D   20. B   21. B   22. A   23. D   24. C

25. E   26. C   27. A   28. A   29. A   30. A   31. A   32. D

33. E

【A3/A4 型题】

1. A   2. E   3. E   4. E   5. A   6. D   7. B   8. E

9. B   10. D   11. E   12. D   13. C   14. B   15. A   16. A

17. E   18. D   19. A   20. B   21. A   22. C   23. E   24. C

25. A   26. C   27. C   28. C   29. B   30. C   31. B   32. B

33. C   34. B   35. E   36. C   37. B   38. C   39. E   40. D

41. E   42. D   43. D   44. D   45. D   46. D   47. E   48. C

49. B   50. C   51. B   52. C   53. D   54. D   55. C   56. C

57. B   58. B

【B 型题】

1. C   2. A   3. E   4. B   5. C   6. E   7. D   8. A

9. D   10. D   11. E   12. C   13. A   14. B   15. C   16. D

17. C   18. B

【X 型题】

1. ABD   2. ACE   3. ABC   4. ABCD   5. BDE

6. BCDE   7. ABC   8. ABCD   9. BCDE   10. ACDE

11. ABCDE   12. ABCE   13. ABCE   14. ABCDE

15. BCDE   16. ABCE   17. ABCDE   18. ABCD   23. ABCD   24. ABCDE   25. ABCDE   26. ABC
19. ABDE   20. BCE   21. CDE   22. DE   27. BCD   28. ABCE   29. CDE   30. ABDE

第三节　消化系统疾病病人的护理

【A1 型题】

1. 反流性食管炎反流物中损害食管黏膜的主要成分是

  A. 胆汁

  B. 胰液

  C. 结合胆盐

  D. 胰蛋白酶

  E. 胃酸与胃蛋白酶

2. 肝硬化病人出现内分泌紊乱症状，下列哪项不正确

  A. 雌激素增多

  B. 男性乳房发育

  C. 肾上腺皮质激素增多

  D. 醛固酮增多

  E. 血管升压素增多

3. 关于三腔双囊管的护理下列哪项不正确

  A. 胃囊保持压力约 50 mmHg

  B. 食管囊保持压力约 40 mmHg

  C. 气囊压迫以 3～4 日为限

  D. 拔管前口服液状石蜡

  E. 出血停止后可立即拔管

4. 消化性溃疡病人为何不宜多饮牛奶

  A. 可引起胃痛

  B. 含少量脂肪抑制胃酸

  C. 淡牛奶能稀释胃酸

  D. 含蛋白可中和胃酸

  E. 含钙可刺激胃酸增加

5. 甲胎蛋白阳性对下列哪种疾病最有诊断价值

  A. 原发性肝癌

  B. 肝转移癌

  C. 急性重型肝炎

  D. 肝硬化

  E. 肝吸虫

6. 胃镜检查最严重的并发症是

  A. 咽部损伤

  B. 吸入性肺炎

  C. 穿孔

  D. 出血

  E. 心律失常

7. 上消化道大出血病情早期判断最有价值的标准是

  A. 血容量减少所致的周围循环衰竭的临床表现

  B. 呕血量

  C. 黑便的颜色和量

  D. 血细胞比容测定

  E. 血红蛋白的测定

8. 下列哪一项不符合急性出血坏死型胰腺炎的表现

  A. 发热持续不退

  B. 腹痛时间长

  C. 出现血压下降

  D. 出现腹膜刺激征

  E. 年老体弱者腹痛更明显

9. 胃泌素增高见于

  A. 十二指肠壶腹部溃疡

  B. 慢性浅表性胃炎

  C. 胃溃疡

  D. 慢性萎缩性胃窦胃炎

  E. 慢性萎缩性胃体胃炎

10. 十二指肠壶腹部溃疡

  A. 胃液酸度升高

  B. 胃液酸度明显降低

  C. 胃液酸度明显升高

  D. 胃液酸度正常

  E. 胃液酸度正常或减少

11. 提高胃癌治愈率的关键在于

  A. 早期诊断

  B. 彻底手术

  C. 积极放疗

  D. 早期化疗

  E. 综合治疗

12. 泌酸功能检查，下列哪种疾病胃酸分泌减少最明显

  A. 慢性胃窦胃炎

  B. 慢性浅表性胃炎

  C. 胃溃疡

  D. 十二指肠溃疡

  E. 慢性胃体胃炎

13. 关于急性糜烂型胃炎的病因诊断，有鉴别意义的是

  A. 询问有无服药史、应激等诱因

  B. 详细的腹部体检

  C. 即送血常规、大便常规检查

  D. B 超检查

  E. 纤维胃镜检查

14. 有关胃肠钡餐检查前的准备，下列哪项不正确

  A. 忌服含铋、镁、钙等重金属的药物 3 天

  B. 停用一切影响胃肠蠕动的药物 3 天

  C. 检查前一天做碘过敏试验

  D. 检查前晚 10 时后禁食至检查毕

  E. 有幽门梗阻者，于检查前先抽尽胃内潴留液

15. 原发性肝癌最常用且经济的定位诊断是

  A. AFP

  B. B 超

  C. CT

  D. 磁共振

E. 肝扫描

16. H⁺，K⁺ – ATP 酶泵抑制剂是

A. 雷尼替丁　　　　　　B. 阿托品

C. 丙谷氨　　　　　　　D. 奥美拉唑

E. 硫糖铝

17. 大便潜血持续阳性多提示

A. 浅表性胃炎

B. 萎缩性胃炎

C. 胃溃疡

D. 十二指肠壶腹部溃疡

E. 胃癌

18. 急性胰腺炎病人禁食时每天应补液多少毫升

A. 500　　　　　　　　B. 1000

C. 1500　　　　　　　 D. 1800

E. 2500

19. 下列哪项不是肝癌引起肝肿大的特点

A. 肝脏呈进行性肿大

B. 肝脏质地坚硬，表面凹凸不平

C. 肝脏多先增大后缩小

D. 癌肿表面可闻及吹风样血管杂音

E. 常有不同程度的压痛

20. 血清壁细胞抗体阳性多见于

A. 急性单纯性胃炎　　　 B. 慢性胃体胃炎

C. 慢性胃窦胃炎　　　　 D. 胃溃疡

E. 十二指肠壶腹部溃疡

21. 对消化性溃疡出血不适用的是

A. 口服去甲肾上腺素

B. 三腔双囊管压迫

C. 冰盐水洗胃

D. 静脉注射西咪替丁

E. 纤维胃镜下高频电灼

22. 当幽门梗阻发生持续呕吐时，可能发生的是

A. 低钾性碱中毒　　　　 B. 低氯高钾酸中毒

C. 低氯低钾酸中毒　　　 D. 低氯高钾碱中毒

E. 低氯低钾碱中毒

23. 消化系统疾病常见的症状和体征不包括

A. 呕血及黑便　　　　　 B. 腹痛

C. 腹泻　　　　　　　　 D. 黄疸、恶心、呕吐

E. 胸痛

24. 急性胰腺炎腹痛病人应禁食、禁水

A. 1～3 日　　　　　　　B. 36 小时

C. 24 小时　　　　　　　D. 8 小时

E. 12 小时

25. 急性胰腺炎病人应禁用的药物为

A. 雷尼替丁　　　　　　B. 吗啡

C. 生长抑素　　　　　　D. 阿托品

E. 抑肽酶

26. 原发性肝癌病人疼痛护理哪项不正确

A. 使用镇痛泵

B. 提供舒适，安静的环境

C. 与别人交谈分散病人的注意力

D. 遵照医嘱应用止痛药

E. 限制止痛药的应用

27. 下列各项中明确表明上消化道大出血尚未停止不包括

A. 黑便次数增多伴肠鸣音亢进

B. 网织红细胞计数持续增高

C. 黑便由糊状变为成形略带黄色

D. 呕吐物由咖啡色转为鲜红色

E. 血尿素氮恢复正常后又升高

28. 消化性溃疡的好发部位是

A. 十二指肠球部　　　　 B. 十二指肠降部

C. 十二指肠水平部　　　 D. 十二指肠上升部

E. 幽门

29. 急性胰腺炎最重要的治疗措施是

A. 解痉止痛　　　　　　 B. 抗休克治疗

C. 抑制胰腺分泌　　　　 D. 抗菌治疗

E. 使用胰蛋白酶抑制剂

30. 下列哪项不属于门静脉高压的侧支循环

A. 食管下端静脉曲张　　 B. 脐周静脉曲张

C. 腹壁静脉曲张　　　　 D. 下肢静脉曲张

E. 痔静脉曲张

31. 下列关于肝性脑病病人护理要点中避免诱发因素的措施错误的是

A. 避免便秘，保持大便通畅

B. 及时处理上消化道出血

C. 避免快速利尿和大量放腹水

D. 可用镇静安眠药和麻醉药

E. 出现感染症状时及时给予抗生素

32. 我国肝硬化的主要病因为

A. 乙醇中毒

B. 胆汁淤积

C. 慢性充血性心力衰竭

D. 病毒性肝炎

E. 血吸虫病

33. 肝硬化腹水病人每日进水量限制在

A. 1000 ml　　　　　　　B. 1500 ml

C. 2000 ml　　　　　　　D. 800 ml

E. 500 ml

34. 胃壁分为黏膜层、黏膜下层、肌层、浆膜层等 4 层，其中黏膜层主要由何种细胞组成
    A. 主细胞   B. 壁细胞
    C. 黏液细胞   D. B 细胞
    E. 主细胞、壁细胞和黏液细胞

35. 急性胰腺炎最基本的治疗方法是
    A. 解痉止痛   B. 使用抗生素
    C. 抗休克治疗   D. 禁食及胃肠减压
    E. 使用糖皮质激素

36. 判断上消化道继续出血或再出血，下列哪项不对
    A. 反复呕血
    B. 黑便次数增加伴肠鸣音亢进
    C. 血红蛋白测定与红细胞计数继续下降
    D. 网织红细胞计数持续下降
    E. 血压继续下降

37. 肝硬化病人腹水的形成与下列哪项因素无关
    A. 门静脉压力增高
    B. 淋巴液生成过多
    C. 继发性醛固酮和血管升压素减少
    D. 低蛋白血症
    E. 排尿减少

38. 下列不符合急性出血坏死型胰腺炎表现的是
    A. 出现腹膜刺激征   B. 持续剧烈腹痛
    C. 突然休克或昏迷   D. 发热持续不退
    E. 年老体弱者腹痛更明显

39. 对急性重型肝炎最突出，最有诊断意义的是
    A. 恶心、呕吐   B. 出血倾向
    C. 黄疸迅速加深   D. 腹水
    E. 中枢神经系统症状

40. 肝硬化失代偿期最突出的临床表现是
    A. 晚期肝脏质地坚硬
    B. 肝掌和蜘蛛痣
    C. 腹水
    D. 脾大
    E. 侧支循环建立和开放

41. 慢性胃炎病人的实验室检查异常，错误的是
    A. 胃液分析时多灶萎缩性胃炎病人胃酸正常或增多
    B. 自身免疫性胃炎病人胃酸缺乏
    C. 自身免疫性胃炎病人血清促胃泌素水平常明显升高，伴恶性贫血时更甚
    D. 慢性胃炎病人血清中可测得抗壁细胞抗体和抗内因子抗体
    E. 多灶萎缩性胃炎病人血清促胃泌素水平升高

42. 急性胰腺炎病人护理措施哪项不正确

    A. 戒酒
    B. 卧床休息
    C. 急性期应注意口腔卫生
    D. 饮食无特殊要求
    E. 严密监测病情变化

43. 原发性肝癌病人最突出的体征是
    A. 脾大和腹水   B. 腹膜刺激征
    C. 肝脏进行性肿大   D. 黄疸与发热
    E. 营养不良

44. 急性胰腺炎病人若淀粉酶下降后又上升，表示
    A. 病情又有反复
    B. 发生并发症
    C. 病情基本得到控制
    D. 腺泡细胞功能恢复
    E. 病人抵抗力增强

45. 上消化道呕出大量鲜红色血，且不易控制的常见病为
    A. 消化性溃疡出血
    B. 应激性溃疡出血
    C. 食管胃底静脉曲张破裂出血
    D. 急性出血性胃炎出血
    E. 胃癌出血

46. 肝硬化所致消化道出血，抢救出血性休克的措施中，下列哪项是错误的
    A. 迅速建立静脉通道
    B. 烦躁者给予吗啡或巴比妥类药物
    C. 积极补充血容量
    D. 保持呼吸道通畅
    E. 严密监测生命体征的变化

47. 急性胃炎的健康教育不包括
    A. 保持愉快、稳定的情绪，积极配合治疗原发病
    B. 嘱病人戒酒，养成良好的饮食卫生习惯
    C. 避免性生活
    D. 进行疾病相关知识的宣教，避免病因及诱因
    E. 在医生严格指导下应用非甾体抗炎药

48. 进展期胃癌可出现的症状和体征不包括以下哪项
    A. 上腹痛是进展期胃癌最早出现的症状
    B. 在上腹部偏右处，可触及坚实、可移动的结节状肿块，有压痛
    C. 溃疡型胃癌出血时可有黑便或呕血
    D. 肺部出现哮鸣音
    E. 可出现伴癌综合征

49. 下列为肝硬化病人肝功能失代偿期最突出的临床表现是
    A. 食欲不振   B. 恶心、呕吐

C. 腹水　　　　　　　　D. 乏力

E. 肝轻度肿大

50. 误服强酸后，以下哪一项不宜采用

A. 清洁洗胃　　　　　　B. 静脉滴注碳酸氢钠

C. 服牛奶　　　　　　　D. 经口腔气管插管

E. 肌内注射镇静剂

51. 消化性溃疡的护理诊断不包括

A. 焦虑

B. 潜在并发症有胃穿孔、上消化道出血

C. 营养失调

D. 腹痛

E. 预感性悲哀

52. 急性胰腺炎的腹痛特点不包括

A. 刀割痛或绞痛

B. 向腰背部呈带状放射

C. 进食后疼痛可缓解

D. 常伴频繁呕吐

E. 发病前常有饮食过度或同时饮酒

53. 慢性胃炎的预防原则下列哪项不妥

A. 戒烟戒酒

B. 长期服用抑制胃酸分泌的药物

C. 彻底治疗幽门螺杆菌

D. 避免服用刺激性药物和食物

E. 进食要有规律

54. 上消化道出血特征性的表现为

A. 失血性周围循环衰竭

B. 呕血与黑便

C. 失血性贫血

D. 氮质血症

E. 发热

55. 晚期肝硬化发生酸碱平衡失调中最常见的是

A. 呼吸性碱中毒　　　　B. 代谢性碱中毒

C. 代谢性酸中毒　　　　D. 呼吸性酸中毒

E. 呼吸性碱中毒、代谢性酸中毒

56. 抗菌药治疗萎缩性胃炎是针对哪种细菌

A. 大肠埃希菌　　　　　B. 结核分枝杆菌

C. 幽门螺杆菌　　　　　D. 葡萄球菌

E. 肺炎链球菌

57. 三（四）腔气囊管压迫止血适用于

A. 食管胃底静脉曲张破裂出血

B. 急性出血性糜烂型胃炎出血

C. 胃癌并发出血

D. 胆道出血

E. 消化性溃疡并发出血

58. 上消化道出血最常见的病因为

A. 胃癌

B. 食管胃底静脉曲张破裂

C. 溃疡性结肠炎

D. 消化性溃疡

E. 结核性腹膜炎

59. 肝硬化病人禁食硬质、油炸、粗纤维食物是因为

A. 减少肠道氨的吸收

B. 严格限制钠的摄入

C. 抑制假性神经递质

D. 减轻肝脏解毒功能

E. 防止损伤食管黏膜而出血

60. 肝硬化病人出现皮肤色素沉着是因为

A. 雌激素灭活功能减退

B. 肾上腺皮质功能减退

C. 雌、雄激素比例失调

D. 血管升压素增多

E. 醛固酮增多

61. 肝性脑病病人使用精氨酸的目的是

A. 使肠内呈酸性，减少氨吸收

B. 保护肝细胞

C. 为大脑提供能量

D. 抑制脑内假性神经递质合成

E. 与游离氨结合，从而降低血氨

62. 关于胃镜检查术后病人饮食护理的描述，错误的是

A. 术后2小时即可进食温流质饮食

B. 术后30～60分钟咽喉部无麻木感即可饮少量水

C. 术后病人如无不适即可进食温流质饮食

D. 术后如无特殊变化，第二餐可恢复正常饮食

E. 术后第一餐一般不给予普食

63. 对判定上消化道活动性出血最有意义的是

A. 心率增快　　　　　　B. 血压下降

C. 腹痛加重　　　　　　D. 黑便

E. 血尿素氮增高

64. 下列引起上消化道出血的胃肠道疾病中，最为常见的是

A. 食管胃底静脉曲张破裂

B. 急性胃炎

C. 消化性溃疡

D. 胃癌

E. 食管癌

65. 对早期胃癌最具诊断价值的检查是

A. 血沉　　　　　　　　B. 大便隐血试验

C. 胃液检查　　　　　　D. 胃镜及活检

E. X 线钡餐检查

66. 目前对早期微小胃癌最可靠的诊断手段是
- A. 血沉
- B. 大便潜血试验
- C. 胃镜检查
- D. 胃镜检查结合黏膜活检
- E. X 线钡餐检查

67. 结核性腹膜炎最多见的病理分型是
- A. 粘连型
- B. 渗出型
- C. 干酪型
- D. 混合型
- E. 坏死型

68. 溃疡型肠结核 X 线钡影呈
- A. 肠管狭窄
- B. 肠管收缩畸形
- C. 肠管充盈缺损
- D. 跳跃现象
- E. 黏膜皱襞紊乱

69. 服用抑酸药宜在
- A. 餐前
- B. 餐后 1 小时及睡前各服用一次
- C. 两餐之间
- D. 每日清晨一次
- E. 进餐时与食物同服

70. 下列药物中抑制胃酸分泌作用最强的是
- A. 西咪替丁
- B. 雷尼替丁
- C. 奥美拉唑
- D. 硫糖铝
- E. 枸橼酸铋钾

71. 下面关于胃溃疡的叙述不正确的是
- A. 可见于任何年龄，青少年居多
- B. 慢性病程
- C. 周期性发作
- D. 节律性上腹痛
- E. 春秋季节易发作，容易复发

72. 消化性溃疡最常见的并发症是
- A. 穿孔
- B. 出血
- C. 幽门梗阻
- D. 癌变
- E. 营养不良

73. 大便潜血持续阳性多提示
- A. 浅表性胃炎
- B. 萎缩性胃炎
- C. 胃溃疡
- D. 十二指肠壶腹部溃疡
- E. 胃癌

74. 急性胃肠炎最典型的临床表现是哪组
- A. 上腹疼痛、呕吐物带血液、上腹疼痛
- B. 上腹疼痛伴压痛

C. 恶心、呕吐伴腹泻
D. 上腹痛、发热、失水、酸中毒
E. 腹痛、呕吐伴腹泻

75. 胃、肠镜检查时一般病人取何种卧位
- A. 左侧卧位
- B. 右侧卧位
- C. 平卧位
- D. 半卧位
- E. 头低足高位

76. 可提示急性坏死型胰腺炎预后不良的表现是
- A. 频繁呕吐
- B. 休克
- C. 高热
- D. 低钙、抽搐
- E. 血糖升高

77. 消化性溃疡治疗用药中，抑酸作用最强的药物是
- A. 法莫替丁
- B. 奥美拉唑
- C. 碳酸氢钠
- D. 硫糖铝
- E. 枸橼酸铋钾

78. 呕吐严重且呕吐量大的是
- A. 胃炎
- B. 幽门梗阻
- C. 胃溃疡
- D. 胆石症
- E. 肝炎

79. 下列哪项不是引起肝硬化的因素
- A. 慢性活动性肝炎
- B. 感染血吸虫病
- C. 长期大量酗酒
- D. 长期服用甲基多巴
- E. 长期接触染发剂

80. 消化性溃疡的主要诱发因素是
- A. 焦虑
- B. 非甾体抗炎药
- C. 吸烟
- D. 饮酒
- E. 幽门螺杆菌感染

81. 不符合门静脉高压病理改变的是
- A. 脾大
- B. 脾功能亢进
- C. 消化道器官淤血
- D. 腹水形成
- F. 中心静脉压高

82. 临床上观察到黄疸时，血清总胆红素应超过
- A. 0.5 mg/dl
- B. 1.0 mg/dl
- C. 1.5 mg/dl
- D. 2.0 mg/dl
- E. 2.5 mg/dl

83. 溃疡性结肠炎病人最常见的护理问题是
- A. 体液不足
- B. 知识缺乏
- C. 焦虑
- D. 腹泻
- E. 有皮肤完整性受损的危险

84. 弥漫性慢性萎缩性胃炎病人一般不会出现
- A. 贫血
- B. 消瘦
- C. 舌炎
- D. 反酸
- E. 腹胀

85. 消化性溃疡病人节律性疼痛变为持续性，进食或服用抑酸药后长时间不能缓解，并向背部放射时，可能是发生了
    A. 癌变　　　　　　　　B. 出血
    C. 穿孔　　　　　　　　D. 幽门梗阻
    E. 胃底静脉破裂

86. 下面有关食管胃底静脉曲张破裂出血病人的饮食护理不妥的是
    A. 出血期间应禁食
    B. 止血后即可渐进高热量、高蛋白饮食
    C. 避免粗糙、坚硬食物
    D. 避免刺激性食物
    E. 应细嚼慢咽

87. 溃疡性结肠炎急性发作期和暴发型病人的饮食为
    A. 无渣、流质或半流质饮食
    B. 多食水果及纤维素多的蔬菜
    C. 应多食牛奶或乳制品
    D. 可进食冷饮
    E. 高蛋白、高纤维素、高热量普食

88. 确诊慢性胃炎最可靠的检查方法是
    A. 活组织检查　　　　　B. 胃肠钡餐检查
    C. 纤维胃镜检查　　　　D. 胃液分析
    E. 血清学检查

89. 胶体铋剂保护胃黏膜的作用机制是
    A. 与溃疡面结合形成保护屏障
    B. 使壁细胞的 H^+，K^+-ATP 酶失活
    C. 与盐酸作用形成盐和水
    D. 通过选择性竞争结合 H_2 受体，使壁细胞分泌胃酸减少
    E. 可刺激局部内源性前列腺素的合成

90. 结核性腹膜炎最常见的并发症是
    A. 肠瘘　　　　　　　　B. 下消化道出血
    C. 急性胃穿孔　　　　　D. 肠梗阻
    E. 腹腔脓肿

91. 治疗溃疡性结肠炎的首选药物是
    A. 肾上腺糖皮质激素　　B. 柳氮磺吡啶
    C. 前列腺素　　　　　　D. 甲硝唑
    E. 阿莫西林

【A2 型题】

1. 病人，男，42 岁。常有中上腹隐痛 6 年余，消化不良症状明显。检查：肝、脾未及，肝功能正常。最大胃酸分泌量为 3.5 mmol/h。可能为下列哪种疾病
    A. 慢性浅表性胃炎
    B. 慢性萎缩性胃炎
    C. 慢性肥厚性胃炎
    D. 十二指肠球部溃疡
    E. 溃疡型胃癌

2. 病人，男性，64 岁，有胃溃疡病史 8 年。近来中上腹有饱胀感，大便潜血试验多次呈阳性，有贫血体征。该病人可能发生了
    A. 出血　　　　　　　　B. 穿孔
    C. 癌变　　　　　　　　D. 幽门梗阻
    E. 胃动力障碍

3. 病人，男性，20 岁，左下腹隐痛伴脓血便 2 年，加重 3 个月，诊断为溃疡性结肠炎。下列护理措施中哪项不正确
    A. 指导病人合理休息与活动，注意劳逸结合
    B. 给予病人富含营养、高纤维素的食物
    C. 密切观察病情，了解病情进展情况
    D. 嘱病人便后用肥皂与温水清洗肛门及周围皮肤
    E. 遵医嘱给予柳氮磺吡啶和（或）糖皮质激素

4. 病人，男性，40 岁，上腹隐痛伴反酸、嗳气 2 个月，诊为十二指肠溃疡。对其用药指导中错误的是
    A. 硫糖铝在餐前服用
    B. 硫糖铝有黏膜保护作用
    C. 奥美拉唑应在餐前服用
    D. 奥美拉唑应避免与牛奶同时服用
    E. 奥美拉唑可有效抑制胃酸分泌

5. 病人，女性，50 岁，有慢性肝病病史，因食管静脉曲张破裂出血入院。经输液、输血等处理后，提示休克好转的最重要的指标是
    A. 脉搏变慢　　　　　　B. 尿量 >30 ml/h
    C. 肢端温度上升　　　　D. 皮肤颜色转为红润
    E. 神志恢复清楚

6. 病人，男，58 岁，有肝硬化病史，突然出现神志恍惚，淡漠少言，口齿不清，嗜睡，昼睡夜醒，护士应警惕病人可能出现了
    A. 肺性脑病　　　　　　B. 肝性脑病
    C. 呼吸衰竭　　　　　　D. 肝癌
    E. 急性胰腺炎

7. 病人，男，28 岁，8 小时前暴饮暴食后出现上腹部绞痛，向肩背部放射，送到医院急诊，此时最具诊断意义的实验室检查为
    A. 血清淀粉酶测定　　　B. 尿淀粉酶测定
    C. 血钙测定　　　　　　D. 血清脂肪酶测定
    E. 血糖测定

8. 病人，男性，45 岁，肝硬化 5 年。放腹水后出现神志恍惚、答非所问、行为反常等肝性脑病表现，提示其

处于哪一期肝性脑病

A. 前驱期   B. 昏迷前期

C. 昏睡期   D. 昏迷期

E. 临终期

9. 病人，女性，46 岁，3 年前出现皮肤瘙痒和黄疸，诊断为原发性胆汁性肝硬化，近一周黄疸加深，出现大量腹水，在护理中不正确的是

A. 按医嘱给予利尿剂

B. 指导病人取半卧位以减轻呼吸困难症状

C. 定期测量腹围

D. 进水量限制在 1000 ml/d 左右，准确记录每日出入量

E. 低盐饮食，限制每日食盐量为 5 g

10. 病人，女性，41 岁，黑便近 2 个月，近日突然出现剧烈腹痛，护士对其采取的措施不应包括

A. 监测生命体征   B. 禁食

C. 给予强效镇痛剂   D. 给予心理安抚

E. 给予胃肠减压

11. 病人，女，38 岁。因十二指肠溃疡出血急诊入院治疗。呕血时应指导病人采取何种体位

A. 平卧位   B. 侧卧位

C. 头低足高位   D. 头高足低位

E. 半坐位

12. 病人，女，30 岁。于中午进餐后，晚 6 时左右出现上腹疼痛，伴呕吐，查体：T 37.7℃，上腹部压痛明显，但无反射痛，肠鸣音亢进，血、便常规无异常。考虑该病人最可能患哪种疾病

A. 急性胃炎   B. 急性胰腺炎

C. 急性胆囊炎   D. 急性肠炎

E. 胃溃疡

13. 病人，女，64 岁。因"腹胀、少尿 8 日"收入院，因关节炎长期服用阿司匹林，实验室检查提示乙肝两对半阳性，B 超示"肝硬化腹水"。该病人肝硬化的主要病因首先考虑

A. 乙醇中毒   B. 药物

C. 病毒性肝炎   D. 营养失调

E. 循环障碍

14. 病人，女，50 岁。肝硬化十余年伴大量腹水，近日出现意识障碍，血氨增高，肝肾功能减退，下列治疗哪项不妥

A. 大量放腹水

B. 静脉滴注精氨酸

C. 口服乳果糖，降低肠腔 pH，减少氨形成和吸收

D. 静脉注射支链氨基酸补充能量，降低血氨

E. 忌用一切对肝肾功能损害的药物

15. 病人，男，50 岁，因肝硬化食管静脉曲张、腹水入院治疗。放腹水后出现精神错乱、昏睡，伴有扑翼样震颤、脑电图异常等肝昏迷表现。目前给病人安排哪种饮食为宜

A. 给予低蛋白饮食

B. 保证总热量和糖类摄入

C. 补充大量维生素 A

D. 给予富含粗纤维饮食

E. 限制含钾食物的摄入

16. 病人，男，38 岁。上腹部间歇性疼痛 2 年，空腹及夜间疼痛明显，进食后可缓解。4 天前出现黑便，病人出现黑便的原因最可能是

A. 肠道感染   B. 胃溃疡出血

C. 胃癌   D. 十二指肠溃疡出血

E. 应激性溃疡

17. 病人，男，44 岁。有溃疡病史。病人近日感觉上腹饱胀不适，餐后疼痛加重，并反复大量呕吐，呕吐物为酸腐味的宿食。此时对该病人最适当的护理措施是

A. 静脉补液   B. 禁食、洗胃

C. 绝对卧床休息   D. 解痉镇痛

E. 心理护理

18. 病人，男，34 岁。因慢性胆囊炎在门诊预约进行胆囊造影检查，护士为其讲解检查的方法，下列不正确的是

A. 检查当日早餐进清淡饮食，可少量饮水

B. 检查前一日晚餐进无脂肪、低蛋白、高糖饮食

C. 晚餐后口服造影剂，禁食、禁饮至次日晨

D. 检查前一日中午进高脂肪餐，使胆囊排空

E. 第 1 次摄片如胆囊显影良好则进高脂肪餐，30 分钟后再摄片

19. 某患者，病情疑似胃溃疡，为明确诊断，医嘱行大便潜血检查。护士正确的做法是

A. 将医嘱转抄至临时医嘱栏内

B. 将医嘱转抄至治疗单上

C. 将医嘱进行口头交班

D. 将化验单交与病人嘱其自行留大便送检

E. 即刻采集病人粪便标本送检

20. 病人，男，56 岁。肝硬化病史 5 年。近 1 个月来出现肝脏进行性肿大及持续性肝区疼痛，腹水呈血性。该病人最可能发生的并发症为

A. 上消化道出血   B. 原发性肝癌

C. 活动性肝炎   D. 感染

E. 肝脓肿

21. 病人，女，63 岁，急性胰腺炎入院。经 10 天治疗后，病人症状基本消失，护士可开始给予病人的饮食为

A. 少渣半流质　　　　　　B. 低脂高蛋白半流质

C. 高脂高蛋白流质　　　　D. 高脂低蛋白流质

E. 低脂低蛋白流质

22. 病人，男，34 岁。有肝病史 18 年，曾因反复丙氨酸氨基转移酶（ALT）升高并发现乙型病毒性肝炎表面抗原阳性住院多次，近来复查肝功时发现 γ - 谷氨酰转肽酶（γ - GT）显著升高，考虑是下列哪种疾病的可能性大

A. 慢性肝炎再次复发

B. 慢性肝炎并发急性胆囊炎

C. 慢性肝炎并发急性胰腺炎

D. 肝癌

E. 脂肪肝

23. 病人，男性，65 岁，胃溃疡病史 10 年。检查发现粪便潜血持续（＋），考虑可能是

A. 溃疡加重　　　　　　B. 食管癌

C. 溃疡性结肠炎　　　　D. 胃癌

E. 萎缩性胃炎

24. 病人，男，32 岁。患肝硬化已 4 年，现饮酒后突然大量呕血，伴神志恍惚、四肢湿冷、血压下降，该病人最容易诱发

A. 自发性腹膜炎　　　　B. 心力衰竭

C. 肾衰竭　　　　　　　D. 肝性脑病

E. 水、电解质紊乱

25. 病人，女性，29 岁。因近 1 个月常出现腹泻、腹痛、脓血便就诊，诊断为溃疡性结肠炎入院治疗。入院 3 天后病人突然感觉剧烈腹痛，呈持续性，护士查体：腹肌紧张，反跳痛明显，肠鸣音减弱。该护士判断病人可能发生的并发症为

A. 直肠结肠癌变　　　　B. 中毒性巨结肠

C. 急性肠穿孔　　　　　D. 直肠癌变

E. 结肠大量出血

26. 病人，女，60 岁。有溃疡病史 10 余年。突然出现呕血约 500 ml，伴有黑便，急诊入院。查体：神志清楚，血压 100/60 mmHg，心率 110 次/分。以下护理措施中恰当的是

A. 平卧位，头部略抬高

B. 三腔双囊管压迫止血

C. 暂时给予流质饮食

D. 快速滴入血管升压素

E. 呕吐时头偏向一侧，防止误吸和窒息

27. 病人，女，49 岁。反复上腹痛 8 年余，近 3 个月疼痛加重，检查示胃酸缺乏，首选的治疗方案是

A. X 线钡餐检查　　　　B. 三联疗法

C. 预防性手术治疗　　　D. 大便潜血试验

E. 胃镜检查及组织活检

28. 病人，女，56 岁。肝硬化病史 7 年，此次因腹水入院治疗，某日大量利尿放腹水后出现肝性脑病。导致该病人肝性脑病最主要的诱因是

A. 上消化道出血　　　　B. 高蛋白饮食

C. 药物　　　　　　　　D. 感染

E. 缺钾性碱中毒

29. 病人，男，48 岁。肝硬化腹水并发肝性脑病。经治疗病情好转，护士给予病人开始恢复的蛋白质饮食中，首选是

A. 豆浆　　　　　　　　B. 牛肉

C. 牛奶　　　　　　　　D. 鸭蛋

E. 鸡肉

30. 病人，女，39 岁。有溃疡病史。中午饱餐后，出现上腹剧烈疼痛，伴恶心呕吐，腹肌紧张，出冷汗，休克。首先应考虑的并发症是

A. 急性穿孔　　　　　　B. 感染

C. 大出血　　　　　　　D. 幽门梗阻

E. 癌变

31. 病人，男，34 岁。4 年来常出现左上腹痛，常在进食后疼痛，先后曾呕血 2 次，胃肠钡餐检查未发现明显异常，体检仅上腹压痛。最有可能的诊断是

A. 慢性胃炎　　　　　　B. 胃癌

C. 肠梗阻　　　　　　　D. 胃溃疡

E. 十二指肠溃疡

32. 病人，男，49 岁。为肝硬化大量腹水病人，突然出现不明原因的发热、腹痛，触诊发现腹肌紧张，有压痛，并伴轻度反跳痛，此时该病人的并发症最可能是

A. 上消化道出血　　　　B. 穿孔

C. 肝性脑病　　　　　　D. 自发性腹膜炎

E. 肝肾综合征

33. 病人，女，18 岁。腹泻近 1 个月，每天 3～5 次，有黏液，常有里急后重伴腹部疼痛，便后疼痛减轻。查体发现：左下腹轻度压痛，余无特殊。下列检查中对确诊有重要价值的是

A. 大便潜血试验　　　　B. 血液检查

C. X 线钡剂灌肠　　　　D. 药物治疗

E. 结肠镜检查

34. 病人，男性，52 岁，肝硬化 6 年，呕血 1 天。胃镜确诊为食管曲张静脉破裂出血。为病人止血的最佳方法是

A. 静脉注射止血药

B. 口服去甲肾上腺素

C. 贲门周围血管离断术

D. 限制性门腔分流术

E. 三腔双囊管压迫止血

35. 病人，男，34岁。反复上腹痛伴反酸、嗳气、腹胀满4年，时有恶心、呕吐，查体上腹部轻压痛，大便潜血试验呈阳性，结合辅助检查诊断为慢性胃窦炎，你认为下列哪项为确诊的主要依据

A. 消化道症状　　　　　B. 上腹部轻压痛

C. 大便潜血试验阳性　　D. 纤维胃镜检查

E. 胃肠X线钡餐检查

36. 女性，12岁。轻度乏力，厌食25天，无恶心、呕吐，尿色进行性加深，皮肤瘙痒。肝功 ALT 100 U/L，TBIL 310 μmol/L，ALP 900 U/L，GGT 800 U/L，CH 15 mmol/L，根据上述病历资料。病人最可能的诊断是

A. 慢性活动性肝炎　　　B. 急性重型肝炎

C. 肝性脑病　　　　　　D. 肝肾综合征

E. 胆汁淤积型肝炎

37. 男性，58岁，有肝硬化病史20余年。近1个月来因腹水增多，曾放腹水3次，现有不明原因的低热，白细胞计数偏高。该病人最可能的诊断是

A. 肝硬化并发功能性肾衰竭

B. 肝硬化合并感染

C. 肝性脑病前驱期

D. 原发性肝癌

E. 肝脓肿

38. 男性，28岁，胃镜检查示胃溃疡，关于该病人病史的叙述正确的是

A. 疼痛部位上腹偏右

B. 其典型节律为进食 - 疼痛 - 缓解

C. 常有"午夜痛"

D. 多为隐痛、胀痛或烧灼痛

E. 进食或口服抗酸药能迅速缓解

39. 男性，30岁，与别人打赌而大量进食后上腹部痛1天入院。查血清淀粉酶为700 U/dl，诊断为急性胰腺炎，经治疗痊愈，为预防本病复发，进行健康教育时下列哪项措施是不恰当的

A. 避免暴饮暴食　　　　B. 避免酗酒

C. 忌食油腻食物　　　　D. 积极治疗胆石症

E. 定期预防性应用抑肽酶

40. 男性病人，56岁，诊断为急性胰腺炎，经治疗后腹痛、呕吐基本消失，开始饮食宜

A. 无渣半流质　　　　　B. 低脂低蛋白流质

C. 高脂高蛋白流质　　　D. 高脂低蛋白流质

E. 低脂高蛋白流质

41. 病人突然呕吐出暗红色血块约1000 ml，急诊胃镜示"食管静脉曲张破裂出血"，护士应估计病人目前最有可能先出现

A. 急性肾衰竭　　　　　B. 心力衰竭

C. 肝性脑病　　　　　　D. 感染

E. 失血性休克

42. 男性病人，行内镜下逆行胰胆管造影术，术后4小时诉腹部胀痛，查体：生命体征平稳，上腹部轻压痛。下列处理哪项是错误的

A. 病人卧床休息　　　　B. 查血清、尿淀粉酶

C. 观察腹部体征变化　　D. 嘱病人进全流质饮食

E. 静脉应用抗生素

【A3/A4型题】

（1～3题共用题干）

病人王女士，28岁，低热、腹泻3个月，大便为糊状，无脓血便。近1周伴呕吐，脐周阵发性腹痛。查体：右下腹稍隆起，可触及一个 4 cm×5 cm 大小的包块，质中等，轻触痛，肠鸣音亢进。化验：血沉（ESR）67 mm/h，PPD 皮肤敏感试验硬结直径是 15 mm，结合肠镜所见诊断为肠结核。

1. 对病人的治疗要点中不应包括

A. 采用短程化疗

B. 腹痛用颠茄或阿托品缓解

C. 卧床休息

D. 给予高蛋白、富含维生素、高热量饮食

E. 建议立即手术

2. 病人的化疗药物中包括异烟肼，护士应提醒病人此药物最可能

A. 对肾功能有损害

B. 对肝功能有损害

C. 对中枢神经系统有损害

D. 对心脏功能有损害

E. 产生骨髓抑制

3. 对该病人应采取的护理措施不包括

A. 嘱病人卧床休息，减少机体消耗

B. 向病人及家属说明营养的重要性

C. 嘱病人多吃些豆制品和牛奶

D. 监测病人腹痛程度和性质的变化

E. 对病人用过的餐具和用品进行消毒

（4～5题共用题干）

病人，男性，44岁，上腹疼痛1天。昨日出现上腹疼痛，进食后加剧伴呕吐，吐后疼痛不缓解。拟诊为急性胰腺炎。

4. 给予病人的饮食，正确的是

A. 低盐、低脂饮食　　　B. 流质饮食

C. 半流质饮食　　　　　　　D. 禁食

E. 低蛋白饮食

5. 为防止急性胰腺炎再次发生，应避免的病因中不包括

　　A. 胆囊炎　　　　　　　　　B. 胰管结石

　　C. 慢性胃炎　　　　　　　　D. 胆石症

　　E. 暴饮暴食

(6～7题共用题干)

　　病人，女性，48岁，既往有肝门静脉高压病史，此次因发生急性大出血，应用三腔双囊管压迫止血。

6. 护士为该病人采取的护理措施应除外

　　A. 对三腔双囊管充分固定

　　B. 每隔24小时气囊放空10分钟

　　C. 气囊压迫一般为3～4天

　　D. 加强巡视，防止发生误吸

　　E. 加强心理护理，防止紧张和情绪激动

7. 若三腔双囊管压迫无效，应考虑

　　A. 脾肾静脉分流术

　　B. 门腔静脉分流术

　　C. 断流术

　　D. 经颈静脉肝内门体分流术

　　E. 肠系膜上、下腔静脉分流术

(8～9题共用题干)

　　病人，女，45岁。患肝硬化6年，近2天突然呕血约1000 ml，现出现烦躁不安、言语不清、睡眠障碍，有扑翼样震颤，脑电图异常。

8. 根据病情推断该病人处于

　　A. 肝性脑病的前驱期

　　B. 肝性脑病的昏迷前期

　　C. 肝性脑病的昏睡期

　　D. 肝性脑病的昏迷期

　　E. 肝癌晚期

9. 对该病人的护理措施不正确的是

　　A. 低热量饮食　　　　　　　B. 暂停蛋白质摄入

　　C. 清除肠内积血　　　　　　D. 生理盐水灌肠

　　E. 口服50%硫酸镁溶液

(10～12题共用题干)

　　病人，男性，56岁，意识不清1日入院。3日前上呼吸道感染后出现躁动不安，淡漠少言，经医务室处理后无效，用药不详，病人既往有乙型病毒性肝炎病史20年。入院查体：T 37℃，P 110次/分，R 22次/分，BP 100/60 mmHg。一般情况差，神志不清，呼吸急促。面色晦暗，巩膜无黄染。瞳孔反应迟钝，面部及颈部检查见蜘蛛痣3枚。颈软，无颈静脉怒张，两肺未闻及啰音，心率110次/分，律齐，未闻及杂音，腹软隆起，移动性浊音阳性。

10. 该病人初步的诊断可能是

　　A. 肝性脑病前驱期　　　　　B. 肝性脑病昏迷前期

　　C. 肝性脑病昏睡期　　　　　D. 肝性脑病昏迷期

　　E. 肝性脑病终末期

11. 下列对该病人采取的治疗措施，不妥的是

　　A. 积极控制感染

　　B. 避免使用含氨药物、镇静剂及麻醉剂

　　C. 使用降血氨药物

　　D. 口服新霉素及用渗盐水灌肠

　　E. 给予高蛋白饮食，辅以葡萄糖供给能量

12. 责任护士对于该病人给予的护理措施中，不妥的是

　　A. 头偏向一侧，保持呼吸道通畅，必要时给予吸氧

　　B. 密切观察病情，尤其是意识状态

　　C. 严格记录24小时出入量

　　D. 快速静脉滴注精氨酸，并观察降血氨药的疗效及副作用

　　E. 静脉补充葡萄糖供给能量

(13～15题共用题干)

　　病人，女，64岁，因"高热、咳嗽、胸痛12小时"住院治疗。住院当晚值班护士发现病人精神欣快，烦躁不安，吐词不清，两上肢有扑翼样震颤。病人5年前曾患乙型病毒性肝炎，住院3个月后肝功能正常而出院。1年前又因乏力、腹胀、下肢水肿入院，经B型超声诊断为"肝硬化腹腔积液"，通过保肝、利尿等治疗而出院。

13. 病人最有可能发生了

　　A. 肝性脑病　　　　　　　　B. 脑出血

　　C. 脑梗死　　　　　　　　　D. 癫痫发作

　　E. 肺炎

14. 该病人出现这种情况的主要诱因是

　　A. 上消化道出血　　　　　　B. 高脂饮食

　　C. 大量放腹腔积液　　　　　D. 感染

　　E. 便秘

15. 医嘱给予乳果糖30 ml，3次/日，是为了

　　A. 减少蛋白质吸收　　　　　B. 减少蛋白质形成

　　C. 减少氨吸收　　　　　　　D. 减少氨形成

　　E. 减少糖吸收

(16～18题共用题干)

　　病人，男，26岁，因"腹痛3天，自行跌倒并呕吐血性液1200 ml"来诊。病人3天前大量饮酒后，出现上腹疼痛，餐后3～4小时为甚，有时夜间睡眠中痛醒，自服"法莫替丁"无效。8小时前疼痛突然消失，但头晕、眼花、无力，出虚汗，在去厕所途中跌倒，被家人发现而扶起，继而呕吐暗红色血性液约1200 ml，内混少许食物残渣。十二指肠溃疡病史5年。急诊胃镜：十二指肠球部溃疡。

16. 该病人并发
- A. 上消化道出血
- B. 十二指肠球部溃疡癌变
- C. 十二指肠球部溃疡穿孔
- D. 幽门梗阻
- E. 贫血

17. 十二指肠球部溃疡的疼痛特点是
- A. 疼痛 – 进食 – 疼痛
- B. 疼痛 – 进食 – 缓解
- C. 进食 – 疼痛 – 无缓解
- D. 进食 – 疼痛 – 缓解
- E. 无任何规律可循

18. 从已知资料看，对该病人进行健康指导最重要的是
- A. 避免过度紧张与劳累
- B. 戒酒
- C. 饮食要定时定量
- D. 避免过饱、过饥
- E. 避免食用刺激性、粗糙、过冷、过热食物

(19～21题共用题干)

病人，男，55岁，因"腹腔积液和黄疸"住院。有长期酗酒史，因肝硬化多次住院。查体：T 36.1℃，P 92次/分，R 26次/分，BP 140/80 mmHg。

19. 该病人实验室检查结果可能有
- A. 血钾增高
- B. 血氨降低
- C. 凝血时间延长
- D. ALT 水平降低
- E. 血白细胞增高

20. 为该病人提供适当的液体摄入时，不宜静脉滴注的液体是
- A. 5% 葡萄糖溶液
- B. 5% 葡萄糖氯化钠溶液
- C. 10% 葡萄糖溶液
- D. 0.9% 氯化钠溶液
- E. 白蛋白

21. 目前该病人最主要的护理问题是
- A. 焦虑
- B. 恐惧
- C. 知识缺乏
- D. 活动无耐力
- E. 体液过多

(22～24题共用题干)

病人，男，61岁，因"腹胀、少尿10天"来诊。因关节炎长期服用阿司匹林。实验室检查：乙型病毒性肝炎五项"大三阳"。腹部 B 型超声：肝硬化腹腔积液。

22. 该病人肝硬化的主要病因是
- A. 乙醇中毒
- B. 药物造成肝损害
- C. 循环障碍
- D. 营养失调
- E. 病毒性肝炎

23. 肝硬化病人的实验室检查中最常出现的是
- A. 血清白蛋白升高
- B. 血清氨基转移酶升高
- C. 凝血酶原时间正常
- D. 血清镁含量升高
- E. 甲胎蛋白升高

24. 该病人宜采用的饮食是
- A. 低蛋白饮食
- B. 低纤维素饮食
- C. 高脂饮食
- D. 低钠饮食
- E. 低钾饮食

(25～27题共用题干)

病人，男，60岁，因"上腹疼痛1天"来诊。1天前进油腻饮食后出现上腹剧痛，向腰背部放射，伴呕吐、腹胀。有胆囊炎、胆石症病史2年。急诊查血清、尿淀粉酶增高。以"急性胰腺炎"收入院，予以抑酶、抑酸、补液支持治疗。

25. 国内急性胰腺炎最常见的病因是
- A. 病毒性肝炎
- B. 胰管阻塞
- C. 胆管疾病
- D. 暴饮暴食
- E. 酗酒

26. 入院后医嘱予以禁食、禁水，其主要目的是
- A. 控制体重
- B. 避免胃扩张
- C. 减少胃液分泌
- D. 减少胰液分泌
- E. 解除胰管痉挛

27. 入院后确诊该病人胰腺炎为重症，最能提示该诊断的实验室检查结果是
- A. 低血磷
- B. 低血糖
- C. 低血钙
- D. 血清淀粉酶显著增高
- E. 血白细胞计数明显增高

(28～29题共用题干)

病人，男，46岁，因"规律夜间腹痛2年，餐后腹痛伴呕吐1个月"来诊。病人规律夜间腹痛2年，曾行胃镜检查提示十二指肠球部溃疡，服用奥美拉唑、克拉霉素、替硝唑治疗。近1个月来工作劳累，疼痛节律性消失，变为餐后腹痛伴呕吐，吐出大量宿食。

28. 病人可能并发
- A. 大出血
- B. 慢性穿孔
- C. 急性穿孔
- D. 幽门梗阻
- E. 溃疡癌变

29. 奥美拉唑的作用机制是
- A. 与组胺竞争 H_2 受体
- B. 抑制 H^+，K^+ – ATP 酶
- C. 防止氢离子回渗

D. 抑制迷走神经

E. 根除幽门螺杆菌

(30～32题共用题干)

男性，25岁，结肠息肉入院治疗，明日行内镜下结肠息肉切除术。术前准备

30. 对手术最有影响的是

A. 术前流质饮食

B. 肠道清洁

C. 术前消除病人紧张、恐惧心理

D. 术前是否用镇静药

E. 术前常规肛门指诊

31. 该病人术前肠道准备下列哪项用药是错误的

A. 番泻叶　　　　　　B. 硫酸镁

C. 蓖麻油　　　　　　D. 甘露醇

E. 乙二醇平衡液

32. 术后2小时病人出现腹痛，护士应主要观察病人哪一项变化

A. 液体静脉滴注速度

B. 24小时出入量

C. 血清、尿淀粉酶监测

D. 小便颜色变化

E. 生命体征变化

(33～35题共用题干)

男，38岁，黑色软便2天，上腹隐痛伴反酸就诊。查体：心率86次/分，血压正常，腹部轻压痛，无反跳痛。经胃镜检查，诊断为十二指肠壶腹部出血。

33. 此时哪种治疗最为合适

A. 控制饮食　　　　　B. 应用止血药

C. 应用抗酸药　　　　D. 补充营养

E. 减轻工作

34. 该病人2周后，突然呕血约1500 ml。伴柏油样大便，急诊入院。查体：休克状态，血压10/6.7 kPa，心率120次/分，此时最合适的治疗措施为

A. 应用止血药物　　　B. 立即补充血容量

C. 急诊胃镜　　　　　D. 继续服用抑酸剂

E. 应用保护胃黏膜药物

35. 经积极治疗后失血性休克被纠正，该病人幽门螺杆菌阳性。进一步治疗是

A. 应用消化酶　　　　B. 抑制胃酸分泌

C. 促进胃肠蠕动　　　D. 继续补液对症治疗

E. 选用抗幽门螺杆菌的三联疗法

(36～38题共用题干)

男性，32岁，因中上腹疼痛2年余，伴反酸、恶心与夜间痛，疼痛向背部放射，进食后能缓解，曾先后出现4次黑便。

36. 根据病人的临床表现考虑为十二指肠球部溃疡，而胃镜检查发现幽门螺杆菌，该病人的病因最可能是

A. 幽门螺杆菌　　　　B. 非甾体抗炎药

C. 遗传　　　　　　　D. 应激因素

E. 心理因素

37. 此病人最合适的治疗为

A. 服用奥美拉唑加阿莫西林或甲硝唑

B. 口服氢氧化铝凝胶

C. 肌内注射阿托品

D. 紧急手术

E. 口服硫糖铝

38. 若病人经上述治疗后效果不佳，今天出现腹部剧痛，体格检查腹部压痛明显，腹肌僵直，有反跳痛，该病人可能并发

A. 胃癌　　　　　　　B. 幽门梗阻

C. 胆囊炎　　　　　　D. 上消化道大出血

E. 穿孔

(39～41题共用题干)

男性，48岁，有胃病病史10余年，因近1年症状加剧，食欲不振来就诊。胃镜检查见胃角溃疡，幽门螺杆菌（+）。

39. 在询问病史时最有诊断价值的是

A. 上腹部痛阵发性加剧

B. 饥饿痛为主，进食后缓解

C. 疼痛往往于餐后0.5～1小时出现

D. 上腹部痛无规律性

E. 午夜痛为主

40. 胃良性溃疡与恶性溃疡主要鉴别方法是

A. 根据临床表现

B. 根据全身情况

C. 根据大便潜血持续阳性

D. 根据胃镜与活组织检查

E. 根据疼痛程度

41. 本病的健康教育不包括

A. 进行相关知识的宣传教育，避免病情加重的诱发因素

B. 严格在医生的指导下应用非甾体抗炎药

C. 指导病人建立合理的饮食结构和习惯

D. 坚持服用抗结核药

E. 定期复查

(42～44题共用题干)

男性，48岁，有肝硬化病史8年，最近出现腹水而在家休息。4天前开始解黑便，现淡漠少言，反应迟钝来就诊，怀疑有肝性脑病可能。

42. 关于肝性脑病的诱发因素与下列哪项因素无关

A. 上消化道出血

B. 疼痛

C. 摄入大量高蛋白饮食

D. 大量放腹水

E. 感染

43. 肝性脑病的治疗与下列哪项措施无关

A. 灌肠或导泻清除肠内积血

B. 静脉滴注谷氨酸钠

C. 口服新霉素

D. 便秘时可用米醋稀释灌肠

E. 给予复方甘草合剂止咳祛痰

44. 肝性脑病病人用乳果糖的主要作用是

A. 增加糖的供给，保护肝脏

B. 导泻

C. 抑制肠道细菌繁殖

D. 改变肠道 pH

E. 抑制血氨形成

（45～48 题共用题干）

男性，36 岁，饮酒后持续中上腹刀割样疼痛 2 小时，伴恶心、呕吐来急诊。体检：上腹部轻度压痛，无反跳痛，血清淀粉酶 540 U/dl。

45. 应首先考虑哪种疾病

A. 急性阑尾炎 B. 急性肠炎

C. 消化性溃疡穿孔 D. 急性胰腺炎

E. 急性胆囊炎

46. 若病人腹痛波及全腹，并出现压痛及反跳痛，血压下降、Grey–Turner 征（＋），应考虑

A. 急性坏死型胰腺炎 B. 急性阑尾炎

C. 合并胆囊结石 D. 败血症

E. 急性腹膜炎

47. 下列哪种情况预后最凶险

A. 血钙 <1.5 mmol/L

B. 血、尿淀粉酶持续下降

C. 高胆红素血症

D. 出现黄疸

E. 高血糖

48. 此病人的治疗要点不包括

A. 禁食

B. 应用抑制胰腺分泌的药物

C. 降血压

D. 进行胃肠减压

E. 解痉止痛

（49～51 题共用题干）

病人，男性，45 岁，3 年前起中上腹部隐痛，呈间歇性，通常于饭前或饭后 4～5 小时发生，偶尔睡眠时发生疼痛，进食后疼痛可好转。当地医务室诊断为"胃炎"，服药后缓解。4 天前上腹疼痛加剧，服阿托品无效，进食后不缓解，昨日解柏油便 2 次，每次约 200 g，故来院诊治。体检：口唇有苍白及发绀，两肺无异常；心律齐，无病理性杂音。腹软，中上腹有轻度压痛，肝、脾未及，移动性浊音（－）。实验室检查：WBC 计数 5.0×10^9/L，Hb 100 g/L，尿常规（－），大便潜血（＋＋＋）。

49. 病人可能的医疗诊断

A. 上消化道出血 B. 急性胃炎

C. 急性胰腺炎 D. 胃癌

E. 溃疡性结肠炎

50. 为明确诊断，可做何检查

A. X 线钡餐检查 B. 纤维胃镜检查

C. 血、尿淀粉酶检查 D. 腹部平片

E. 肝功能检查

51. 该病人的责任护士采取的护理措施中不妥的是

A. 告知病人应禁食 24 小时

B. 指导病人进食温凉、清淡流质饮食

C. 观察生命体征，注意皮肤颜色和肢端温度的变化

D. 粪潜血阴性后可以进食营养丰富、易消化无刺激性半流质饮食、软食

E. 告知病人应养成细嚼慢咽，定时进食习惯

（52～53 题共用题干）

病人，男，65 岁。肝癌晚期，癌细胞广泛转移，伴有剧烈疼痛，神志有时清醒，有时模糊，清醒时他常对家人说："我痛死了，还是早一点死了好，真不想活了。"

52. 对于病人，下列控制疼痛的方法哪一项正确

A. 告诉病人疼痛难免，能忍则忍吧

B. 尽量使用非药物止痛方法控制疼痛

C. 慎用药物止痛，以免成瘾

D. 准确及时给予止痛药控制疼痛

E. 弱麻醉性镇痛药为哌替啶

53. 在为病人护理的过程中哪一项不妥

A. 鼓励病人建立战胜疾病的信心

B. 观察疼痛性质、部位、程度、持续时间

C. 药物和非药物疗法合用，提高止痛效果

D. 帮助病人采取舒适卧位

E. 给予舒适、安静、温馨的生活环境

【B 型题】

（1～2 题共用备选答案）

A. 奥美拉唑 B. 硫糖铝

C. 三腔双囊管压迫止血 D. 酚磺乙胺

E. 雷尼替丁

1. 肝硬化食管胃底静脉曲张破裂出血的首选治疗方法是用

2. 消化性溃疡所致的上消化道出血首选治疗方法是用

（3～5题共用备选答案）

    A. 5 ml   B. 50 ml

    C. 400 ml   D. 1000 ml

    E. 800 ml

3. 大便潜血试验阳性提示每天出血量大于

4. 出现黑便提示出血量大于

5. 一次出血不引起全身症状提示出血量小于

（6～7题共用备选答案）

    A. 胃小弯或十二指肠后壁

    B. 胃大弯

    C. 胃小弯

    D. 幽门或十二指肠壶腹后壁

    E. 胃窦

6. 胃溃疡多位于

7. 胃癌多位于

（8～9题共用备选答案）

    A. 禁食禁水   B. 温凉流质饮食

    C. 禁蛋白饮食   D. 少渣饮食

    E. 半流质饮食

8. 胃溃疡伴小量出血的病人，适合的饮食为

9. 肝性脑病处于昏迷期的病人，适合的饮食为

（10～11题共用备选答案）

    A. 血行播散   B. 经淋巴组织

    C. 经口   D. 腹腔病变直接蔓延

    E. 腰椎病变直接蔓延

10. 肠结核的主要感染途径是

11. 结核性腹膜炎的主要感染途径是

（12～15题共用备选答案）

    A. 减少内脏血流，降低门静脉压

    B. 减少有效循环血容量，降低门静脉压

    C. 抑制胃酸分泌

    D. 增加胃黏膜抵抗力

    E. 中和胃酸

12. 用生长抑素治疗上消化道出血，其作用是

13. 用血管升压素治疗上消化道出血，其作用是

14. 西咪替丁治疗上消化道出血，是由于其可以

15. 奥美拉唑治疗上消化道出血，是由于其可以

（16～17题共用备选答案）

    A. 血白蛋白显著下降

    B. 尿胆红素强阳性

    C. 血钾降低

    D. 白细胞计数升高，中性粒细胞增多

    E. 网织红细胞计数增多

16. 肝硬化病人可见

17. 梗阻性黄疸病人可见

（18～21题共用备选答案）

    A. 硫糖铝   B. 西沙必利

    C. 雷尼替丁   D. 非甾体抗炎药

    E. 雷贝拉唑

18. 可破坏胃黏膜屏障的药物是

19. 作用于壁细胞胃酸分泌终末步骤中的 H^+，K^+-ATP 酶

20. 促进胃肠动力药是

21. 保护胃黏膜的药物是

（22～23题共用备选答案）

    A. 回盲部   B. 横结肠

    C. 空肠   D. 直肠、乙状结肠

    E. 降结肠

22. 溃疡性结肠炎的好发部位是

23. 肠结核的好发部位是

（24～25题共用备选答案）

    A. 抑制肠内细菌生长，促进乳酸杆菌繁殖

    B. 与游离氨结合，从而降低血氨

    C. 与氨合成尿素和鸟氨酸，从而降低血氨

    D. 被细菌分解成乳酸和乙酸，降低肠道的 pH

    E. 纠正氨基酸代谢不平衡，抑制假性神经递质形成

24. 乳果糖治疗肝性脑病的机制是

25. 支链氨基酸治疗肝性脑病的机制是

【X型题】

1. 幽门梗阻病人的呕吐物为

    A. 咖啡色   B. 水样物

    C. 腐臭味   D. 隔日食物

    E. 粪臭味

2. 腹痛的评估应包括

    A. 疼痛的性质   B. 疼痛的具体部位

    C. 疼痛时的伴随症状   D. 有无放射痛

    E. 有无压痛和反跳痛

3. 长期频繁呕吐可致

    A. 脱水   B. 代谢性酸中毒

    C. 低血氯   D. 低血钾

    E. 代谢性碱中毒

4. 溃疡型肠结核腹泻的特点包括

    A. 每日排便2～4次

    B. 呈糊状便

    C. 伴里急后重

    D. 伴明显消瘦

E. 可出现腹泻和便秘相交替

5. 服用抑酸药时应注意

    A. 应在餐后 1 小时或睡前服用

    B. 应在餐前 1 小时或睡前服用

    C. 片剂应嚼碎后服用

    D. 乳剂服用前充分混匀

    E. 避免与奶制品、酸性食物及饮料同服

6. 便秘是指

    A. 7 天内排便次数少于 2～3 次

    B. 7 天内排便次数少于 4 次

    C. 连续 2 天未排便

    D. 排便困难

    E. 粪便干结

7. 胆汁淤积性黄疸的特点包括

    A. 多较严重

    B. 皮肤暗黄色，完全梗阻者可呈黄绿或绿褐色

    C. 尿色深如浓茶

    D. 粪便颜色变浅，典型者呈白陶土色

    E. 常有出血倾向

8. 急性出血糜烂性胃炎的常见病因有

    A. 应用非甾体抗炎药

    B. 口服氯化钾及铁剂

    C. 败血症

    D. 严重创伤

    E. 过量饮酒

9. 洗胃时每次灌洗的液量不可过多，是为了防止

    A. 胃液由口鼻腔涌出引起窒息

    B. 胃酸浓度降低

    C. 急性胃扩张

    D. 胃液分泌减少

    E. 不利于消化吸收

10. 胃溃疡癌变的征象有

    A. 45 岁以上的病人   B. 持续节律性疼痛

    C. 不明原因的消化不良   D. 粪潜血持续阳性

    E. 发热

11. 对溃疡性结肠炎有诊断价值的检查包括

    A. 血液检查   B. 粪便检查

    C. 结肠镜检查   D. 钡餐灌肠造影

    E. 腹部 CT

12. 急性胰腺炎的病因是

    A. 暴饮暴食   B. 创伤、手术

    C. 梗阻因素   D. 高血脂、高血钙

    E. 乙醇中毒

13. 咯血多见于以下哪些疾患

    A. 肺癌   B. 支气管扩张症

    C. 肺结核   D. 胸腔积液

    E. 二尖瓣狭窄

14. 下列哪些因素可引起肝硬化

    A. 慢性活动性肝炎   B. 感染血吸虫病

    C. 长期大量酗酒   D. 长期服用甲基多巴

    E. 长期接触染发剂

15. 消化性溃疡病人呕血的护理措施是

    A. 输鲜血

    B. 静脉滴注西咪替丁

    C. 三腔双囊管压迫止血

    D. 适量垂体后叶素静脉推注

    E. 胃内灌注去甲肾上腺素

16. 关于急性病毒性肝炎的临床表现，叙述错误的有

    A. 畏寒、发热   B. 恶心、呕吐

    C. 肝内梗阻   D. 食管下端静脉曲张

    E. 头痛、乏力

参 考 答 案

【A1 型题】

1. A	2. C	3. E	4. E	5. A	6. C	7. A	8. E
9. E	10. A	11. A	12. E	13. A	14. C	15. B	16. D
17. E	18. E	19. C	20. B	21. B	22. E	23. E	24. A
25. B	26. E	27. C	28. A	29. C	30. D	31. D	32. D
33. A	34. E	35. D	36. D	37. E	38. E	39. E	40. C
41. E	42. D	43. E	44. A	45. C	46. A	47. C	48. E
49. E	50. A	51. E	52. C	53. E	54. B	55. B	56. C
57. A	58. D	59. E	60. B	61. E	62. C	63. B	64. C
65. D	66. D	67. B	68. D	69. B	70. C	71. A	72. B
73. E	74. E	75. B	76. D	77. B	78. B	79. E	80. E
81. E	82. D	83. D	84. D	85. C	86. B	87. A	88. C
89. A	90. D	91. B					

【A2 型题】

1. B	2. C	3. B	4. C	5. B	6. B	7. A	8. B
9. E	10. C	11. B	12. A	13. C	14. A	15. B	16. D
17. B	18. A	19. A	20. B	21. B	22. D	23. B	24. D
25. B	26. E	27. E	28. E	29. A	30. A	31. D	32. B
33. E	34. E	35. D	36. E	37. B	38. E	39. E	40. B
41. E	42. D						

【A3/A4 型题】

1. E	2. B	3. C	4. D	5. C	6. B	7. C	8. B
9. A	10. B	11. E	12. D	13. A	14. D	15. D	16. A
17. B	18. B	19. C	20. D	21. B	22. E	23. B	24. D
25. C	26. E	27. C	28. E	29. B	30. D	31. D	32. D
33. C	34. B	35. E	36. A	37. A	38. E	39. C	40. D

41. D　42. B　43. E　44. D　45. D　46. A　47. A　48. C　　　25. E
49. A　50. B　51. A　52. D　53. A

【B型题】

1. C　2. A　3. A　4. B　5. C　6. C　7. E　8. B

9. C　10. C　11. D　12. A　13. A　14. C　15. C　16. A

6. ADE　7. ABCDE　8. ABCDE　9. AC　10. ACDE

17. B　18. D　19. E　20. B　21. A　22. D　23. A　24. D

11. ABCD　　12. ABCDE　　13. ABCE　　14. ABCD

15. ABDE　16. CD

第四节　泌尿系统疾病病人的护理

【A1型题】

1. 急性肾炎起病较急的主要临床表现为

 A. 血尿、少尿、水肿

 B. 少尿、水肿、高血压

 C. 血尿、水肿、高血压

 D. 血尿、水肿、高血压、肾衰竭

 E. 水肿、蛋白尿、高血压

2. 膀胱刺激征是指

 A. 尿频、尿多、尿痛　　　　B. 尿频、尿急、尿痛

 C. 尿频、腰痛、尿急　　　　D. 尿急、尿多、尿痛

 E. 尿多、尿频、腰痛

3. 肾盂肾炎治疗中，正确的是

 A. 尿液检查之前，青霉素为首选药

 B. 退热后即停用抗菌药物

 C. 即使有尿频、尿急症状也应多饮水

 D. 用庆大霉素时加服维生素C

 E. 尿频、尿急症状消失后即可停抗生素

4. 最易发展成慢性肾衰竭的疾病是

 A. 狼疮性肾炎　　　　　　　B. 糖尿病肾病

 C. 慢性肾盂肾炎　　　　　　D. 肾小动脉硬化症

 E. 慢性肾小球肾炎

5. 尿毒症病人皮肤瘙痒护理措施除外

 A. 保持皮肤清洁

 B. 勤用温水洗皮肤

 C. 常用肥皂、乙醇擦身

 D. 勤换衣裤、床单

 E. 被褥应平整、柔软

6. 最常用的维持性腹膜透析方式是

 A. 急性腹膜透析（APD）

 B. 间歇性腹膜透析（IPD）

 C. 持续性非卧床性腹膜透析（CAPD）

 D. 持续性循环腹膜透析（CCPD）

 E. 夜间腹膜透析（NPD）

7. 器械检查或留置导尿管引起肾盂肾炎的最常见致病菌是

 A. 大肠埃希菌　　　　　　　B. 变形杆菌

 C. 粪链球菌　　　　　　　　D. 葡萄球菌

 E. 副大肠埃希菌

8. 慢性肾衰竭尿毒症期是指

 A. GFR $50 \sim 80$ ml/min、SCr $133 \sim 177$ μmol/L

 B. GFR $25 \sim 50$ ml/min、SCr $186 \sim 442$ μmol/L

 C. GFR $10 \sim 25$ ml/min、SCr $216 \sim 604$ μmol/L

 D. GFR $10 \sim 25$ ml/min、SCr $451 \sim 707$ μmol/L

 E. GFR < 10 ml/min、SCr > 707 μmol/L

9. CAPD病人出现腹膜炎，下列护理措施哪项是错误的

 A. 用1000 ml透析液连续冲洗 $3 \sim 5$ 次

 B. 暂时改做IPD

 C. 立即拔管

 D. 腹膜透析内加抗生素

 E. 全身应用抗生素

10. 尿毒症病人出现消化道症状的主要原因是

 A. 肾素活性增高　　　　　　B. 高磷低钙

 C. 水、钠潴留　　　　　　　D. 低蛋白血症

 E. 尿素经消化道排出

11. 慢性肾小球肾炎病人适宜的饮食是

 A. 优质高蛋白饮食

 B. 高磷饮食

 C. 多补水、钠和钾

 D. 高热量饮食

 E. 高热量、优质低蛋白饮食

12. 慢性肾衰竭特征性的表现是

 A. 嗜睡　　　　　　　　　　B. 贫血

 C. 厌食与呕吐　　　　　　　D. 呼吸深而大

 E. 呼气有尿臭味

13. 有关急性肾小球肾炎的免疫学检查异常，下列哪项错误

A. 起病初期血清 C3 及总补体下降，8 周内逐渐恢复
正常

B. 血清抗链球菌溶血素 "O" 滴度可升高，提示近
期内曾有过链球菌感染

C. 起病早期循环免疫复合物可呈阳性

D. 起病早期血清冷球蛋白可呈阳性

E. 抗核抗体可呈阳性

14. 做尿培养和菌落计数时，正确的护理应是

A. 收集标本前用消毒剂充分清洗外阴部

B. 留取在膀胱内停留有 6~8 小时的尿液

C. 留取初始尿液置于清洁容器内

D. 应取病人停用抗菌药物后第 3 天尿液

E. 若尿标本不能立即检查应加适量防腐剂

15. 在我国导致慢性肾衰竭主要原因为

A. 梗阻性肾病　　　　　B. 糖尿病肾病

C. 原发性肾小球疾病　　D. 狼疮性肾炎

E. 高血压肾病

16. 下列属于原发性肾病综合征的是

A. 糖尿病肾病　　　　　B. 过敏性紫癜肾炎

C. 系统性红斑狼疮肾炎　D. 膜性肾病

E. 骨髓瘤性肾病

17. 关于肾小囊的描述，哪项不正确

A. 是肾小体组成部分

B. 囊内层为有孔的内皮细胞

C. 囊外层细胞在尿极处与近曲小管上皮移行

D. 裂孔膜参与滤过屏障的组成

E. 足细胞次级突起间覆盖裂孔膜

18. 由肾实质性因素导致的急性肾衰竭中，最常见的类型是

A. 急性肾炎　　　　　　B. 急进性肾炎

C. 急性肾小管坏死　　　D. 急性间质性肾炎

E. 多发性小血管炎

19. 慢性肾衰竭时高血压的发生机制，下列哪项是正确的

A. 肾素－血管紧张素水平增高

B. 血容量扩张

C. 血容量与肾素－血管紧张素平衡失调

D. 激肽系统的作用

E. 交感神经兴奋性改变

20. 正常情况下哪些物质可通过肾小体滤过膜

A. 血浆中所有成分

B. 除多肽、尿素等以外的血浆成分

C. 少量红细胞和血浆成分

D. 除大分子蛋白质以外的血浆成分

E. 除葡萄糖、氨基酸以外的血浆成分

21. 下列由慢性肾衰竭引起的肾性骨病中，最常见的是

A. 肾性骨软化症　　　　B. 纤维囊性骨炎

C. 骨质疏松症　　　　　D. 肾性骨硬化症

E. 无菌性股骨头坏死

22. 排尿观察属异常的是

A. 24 h 尿量 2000 ml　　B. 尿呈淡黄色

C. 尿比重 1.015　　　　D. 夜间排尿 0~1 次

E. 正常尿呈弱碱性

23. 蛋白尿的尿液中蛋白含量是每日

A. >50 mg　　　　　　B. >75 mg

C. >100 mg　　　　　D. >125 mg

E. >150 mg

24. 急性肾盂肾炎病人的正常护理是

A. 安置于光线较暗的病室

B. 高生物效价低蛋白饮食

C. 禁盐

D. 鼓励多饮水

E. 导尿留取尿培养标本

25. 在我国引起慢性肾衰竭的第一位病因是

A. 糖尿病肾病　　　　　B. 高血压肾病

C. 慢性肾盂肾炎　　　　D. 慢性肾小球肾炎

E. 急进性肾小球肾炎

26. 慢性肾衰竭尿毒症期不会出现的表现是

A. 高钾血症　　　　　　B. 高钠血症

C. 高钙血症　　　　　　D. 高磷血症

E. 水潴留

27. 慢性肾炎病情迁延，病变缓慢进展，最终将发展为

A. 肾病综合征　　　　　B. 肾小动脉硬化症

C. 尿路严重感染　　　　D. 慢性肾功能不全

E. 梗阻性肾病

28. 急性肾盂肾炎病人治愈出院时护士给予保健指导，其中不妥的是

A. 多饮水、勤排尿

B. 注意个人卫生，每天盆浴并清洗会阴部

C. 不穿紧身裤

D. 避免过度劳累

E. 坚持体育运动，增强机体抵抗力

29. 下列检查结果提示肾衰竭病人进入尿毒症期的是

A. 内生肌酐清除率降至 50 ml/min 以下

B. 内生肌酐清除率降至 30 ml/min 以下

C. 内生肌酐清除率降至 20 ml/min 以下

D. 血肌酐达到 445 μmol/L 以上

E. 血肌酐达到 707 μmol/L 以上

30. 下列哪项不是慢性肾衰竭终末期病人发生高血钾的

原因
A. 进食过多水果
B. 进食肉类过多
C. 限制食用含磷丰富的食物
D. 输库存血
E. 使用保钾利尿药

31. 慢性肾小球肾炎的主要致病因素是
A. 链球菌直接感染　　　B. 病毒直接感染
C. 免疫介导性炎症　　　D. 感染后毒素作用
E. 代谢产物潴留

32. 鼓励肾盂肾炎病人多饮水是为了
A. 加速退热
B. 维持体液平衡
C. 减少药物不良反应
D. 减轻不适感
E. 促进细菌、炎症物质排出

33. 导致肾衰竭病人发生纤维囊性骨炎的病因是
A. 骨化三醇缺乏
B. 代谢性酸中毒
C. 营养不良
D. 继发性甲状旁腺功能亢进
E. 铝中毒

34. 腹膜透析病人主要的并发症是
A. 引流不畅　　　　　　B. 腹膜透析管堵塞
C. 腹痛　　　　　　　　D. 腹胀
E. 腹膜炎

35. 肾性水肿易出现在
A. 眼睑、颜面　　　　　B. 胸腔、腹腔
C. 胫前、足踝　　　　　D. 背部、骶部
E. 阴囊、会阴

【A2 型题】

1. 病人，女性，60 岁，慢性肾功能不全尿毒症期，进行血液透析治疗，透析半小时后出现头痛、恶心、呕吐、血压升高、抽搐，很快意识不清，陷入昏迷，请问该病人出现了哪种并发症
A. 出血　　　　　　　　B. 致热源反应
C. 低血压　　　　　　　D. 失衡综合征
E. 过敏反应

2. 病人，女性，31 岁，突然出现畏寒，高热，体温达 40℃，伴下腹坠痛，排尿疼痛，尿常规示白细胞管型，诊断为急性肾盂肾炎。对于该病人疼痛的护理中不当的是
A. 指导病人进行膀胱区热敷或按摩，以缓解疼痛
B. 嘱病人卧床休息

C. 嘱病人尽量不要站立或坐立
D. 因排尿会引起疼痛，嘱病人减少小便次数
E. 听些舒缓的音乐以转移病人的注意力

3. 病人，女，25 岁。尿毒症，近日每天晨间出现恶心、呕吐，护士应如何指导病人
A. 睡前勿进食，勿饮水
B. 睡前食少许点心
C. 睡前饮水 1～2 次
D. 晨间饮水 1～2 次
E. 起床前先服止吐剂

4. 病人，女性，25 岁，孕 7 个月余，晨起突发畏寒、发热，测体温 39℃，伴乏力、恶心、呕吐、下腹坠痛，排尿时有烧灼感，门诊查血常规示白细胞计数和中性粒细胞计数均升高，尿常规见白细胞管型，该病人可能的诊断为
A. 急性肾炎　　　　　　B. 下尿路梗阻
C. 急性肾盂肾炎　　　　D. 慢性肾炎
E. 肾病综合征

5. 病人，女性，70 岁，近 1 个月来厌食，皮肤瘙痒。查尿蛋白（＋＋＋），血 BUN 20.40 mmol/L，Cr 820 μmol/L，诊断为慢性肾功能不全尿毒症期。护士对其皮肤瘙痒的护理措施错误的是
A. 用温水擦洗皮肤
B. 洗澡后涂抹润肤霜
C. 用碱性强的肥皂彻底清洗皮肤
D. 勤换内衣
E. 按摩身体受压部位

6. 病人，男，29 岁。因双下肢中度水肿，尿蛋白（＋＋＋），入院，查血清蛋白 22 g/L，诊断为肾病综合征，下列哪项是首选的治疗药物
A. 泼尼松　　　　　　　B. 环孢素 A
C. 长春新碱　　　　　　D. 安西他滨
E. 阿霉素

7. 病人，女，25 岁。银行职员，每天工作 10 小时，2 天前突然出现尿频、尿急、尿痛，体温 38.9℃，诊断为肾盂肾炎，最可能的感染途径是
A. 上行感染　　　　　　B. 呼吸系统感染
C. 血行感染　　　　　　D. 淋巴系统播散
E. 直接感染

8. 病人，女性，36 岁，患有慢性肾炎，血压正常，全身明显水肿，尿蛋白（＋），血肌酐正常，血浆白蛋白 20 g/L，护士应向病人进行何种饮食宣教
A. 低盐低脂
B. 高蛋白，不限制盐
C. 低盐低量优质植物蛋白

D. 低盐高量优质植物蛋白

E. 低盐、正常量优质蛋白

9. 病人，男，74 岁。确诊糖尿病肾病 4 年。夜间阵发性呼吸困难 2 周，血压 170/105 mmHg，两肺底湿啰音，心率 106 次/分，双下肢水肿，血尿素氮 37 mmol/L，肌酐 1200 μmol/L。此时最宜采取的治疗措施是

A. 积极补充血容量　　　　　B. 腹膜透析

C. 血液透析　　　　　　　　D. 利尿、扩血管治疗

E. 5% 碳酸氢钠 250 ml 静脉滴注

10. 病人，男，50 岁。确诊为慢性肾衰竭，出现酸中毒后给予 5% 碳酸氢钠 100 ml 静脉滴注，护士发现病人突然手足搐搦，此时首要的抢救措施是

A. 肌内注射苯妥英钠

B. 肌内注射地西泮

C. 稳定情绪

D. 静脉注射 10% 葡萄糖酸钙

E. 口服碳酸钙

11. 病人，男，37 岁。患慢性肾炎，血压 20/13.313 kPa（150/100 mmHg），中度水肿，降压治疗时首选的药物是

A. 肼苯达嗪　　　　　　　　B. 双嘧达莫

C. 卡托普利　　　　　　　　D. 氢氯噻嗪

E. 福辛普利钠

12. 病人，女，24 岁。游泳后出现腰疼、发热，T 39.3℃，尿频、尿急、尿痛，查尿沉渣白细胞 > 7 个/HP，此病人可能的诊断是

A. 急性肾小球肾炎　　　　　B. 急性肾盂肾炎

C. 隐匿性肾炎　　　　　　　D. 慢性肾小球肾炎

E. 慢性肾盂肾炎

13. 病人，女，27 岁。因"产后第 2 天出现寒战、发热伴腰痛和下腹痛 1 天"来诊。查体：T 39.8℃；脊肋角叩痛。尿常规：RBC 5～10 个/HP，WBC 10～25 个/HP，白细胞管型 1～3 个/HP，蛋白（+）。血 WBC 计数 12.5×10⁹/L。考虑产后并发

A. 产褥热　　　　　　　　　B. 败血症

C. 急性肾小球肾炎　　　　　D. 急性膀胱炎

E. 急性肾盂肾炎

14. 病人，男，38 岁，慢性肾炎多年。护士向其介绍饮食护理时，强调除长期低优质蛋白饮食外，还需要补充

A. 钠盐　　　　　　　　　　B. 白蛋白

C. 高密度脂蛋白　　　　　　D. 球蛋白

E. 必需氨基酸

15. 病人，女，50 岁。患慢性肾小球肾炎，经噻嗪类利

尿药治疗后尿量明显增多，水肿明显减轻，病情观察中应特别注意

A. 低钾血症　　　　　　　　B. 低镁血症

C. 低钠血症　　　　　　　　D. 低钙血症

E. 高钙血症

16. 男，20 岁。因上呼吸道感染 2 周并出现少尿、水肿入院。体检：血压 23/14 kPa（173/105 mmHg），眼睑水肿明显，尿蛋白（++）。血 Cr 720 μmol/L，血钾 6.5 mmol/L，血 C3 降低。诊断为急性肾炎伴急性肾衰竭。此时排钾的最佳措施是

A. 血液透析　　　　　　　　B. 使用碱剂

C. 使用利尿剂　　　　　　　D. 使用钙盐

E. 腹膜透析

17. 某女，34 岁，糖尿病病史 11 年，护理体检发现下肢水肿，尿蛋白（++），尿糖（+++），血糖 12.6 mmol/L，血尿素氮和肌酐尚正常，应考虑已患有

A. 肾动脉粥样硬化　　　　　B. 冠状动脉粥样硬化

C. 肾小球硬化症　　　　　　D. 周围神经病变

E. 自主神经病变

18. 女性，32 岁，因双侧腰背酸痛，尿频，尿急，尿痛 7 天就诊。T 39.5℃，双肾叩击痛（++），尿检：蛋白（+），脓细胞（+++），红细胞（+），诊断为急性肾盂肾炎，下列哪项不是其护理诊断

A. 体温过高　　　　　　　　B. 排尿异常

C. 焦虑　　　　　　　　　　D. 知识缺乏

E. 预感性悲哀

19. 某病人既往有肾小球肾炎史，因病情稳定上班工作。近日在单位体检时发现血压升高，来医院复查，证实为慢性肾小球肾炎急性发作，为迅速而有效地缓解症状，下列哪项措施最佳

A. 卧床休息　　　　　　　　B. 低糖饮食

C. 利尿降压　　　　　　　　D. 激素疗法

E. 中医疗法

20. 男性，41 岁，间歇性血尿 3 年，2 天前感冒后出现肉眼血尿，血压 160/90 mmHg，无水肿，尿蛋白（+++），变形性红细胞满视野，血肌酐 108 mmol/L，临床诊断最可能为

A. 急性肾小球肾炎　　　　　B. 急进性肾小球肾炎

C. 慢性肾小球肾炎　　　　　D. 隐匿性肾小球肾炎

E. 肾病综合征

21. 病人，男性，59 岁。因腰骶痛 3 个月伴头晕就诊。检查：血压正常，腰椎压痛，双下肢水肿，血红蛋白 87 g/L，尿蛋白（+），血钙 3.9 mmol/L，碱性磷酸酶 280 U/L，γ-球蛋白 45%，其蛋白尿类型可能是

A. 肾小球性蛋白尿　　　B. 肾小管性蛋白尿

C. 组织性蛋白尿　　　　D. 溢出性蛋白尿

E. 分泌性蛋白尿

22. 病人，男，20 岁，车祸致失血性休克，出现少尿，尿量 15 ml/h，尿比重为 1.011，尿渗透浓度 325 mmol/L。少尿的原因最可能是

A. 肾前性少尿　　　　　B. 肾后性尿路梗阻

C. 急性肾小管坏死　　　D. 急性间质性肾炎

E. 急性肾小球肾炎

23. 某慢性肾炎尿毒症病人，因酸中毒给予 5% 碳酸氢钠 250 ml 静脉滴注，滴注即将完毕时，病人突然出现手足搐搦，此时首要抢救措施是

A. 肌内注射地西泮

B. 四肢约束

C. 吸氧

D. 10% 葡萄糖酸钙静脉注射

E. 苯妥英钠肌内注射

【A3/A4 型题】

（1~2 题共用题干）

病人，男，52 岁。患慢性肾小球肾炎 4 年，近因感冒发热，出现恶心，腹部不适，血压 175/110 mmHg，GFR 55 mmol/L，SCr 360 μmol/L，尿蛋白（＋），尿沉渣有红细胞、白细胞管型。诊断为慢性肾衰竭收入院。

1. 护士应为病人提供的饮食是

A. 优质高蛋白饮食　　　B. 优质低蛋白饮食

C. 富含铁质的饮食　　　D. 丰富的含钾食物

E. 补充水分

2. 向病人做的健康宣教内容是

A. 介绍准备透析的基础知识

B. 介绍饮食治疗的意义

C. 绝对卧床休息

D. 为恢复体力，每日运动 1 小时

E. 为预防感染，病房每日紫外线消毒

（3~4 题共用题干）

病人女，37 岁，因"突然寒战、发热、腰痛、尿频、尿急、尿痛 3 天"来诊。查体：T 39.7℃。实验室检查：血 WBC 计数 15.6 × 10^9/L，N 0.90，杆状核粒细胞 0.08；尿 WBC 10~15 个/HP，清洁中段尿细菌培养有大肠埃希菌生长。

3. 最可能的诊断是

A. 急性膀胱炎

B. 急性肾盂肾炎

C. 慢性肾盂肾炎急性发作

D. 急性间质性肾炎

E. 尿道综合征

4. 治疗方案应选用

A. 抗生素 3 天疗法

B. 口服敏感药物治疗 2 周

C. 静脉联合应用抗生素，疗程 2 周

D. 静脉用抗生素，疗程 2 周

E. 低剂量抑菌治疗，疗程 1 年

（5~6 题共用题干）

病人男，59 岁，因"车祸伤 4 天，少尿、水肿 3 天"来诊。4 天前因车祸致失血性休克，近 3 天尿量 150~250 ml/d，全身水肿，气促不能平卧。查体：P 126 次/分，R 26 次/分，BP 165/95 mmHg；双肺可闻及湿性啰音。实验室检查：血钠 130 mmol/L，SCr 658 μmol/L。

5. 病人少尿的原因最不可能是

A. 肾血流量下降，肾内血流重新分布

B. 肾皮质血流量增加，肾髓质血流量减少

C. 血管收缩因子产生过多，舒张因子产生相对过少

D. 肾小管上皮脱落，管腔中管型形成

E. 肾小管上皮细胞代谢障碍

6. 应尽早采取的治疗措施是

A. 严格限制水、钠摄入　　B. 洋地黄

C. 祥利尿剂　　　　　　　D. 血管扩张药

E. 透析疗法

（7~8 题共用题干）

男性，18 岁。上呼吸道感染后 2 周，因出现颜面水肿，肉眼血尿而来院就诊。体检：血压 135/95 mmHg，尿常规蛋白（＋＋），红细胞满视野，白细胞 5~10 个/HP。

7. 病人急性期应进低盐饮食，其钠盐摄入量为

A. ＜3 g/d　　　　　　　B. ＜4 g/d

C. ＜10 g/d　　　　　　 D. ＜5 g/d

E. ＜6 g/d

8. 检查结果符合急性链球菌感染后肾炎，对病人进行健康宣教，错误的是

A. 增强体质，预防感冒

B. 慢性扁桃体炎反复发作应考虑手术摘除

C. 临床痊愈后无须门诊复查

D. 少数血尿及微量蛋白尿可迁延较长时间，应定期复查

E. 本病大多预后良好

（9~11 题共用题干）

男性，10 岁，全身水肿，少尿半个月，BP 100/80 mmHg，Hb 140 g/L。尿蛋白（＋＋＋），24 小时定量 8.0 g，血 BUN 6 mmol/L，血 Cr 正常，诊断为肾病综合征，基层医院给呋塞米后尿量增加。1 周后突发腰痛，尿量明显减少，血 BUN 升至 18 mmol/L，尿镜检：红细胞

满视野。

9. 最可能诊断为

A. 肾病综合征并泌尿系感染

B. 肾病综合征并原发性腹膜炎

C. 肾病综合征并肾静脉血栓

D. 肾病综合征并肾前性氮质血症

E. 肾病综合征并 Fanconi 综合征

10. 该病人首选治疗药物应为

A. 泼尼松　　　　　　B. 环磷酰胺

C. 静脉输注白蛋白　　D. 静脉输注甘露醇

E. 呋塞米

11. 病人的饮食应为

A. 高蛋白饮食　　　　B. 低蛋白饮食

C. 优质蛋白饮食　　　D. 优质高蛋白饮食

E. 优质低蛋白饮食

（12～13 共用题干）

女性，40 岁，反复发作尿路感染 10 年余，近 1 年来夜尿增多，此次因尿频、尿急、尿痛就诊，尿检查白细胞 8～10 个/HP，X 线片示肾盏变形，缩窄，中段尿培养为大肠埃希菌。

12. 本例的诊断最大可能为

A. 慢性肾盂肾炎　　　B. 急性肾盂肾炎

C. 慢性肾炎急性发作　D. 肾病综合征

E. 慢性肾炎

13. 本例的治疗方案应选用

A. 单剂治疗

B. 短期抑菌治疗

C. 长期抑菌治疗

D. 系统联合用药，疗程稍长

E. 敏感抗生素治疗 2 周

（14～15 题共用题干）

男性，25 岁，因挤压伤后 10 小时急诊入院。伤后无尿，经补液、利尿无效，血 BUN 25 mmol/L，Cr 560 μmol/L，CO_2CP 15 mmol/L，血钾 6.0 mmol/L。

14. 该病人的临床诊断不可能是

A. 挤压综合征　　　　B. 急性肾小管坏死

C. 急性肾衰竭　　　　D. 慢性肾衰竭

E. 高钾血症

15. 导致该病人出现肾功能不全的原因错误的是

A. 外源性毒素　　　　B. 内源性毒素

C. 有效循环容量不足　D. 肾脏灌注不足

E. 肾小管堵塞

（16～20 题共用题干）

病人，男性，23 岁，8 天前癫痫大发作后出现纳差，

几乎不能进食，恶心、呕吐，呕吐胃内容物，乏力，伴无尿，尿量在 0～50 ml/d，无头晕、头痛，无腰痛、尿痛。5 天前至急诊查尿常规示：Pro（＋＋＋），BLD（＋＋＋）；肾功能：BUN 17.2 mmol/L，Cr 1100 μmol/L；B 超示：双肾形态、大小正常，肾盂、输尿管无扩张。

16. 该病人最可能的诊断是

A. 急性肾小球肾炎

B. 慢性肾功能不全尿毒症期

C. 急性肾衰竭

D. 肾病综合征

E. 急性肾盂肾炎

17. 此时护士应警惕病人容易出现的电解质紊乱是

A. 低钾血症　　　　　B. 高钾血症

C. 低钠血症　　　　　D. 高钠血症

E. 低钙血症

18. 此时该病人首要的治疗措施应是

A. 通过静脉途径补充高营养

B. 控制入液量

C. 血液透析

D. 腹膜透析

E. 卧床休息

19. 经上述治疗后，病人食欲逐渐有所改善，小便增多，近 5 天尿量在 600～1400 ml/d，但病人仍感乏力，以下处理中，不妥的是

A. 维持水、电解质和酸碱平衡

B. 大量补充液体

C. 控制氮质血症

D. 监测血清电解质

E. 防治各种并发症

20. 行肾穿刺，病理示：轻度系膜增生性肾小球肾炎伴急性肾小管坏死。由此我们估计该病人的病因是

A. 恶心、呕吐导致胃肠道失水

B. 癫痫大发作引起急性肾小管坏死

C. 急性肾炎

D. 急性尿路梗阻

E. 急性肾间质病变

【B 型题】

（1～3 题共用备选答案）

A. 口服碳酸钙

B. 静脉注射碳酸氢钠

C. 补充活性维生素 D

D. 肌内注射促红细胞生成素

E. 血液透析

1. 慢性肾功能不全伴高磷血症的治疗可选

2. 慢性肾功能不全伴心力衰竭的治疗可选

3. 低钙血症的治疗可选

（4～6 题共用备选答案）

A. 多数导致慢性尿潴留

B. 腰部放射性绞痛伴血尿

C. 无痛性血尿

D. 膀胱刺激征加重伴终末血尿，发热

E. 尿流突然中断，改变体位后又能排尿

4. 肾与输尿管结石表现为

5. 膀胱结石表现为

6. 尿道结石表现为

（7～11 题共用备选答案）

A. 0.5 g/（kg·d），并适量补充必需氨基酸

B. 0.5～0.8 g/（kg·d），其中 60% 以上为优质蛋白

C. 0.8～1.0 g/（kg·d），其中 60% 以上为优质蛋白

D. 1.1～1.2 g/（kg·d），其中 50% 以上为优质蛋白

E. 1.2～1.5 g/（kg·d），其中 50% 以上为优质蛋白

7. 慢性肾炎病人蛋白质摄入量应控制在

8. 急性肾衰竭未行透析病人蛋白质摄入量是

9. 肾病综合征病人蛋白质摄入量是

10. 行血液透析病人蛋白质摄入量是

11. 行腹膜透析病人蛋白质摄入量是

【X 型题】

1. 关于慢性肾盂肾炎，叙述正确的是

A. 可反复急性发作

B. 可有高血压

C. 可有低热

D. 肾小管功能正常

E. 尿路刺激症状可不明显

2. 在缺血所致的急性肾小管坏死的发病机制中，关于肾血流动力学异常，叙述正确的是

A. 肾皮质和肾髓质血流量减少

B. 肾血浆流量下降，肾内血流重新分布

C. 血管收缩因子产生过多，舒张因子产生相对过少

D. 肾素－血管紧张素系统兴奋

E. 肾内舒张血管性前列腺素合成减少，缩血管性前列腺素产生过多

3. 病人，男，59 岁，因急性重症胆管炎致缺血性急性肾小管坏死，尿量 15 ml/h。关于少尿的机制，叙述正确的是

A. 肾血流动力学异常

B. 肾小管上皮脱落，管腔中管型形成

C. 管腔中的液体反漏

D. 健存肾单位减少

E. 肾小管上皮细胞代谢障碍

4. 病人，男，25 岁，外伤并发急性肾小管坏死，少尿期第 2 天，血钾 5.9 mmol/L。关于此病人高钾血症的处理，叙述正确的是

A. 静脉缓慢注射钙剂

B. 静脉滴注 11.5% 碳酸氢钠溶液 100～200 ml

C. 缓慢静脉注射 50% 葡萄糖溶液 50 ml + 普通胰岛素 10 U

D. 口服离子交换（降钾）树脂

E. 必要时透析治疗

5. 急性肾盂肾炎尿液检查中常见

A. 大量白细胞　　　　B. 大量蛋白

C. 红细胞　　　　　　D. 白细胞管型

E. 颗粒管型

6. 引起原发性肾病综合征的主要病理类型有

A. 膜性肾病

B. 微小病变型肾病

C. 系膜增生性肾小球肾炎

D. 局灶性节段性肾小球硬化

E. 系膜毛细血管性肾小球肾炎

参考答案

【A1 型题】

1. C　2. B　3. C　4. E　5. C　6. C　7. D　8. E

9. C　10. E　11. E　12. E　13. E　14. B　15. C　16. D

17. B　18. C　19. C　20. D　21. B　22. E　23. E　24. D

25. D　26. C　27. D　28. E　29. E　30. C　31. C　32. E

33. D　34. E　35. A

【A2 型题】

1. D　2. D　3. C　4. C　5. E　6. A　7. A　8. E

9. B　10. E　11. D　12. C　13. E　14. E　15. A　16. A

17. C　18. E　19. C　20. C　21. D　22. C　23. D

【A3/A4 型题】

1. B　2. E　3. B　4. C　5. E　6. E　7. A　8. C

9. D　10. A　11. C　12. A　13. D　14. D　15. A　16. C

17. B　18. C　19. B　20. B

【B 型题】

1. A　2. E　3. C　4. B　5. E　6. A　7. B　8. A

9. C　10. D　11. E

【X 型题】

1. ABCE　　2. BCDE　　3. ABCE　　4. ACDE　　5. ACD

6. ABCDE

第五节　血液及造血系统疾病病人的护理

【A1 型题】

1. 服用铁剂后可排出黑便的原因是
   - A. 引起肠黏膜破溃出血
   - B. 引起上消化道出血
   - C. 腐蚀肠壁血管引起出血
   - D. 在肠道细菌作用下生成硫化铁所致
   - E. 铁剂颜色本身就为黑色

2. 引起继发性再生障碍性贫血最常见的药物为
   - A. 磺胺药
   - B. 氯霉素
   - C. 四环素
   - D. 保泰松
   - E. 环磷酰胺

3. 下列哪种药物禁用于特发性血小板减少性紫癜
   - A. 泼尼松
   - B. 阿莫西林
   - C. 红霉素
   - D. 阿司匹林
   - E. 地西泮

4. 护理白血病化疗病人的措施中，下列哪项不妥
   - A. 药液必须新鲜配制
   - B. 呕吐后鼓励进食
   - C. 严密观察血常规变化
   - D. 有明显脱发者应暂停化学治疗
   - E. 定期做肝功能检查

5. 下列哪项不是慢性粒细胞白血病进入加速期的表现
   - A. 不明原因发热
   - B. 骨关节疼痛
   - C. 乏力、消瘦、盗汗
   - D. 贫血、出血突然加重
   - E. 脾脏迅速肿大

6. 再生障碍性贫血预防院内感染的护理措施不包括
   - A. 注意观察药物反应
   - B. 定期室内消毒，限制探视
   - C. 严密监测血细胞计数
   - D. 严密观察体温变化
   - E. 注意更换注射部位

7. 急性白血病化学治疗时应保护静脉，是因为
   - A. 避免出血
   - B. 减少疼痛
   - C. 避免败血症
   - D. 利于长期静脉注射
   - E. 防止血管充盈不佳

8. 急性特发性血小板减少性紫癜临床表现不包括

   - A. 儿童多见
   - B. 常有发热
   - C. 皮肤、黏膜出血
   - D. 便血、尿血
   - E. 关节痛

9. 血液透析中常用的抗凝药物是
   - A. 枸橼酸盐
   - B. 肝素
   - C. 低分子肝素
   - D. 前列腺环素
   - E. 低分子右旋糖酐

10. DIC 的首要治疗措施是
    - A. 肝素抗凝
    - B. 输浓缩血小板
    - C. 去除诱因，治疗原发病
    - D. 补充凝血因子
    - E. 抗纤溶治疗

11. DIC 典型的临床表现不包括
    - A. 全身瘀斑
    - B. 淋巴结、肝及脾大
    - C. 休克
    - D. 巩膜黄染
    - E. 肺栓塞

12. DIC 最常见的病因是
    - A. 肿瘤性疾病
    - B. 感染性疾病
    - C. 广泛性手术
    - D. 产科疾病
    - E. 烧伤

13. 下列关于血友病病人预防出血的护理措施，错误的是
    - A. 防止外伤，避免接触性的运动
    - B. 尽量采用口服用药
    - C. 少吃带骨、刺的食物
    - D. 尽量避免手术治疗
    - E. 必须静脉注射时，采用留置针

14. 关于血友病，下列说法错误的是
    - A. 血友病 A 和 B 都是 X 染色体隐性遗传
    - B. 多自幼即有轻微损伤后出血倾向
    - C. 反复关节腔出血不会遗留后遗症
    - D. 主要表现为软组织、肌肉和负重关节出血
    - E. 出血症状出现越早病情越重

15. 下列哪项不可能是慢性粒细胞白血病病人的护理诊断
    - A. 活动无耐力
    - B. 营养失调，低于机体需要量
    - C. 有感染的危险
    - D. 疼痛：脾胀痛
    - E. 潜在并发症：周围循环衰竭

16. 急性白血病和慢性白血病的分类依据是

A. 发病原因

B. 首发症状

C. 贫血程度的不同

D. 出血症状的不同

E. 白血病细胞的成熟程度

17. 慢性粒细胞白血病最具特征性的体征是

A. 胸骨压痛　　　　　B. 浅表淋巴结肿大

C. 巨脾　　　　　　　D. 皮肤紫癜

E. 贫血貌

18. 异基因 HSCT 术后最严重的并发症是

A. 出血　　　　　　　B. 感染

C. GVHD　　　　　　 D. 肝静脉闭塞病

E. 输血后肝炎

19. 大部分急性白血病施行骨髓移植的最佳时机是

A. 发作最严重时　　　B. 第 1 次完全缓解时

C. 联合化疗的同时　　D. 第 2 次完全缓解时

E. 进行化疗之前

20. 淋巴瘤的首发症状多为

A. 腋下淋巴结肿大

B. 颈部或锁骨上淋巴结无痛性肿大

C. 长期不明原因发热

D. 肝、脾大

E. 深部淋巴结肿大

21. 诊断巨幼细胞性贫血的重要指标是

A. 叶酸和维生素 B_{12} 测定

B. 骨髓象

C. 胃液分析

D. 血常规

E. 内因子抗体测定

22. 引起成人缺铁性贫血的最主要原因是

A. 青少年生长发育　　B. 妇女妊娠或哺乳

C. 慢性失血　　　　　D. 胃大部切除术后

E. 食物中供铁不足

23. 下列对于化疗药物不良反应的描述不正确的是

A. 阿霉素可引起骨髓抑制，心脏损害

B. 环磷酰胺可引起脱发及出血性膀胱炎

C. 阿糖胞苷可引起口腔溃疡、胃肠道反应

D. 长春新碱可引起心肌及心脏传导损害

E. 甲氨蝶呤可引起口腔黏膜溃疡

24. 治疗慢性再生障碍性贫血时应首选

A. 雄性激素　　　　　B. 应用造血刺激因子

C. 造血干细胞移植　　D. 免疫抑制剂

E. 脾切除

25. 急性白血病病人发生贫血的最主要原因是

A. 骨髓造血受白血病细胞干扰

B. 脾功能亢进，红细胞破坏过多

C. 化疗后胃肠功能紊乱，营养不良

D. 严重皮肤黏膜及器官出血

E. 产生抗红细胞抗体

26. 护理化疗的病人，下列哪项不妥

A. 药液必须新鲜配制

B. 注射时不可溢于血管外

C. 注射速度不宜快

D. 应饭后 1 小时用药

E. 用药期间定期检查血常规

27. 急性白血病病人突发高热的主要原因是

A. 营养不良　　　　　B. 机体代谢亢进

C. 白细胞浸润　　　　D. 微生物感染

E. 化疗药物副作用

28. 下列哪项可以反映体内储存铁的情况

A. 血红蛋白　　　　　B. 血清铁

C. 血清铁蛋白　　　　D. 红细胞计数

E. 肌红蛋白

29. 关于特发性血小板减少性紫癜急性型和慢性型的临床特点，下列哪项描述不妥

A. 急性型多见于儿童，慢性型多见于青年女性

B. 急性型起病前多有上呼吸道感染病史，慢性型起病隐匿，不易被觉察

C. 急性型出血较为严重，内脏出血多见，慢性型出血较轻，贫血多为首发表现

D. 慢性型多数反复发作

E. 急性型大部分会转变为慢性型

30. 属于小细胞低色素性贫血的是

A. 巨幼细胞贫血　　　B. 再生障碍性贫血

C. 急性失血性贫血　　D. 缺铁性贫血

E. 白血病

31. 缺铁性贫血治疗最关键的是

A. 铁剂治疗

B. 脾切除

C. 输血治疗

D. 肌内注射维生素 B_{12}

E. 病因治疗

32. 最常见的引起再生障碍性贫血的药物是

A. 青霉素　　　　　　B. 红霉素

C. 氯霉素　　　　　　D. 庆大霉素

E. 螺旋霉素

【A2 型题】

1. 病人，女，25 岁。因齿龈出血来院检查，经化验：血

小板计数 $5.0 \times 10^9/L$，出血时间 5 分钟，红细胞计数 $4.0 \times 10^{12}/L$，白细胞计数 $5.0 \times 10^9/L$，网织红细胞计数 0.01，应考虑为

A. 上述化验均属正常　　B. 血小板减少性紫癜

C. 再生障碍性贫血　　　D. 白血病

E. 粒细胞减少症

2. 病人，男，40 岁，面色灰暗，颈部及胸都有蜘蛛痣，近期反复牙龈出血，查：血红蛋白 80 g/L，白细胞计数 $4.0 \times 10^9/L$，血小板计数 $60 \times 10^9/L$，肝功能：丙氨酸氨基转移酶（ALT）＜40 U/L，白蛋白 36 g/L，球蛋白 35 g/L，出血原因最可能是

A. 凝血因子减少　　　B. 造血功能障碍

C. 营养不良　　　　　D. 过敏反应

E. 肝硬化

3. 病人，男，患慢性粒细胞白血病，在化疗期间，采用对症护理措施，下列错误的是

A. 皮疹者忌用肥皂水擦洗

B. 消化道反应呕吐者应暂时禁食

C. 多饮水并碱化尿液

D. 口腔炎者避免食用刺激性食物

E. 对脱发者应何其说明化疗结束时可再生

4. 某再生障碍性贫血病人，护士观察到病人活动后突然出现头痛、呕吐、视物模糊、意识障碍，该护士可采取的护理措施应除外

A. 平卧位

B. 按医嘱给予脱水药

C. 观察病人意识状态、瞳孔大小

D. 迅速建立静脉通路

E. 头部略低，保证脑供氧

5. 病人，女，体温 38.5℃，全身有出血点、乏力、头晕。经检查：红细胞计数 $3.1 \times 10^{12}/L$，血红蛋白 78 g/L，白细胞计数 $3 \times 10^9/L$，血小板计数 $70 \times 10^9/L$，确诊为再生障碍性贫血，其主要发热原因为

A. 出血　　　　　　　B. 新陈代谢旺盛

C. 缺乏成熟中性粒细胞　D. 缺氧

E. 营养不良

6. 病人，女性，24 岁，确诊为慢性粒细胞白血病 3 年余。目前贫血、出血明显加重，脾迅速肿大。护士为其提供的护理措施中，不妥的是

A. 适当限制活动

B. 预防各种创伤

C. 尽量减少肌内注射

D. 保持鼻黏膜湿润，清除鼻腔内血痂

E. 高蛋白、富含维生素、少渣、易消化饮食

7. 病人，女，24 岁。妊娠 24 周，近来头晕、乏力显著，面

色苍白，来院就诊化验检查：Hb 50 g/L，WBC 计数 $4.2 \times 10^9/L$，PLT 计数 $120 \times 10^9/L$，其主要护理问题是

A. 有感染的危险　　　B. 脑出血

C. 有受伤的危险　　　D. 气体交换受损

E. 体液不足

8. 病人，女性，27 岁。月经增多 6 个月，以缺铁性贫血收入院。最主要的治疗措施是

A. 铁剂治疗

B. 止血药物治疗

C. 病因治疗

D. 输血输液，补充血容量

E. 富铁食物饮食治疗

9. 病人，女性，头晕、乏力、面色苍白 1 年余，体检除贫血貌外，无特殊发现。血常规：Hb 75 g/L，RBC 计数 $2.5 \times 10^{12}/L$，WBC 计数 $4.0 \times 10^9/L$，PLT 计数 $120 \times 10^9/L$，网织红细胞计数 0.06，肝肾功能正常，血清铁降低，追问病史，病人有月经过多，初步诊断为缺铁性贫血，下列哪项实验室检查结果不支持该诊断

A. 血清铁蛋白降低

B. 血象呈小细胞、低色素性贫血

C. 骨髓缺乏可染色的含铁血黄素颗粒

D. 血清总铁结合力下降

E. 以骨髓红系增生为主，其中又以中晚幼红细胞增生为主，粒系、巨核细胞系增生正常

10. 病人，女，23 岁。患急性白血病，经治疗后在缓解期出现头痛、恶心、呕吐、视力障碍、瞳孔改变，最可能发生

A. 颅内出血

B. 脑血栓形成

C. 中枢神经系统继发感染

D. 中枢神经系统白血病

E. 药物不良反应

11. 病人，男，28 岁。因左上腹肿块进行性肿大就诊。体检：肝肋下 2 cm，脾肋下 4 cm，血红蛋白 140 g/L，白细胞计数 $120 \times 10^9/L$，血小板计数 $200 \times 10^9/L$。最可能的诊断是

A. 肝硬化脾功能亢进　　B. 急性粒细胞白血病

C. 慢性粒细胞白血病　　D. 类白血病反应

E. 急性淋巴细胞白血病

12. 病人，女，19 岁。头晕、乏力 3 个月。血常规：血红蛋白 58 g/L，白细胞计数 $3.8 \times 10^9/L$，血小板计数 $50 \times 10^9/L$。胸骨穿刺增生活跃，各系细胞形态正常，巨核细胞 5 个，未见病理性细胞。为确诊，下列哪项检查最有意义

A. 骨髓铁染色

B. 多部位骨髓穿刺加活检

C. 脑脊液检查

D. 复查血常规

E. Coombs 实验

13. 病人，女，29 岁。特发性血小板减少性紫癜病人，经足量糖皮质激素治疗半年无效，针对这一情况，下一步治疗多选用

  A. 脾切除   B. 免疫抑制剂

  C. 血浆置换   D. 输新鲜血

  E. 雄激素

14. 病人，男性，诊断为中枢神经系统白血病，该病最常用的药物是

  A. 柔红霉素   B. 长春新碱

  C. 甲氨蝶呤   D. 环磷酰胺

  E. 阿糖胞苷

15. 病人，男，25 岁。血红蛋白 40.9 g/L（4.0 g/dl），白细胞计数 $2.5 \times 10^9/L$，血小板计数 $20 \times 10^9/L$，最有可能的是

  A. 缺铁性贫血   B. 溶血性贫血

  C. 再生障碍性贫血   D. 慢性失血

  E. 急性白血病

16. 女性，40 岁，4 个月来感觉乏力，伴左上腹饱胀感。体检：浅表淋巴结未及，肝未及，脾肋下 4.5 cm，红细胞计数 $3.5 \times 10^{12}/L$，血红蛋白 75 g/L，白细胞计数 $160 \times 10^9/L$，血小板计数 $300 \times 10^9/L$，分类：原幼粒细胞 0.01，早幼粒细胞 0.03，中幼粒细胞 0.1，晚幼粒细胞 0.4，杆状粒细胞 0.34，分叶粒细胞 0.1，碱粒细胞 0.02，中性粒细胞碱性磷酸酶染色阴性。本例治疗的首选药物是

  A. 环磷酰胺   B. 白消安（马利兰）

  C. 羟基脲   D. 柔红霉素

  E. 多柔比星（阿霉素）

17. 女性，25 岁，妊娠 6 个月，因头晕、心悸、气短、面色苍白入院，诊断为营养性巨幼细胞性贫血，应多补充的食物不包括

  A. 谷类   B. 动物肝、肾

  C. 新鲜水果   D. 绿叶蔬菜

  E. 紫菜、木耳、香菇

18. 白血病病人突然出现头痛、呕吐、视物模糊等症状，常提示可能发生了

  A. 败血症   B. 脑膜炎

  C. 脑炎   D. 颅内出血

  E. 消化道出血

19. 病人，女，30 岁。有慢性萎缩性胃炎病史，长期偏食，以素食为主。近 1 年来，食欲不振，乏力，心悸，气短。体检发现有口角炎，舌质绛红呈"牛肉样舌"，肝、脾轻度肿大。考虑该病人最可能的诊断是

  A. 缺铁性贫血

  B. 巨幼细胞贫血

  C. 再生障碍性贫血

  D. 慢性淋巴细胞白血病

  E. 慢性白血病

【A3/A4 型题】

（1～3 题共用题干）

  周女士，20 岁，因发热、咽痛 1 周，经血象和骨髓象检查，诊断为急性淋巴细胞白血病，入院接受化学治疗。

1. 入院体格检查发现下列体征，其中哪项是白血病细胞浸润所致

  A. 皮肤紫癜   B. 扁桃体充血、肿大

  C. 胸骨下段压痛   D. 心尖区吹风样杂音

  E. 两肺湿啰音

2. 医生选用 VLDP 作为诱导缓解治疗及用 MTX 作为缓解后治疗。有关这些药物主要不良反应的叙述，错误的是

  A. 长春新碱——末梢神经炎

  B. 甲氨蝶呤——口腔黏膜溃疡

  C. 柔红霉素——心脏毒性

  D. 泼尼松——类库欣综合征

  E. 阿糖胞苷——出血性膀胱炎

3. 护士发现静脉注射柔红霉素时，药液渗出血管外，立即做如下处理，其中哪项错误

  A. 尽量回抽局部渗液

  B. 外渗局部以 0.5% 普鲁卡因封闭

  C. 外渗局部注射氢化可的松注射液

  D. 外渗局部热敷

  E. 抬高患肢

（4～5 题共用题干）

  病人，女性，48 岁，因长期疲乏无力、头晕、眼花而就诊。血常规显示：血红蛋白 80 g/L，红细胞计数 $3.28 \times 10^{12}/L$，入院后深入检查发现，病人除血清铁、铁蛋白、骨髓含铁血黄素、铁粒幼细胞均低于正常外，总铁结合力高于正常。

4. 该病人最可能的诊断是

  A. 再生障碍性贫血   B. 铁粒幼细胞性贫血

  C. 缺铁性贫血   D. 巨幼细胞贫血

  E. 珠蛋白生成障碍性贫血

5. 护士向病人宣教，要想彻底治愈本病，除非病人能

做到

A. 增加营养
B. 补充叶酸
C. 纠正偏食
D. 注射维生素 B_{12}
E. 补充铁剂

(6~8题共用题干)

病人，30岁，头晕、心悸、齿龈出血、月经量过多半年余，曾在当地服止血药治疗未愈。近1周因呼吸道感染伴发热、齿龈出血加重来门诊检查，诊断为再生障碍性贫血。

6. 鉴别再生障碍性贫血和急性白血病最主要的是

A. 临床表现
B. 预后的观察
C. 血象检查
D. 骨髓象检查
E. 治疗效果

7. 该病人入院后因高热出现抽搐，此时最适宜的降温措施是

A. 温水擦浴
B. 酒精擦浴
C. 口服退热药
D. 冰水灌肠
E. 头部及大血管处放置冰袋

8. 1周后，该病人活动时突然出现头痛、呕吐、视物模糊、意识障碍，下列哪项护理措施不妥

A. 平卧位
B. 吸氧
C. 头戴冰帽
D. 迅速开放静脉
E. 头部略低，保证脑部供氧

(9~11题共用题干)

病人，女，20岁，因"发热、咽痛1周"来诊。经血常规和骨髓象检查，诊断为急性白血病，入院接受化学治疗。

9. 白血病细胞浸润所致的表现是

A. 皮肤紫癜
B. 扁桃体充血、肿大
C. 胸骨下段压痛
D. 心尖区吹风样杂音
E. 两肺湿性啰音

10. 关于化学治疗药物的主要不良反应，叙述错误的是

A. 长春新碱——末梢神经炎
B. 甲氨蝶呤——口腔黏膜溃疡
C. 柔红霉素——心脏毒性
D. 泼尼松——类库欣综合征
E. 阿糖胞苷——出血性膀胱炎

11. 注射柔红霉素时，药液渗出血管外，下列处理措施中错误的是

A. 尽量回抽局部渗液
B. 局部以0.5%普鲁卡因封闭
C. 局部注射氢化可的松注射液
D. 局部热敷
E. 抬高患肢

(12~15题共用题干)

病人，男，20岁，因"受凉后咽痛、发热1周"来诊。体温最高 38.7℃。查体：胸骨下段压痛，脾肋下 3 cm。血常规（2天前）：Hb 134 g/L，WBC 计数 3.8 × 10^9/L，原幼粒细胞 0.02，早幼粒细胞 0.08，中幼粒细胞 0.1，晚幼粒细胞 0.16，PLT 计数 29 × 10^9/L。骨髓穿刺：增生极度活跃，中、晚幼及嗜酸、嗜碱性粒细胞明显增多。

12. 最可能的诊断是

A. 再生障碍性贫血
B. 急性粒细胞白血病
C. 慢性粒细胞白血病急变期
D. 慢性粒细胞白血病加速期
E. 慢性粒细胞白血病慢性期

13. 对诊断有提示意义的检查是

A. 束臂试验
B. 胸部 X 线片
C. 染色体检查
D. 出、凝血时间
E. 部分凝血活酶时间纠正试验

14. 本病最突出的表现是

A. 发热
B. 贫血与出血
C. 中枢神经系统白血病
D. 巨脾
E. 淋巴结肿大

15. 病人突感腹痛，缓解疼痛宜取

A. 左侧卧位
B. 右侧卧位
C. 平卧位
D. 半卧位
E. 坐位

(16~19题共用题干)

病人，女，50岁，因"腹胀痛、乏力、消瘦6个月"来诊。查体：轻度贫血貌；胸骨压痛明显，心、肺听诊无异常；腹软，肝肋下 2 cm，脾大至平脐。血常规：Hb 90 g/L，WBC 计数 70 × 10^9/L，见大量中、晚幼粒细胞及嗜碱粒细胞，PLT 计数 350 × 10^9/L。

16. 最可能的诊断是

A. 更年期综合征
B. 缺铁性贫血
C. 慢性再生障碍性贫血
D. 慢性粒细胞白血病
E. 急性早幼粒细胞白血病

17. 下一步最重要的检查是

A. 腹部 CT
B. 骨髓检查
C. 血生化检测
D. 腹部 B 型超声
E. 脑脊液检测

18. 首选的治疗药物是

A. 伊马替尼
B. 硫酸亚铁
C. 雄激素
D. 谷维素

E. 维 A 酸

19. 病人突感腹部疼痛加剧，面色苍白，大汗；查体：T 38.5℃，BP 85/50 mmHg。最可能的诊断是

  A. 白细胞淤滞症   B. 胃肠道穿孔

  C. 脾破裂出血   D. 肝破裂出血

  E. 尿酸性肾病

（20~22 题共用题干）

某病人因发热 38.5℃，全身有小出血点，头晕、乏力，经医院查血红蛋白 80 g/L，红细胞计数 3×10^{12}/L，白细胞计数 3×10^9/L，血小板计数 70×10^9/L，确诊为再生障碍性贫血。

20. 本病发生机制是

  A. 缺铁   B. 缺蛋白

  C. 骨髓受抑制   D. 缺维生素 B_{12}

  E. 缺叶酸

21. 发热为本病特征，其原因是

  A. 营养不良

  B. 缺乏成熟中性粒细胞

  C. 缺氧

  D. 出血

  E. 新陈代谢旺盛

22. 本病急性型易引起死亡的原因是

  A. 出血   B. 肾衰竭

  C. 缺氧   D. 感染

  E. 心力衰竭

（23~28 题共用题干）

女性，40 岁，石油化工工人，长期与苯接触，1 年来全身乏力、Hb 50 g/L，血小板计数 14×10^9/L，网织红细胞计数低于正常，肝、脾不大，骨髓增生低下。

23. 最可能的医疗诊断是

  A. 缺铁性贫血   B. 巨幼细胞贫血

  C. 再生障碍性贫血   D. 溶血性贫血

  E. 地中海贫血

24. 对其进行护理评估时下列哪项对其病因诊断最重要

  A. 心理社会资料   B. 系统体格检查

  C. 既往史、职业史   D. 血象、骨髓象结果

  E. 主要症状及治疗经过

25. 首选治疗

  A. 铁剂   B. 肾上腺皮质激素

  C. 雄激素   D. 维生素

  E. 卡巴克洛（安络血）

26. 有关此病人护理诊断下列哪项不妥

  A. 活动无耐力：与贫血有关

  B. 组织完整性受损：与血小板减少有关

  C. 知识缺乏：缺乏疾病相关防治知识

  D. 疼痛、腰背四肢酸痛：与急性溶血有关

  E. 焦虑：与持续乏力不愈有关

27. 下列药物护理措施中不正确的是

  A. 告诉病人需坚持治疗使用 3~6 个月才能判断是否有效

  B. 向病人说明药物副作用

  C. 肝功能受损需定期检查肝功能

  D. 停药后副作用不会消失

  E. 经常检查注射部位，发现硬块应及时报告，必要时做理疗

28. 为警惕脑出血并发症，下列哪项护理措施不妥

  A. 卧床与下地活动交替

  B. 便秘者需用泻药和开塞露

  C. 剧咳者立即使用抗生素、镇咳药

  D. 保持情绪稳定

  E. 发现病人剧烈头痛、恶心、呕吐应及时报告医生

【B 型题】

（1~5 题共用备选答案）

  A. 环磷酰胺   B. 柔红霉素

  C. 甲氨蝶呤   D. 长春新碱

  E. 维 A 酸

1. 能引起周围神经炎的药物是

2. 能引起出血性膀胱炎的是

3. 心脏毒性最强的药物是

4. 其毒性可用亚叶酸钙（甲酰四氢叶酸钙）解救的是

5. 常用于急性早幼粒细胞白血病的药物是

（6~7 题共用备选答案）

  A. 硫酸亚铁   B. 糖皮质激素

  C. 雄激素   D. 白消安

  E. 苯丁酸氮芥

6. 治疗再生障碍性贫血宜首选

7. 治疗慢性粒细胞白血病首选

（8~10 题共用备选答案）

  A. 大细胞正色素性贫血

  B. 大细胞低色素性贫血

  C. 正细胞正色素性贫血

  D. 小细胞低色素性贫血

  E. 小细胞正色素性贫血

8. 缺铁性贫血为

9. 巨幼细胞贫血为

10. 急性失血性贫血为

（11~12 题共用备选答案）

  A. 小细胞低色素性贫血

  B. 大细胞性贫血

C. 正常细胞性贫血

D. 小细胞高色素性贫血

E. 溶血性贫血

11. 再生障碍性贫血属于

12. 维生素 B₁₂、叶酸缺乏所致的贫血属于

(13～16 题共用备选答案)

A. 轻度皮肤黏膜出血伴骨髓增生减低，雄激素治疗有效

B. 血小板数量减少伴巨核细胞成熟障碍

C. 红系增生活跃，骨髓细胞外铁消失

D. 维生素 B₁₂、叶酸测定下降，骨髓穿刺示巨幼性改变

E. 严重内脏出血伴三系血细胞下降，骨髓多部位增生极度低下，无巨幼细胞

13. 见于急性再生障碍性贫血

14. 见于慢性再生障碍性贫血

15. 见于巨幼细胞性贫血

16. 见于特发性血小板减少性紫癜

(17～19 题共用备选答案)

A. 凝血功能异常　　　B. 自身免疫引起

C. 血小板功能异常　　D. 脾破坏血小板增加

E. 微血管的变态反应性炎症

17. 特发性血小板减少性紫癜最主要的发病机制是

18. 过敏性紫癜最主要发病机制是

19. 血友病的发病机制是

(20～21 题共用备选答案)

A. 血小板量异常　　　B. 血小板质异常

C. 凝血功能异常　　　D. 血中抗凝物质过多

E. 血管壁功能异常

20. 过敏性紫癜的发生是由于

21. 血友病主要表现为

(22～23 题共用备选答案)

A. 硫酸亚铁　　　　　B. 叶酸、维生素 B₁₂

C. 白消安　　　　　　D. 苯丁酸氮芥

E. 雄激素

22. 治疗缺铁性贫血首选

23. 治疗巨幼红细胞性贫血首选

【X 型题】

1. 关于血液病病人的发热，叙述正确的有

A. 多见于急性白血病、淋巴瘤、再生障碍性贫血等病人

B. 常可发展为高热，但可以控制

C. 常因成熟粒细胞减少导致感染而发热

D. 应以物理降温为主

E. 是导致白血病病人死亡的常见原因之一

2. 化学治疗药常见的不良反应包括

A. 恶心、呕吐　　　　B. 脱发

C. 心动过速　　　　　D. 肝大

E. 骨髓抑制

3. 为预防或治疗中枢神经系统白血病，可用作鞘内注射的化学治疗药物是

A. 柔红霉素　　　　　B. 阿糖胞苷

C. 环磷酰胺　　　　　D. 甲氨蝶呤

E. 6－巯基嘌呤

4. 与白血病的发病有关的因素有

A. 病毒感染　　　　　B. 放射治疗

C. 化学因素　　　　　D. 遗传因素

E. 自身免疫反应

5. 造血干细胞移植供者的选择，要求是

A. 父母、同胞兄弟姐妹可作为供者

B. 年龄＜50 岁

C. 无遗传性疾病

D. 无传染性疾病

E. 供者和受者 HLA 组织相容抗原配型相合

6. 再生障碍性贫血常见病因包括

A. 长期接触化学药物

B. 电离辐射影响

C. 红细胞丢失过多

D. 严重感染

E. 免疫功能缺陷

7. 缺铁性贫血发病的常见因素是

A. 食物加热、煮沸过度

B. 铁的吸收障碍

C. 铁损失过多

D. 需铁量增加而摄入不足

E. 月经过多

8. 血液病易发生感染的部位有

A. 口腔　　　　　　　B. 呼吸道

C. 泌尿道　　　　　　D. 足部

E. 脑膜

9. 应用注射铁剂治疗时，下列哪些说法是正确的

A. 铁剂要作深部肌内注射

B. 铁剂可能引起过敏反应

C. 严重肝、肾疾病时忌用铁剂

D. 静脉注射铁剂时应避免药液外渗

E. 使用时剂量计算要准确

10. 护理贫血病人时，有哪些观察要点

A. 注意贫血进展速度

B. 熟悉各组织缺氧症状并采取必要措施

C. 观察低血压倾向

D. 注意有无发绀

E. 观察用药反应和治疗效果

11. 弥散性血管内凝血可由以下原因引起

A. 严重感染　　　　　　B. 严重创伤

C. 休克　　　　　　　　D. 恶性肿瘤

E. 产科意外

参 考 答 案

【A1 型题】

1. D　2. B　3. D　4. D　5. C　6. A　7. D　8. E

9. B　10. C　11. B　12. B　13. E　14. C　15. E　16. E

17. C　18. C　19. B　20. B　21. A　22. C　23. D　24. A

25. A　26. D　27. C　28. C　29. E　30. D　31. E　32. C

【A2 型题】

1. B　2. A　3. B　4. E　5. C　6. D　7. C　8. C

9. D　10. D　11. C　12. B　13. A　14. C　15. C　16. C

17. E　18. D　19. B

【A3/A4 型题】

1. C　2. E　3. D　4. C　5. C　6. D　7. E　8. E

9. C　10. E　11. D　12. E　13. D　14. D　15. A　16. E

17. E　18. A　19. C　20. C　21. B　22. A　23. C　24. C

25. C　26. D　27. D　28. A

【B 型题】

1. D　2. A　3. B　4. C　5. E　6. C　7. D　8. D

9. A　10. C　11. B　12. B　13. C　14. A　15. B　16. E

17. B　18. C　19. A　20. C　21. C　22. A　23. B

【X 型题】

1. ACDE　　2. ABE　　3. BD　　4. ABCD　　5. ABCD

6. ABE　　7. BCDE　　8. ABC　　9. ABCDE　　10. ABE

11. ABCDE

第六节　内分泌与代谢性疾病病人的护理

【A1 型题】

1. 原发性和继发性甲状腺功能亢进症的主要区别是

A. 甲状腺的大小

B. 基础代谢率增高情况

C. 有无消瘦

D. 眼球是否突出

E. 两手指有无震颤

2. 高渗性昏迷与酮症酸中毒的实验室检查主要区别是

A. 血糖水平　　　　　B. 血钠水平

C. 血尿素氮水平　　　D. 血浆渗透压

E. 血清二氧化碳结合率

3. 对可疑糖尿病病人最有诊断价值的检查是

A. 口服葡萄糖耐量试验　　B. 尿糖定性试验

C. 胰岛素抗体测定　　　　D. 尿糖定量试验

E. 空腹血糖测定

4. 一般说，下列何种原因不至于诱发甲状腺危象

A. 严重精神创伤

B. 未充分准备的甲状腺次全切除手术

C. 做其他部位的大手术

D. 合并糖尿病

E. 停用抗甲状腺功能亢进药物

5. 甲状腺功能亢进症病人确诊依据

A. 睡眠时心率仍快

B. 善饥多食

C. FT_3、FT_4增高

D. 突眼

E. 多汗

6. 糖尿病性血管病变最具特征性的变化是

A. 合并高血压

B. 常伴冠状动脉粥样硬化

C. 微血管病变

D. 周围动脉硬化——下肢坏疽

E. 脑血管病变

7. 判断糖尿病控制程度较好的指标是

A. 空腹血糖

B. 餐后血糖

C. 糖化血红蛋白

D. 空腹血浆胰岛素含量

E. OGTT

8. 以下关于甲状腺功能亢进症的叙述哪一项是不正确的

A. 女性发病率大大高于男性

B. 育龄女性多见

C. 甲状腺大小与病情严重程度不成正相关

D. 女性无血管杂音及（或）震颤，可排除诊断

E. 突眼严重程度与疾病亦不呈正相关

9. 下列哪种情况适合于用^{131}I治疗

A. 年龄 >25 岁的甲状腺功能亢进病人

B. 有重度浸润性突眼者

C. 甲状腺功能亢进合并妊娠者

D. 胸骨后甲状腺肿伴甲状腺功能亢进者

E. 白细胞计数 $<3 \times 10^9/L$ 者

10. 皮质醇增多症最常见的原因是

A. 异位 ACTH 分泌过多   B. 异位 CRF 分泌过多

C. 肾上腺皮质腺癌   D. 肾上腺皮质腺瘤

E. 肾上腺皮质增生

11. 下列哪项不是肾上腺皮质醇增多症的临床表现

A. 多血质   B. 高血压

C. 淋巴结肿大   D. 骨质疏松

E. 阳痿

12. 关于正常人皮质醇节律，下述哪项最正确

A. 清晨最高，午夜最低

B. 清晨最高，下午最低

C. 午夜最高，清晨最低

D. 下午最高，午夜最低

E. 午夜最高，下午最低

13. 糖尿病酮症酸中毒是糖尿病的急性并发症之一，下列哪项是错误的

A. 感染是常见的诱因

B. 需用皮下小剂量胰岛素治疗

C. 在 1 型、2 型糖尿病均可发生

D. 需持续静脉小剂量胰岛素治疗

E. 输液是抢救糖尿病酮症酸中毒的首要措施

14. 下列哪项不是判断糖尿病治疗效果的指标

A. 餐后血糖   B. 空腹血糖

C. 尿糖   D. 胰岛素释放试验

E. 糖化血红蛋白

15. 临床糖尿病肾病最早期的表现是

A. 高血压

B. 低蛋白血症

C. 水肿

D. 血肌酐、尿素氮增高

E. 微量蛋白尿

16. 做甲状腺摄 ^{131}I 率测定，在检查前 1 个月禁食的食物是

A. 河鱼   B. 白菜

C. 土豆   D. 紫菜

E. 鸡蛋

17. 1 型糖尿病的主要死亡原因是

A. 酮症酸中毒   B. 感染

C. 心脑血管病变   D. 糖尿病肾病

E. 非酮症性糖尿病性高渗性昏迷

18. 2 型糖尿病的主要死亡原因是

A. 酮症酸中毒   B. 心脑血管病变

C. 感染   D. 糖尿病肾病

E. 非酮症性糖尿病性高渗性昏迷

19. 皮质醇增多症病人的饮食应满足

A. 高糖、高蛋白、高脂、富含维生素、低钾、高钠

B. 高糖、高蛋白、低脂、富含维生素、低钾、高钠

C. 低糖、低脂（以不饱和脂肪酸为主）、高蛋白质、低盐、富含维生素、富含钾、钙饮食

D. 高糖、高蛋白、低脂、低维生素含量、低钾、不限钠

E. 低糖、高蛋白、高脂、富含维生素、低钾、低钠

20. 甲状腺功能减退症的临床表现不包括

A. 疲乏，怕冷   B. 反应迟钝

C. 记忆力减退   D. 精神兴奋

E. 月经不调

21. 甲状腺功能亢进症的特征性心血管症状是

A. 心律失常   B. 睡眠时心率仍快

C. 毛细血管搏动征   D. 奇脉

E. 水冲脉

22. 治疗甲状腺功能亢进症的各种处理原则中以下哪项是正确的

A. 应给予高热量、富含维生素和高碘饮食

B. 甲状腺危象药物治疗可选用丙硫氧嘧啶及碘剂

C. 甲状腺功能亢进伴恶性突眼首选手术治疗

D. 妊娠妇女禁用抗甲状腺药物治疗

E. 18 岁女青年，中度甲状腺功能亢进宜用放射性 ^{131}I 治疗

23. 在抢救甲状腺危象时应首选下列哪种药物

A. 甲巯咪唑（他巴唑）

B. 丙硫氧嘧啶（PTU）

C. 复方碘液

D. 糖皮质激素

E. 大量普萘洛尔

24. 下列类型的甲状腺功能亢进中，哪项不宜手术治疗

A. 甲状腺巨大，有压迫症状

B. 中至重度 Graves 病，长期服药无效者

C. 妊娠早期

D. 结节性甲状腺肿伴甲状腺功能亢进

E. 胸骨后甲状腺肿伴甲状腺功能亢进

25. 甲状腺功能亢进症良性突眼的表现为

A. 视物模糊   B. 双侧对称

C. 伴角膜炎   D. 畏光、流泪

E. 常有灼痛

26. 处理甲状腺危象时，迅速减少甲状腺激素合成并促使外周组织中 T_4 转化为 T_3 应首选

A. 丙硫氧嘧啶   B. 甲巯咪唑

C. 碘化钠   D. 卢格碘

E. 糖皮质激素

27. 甲状腺功能亢进代谢率增高症候群不包括

    A. 食欲亢进   B. 体重增加

    C. 低热   D. 多汗

    E. 腹泻

28. 关于 1 型糖尿病的描述，下列哪项错误

    A. 多见于青少年

    B. 起病较急

    C. "三多一少"症状常较显著

    D. 血糖波动小而稳定

    E. 需终生应用胰岛素治疗

29. 致糖尿病人失明的主要原因是

    A. 白内障   B. 角膜溃疡

    C. 视神经炎   D. 视网膜微血管病变

    E. 玻璃体积血

30. 治疗糖尿病时，胰岛素制剂最常使用的方式是

    A. 皮内注射   B. 皮下注射

    C. 肌内注射   D. 静脉注射

    E. 口服胶囊

31. 糖尿病足的发生与下列哪一因素无关

    A. 糖尿病神经病变   B. 下肢动脉供血不足

    C. 细菌感染   D. 高血糖

    E. 血酮体增高

32. 属于糖尿病特有的并发症是

    A. 糖尿病视网膜病变

    B. 糖尿病冠状动脉硬化性心脏病

    C. 糖尿病白内障

    D. 糖尿病下肢动脉粥样硬化

    E. 糖尿病疖

33. 甲状腺功能减退的药物护理中服用甲状腺激素不正确的是

    A. 从小剂量开始

    B. 用药前后测脉搏

    C. 不可随意增减或停药

    D. 定时测体重

    E. 直接从生理剂量开始

34. 护理甲状腺危象且高热病人时，应禁用

    A. 异丙嗪   B. 酒精擦浴

    C. 温水擦浴   D. 布洛芬

    E. 阿司匹林

35. 配制混合胰岛素时，必须先抽吸速效胰岛素是为了避免

A. 发生中和反应

B. 胰岛素降解

C. 增加胰岛素的不良反应

D. 使剩余速效胰岛素速效特性丧失

E. 降低鱼精蛋白胰岛素的药效

36. 硫脲类、咪唑类抗甲状腺药物的主要不良反应是

    A. 粒细胞减少   B. 全血细胞减少

    C. 血红蛋白降低   D. 肾功能受损

    E. 药疹

37. 抗甲状腺药物致命性副作用为

    A. 低血糖   B. 过敏反应

    C. 粒细胞缺乏   D. 肝损害

    E. 甲状腺功能减退

38. 甲状腺危象最常见的诱发原因为

    A. 治疗不当

    B. T_3、T_4 大量释放入血

    C. 精神创伤

    D. 妊娠

    E. 外科手术

39. 身材矮小是指身高低于同种族、同性别、同年龄人群均值

    A. 10% 以上   B. 20% 以上

    C. 1 个标准差以上 D. 2 个标准差以上

    E. 3 个标准差以上

40. 糖尿病酮症酸中毒的特征性表现为

    A. 呼吸加深、加快

    B. 皮肤黏膜干燥

    C. 昏迷

    D. 二氧化碳结合力下降

    E. 呼气有烂苹果味

41. 磺脲类降糖药主要适用于

    A. 饮食控制无效的 2 型糖尿病

    B. 1 型糖尿病伴眼底病变

    C. 糖尿病酮症酸中毒

    D. 1 型糖尿病

    E. 肥胖且饮食控制无效的糖尿病

【A2 型题】

1. 病人，女，58 岁，因"反应迟钝，腹泻、厌食 1 个月"来诊。查体：甲状腺 I 度肿大。实验室检查：FT_3 升高，TT_4 正常，TSH 降低，甲状腺摄碘率正常。考虑诊断为

    A. 亚急性甲状腺炎

    B. 亚临床型甲状腺功能亢进症

    C. T_3 型甲状腺功能亢进症

D. 甲状腺危象

E. 淡漠型甲状腺功能亢进症

2. 病人，男，38 岁，甲状腺功能亢进症复发。查体：轻度突眼，甲状腺弥漫性肿大；HR 120 次/分。实验室检查：WBC 计数 3.8×10^9/L；FT_3 升高，T_4 升高，TSH 降低，AST 中度升高。治疗宜选用

A. 抗甲状腺药物治疗

B. 复方碘溶液

C. 甲状腺手术治疗

D. 抗甲状腺药物 + 糖皮质激素

E. 放射性 ^{131}I 治疗

3. 女，33 岁。患甲状腺功能亢进症，病人易激动，烦躁易怒，多虑，此时最主要护理措施是

A. 密切观察病情　　　B. 加强饮食护理

C. 心理护理　　　　　D. 对症护理

E. 突眼护理

4. 病人，女，50 岁。患糖尿病，胰岛素治疗期间突然心悸、饥饿、出汗，随即意识不清，首要的措施为

A. 加大胰岛素剂量

B. 加用格列本脲

C. 静脉注射 50% 葡萄糖

D. 静脉滴注碳酸氢钠

E. 应用呼吸兴奋剂

5. 病人，女，67 岁。患 2 型糖尿病 21 年，社区护士体检时发现下肢水肿，遂到门诊查尿蛋白（＋＋），尿糖（＋＋＋），血糖 13.1 mmol/L，血尿素氮和肌酐尚正常，提示病人可能已合并

A. 肾小球硬化症　　　B. 冠状动脉粥样硬化

C. 动脉粥样硬化　　　D. 周围神经病变

E. 自主神经病变

6. 病人，男性，53 岁，有 7 年糖尿病病史，查血糖 11.6 mmol/L，血清胰岛素水平高于正常，为提高胰岛素在周围组织中的敏感性，促进糖代谢，护士为病人采取的护理措施应除外

A. 餐后适量运动　　　B. 控制总热量

C. 吃纤维素多的食物　D. 减少钠的摄入

E. 控制体重

7. 病人，女，34 岁，因诊为 Graves 病服用甲巯咪唑治疗。2 周后，病人出现发热、咽痛，此时应首先考虑复查

A. 总 T_3、T_4　　　B. 游离 T_3、T_4

C. TSH　　　　　　　D. 血常规

E. 尿常规

8. 一昏迷病人由警察送来急诊，无法询问病史，但病人

呼吸时有烂苹果味，查血糖 33.6 mmol/L，应首先考虑

A. 酒醉

B. 有机磷农药中毒

C. 糖尿病酮症酸中毒

D. 蛛网膜下隙出血

E. 分离（转换）性障碍

9. 患儿，女，新生儿期被确诊为先天性甲状腺功能减低症，开始口服甲状腺干粉片治疗。最近发现患儿烦躁、多汗、消瘦、腹泻，其原因可能为

A. 甲状腺制剂用量不足

B. 甲状腺制剂用量过大

C. 原发病的表现加重

D. 原发病表现较轻

E. 出现新的并发症

10. 病人，女，45 岁，患甲状腺功能亢进伴突眼 1 年。近 2 个月，突眼恶化，结膜充血，水肿明显。护士在做健康指导时，告诉病人保护眼睛的护理措施，但除外

A. 外出时戴茶色眼镜

B. 常用眼药水湿润眼睛

C. 常摄入水、钠

D. 睡眠时抬高头部

E. 眼睛不能闭合时睡前带眼罩

11. 某 1 型糖尿病病人，使用速效胰岛素治疗，近来上呼吸道感染后并发肺炎，出现食欲明显减退、发热及呕吐，除抗生素治疗外，对糖尿病本身的治疗应

A. 停用胰岛素

B. 增加速效胰岛素用量

C. 改用长效胰岛素

D. 改用磺脲类药物

E. 改用双胍类药物

12. 病人，女，23 岁，诊断为甲状腺功能亢进，首选的治疗药物是

A. 甲硫氧嘧啶　　　　B. 丙硫氧嘧啶

C. 碘化钾　　　　　　D. 甲巯咪唑

E. 普萘洛尔（心得安）

13. 病人，女，28 岁。清晨测血压 130/70 mmHg，脉搏 95 次/分，判断其甲状腺功能属于

A. 低于正常

B. 正常

C. 轻度甲状腺功能亢进

D. 中度甲状腺功能亢进

E. 重度甲状腺功能亢进

14. 病人，女，52 岁。糖尿病病人，用胰岛素治疗，晚 12 时突起头晕、心慌、多汗、乏力，随后神志不清。

查体脉率 120 次/分，尿糖（－），尿酮体（－），尿素氮 10.0 mmol/L，最可能为

A. 低血糖昏迷   B. 高渗性昏迷

C. 酮症酸中毒昏迷   D. 尿毒症昏迷

E. 脑血管意外

15. 病人，15 岁，身高 150 cm，体重 35 kg，"三多一少"症状明显，空腹血糖及尿糖均显著增高，诊断为 1 型糖尿病，住院后采用速效胰岛素治疗，其饮食总热量应

A. 按实际体重计算再酌增

B. 按实际体重计算再酌减

C. 按标准体重计算

D. 按标准体重计算再酌增

E. 按标准体重计算再酌减

16. 病人，男，患糖尿病 6 年，主诉注射普通胰岛素后 1 小时方进餐，此时病人出现头晕、心悸、多汗饥饿感，护士应想到病人发生了哪些病情变化

A. 酮症酸中毒早期   B. 低血糖反应

C. 胰岛素过敏   D. 高渗性昏迷先兆

E. 冠心病心绞痛

17. 病人，男，50 岁。昏迷时由家人送来急诊，无法询问病史，但病人呼吸时有烂苹果味，可拟诊何病

A. 酒醉   B. 有机磷农药中毒

C. 糖尿病酮症酸中毒   D. 蛛网膜下腔出血

E. 分离（转换）性障碍

18. 男性，57 岁。身高 182 cm。体重 86 kg。平时身体健康。健康体检时发现血糖 7.1 mmol/L，OGTT 显示 2 小时血糖 9.2 mmol/L 下列哪项处理是错误的

A. 控制饮食，可加用二甲双胍

B. 控制饮食，增加运动

C. 控制饮食，加用 α－糖苷酶抑制剂

D. 控制体重，将体重控制理想水平

E. 控制饮食，可服格列吡嗪

19. 女，42 岁，诊断为弥漫性甲状腺肿伴甲状腺功能亢进症多年，曾先后出现以下症状．其中何为该病少见而又特征性的表现

A. 明显多食   B. 月经减少

C. 房颤   D. 下肢软瘫

E. 胫前黏液性水肿

20. 一服用格列本脲（优降糖）的糖尿病病人爬山后感饥饿、心慌、手抖，伴大汗，可能是由于

A. 合并胃溃疡   B. 糖尿病加重

C. 合并高血压   D. 出现低血糖

E. 合并甲状腺功能亢进症

21. 李女士，患糖尿病 10 年，2 年来采用胰岛素治疗。近日因上呼吸道感染后出现极度乏力、多尿、食欲不振、恶心、呕吐，呼吸深快。该病人可能是发生了

A. 低血糖反应   B. 急性呼吸衰竭

C. 呼吸性酸中毒   D. 糖尿病酮症酸中毒

E. 乳酸性酸中毒

【A3/A4 型题】

（1～3 题共用题干）

病人，女，39 岁，因"放射性^{131}I 治疗甲状腺功能亢进症 1 周，突发高热、心悸 1 天"来诊。患甲状腺功能亢进症不规则药物治疗 2 年，1 周前改用放射性^{131}I 治疗。查体：T 40℃；呼吸急促，大汗淋漓，烦躁不安；HR 160 次/分，心房颤动体征。实验室检查：血 WBC 计数升高，N 升高；FT_3升高，FT_4升高，TSH 降低。

1. 该病人最可能的诊断是

A. 甲状腺功能亢进症性心脏病

B. 甲状腺功能亢进症复发

C. 放射性甲状腺炎

D. 甲状腺危象

E. 心力衰竭

2. 药物治疗首选

A. 甲硫氧嘧啶（MTU）

B. 卡比马唑（甲亢平，CMZ）

C. 甲巯咪唑（他巴唑，MM）

D. 甲状腺激素（TH）

E. 丙硫氧嘧啶（PTU）

3. 治疗原则为

A. 强心、利尿、去除诱因

B. 强心、利尿、对症治疗

C. 强心、利尿、抗感染

D. 抗甲状腺药治疗

E. 抑制甲状腺激素（TH）的合成和释放，降低周围组织对 TH 的反应，支持与对症治疗，去除诱因

（4～5 题共用题干）

病人，女，40 岁。患甲状腺功能亢进症 3 年，合并心房颤动，经抗甲状腺药治疗效果不理想。已婚，生育一子，健康。

4. 下一步治疗方案为

A. 甲状腺次全切除术   B. 口服碘剂

C. 洋地黄制剂   D. 放射性^{131}I 治疗

E. 普萘洛尔

5. 上述治疗方法最常见的并发症是

A. 甲状腺癌   B. 白血病

C. 甲状腺功能减退症   D. 甲状腺危象

E. 白细胞减少症

(6～9题共用题干)

病人，女，25岁，因"怕热、多汗、易饥、消瘦、心悸1年"来诊。查体：甲状腺呈弥漫性肿大，突眼。实验室检查：T_3增高，T_4增高，TSH下降。诊断甲状腺功能亢进症，给予口服甲巯咪唑（他巴唑）治疗。

6. 关于口服甲巯咪唑（他巴唑）治疗，叙述正确的是

    A. 症状好转停药

    B. 甲状腺功能恢复可停药

    C. 甲状腺激素恢复正常时可停药

    D. 甲状腺激素恢复正常时可减量

    E. 促甲状腺素下降时可减量

7. 病人应用甲巯咪唑（他巴唑）后出现行为异常、谵妄、扑翼样震颤，考虑为

    A. 甲状腺危象

    B. 甲状腺功能亢进症所致精神神经症状

    C. 肝性脑病

    D. 高代谢综合征

    E. 甲状腺激素升高

8. 该病人应注意监测

    A. 红细胞沉降率   B. 肾功能

    C. 血常规   D. 血脂

    E. 胆固醇

9. 关于病人突眼的护理，叙述错误的是

    A. 外出戴深色眼镜，减少光线、灰尘和异物的侵害

    B. 经常用眼药水湿润眼睛，避免过度干燥

    C. 指导病人当眼睛有异物感、刺痛或流泪时，勿用手直接揉眼睛

    D. 睡前涂抗生素眼膏，用无菌0.9%氯化钠溶液纱布覆盖双眼

    E. 出现复视亦不可佩戴眼罩

(10～12题共用题干)

病人，男，56岁，因"低热，厌食，消瘦伴排粪次数增多2年"来诊。排粪4～6次/天，无腹痛，抗生素无明显疗效。查体：P 96次/分，BP 150/70 mmHg；甲状腺结节性肿大；肝可触及。实验室检查：粪隐血（－）；ALT 56 U/L；甲状腺摄碘率：3小时35%，24小时52%。

10. 诊断考虑

    A. 消化道肿瘤   B. 慢性肝病

    C. 慢性消化不良   D. 慢性结肠炎

    E. 甲状腺功能亢进症

11. 若该病人对抗甲状腺药无效，治疗选择

    A. 碘剂   B. 普萘洛尔

    C. 放射性^{131}I   D. 糖皮质激素

    E. 手术

12. 若术后复发，治疗选择

    A. 碘剂   B. β受体阻断剂

    C. 再次手术   D. 糖皮质激素

    E. 放射性^{131}I

(13～14题共用题干)

病人，男，57岁，因"心悸、多汗半年，多饮、多尿1个月"来诊。查体：明显消瘦，双眼突出，甲状腺Ⅱ度肿大，双上极可闻及血管杂音。实验室检查：血FT_3 33.5 pmol/L，FT 440 pmol/L，TSH 0.01 mU/L。

13. 对全面诊断无意义的检查是

    A. TPOAb测定

    B. 甲状腺摄碘率测定

    C. 空腹及餐后2小时血糖测定

    D. TRAb测定

    E. TRH兴奋试验

14. 在治疗甲状腺功能亢进症时为了经常随访疗效，不能作为考核疗效的指标是

    A. FT_3、FT_4 B. 甲状腺摄碘率

    C. TRAb   D. 基础代谢率

    E. 安静时心率

(15～18题共用题干)

病人，男，61岁，因"心悸、乏力、消瘦1年，咳嗽、咳痰伴发热2周，心悸、乏力、发热加重3天"来诊。2周前发热，体温37～38℃，服用止咳祛痰药物。近3天体温持续在39.0℃以上。查体：P 110次/分，R 32次/分，BP 180/50 mmHg；消瘦，意识模糊，烦躁不安，大汗；甲状腺Ⅰ度肿大，可闻及血管杂音；双肺大量干、湿性啰音；心界不大，HR 160次/分，心房颤动样心律，心尖部可闻及Ⅰ/Ⅵ级收缩期吹风样杂音；下肢无水肿。

15. 最可能的诊断是

    A. 甲状腺功能亢进症，甲状腺功能亢进症性心脏病，甲状腺危象，肺部感染

    B. 冠状动脉性心脏病，心肌梗死，肺部感染

    C. 肺部感染，败血症

    D. 风湿性心脏病，心力衰竭

    E. 高血压性心脏病，心力衰竭

16. 应尽快检查

    A. TSAb   B. FT_3、FT_4

    C. TSH   D. TGAb、TMAb

    E. rT_3

17. 治疗措施为

    A. 甲巯咪唑（他巴唑，MM）＋碘剂＋小剂量糖皮质激素＋β受体阻断剂

    B. 丙硫氧嘧啶（PTU）＋碘剂＋小剂量糖皮质激素＋β受体阻断剂

    C. 丙硫氧嘧啶（PTU）＋碘剂＋大剂量糖皮质激

素 + β 受体阻断剂

  D. 丙硫氧嘧啶（PTU）+ 碘剂 + 大剂量糖质皮激

   素 + 利舍平

  E. 甲硫氧嘧啶（MTU）+ 碘剂 + 小剂量糖皮质激

   素 + β 受体阻断剂

18. 进一步治疗还应包括

  A. 抗感染，补足水分，注意电解质平衡，阿司匹林降温

  B. 抗感染，补足水分，注意电解质平衡，物理降温，

   必要时冬眠降温

  C. 补足水分，注意电解质平衡，物理降温，强心药

   物减慢心率

  D. 抗感染，注意水、电解质平衡，物理降温，强心

   药物减慢心率

  E. 先辅以药物治疗，病情有所控制后行手术治疗

（19～21 题共用题干）

  病人，女，28 岁，因"食欲减退、呕吐 3 天"来诊。烦渴、多尿 1 年，不规律用胰岛素治疗。查体：T 36.2℃；呼吸深大有异味。实验室检查：血糖 22 mmol/L；尿糖（＋＋＋＋），尿酮体（＋＋＋）。

19. 最可能的诊断为

  A. 急性肠炎 + 代谢性酸中毒

  B. 代谢性碱中毒

  C. 乳酸性酸中毒

  D. 糖尿病酮症酸中毒

  E. 非酮症高渗性糖尿病昏迷

20. 主要治疗措施是

  A. 补液

  B. 抗感染

  C. 补 0.9% 氯化钠溶液 + 胰岛素

  D. 补碱性液

  E. 纠正电解质紊乱

21. 临床应注意观察的指标是

  A. 血浆胰岛素水平　　　　B. 血钾

  C. 尿素氮、肌酐　　　　　D. 尿酸

  E. 血钙

（22～24 题共用题干）

  病人，男，20 岁，患 1 型糖尿病，因"恶心，面色潮红，呼吸深快 2 天，渐发生意识模糊以至昏迷"来诊。

22. 最可能的诊断是

  A. 乳酸性酸中毒　　　　　B. 尿毒症酸中毒

  C. 呼吸性酸中毒　　　　　D. 糖尿病酮症酸中毒

  E. 糖尿病高渗昏迷

23. 该病人的主要治疗是

  A. 中枢兴奋药，纠正酸中毒

  B. 纠正酸中毒，补充体液和电解质

  C. 纠正酸中毒，应用胰岛素

  D. 补充体液和电解质，应用胰岛素

  E. 应用中枢兴奋剂及胰岛素

24. 若该病人经治疗后血糖降低，失水纠正，尿量增多，此时最应注意防止

  A. 低钠血症　　　　　　　B. 低钾血症

  C. 低钙血症　　　　　　　D. 低血糖

  E. 高血压

（25～27 题共用题干）

  病人，女，22 岁，因"昏迷 1 小时"来诊。糖尿病病史 7 年，一直用胰岛素治疗。查体：BP 120/80 mmHg；皮肤湿冷。实验室检查：BUN 4.3 mmol/L，CO_2CP 22.0 mmol/L。

25. 该病人最可能的诊断是

  A. 糖尿病酮症酸中毒昏迷

  B. 高渗性非酮症性糖尿病昏迷

  C. 乳酸性酸中毒昏迷

  D. 低血糖昏迷

  E. 脑血管疾病

26. 主要采取的处理措施是

  A. 加大胰岛素剂量

  B. 加用格列本脲（优降糖）

  C. 静脉注射 50% 葡萄糖溶液

  D. 静脉滴注碳酸氢钠溶液

  E. 应用呼吸兴奋药

27. 关于预防本病发生的护理措施，叙述错误的是

  A. 进餐前后测血糖，并做好记录

  B. 制订三餐食谱，定量分配

  C. 活动量增加时，要增加胰岛素的用量

  D. 随身携带一些糖果、饼干，以便出现不适时立即

   使用

  E. 定期检测凌晨 3 点血糖

（28～30 题共用题干）

  病人，男，46 岁，因"口渴、多饮、消瘦 3 个月，昏迷 2 天"来诊。实验室检查：血糖 41 mmol/L，血钠 132 mmol/L，血钾 4.0 mmol/L，BUN 9.8 mmol/L，CO_2CP 18.3 mmol/L；尿糖、尿酮体强阳性。

28. 最可能的诊断是

  A. 高渗性昏迷

  B. 糖尿病酮症酸中毒

  C. 糖尿病乳酸性酸中毒

  D. 糖尿病合并脑血管意外

  E. 应激性高血糖

29. 首选治疗

  A. 快速静脉滴注 0.9% 氯化钠溶液 + 小剂量胰岛素

B. 快速静脉滴注高渗氯化钠溶液 + 小剂量胰岛素

C. 快速静脉滴注低渗氯化钠溶液 + 小剂量胰岛素

D. 快速静脉滴注 0.9% 氯化钠溶液 + 大剂量胰岛素

E. 快速静脉滴注碳酸氢钠溶液 + 大剂量胰岛素

30. 治疗 8 小时后，病人意识渐转清，血糖降至 12.8 mmol/L，血钾 3.2 mmol/L。此时可采用的治疗措施为

　　A. 5% 葡萄糖溶液 + 普通胰岛素

　　B. 5% 葡萄糖溶液 + 普通胰岛素 + 适量钾

　　C. 10% 葡萄糖溶液 + 普通胰岛素

　　D. 碳酸氢钠溶液 + 普通胰岛素

　　E. 低渗氯化钠溶液 + 普通胰岛素 + 适量钾

（31~33 题共用题干）

　　女性，35 岁，因重度甲状腺功能亢进入院，择期手术治疗。术前准备期间，病人害怕手术，焦虑不安。

31. 下列哪项不是甲状腺功能亢进护理诊断

　　A. 焦虑

　　B. 活动无耐力

　　C. 自我形象紊乱

　　D. 营养失调：高于机体需要量

　　E. 潜在并发症：甲状腺危象

32. 稳定病人情绪，解除焦虑的护理措施中哪项不妥

　　A. 酌情给予镇静剂

　　B. 不回答有关手术的询问

　　C. 不安排与重病人同住一室

　　D. 避免刺激性语言

　　E. 介绍与治疗成功的病人交谈

33. 为了抑制甲状腺素的释放，减少甲状腺血供，术前常用下列哪种药物

　　A. 普萘洛尔　　　　　　B. 苯巴比妥

　　C. 甲状腺素　　　　　　D. 复方碘化钾

　　E. 硫氧嘧啶

（34~37 题共用题干）

　　女性，病人，48 岁，患 1 型糖尿病 30 年，因感冒、体温 39℃、食欲减退、恶心呕吐及腹痛而入院。

34. 护理体检发现该病人呈嗜睡状态，呼吸加深加快，皮肤干燥。考虑病人最可能发生

　　A. 急性脑炎　　　　　　B. 急性肠炎

　　C. 急性胃炎　　　　　　D. 低血糖

　　E. 酮症酸中毒

35. 护士为该病人留取血、尿标本送检，其中最不可能出现的检查结果是

　　A. 尿糖强阳性　　　　　B. 尿酮体强阳性

　　C. 血糖显著升高　　　　D. 白细胞计数升高

　　E. C 肽水平升高

36. 此时抢救的最关键措施不包括

　　A. 小剂量持续静脉滴注胰岛素

　　B. 补液

　　C. 留取 24 小时尿，监测微量白蛋白水平

　　D. 纠正电解质及酸碱平衡失调

　　E. 积极控制感染

37. 经积极救治，病人清醒，血糖逐渐下降，尿量逐渐增加。此时应尤其注意监测

　　A. 血钠水平　　　　　　B. 血钾水平

　　C. 血氯水平　　　　　　D. 血 pH

　　E. 血氧分压

（38~39 题共用题干）

　　病人，女性，55 岁，会计，身高 155 cm，体重 70 kg，高血压病史 10 年，其母亲和 2 个姐妹患有 2 型糖尿病。1 个月前体检时发现空腹血糖 6.8 mmol/L 来诊。平日无不适，不喜欢运动。

38. 为明确病人是否患有糖尿病，可建议做以下哪一项检查

　　A. 尿糖

　　B. 24 小时尿糖定量

　　C. 糖化血红蛋白

　　D. 口服葡萄糖耐量试验

　　E. 随机血糖

39. 医嘱测糖化血红蛋白，该检查可反映

　　A. 糖尿病的类型

　　B. 患病病程

　　C. 过去 2~3 个月血糖平均水平

　　D. 有无并发症

　　E. 血脂情况

（40~43 题共用题干）

　　程女士，60 岁，患 2 型糖尿病 6 年，口服降糖药控制血糖不满意，加用皮下注射胰岛素。

40. 关于胰岛素治疗，下列不妥的是

　　A. 胰岛素剂量需严格个体化

　　B. 从小剂量开始，逐渐增量

　　C. 老年人胰岛素治疗时血糖控制标准可适当放宽

　　D. 开始胰岛素治疗后可以不控制饮食

　　E. 血糖控制不稳时，可每 3~4 天调整 1 次胰岛素剂量

41. 下列哪一部位不可注射胰岛素

　　A. 上臂外侧　　　　　　B. 大腿前及外侧

　　C. 脐周及膀胱区　　　　D. 臀部和腰部

　　E. 腹部两侧

42. 病人使用短效胰岛素皮下注射治疗，应告知病人发生低血糖反应可能性最大的时间（胰岛素作用高峰时

间）是在注射后

A. 0.5 小时　　　　　B. 1~2 小时

C. 2~4 小时　　　　　D. 4~6 小时

E. 6~8 小时

43. 病人计划在餐后行快步行走半小时，餐前应把胰岛素注射在下列哪一部位最佳

A. 上臂外侧　　　　　B. 大腿外侧

C. 大腿内侧　　　　　D. 臀部

E. 腹部

【B 型题】

（1~2 题共用备选答案）

A. 吉兰 - 巴雷综合征　　B. 黏液性水肿

C. 库欣综合征　　　　D. 艾迪生病

E. 伴瘤内分泌综合征

1. 下列与甲状腺功能减低症有关的是

2. 下列与皮质醇增多症有关的是

（3~7 题共用备选答案）

A. 胰岛素绝对不足

B. 突然大量甲状腺素释放入血

C. 呼吸中带烂苹果味

D. 甲状腺肿大、震颤，有杂音

E. 饥饿感，心慌手颤

3. 甲状腺危象原因为

4. 1 型糖尿病时病人

5. 糖尿病酮症酸中毒时病人

6. 低血糖时病人可出现

7. Graves 病病人典型的体征为

（8~12 题共用备选答案）

A. 丙硫氧嘧啶　　　　B. 甲状腺素片

C. 利血平　　　　　　D. 复方碘溶液

E. ^{131}I 治疗

8. 仅用于手术前准备与甲状腺危象

9. 甲状腺功能亢进病人用甲巯咪唑治疗中，突眼加重时可加用

10. 常用的抗甲状腺药物是

11. 可抑制已合成的甲状腺素释放入血的药物是

12. 可抑制 T_4 转变为 T_3 的药物是

（13~15 题共用备选答案）

A. 甲状腺功能亢进　　B. 地方性甲状腺肿

C. 亚急性甲状腺炎　　D. 甲状腺癌

E. 甲状腺功能减退

13. 摄碘率降低，T_3、T_4 增高

14. 摄碘率升高，高峰提前

15. 摄碘率明显升高，高峰不提前

（16~19 题共用备选答案）

A. 酮症酸中毒

B. 高渗性非酮症糖尿病昏迷

C. 乳酸性酸中毒

D. 低血糖

E. 视网膜病变

16. 尿酮体强阳性

17. 血中乳酸/丙酮酸 >10

18. 晶体渗透压改变

19. 空腹血糖 2.0 mmol/L

（20~22 题共用备选答案）

A. 潜在并发症　　　　B. 营养失调

C. 感知改变　　　　　D. 个人应对无效

E. 自我形象紊乱

根据下列护理措施，甲状腺功能亢进病人可能存在的护理诊断是

20. 密切观察病情，备好各种抢救药品和器材

21. 慎用卷心菜、花椰菜、甘蓝等致甲状腺肿食物

22. 减少不良刺激，合理安排生活，帮助病人处理突发事件

（23~27 题共用备选答案）

A. 低血糖反应　　　　B. 酮症酸中毒

C. 2 型糖尿病　　　　D. 妊娠后期糖尿病

E. 胰岛素引起的过敏反应

23. 胰岛素注射过量

24. 胰岛素剂量不足或中断

25. 可不需要胰岛素治疗的是

26. 血管神经性水肿是

27. 胰岛素需要量酌情增加可治疗

【X 型题】

1. 关于甲状腺功能亢进症的护理，叙述错误的有

A. 每日饮水量 2000~3000 ml

B. 给予高热量、高蛋白、富含维生素、高纤维素饮食

C. 睡觉或休息时采取头低脚高位

D. 心率达 100 次/分，警惕甲状腺危象发生

E. 给予低热量、高蛋白、富含维生素饮食

2. 放射性 ^{131}I 治疗的禁忌证为

A. 妊娠、哺乳期妇女

B. 高功能结节者

C. 外周血 WBC 计数 $<3×10^9$

D. 中性粒细胞 $<1.5×10^9$

E. 中度甲状腺功能亢进症，年龄在 25 岁以上者

3. 甲状腺危象的症状有

A. 体温 39.9℃ 以上，大汗淋漓

B. 烦躁不安、谵妄

C. 心率＞120 次/分或心律失常

D. 腹泻、呕吐、休克

E. 抽搐、昏迷

4. 甲状腺功能亢进症突眼的护理措施正确的有

A. 睡眠时用眼罩

B. 每日滴眼药水 1～2 次

C. 低盐饮食

D. 戴墨镜

E. 头低平卧位

5. 关于甲状腺功能亢进症，叙述正确的有

A. 女性发病率大大高于男性

B. 育龄女性多见

C. 甲状腺大小与病情严重程度不呈正相关

D. 女性无血管杂音及（或）震颤，可排除诊断

E. 突眼严重程度与疾病不呈正相关

6. 关于应用胰岛素的注意事项，叙述正确的有

A. 胰岛素宜冰冻保存

B. 抽吸药液时避免震荡

C. 皮下注射部位经常更换

D. 混合注射时先抽吸胰岛素

E. 应用时注意药物有效期

7. 关于 1 型糖尿病，叙述错误的有

A. 起病缓慢

B. "三多一少"症状明显

C. 多见于成年与老年

D. 血糖波动小而稳定

E. 对胰岛素不敏感

8. 糖尿病的慢性并发症包括

A. 心血管病变 B. 肾病变

C. 酮症酸中毒 D. 神经病变

E. 高渗性非酮症糖尿病

9. 关于 1 型糖尿病，叙述正确的有

A. 有胰岛 B 细胞破坏

B. 呈酮症酸中毒倾向

C. 与某些特殊 HLA 类型有关，决定其遗传易感性

D. 病毒感染常是重要的环境因素

E. 常不依赖胰岛素治疗

10. 糖尿病发生酮症酸中毒时的治疗包括

A. 胰岛素治疗

B. 严重失水时需大量补液

C. 监测血钾水平

D. 补液时应先慢后快

E. pH＜7.0 应补充 5% 碳酸氢钠溶液

11. 糖尿病酮症酸中毒的临床表现

A. 原有症状加重或首次出现"三多"伴乏力

B. 食欲减退，恶心、呕吐，极度口渴，尿量增多

C. 有代谢性酸中毒症状

D. 严重脱水伴循环衰竭体征

E. 呼吸深快，呼气中有烂苹果味

12. 糖尿病并发感染最常发生于

A. 皮肤 B. 胆管

C. 泌尿道 D. 消化道

E. 呼吸道

13. 糖尿病发生酮症酸中毒的机制包括

A. 糖类代谢紊乱 B. 酮体产生过多

C. 脂肪分解过多 D. 蛋白质分解加速

E. 胰岛素敏感性降低

14. 胰岛素治疗适应证

A. 1 型糖尿病和 2 型糖尿病口服降糖药不能控制

B. 糖尿病酮症酸中毒、高渗性昏迷

C. 合并严重并发症

D. 围手术期、妊娠

E. 继发糖尿病、急性应激状态

15. 关于生理性甲状腺肿，下列叙述正确的是

A. 与生活地区关系不大

B. 与生理对碘的需要关系密切

C. 好发于青春期和妊娠期

D. 好发于哺乳期

E. 由妊娠引起的肿大，分娩后不易复原

16. 单纯性肥胖的特点有

A. 幼年发病者脂肪细胞数量增多

B. 成年发病者脂肪细胞数不变

C. 幼年发病者治疗效果佳

D. 成年发病者治疗效果差

E. 幼年发病者伴第二性征发育不全

参 考 答 案

【A1 型题】

1. D　2. D　3. A　4. E　5. C　6. C　7. C　8. D

9. A　10. E　11. C　12. A　13. B　14. D　15. E　16. D

17. D　18. B　19. C　20. D　21. A　22. B　23. B　24. C

25. B　26. A　27. B　28. D　29. D　30. B　31. D　32. A

33. E　34. E　35. D　36. A　37. C　38. B　39. E　40. E

41. A

【A2 型题】

1. E　2. E　3. C　4. C　5. A　6. D　7. D　8. C

9. B　10. C　11. B　12. D　13. D　14. A　15. D　16. B

17. C　18. E　19. E　20. D　21. D

【A3/A4 型题】

1. D　2. E　3. E　4. D　5. C　6. D　7. C　8. D
9. E　10. E　11. E　12. E　13. E　14. B　15. A　16. B
17. C　18. D　19. D　20. C　21. B　22. D　23. D　24. B
25. D　26. E　27. C　28. D　29. E　30. C　31. D　32. B
33. D　34. E　35. E　36. C　37. B　38. D　39. C　40. D
41. C　42. C　43. E

【B 型题】

1. B　2. C　3. B　4. A　5. C　6. E　7. D　8. D

9. B　10. A　11. D　12. A　13. C　14. A　15. B　16. A
17. C　18. E　19. D　20. A　21. B　22. D　23. A　24. B
25. C　26. E　27. D

【X 型题】

1. ACE　2. ACD　3. ABCD　4. ABCD　5. ABCE
6. BCDE　7. ACDE　8. ABD　9. ABCD　10. ABCE
11. ABCDE　12. ABC　13. ABC　14. ABCDE　15. ABCD
16. AB

第七节　风湿性疾病病人的护理

【A1 型题】

1. 在系统性红斑狼疮的多系统损害中，发生率最高的器官是
A. 皮肤
B. 关节
C. 肾
D. 心血管
E. 肺和脑膜

2. Felty 综合征是指类风湿关节炎伴有
A. 肾炎
B. 心肌炎
C. 肺间质纤维化
D. 淀粉样变
E. 脾大及中性粒细胞减少

3. SLE 的基本病理改变为
A. 纤维蛋白变性和血管炎
B. 基底细胞液化变性
C. 棘层细胞松解
D. 真皮上部有较密集的淋巴细胞和组织细胞浸润
E. 真皮炎性浸润

4. 类风湿关节炎病人最常见的自身抗体是
A. 抗核抗体
B. 类风湿因子
C. 抗双链 – DNA
D. 抗 SM 抗体
E. 抗单链 – DNA

5. SLE 血液检查中特异性较高者为
A. 抗 Sm 抗体
B. 血沉
C. 狼疮细胞
D. 抗核抗体
E. 白细胞总数

6. 类风湿关节炎最常侵犯的关节是
A. 双手腕关节
B. 双腿踝关节
C. 双腿膝关节
D. 双手掌指关节远端
E. 双手掌指关节近端

7. 对 SLE 病人的健康教育内容中不妥的是
A. 常需终身治疗
B. 定期复查血、尿

C. 外出时尽量避免日光照射
D. 少去公共场所，防止感染
E. 妊娠对病情无影响

8. 下列关于系统性红斑狼疮（SLE）的临床表现说法错误的是
A. 紫外线照射可使皮损恶化
B. 妊娠可使病情好转
C. 一般不引起关节畸形
D. 几乎所有病人都有不同程度蛋白尿、血尿、水肿、高血压等肾脏受累表现
E. 呼吸系统受累以胸膜炎最多见

9. 急性类风湿关节炎护理措施不正确的是
A. 理疗、热敷
B. 卧床休息
C. 遵医嘱用药
D. 同情理解病人
E. 避免"晨僵"，关节活动

10. 糖皮质激素通过胎盘时可被灭活，但下列哪项除外
A. 泼尼松
B. 甲泼尼龙
C. 氢化可的松
D. 可的松
E. 地塞米松和倍他米松

11. 系统性红斑狼疮面部典型皮损的特点是
A. 盘状红斑
B. 环形红斑
C. 蝶形红斑
D. 网状红斑
E. 丘疹状红斑

12. SLE 病人应用糖皮质激素时，下列哪项不正确
A. 维持用药时间较长
B. 通常采用泼尼松
C. 病情好转后缓慢逐渐减量
D. 每日或隔日顿服
E. 用药剂量应逐渐加大

13. 系统性红斑狼疮病人出现何种表现提示病情危重、预后不良
    A. 肺部感染　　　　　　B. 胸膜炎
    C. 心包炎　　　　　　　D. 中枢神经损害
    E. 急腹症

14. 系统性红斑狼疮病人治疗首选药物为
    A. 阿司匹林　　　　　　B. 氯喹
    C. 泼尼松　　　　　　　D. 硫唑嘌呤
    E. 环磷酰胺

15. 关于系统性红斑狼疮病人的护理，错误的是
    A. 嘱病人激素类药物不可擅自减药、停药
    B. 脱发病人可戴假发适当遮掩
    C. 多吃芹菜、无花果等利于疾病恢复
    D. 禁忌日光浴
    E. 急性期应卧床休息

16. 护士为系统性红斑狼疮病人进行的皮肤护理，应除外
    A. 切勿热敷红肿疼痛的关节
    B. 忌用碱性肥皂
    C. 疼痛时切勿抓挠
    D. 避免阳光暴晒
    E. 以 10℃水局部湿敷

17. 下面防治类风湿关节炎的要点中哪项是错误的
    A. 使用阿司匹林等非甾体抗炎药
    B. 缓解晨僵和疼痛等关节症状
    C. 长期坚持使用糖皮质激素
    D. 适当选用免疫抑制剂
    E. 注意锻炼关节功能

18. 目前 SLE 最佳筛选试验是
    A. 抗核抗体（ANA）
    B. 抗双链 DNA 抗体
    C. 抗 Sm 抗体
    D. 补体
    E. 狼疮细胞

19. 类风湿关节炎关节疼痛的特点为
    A. 固定于少数关节，剧烈难忍
    B. 呈游走性
    C. 关节痛于活动后减轻
    D. 多呈不对称性
    E. 发作急骤

【A2 型题】

1. 病人，女，32 岁。有系统性红斑狼疮 7 年，一直服用药物治疗，最近主诉视力下降，可能因为服用了
    A. 阿司匹林　　　　　　B. 吲哚美辛
    C. 抗疟药　　　　　　　D. 布洛芬

    E. 地塞米松

2. 病人，女性，52 岁，手足关节痛 3 年余，查体双手指间肌肉萎缩，手指向尺侧偏，X 线片显示关节腔变窄，关节半脱位，抗"O"300 U，血沉 380 mm/h，此病人最可能的诊断是
    A. 退行性骨关节病　　　　B. 类风湿关节炎
    C. 先天性关节畸形　　　　D. 风湿性关节炎
    E. 系统性红斑狼疮

3. 病人，女，30 岁。面部水肿，疲倦、乏力半个月，双侧面颊和鼻梁部有蝶形红斑，表面光滑，指掌部可见充血红斑。实验室检查：血沉 66 mm/h，尿蛋白（＋＋＋），抗核抗体（＋），抗 Sm 抗体（＋）。最可能的诊断是
    A. 急性肾炎　　　　　　B. 急性肾盂肾炎
    C. 慢性肾炎　　　　　　D. 系统性红斑狼疮
    E. 类风湿关节炎

4. 病人，男，35 岁。1 周前受凉后出现发热，体温 37.8℃，咽痛，颌下淋巴结肿大，轻度心悸、气短，伴关节疼痛，以肩、肘、腕为主，血沉 85 mm/h，血白细胞计数 10.9×10^9/L，免疫学检查异常，可能的诊断是
    A. 风湿性心脏病　　　　B. 风湿性关节炎
    C. 系统性红斑狼疮　　　D. 风湿热
    E. 类风湿关节炎

5. 病人，女性，40 岁，以"系统性红斑狼疮"入院，经住院治疗症状基本缓解。下列对该病人的健康指导，不正确的是
    A. 每日用肥皂水清洗皮损部位
    B. 局部用温水湿敷，每日 3 次
    C. 禁用化妆品
    D. 外出时戴遮阳帽或撑遮阳伞
    E. 远离紫外线，禁止进入紫外线消毒室

6. 病人，女，20 岁，诊断为系统性红斑狼疮 3 个月，现服用泼尼松治疗。对其进行药物治疗教育时，下列不妥的是
    A. 按时、按量服用，不可擅自更改剂量或突然停药
    B. 餐后服药，同时服用雷尼替丁等黏膜保护药
    C. 用药期间给予高盐、低钾饮食
    D. 注意补钙及维生素 D
    E. 预防感染，观察血糖、血压、精神情绪的变化

7. 类风湿关节炎病人出现颈痛、双手感觉异常和力量减弱、腱反射亢进、Hoffmann 征阳性，应首选下列哪种检查
    A. ESR
    B. CRP

C. RF

D. 摄颈椎正、侧位 X 线片

E. 颈椎 CT

8. 病人，女，28 岁。近半年来全身乏力、低热、关节疼痛。免疫学检查：抗 Sm 抗体阳性，应考虑是

 A. 类风湿关节炎

 B. 皮肌炎

 C. 系统性红斑狼疮

 D. 慢性关节炎

 E. 风湿性关节炎

9. 某病人双手掌指关节肿胀疼痛 3 年，晨起有黏着感，活动后渐缓，查血类风湿因子（＋），诊断为类风湿性关节炎，为预防和延缓关节畸形应注意

 A. 长期卧床休息

 B. 进食高热量高蛋白饮食

 C. 小夹板固定

 D. 长期服抗生素防感染

 E. 持久进行关节功能锻炼

10. 王女士，25 岁，诊断为类风湿性关节炎 1 个月，现双侧掌指关节、指间关节肿胀、压痛明显，早晨起床后晨僵明显，乏力、低热，护士对其进行健康教育，不妥的是

 A. 严格限制双手关节活动，以减轻疼痛

 B. 夜间睡眠时用弹力手套保暖

 C. 起床时用热水浸泡僵硬的关节

 D. 保持双手关节呈功能位

 E. 睡眠时避免压迫双手关节、避免受寒

【A3/A4 型题】

（1～3 题共用题干）

 病人，女，23 岁。未婚。不规则低热伴大、小关节疼痛月余。面部有较严重的蝶形红斑，怕见人，口腔内有溃疡灶，右膝、左踝关节轻度红肿，有压痛，无畸形。实验室检查：尿蛋白（＋），颗粒管型（＋），WBC 计数 3.5×10^9/L，ANA（＋），狼疮细胞（－）。

1. 你考虑此病人为

 A. SLE

 B. 类风湿关节炎

 C. 肾小球肾炎

 D. 上呼吸道感染

 E. 风湿性关节炎

2. 如对上述病人做进一步检查，最不可能出现下列哪项表现

 A. 血小板减少

 B. 红细胞增多

 C. 抗 Sm 抗体阳性

 D. 补体 C3 降低

 E. 抗双链 DNA 抗体阳性

3. 该病人最主要的护理问题是

 A. 体温过高

 B. 皮肤完整性受损

C. 绝望

D. 焦虑

E. 知识缺乏

（4～5 题共用题干）

 病人，女，39 岁。两侧近端指关节及足关节酸痛 2 年，加重伴低热、纳差半个月余。体检见两侧近端指关节明显呈梭状肿胀，肘关节鹰嘴突处可触及一个米粒大小结节，坚硬如橡皮。心肺未见异常，肝肋下未及，脾肋下一指。实验室检查：Hb 90 g/L，ESR 45 mm/h，WBC 计数 8.1×10^9/L，ANA（－），抗链 "O" 试验效价正常。X 线检查：关节周围软组织肿胀，关节腔变窄。

4. 该病人最可能的诊断为

 A. 风湿性关节炎

 B. SLE

 C. 类风湿关节炎

 D. 化脓性关节炎

 E. 关节结核

5. 对该病人采用的护理措施中不应包括

 A. 指关节保持伸直位

 B. 使用低枕卧位

 C. 注意关节功能变化

 D. 观察有无皮肤溃疡

 E. 足底放护足板防止垂足

（6～7 题共用题干）

 病人，女性，28 岁，头晕、乏力 1 年，双手掌指关节及近端指关节呈对称性、持续性疼痛 6 个月。疼痛时轻时重，有压痛。查体：关节肿胀呈梭形，左手第 4、5 手指偏向尺侧，伴晨僵。实验室检查：类风湿因子（＋），C-反应蛋白增高。初步诊断为类风湿关节炎。

6. 采取的治疗和护理措施不正确的是

 A. 适当卧床休息

 B. 保持关节功能位

 C. 富含蛋白质、富含维生素饮食

 D. 恢复期进行适当的关节功能锻炼

 E. 长期大量应用糖皮质激素

7. 可提示类风湿活动的表现不包括

 A. 关节梭形肿胀

 B. 晨起病变关节僵硬、活动受限

 C. 出现类风湿结节

 D. C-反应蛋白增高

 E. 类风湿因子（＋）

（8～11 题共用题干）

 宋女士，20 岁，腕、踝关节疼痛及脱发 1 年，今晨在海边游泳时发现面部出现紫红斑，遂就医。查体：头发稀疏，面颊及颈部均有不规则圆形红斑，口腔有溃疡。化验：血中查出狼疮细胞。

8. 如果从血中查出抗 Sm 抗体阳性，应考虑何病

 A. 急性风湿病

 B. SLE

 C. 类风湿关节炎

 D. 脂溢性皮炎

 E. 痛风

9. 如脱发加重，以下护理哪项不妥

A. 温水洗发　　　　　B. 每周洗发 2 次

C. 边洗边按摩　　　　D. 梅花针刺头皮

E. 烫发可使毛发增生

10. 病人返家后健康指导以下哪项不妥

A. 介绍本病基本知识

B. 告知有关药物知识

C. 病情缓解亦不能怀孕

D. 避免日晒，过累

E. 保持乐观情绪

11. 若面部红斑加重，护士对其进行健康教育时以下内容不妥的是

A. 多晒日光浴　　　　B. 外出时撑遮阳伞

C. 避免搔抓　　　　　D. 温水洗脸

E. 禁用化妆品

(12～14 题共用题干)

女性，32 岁。孕 3 个月，因四肢关节肿痛 3 个月，面部红斑 1 个多月，脱发 10 天，咳嗽 2 天就诊。既往体健，曾自然流产 3 次。

12. 根据以上病情还需做进一步检查，下列对诊断最为重要的是

A. ESR、CRP　　　　　B. 抗核抗体谱

C. 类风湿因子　　　　D. C3 和 CH50

E. 免疫球蛋白电泳

13. 检查结果为：ESR 90 mm/h，CRP 330 mg/L，RF 45 IU/ml，抗 dsDNA 升高 90 IU/ml，C3 和 CH50 下降，ANA1：640 颗粒型（＋）。胸片示双肺纹理稍增粗。该病人的诊断是

A. 类风湿关节炎　　　B. SLE

C. 低补体血症　　　　D. 病毒感染

E. 风湿热

14. 该孕妇的治疗方案是

A. 糖皮质激素

B. 糖皮质激素 + 抗凝

C. 糖皮质激素 + 氯喹

D. 妇科会诊，行人工流产术

E. 可暂不行人工流产术，给予糖皮质激素 + 阿司匹林抗凝观察治疗，必要时再手术

(15～17 题共用题干)

女性，20 岁。因头晕、乏力、面部水肿、多关节酸痛、脱发、口腔溃疡 5 个月曾拟诊"肾炎"，疗效不佳。因贫血输全血 1 次，但贫血反而加重。ESR 120 mm/h，WBC 计数 4.5×10⁹/L，RBC 计数 2.5×10¹²/L，Hb 50 g/L，血小板计数 5.5×10⁹/L，网织红细胞计数 0.10。尿常规：RBC 5～8 个/HP，尿蛋白（＋＋＋＋），透明

管型（＋），颗粒管型（＋）。

15. 最可能的诊断是

A. 急性肾炎

B. 慢性肾炎

C. SLE

D. 自身免疫性溶血性贫血

E. SLE + Evans 综合征

16. 以下哪一项有确诊意义

A. ANA（＋），RF（＋），ESR 升高

B. ANA（＋），狼疮细胞（＋）

C. 高球蛋白血症，低补体血症

D. ANA（＋），抗 dsDNA 抗体升高，Coombs 试验（＋）

E. Coombs 试验（＋），血小板减少

17. 以下哪一项提示病情明显活动

A. 24 小时尿蛋白定量增加

B. ESR 升高

C. 发热

D. ANA 滴度升高

E. 溶血性贫血加重

【B 型题】

(1～4 题共用备选答案)

A. 免疫性　　　　　　B. 代谢性

C. 退化性　　　　　　D. 内分泌性

E. 地理环境性

1. 大骨节病按病因分类属于

2. 肢端肥大症按病因分类属于

3. 骨关节病按病因分类属于

4. 类风湿关节炎按病因分类属于

(5～6 题共用备选答案)

A. 痛风　　　　　　　B. 风湿性关节炎

C. 类风湿关节炎　　　D. 退化性关节炎

E. SLE

5. 关节多次发炎但多无破坏和畸形

6. 关节多次发炎且引起畸形

(7～10 题共用备选答案)

A. 游走性四肢大关节肿痛，极少出现畸形

B. 脊柱关节强直性病变，呈弓状畸形

C. 对称性小关节受累，晚期多有畸形

D. 大小关节均可受累，很少畸形及关节脱位

E. 全身关节酸痛伴明显胸骨下端压痛

7. 风湿性关节炎

8. 类风湿性关节炎

9. SLE

10. 急性白血病

(11~12题共用备选答案)

A. 滑膜炎   B. 灶性淋巴细胞浸润

C. 灶性白细胞浸润   D. 类风湿结节

E. 血管炎

11. 类风湿性关节炎的关节病理特征是

12. 类风湿性关节炎关节外的主要病理基础是

【X 型题】

1. 关于应用糖皮质激素治疗系统性红斑狼疮，叙述正确的有

A. 维持用药时间较长

B. 通常采用泼尼松

C. 病情好转后缓慢逐渐减量

D. 每日或隔日顿服

E. 用药剂量应逐渐加大

2. 类风湿性关节炎的关节表现特点为

A. 游走性大关节酸痛   B. 晨起僵硬显著

C. 畸形少见   D. 呈梭形肿胀

E. 关节周围肌肉萎缩

3. 系统性红斑狼疮的病因可能与下列哪些因素有关

A. 遗传   B. 链球菌感染

C. 寒冷、潮湿   D. 雌激素水平

E. 过度劳累

4. 系统性红斑狼疮临床表现

A. 变化多端   B. 以呕吐为突发

C. 病情迁延   D. 腹痛不断发生

E. 后复发作

参 考 答 案

【A1 型题】

1. C   2. E   3. A   4. B   5. A   6. E   7. E   8. B

9. E   10. E   11. C   12. E   13. D   14. C   15. C   16. E

17. C   18. A   19. C

【A2 型题】

1. C   2. B   3. D   4. D   5. A   6. C   7. D   8. C

9. E   10. A

【A3/A4 型题】

1. A   2. B   3. E   4. B   5. E   6. E   7. A   8. B

9. E   10. C   11. A   12. B   13. I   14. E   15. E   16. D

17. E

【B 型题】

1. E   2. D   3. C   4. A   5. B   6. C   7. A   8. C

9. D   10. E   11. A   12. E

【X 型题】

1. ABCD   2. BDE   3. AD   4. ACE

第八节　理化因素所致疾病病人的护理

【A1 型题】

1. 抢救敌敌畏口服中毒禁用

A. 大量盐水催吐

B. 2%碳酸氢钠溶液反复洗胃

C. 对服毒超过6 h 者仍应洗胃

D. 洗胃后由胃管灌入液体石蜡导泻

E. 肥皂水灌肠

2. 中暑高热伴休克时最适宜的降温措施是

A. 冰帽

B. 冬眠合剂

C. 冰盐水灌肠

D. 静脉滴注4℃等渗盐水

E. 动脉快速推注4℃ 5%葡萄糖盐水

3. 有机磷农药中毒氧疗时湿化瓶中应置

A. 70%乙醇   B. 等渗盐水

C. 蒸馏水   D. 60℃温水

E. 去泡沫剂

4. 不属于中暑先兆的临床表现的是

A. 大量出汗   B. 头晕、头痛

C. 血压下降   D. 口渴、胸闷

E. 四肢乏力

5. CO 中毒的特征性表现是

A. 头晕、头痛   B. 恶心、呕吐

C. 心悸、乏力   D. 意识障碍

E. 皮肤樱桃红色

6. 急性中毒首先采取的措施是

A. 清除尚未吸收的毒物

B. 促进体内已吸收的毒物排出

C. 应用特效解毒剂

D. 对症治疗

E. 迅速脱离中毒环境

7. 关于急性中毒下列哪项说法是错误的

A. 氰化物中毒呼气有苦杏仁味

B. 呼吸或呕吐物有蒜臭味仅见于有机磷农药中毒

C. 皮肤黏膜樱桃红色可见于一氧化碳中毒

D. 亚硝酸盐中毒一定有发绀出现

E. 铅中毒时口中可有金属味

8. 下列哪一项不是生活中毒的常见原因

A. 谋害

B. 自杀

C. 成瘾

D. 生产农药时不注意防护

E. 误服毒物

9. 关于狂犬咬伤后的处理，下列哪项是错误的

A. 注射狂犬疫苗

B. 冲洗后用75%乙醇涂搽

C. 立即用20%肥皂水冲洗后缝合包扎

D. 将免疫血清注入伤口底部及周围

E. 用0.1%新洁尔灭彻底冲洗

10. 对狂犬病病人的正确治疗原则是

A. 用大剂量丙种球蛋白及抗菌药物

B. 立即接种狂犬疫苗及注射免疫血清

C. 给予病人维持呼吸系统及心血管系统功能的对症治疗

D. 用大剂量抗狂犬病免疫球蛋白及输血、输血浆等支持疗法

E. 使用狂犬病免疫血清及病原治疗药物

11. 一氧化碳中毒时，最佳治疗方法是

A. 脱水剂

B. 高热营养

C. 大量维生素

D. 抗生素

E. 高压氧治疗

12. 高温环境下预防中暑，下列哪项不正确

A. 保持室内通风

B. 避免强烈日光长时间直射人体

C. 减少室外剧烈运动

D. 穿紧身绝缘服装

E. 多饮含盐饮料

13. 用冰毯治疗中暑时，人体主要通过下列哪种方式散热

A. 蒸发

B. 辐射

C. 对流

D. 调节体温中枢

E. 传导

14. 有机磷农药中毒引起昏迷时，最佳的解毒治疗方案是

A. 阿托品

B. 碘解磷定或氯解磷定

C. 碘解磷定+阿托品

D. 纳洛酮

E. 尼可刹米（可拉明）

15. 有机磷农药急性中毒，瞳孔变化是

A. 可略缩小

B. 明显缩小

C. 大小不等

D. 扩大

E. 无变化

16. 有机磷中毒时，下列哪一项不符合毒蕈碱样表现

A. 肌力减弱

B. 呕吐、腹痛、腹泻

C. 瞳孔针尖样缩小

D. 心率减慢

E. 多汗

17. 碘解磷定或双解磷定为何能根本治疗有机磷农药中毒

A. 直接兴奋大脑

B. 解除交感神经兴奋

C. 解除迷走神经兴奋

D. 恢复胆碱酯酶活性

E. 使锥体束兴奋

18. 重度中暑病人的护理措施中不正确的是

A. 观察末梢循环情况

B. 定时监测腋温

C. 在大血管走行处放置冰袋

D. 如病人有呼吸抑制、深昏迷、收缩压下降，应建议医生停用药物降温

E. 休克病人不宜行冰水浸浴

19. 分析中毒症状及体征、出现时间、顺序对疾病有何好处

A. 判断病情轻重

B. 病情缓急

C. 需如何抢救

D. 有助诊断

E. 采用何种治疗方法

20. 为清除肠内毒物，最好在中毒后几小时内进行洗胃

A. 6小时

B. 10小时

C. 12小时

D. 24小时

E. 36小时

21. "阿托品化"的临床表现不包括

A. 口干

B. 颜面潮红

C. 皮肤湿冷

D. 心率加快

E. 肺部湿啰音减少

22. 急性中毒病人伴严重虚脱时，下列不宜进行的治疗是

A. 导泻

B. 适量补液

C. 给氧

D. 应用特殊解毒剂

E. 对症支持治疗

23. 抢救口服有机磷农药中毒的病人，能否成功的关键是

A. 洗胃是否彻底

B. 导泻是否充分

C. 心功能是否恢复

D. 解磷定剂量是否足够

E. 血压是否恢复正常

24. 有关口服有机磷农药中毒的饮食护理措施，错误的是

A. 洗胃后需禁食24小时

B. 开始进食前口服氢氧化铝凝胶

C. 从流质过渡为普食

D. 给予高蛋白质、高糖、高脂饮食

E. 重度中毒者，清醒后 24 小时暂停饮水

25. 在毒物种类不明时，一般选用的洗胃液是

A. 甘油　　　　　　　　B. 生理盐水

C. 液状石蜡　　　　　　D. 1∶5000 高锰酸钾

E. 碳酸氢钠

26. 对硫磷中毒病人洗胃忌用

A. 清水　　　　　　　　B. 2% 碳酸氢钠

C. 1∶5000 高锰酸钾　　D. 生理盐水

E. 蒸馏水

27. 铅中毒病人可选用的特殊解毒药是

A. 亚硝酸盐 – 硫代硫酸钠

B. 阿托品

C. 小剂量亚甲蓝

D. 大剂量亚甲蓝

E. 二巯丙醇

28. 一氧化碳中毒的主要诊断依据是

A. 血液中氧分压下降

B. 血液中胆碱酯酶活性降低

C. 碳氧血红蛋白化验阳性

D. 血液中还原血红蛋白超过 50 g/L

E. 血液中血红蛋白量小于 70 g/L

29. 责任护士对一氧化碳重度中毒且高热的病人给予的护理措施，不妥的是

A. 定时监测生命体征

B. 密切观察意识状态变化

C. 物理降温

D. 高浓度吸氧

E. 病人意识清醒后立即停止给氧

30. 下列哪种物质适用于高铁血红蛋白血症的解毒

A. 纳洛酮　　　　　　　B. 小剂量亚甲蓝

C. 异丙肾上腺素　　　　D. 地塞米松

E. 阿托品

【A2 型题】

1. 某病人，因失恋而服毒自杀，入院时病人口鼻有大量分泌物，呼出气中有浓烈蒜味，伴恶心、呕吐、腹痛、腹泻、呼吸困难，体格检查发现瞳孔缩小、肺部大量湿啰音。最可能的诊断是

A. 氰化物中毒　　　　　B. 有机磷中毒

C. 吗啡中毒　　　　　　D. 安眠药中毒

E. CO 中毒

2. 病人，女，28 岁。误服敌敌畏 10 小时后昏迷，急救措施不妥的是

A. 利尿　　　　　　　　B. 洗胃

C. 导泻　　　　　　　　D. 催吐

E. 吸氧

3. 病人，女性，31 岁，喷洒农药 2 小时后出现头晕、腹痛，呼吸有蒜味，神志清楚。为病人清洗皮肤忌用温开水的原因是

A. 防止农药溶解，损伤皮肤

B. 无法清除毒物

C. 防止皮肤血管扩张，促进毒物吸收

D. 防止毒物与温水发生反应

E. 防止误吸，加重中毒

4. 病人，男，55 岁。2 小时前误服美曲膦酯（敌百虫）50 ml，来院急诊救治。护理体检：病人神志不清，脉搏稍快，呼吸有蒜臭味，应首先安排哪项处理

A. 2% 碳酸氢钠溶液洗胃

B. 1∶5000 高锰酸钾洗胃

C. 50% 硫酸镁溶液导泻

D. 配合医生给予解毒剂

E. 清水催吐

5. 病人，男，45 岁。为果树喷洒有机磷农药后，出现中毒昏迷。下列处理措施不正确的是

A. 迅速脱去污染的衣物

B. 立即用温热水清洗皮肤

C. 应用阿托品

D. 应用解磷定

E. 密切观察生命体征

6. 病人，昏迷不醒，呼气有刺鼻的大蒜味，查体：瞳孔明显缩小，多汗。此病人最可能是

A. 阿托品中毒　　　　　B. 吗啡中毒

C. 有机磷中毒　　　　　D. 脑出血

E. 一氧化碳中毒

7. 病人，男，35 岁。在夏收劳动时突然头晕、耳鸣、口渴、恶心、四肢无力，体温 37.5℃。首要的处理是

A. 头部、腋下放冰袋

B. 移至阴凉通风处休息

C. 给予氧气吸入

D. 静脉滴注生理盐水

E. 静脉滴注 5% 葡萄糖液

8. 一建筑工地因盲目施工使煤气管破裂，煤气外溢，致使多名工人及附近居民中毒。此时最有效的抢救措施是

A. 血液透析

B. 20% 甘露醇快速静脉滴

C. 冬眠治疗

D. 鼻导管吸氧

E. 转移至空气新鲜的地方

9. 病人，女，31 岁。重度有机磷农药中毒，经抢救病情缓解，3 天后突然出现肌无力、呼吸肌麻痹，提示为
   A. 阿托品化
   B. 阿托品剂量不足
   C. 中间综合征先兆
   D. 解磷定中毒
   E. 并发急性肺水肿

10. 男性，43 岁，在烈日下工作 3 小时，出现高热，体温达 40℃，颜面潮红，皮肤干燥、无汗、神志模糊。该病人的诊断是
    A. 热射病
    B. 热痉挛
    C. 日射病
    D. 先兆中暑
    E. 轻度中暑

11. 病人，男，55 岁，因喷洒农药时操作不当造成有机磷农药中毒，给予抗胆碱药后出现瞳孔较前扩大，颜面潮红，口干，皮肤干燥，心率加快。此时症状称为
    A. 阿托品中毒
    B. 阿托品化
    C. 中间综合征
    D. 烟碱样症状
    E. 毒蕈碱样症状

12. 病人，男性，36 岁，因在高温环境下持续工作 10 小时，出现意识不清入院。病人皮肤湿冷，血压 70/50 mmHg，脉搏细速，体温 37.5℃，心率 120 次/分，肺（-）。此时首先考虑的护理诊断是
    A. 清理呼吸道无效
    B. 体温过高
    C. 体液不足
    D. 有感染的危险
    E. 知识缺乏

13. 病人，女，30 岁，因生活不如意自服药物导致急性中毒，但病人不愿说出药物名称。宜选用下列哪种溶液洗胃
    A. 温开水
    B. 米汤
    C. 液状石蜡
    D. 高锰酸钾溶液
    E. 碳酸氢钠溶液

14. 某病人在高温环境中劳动后，出现胸闷、口渴、脸色苍白、冷汗淋漓，体温 38.5℃，脉搏细弱，血压 85/50 mmHg。以下护理措施不正确的是
    A. 立即移至阴凉通风处
    B. 口服清凉饮料
    C. 立即取平卧位
    D. 建立静脉通路
    E. 头部置冰帽，四肢冰水敷、擦

15. 一中年女性自服乐果农药半杯，下午被家人发现送医院就诊，检查：躁动不合作，出汗，流涎，瞳孔缩小，不宜采用
    A. 1:5000 高锰酸钾洗胃
    B. 吸氧
    C. 遵医嘱注射阿托品
    D. 催吐
    E. 口服 50% 硫酸镁导泻

【A3/A4 型题】

（1～2 题共用题干）

病人，女，55 岁，在家用蜂窝煤炉子做饭时感觉头痛，饭后头痛加剧，伴恶心、呕吐，感觉四肢无力且视物不清，而后发生昏倒。入院时病人口唇黏膜呈樱桃红色，脉快，多汗，神志不清伴低热。

1. 病人最可能的诊断是
   A. 食物中毒
   B. 心源性晕厥
   C. 休克
   D. 心脏神经官能症
   E. CO 中毒

2. 确诊的首选检查是
   A. 胸部 CT
   B. 胃液分析
   C. 中心静脉压监测
   D. 血液碳氧血红蛋白测定
   E. 全血胆碱酯酶活力测定

（3～6 题共用题干）

李某家中安装了煤气热水器，2 小时前在洗澡时晕倒在浴室内，送至医院时病人处于昏迷状态，小便失禁，瞳孔缩小，对光反射消失，角膜反射迟钝，呼吸浅快，32 次/分，心率 102 次/分，口唇樱红，拟诊"急性一氧化碳中毒"。

3. 护士迅速判断病人的病情属于
   A. 轻度中毒
   B. 中度中毒
   C. 重度中毒
   D. 极重度中毒
   E. 中毒性脑炎

4. 此时给病人抽血急查碳氧血红蛋白浓度很可能在
   A. 5% 以下
   B. 10%～20%
   C. 30%～40%
   D. 50% 以上
   E. 无法查到

5. 下列哪项措施可使病人症状得到最迅速地缓解
   A. 移入通风处用风扇吹
   B. 面罩高流量给氧
   C. 进入高压氧舱
   D. 甘露醇快速静脉滴注
   E. 给予大剂量呼吸兴奋剂

6. 经多方积极抢救病人病情有所好转，逐渐苏醒，部分反射恢复，但 3 天后突然发生口唇紧闭、四肢抽搐，检查肌张力增高，巴宾斯基征试验阳性。病人可能出现了
   A. 脑出血
   B. 癫痫大发作
   C. 迟发性脑病
   D. 蛛网膜下隙出血
   E. 急性颅内感染

（7～8 题共用题干）

病人，女性，30 岁，参加登山活动时，由于天气闷

热、活动量较大，导致大量出汗，感觉口渴、头晕和胸闷，坐在原地休息后继续登山，登山过程中头晕、胸闷加重，出现面色苍白，全身皮肤湿冷，心率 102 次/分，体温 38.2℃。

7. 此时该病人可能出现的问题是

A. 先兆中暑   B. 轻度中暑

C. 重度中暑   D. 急性心肌梗死

E. 心绞痛

8. 此时应给予病人的治疗措施，不妥的是

A. 将病人转移至通风处

B. 让病人安静休息

C. 给予清凉含盐的饮料

D. 立即舌下含服 2 片硝酸甘油

E. 口服十滴水

（9～12 题共用题干）

女性，10 岁，因误服敌百虫半小时而出现头晕、头痛、多汗、恶心、呕吐、腹痛、腹泻等症状。体格检查：两肺大量湿啰音，呼吸有浓烈蒜味。

9. 如病人入院后出现昏迷，不能用下列哪种方式清除毒物

A. 解磷定   B. 阿托品

C. 催吐   D. 导泻

E. 洗胃

10. 护士洗胃时，忌用下列哪种溶液

A. 1:5000 高锰酸钾   B. 温水

C. 蒸馏水   D. 2% 碳酸氢钠

E. 清水

11. 为进一步确诊并判断病人中毒程度可进行

A. 呼吸道分泌物有机磷的鉴定

B. 血中胆碱酯酶活力测定

C. 肝、脾功能测定

D. 尿中三氯乙醇的含量测定

E. 呕吐物中有机磷的含量测定

12. 给予氯解磷定治疗可

A. 减少汗腺的分泌

B. 消除毒蕈碱样症状

C. 对抗呼吸中枢抑制

D. 恢复胆碱酯酶的活力

E. 阻断乙酰胆碱对胆碱能受体的作用

（13～16 题共用题干）

病人，男，17 岁，农民。在田间喷洒农药 3 小时，晕倒在地，现场人员将病人急送医院。查体：血压 90/60 mmHg，呼吸 24 次/分，昏迷，角膜反射消失，瞳孔如针尖大，呼气有蒜味，多汗，流涎，两肺布满湿啰音，肌肉间断颤动。

13. 若要确定诊断，最有价值的检查是

A. 碳氧血红蛋白测定

B. 脑血管造影

C. 头颅 X 线片检查

D. 全血胆碱酯酶活力测定

E. 头颅 CT 或 MRI 检查

14. 目前病人最主要的护理诊断是

A. 体液不足   B. 气体交换受损

C. 有误吸的危险   D. 知识缺乏

E. 急性意识障碍

15. 对病人的处理不应包括

A. 立即脱去病人的外衣

B. 反复用肥皂水清洗皮肤、头发和指甲缝隙

C. 用清水反复洗胃

D. 根据医嘱给予阿托品

E. 给氧

16. 在用药过程中病人病情好转，意识逐渐清醒，但突然病人出现烦躁不安、谵妄、瞳孔扩大，病人最可能发生了

A. 阿托品用量不足   B. 阿托品化

C. 阿托品中毒   D. 脑出血

E. 脑梗死

【B 型题】

（1～4 题共用备选答案）

A. 口苦、咽痛、恶心

B. 暂时性呼吸抑制

C. 室性期前收缩、心室颤动或传导阻滞

D. 面色潮红、搏动性头痛

E. 昏迷和尿潴留

1. 阿托品中毒时可表现出

2. 碘解磷定剂量过大时可出现

3. 碘解磷定注射速度过快可出现

4. 双复磷用量过大可引起

（5～7 题共用备选答案）

A. 生理盐水   B. 牛奶

C. 2% 碳酸氢钠   D. 液状石蜡

E. 1:5000 高锰酸钾溶液

5. 误服浓氨水中毒时可使用的一般解毒剂是

6. 误服浓硫酸中毒时可使用的一般解毒剂是

7. 误服煤油时可使用的一般解毒剂是

（8～10 题共用备选答案）

A. 清水   B. 茶叶水

C. 5% 硫酸镁   D. 生理盐水

E. 硫代硫酸钠

8. 氰化物中毒者宜用

9. 未明原因的中毒者口服

10. 重金属中毒者宜用

(11～14 题共用备选答案)

    A. 大量出汗导致失水失钠，血容量不足而致周围循环衰竭

    B. 大量出汗后口渴，而饮水过多，盐分补充不足

    C. 大量出汗后口渴，而饮水过多，引起脑组织水肿

    D. 烈日暴晒或强烈热辐射作用于头部，引起脑组织充血、水肿

    E. 高温下大量出汗仍不足以散热或因体温调节功能障碍出汗减少致汗闭

11. 中暑衰竭

12. 中暑痉挛

13. 日射病

14. 热射病

(15～17 题共用备选答案)

    A. 小剂量亚甲蓝（美蓝）

    B. 大剂量亚甲蓝（美蓝）

    C. 二硫基丙醇

    D. 依地酸二钠钙

    E. 纳洛酮

15. 可使高铁血红蛋白还原为正常血红蛋白的解毒药是

16. 中枢神经抑制剂的解毒药是

17. 铅中毒时应使用的解毒药是

【X 型题】

1. 高温作业时出现胸闷、口渴、面色苍白、出冷汗，体温 38.6℃，脉细弱，血压 11.5/6.7 kPa。下列护理措

施中，不正确的是

    A. 立即搬至阴凉通风处

    B. 口服矿泉水

    C. 取平卧位

    D. 建立静脉通路

    E. 头部置冰袋，四肢冰水敷、擦

参 考 答 案

【A1 型题】

1. D 2. E 3. D 4. C 5. E 6. E 7. D 8. D
9. C 10. C 11. E 12. D 13. E 14. C 15. B 16. A
17. D 18. B 19. D 20. A 21. C 22. A 23. A 24. D
25. B 26. C 27. E 28. C 29. E 30. B

【A2 型题】

1. B 2. D 3. C 4. B 5. B 6. C 7. B 8. E
9. C 10. A 11. B 12. C 13. B 14. B 15. A

【A3/A4 型题】

1. E 2. D 3. C 4. D 5. C 6. C 7. B 8. D
9. A 10. D 11. B 12. D 13. D 14. E 15. C 16. C

【B 型题】

1. E 2. A 3. B 4. C 5. B 6. C 7. D 8. E
9. D 10. C 11. A 12. B 13. D 14. E 15. A 16. E
17. C

【X 型题】

1. BE

第九节   传染病病人的护理

【A1 型题】

1. 迅速控制菌痢流行，最主要的措施是

    A. 加强门诊工作   B. 及时隔离治疗病人

    C. 管理传染源   D. 切断传播途径

    E. 口服痢疾减毒活疫苗

2. 伤寒病人的玫瑰疹常出现在病程的

    A. 第 3 至第 7 天   B. 第 7 天至第 13 天

    C. 第 13 天至第 15 天   D. 3 天以内

    E. 16 天以后

3. 细菌性痢疾确诊的重要依据是

    A. 粪培养阳性

    B. 粪检有巨噬细胞

    C. 粪便免疫学检查抗原阳性

    D. 粪便镜检有大量脓细胞

    E. 典型菌痢的临床症状

4. 下列霍乱病人的补液疗法中哪项是错误的

    A. 根据病情轻重、脱水程度决定输液量

    B. 脱水严重者，开始以生理盐水作快速静脉滴注或推注

    C. 24 小时补液量 3000～12000 ml

    D. 补液后，有尿补钾

    E. 补钾的液体浓度为 30%

5. 肝炎病人入院时自己的衣服应如何处理

    A. 包好后存放

    B. 交给家属带回

    C. 含氯消毒剂消毒后存放

    D. 日光曝晒后存放

    E. 消毒后交病人保管

6. 关于流行性出血热的护理措施，错误的是
　　A. 早期绝对卧床休息
　　B. 注意体温及血压的变化
　　C. 快速补充血容量
　　D. 注意保暖
　　E. 给予高热量、高蛋白饮食

7. 绦虫病最有意义的诊断依据是
　　A. 乏力、消瘦
　　B. 腹痛、食欲差
　　C. 肛周瘙痒
　　D. 大便中发现白色带状节片
　　E. 夜间磨牙

8. 伤寒病人发热期应保证每日液体量为
　　A. 1000 ml 以下　　　　B. 1000～1500 ml
　　C. 1500～2000 ml　　　D. 2500～3000 ml
　　E. 3500 ml 以上

9. 下列症状与体征哪项与甲型病毒性肝炎不相关
　　A. 起病发热、乏力、厌食、巩膜黄染
　　B. 乏力、厌食、恶心、尿色加深
　　C. 腹胀、肝质地硬、脾大
　　D. 皮肤黄染、轻度瘙痒
　　E. 腹软、肝大质软、轻度叩击痛

10. 保护易感人群的主动免疫措施是
　　A. 接种抗毒素
　　B. 注射丙种球蛋白
　　C. 接种疫苗、菌苗、类毒素
　　D. 注射高价免疫球蛋白
　　E. 加强营养

11. 疟疾的传播媒介是
　　A. 库蚊　　　　　　　　B. 伊蚊
　　C. 按蚊（中华）　　　　D. 白蛉
　　E. 恙虫

12. 流行性脑脊髓膜炎（流脑）的主要传播途径是
　　A. 空气、飞沫传播　　　B. 玩具及用品传播
　　C. 动物传播　　　　　　D. 食物和水传播
　　E. 蚊子传播

13. 确诊流行性出血热的主要依据是
　　A. 鼠类接触史
　　B. "三痛"和"醉酒貌"
　　C. 异型淋巴细胞
　　D. 尿中膜状物
　　E. 特异性 IgM 抗体

14. 人体感染血吸虫后，在体内因血吸虫卵引起的病变以哪个部位最为严重

A. 肠系膜静脉　　　　　　B. 肝脏与结肠肠壁
C. 脾脏　　　　　　　　　D. 门静脉
E. 肺脏

15. 控制疟疾发作的首选药物是
　　A. 奎宁　　　　　　　　B. 伯氨喹
　　C. 青蒿素　　　　　　　D. 氯喹
　　E. 乙胺嘧啶

16. 临床上用于确诊疟疾的实验室检查方法是
　　A. 血或骨髓涂片检查疟原虫
　　B. 间接红细胞凝集试验
　　C. 外用血检查大单核细胞
　　D. 间接荧光抗体法
　　E. 酶联免疫吸附试验

17. 疟疾的症状发作是由于下列哪种原因
　　A. 疟原虫在人体肝细胞内繁殖
　　B. 疟原虫在人体红细胞内繁殖
　　C. 疟原虫在人体红细胞内形成大滋养体将红细胞胀破
　　D. 疟原虫在人体红细胞内，裂殖体成熟后使红细胞胀破
　　E. 疟原虫在人体红细胞内形成配子体

18. 对伤寒腹胀病人的护理，不正确的是
　　A. 用松节油热敷腹部　　B. 协助轻轻翻身
　　C. 可轻轻按摩腹部　　　D. 肛管排气
　　E. 可进食糖类饮食

19. 对伤寒高热病人的护理，不正确的是
　　A. 严密监测生命体征
　　B. 用大剂量退热剂降温
　　C. 记录 24 小时出入量
　　D. 做好皮肤、口腔护理
　　E. 补充足够营养及水分

20. 伤寒病人病后可获得
　　A. 暂时免疫
　　B. 无免疫，可再次患病
　　C. 较长时间的免疫
　　D. 持久性免疫
　　E. 一定的免疫力

21. 伤寒病人退热 1～3 周后，临床症状再次出现称为
　　A. 再燃　　　　　　　　B. 复发
　　C. 二重感染　　　　　　D. 再感染
　　E. 重复感染

22. 暴发型流行性脑脊髓膜炎抗休克扩容治疗时，应进行病情观察的内容是
　　A. 血压改变

B. 有无肺底啰音

C. 有无呼吸困难

D. 准确记录 24 小时出入量

E. 有无泡沫痰

23. 流行性脑脊髓膜炎病人的常见护理诊断是

    A. 紧张、恐惧

    B. 组织灌注量改变

    C. 体温过高

    D. 潜在并发症：颅内高压

    E. 皮肤完整性受损

24. 流行性脑脊髓膜炎的流行特征是

    A. 有一定的周期性

    B. 发病年龄以 15 岁以下儿童为主

    C. 只有与传染源密切接触者才能引起传染

    D. 有季节性

    E. 感染后可产生特异性免疫力

25. 指出下列何种是甲型病毒性肝炎的主要传播途径

    A. 母婴传播   B. 唾液传播

    C. 注射、输血传播   D. 粪－口传播

    E. 飞沫传播

26. 在甲型病毒性肝炎病程中哪期传染性最强

    A. 慢性期   B. 黄疸期

    C. 潜伏期   D. 恢复期

    E. 黄疸前期

27. 急性病毒性肝炎早期最主要的治疗措施是

    A. 维生素类药物   B. 免疫制剂

    C. 卧床休息   D. 抗病毒药物

    E. 保肝药物

28. 以下哪一项不是急性病毒性肝炎的主要临床表现

    A. 食欲减退、恶心

    B. 肝大及肝功能损害

    C. 消瘦

    D. 乏力

    E. 部分病例出现黄疸

29. 流行性乙型脑炎最常见的并发症为

    A. 压疮   B. 尿路感染

    C. 肺不张   D. 支气管肺炎

    E. 败血症

30. 普通型流行性脑脊髓膜炎的临床经过及分期是

    A. 初期、极期、缓解期、恢复期

    B. 前驱期、极期、缓解期、恢复期

    C. 前驱期、败血症期、脑膜炎期、恢复期

    D. 败血症期、脑膜炎期、恢复期

    E. 前驱期、脑膜炎期、恢复期

31. 流行性乙型脑炎最主要的 3 种凶险症状是

    A. 昏迷、呼吸衰竭、高热

    B. 高热、昏迷、惊厥

    C. 高热、惊厥、循环衰竭

    D. 昏迷、惊厥、呼吸衰竭

    E. 高热、惊厥、呼吸衰竭

32. 流行性乙型脑炎传染过程中最常见的表现是

    A. 显性感染

    B. 隐性感染

    C. 病原体被消灭或排出体外

    D. 潜在性感染

    E. 病原携带状态

33. 流行性乙型脑炎的传播途径是

    A. 粪－口传播   B. 密切接触

    C. 气溶剂   D. 虫媒传播

    E. 其他

34. 关于艾滋病的综合预防措施，下列哪项是错误的

    A. 进行丙种球蛋白预防注射

    B. 采取自我防护

    C. 针对不同的传播方式采取预防措施切断传播途径

    D. 控制传染源，对传染源实行有效的医学监督

    E. 进行卫生宣传教育

35. 艾滋病人肺部感染最多见的病原体是

    A. 新型隐球菌   B. 卡氏肺孢子虫

    C. 结核杆菌   D. 白色念珠菌

    E. 巨细胞病毒

36. 关于消毒的概念，下列哪项是错误的

    A. 病室的日常卫生处理、餐具消毒等属预防性消毒

    B. 预防性消毒是指对可能受病原体污染的场所、物品所做的消毒措施

    C. 终末消毒指预防性消毒

    D. 疫源地消毒包括随时消毒和终末消毒

    E. 消毒的种类包括疫源地消毒和预防性消毒

37. 关于切断传播途径的措施，下列概念哪项是错误的

    A. 经皮肤传染的疾病主要应搞好个人防护，如在血吸虫病流行区下水前涂防护剂

    B. 对接触性传染病首先应接种疫苗

    C. 对虫媒传染病应因地制宜采取药物或其他措施，以防虫、杀虫、驱虫

    D. 对呼吸道传染病应保持室内空气流通，戴口罩，必要时进行空气消毒

    E. 对肠道传染病应着重做好"三管一灭"措施

38. 下列概念哪项是错误的

    A. 污染区指病室、病人厕所、浴室及污物处置室

B. 医护办公室、消毒室、走廊属于半污染区

C. 清洁区指医护办公室、走廊

D. 医护值班室、更衣室、配膳室、库房属于清洁区

E. 传染病房分为清洁区、半污染区、污染区

39. 确定一种传染病的检疫期是根据该病的

A. 最短潜伏期
B. 传染期

C. 平均潜伏期
D. 前驱期

E. 最长潜伏期

40. 保护易感人群最重要的免疫措施是

A. 口服中草药

B. 注射高效价免疫球蛋白

C. 注射丙种球蛋白

D. 接种疫苗、菌苗、类毒素

E. 接种抗毒素

41. 传染病的下列特征中最主要的是

A. 有免疫性
B. 有季节性

C. 有病原体
D. 有传染性

E. 有地方性

42. 急性重型肝炎最突出、最有诊断意义的是

A. 黄疸迅速加深

B. 肝脏缩小

C. 中枢神经系统症状早期出现

D. 腹水出现快

E. 明显出血倾向

43. 目前预防乙型病毒性肝炎的最佳措施是

A. 隔离病人

B. 定期体检筛查慢性病毒携带者

C. 做好饮食、饮水及粪便的管理

D. 乙肝疫苗预防接种

E. 丙种球蛋白被动免疫

44. 艾滋病的肺部感染多为

A. 结核
B. 卡氏肺孢子虫肺炎

C. 卡氏肉瘤
D. 巨细胞病毒性肺炎

E. 隐球菌

45. 下列关于 HIV 的描述，错误的是

A. 抵抗力较弱

B. 对热敏感

C. 对化学消毒剂敏感

D. 对紫外线敏感

E. 干燥暴露 2 小时即灭活

46. 流行性乙型脑炎最主要的死亡原因是

A. 过高热
B. 反复惊厥抽搐

C. 循环衰竭
D. 中枢性呼吸衰竭

E. 外周性呼吸衰竭

47. 狂犬病毒在体内主要侵犯

A. 肌肉组织
B. 神经组织

C. 上皮组织
D. 淋巴组织

E. 结缔组织

48. 下列各种细胞中 HIV 主要感染的是

A. 单核细胞
B. B 淋巴细胞

C. 神经胶质细胞
D. NK 细胞

E. CD_4^+ T 淋巴细胞

49. 下列疾病中，应采取虫媒隔离的是

A. 细菌性痢疾
B. 霍乱

C. 流行性脑脊髓膜炎
D. 麻疹

E. 流行性乙型脑炎

【A2 型题】

1. 病人突然高热、寒战、全身肌肉酸痛、乏力腿软，结膜充血、腓肠肌痛、浅表淋巴结肿大，面色苍白。肺部湿性啰音、发绀、咯血，血压 7/4 kPa，最可能的判断是

A. 中毒型细菌性痢疾休克型

B. 霍乱并发循环衰竭

C. 钩端螺旋体病肺大出血型休克

D. 青霉素治疗钩端螺旋体病引发赫氏反应

E. 青霉素过敏性休克

【A3/A4 型题】

（1~3 题共用题干）

病人，男，26 岁，因"体检发现 HBsAg（＋）"来诊。无不适主诉，既往体健。查体：T 36.6℃，P 72 次/分，R 17 次/分。入院后采取体液、血液隔离措施。

1. 下列叙述正确的是

A. 病人的病原体已被清除

B. 病人处于隐性感染状态

C. 病人处于显性感染状态

D. 病人处于病原携带状态

E. 病人处于潜伏性感染状态

2. 需采用体液、血液隔离措施的疾病为

A. 甲型病毒性肝炎
B. 戊型病毒性肝炎

C. 水痘
D. 伤寒

E. 艾滋病

3. 关于乙型病毒性肝炎病毒携带者的管理，叙述正确的是

A. 嘱病人定期检查

B. 对病人进行预防接种

C. 隔离至病原学检查阴转

D. 嘱病人避免一切体育锻炼，卧床休息

E. 嘱病人辞掉工作，避免社会活动

（4~6题共用题干）

病人，男，38岁，5年前查体HIV抗体（+），坚持服用抗病毒药物，无不适，每3个月定期查体，CD_4^+ T淋巴细胞数从5年前的16个/mm^3上升到264个/mm^3。

4. 艾滋病治疗的最终目标是

A. 提高病人的生存质量和生存期

B. 获得免疫功能重建和（或）维持免疫功能

C. 减少HIV的传播

D. 治愈

E. 没有作用

5. 艾滋病的潜伏期一般为

A. 5~10天　　　　　　　　B. 5~10周

C. 6~10个月　　　　　　　D. 2~10年

E. 1~2年

6. 关于艾滋病毒感染人体后的临床症状分期，叙述错误的是

A. 急性感染期　　　　　　B. 病毒携带期

C. 无症状感染期　　　　　D. 艾滋病期

E. 持续性全身淋巴结肿大综合征

（7~8题共用题干）

男性，26岁，农民，发热、头痛、腰痛、厌食、恶心5天，体检：面、颈充血，腋下有出血点，肾区叩击痛。实验室检查：白细胞计数升高，血小板计数降低，尿蛋白（+）、EHF-IgM（+）。

7. 该病人的诊断是

A. 流行性乙型脑炎　　　　B. 流行性出血热

C. 流行性脑脊髓膜炎　　　D. 钩端螺旋体病

E. 原虫性疟疾

8. 流行性出血热的三大主征是

A. 发热、出血、肾衰竭

B. 头痛、出血、肾衰竭

C. 发热、出血、低血压休克

D. 头痛、出血、低血压休克

E. 发热、头痛、肾衰竭

（9~11题共用题干）

男性，24岁，持续发热9天，伴食欲差，腹胀，便秘。体检：表情淡漠，心率72次/分，腹软、肝肋下1cm，脾肋下2cm，白细胞计数正常，嗜酸性细胞为零，血培养有伤寒杆菌生长。

9. 传染病的首要处理是

A. 脱水剂应用　　　　　　B. 纠正水代谢紊乱

C. 镇静止痉药　　　　　　D. 呼吸兴奋剂

E. 抗病原治疗

10. 伤寒的肠道并发症多出现在病程的

A. 第1周内　　　　　　　B. 第2周~第3周

C. 第4周~第5周　　　　　D. 第6周

E. 整个病程

11. 下列护理正确的是

A. 高热可用大剂量退热剂

B. 因发热可进冷食物

C. 腹胀时仍可饮用牛奶

D. 病人绝对卧床休息至热退后1周

E. 如有便秘用导泻药

（12~14题共用题干）

女性，32岁，20天前曾到过海口，1周来病人出现发冷、发热，持续3小时后大汗淋漓，热退，每2日发作一次，诊断为疟疾。

12. 最常用的治疗方案是

A. 氯喹加伯氨喹　　　　　B. 乙胺嘧啶加伯氨喹

C. 磺胺加乙胺嘧啶　　　　D. 奎宁加乙胺嘧啶

E. 氯喹

13. 在疟原虫的生活史中，疟疾病人是

A. 中间宿主

B. 第1中间宿主

C. 第2中间宿主

D. 终末宿主和储存宿主

E. 异常中间宿主

14. 为了提高疟原虫检出率，护士应何时采血送检

A. 高热期　　　　　　　　B. 无汗期

C. 间歇期　　　　　　　　D. 昏迷期

E. 寒战发热时

（15~17题共用题干）

男性，48岁，8月来诊，发热2周，伴腹痛、腹泻，稀便，5~6次/日，有皮疹，体格检查：39.5℃，皮肤荨麻疹，浅表淋巴结肿大，肝肋下3cm，质软，病前1个月曾去过洞庭湖，用青霉素治疗1周无效。

15. 此病人最可能的诊断是

A. 流行性出血热　　　　　B. 钩端螺旋体病

C. 急性血吸虫病　　　　　D. 急性菌痢

E. 急性肝炎

16. 该病的主要预防措施是

A. 根治病人和病牛　　　　B. 灭螺

C. 粪便无害化处理　　　　D. 保护水源

E. 避免接触疫水

17. 该病人的主要护理诊断是

A. 营养失调，低于机体需要量

B. 体温过高

C. 潜在并发症：上消化道出血

D. 潜在并发症：肝性脑病

E. 潜在并发症：肠穿孔

(18～20 题共用题干)

男性，45 岁，有慢性乙型病毒性肝炎病史多年，因肝区疼痛 1 周来就诊，体格检查肝大，可扪及结节，B 超检查怀疑肝癌。

18. 下列哪项检查对病人诊断无任何意义

A. 肝脏 CT 检查

B. 甲胎蛋白（AFP）测定

C. 肝穿刺活检

D. 肝血管造影

E. 血清淀粉酶测定

19. 下列哪项不是肝癌病人的护理措施

A. 提供营养丰富的饮食

B. 根据医嘱给镇痛药

C. 保持呼吸道通畅

D. 帮助病人面对现实，乐观对待疾病

E. 密切观察病情变化

20. 疼痛是困扰晚期肝癌病人的大问题，最新镇痛方式是

A. 肌内注射哌替啶（杜冷丁）

B. 病人自控镇痛

C. 想象美好事物

D. 提供安静舒适的环境

E. 听音乐

(21～25 题共用题干)

病人，男性，34 岁，公司经理。1 个月前出现低热，伴乏力、纳差，因工作繁忙未诊治，近 1 周以来，上述症状明显加重，不思饮食，食后即吐，查 T 37.2℃，重病容，皮肤重度黄染，并可见多处瘀斑，腹水征（+），被诊断为"亚急性重型肝炎"。

21. 导致该病人发展为重型肝炎的最可能原因是

A. 原有肝脏疾病

B. 过度劳累

C. 服用对肝脏有损害的药物

D. 肝炎病毒的重叠感染

E. 肝炎病毒的变异

22. 下列表现中，该病人不可能出现的是

A. 肝大　　　　　　B. ALT < 300 U/L

C. PTA 在 40% 以下　D. 胆碱酯酶下降

E. 肝性脑病

23. 下列护理措施中，不正确的是

A. 绝对卧床休息

B. 给予低盐、低脂饮食

C. 给予富含维生素的高蛋白饮食

D. 密切观察病人的生命体征及意识状态

E. 严格记录 24 小时出入量

24. 病人入院第 2 天出现发热、腹痛，体温在 38.5～39.5℃，全腹压痛及反跳痛。首先应立即进行的检查是

A. 腹部 B 型超声　　B. X 线片检查

C. 腹水常规检查　　D. 腹水的细菌培养

E. 血培养

25. 下列药物中，不宜选用的是

A. 青霉素　　　　　B. 四环素

C. 头孢曲松（头孢三嗪）D. 头孢他啶

E. 环丙沙星

(26～29 题共用题干)

病人，男性，28 岁，农民，于 12 月 20 日因畏寒、发热 3 天入院。入院诊断为"肾综合征出血热"。入院查体：体温 35.9℃，血压 8/5.5 kPa，脉搏 128 次/分，呼吸 40 次/分，皮肤黏膜湿冷，肢端发绀，全身散在多个出血点，球结膜充血、水肿，肾区叩击痛明显。

26. 此病人目前处于

A. 发热期　　　　　B. 少尿期

C. 低血压休克期　　D. 多尿期

E. 恢复期

27. 该病人目前最恰当的处理措施是

A. 抗病毒治疗

B. 激素治疗

C. 补充血容量，纠正酸中毒

D. 输血小板，防止出血

E. 利尿、导泻

28. 经积极治疗 2 天后，病人出现胸闷、呼吸急促、烦躁不安等表现，尿量 40 ml/24 h，血压 24/14 kPa，脉洪大，两肺有细湿性啰音。此时病人最可能出现的是

A. 肺实质弥漫性出血　B. 高血容量综合征

C. 肝肾综合征　　　　D. 尿毒症性脑病

E. 高血压性脑病

29. 此时最恰当的处理措施是

A. 嘱病人平卧位休息　B. 记录 24 小时出入量

C. 给予抗感染治疗　　D. 给予镇静剂

E. 血液透析

(30～33 题共用题干)

病人，男性，20 岁，因"突起高热 3 天"以"流行性乙型脑炎"收治入院。查 T 39.8℃，P 120 次/分，R 38 次/分，节律不整，对光反应迟钝，肺部可闻及干湿性啰音，颈强直（+）。

30. 该病人此时正处于病程的

A. 初期　　　　　　B. 极期

C. 缓解期　　　　　D. 恢复期

E. 后遗症期

31. 此期病人可出现的 3 个最主要的凶险症状是
    A. 高热、意识障碍、呼吸衰竭
    B. 意识障碍、呼吸衰竭、循环衰竭
    C. 高热、抽搐、呼吸衰竭
    D. 高热、抽搐、循环衰竭
    E. 抽搐、呼吸衰竭、循环衰竭

32. 在巡视病人的过程中，发现病人出现肢体发紧，双眼凝视，首先考虑病人可能发生
    A. 意识丧失   B. 脑疝
    C. 惊厥   D. 小脑损害
    E. 中枢性呼吸衰竭

33. 下列处理措施，错误的是
    A. 立即放置病人于仰卧位，头偏向一侧
    B. 松解衣服和领口
    C. 将包纱布的压舌板至于上下齿之间
    D. 按住病人的上下肢，以免坠床和意外伤害
    E. 保持病室安静

(34～37 题共用题干)

病人，男性，25 岁，因"发热、纳差 7 天"入院，查：T 39.5℃，P 70 次/分，肝肋下 2 cm，脾肋下 2.5 cm，血常规示 WBC 计数 3.2×10^9/L，中性粒细胞 0.45，淋巴细胞 0.55，诊断考虑为伤寒。

34. 该病人病原治疗的首选药物是
    A. 喹诺酮类   B. 磺胺嘧啶
    C. 利巴韦林（病毒唑） D. 头孢霉素
    E. 氯霉素

35. 目前病人正处于病程的
    A. 初期   B. 极期
    C. 缓解期   D. 反应期
    E. 恢复期

36. 此期伤寒病人不会出现的是
    A. 表情淡漠   B. 听力减退
    C. 玫瑰疹   D. 稽留热
    E. 再燃

37. 入院第 4 天，病人突然出现剧烈腹痛。查：腹肌紧张，明显压痛、反跳痛，考虑最可能的原因是
    A. 肠出血   B. 肠穿孔
    C. 肠痉挛   D. 脾脏破裂
    E. 急性阑尾炎

(38～40 题共用题干)

女性，30 岁，突然高热、寒战、全身肌肉酸痛、乏力腿软，结膜充血、腓肠肌痛、浅表淋巴结肿大，面色苍白，肺部湿性啰音，发绀、咯血，血压 7/4 kPa（53/30 mmHg）。

38. 最可能的判断是
    A. 细菌性痢疾中毒休克型
    B. 霍乱并发，循环衰竭
    C. 钩端螺旋体病肺大出血型休克
    D. 青霉素治疗钩端螺旋体病引发赫氏反应
    E. 青霉素过敏性休克

39. 该病最主要的传染源是
    A. 鼠   B. 鸭
    C. 狗   D. 猫
    E. 蚊子

40. 目前治疗的关键是
    A. 积极应用抗生素
    B. 降温治疗
    C. 控制传染源
    D. 局部热敷治疗肌肉疼痛
    E. 防止窒息，积极抗休克

【B 型题】

(1～2 题共用备选答案)
    A. 尾蚴性皮炎   B. 侏儒症
    C. 结肠癌   D. 荨麻疹
    E. 巨脾

1. 晚期血吸虫病病人常见的症状是
2. 血吸虫急性感染可出现

(3～5 题共用备选答案)
    A. 氯喹   B. 伯氨喹
    C. 乙胺嘧啶   D. 青蒿素
    E. 奎尼丁

3. 最常用于治疗疟疾的药物是
4. 最常用于防止疟疾复发的药物是
5. 用于预防疟疾的药物是

【X 型题】

1. 通过粪－口途径传播的疾病有
    A. 甲型病毒性肝炎   B. 乙型病毒性肝炎
    C. 丙型病毒性肝炎   D. 丁型病毒性肝炎
    E. 戊型病毒性肝炎

2. 可能诱发伤寒病人出现肠穿孔或肠出血的因素有
    A. 进食富含纤维素的食物
    B. 应用新斯的明缓解腹胀
    C. 进食无渣或少渣的半流质饮食
    D. 腹胀时应用肛管排气
    E. 便秘应用缓泻药

3. 伤寒的临床表现除外
    A. 玫瑰疹   B. 杨梅舌
    C. 柯氏斑   D. 缓脉

E. 肝、脾大

4. 下列细菌培养中可检出伤寒沙门菌的有

A. 血细菌培养　　　　　　　B. 粪细菌培养

C. 尿细菌培养　　　　　　　D. 骨髓细菌培养

E. 咽拭子细菌培养

5. 艾滋病的传播途径除外

A. 性交传播　　　　　　　　B. 血液传播

C. 空气传播　　　　　　　　D. 垂直传播

E. 蚊虫传播

6. 关于艾滋病病毒，叙述正确的有

A. 对热敏感，56℃ 30 分钟灭活

B. 对紫外线敏感

C. 被艾滋病病毒污染的物品至少在 2 天内有传染性

D. 乙醇溶液具有良好的灭活作用

E. 室温下，液体环境中的艾滋病病毒可以存活 15 天

7. 艾滋病急性感染期的主要症状包括

A. 发热、出汗、咽痛

B. 头痛、腹泻、皮疹

C. 肌肉、关节酸痛，淋巴结肿大

D. 肺炎

E. 卡波西（Kaposi）肉瘤

8. 传染病的基本特征包括

A. 有病原体　　　　　　　　B. 有传染性

C. 有流行性　　　　　　　　D. 有免疫性

E. 有自限性

参 考 答 案

【A1 型题】

1. D　2. B　3. A　4. E　5. C　6. E　7. D　8. D
9. C　10. C　11. C　12. A　13. E　14. B　15. D　16. A
17. D　18. E　19. B　20. D　21. B　22. E　23. C　24. A
25. D　26. E　27. C　28. C　29. D　30. C　31. E　32. B
33. D　34. A　35. B　36. C　37. B　38. C　39. E　40. D
41. C　42. C　43. D　44. B　45. D　46. E　47. B　48. E
49. E

【A2 型题】

1. C

【A3/A4 型题】

1. D　2. E　3. A　4. A　5. D　6. B　7. B　8. A
9. E　10. B　11. D　12. A　13. A　14. E　15. C　16. B
17. B　18. E　19. C　20. B　21. B　22. A　23. C　24. C
25. B　26. C　27. B　28. B　29. E　30. B　31. B　32. C
33. D　34. A　35. B　36. C　37. B　38. C　39. A　40. E

【B 型题】

1. E　2. A　3. A　4. B　5. C

【X 型题】

1. AE　2. ABE　3. BC　4. ABCD　5. CE
6. ADE　7. ABC　8. ABCD

第十节　神经系统疾病病人的护理

【A1 型题】

1. 确定浅昏迷最有价值的体征是

A. 对疼痛刺激无反应　　　　B. 眼球有浮动

C. Babinski 征阳性　　　　　D. 咳嗽反射消失

E. 腱反射消失

2. 对于颅内高压病人，腰穿的主要危险是

A. 引起脑出血　　　　　　　B. 诱发脑疝

C. 引起癫痫发作　　　　　　D. 引起感染

E. 促使肿瘤扩散

3. 癫痫大发作可以减药的情况是

A. 脑电图正常后

B. 服药 2 年以上

C. 癫痫发作停止 1 年后

D. 癫痫发作停止 2 年以上

E. 服药后，1 年只发作 1~2 次

4. 护理脑血栓形成病人时出现哪种情况应迅速处理

A. 体温升高　　　　　　　　B. 嗜睡

C. 头痛呕吐严重　　　　　　D. 血压下降

E. 心律失常

5. 感觉性共济失调是因为

A. 视觉发生障碍

B. 大脑皮质感觉区病变

C. 前庭耳蜗刺激

D. 深感觉发生障碍

E. 听觉发生障碍

6. 导致短暂脑缺血发作最常见病因是

A. 情绪激动　　　　　　　　B. 高血压

C. 吸烟　　　　　　　　　　D. 饮酒

E. 动脉粥样硬化

7. 脑膜刺激征的临床表现为

A. 共济失调

B. 抽搐

C. 眩晕和呕吐

D. 双侧 Babinski 征（+）

E. 颈强直，Kernig 征（+）

8. 脑梗死病人 CT 图像为

A. 起病 1 周后才改变

B. 起病后即可见异常低密度影

C. 起病后即可见异常高密度影

D. 起病 24～48 小时后可见异常高密度影

E. 起病 24～48 小时后可见异常低密度影

9. 产生脑栓塞最多见的栓子来源是

A. 空气栓子　　　　　　B. 脂肪栓子

C. 心脏病栓子　　　　　D. 肺动脉血栓

E. 大动脉硬化斑块脱落

10. 对癫痫病人进行健康教育，错误的是

A. 开车要有人陪同

B. 适当参加脑力活动

C. 禁用神经兴奋剂

D. 游泳有危险

E. 需长期正规用药

11. 帕金森病病人临床表现不应有

A. 静止性震颤　　　　　B. 面具脸

C. 慌张步态　　　　　　D. 写字过小征

E. 角膜 K－F 环

12. 腰椎穿刺最常用于

A. 测定脑压、检验脑脊液

B. 做放射性核素脑池扫描

C. 做脑断层显像检查

D. 鞘内注射药物

E. 放出部分脑脊液以减轻症状

13. 下列药物哪种不能用来治疗帕金森病

A. 金刚烷胺　　　　　　B. 氯丙嗪

C. 左旋多巴　　　　　　D. 维生素 E

E. 苯海索（安坦）

14. 腰椎穿刺体位，不正确的是

A. 取侧卧位

B. 头部俯屈至胸

C. 头部去枕，使脊柱与头部在一条水平线上

D. 密切观察意识、瞳孔及生命体征

E. 脊背弯成弓形，使椎间隙增大

15. 对瘫痪病人的护理哪项是错误的

A. 观察呼吸肌有无麻痹

B. 预防泌尿道感染

C. 鼓励咳嗽、排痰

D. 勿搬动瘫痪肢体

E. 鼓励多饮水

16. 目前区别脑出血和脑血栓形成的最可靠依据是

A. 发病急缓　　　　　　B. 瘫痪程度

C. 昏迷深浅　　　　　　D. 脑脊液检查

E. 脑 CT 检查

17. 腰椎穿刺术后护理，不正确的是

A. 穿刺后去枕平卧 4～6 小时

B. 24 小时内不宜下床活动

C. 颅内压较高者宜多饮水

D. 密切观察意识、瞳孔及生命体征

E. 及早发现脑疝的前驱症状

18. 内囊出血的特征表现是

A. 同侧偏瘫　　　　　　B. 对侧偏瘫

C. 交叉性瘫痪　　　　　D. 出现"三偏"症状

E. 同侧偏瘫伴偏盲

19. 与人体的呼吸中枢、血管运动中枢、呕吐中枢等生命中枢密切相关的中枢神经系统部位是

A. 大脑　　　　　　　　B. 间脑

C. 脑干　　　　　　　　D. 小脑

E. 脊髓

20. 巴宾斯基征阳性提示病人

A. 小脑受损　　　　　　B. 锥体束受损

C. 锥体外系受损　　　　D. 脑干受损

E. 脑神经受损

21. 下列说法错误的是

A. Broca 失语以口语理解障碍为突出特点

B. Wemicke 失语由优势半球颞上回后部病变引起

C. 传导性失语病人口语清晰，听、理解正常

D. 命名性失语可以说出物体的用途

E. 失写病人可以抄写

22. 对脑组织有保护功能，且能防止脑血管痉挛的药物是

A. 硝苯地平

B. 美托洛尔（倍他乐克）

C. 尼莫地平

D. 硝酸甘油

E. 多巴胺

23. 观察急性脑出血最应注意的是

A. 体温改变　　　　　　B. 脉搏改变

C. 呼吸改变　　　　　　D. 血压改变

E. 意识状态改变

24. 优势半球内囊出血的病人，典型临床表现不包括

A. "凝视瘫肢"状　　　　B. 同向性偏盲

C. 失语　　　　　　　　　D. 偏瘫

E. 偏身感觉障碍

25. 对昏迷病人的护理措施，下列哪项不妥

A. 密切观察病人生命体征、瞳孔变化

B. 使病人头偏向一侧，防止呕吐物误吸

C. 吸痰时严格执行无菌操作，每次气管吸痰不超过 25 秒

D. 保持皮肤清洁，预防压疮发生

E. 每日进行口腔护理

26. 脑血栓形成病人多在睡眠或安静休息时发病是因为

A. 睡眠时头位过低，易淤血

B. 血压降低，脑缺血

C. 心排血量减少，脑缺血

D. 四肢静脉血栓堵塞脑血管

E. 血流变慢易，形成血栓

27. 瘫痪病人的护理中，下列措施哪项不妥

A. 保持肢体于功能位

B. 翻身、拍背

C. 调整饮食以防发生便秘

D. 鼓励病人多饮水

E. 由于瘫痪肢体不易移动，可将静脉输液穿刺在瘫痪肢体

28. 癫痫持续状态时的护理措施，不妥的是

A. 遵医嘱应用地西泮，迅速控制发作

B. 用力按压肢体，制止抽搐

C. 保持环境安静，避免强光刺激

D. 解开衣领、腰带，避免影响呼吸

E. 将毛巾或外裹纱布的压舌板塞入一侧白齿间

29. 蛛网膜下隙出血病人应绝对卧床休息至少

A. 3 天　　　　　　　　　B. 1 周

C. 2 周　　　　　　　　　D. 3 周

E. 4 周

30. 对头痛病人，下列护理措施哪项不妥

A. 鼓励病人应用止痛药

B. 鼓励病人进行理疗来缓解疼痛

C. 鼓励病人进行放松训练

D. 鼓励病人卧床休息

E. 鼓励病人避免强光和噪声的刺激，处于安静的环境

31. 短暂性脑缺血发作的最主要的临床特点是

A. 可出现偏身感觉障碍

B. 可出现偏瘫

C. 可有恶心、呕吐

D. 起病突然

E. 症状持续时间短，一般在 24 小时之内恢复正常

32. 缺血性脑血管疾病的治疗措施不包括

A. 降低血黏度、改善微循环

B. 抗凝治疗

C. 发病 6 小时内应用溶栓治疗

D. 早期应用吗啡等镇静药

E. 降低颅内压

33. 对高血压脑出血病人急性期处理的最重要的环节是

A. 用镇静药，防治癫痫发作

B. 用抗生素，防治继发感染

C. 立即使血压下降至正常以下，防止再出血

D. 立即使用止血药

E. 抗水肿，降低颅内压

34. 癫痫大发作时护理措施错误的是

A. 扶持病人卧倒

B. 解开病人的衣领、表扣和腰带

C. 在病人上下白齿间放压舌板

D. 将病人的头部侧向一边

E. 按压抽搐肢体

35. 协助诊断急性脑血管病首选的检查项目为

A. 血、尿、便常规检查　　B. 头颅 CT 或 MRI

C. 心电图检查　　　　　　D. 脑脊液检查

E. 检查病理反射

【A2 型题】

1. 周先生，患高血压病 15 年，昨天与人争吵后突然倒地昏迷，查体：一侧上、下肢瘫痪，口斜眼歪。应考虑为

A. 癫痫发作　　　　　　　B. 急性心肌梗死

C. 脑血栓形成　　　　　　D. 脑出血

E. 蛛网膜下隙出血

2. 病人，女，32 岁。突然反复发作四肢强直及阵挛，伴意识障碍，口唇青紫已约 1 小时，送来急诊时尚未终止，护理不妥的是

A. 增设床栏避免坠床

B. 观察是否有头痛、呕吐等脑水肿征象

C. 注意观察生命体征

D. 保持呼吸道畅通

E. 乙醇湿化吸氧

3. 病人，男性，65 岁，高血压 10 年。清晨出现右侧偏身感觉障碍，同时伴有右侧肢体瘫痪和右侧同向偏盲，判断其病变部位在

A. 脊髓　　　　　　　　　B. 脑桥

C. 延髓　　　　　　　　　D. 内囊

E. 脑干

4. 病人，男，33岁。玩牌时突然头痛，剧烈胀痛，伴呕吐。检查：神志清楚，躁动，右侧瞳孔小于左侧，左侧眼球位于外展位，不能内收，颈强直，克氏征（＋），余神经系统检查（－）。下列处理措施错误的是
   A. 给予脱水药
   B. 绝对卧床 4～6 周
   C. 使用大剂量止血药
   D. 使用钙拮抗剂
   E. 床头抬高以减轻脑水肿

5. 病人，男，60岁。脑 CT 示大脑中动脉供血区大面积脑梗死，处于昏迷状态，下列体征不可能出现的是
   A. 对疼痛刺激存在反应
   B. 可以被语言唤醒
   C. 瞳孔对光反射消失
   D. 生命体征稳定
   E. 可有自发动作

6. 病人，女，40岁。4 年前发现颈椎椎管狭窄，来院准备接受手术治疗。术前病人卧床休息时突然出现眩晕、黑矇，指鼻试验欠稳准，半小时后症状全部消失，则该病人可能发生的是
   A. 短暂性脑缺血发作
   B. 蛛网膜下隙出血
   C. 癫痫
   D. 脑出血
   E. 脑栓塞

7. 病人，女，60岁。患急性脑出血，头痛，恶心，喷射性呕吐，呼吸快而不规则，血压明显增高，意识障碍，下列哪项护理措施对该病人不适用
   A. 绝对安静卧床
   B. 头部禁止使用冰袋或冷敷
   C. 及时清除口腔分泌物和呕吐物
   D. 头部略抬高，稍向后仰
   E. 若 24 小时后病情稳定，可行鼻饲流质饮食

8. 病人，女性，71岁，高血压病史25年。晚餐时病人突然晕倒，伴呕吐。查体：颜面潮红，呼吸深，脉搏60次/分，血压200/110 mmHg（26.6/14.6 kPa），颈软，右上、下肢体不能活动，对疼痛刺激无反应，尿失禁。采取的护理措施不正确的是
   A. 保持安静，避免搬运
   B. 保持呼吸道通畅
   C. 心电监测
   D. 病情稳定后可鼻饲
   E. 抽搐时保护好病人，防止自伤

9. 病人，女性，25岁，突然意识丧失，两眼上翻，口唇发绀，牙关紧闭，大小便失禁、抽搐停止后昏睡 2 小时，醒后对发作无记忆，此前有数次发作。护士考虑该病人可能是
   A. 分离（转换）性障碍发作
   B. 脑血管意外
   C. 帕金森病

D. 癫痫小发作
   E. 癫痫大发作

10. 病人，女，57岁。有高血压病史16年，在做家务活动时突发头晕，随即倒地，意识丧失，呈鼾声呼吸，急送医院检查，病人呈昏迷状态，左侧肢体偏瘫，CT 见高密度影。最可能的诊断是
    A. 脑出血
    B. 短暂性脑缺血发作
    C. 脑梗死
    D. 脑血栓形成
    E. 脑挫伤

11. 儿童，5 岁，吃饭时常把饭碗打碎，屡受家长斥责。一次吃饭时，其母发觉小孩眼睛发直，随即饭碗坠地，数秒钟后正常，最有可能的诊断是
    A. 单纯失神发作
    B. 晕厥
    C. 分离（转换）障碍
    D. 精神病
    E. 精神运动性发作

12. 病人，女，35岁。教师，上课时突然左侧肢体瘫痪，查体时发现左侧肢体远端痛、温觉存在，位置觉丧失，图形觉、重量觉存在，该病人存在
    A. 特殊感觉障碍
    B. 浅感觉障碍
    C. 深感觉障碍
    D. 复合感觉障碍
    E. 感觉倒错

13. 病人，称呼物体名称的能力丧失，但能表达如何使用该物体，这种语言障碍类型属于
    A. 运动性失语
    B. 感觉性失语
    C. 命名性失语
    D. 失读
    E. 失写

14. 病人，男，63岁。突然剧烈头痛伴呕吐，并且昏迷。体检：BP 190/110 mmHg，T 39.2℃，呼吸慢，有鼾音，脉缓而有力，右上下肢瘫痪，口角左斜，心肺未见异常。护理不妥的是
    A. 迅速为其降温，可头部置冰袋
    B. 密切观察生命体征变化
    C. 发病 2 小时后即可鼻饲流质
    D. 注意脑水肿情况，防止脑疝
    E. 防止呕吐物误吸

15. 男，62岁，清晨起床时，家人发现其口角歪斜，自诉左侧上、下肢麻木，自行上厕所时摔倒。送医院检查，神志清楚，左侧偏瘫，此病人发生的情况最可能是
    A. 脑出血
    B. 脑挫伤
    C. 癫痫
    D. 脑梗死
    E. 蛛网膜下隙出血

16. 病人，女，53岁。高血压病史10年，晨起用力排便后出现右侧肢体瘫痪，伴头痛，无呕吐，口齿不清，

病理反射阳性，CT 示高密度阴影。该病人可能发生的是

A. 左侧脑出血　　　　　　B. 右侧脑出血

C. 左侧脑栓塞　　　　　　D. 右侧脑栓塞

E. 短暂性脑缺血发作

17. 病人，29 岁。咽痛、头痛、流涕 1 周，前一日发现四肢运动及感觉障碍自远端向近端扩展，伴吞咽及呼吸困难收治入院，护理措施最重要的是

A. 亲切关怀，安慰，使情绪平稳

B. 鼻饲流质，补充营养

C. 多种方式保持呼吸道通畅

D. 按摩四肢，增加血液循环

E. 保护四肢，防冻、烫伤

18. 病人，男，61 岁。有糖尿病病史。早晨起床时觉上下肢麻木，自行去厕所回来时因左下肢无力而跌倒。体检：神志清醒，左侧上下肢瘫痪，口眼不歪斜。可先考虑为

A. 脑外伤　　　　　　　　B. 脑血栓形成

C. 内囊出血　　　　　　　D. 脑栓塞

E. 蛛网膜下隙出血

19. 护理频繁呕吐伴晨起加重的病人，突然意识不清，脉搏呼吸减慢，双侧瞳孔不等大，应考虑的诊断为

A. 分离（转换）障碍发作　B. 脑疝形成

C. 高血压危象　　　　　　D. 脑血栓形成

E. 蛛网膜下隙出血

20. 女，76 岁，3 天前发生第 2 次脑卒中，出现假性球麻痹症状，最不可能出现的症状及体征是

A. 吞咽困难　　　　　　　B. 伸舌不能

C. 舌肌无萎缩　　　　　　D. 下颌反射消失

E. 讲话口齿不清

21. 女，39 岁。既往有风湿性心脏病病史 10 余年。本次突起口角歪斜。口齿不清。左上肢无力。考虑诊断为

A. 脑出血　　　　　　　　B. 脑血栓形成

C. 脑栓塞　　　　　　　　D. TIA

E. 蛛网膜下隙出血

22. 女性，45 岁，无任何外界刺激，但病人自发地感到某部位有蚁行感，该感觉为

A. 感觉减退　　　　　　　B. 感觉倒错

C. 感觉分离　　　　　　　D. 感觉异常

E. 感觉过度

23. 女性，45 岁，大学教师。日前讲课时突然跌倒在地，肢体麻木无力，不能说话，于我院诊断为急性脑出血。同事来探望时，遭到病人拒绝，则目前病人存在的主要护理问题不包括

A. 意识障碍　　　　　　　B. 言语沟通障碍

C. 自尊紊乱　　　　　　　D. 躯体移动障碍

E. 自理缺陷

24. 帕金森病病人躯体呈前倾前屈姿势，行走时上肢协同摆动动作消失或减少，起动和终止均有困难，步距缩小，这种特殊步态称为

A. 醉酒步态　　　　　　　B. 跨阈步态

C. 剪刀步态　　　　　　　D. 鸭步

E. 慌张步态

25. 周先生，患高血压病 15 年，前日与他人争吵后突然倒地昏迷，查体有一侧上下肢瘫痪口斜眼歪。应考虑为

A. 癫痫发作　　　　　　　B. 急性心肌梗死

C. 脑血栓形成　　　　　　D. 脑出血

E. 蛛网膜下隙出血

【A3/A4 型题】

(1~3 题共用题干)

李女士，58 岁，既往高血压史 10 年，为某大学教授，近 2 个月一直在为学生答辩而忙碌。昨晚伏案工作时，突然晕倒，家人立即将之送至医院。急诊查体发现：病人呈昏迷状态，瞳孔缩小，颈软，左侧肢体偏瘫，并出现大小便失禁。

1. 病人血压 200/110 mmHg，呼吸 25 次/分，心率 110 次/分，目前应该采取的首要治疗措施是

A. 积极降血压至 140/90 mmHg 以下

B. 应用甘露醇脱水降颅内压

C. 应用止血药，阻止脑内继续出血

D. 应用抗生素预防感染

E. 鼻饲补充营养，保证机体需要

2. 以下护理问题中，目前对该病人影响最小的是

A. 有皮肤完整性受损的危险

B. 有营养失调的危险

C. 有感染的危险

D. 语言沟通障碍

E. 自理缺陷

3. 护士在观察病情过程中，发现病人突然出现一侧瞳孔散大，呼吸不规则，提示病人有出现哪种并发症的危险

A. 癫痫发作　　　　　　　B. 消化道出血

C. 脑疝　　　　　　　　　D. DIC

E. 呼吸衰竭

(4~6 题共用题干)

男，50 岁，右侧肢体逐渐抖动 1 年余，既往史无特殊。体检：血压 19.9/11.9 kPa，神志清楚，表情呆板，右上下肢肌力正常，肌张力增高，右上下肢可见静止性

震颤，余神经系统检查未发现异常。

4. 最可能的诊断是

- A. 脑血栓形成
- B. 帕金森病
- C. 肝豆状核变性
- D. 小舞蹈病
- E. 癫痫局限性运动性发作

5. 此病人合适的治疗为

- A. 新斯的明
- B. 强的松
- C. 左旋多巴
- D. 苯妥英钠
- E. 低分子右旋糖酐

6. 该病人治疗过程中不能应用的药物是

- A. 苯海索（安坦）
- B. 甲基多巴
- C. 美多巴
- D. 苯海拉明
- E. 金刚烷胺

（7～9题共用题干）

男，40岁，进行性四肢无力2天，进食呛咳1天，体检：神清，声音低哑、鼻音，双侧提腭差，咽反射消失，颈软，四肢肌张力低，肌力1～2度，腱反射（－），双侧肘膝以下针刺觉减退，跖反射消失，克氏征（＋）。

7. 临床的可能诊断为

- A. 周期性瘫痪
- B. 多发性肌炎
- C. 全身型重症肌无力
- D. 吉兰－巴雷综合征
- E. 椎－基底动脉血栓形成

8. 有助于本病诊断的主要辅助检查是

- A. 头颅CT
- B. 心电图和血钾
- C. 新斯的明试验
- D. 血CPK、LDH、SGOT
- E. 腰椎穿刺脑脊液检查

9. 临床上哪种治疗措施较为适宜

- A. 氯化钾口服
- B. 复方丹参静脉滴注
- C. 氢化可的松静脉滴注
- D. 吡斯的明口服
- E. 环磷酰胺静脉滴注

（10～11题共用题干）

男性，72岁，2年来无诱因逐渐出现行动缓慢，行走时上肢无摆动，前倾屈曲体态。双手有阵颤，双侧肢体肌张力增高。无智能和感觉障碍，无锥体束损害征。

10. 最可能的诊断是

- A. 帕金森病
- B. 扭转痉挛
- C. 肝豆状核变性
- D. 阿尔茨海默病
- E. 脑动脉硬化

11. 选择最适当的治疗药物是

- A. 安坦
- B. 复方左旋多巴
- C. 司来吉兰
- D. 溴隐亭
- E. 维生素E

（12～13题共用题干）

男性，12岁，无明显诱因出现头晕，卧床休息不能缓解，后出现昏迷，意识丧失，牙关紧闭，四肢抽动，口唇青紫，小便失禁，口吐白沫，此过程约4分钟。此后病人四肢松弛，逐渐清醒。清醒后病人感头痛，对抽搐的过程无记忆。

12. 该病人所患病情属

- A. 癫痫强直－阵挛发作
- B. 癫痫持续状态
- C. 肌阵挛性发作
- D. 单纯部分性发作
- E. 复杂部分性发作

13. 病人如再次发作，下列哪项护理措施不正确

- A. 病人抽搐发作时，需专人守护，观察和记录全过程
- B. 对再次发作者要防止跌伤
- C. 立即解开衣服和腰带，迅速将压舌板置于病人一侧上、下白齿间，以防咬伤舌
- D. 强行按压或捆扎肢体，以防病人受伤
- E. 将病人的头侧向一边，及时吸出呼吸道分泌物和呕吐物并吸氧

（14～16题共用题干）

男性，35岁。有癫痫大发作史20年，低血压史15年。昨晚起大发作频繁，一直意识不清，并有发热，T 38℃，今下午送急诊室。

14. 这种发作类型临床称为

- A. 癫痫小发作
- B. 癫痫连续发作
- C. 癫痫持续状态
- D. 复杂部分性发作
- E. 单纯部分性发作

15. 首选药物是

- A. 苯妥英钠缓慢静脉注射
- B. 异戊巴比妥钠缓慢静脉注射
- C. 苯巴比妥肌内注射
- D. 水合氯醛灌肠
- E. 地西泮（安定）缓慢静脉注射

16. 病人最易产生的并发症是

- A. 脑缺氧
- B. 四肢瘫痪
- C. 心动过缓
- D. 脑水肿
- E. 碱中毒

（17～19题共用题干）

女性，10岁，发作性双眼瞪视不动，呼之不应，每周3～4次，每次15秒左右，体检无异常发现。

17. 临床诊断癫痫性发作类型是

- A. 单纯部分性发作
- B. 失神发作
- C. 复杂部分性发作
- D. 强直性发作

18. 最能帮助诊断的辅助检查是
    A. 脑电图　　　　　　　　　B. 头颅 CT
    C. 头颅 MRI　　　　　　　　D. 腰椎穿刺
    E. 脑血管造影

19. 首选的药物是
    A. 乙琥胺　　　　　　　　　B. 苯巴比妥
    C. 氯硝西泮　　　　　　　　D. 苯妥英钠
    E. 丙戊酸钠

(20～21 题共用题干)

男，70 岁，体肥胖，性急躁，喜搓麻将，某日"自摸"后兴奋不已，随即不语，跌扑在地，经他人送至医院时，神志不清，口内涎沫。入院检查，BP 200/100 mmHg，大小便失禁，口角右斜，双目凝视，双侧肢体均呈软瘫状，颈有抵抗感。

20. 该病人诊断您考虑为
    A. 高血压脑病　　　　　　　B. 高血压危象
    C. 脑出血　　　　　　　　　D. 脑梗死
    E. 脑栓塞

21. 此病常见的发病部位是
    A. 基底节区　　　　　　　　B. 小脑
    C. 脑干　　　　　　　　　　D. 脑室
    E. 脑叶

(22～24 题共用题干)

女性，46 岁，20 年前分娩时曾有过 1 次癫痫发作史，之后每年仅发作 1～2 次，因此未坚持规律服药。今日下班回家途中突然意识丧失，四肢抽搐，牙关紧闭，心率增快，血压升高，瞳孔散大。持续 20 秒后，肌肉开始出现强直和松弛交替。

22. 对病人病情诊断最有意义的是
    A. 脑电图检查
    B. 病史
    C. 脑部多普勒超声检查
    D. 体格检查
    E. 脑部 X 线片检查

23. 病人的发作目前属于
    A. 分离（转换）性障碍
    B. 部分运动性发作
    C. 强直－阵挛发作的强直期
    D. 强直－阵挛发作的阵挛期
    E. 强直－阵挛发作的惊厥后期

24. 护士应该立即为病人提供的护理措施中，不妥的是
    A. 将病人头侧向一边，使唾液流出口外
    B. 密切观察抽搐部位、持续时间、间隔时间

C. 测病人的口温，以防高热
    D. 密切观察意识状态、生命体征和瞳孔变化
    E. 不可强行按压或捆绑抽搐肢体，以防骨折

(25～27 题共用题干)

杨女士，34 岁，精神分裂症，2 年前入院治疗好转后出院，近 1 周来因被害妄想拒绝进食，缄默、不动，对旁人的劝说不听，极度违拗，精神分裂症复发。

25. 下列针对杨女士的护理措施不正确的是
    A. 不要在病人前交头接耳
    B. 不反驳病人妄想内容
    C. 鼓励单独进食
    D. 现场示范食物无毒
    E. 必要时给予鼻饲

26. 下列有关精神分裂症治疗的叙述不正确的是
    A. 治疗包括系统治疗和维持治疗两阶段
    B. 系统治疗应充分
    C. 系统治疗疗程 8～10 周
    D. 常用药物如氯丙嗪、奋乃静等
    E. 尽可能使用一种药物

27. 维持治疗一般持续多长时间
    A. 症状缓解后即可停药　　　B. 症状缓解后 3 个月
    C. 症状缓解后 6 个月　　　　D. 症状缓解后 1 年
    E. 症状缓解后 2 年

【B 型题】

(1～4 题共用备选答案)
    A. 高血压脑动脉硬化　　　　B. 先天性脑动脉瘤
    C. 脑动脉粥样硬化　　　　　D. 休克
    E. 心源性栓子

1. 脑血栓形成最常见的病因是
2. 脑出血最常见的病因是
3. 脑栓塞最常见的病因是
4. 蛛网膜下隙出血最常见的病因是

(5～6 题共用备选答案)
    A. 休克　　　　　　　　　　B. 风湿性瓣膜病
    C. 脑动脉粥样硬化　　　　　D. 先天性脑动脉瘤
    E. 与上呼吸道感染有关

5. 脑血栓形成的最常见病因
6. 脑栓塞的最常见病因

(7～11 题共用备选答案)
    A. 某一根神经根支配区或某些肌群无力
    B. 一侧上肢或下肢瘫痪
    C. 一侧面部和肢体瘫痪
    D. 病变侧脑神经麻痹和对侧肢体瘫痪
    E. 双下肢瘫痪

7. 交叉性瘫痪是指

8. 偏瘫是指

9. 单瘫是指

10. 局限性瘫痪

11. 截瘫是指

（12~15 题共用备选答案）

    A. 脑动脉粥样硬化

    B. 风湿性心脏病

    C. 高血压和脑动脉粥样硬化并存

    D. 先天性颅内动脉瘤

    E. 高血压

12. 高血压脑病常见病因为

13. 脑出血最常见病因为

14. 脑血栓形成最常见病因为

15. 脑栓塞最常见病因为

【X 型题】

1. 与脑出血不同的是，脑血栓形成具有以下临床表现特点

    A. 多无意识障碍

    B. 脑脊液正常

    C. 三偏征

    D. 多在安静状态下发病

    E. 常见失语和偏瘫

2. 脑血栓形成病人的护理包括

    A. 平卧位   B. 头置冰袋

    C. 防压疮   D. 急性期后肢体锻炼

    E. 维持心率 60 次/分

3. 符合浅昏迷表现的是

    A. 随意运动消失   B. 对强刺激有反应

    C. 大小便失禁   D. 浅反射存在

    E. 呼吸不规则

4. 符合蛛网膜下隙出血特点的是

    A. 安静下缓慢起病   B. 突然头痛

    C. 喷射性呕吐   D. 意识障碍病史

    E. 脑膜刺激征阳性

5. 护理急性脑出血病人应注意防止

    A. 脑疝   B. 呼吸系统感染

    C. 应激性溃疡   D. 压疮

    E. 心力衰竭

6. 截瘫病人常见的并发症是

    A. 心力衰竭   B. 泌尿系统感染

    C. 肺部感染   D. 贫血

    E. 压疮

7. 单侧瞳孔扩大、固定提示

    A. 颅内压增高   B. 同侧硬脑膜外血肿

    C. 有机磷中毒   D. 同侧小脑裂孔疝

    E. 阿托品中毒

8. 谵妄的表现是意识模糊伴有

    A. 知觉障碍   B. 整日昏睡

    C. 生命体征异常   D. 各种反射均消失

    E. 注意力丧失

参 考 答 案

【A1 型题】

1. B	2. B	3. D	4. C	5. D	6. E	7. E	8. E
9. C	10. A	11. E	12. A	13. B	14. C	15. D	16. E
17. C	18. E	19. C	20. B	21. A	22. C	23. E	24. A
25. C	26. E	27. E	28. B	29. E	30. A	31. E	32. D
33. C	34. E	35. B					

【A2 型题】

1. D	2. E	3. D	4. E	5. B	6. A	7. B	8. A
9. E	10. A	11. B	12. C	13. C	14. C	15. D	16. A
17. C	18. B	19. B	20. B	21. C	22. D	23. A	24. E
25. D							

【A3/A4 型题】

1. B	2. D	3. C	4. C	5. C	6. B	7. D	8. E
9. C	10. A	11. B	12. A	13. D	14. C	15. E	16. A
17. E	18. E	19. D	20. D	21. A	22. B	23. D	24. C
25. C	26. A	27. E					

【B 型题】

1. C	2. A	3. E	4. B	5. C	6. B	7. D	8. C
9. B	10. A	11. B	12. E	13. C	14. A	15. B	

【X 型题】

1. ABDE	2. ACD	3. ABD	4. BCDE	5. ABCD
6. BCE	7. BD	8. AE		

第三章 外科护理学

第一节 水、电解质、酸碱代谢失调病人的护理

【A1 型题】

1. 等渗性脱水病人首先应输入的液体是
   A. 5% 葡萄糖溶液
   B. 10% 葡萄糖溶液
   C. 5% 葡萄糖盐水
   D. 中分子葡萄糖
   E. 5% 氯化钠溶液

2. 代谢性酸中毒的发生是
   A. 由于体内 H_2CO_3 增高所致
   B. 由于呕吐大量胃内容物所致
   C. 由于大量利尿所致
   D. 体内 HCO_3^- 下降所致
   E. 体内钾缺乏所致

3. 正常人每日无形失水约为
   A. 200 ml
   B. 300 ml
   C. 450 ml
   D. 650 ml
   E. 850 ml

4. 低渗性脱水早期尿液变化是
   A. 尿量减少
   B. 尿量略增或不变
   C. 尿比重增高
   D. 尿少而比重低
   E. 管型和蛋白尿

5. 维持代谢性酸碱平衡的主要缓冲系统是
   A. HCO_3^-/H_2CO_3
   B. 血浆蛋白
   C. 磷酸盐/磷酸
   D. 血红蛋白
   E. 氧合血红蛋白

6. 静脉滴注含钾溶液不宜超过
   A. 0.5%
   B. 0.45%
   C. 0.3%
   D. 0.15%
   E. 0.05%

7. 外科病人最常见的脱水
   A. 原发性脱水
   B. 继发性脱水
   C. 高渗性脱水
   D. 低渗性脱水
   E. 等渗性脱水

8. 以下关于代谢性酸中毒的叙述不正确的是
   A. 呼吸加深加快
   B. 常伴发高钾血症
   C. 幽门梗阻病人易发生
   D. 外科临床最常见的酸碱平衡失调的类型
   E. 重症病人常用 5% 碳酸氢钠溶液纠正

9. 有关钾代谢，下列说法错误的是
   A. 钾摄入多则排出多，摄入少则排出少
   B. 维持细胞内渗透压
   C. 血清钾浓度为 3.5 ~ 5.5 mmol/L
   D. 大部分经肾排出
   E. 对心肌有抑制作用

10. 为低钾血症病人静脉补钾时，对严重缺钾者每日补氯化钾总量为
   A. 2 ~ 3 g
   B. 4 ~ 5 g
   C. 6 ~ 8 g
   D. 9 ~ 10 g
   E. 11 g

【A2 型题】

1. 病人，女，33 岁。因急性肠梗阻呕吐，出现血压偏低、尿少、口渴、脱水征。首先静脉补液的是
   A. 0.3% 氯化钾溶液
   B. 5% 葡萄糖溶液
   C. 5% 葡萄糖盐水
   D. 右旋糖酐
   E. 复方氯化钠

2. 病人，女性，40 岁，因感染性疾病，呼吸深而快，呼气有酮味。查体：心率 105 次/分，血压 80/56 mmHg，面部潮红，口唇樱红：CO_2CP 低于正常。为纠正酸碱平衡失调，输液中首选的药物是
   A. 11.2% 乳酸钠注射液
   B. 3% 氯化钠注射液
   C. 10% 葡萄糖酸钙注射液
   D. 5% 碳酸氢钠注射液
   E. 0.1 mol/L 盐酸注射液

3. 病人，男，25 岁。因高热 2 日未能进食，自诉口渴、口干、尿少，色黄。查体：口舌干燥，皮肤弹性差，眼窝凹陷，尿比重 1.028，血清钠浓度为 156 mmol/L，首先应给输入
   A. 3% ~ 5% 的氯化钠溶液
   B. 5% 碳酸氢钠溶液
   C. 5% 葡萄糖溶液
   D. 葡萄糖盐水

E. 平衡液

4. 女性病人，诊断为小肠瘘，主诉口渴、尿少、厌食、恶心、软弱无力、脉细速。血红蛋白 16 g/L、血钠 132 mmol/L、CO₂CP 为 27 mmol/L。应考虑病人出现

   A. 高渗性脱水   B. 等渗性脱水

   C. 低渗性脱水   D. 代谢性酸中毒

   E. 代谢性碱中毒

5. 女性，60 岁。因呕吐不能进食 3 天，现觉软弱无力，腹胀难忍，心悸，检查腱反射减弱，血压 100/60 mmHg（13.3/8.0 kPa），心电图发现 U 波。该病人发生了

   A. 低钾血症   B. 高钾血症

   C. 代谢性酸中毒   D. 代谢性碱中毒

   E. 高渗性脱水

6. 女性，35 岁，因车祸骨盆挤压伤入院，测血清钾 6.9 mmol/L，脉搏 46 次/分，并有心律不齐，应选用的药物是

   A. 5% 碳酸氢钠溶液   B. 10% 葡萄糖酸钙溶液

   C. 乳酸溶液   D. 毛花苷丙（西地兰）

   E. 利多卡因

【A3/A4 型题】

（1~3 题共用题干）

某病人，女性，61 岁，开腹探查术后出现肠瘘。病人诉疲乏、眩晕、四肢无力。血压 90/65 mmHg，心率 120 次/分，呼吸 40 次/分。血液 pH 为 7.22，HCO₃⁻ 为 13 mmol/L。

1. 此病人酸碱平衡失调的类型是

   A. 呼吸性碱中毒   B. 呼吸性酸中毒

   C. 代谢性碱中毒   D. 代谢性酸中毒

   E. 混合型酸碱平衡失调

2. 此病人首要的治疗方法是

   A. 静脉输注 5% 碳酸氢钠

   B. 静脉输注稀释盐酸溶液

   C. 呋塞米（速尿）

   D. 强心药

   E. 静脉输注右旋糖酐溶液

3. 给予相应治疗后，病人出现手足抽搐，其最可能的原因是

   A. 低钾血症   B. 低镁血症

   C. 高镁血症   D. 高钙血症

   E. 低钙血症

【B 型题】

（1~6 题共用备选答案）

   A. 低渗性脱水   B. 高渗性脱水

   C. 等渗性脱水   D. 低钾血症

E. 高钾血症

1. 可导致代谢性碱中毒的是

2. 高热病人大量出汗易导致的疾病是

3. 消化液急性丧失易导致的疾病是

4. 晚期出现肌肉痉挛性抽痛，腱反射减弱或消失的疾病是

5. 应用螺内酯后，病人心电图表现为 T 波高尖，Q-T 间期延长，则可能的诊断为

6. 长期禁食的病人，每日静脉滴注葡萄糖盐水，出现四肢软瘫、肠麻痹，最可能为

（7~9 题共用备选答案）

   A. 高钾血症

   B. 低氯、低钾性碱中毒

   C. 代谢性酸中毒

   D. 呼吸性酸中毒

   E. 呼吸性碱中毒

7. 男性，25 岁，火焰烧伤总面积为 44%，并有右下肢挤压伤。神志淡漠，四肢软弱，皮肤苍白，脉搏 59 次/分，血压 12/8 kPa（90/60 mmHg），尿量少于 20 ml/h，心电图上 QRS 增宽、P-R 间期延长，T 波高而尖

8. 男性，42 岁，慢性十二指肠溃疡引起幽门梗阻伴持续呕吐

9. 男性，70 岁。患糖尿病 10 年。因急性阑尾炎伴穿孔导致弥漫性腹膜炎，呼吸快而深，呼出气中带有酮味

（10~11 题共用备选答案）

   A. HCO₃⁻↓，pH↑，PaCO₂↓

   B. HCO₃⁻ 正常，pH↑，PaCO₂ 正常

   C. HCO₃⁻ 正常或↑，pH↑，PaCO₂ 正常

   D. HCO₃⁻↑，pH↑，PaCO₂ 正常或↑

   E. HCO₃⁻↓，pH↓，PaCO₂ 正常

10. 代谢性酸中毒的血气分析结果可能为

11. 代谢性碱中毒的血气分析结果可能为

【X 型题】

1. 下列哪几种溶液是等渗溶液

   A. 5% 葡萄糖溶液   B. 10% 葡萄糖溶液

   C. 5% 碳酸氢钠溶液   D. 1.4% 碳酸氢钠溶液

   E. 11.2% 乳酸钠溶液

2. 下列哪些是等渗性脱水的病因

   A. 急性肠梗阻   B. 大面积烧伤 48 小时内

   C. 急性弥漫性腹膜炎   D. 大量呕吐

   E. 高位肠瘘

3. 大量输入库血后容易发生

   A. 低血钙   B. 酸中毒

   C. 低血钠   D. 高血钾

   E. 碱中毒

参考答案

【A1 型题】

1. C　2. D　3. E　4. B　5. A　6. C　7. E　8. C
9. E　10. C

【A2 型题】

1. C　2. D　3. C　4. C　5. A　6. B

【A3/A4 型题】

1. D　2. A　3. E

【B 型题】

1. D　2. B　3. C　4. A　5. E　6. D　7. A　8. B
9. C　10. E　11. D

【X 型题】

1. AD　2. ABCDE　3. ABD

第二节　外科休克病人的护理

【A1 型题】

1. 休克时血管扩张剂用于
- A. 血容量已补足，CVP 不高，血压仍低时
- B. 输液量已足够，CVP 高于正常值，但血压、脉搏仍未改善时
- C. 不能及时补足血容量时
- D. 各种药物治疗无效，又有心功能不全时
- E. 腰部麻醉下，血压明显下降时

2. 休克早期的临床表现是
- A. 表情淡漠
- B. 发绀，四肢厥冷
- C. 血压下降，脉速
- D. 脉压小，尿量减少
- E. 抽血时血液黏稠易凝

3. 失血性休克补充血容量应首选
- A. 全血
- B. 平衡盐溶液
- C. 低分子右旋糖酐
- D. 10%葡萄糖溶液
- E. 5%碳酸氢钠溶液

4. 抗休克治疗中体表灌流情况的标志是
- A. 精神状态
- B. 血压
- C. 皮肤温度、色泽
- D. 心率
- E. 尿量

5. 休克病人微循环衰竭期典型临床表现
- A. 表情淡漠，肤色苍白　　B. 尿量减少
- C. 血压下降　　D. 脉搏增快
- E. 弥散性血管内凝血

6. 休克病人使用血管扩张剂前必须具备的前提条件是
- A. 纠正酸中毒　　B. 心功能正常
- C. 补足血容量　　D. 先用血管收缩剂

- E. 先用强心药

7. 抗休克治疗时，下列哪项药物对改善肾缺血有利
- A. 去甲肾上腺素　　B. 肾上腺素
- C. 小剂量多巴胺　　D. 麻黄素
- E. 去氧肾上腺素（新福林）

8. 给休克病人使用血管扩张剂时必须
- A. 尽早使用
- B. 大剂量使用
- C. 在扩容完成之后
- D. 同时应用强心药物
- E. 与血管收缩剂配合使用

9. 羊水栓塞急性休克期的处理，错误的是
- A. 先纠正呼吸循环衰竭
- B. 宜取平卧位并加压供氧
- C. 及早应用抗过敏药物
- D. 迅速补充血容量及纠正酸中毒
- E. 观察生命体征、尿量及出血倾向

10. 肺炎病人出现感染中毒性休克，此时首要处理是
- A. 补充血容量　　B. 用糖皮质激素
- C. 高流量吸氧　　D. 控制感染
- E. 用血管活性药物

11. 适合休克病人的体位是
- A. 侧卧位
- B. 头部及下肢适当抬高
- C. 去枕平卧位
- D. 头低足高位
- E. 半坐卧位

12. 休克病人在补充足够液体后，血压偏低，中心静脉压正常，应给予哪种药物治疗
- A. 强心药　　B. 利尿剂
- C. 血管扩张剂　　D. 血管收缩剂
- E. 大量糖皮质激素

13. 抗休克治疗最根本的措施是

A. 积极处理原发疾病

B. 及时纠正酸碱平衡失调

C. 早期应用血管活性药物

D. 及时、快速、足量补充血容量

E. 应用强心药以增加心肌收缩力

【A2型题】

1. 病人，女性，精神紧张、烦躁不安、面色苍白、尿量减少、脉压小。应首先给予

A. 血管收缩剂   B. 血管扩张剂

C. 静脉补液   D. 利尿剂

E. 强心药

2. 病人，女性，32岁，因外伤出血导致休克。入院后输入大量库存血后，出现心率缓慢、手足抽搐，血压下降、伤口渗血，其原因是

A. 血镁升高   B. 血磷降低

C. 血钙升高   D. 血钙降低

E. 血钠升高

3. 女性病人，因休克进行扩容治疗，在快速输液时，中心静脉压1.47 kPa（15 cmH$_2$O），BP 10.7/8 kPa（80/60 mmHg），应采取的措施是

A. 暂停输液   B. 用升压药

C. 加快输液速度   D. 减慢输液速度

E. 减慢输液速度加用强心剂

4. 病人，男，28岁，Ⅱ度烧伤，烧伤面积65%，口渴明显；P 110次/分，BP 80/60 mmHg；尿量30 ml/h；ECG：心律不齐。该病人的诊断应考虑

A. 过敏性休克   B. 神经源性休克

C. 心源性休克   D. 低血容量性休克

E. 感染性休克

5. 患者腹部损伤后，精神紧张、烦躁不安、面色苍白、尿量减少、脉压小。应首先给予

A. 强心药   B. 利尿剂

C. 静脉补液   D. 术前准备

E. 血管收缩剂

6. 女性，28岁，因颈外侧部切割伤大出血引起休克，已做了抢救。反映补充血容量成功的最好临床指标是

A. 口渴减轻   B. 动脉血氧分压上升

C. 血红蛋白浓度上升   D. 尿量增加

E. 呼吸频率、脉率减慢

【A3/A4型题】

（1~3题共用题干）

男性，50岁，因车祸肝破裂，面色苍白，脉搏快弱，四肢冰冷，血压11.2/6.7 kPa（84/50 mmHg），呈现休克。

1. 有助于确诊的检查是

A. 测血红蛋白   B. 测血细胞比容

C. 测肝功能   D. B超检查

E. 腹腔穿刺

2. 该病人休克的类型是

A. 失血性休克   B. 失液性休克

C. 过敏性休克   D. 心源性休克

E. 神经性休克

3. 有效的治疗是

A. 抗休克   B. 休克好转后手术

C. 手术   D. 边抗休克边手术

E. 输血止血

（4~6题共用题干）

病人，男，36岁，因"双侧股骨干骨折4小时"来诊。无尿。查体：T 36.7℃，脉搏细弱，BP 60/40 mmHg，四肢冷。

4. 首先考虑的诊断是

A. 轻度休克   B. 感染性休克

C. 中度休克   D. 重度休克

E. 高排低阻型休克

5. 首选的治疗措施是

A. 静脉用强心药物

B. 立即手术治疗

C. 迅速补充血容量

D. 应用利尿剂改善肾功能

E. 应用抗生素

6. 该病人应采取的体位是

A. 平卧位

B. 下肢抬高10°

C. 头和躯干抬高10°

D. 头、躯干抬高20°~30°，下肢抬高15°~20°

E. 头、躯干抬高40°~50°，下肢抬高30°~40°

（7~8题共用题干）

病人，女，48岁，头面部、四肢及会阴部火焰烧伤2小时，烧伤面积60%，烦躁不安，手足湿冷，伤后无尿。查体：R 25次/分；HR 160次/分。

7. 首选的诊断是

A. 急性肾衰竭   B. 烧伤

C. 烧伤休克   D. 呼吸道吸入性损伤

E. 特重度烧伤

8. 首选的紧急处理是

A. 气管切开

B. 迅速建立静脉输液通路

C. 无痛下清创

D. 立即吸氧

E. 及时使用抗生素

（9～11题共用题干）

病人，男，25岁，因"腹痛4小时"来诊。实验室检查：血清淀粉酶增高；诊断为"胰腺炎"。按照胰腺炎治疗4天后，出现呼吸急促。查体：T 39.2℃，R 32次/分，BP 70/45 mmHg；HR 140次/分；SaO_2 85%。转入ICU。

9. 病人最可能的诊断是

　　A. 失血性休克　　　　　　B. 低血容量性休克

　　C. 感染性休克　　　　　　D. 心源性休克

　　E. 过敏性休克

10. 需要立即为病人建立静脉通道，不宜选择的部位是

　　A. 颈内静脉　　　　　　　B. 锁骨下静脉

　　C. 股静脉　　　　　　　　D. 上肢外周静脉

　　E. 下肢外周静脉

11. 给病人输液时，错误的操作是

　　A. 监测中心静脉压，以此作为输液的指标

　　B. 监测血压、心率和尿量，以此评估心每搏量

　　C. 监测电解质

　　D. 维持输液管道通畅

　　E. 大量输液时无须控制输入液量及速度

（12～14题共用题干）

男性，23岁，双下肢挤压伤，神志尚清楚，表情淡漠，口很渴，面色苍白，皮肤湿冷，脉搏112次/分，血压90/70 mmHg，中心静脉压4 cmH₂O。毛细管充盈迟缓。pH为7.32。

12. 该病人的情况是

　　A. 未发生休克　　　　　　B. 中度休克

　　C. 休克代偿期　　　　　　D. 重度休克

　　E. 虚脱

13. 其循环系统的病理生理改变是

　　A. 血容量严重不足　　　　B. 心功能不全

　　C. 血容量相对过多　　　　D. 血容量不足

　　E. 容量血管过度收缩

14. 采取下列哪项措施最为有效

　　A. 应用收缩血管药物　　　B. 充分补给液体

　　C. 纠正酸中毒　　　　　　D. 给予强心药物

　　E. 应用扩张血管药物

（15～18题共用题干）

男性，40岁。因车祸发生脾破裂，就诊时血压8/4 kPa（60/30 mmHg），脉率120次/分，病人烦躁不安，肤色苍白，四肢湿冷。

15. 在等待配血期间，静脉输液宜首选

　　A. 生理盐水　　　　　　　B. 5%葡萄糖溶液

　　C. 平衡盐溶液　　　　　　D. 5%碳酸氢钠溶液

　　E. 5%葡萄糖盐水

16. 以下护理措施不正确的是

　　A. 平卧位　　　　　　　　B. 定时测血压

　　C. 置热水袋保暖　　　　　D. 测每小时尿量

　　E. 保持18～20℃室温

17. 提示病人进入微循环衰竭期的表现是

　　A. 表情淡漠　　　　　　　B. 肤色苍白

　　C. 尿量减少　　　　　　　D. 血压下降

　　E. 全身广泛出血

18. 医嘱为病人补充以下液体，能够降低血液黏滞度且疏通微循环的液体是

　　A. 全血　　　　　　　　　B. 平衡盐溶液

　　C. 5%葡萄糖溶液　　　　 D. 10%葡萄糖溶液

　　E. 低分子右旋糖酐

【B型题】

（1～2题共用备选答案）

　　A. 中心静脉压低，血压低

　　B. 中心静脉压高，血压低

　　C. 中心静脉压高，血压正常

　　D. 中心静脉压低，血压正常

　　E. 中心静脉压正常，血压低

1. 提示血容量相对不足

2. 提示有心功能不全存在

（3～4题共用备选答案）

　　A. 低血容量性休克　　　　B. 创伤性休克

　　C. 感染性休克　　　　　　D. 过敏性休克

　　E. 神经性休克

3. 全脊髓麻醉并发休克属

4. 宫外孕并发休克属

【X型题】

1. 低排高阻型休克的临床表现包括

　　A. 意识躁动、淡漠或嗜睡

　　B. 皮肤色泽淡红或潮红

　　C. 皮肤温度湿冷或出冷汗

　　D. 脉搏慢、有力

　　E. 尿量＜25 ml/h

2. 低血容量性休克的特点是

　　A. 全血、血浆或水盐丧失

　　B. 低血压

　　C. 低中心静脉压

　　D. 低心排血量

　　E. DIC

3. 休克治疗应包括

A. 病因治疗
B. 恢复足够血容量
C. 增进周围循环效能
D. 改善心脏功能
E. 处理代谢障碍

4. 休克病人可以采取的体位是

A. 平卧位
B. 半卧位
C. 俯卧位
D. 中凹卧位
E. 截石位

5. 休克晚期症状有

A. 体温不升
B. 血压测不到
C. 无尿
D. 烦躁不安
E. 无脉搏

6. 抗休克过程中微循环好转的标志是

A. 神志平静合作，对答如流
B. 皮肤色泽红润，温暖干燥
C. 脉压恢复正常
D. 脉搏慢而有力
E. 尿量稳定在 30 ml/h 以上

参考答案

【A1 型题】

1. B　2. D　3. A　4. C　5. E　6. C　7. C　8. C
9. B　10. A　11. B　12. A　13. A

【A2 型题】

1. C　2. D　3. E　4. D　5. C　6. D

【A3/A4 型题】

1. E　2. A　3. D　4. D　5. C　6. D　7. C　8. B
9. C　10. E　11. E　12. C　13. D　14. B　15. C　16. C
17. E　18. E

【B 型题】

1. D　2. B　3. E　4. A

【X 型题】

1. ACE　2. ABCE　3. ABCDE　4. AD　5. ABCE
6. ABCDE

第三节　多器官功能障碍综合征病人的护理

【A1 型题】

1. 急性肾衰竭少尿期病人可出现的电解质紊乱是

A. 低钠血症
B. 低镁血症
C. 低钾血症
D. 高钙血症
E. 低磷血症

2. 急性肾衰竭少尿期 3 天内病人的饮食要求为

A. 高脂、高糖、高蛋白
B. 高蛋白、高糖、多维生素
C. 低蛋白、高脂、低维生素
D. 低蛋白、低糖、多维生素
E. 无蛋白、高糖、多维生素

3. 弥散性血管内凝血（DIC）病人的治疗和护理应除外

A. 一旦病因消除，DIC 被控制，应及早停用肝素治疗
B. 对 DIC 病人的出血不可贸然使用一般止血药
C. 肝素使用过量时可用鱼精蛋白拮抗
D. 在低凝期，肝素与补充凝血因子需同时进行
E. DIC 后期不必使用抗纤维蛋白溶解药

4. 急性肾衰竭少尿或无尿期，避免高钾血症的措施不包括

A. 纠正酸中毒
B. 可以输入库存血
C. 严格摄入含钾药物及食物
D. 彻底清创，清除坏死组织
E. 控制感染

5. 急性肾衰竭少尿期死因多是

A. 高血钾
B. 碱中毒
C. 肺水肿
D. 钠潴留
E. 心力衰竭

6. 下边关于急性肾衰竭的提法，哪项错误

A. 每日尿量少于 200 ml 称为少尿
B. 急性肾衰竭按病因可以分为肾前性、肾性、肾后性三大类
C. 急性肾衰竭少尿期常因水中毒和高血压病而死亡
D. 每日尿量少于 400 ml 称为少尿
E. 常有肾实质损伤

7. 关于急性肾衰竭高钾血症的描述错误的是

A. 需要紧急处理
B. 心电图可表现为 QRS 波增宽
C. 透析治疗有效
D. 常合并碱中毒
E. 补充钙剂的速度要慢

8. 下边关于急性呼吸窘迫综合征的叙述正确的是

A. 糖皮质激素疗效肯定
B. 常在原发病后 6 小时内发病
C. 经呼吸道给予 NO 或者 PGE_1 有明显抗炎作用
D. 肺 X 线片示一侧肺斑片状影
E. 病理改变在肺间质

9. 1 mg 鱼精蛋白可中和的肝素的量是

 A. 100 U   B. 150 U

 C. 200 U   D. 250 U

 E. 300 U

10. 急性呼吸窘迫综合征病人最主要的治疗方法是

 A. 机械通气   B. 抗感染

 C. 吸氧   D. 支持治疗

 E. 保证足够体液容量

11. 属于肾前性肾衰竭的病因是

 A. 大出血、休克   B. 肾中毒

 C. 双侧输尿管结石   D. 前列腺增生

 E. 盆腔肿瘤压迫输尿管

【A2 型题】

1. 病人，男性，41 岁，因外伤大出血而致急性肾衰竭，前一天尿量为 200 ml，胃肠引流 250 ml，护士计算其今天的补液量约为

 A. 1500 ml   B. 3000 ml

 C. 1000 ml   D. 600 ml

 E. 500 ml

2. 男性，42 岁，患重型急性胰腺炎。并发休克 36 小时，经抗休克治疗后行胰腺和其周围坏死组织清除、腹腔引流术。术后心率 106 次/分，血压 12.8/8 kPa（96/60 mmHg），中心静脉压 0.98 kPa（10 cmH₂O）呼吸 22 次/分，动脉血氧分压 11.5 kPa（66 mmHg），尿量每小时少于 20 ml，尿比重 1.002。考虑病人已发生

 A. 心功能不全   B. 肺功能衰竭

 C. 肾衰竭   D. 血容量不足

 E. 体内血管升压素分泌过多

【A3/A4 型题】

（1~2 题共用题干）

 男性病人，下肢被汽车压伤后 4 天，尿量 24 小时 < 100 ml，伴有恶心、呕吐、嗜睡、昏迷、抽搐等症状。化验血肌酐 460 μmol/L，尿素氮 26 mmol/L。

1. 根据病情该病人的护理评估为

 A. 急性呼吸衰竭

 B. 弥散性血管内凝血

 C. 急性肾衰竭少尿期

 D. 急性肾衰竭无尿期

 E. 急性肾衰竭恢复期

2. 该病人的护理措施中效果最可靠的是

 A. 限制入水量

 B. 纠正电解质紊乱和酸碱平衡失调

 C. 预防感染

 D. 少进蛋白饮食

 E. 透析疗法

（3~5 题共用题干）

 病人，男性，32 岁，遭遇车祸，双下肢被侧翻车辆压伤长达 3 小时，经抢救解除压迫，双下肢有肿胀、疼痛，4 小时后突然出现尿少，尿比重低，尿中未见血液。

3. 考虑该病人最可能的情况是

 A. 急性肾衰竭   B. 急性肝衰竭

 C. 心力衰竭   D. 膀胱损伤

 E. 尿道梗阻

4. 病人出现病情变化的原因是

 A. 疼痛   B. 回心血量减少

 C. 尿路梗阻   D. 挤压综合征

 E. 腹部损伤

5. 目前最重要的处理措施是

 A. 碱化尿液

 B. 快速扩容

 C. 留置导尿管引流尿液

 D. 紧急手术

 E. 输入大量抗生素

（6~7 题共用题干）

 病人，男，30 岁。因外伤造成脾破裂入院，手术后第 2 天出现烦躁不安、恶心、呕吐，T 38.5℃，P 120 次/分，R 3 次/分，尿量 24 小时为 250 ml，尿比重 1.010，血钠 135 mmol/L，血钾 7.0 mmol/L，pH 7.3，尿素氮 22 mmol/L。

6. 该病人可能发生了

 A. 失血性休克   B. 急性肾衰竭

 C. 高钾血症   D. 尿毒症

 E. 心功能不全

7. 该病人的治疗原则应是

 A. 保护肾功能，纠正水、电解质紊乱及酸碱平衡失调

 B. 限制钾盐摄入

 C. 迅速扩容，纠正休克

 D. 保护心功能

 E. 积极处理原发病

【B 型题】

（1~3 题共用备选答案）

 A. 肝素   B. 双嘧达莫（潘生丁）

 C. 阿司匹林   D. 氨甲苯酸

 E. 鱼精蛋白

1. DIC 早期病人首选的抗凝血药物是

2. DIC 晚期病人使用的抗纤溶药物是

3. 肝素使用过量出现大出血时使用的药物是

（4~5 题共用备选答案）

 A. 药物中毒   B. 严重挤压伤

 C. 大面积烧伤   D. 双侧输尿管结石

 E. 低血容量性休克

4. 肾前型急性肾衰竭常见的原因是

5. 肾后型急性肾衰竭常见的原因是

【X型题】

1. 急性肾衰竭少尿期的体液紊乱是

    A. 高钾   B. 酸中毒

    C. 脱水   D. 低钠

    E. 低镁

2. 成人呼吸窘迫综合征初期表现具有

    A. 呼吸加快

    B. 一般吸氧无效

    C. 肺底有啰音

    D. X线胸片示肺部网状阴影

    E. 呼吸窘迫感

参 考 答 案

【A1型题】

1. A 2. E 3. E 4. B 5. A 6. A 7. D 8. C

9. A 10. A 11. A

【A2型题】

1. C 2. C

【A3/A4型题】

1. D 2. E 3. A 4. D 5. A 6. B 7. A

【B型题】

1. A 2. C 3. E 4. E 5. D

【X型题】

1. ABD   2. ABE

第四节　麻醉病人的护理

【A1型题】

1. 麻醉前禁食、禁饮的主要目的是预防

    A. 呕吐误吸   B. 术中排便

    C. 术后尿潴留   D. 术后腹胀

    E. 术后便秘

2. 椎管内麻醉术前用阿托品的目的是

    A. 预防呕吐

    B. 减少胃肠道腺体分泌

    C. 减弱迷走神经反射

    D. 减轻内脏牵引痛

    E. 镇静

3. 麻醉中因呕吐窒息的病人下列哪项措施最有效

    A. 立即行气管插管吸引

    B. 头低位

    C. 用纱布清除口腔呕吐物

    D. 头偏向一侧

    E. 用一粗针头经环甲膜刺入气管吸引

4. 腰穿后6小时内去枕平卧位的目的是

    A. 预防颅内压升高

    B. 预防颅内压降低

    C. 预防脑缺血

    D. 预防脑部感染

    E. 有利于脑部血液循环

5. 局部麻醉药物0.5%普鲁卡因一次最大用量是

    A. 50 ml   B. 80 ml

    C. 100 ml   D. 150 ml

    E. 200 ml

6. 硬膜外麻醉的禁忌证是

    A. 高血压   B. 婴幼儿和老人

    C. 凝血功能不全   D. 颅内高压

    E. 头痛

7. 判断全身麻醉病人完全清醒的依据是

    A. 呻吟   B. 主动睁眼

    C. 肌张力恢复   D. 正确回答问题

    E. 角膜反射恢复

8. 全脊髓麻醉的主要危险是可引起

    A. 截瘫   B. 高血压

    C. 剧烈头痛   D. 呼吸、心搏骤停

    E. 肢体感觉恢复缓慢

9. 麻醉前给病人注射哌替啶的目的是

    A. 抑制呼吸

    B. 提高痛阈

    C. 松弛肌肉

    D. 抑制呼吸道分泌物

    E. 预防迷走神经兴奋

10. 苯巴比妥钠作为局部麻醉前必需的用药，主要是因为

    A. 有镇静作用

    B. 有催眠作用

    C. 能减少呼吸道分泌

    D. 能减轻迷走神经反射

    E. 能预防局部麻醉药中毒反应

11. 全身麻醉病人完全清醒的标志是

A. 眼球活动   B. 呼吸加快

C. 呻吟、躁动   D. 睫毛反射恢复

E. 正确回答问题

【A2 型题】

1. 女性，53 岁，全麻下行胃大部切除术后 1 小时，麻醉未完全清醒，血压及脉搏正常，呼吸困难，呼吸时喉头有啰音，应考虑

    A. 舌后坠   B. 呼吸道分泌物过多

    C. 喉痉挛   D. 呕吐物窒息

    E. 呼吸抑制

2. 病人，女性，左手环指患脓性指头炎，拟在指神经阻滞麻醉下手术切开引流。为预防局部麻醉药不良反应，哪项护理是错误的

    A. 局部麻醉药须限量使用

    B. 局部麻醉药浓度不能过高

    C. 常规麻醉前用药

    D. 麻醉药中加少量肾上腺素

    E. 防止局部麻醉药注入血管

3. 病人，男，40 岁，留置左侧胸腔闭式引流管时使用利多卡因 100 mg 局部麻醉，5 分钟后出现呼吸困难、惊厥等症状。以下措施错误的是

    A. 保护病人，防止意外损伤

    B. 吸氧

    C. 半卧位

    D. 补液

    E. 静脉注射地西泮

【A3/A4 型题】

（1~3 题共用题干）

病人，男，43 岁，因胃溃疡穿孔，在全身麻醉下行毕 Ⅱ 式胃大部切除、腹腔引流术。术后返回病室，生命体征稳定，切口敷料干燥。胃肠减压吸出暗红色液体 50 ml。

1. 判断全身麻醉已完全清醒的依据是

    A. 睫毛反射恢复   B. 呼之能睁眼

    C. 能正确回答问题   D. 四肢有主动活动

    E. 针刺有痛苦表情

2. 胃肠减压的目的不包括

    A. 改善肠壁的血液循环

    B. 促进胃肠吻合口愈合

    C. 维持正常体液平衡

    D. 促进胃肠功能恢复

    E. 减轻胃肠道内压力

3. 该病人术后 24 小时内最容易发生的并发症是

    A. 吻合口出血   B. 切口感染

    C. 吻合口梗阻   D. 输出段肠袢梗阻

E. 倾倒综合征

（4~5 共用题干）

某病人，男性，68 岁，有 20 年高血压病史，现因左肺癌需行左肺切除手术。

4. 此病人最适宜的麻醉方式是

    A. 蛛网膜下隙麻醉

    B. 硬脊膜外麻醉

    C. 经气管插管维持的吸入性全身麻醉

    D. 基础麻醉加局部麻醉

    E. 静脉给药的全身麻醉

5. 术后护士判断此病人完全清醒的依据是

    A. 咽喉反射恢复   B. 咳嗽

    C. 睁眼   D. 呻吟

    E. 能正确回答问题

【B 型题】

（1~2 题共用备选答案）

    A. 俯卧位

    B. 半卧位

    C. 垫枕平卧 4~6 小时

    D. 头高足低位 6~8 小时

    E. 去枕平卧 6~8 小时，头偏向一侧

1. 全身麻醉后

2. 硬膜外麻醉后

（3~6 题共用备选答案）

    A. 头痛

    B. 全脊椎麻醉

    C. 喉头痉挛

    D. 药液外漏，组织坏死

    E. 局部麻醉药中毒

3. 腰部麻醉的常见并发症

4. 局部麻醉药中加入肾上腺素可预防

5. 蛛网膜下隙阻滞麻醉病人术后过早坐起易导致

6. 硬膜外麻醉的严重并发症

（7~9 题共用备选答案）

    A. 地西泮   B. 苯巴比妥钠

    C. 哌替啶   D. 阿托品

    E. 氨茶碱

7. 具有扩张支气管、保持呼吸道通畅作用的是

8. 具有抑制大脑边缘系统、镇静、睡眠、降低肌张力作用的是

9. 具有预防局部麻醉药物不良反应作用的是

【X 型题】

1. 高血压病人不宜选择的麻醉是

    A. 腰部麻醉   B. 硬膜外麻醉

    C. 局部浸润麻醉   D. 氯胺酮静脉麻醉

E. 神经干阻滞麻醉

2. 腰部麻醉的并发症有

A. 尿潴留   B. 血压下降

C. 呼吸抑制   D. 喉痉挛

E. 头痛

参 考 答 案

【A1 型题】

1. A   2. C   3. A   4. B   5. E   6. B   7. D   8. D

9. B   10. E   11. E

【A2 型题】

1. B   2. D   3. C

【A3/A4 型题】

1. C   2. C   3. A   4. C   5. E

【B 型题】

1. E   2. C   3. A   4. E   5. A   6. B   7. E   8. A

9. B

【X 型题】

1. ABD   2. ABCE

第五节　复苏病人的护理

【A1 型题】

1. 诊断心搏骤停最迅速可靠的指标是

A. 大动脉搏动消失   B. 呼吸停止

C. 瞳孔散大   D. 血压测不到

E. 脉搏扪不清

2. 冻僵病人浸泡复温时水温宜用

A. 25～30℃   B. 30～35℃

C. 35～40℃   D. 38～42℃

E. 45～50℃

3. 心肺复苏后护理错误的一项是

A. 血压应保持在略高水平，以利脑内灌注和冠状循环

B. 气管插管超过 48～72 小时，仍不能拔除者应考虑做气管切开

C. 呼吸道分泌物应随时除去，确保呼吸通畅

D. 除非特殊情况，一般不主张使用抗生素

E. 待胃肠道蠕动恢复，即可开始鼻饲饮食

4. 心脏复苏时一般首选下列哪种药物

A. 异丙肾上腺素   B. 肾上腺素

C. 利多卡因   D. 去甲肾上腺素

E. 阿托品

5. 发现病人心搏骤停，应立即采取下列哪项急救措施

A. 给予升压药   B. 纠正酸中毒

C. 给予强心药   D. 心肺复苏

E. 给予呼吸兴奋剂

6. 脑复苏降温后复温的指征是

A. 病人听力恢复   B. 病人视力恢复

C. 病人意识恢复   D. 病人瞳孔反射恢复

E. 病人有痛感

7. 胸外心脏按压时，手掌根部应位于

A. 胸骨下部   B. 胸骨上部

C. 心前区   D. 胸骨中部

E. 胸骨中上 1/3 交界处

8. 下列心搏骤停紧急处理措施中错误的是

A. 迅速开始人工呼吸

B. 立即开放静脉输液通路

C. 心内注射加强心肌张力的药物

D. 准备好电击除颤

E. 待心电图确诊后开始心脏按压

9. BLS 又称初期生命急救或现场急救不包括

A. 判断心跳、呼吸骤停

B. 开放气道

C. 人工通气

D. 胸外心脏按压

E. 注射肾上腺素

10. 心跳、呼吸停止后，临床死亡期的时间大约持续

A. 2～3 分钟   B. 4～6 分钟

C. 7～8 分钟   D. 8～9 分钟

E. 10 分钟

11. 脑复苏中降温疗法一般使体温维持在不低于

A. 31℃   B. 32℃

C. 33℃   D. 34℃

E. 35℃

【A2 型题】

1. 病人，男，49 岁。突然神志丧失，呼吸不规则，即刻进行心肺复苏，判断心脏按压是否有效的主要方法是

A. 测血压

B. 呼喊病人看其是否清醒

C. 触及桡动脉搏动

D. 触及颈动脉搏动

E. 观察胸部起伏

2. 病人，女性，71 岁，晨练时突然摔倒，意识丧失，大动脉搏动消失。护士应首先采取的措施是
   A. 立即联系病人家属
   B. 呼叫"120"或"999"来抢救
   C. 胸外心脏按压
   D. 先畅通气道，再行人工呼吸、人工循环
   E. 先人工呼吸、人工循环，再畅通气道

3. 病人，男，76 岁。因急性心肌梗死院外发生心脏骤停而住院治疗，心电监测发现心室颤动，给予除颤、心肺复苏和脑复苏，目前病人浅昏迷，血压：80～90/50～60 mmHg，尿量少于 30 ml/h，呋塞米静脉注射后仍少尿。错误的复苏后处理是
   A. 保持病人呼吸道通畅
   B. 静脉大量补液
   C. 严密心电监测
   D. 预防呼吸及泌尿系统感染等并发症
   E. 定期监测水、电解质水平及血气分析结果

4. 病人，女，67 岁。护士巡视时发现其突然意识丧失伴抽搐，呼吸断续，瞳孔散大，在对其进行心肺复苏时，胸外按压与人工呼吸的比例应为
   A. 15：1
   B. 15：2
   C. 30：1
   D. 30：2
   E. 30：4

5. 病人，女，40 岁。在心肺复苏过程中，测心电图发现病人有心室颤动，应实施的措施为
   A. 用利多卡因
   B. 用阿托品
   C. 除颤
   D. 植入心脏起搏器
   E. 用肾上腺素

6. 病人，男，74 岁。突然意识丧失，血压测不清，颈动脉搏动触摸不到。住院心电图监测为心室颤动，此时应采用最有效的治疗是
   A. 心脏按压
   B. 人工呼吸
   C. 心腔内注射肾上腺素
   D. 静脉注射利多卡因
   E. 非同步直流电复律

【A3/A4 型题】
（1～2 题共用题干）
    病人，男性，22 岁，学习游泳时溺水。抢救出水时心搏、呼吸已停。

1. 现场应立即采取的措施是
   A. 现场呼救
   B. 打电话"120"
   C. 立即抢救，控水，使呼吸道通畅
   D. 立即口对口人工呼吸
   E. 立即进行胸外心脏按压

2. 进一步处理是
   A. 打电话"120"
   B. 送往医院
   C. 立即心肺复苏
   D. 联系病人家属
   E. 等待医生来处理

（3～5 题共用题干）
    病人，女，20 岁。溺水，救出时呼吸、心跳已停止，立即由两人行心肺复苏术。

3. 行胸外心脏按压时错误的是
   A. 按压部位是胸骨下部
   B. 按压手法是右手掌压在左手背上
   C. 垂直向下用力按压
   D. 按压频率 100～120 次/分
   E. 按压深度使胸骨下陷 1～2 cm

4. 口对口人工呼吸的频率为
   A. 10～12 次/分
   B. 12～16 次/分
   C. 18～20 次/分
   D. 20～24 次/分
   E. 30～40 次/分

5. 人工呼吸与胸外心脏按压的比例为
   A. 2：30
   B. 1：10
   C. 1：15
   D. 1：20
   E. 1：25

【B 型题】
（1～2 题共用备选答案）
   A. 降温、脱水
   B. 纠正低血压、强心
   C. 纠正酸中毒
   D. 高压氧舱治疗
   E. 常规给氧

1. 心肺复苏后脑缺氧，应

2. 心肺复苏后循环功能不足，应

【X 型题】

1. 防治脑水肿是脑复苏的关键，应尽早施行下述哪些措施
   A. 低温
   B. 脱水疗法
   C. 镇静止痉
   D. 应用皮质类固醇
   E. 高压氧疗法

2. 心脏骤停后脑复苏的措施包括
   A. 物理降温
   B. 冬眠疗法
   C. 20% 甘露醇静脉滴注
   D. 利尿
   E. 进行高压氧治疗

3. 使用呼吸机的护理要点，以下哪些是正确的
   A. 专人监护
   B. 经常检查呼吸机的各项参数
   C. 预防感染，隔日更换湿化器滤纸
   D. 撤离呼吸机时应逐渐安全撤离

E. 呼吸机管道应每人 1 套,撤机后消毒待用

4. 事故现场立即诊断心跳、呼吸骤停的主要表现是

A. 昏迷、测不到血压　　　B. 大动脉搏动测不到

C. 心音听不到　　　D. 突然神志消失

E. 无呼吸动作

5. 心肺脑复苏中最紧急的处理是

A. 心脏除颤　　　B. 脑部降温

C. 建立人工循环　　　D. 补充血容量

E. 建立人工呼吸

6. 现场诊断心跳呼吸骤停的指标是

A. 神志突然消失

B. 颈动脉搏动触及不到

C. 无自主呼吸

D. 瞳孔散大

E. 测不到血压

7. 应用复苏药物的目的包括

A. 防治心律失常　　　B. 纠正酸中毒

C. 补充血容量及电解质　　　D. 防治脑水肿

E. 防治感染

8. 脑复苏中施行低温疗法作用是

A. 避免发热

B. 制止寒战和抽搐

C. 降低脑组织耗氧量

D. 减轻脑水肿,降低颅内压

E. 终止脑组织缺氧性病变的发展

9. 口对口人工呼吸时,吹气的正确方法是

A. 病人口唇包裹术者口唇内缘

B. 闭合鼻孔

C. 吹气量至胸廓扩张时为止

D. 频率为 12 ~ 16 次/分

E. 每次吹气量 500 ml

参 考 答 案

【A1 型题】

1. A　2. D　3. D　4. B　5. D　6. A　7. A　8. E

9. E　10. B　11. C

【A2 型题】

1. D　2. C　3. B　4. D　5. C　6. E

【A3/A4 型题】

1. C　2. C　3. E　4. B　5. A

【B 型题】

1. A　2. B

【X 型题】

1. ABCDE　　2. ABCDE　　3. ABDE　　4. BDE

5. CE　6. ABC　7. ABCD　8. CDE　9. BCD

第六节　重症病人的护理

【A1 型题】

1. 外科 ICU 救治范围不包括

A. 胸腹联合挤压伤病人

B. 闭合性气胸病人

C. 术中大出血的病人

D. 休克病人

E. 大手术后病人

2. 下列哪项不属于心血管功能监测的设备

A. 心电监护仪

B. 心电图机

C. 中心静脉压测定仪

D. Swan – Ganz 心导管

E. 潮气量测定仪

3. 关于中心静脉压,下列说法错误的是

A. CVP > 16 cmH$_2$O 应暂停输液,给予利尿剂或强心剂治疗

B. 正常值为 5 ~ 12 cmH$_2$O

C. 代表上、下腔静脉或右心房内压力

D. 测量 CVP 时应暂停使用呼吸机

E. 可评估血容量和左心功能

4. 呼吸监测最直接的指标是

A. 呼吸频率　　　B. 有无发绀

C. 血氧饱和度　　　D. 血气分析

E. 肺功能测定

5. 关于 ICU 专科护士应具备的条件,下列选项错误的是

A. 从事临床工作至少 1 年

B. 经 ICU 专科培训

C. 掌握心肺复苏及监护等技术

D. 能识别正常和异常心电图

E. 能诊断及处理一般心律失常

【A2 型题】

1. 病人,女性,43 岁,车祸导致头部外伤,昏迷,入院住 ICU 病房,病情观察内容不必要的是

A. 瞳孔　　　B. 血氧饱和度

C. 渗出液量　　　　　　　D. 肢体活动

E. 血压

2. 病人,男,40 岁。因触电心跳、呼吸骤停送来医院,经急诊抢救成功,转入外科 ICU 对其监护,下列哪组监护项目最重要

A. 胃、肾、血液　　　　　B. 肺、脑、肝

C. 脑、肝、胃　　　　　　D. 肝、胃、肾

E. 心、肺、脑

【A3/A4 型题】

（1~3 题共用题干）

林女士,32 岁。交通事故中右小腿被车压伤,在当地医院给予石膏固定,第 2 天出现右小腿持续性剧痛,急转入院。拆除外固定的石膏检查见:右小腿严重肿胀、畸形、右足趾发绀呈屈曲状态,压痛,被动活动时剧痛,足背动脉搏动消失。X 线片示右胫腓骨中段粉碎性骨折。

1. 该病人出现的并发症是

A. 休克　　　　　　　　　B. 缺血性肌挛缩

C. 神经损伤　　　　　　　D. 骨筋膜室综合征

E. 脂肪栓塞综合征

2. 该并发症的主要原因是

A. 骨折端移位影响血液循环

B. 骨折端刺破局部血管

C. 骨折端损伤腓总神经

D. 局部血肿压迫

E. 骨折端血肿及周围软组织水肿导致

3. 最适当的处理是

A. 急诊手术复位、内固定

B. 立即切开深筋膜、肌间隔减压

C. 抬高患肢

D. 高压氧治疗

E. 跟骨牵引

（4~6 题共用题干）

某男,从三楼坠下后 12 小时,神志不清,无脉搏、无血压、无尿,体温不升,全身广泛出血倾向,可见大片皮肤瘀斑,并有呕血、便血,心跳和呼吸微弱。

4. 该病人处于休克的哪一期

A. 休克早期　　　　　　　B. 休克期

C. 休克晚期　　　　　　　D. 濒死期

E. 系统功能衰竭期

5. 该病人易并发

A. 呼吸衰竭　　　　　　　B. 急性肾衰竭

C. 肝功能衰竭　　　　　　D. 血液系统功能衰竭

E. 多系统功能衰竭

6. 对该病人最主要的抢救措施应是

A. 吸氧　　　　　　　　　B. 强心

C. 扩容　　　　　　　　　D. 止血

E. 降温

【B 型题】

（1~3 题共用备选答案）

A. 血压　　　　　　　　　B. 心脏指数

C. 中心静脉压　　　　　　D. 肺动脉楔压

E. 外周血管总阻力

1. 反映静脉张力和容量的指标是

2. 反映心脏后负荷的指标是

3. 反映心肌收缩力的指标是

【X 型题】

1. 外科 ICU 救治范围包括

A. 严重创伤　　　　　　　B. 休克病人

C. 严重感染　　　　　　　D. 心肺脑复苏病人

E. 全身麻醉后病人

参 考 答 案

【A1 型题】

1. B　2. E　3. E　4. C　5. A

【A2 型题】

1. D　2. E

【A3/A4 型题】

1. D　2. E　3. B　4. C　5. E　6. D

【B 型题】

1. C　2. E　3. B

【X 型题】

1. ABCDE

第七节　外科围手术期病人的护理

【A1 型题】

1. 下列哪项不是巡回护士的职责

A. 观察手术体位　　　　　B. 安置手术体位

C. 监督无菌操作　　　　　D. 整理无菌器械台

E. 做好术前环境准备

2. 关于手术进行中无菌原则的叙述,哪项是错误的

A. 不可在手术人员背后传递器械

B. 手术台平面以下为污染区

C. 术中被肠内容物污染的器械必须冲洗后再用

D. 手套破损立即更换

E. 皮肤切开或缝合前均需用 70% 乙醇消毒皮肤 1 次

3. 胃肠道手术后的病人，饮食和补液处理下列哪项正确

　A. 麻醉反应过后即进食

　B. 肛门排气后即可进食

　C. 禁食期间成人每天补液 2500 ml

　D. 开始进食后停止输液

　E. 术后应有 2 日以上的半流质饮食

4. 术后发生急性胃扩张时，最重要的治疗措施是

　A. 纠正水、电解质紊乱

　B. 应用抗生素

　C. 给氧，肌内注射新斯的明

　D. 持续胃肠减压

　E. 预防休克

5. 一般择期手术病人的术前呼吸道准备措施是

　A. 进行体位引流

　B. 应用抗生素

　C. 应用支气管扩张剂

　D. 口服地塞米松

　E. 禁烟

6. 洗手前准备哪项不妥

　A. 洗手前 30 分钟换好洗手衣、裤、鞋

　B. 洗手衣下摆放入裤腰内

　C. 戴帽子、口罩、修剪指甲

　D. 洗手衣的袖口应卷至肘上 5 cm

　E. 洗手前应打开洗手刷盒盖和泡水桶盖

7. 胃肠道手术前的准备下列哪项是错误的

　A. 术前禁食 12 小时，禁水 4 小时

　B. 术前 1 天可服液状石蜡或番泻叶通便

　C. 结肠手术前 2 天口服肠道不吸收的抗生素和维生素 K

　D. 幽门梗阻病人术前 3 天每晚洗胃

　E. 急症手术前必须灌肠

8. 各种诊疗性穿刺部位的皮肤消毒面积不小于

　A. 1 cm×1 cm　　B. 3 cm×3 cm

　C. 5 cm×5 cm　　D. 10 cm×10 cm

　E. 20 cm×20 cm

9. 急诊手术前处理不恰当的是

　A. 麻醉药过敏试验　　B. 不限饮食

　C. 可免去备皮　　D. 不必做心理护理

　E. 外伤伤口不需处理

10. 一般病人术前血红蛋白大于多少方可手术

　A. 6 g/L　　B. 8 g/L

　C. 10 g/L　　D. 12 g/L

　E. 14 g/L

11. 对于血压高于 21.3/13.3 kPa 的病人，下列术前准备正确的是

　A. 无须特殊处理

　B. 用降压药使血压降至正常后方可手术

　C. 用降压药使血压降至略高于正常即可手术

　D. 用降压药使血压低于正常

　E. 备好降压药，术中使用

12. 术前病人禁食的时间通常是

　A. 6 小时　　B. 8 小时

　C. 10 小时　　D. 12 小时

　E. 14 小时

13. 手术日清晨的准备中，下列哪项是错误的

　A. 如有发热应给予退热药

　B. 如有活动性义齿应取下

　C. 按医嘱给予术前用药

　D. 进手术室前常规排尿

　E. 按手术需要将有关资料和用药带入手术室

14. 胸腹部手术后常见的并发症是

　A. 伤口疼痛　　B. 腹胀

　C. 肺部感染　　D. 恶心呕吐

　E. 排便困难

15. 糖尿病病人术前尿糖应控制在

　A. 无须控制　　B. 尿糖（－）

　C. 尿糖（＋）　　D. 尿糖（＋～＋＋）

　E. 尿糖（＋＋＋～＋＋＋＋）

16. 控制术后疼痛最有效的护理措施是

　A. 为病人取合适体位　　B. 及时应用止痛药

　C. 减轻病人焦虑　　D. 活动时保护伤口

　E. 减少病人活动

17. 术后病人出现恶心、呕吐最常见的原因是

　A. 伤口疼痛　　B. 腹胀

　C. 麻醉反应　　D. 肠蠕动增强

　E. 术后肠梗阻

18. 胃肠道手术留置胃管时，拔胃管的指征是

　A. 肠鸣音恢复　　B. 引流胃液转清

　C. 术后 48～72 h　　D. 肛门排气后

　E. 无腹胀、呕吐

【A2 型题】

1. 陆先生，70 岁，胃癌根治术后第 8 天，咳嗽时腹部切口裂开，部分小肠脱出，应首先采取的措施是

　A. 用蝶形胶布固定

B. 无菌盐水纱布覆盖包扎

C. 将脱出肠管还纳腹腔

D. 立即将病人送往手术室

E. 静脉滴注抗生素

2. 男性，23 岁，实习医生，参加手术担任第 1 助手，手术过程中将手套扎破，手套破损后应如何处理

　　A. 更换手套及加袖套

　　B. 用 2% 碘酊擦拭、75% 乙醇脱碘后换手套

　　C. 更换手套

　　D. 重新泡手换手套

　　E. 重新刷手换手套

3. 男性，63 岁，因肝癌行肝癌切除，肝癌切除过程中出现出血，巡回护士遵医嘱血库取血后为病人输血，哪项操作不正确

　　A. 查对病人姓名

　　B. 输血前肌内注射地塞米松

　　C. 将库存血加温

　　D. 连续输入多袋全血

　　E. 观察病人输血后反应

4. 某病人，男性，72 岁，开腹术后 1 周，伤口线脚处有多量淡红色液体流出，考虑最可能的原因是

　　A. 切口感染　　　　　　B. 切口裂开

　　C. 切口皮下积液　　　　D. 切口内有血肿

　　E. 病人凝血机制障碍

5. 某老年病人，术后痰黏稠，不能咳出，首要的护理措施是

　　A. 给予镇咳药物　　　　B. 戒烟

　　C. 给予抗生素　　　　　D. 雾化吸入

　　E. 体位引流

6. 老年男性病人，腹部手术后第 7 天，剧烈咳嗽后切口全层裂开，肠管脱出，紧急处理措施为

　　A. 戴无菌手套后将脱出肠管推回腹腔

　　B. 用干净棉垫覆盖切口

　　C. 用无菌湿盐水纱布覆盖切口

　　D. 让病人立即采取平卧位

　　E. 通知医师给予处理

【A3/A4 型题】

(1~3 题共用题干)

　　男性，48 岁。胃溃疡多年，经内科系统治疗无效，近日入院手术治疗。

1. 该病人术前禁食和禁水的时间是

　　A. 禁食 6 小时　　禁水 3~4 小时

　　B. 禁食 8 小时　　禁水 3~4 小时

　　C. 禁食 10 小时　　禁水 4~6 小时

　　D. 禁食 12 小时　　禁水 4~6 小时

E. 禁食 14 小时　　禁水 6~8 小时

2. 该病人术前备皮范围上下界分别是

　　A. 上起锁骨下平脐

　　B. 上起锁骨下至耻骨联合

　　C. 上起剑突下至耻骨联合

　　D. 上起乳头连线下平脐

　　E. 上起乳头连线下至耻骨联合

3. 今日上午在硬膜外麻醉下，行毕 I 式胃大部切除术，手术顺利，一般情况好。返回病房的卧位首先是

　　A. 侧卧位　　　　　　B. 平卧位，不去枕

　　C. 去枕平卧位　　　　D. 中凹卧位

　　E. 半卧位

(4~6 题共用题干)

　　男性，25 岁，因绞窄性肠梗阻行小肠切除术，术后 4 天仍恶心、呕吐，无明显腹痛。体检倦怠、乏力，血压 110/90 mmHg，脉搏 100 次/分，体温 37.5~38℃。全腹膨胀，无肠型、腹块、压痛及肠鸣音，血白细胞计数 $8.5 \times 10^9/L$，血清钠 140 mmol/L，动脉 pH 为 7.32，血清钾 3 mmol/L。腹部透视有 5~6 个气液平面。临床诊断手术后肠麻痹。

4. 其诱因可能是

　　A. 腹膜炎

　　B. 手术创伤反应

　　C. 代谢性碱中毒、低血钾

　　D. 代谢性酸中毒、低血钾

　　E. 肠粘连

5. 该病人的心电图很可能有下述改变

　　A. T 波高而尖　　　　　B. QRS 增宽

　　C. P-R 间期延长　　　　D. 心率缓慢

　　E. T 波低宽、ST 段降低

6. 治疗重点为下列哪项

　　A. 大量抗生素

　　B. 胃肠减压

　　C. 纠正碱中毒、静脉滴注氯化钾

　　D. 纠正酸中毒、静脉滴注氯化钾

　　E. 手术解除肠粘连

(7~10 题共用题干)

　　刘护士，参加开胸手术，任洗手护士。

7. 她在下面的操作中错误的是

　　A. 手术前一日准备手术器械

　　B. 提前 30 分钟刷手、穿手术衣、戴手套、整理器械

　　C. 以碘酒消毒手术区皮肤

　　D. 术中传递器械，配合手术

　　E. 术后清洗器械

8. 她与巡回护士的一项共同的工作是

    A. 手术前一天准备手术器械

    B. 手术开始前清点器械、敷料、针线

    C. 关闭体腔前清点器械、敷料、针线

    D. 手术开始前和关闭体腔前清点器械、敷料、针线

    E. 手术后清洗器械

9. 术中切下的肿瘤标本，她应如何处理

    A. 纱布包裹，放于手术台上

    B. 裸露放于器械台上

    C. 置弯盘中，放于器械台边缘

    D. 交给巡回护士

    E. 丢弃在污桶中

10. 病人需行急症手术，下面哪一条不是护士要做的

    A. 备皮　　　　　　　B. 灌肠

    C. 胃肠减压　　　　　D. 备血

    E. 交代术中及术后并发症并让家属签字

【B 型题】

(1~4 题共用备选答案)

    A. 仰卧位　　　　　　B. 半坐卧位

    C. 侧卧位　　　　　　D. 俯卧位

    E. 截石位

1. 颈部手术应采取

2. 腹部手术应采取

3. 胸部手术应采取

4. 会阴部手术应采取

(5~6 题共用备选答案)

    A. 去枕平卧位　　　　B. 平卧位

    C. 平卧中凹位　　　　D. 半卧位

    E. 高斜坡卧位

5. 休克病人应采取

6. 颅脑手术后病人应采取

【X 型题】

1. 术后切口裂开病人的护理措施包括

    A. 安慰病人

    B. 立即将内脏还纳

    C. 用腹带包扎

    D. 立即用无菌盐水纱布覆盖

    E. 送手术室缝合

2. 以下手术后不宜早期下床活动的是

    A. 疝修补术

    B. 门静脉高压的门腔静脉吻合术

    C. 肠粘连分解术后

    D. 阑尾切除术

    E. 胃大部切除术后

3. 床上洗头的注意点是

    A. 注意室温

    B. 注意水温

    C. 用棉花塞两耳并戴上眼罩

    D. 避免沾湿衣服和床铺

    E. 病人的面色有异，要立即停止操作并对症处理

参 考 答 案

【A1 型题】

1. D　2. C　3. B　4. D　5. E　6. D　7. E　8. C

9. A　10. C　11. C　12. D　13. A　14. C　15. D　16. B

17. C　18. D

【A2 型题】

1. B　2. B　3. D　4. B　5. D　6. C

【A3/A4 型题】

1. D　2. D　3. B　4. D　5. E　6. D　7. C　8. D

9. D　10. E

【B 型题】

1. A　2. A　3. C　4. E　5. C　6. E

【X 型题】

1. ACDE　2. AB　3. ABCDE

第八节　疼痛病人的护理

【A1 型题】

1. 癌痛的第一阶段疗法的用药是

    A. 阿司匹林　　　　　B. 布桂嗪（强痛定）

    C. 盐酸埃托菲　　　　D. 氯丙嗪

    E. 地西泮

2. 感觉疼痛的中枢位于

    A. 大脑皮质感觉区　　　B. 脊髓前角灰质

    C. 脊髓后角白质　　　　D. 大脑边缘系统

    E. 视丘

3. "疼痛剧烈，不能忍受。严重影响日常生活"属于疼痛

    A. 0 级　　　　　　　B. 1 级

    C. 2 级　　　　　　　D. 3 级

    E. 4 级

4. 护士为病人注射吗啡以止痛，给药前需要评估病人的

A. 瞳孔大小　　　　　　　B. 意识状况

C. 脉率　　　　　　　　　D. 呼吸频率

E. 心率与脉率的一致性

5. 对于儿童的疼痛，常用的评定方法是

A. 口述分级评分法　　　　B. 行为疼痛评分法

C. 数字评分法　　　　　　D. 面部表情测量法

E. 视觉模拟评分法

6. 视觉模拟评分法的英文简称是

A. VBS　　　　　　　　　B. VRS

C. NRS　　　　　　　　　D. BRS

E. VAS

【X 型题】

1. 下列症状，属于疼痛所引起的是

A. 血压升高、心率加快　　B. 血钙升高、血钠降低

C. 血糖升高、血氯降低　　D. 呼吸加快、手掌出汗

E. 骨骼肌紧张、内分泌改变

参 考 答 案

【A1 型题】

1. A　　2. A　　3. D　　4. D　　5. D　　6. E

【X 型题】

1. ADE

第九节　营养支持病人的护理

【A1 型题】

1. 基础代谢率 BMR 的计算公式为

A. BMR = 脉率 + 舒张压 − 111

B. BMR = 脉率 + 收缩压 − 111

C. BMR = 脉率 + 脉压 − 111

D. BMR = 脉率 + 脉压

E. BMR = 脉率 + 收缩压

2. 下列哪一项不是评价营养不良的指标

A. 体重下降超过 10%

B. 血浆白蛋白小于 30 g/L

C. 血浆转铁蛋白小于 200 g/L

D. 血糖高于 160 mg/dl

E. 握力明显减弱

3. 关于饥饿初期时的机体代谢变化，下述哪一项是主要的

A. 机体的代谢率降低

B. 机体组织此时均利用脂肪氧化供能

C. 初期蛋白质分解增加，几天后分解减少

D. 糖原分解加强

E. 蛋白质分解释放出的氨基酸经糖异生作用生成葡萄糖

4. 关于肠外营养的论述，下列哪一项是正确的

A. 肠外营养时，应首选中心静脉营养

B. 不要用给营养液的中心静脉导管给药、输血和取血

C. 怀疑导管败血症时，立即应用大剂量抗生素

D. TPN 时，监测尿糖，以阴性为最佳

E. 无 3 L 袋时，可将葡萄糖、氨基酸和脂肪乳剂依次单独输入

5. 胃内营养可在

A. 5～10 分钟内灌入 200～400 ml

B. 1～5 分钟内灌入 200～400 ml

C. 1～5 分钟内灌入 50～100 ml

D. 5～10 分钟内灌入 500～600 ml

E. 20～30 分钟内灌入 500～600 ml

6. 重度营养不良引起水肿的主要原因是

A. 心功能不全　　　　　　B. 肾功能不全

C. 低蛋白血症　　　　　　D. 低钠血症

E. 肝硬化

7. 全胃肠外营养的护理方法不正确的是

A. 一切操作必须严格无菌

B. 营养液可暂存于 4℃冰箱内

C. 营养液可存放 48 小时以上

D. 不可在此静脉处采血、给药等

E. 每隔 24～48 小时在无菌操作下更换与静脉导管相接的输液管及输液瓶 1 次

8. 无菌环境下配置的要素饮食，其有效时间应小于

A. 4 小时　　　　　　　　B. 8 小时

C. 12 小时　　　　　　　 D. 24 小时

E. 36 小时

9. 长期胃肠外营养的病人置管的部位是

A. 手部静脉　　　　　　　B. 足部静脉

C. 股静脉　　　　　　　　D. 上腔静脉

E. 下腔静脉

10. 在完全胃肠外营养中最佳的能源是

A. 必需氨基酸　　　　　　B. 复合氨基酸

C. 脂肪　　　　　　　　　D. 必需脂肪酸

E. 葡萄糖

11. 下列关于肠外营养的护理正确的是

    A. 首选中心静脉途径

    B. 可经中心静脉输血

    C. 不要经中心静脉导管取血

    D. 怀疑导管败血症时，首选抗菌药物治疗

    E. 葡萄糖、氨基酸和脂肪乳最好单独输注

12. 营养支持的适应证不包括

    A. 高代谢状态　　　　　　B. 急性重症胰腺炎

    C. 骨髓移植　　　　　　　D. 恶性肿瘤终末期

    E. 化疗病人

13. 创伤和感染的代谢反应下列哪一项是不正确的

    A. 能量代谢增高　　　　　B. 能量代谢降低

    C. 蛋白质丢失增加　　　　D. 糖代谢紊乱

    E. 脂肪利用增加

14. 全胃肠外营养支持病人可能发生的最严重的代谢并发症是

    A. 低血糖

    B. 脂肪肝

    C. 肝功能损害

    D. 高渗性非酮症糖尿病昏迷

    E. 高血糖

15. 下列不需高蛋白饮食的患者是

    A. 急性肾炎

    B. 大面积烧伤

    C. 营养不良、贫血

    D. 癌症晚期

    E. 肾病综合征

16. 下列哪类病人不需要用管喂饮食

    A. 昏迷病人

    B. 拒绝进食者

    C. 手术后不能张口者

    D. 高热病人需补充高热量流质食物时

    E. 婴幼儿病情危重时

【A2 型题】

1. 完全性胃肠外营养病人，营养液静脉滴注后 2 小时出现口渴、头痛、尿多，首先处理是

    A. 少量饮水以减轻口渴

    B. 应用止痛药物

    C. 通知医师处理

    D. 暂停输注

    E. 给氧

2. 病人，女性，64 岁，因食管癌术后进食不足需要通过周围静脉给予肠外营养，输注营养液过程中，护士发现病人尿量突然增加，神志不清，即测血糖为 27

mmol/L，该护士高度怀疑病人可能发生了

    A. 酮症酸中毒

    B. 吻合口瘘

    C. 高渗性非酮症糖尿病昏迷

    D. 肾衰竭

    E. 脑出血

3. 病人，女性，37 岁，十二指肠溃疡出血，胃大部切除术。术后早期最适当的营养途径是

    A. 鼻胃管饲　　　　　　　B. 胃造口管饲

    C. 鼻肠管饲　　　　　　　D. 回肠造口管饲

    E. 中心静脉营养支持

【A3/A4 型题】

（1～3 题共用题干）

    男性，36 岁，暴饮暴食后突发腹痛，疼痛呈持续性并阵发性加重，伴呕吐，体温升高，被诊为急性坏死型胰腺炎，急诊行手术治疗。

1. 该病人术后第 2 天营养供给应采取

    A. 普食　　　　　　　　　B. 管饲流质饮食

    C. 要素饮食　　　　　　　D. 部分胃肠外营养

    E. 完全胃肠外营养

2. 术后第 4 天，病人体温降至正常后又升高至 39.5℃，精神不振，寒战，无腹痛、腹胀，伤口引流液少，中心静脉置管处红肿，有压痛，应警惕其可能发生了

    A. 空气栓塞　　　　　　　B. 低血糖症

    C. 高血糖症　　　　　　　D. 导管败血症

    E. 急性胰腺炎复发

3. 此时正确的处理措施是

    A. 全身应用降温药

    B. 更换穿刺部位敷料

    C. 拔出导管并将管端送细菌培养

    D. 改用抗生素封管

    E. 继续观察病情待其自愈

【X 型题】

1. 静脉营养治疗时预防导管性败血症护理包括

    A. 严禁自导管取血化验

    B. 严禁自导管测量中心静脉压

    C. 严禁经导管输血或血浆制品

    D. 与导管相接的输液系统每 24 小时更换 1 次

    E. 每天消毒插管处皮肤并更换敷料

2. 全胃肠道外营养护理要点有

    A. 营养液储存于 4℃ 冰箱内

    B. 一切操作严格无菌

    C. 静脉导管内可输入其他液体药物、输血等

    D. 防止液体中断、走空、接管脱落，以免造成空气栓塞

    E. 详细记录每日出入量

参 考 答 案

【A1 型题】

1. C   2. D   3. D   4. B   5. A   6. C   7. C   8. D
9. D   10. E   11. C   12. D   13. B   14. D   15. A   16. D

【A2 型题】

1. D   2. C   3. C

【A3/A4 型题】

1. E   2. D   3. C

【X 型题】

1. ABCDE   2. ABDE

第十节 外科感染病人的护理

【A1 型题】

1. 针对破伤风杆菌的主动免疫的方法是

A. 注射破伤风抗毒素

B. 尽早处理伤口

C. 使用破伤风免疫球蛋白

D. 应用抗生素

E. 注射破伤风类毒素

2. 疖病好发于

A. 高血压病人

B. 糖尿病病人

C. 气管炎病人

D. 甲状腺功能亢进症病人

E. 胃溃疡病人

3. 下列与溶血性链球菌感染有关的疾病是

A. 心肌病   B. 心包炎

C. 风湿热   D. 支气管哮喘

E. 类风湿性关节炎

4. 尺侧滑囊感染时，具有诊断意义的发现是

A. 小指有外伤、感染史

B. 小指有明显压痛

C. 小指及环指呈半屈位

D. 小鱼际处有波动感

E. 小鱼际处明显红肿

5. 败血症所致多发性细菌性肝脓肿的主要治疗是

A. 抗生素治疗

B. 穿刺抽脓，脓腔注入抗生素

C. 切开引流

D. 理疗

E. 内引流术

6. 下列对破伤风抽搐病人的护理哪项是错误的

A. 为减少刺激，不需专人护理

B. 病床上加床挡，防止坠床

C. 床边备有气管切开包

D. 床边备有吸引器

E. 可在病人齿间放入一小卷纱布

7. 急性软组织感染需要及早切开引流的是

A. 急性淋巴管炎   B. 急性淋巴结炎

C. 痈   D. 疖

E. 脓性指头炎

8. 外科感染严重的症状是

A. 局部红、肿、热、痛、功能障碍

B. 周围淋巴结肿大

C. 脉快、乏力、食欲不振

D. 感染性休克

E. 脓毒血症

9. 关于丹毒的特点错误的是

A. 由溶血性链球菌引起

B. 好发于下肢

C. 一般无全身表现

D. 局部特点是鲜红色

E. 一般不化脓

10. 有关外科感染，下列哪项不正确

A. 最常见的传染方式是接触传染

B. 疖、丹毒、急性阑尾炎等均属非特异性感染

C. 病程在 2 个月之内者均属急性感染

D. 医院内感染的主要病菌是条件性病原菌

E. 外科感染病程中，常发展为混合感染

11. 哪种不是外科感染的常见致病菌

A. 溶血性链球菌   B. 金黄色葡萄球菌

C. 大肠埃希菌   D. 伤寒杆菌

E. 铜绿假单胞菌

12. 溶血性链球菌所形成的脓液为

A. 黏稠无臭   B. 黏稠恶臭

C. 稀薄、量多、无臭   D. 黏稠、黄色、无臭

E. 稀薄、棕色、恶臭

13. 破伤风病人发病的最早期表现是

A. 苦笑面容
B. 颈项强直
C. 张口困难
D. 角弓反张
E. 呼吸困难

14. 根据感染发生的部位，败血症属于
A. 身体多个部位感染
B. 手术部位感染
C. 循环系统感染
D. 运动系统感染
E. 皮肤和软组织感染

15. 破伤风杆菌具有很强的抵抗力，其主要原因是
A. 有芽孢
B. 属厌氧杆菌
C. 有荚膜
D. 对抗生素不敏感
E. 能产生耐药性

16. 控制破伤风病人痉挛的最主要措施是
A. 保持病室安静
B. 护理措施要集中
C. 限制亲友探视
D. 按时使用镇静剂
E. 静脉滴注破伤风抗毒素

17. 注射破伤风类毒素主动免疫后，若无外伤，应隔多久再强化1次
A. 每年
B. 每2年
C. 每3年
D. 5～10年
E. 不需再强化

18. 脓性指头炎出现搏动性跳痛时首先应采取的治疗措施是
A. 切开引流
B. 理疗
C. 应用抗生素
D. 热盐水浸泡
E. 外敷鱼石脂软膏

19. 下列外科感染中哪一项应接触隔离
A. 破伤风感染
B. 痈
C. 急性蜂窝织炎
D. 丹毒
E. 急性淋巴管炎和急性淋巴结炎

20. 关于急性蜂窝织炎的描述不正确的是
A. 致病菌主要是化脓性链球菌
B. 病变区与正常皮肤无明显界线
C. 局部明显红肿剧痛
D. 可由软组织损伤后感染引起
E. 多伴有寒战、高热等全身症状

【A2 型题】

1. 病人，男，46岁。因足底刺伤后出现全身肌肉强直性收缩，阵发性痉挛，诊断为破伤风。下列护理措施中与控制痉挛无关的是
A. 保持病室安静
B. 护理措施要集中进行
C. 按时使用镇静剂
D. 鼻饲流质饮食
E. 避免强光照射

2. 江某，右下肢外伤后，因未得到正确的处理而导致破伤风。为其伤口换药后，污染敷料处理的方法是
A. 过氧乙酸浸泡后清洗
B. 高压灭菌后再清洗
C. 丢入污物桶再集中处理
D. 日光下暴晒再清洗
E. 送焚烧炉焚烧

3. 病人，女，21岁。3天前鼻尖处长出一个外观红肿、自觉疼痛的结节，中央部有灰黄色小脓栓形成，该病人不应
A. 休息
B. 挤出脓栓，以利引流
C. 外敷鱼石脂软膏
D. 应用抗生素
E. 湿热敷

4. 男性，24岁，小腿处被利器划伤，未及时处理，2天后伤口附近的皮肤表面出现一条"红线"，硬而有压痛，患肢无明显肿胀，该病人可能患了
A. 网状淋巴管炎
B. 浅部静脉炎
C. 浅部淋巴管炎
D. 深部淋巴管炎
E. 急性蜂窝织炎

5. 病人，女性，23岁，左足外伤10天，破伤风发作2天。10天前赤脚劳动时左足被铁钉刺伤，出血少，疼痛3天后伤口愈合。2天前开始出现咀嚼困难，苦笑面容。前一日发生全身抽搐。入院后立即采取的措施应不包括
A. 打开愈合伤口，用过氧化氢冲洗
B. 尽早气管切开
C. 给予TAT治疗
D. 纠正水、电解质紊乱
E. 减少接触，控制痉挛

6. 男，25岁，因颈部蜂窝织炎入院，病人颈部肿胀明显，观察中应特别注意下列哪项
A. 呼吸
B. 体温
C. 神志
D. 血压
E. 吞咽

7. 女性，52岁，做饭时右手食指被鱼刺刺伤后出现肿胀，沿整个腱鞘均有压痛，无波动，患指半屈曲状，被动伸直可引起剧痛，伴有体温升高，乏力。该病人最可能患有
A. 桡侧滑囊炎
B. 尺侧滑囊炎
C. 掌中间隙感染
D. 鱼际间隙感染
E. 急性化脓性腱鞘炎

【A3／A4 型题】

(1～3 题共用题干)

病人，女性，36 岁，唇痛 10 天，高热 5 小时。查体：体温 39.6℃；神志不清，左侧瞳孔散大，对光反应消失；唇周红肿，质地坚韧，界限不清，表面有多个脓栓；右肢体瘫痪。

1. 判断该病人可能出现的问题是

    A. 脑梗死   B. 菌血症

    C. 颅内脓肿   D. 颅内出血

    E. 脓毒血症

2. 向家属解释此问题出现的可能原因是

    A. 挤压或说话多

    B. 细菌毒力强

    C. 未及时应用抗生素

    D. 机体抵抗力下降

    E. 应用镇静止痛药

3. 病人痊愈出院，指导其预防类似问题发生的方法是

    A. 尽早切开引流   B. 局部冷敷

    C. 禁挤压，少说话   D. 营养支持

    E. 全身应用抗生素

(4～6 题共用题干)

男性，8 岁，右手外伤后感染，右腋窝出现肿块，疼痛，伴发热、头痛 2 天。查体：体温 39℃，右侧腋窝有一直径 4 cm 大小的肿块，质韧、压痛、无波动感，皮肤红、肿、热。白细胞计数 15×10⁹/L，中性粒细胞 0.89。

4. 该病人应考虑为

    A. 急性淋巴结炎   B. 急性蜂窝织炎

    C. 丹毒   D. 急性淋巴管炎

    E. 腋窝脓肿

5. 不正确的护理措施是

    A. 高营养饮食、多饮水

    B. 50% 硫酸镁湿热敷

    C. 静脉注射抗生素

    D. 给予物理降温

    E. 立即切开引流以防坏死

6. 具备以下哪项条件可切开引流

    A. 体温超过 40℃   B. 感染性休克

    C. 穿刺抽出脓液   D. 血培养阳性

    E. 局部肿胀加重

(7～11 题共用题干)

男性，30 岁，炼钢工人，3 天前鼻部左侧毛囊炎，自行挑破脓头，现患处明显红肿，左侧面部肿胀伴有寒战，体温 39.5℃，体格检查发现病变正处面部"危险三角区"。

7. 其病变危险性在于

8. 如果这位病人有海绵状静脉窦炎，体格检查最重要的发现可能是

    A. 局部压痛

    B. 昏迷

    C. 患侧眼部及其周围组织水肿、硬结

    D. 面部左右不对称

    E. 患处破溃

（题7选项，位于右栏上方）

    A. 容易形成疖或痈

    B. 容易引起眼球感染

    C. 容易引起上颌窦炎

    D. 抗生素治疗无效

    E. 引起海绵状静脉窦炎

9. 体格检查时，患处脓液稠厚。作细菌培养，其结果未出来。但联想到可能的细菌是

    A. 大肠埃希菌   B. 链球菌

    C. 葡萄球菌   D. 念珠菌

    E. 克雷伯杆菌

10. 由于病灶已做局部引流和全身应用抗生素，但仍有寒战、高热。最合适的诊疗措施是

    A. 联合应用抗生素，并加大剂量

    B. 尽快明确细菌种类和药敏试验

    C. 寻找有无其他感染病灶

    D. 使用抗真菌药物治疗

    E. 加用糖皮质激素

11. 为了提高病人血培养的阳性率，最好的抽血时间是

    A. 发热开始时   B. 寒战开始时

    C. 发热最高峰时   D. 寒战结束时

    E. 预计寒战发热前

(12～15 题共用题干)

男性，34 岁，1 周前左足底被铁钉刺伤，自行包扎，昨夜突感胸闷、紧缩感，晨起，出现张口困难和抽搐、诊断为破伤风。

12. 破伤风是破伤风杆菌所致的

    A. 菌血症   B. 败血症

    C. 脓毒血症   D. 毒血症

    E. 脓毒败血症

13. 如果该病人已做过破伤风主动免疫，伤后做以下何种处理可预防破伤风

    A. 需再注射破伤风类毒素 2 ml

    B. 需再注射破伤风类毒素 0.5 ml

    C. 需注射人体破伤风免疫球蛋白 3000 IU

    D. 需再注射破伤风抗毒素（TAT）1500 IU

    E. 需注射 TAT 2 万 IU

14. 导致破伤风的原因是

A. G⁺厌氧芽孢杆菌

B. G⁺厌氧梭形芽孢杆菌

C. G⁻大肠埃希菌

D. G⁻厌氧拟杆菌

E. G⁻变形杆菌

15. 该病人注射大量破伤风抗毒素的目的是

A. 抑制破伤风杆菌的生长

B. 控制和解除痉挛

C. 中和游离的毒素

D. 减少毒素的产生

E. 中和游离与结合的毒素

【B 型题】

（1~2 题共用备选答案）

A. 面部疖肿 B. 颈后痈

C. 面部丹毒 D. 蜂窝织炎

E. 浅部脓肿

1. 一般不化脓的是

2. 创面有多个脓头的是

（3~6 题共用备选答案）

A. 除有中毒症状外，可能有少尿

B. 除有中毒症状外，常发生转移性脓肿

C. 除有中毒症状外，血培养阳性

D. 出现苦笑面容

E. 肢体有"胀裂样"疼痛

3. 菌血症

4. 气性坏疽

5. 脓毒血症

6. 破伤风

【X 型题】

1. 对丹毒病人治疗护理措施应包括

A. 抬高患肢 B. 切开引流

C. 呼吸道隔离 D. 应用抗生素

E. 50%硫酸镁湿敷

2. 急性淋巴管炎的表现包括

A. 起自原有感染病灶 B. 好发于四肢

C. 畏寒 D. 发热

E. 极易化脓

参 考 答 案

【A1 型题】

1. A 2. B 3. C 4. C 5. A 6. A 7. E 8. D

9. C 10. C 11. D 12. C 13. C 14. C 15. A 16. D

17. D 18. A 19. A 20. A

【A2 型题】

1. D 2. E 3. B 4. C 5. A 6. A 7. E

【A3/A4 型题】

1. C 2. A 3. C 4. A 5. E 6. C 7. E 8. B

9. C 10. C 11. E 12. D 13. B 14. A 15. C

【B 型题】

1. C 2. B 3. C 4. E 5. B 6. D

【X 型题】

1. ADE 2. ABCD

第十一节 损伤病人的护理

【A1 型题】

1. 烧伤创面出现焦痂下积脓，下列哪项处理方法为最佳

A. 清除焦痂，充分引流

B. 加用抗生素，取暴露疗法

C. 中药湿敷治疗

D. 中药外用，蚕食脱痂

E. 控制感染下切除焦痂植皮

2. 关于烧伤九分法的面积估算，下列哪项是错误的

A. 头颈面各分为 3% B. 双上肢为 18%

C. 躯干为 27% D. 双下肢为 44%

E. 会阴为 1%

3. Ⅱ度烧伤病人需补液的条件是烧伤面积在

A. 成人大于 10%，小儿大于 5%

B. 成人大于 15%，小儿大于 10%

C. 成人大于 12%，小儿大于 8%

D. 成人大于 8%，小儿大于 6%

E. 成人大于 5%，小儿大于 3%

4. 容易引起急性肾衰竭的损伤是

A. 严重挤压伤 B. 广泛擦伤

C. 严重撕裂伤 D. 多处刺伤

E. 冻伤

5. 关于烧伤创面清创方法，错误的选项是

A. 创口周围备皮 B. 清洗正常皮肤

C. 剔除大小水疱 D. 剪除坏死表皮

E. 以灭菌溶液清洁创面

6. 头皮裂伤 28 小时，伤口内有污物最好是

A. 不作清创术

B. 清创后二期缝合

C. 每日换药

D. 清创后一期缝合

E. 清创后缝合，放置引流物

7. 下列关于清创术的描述，错误的是

A. 清洗污物，切除失活组织，彻底止血

B. 一般在伤后 6 ~ 8 小时进行

C. 伤后 12 小时内的伤口彻底清创后可一期缝合

D. 颜面部伤口超过 24 小时，清创后延期缝合

E. 污染严重的伤口，清创后延期缝合

8. 骨盆骨折合并尿道损伤和休克时，处理顺序应是

A. 骨盆牵引固定、抗休克、处理尿道损伤

B. 骨盆牵引固定、处理尿道损伤、抗休克

C. 抗休克、处理尿道损伤、骨盆牵引固定

D. 抗休克、骨盆牵引固定、处理尿道损伤

E. 处理尿道损伤、骨盆牵引固定、抗休克

9. 在车祸现场，应先抢救的伤员是

A. 颈椎损伤　　　　　　B. 开放性气胸

C. 股骨颈骨折　　　　　D. 肠穿孔

E. 肩关节脱位

10. 对烧伤病人进行烧伤面积评估时，最简单的方法是手掌法，病人本人五指并拢的手掌面积约为体表总面积的

A. 0.5%　　　　　　　　B. 1%

C. 1.25%　　　　　　　 D. 2%

E. 5%

11. 下列不属于物理性损伤的是

A. 高温　　　　　　　　B. 低温

C. 毒气　　　　　　　　D. 电流

E. 激光

12. 小面积烧伤的处理主要为

A. 抗休克　　　　　　　B. 大量输液

C. 联合应用抗生素　　　D. 局部疗法

E. 全身疗法

13. 治疗烧伤休克的主要措施是

A. 止痛　　　　　　　　B. 补液

C. 吸氧　　　　　　　　D. 抗感染

E. 正确处理创面

14. 深 Ⅱ 度烧伤局部损伤的深度达

A. 真皮浅层，部分生发层健在

B. 表皮层，生发层健在

C. 真皮深层，有皮肤附件残留

D. 脂肪层

E. 脂肪下层

15. 烧伤创面处理的目的不包括

A. 减轻损伤和疼痛

B. 防止感染

C. 及时封闭创面，促进愈合

D. 预防畸形

E. 保护创面

【A2 型题】

1. 男性，22 岁。双下肢挤压伤，血压正常，血清钾 5.6 mmol/L。下列治疗原则中哪项是错误的

A. 不给一切含钾的药物或溶液

B. 积极防治心律失常

C. 静脉滴注 5% 碳酸氢钠溶液 60 ~ 100 ml

D. 恢复肾脏功能

E. 补充血容量

2. 男性，25 岁。因车祸造成多发性损伤，急救时发现有窒息，腹部内脏脱出，股骨开放性骨折，病人血压低，脉微速。首先要处理的情况是

A. 窒息　　　　　　　　B. 腹部受伤

C. 股骨开放性骨折　　　D. 休克

E. 脉搏微弱

3. 男，30 岁股骨干火器伤，5 个月未愈合，影响因素可能为

A. 局部血液供应差　　　B. 软组织嵌入骨折端

C. 软组织损伤严重　　　D. 治疗方法不当

E. 病人年龄偏大

4. 男性，8 岁，建筑工人，半小时前躯干被水泥预制板压伤。主诉胸痛、胸闷、气急，烦躁不安。此时护理体检特别应注意的是

A. 胸部呼吸运动是否对称

B. 胸部挤压试验阳性伴骨摩擦音

C. 胸腹部开放性损伤

D. 腹式呼吸消失

E. 血压、脉搏、呼吸数据变化

【A3/A4 型题】

(1 ~ 3 题共用题干)

男性，45 岁，在施工过程中不慎被钢筋刺破胸壁。

1. 此病人损伤的类型为

A. 挫裂伤　　　　　　　B. 挤压伤

C. 扭伤　　　　　　　　D. 开放性损伤

E. 闭合性损伤

2. 现场应给予的主要急救措施是

A. 心肺复苏　　　　　　B. 封闭伤口

C. 控制出血　　　　　　D. 解除窒息

E. 固定骨折

3. 在运送过程中病人应采取的卧位是

A. 去枕平卧位   B. 头低仰卧位

C. 低斜坡患侧卧位   D. 俯卧位

E. 低斜坡健侧卧位

（4～6题共用题干）

病人，男，36岁，工作时被热金属液体烫伤双前臂、双手、胸腹部，局部出现大小不等水疱，创面质地较软、温度较高，剧烈疼痛，痛觉敏感。

4. 其烧伤面积约为

A. 20%   B. 24%

C. 35%   D. 46%

E. 50%

5. 该病人的烧伤深度为

A. Ⅰ度   B. 浅Ⅱ度

C. 深Ⅱ度   D. Ⅲ度

E. 不能确定

6. 下列措施错误的是

A. 迅速脱离热源

B. 保持呼吸道通畅

C. 保护创面

D. 立即脱掉衣物，减轻烧伤

E. 用大量冷水淋洗或浸入水中

（7～9题共用题干）

男，21岁，半小时前不慎自10 m高处坠下，右胸部首先撞至砖墙上，即感气短、呼吸困难，外伤、无昏迷、头痛及呕吐，无腹痛及小便失禁。查体：P 110 次/分，BP 12.0/9.1 kPa（90/68 mmHg），胸科专科见气管左移明显，右侧胸部饱满，肋间饱满增宽，未见局部软化浮动现象，右侧触觉语颤及呼吸动度消失，呼吸音消失，左胸未见明显异常。

7. 本病例初步诊断为

A. 闭合性气胸   B. 开放性气胸

C. 张力性气胸   D. 少量血胸

E. 多根多处肋骨骨折

8. 对协助诊断最有意义的辅助检查是

A. B超   B. CT

C. MRI   D. X线片

E. 血常规

9. 最主要的治疗措施是

A. 吸氧   B. 静脉输液

C. 输血   D. 排气减压

E. 剖胸探查手术

【B型题】

（1～2题共用备选答案）

A. 50 ml以上   B. 40 ml以上

C. 30 ml以上   D. 20 ml以上

E. 10 ml以上

1. 成人烧伤后治疗过程中要求其每小时尿量保证在

2. 烧伤病人出现血红蛋白尿时治疗中要求其每小时尿量保证在

（3～6题共用备选答案）

A. 暴露疗法

B. 包扎疗法

C. 削痂或切痂后自体植皮

D. 半暴露疗法

E. 异体皮覆盖创面

3. 面部深Ⅱ度烫伤，适用

4. 双手深Ⅱ度烫伤，适用

5. 会阴部烫伤，适用

6. 小腿深Ⅱ度烫伤，创面感染，适用

（7～8题共用备选答案）

A. 1～10℃的低温

B. 0℃以下的低温

C. －10℃以下的低温

D. 1～10℃的低温和潮湿

E. 0℃以下的低温和潮湿

7. 非冻结性冻伤的致伤原因是

8. 冻结性冻伤的致伤原因是

（9～10题共用备选答案）

A. 红斑、干燥，有烧灼感，3～4天自愈

B. 大水疱，疱壁薄，基底潮红，均匀，潮湿

C. 细小、网状栓塞血管网

D. 粗大树枝状栓塞血管网

E. 大水疱，局部温度低

9. Ⅰ度烧伤

10. Ⅲ度烧伤

（11～13题共用备选答案）

A. 低渗性脱水   B. 等渗性脱水

C. 高渗性脱水   D. 低钾血症

E. 高钾血症

11. 男性，24岁，被沸水烧伤总面积在60%。创面不断渗出大量液体。脉细，脉搏114次/分，血压11.7/8 kPa（88/60 mmHg），尿少。皮肤、舌干燥。应诊断为

12. 女性，44岁，患急性水肿型胰腺炎，已禁食8天，每天静脉滴注葡萄糖氯化钠溶液；出现软瘫；双侧膝腱反射减退，腹胀，腹部无压痛；肠鸣音减弱。腹部透视有肠腔扩张，5～6个气液平面。应诊断为

13. 男性，28岁，被汽油烧伤总面积达80%，尿量10～15 ml/h，血尿，尿比重固定在1.010，心率52次/分。应

诊断为

【X 型题】

1. 针对烧伤面积较大者，应立即给予
   A. 用冷水或冰水浸泡，无菌敷料、干净布类覆盖
   B. 伤后如不能在 2 小时送到附近医院，应在原单位给予抗休克治疗，待休克被控制后再转运
   C. 取舒适卧位，避免创面受压
   D. 可涂有色外用药
   E. 保护好创面，避免再损伤或污染

2. 口腔烧伤的护理措施包括
   A. 用湿棉签拭去脱落的黏膜组织
   B. 能进流质饮食者可用吸管吸入
   C. 应禁食禁水，必须给予静脉营养
   D. 进食后清洁口腔
   E. 用 0.9% 氯化钠溶液或硼酸水漱口

参 考 答 案

【A1 型题】

1. E　　2. D　　3. A　　4. A　　5. C　　6. D　　7. D　　8. C
9. A　　10. B　　11. C　　12. D　　13. B　　14. C　　15. D

【A2 型题】

1. E　　2. A　　3. C　　4. B

【A3/A4 型题】

1. D　　2. B　　3. C　　4. C　　5. B　　6. D　　7. C　　8. D
9. D

【B 型题】

1. C　　2. A　　3. A　　4. C　　5. A　　6. D　　7. D　　8. B
9. A　　10. D　　11. B　　12. D　　13. E

【X 型题】

1. ABCE　　2. ABDE

第十二节　器官移植病人的护理

【A1 型题】

1. 与肾移植及骨髓移植密切相关，但肝移植无须检测的项目是
   A. HLA 配型
   B. CMV 抗体检测
   C. 淋巴细胞毒交叉配合试验
   D. 群体反应性抗体检测
   E. 抗球蛋白淋巴细胞毒性试验

2. 下列不属于超急性排斥反应的有
   A. 移植肾脏剧痛　　　　B. 血压升高
   C. 体重增加　　　　　　D. 高热、寒战
   E. 肾脏颜色由鲜红变为暗红

3. 肾移植受者术前血液透析的时间应在
   A. 30 分钟内　　　　　B. 24 小时内
   C. 3 天内　　　　　　 D. 1 周内
   E. 10 天内

4. 病人不宜接受肾移植手术的情况有
   A. 肾小球肾炎　　　　　B. 活动性肺结核
   C. 间质性肾炎　　　　　D. 多囊肾
   E. 慢性肾盂肾炎晚期

5. 以下有关肾移植受者术前护理不正确的是
   A. 遵医嘱补充维生素 D
   B. 遵医嘱输入红细胞悬液
   C. 鼓励病人进食高蛋白食物
   D. 准备全腹及同侧脊柱以内皮肤
   E. 术前 24 小时内必须进行最后一次血液透析

6. 各类脏器移植中疗效最稳定、最显著的是
   A. 肝移植　　　　　　　B. 肾移植
   C. 肺移植　　　　　　　D. 胰腺移植
   E. 心脏移植

7. 存活率最高的移植方法是
   A. 自体移植
   B. 同质移植
   C. 充分配血及组织配型后移植
   D. 同种异体移植
   E. 异种异体移植

【A2 型题】

1. 肾移植病人术后 36 小时，出现少尿，血肌酐持续升高，并伴高热、寒战，提示病人出现
   A. 感染　　　　　　　　B. 超急性排斥反应
   C. 加速性排斥反应　　　D. 急性排斥反应
   E. 慢性排斥反应

【A3/A4 型题】

(1～3 题共用题干)

　　男性，32 岁。肾衰竭多年，由亲属供肾，今日上午行肾移植术成功，现在监护室观察。

1. 此种移植称为
   A. 异种异体移植　　　　B. 同种异体移植

C. 同种移植　　　　D. 自体移植
E. 带蒂移植

2. 肾移植术后观察移植肾功能的首选指征是
A. 体温　　　　　　B. 血压
C. 脉搏　　　　　　D. 呼吸
E. 尿量

3. 慢性排斥反应一般在术后多长时间发生
A. 24 小时　　　　B. 2～3 天
C. 6 天　　　　　　D. 30 天
E. 60 天

（4～6 题共用题干）
病人，女，49 岁。因"尿毒症"行肾移植，术后第 4 天病人出现低热，尿量逐渐减少，自觉切口胀痛，乏力，查体发现移植肾肿大。

4. 病人最可能发生的并发症是
A. 慢性排斥反应　　B. 急性排斥反应
C. 切口感染　　　　D. 肾积水
E. 超急性排斥反应

5. 为明确诊断，首要的检查是
A. 血肌酐、尿素氮测定　　B. 肾图检查
C. CT 扫描　　　　D. 经肾穿刺活检
E. 超声显像

6. 不属于肾移植免疫抑制剂的是
A. 抗淋巴细胞抗体　　B. 环孢素 A
C. 硫唑嘌呤　　　　D. 甲泼尼龙
E. 干扰素

（7～8 题共用题干）
病人，男，45 岁，因"慢性肾衰竭 2 年，血液透析 6 个月"拟行同种异体肾移植入院。行常规入院检查，包括血、尿、大便常规，生化、电解质、凝血功能、传染病方面检查，免疫学检测等。

7. 该病人免疫学检测中，要求淋巴细胞毒交叉配合试验必需
A. ＜10%　　　　　B. ＞10%
C. ＜20%　　　　　D. ＞20%
E. ＜25%

8. 该病人除完成上述检查外还需要完成的临床检查是
A. 腹部 CT　　　　B. 腹部 B 型超声
C. 腹部 MRI　　　　D. 肾动态显像
E. 骨扫描

【B 型题】
（1～2 题共用备选答案）
A. 自体移植　　　　B. 同种异体移植
C. 异种异体移植　　D. 同质移植

E. 支架移植
1. 同卵双生间异体移植
2. 断指再植

（3～5 题共用备选答案）
A. 术后 24 小时内
B. 术后 24 小时后至数月
C. 术后 6 个月以后
D. 术后 1 年以后
E. 术后 3 年以后
3. 肾移植后超急性排斥反应发生在
4. 肾移植后急性排斥反应发生在
5. 肾移植后慢性排斥反应发生在

（6～7 题共用备选答案）
A. 环孢素 A　　　　B. 盐酸左旋咪唑
C. 硫唑嘌呤　　　　D. 环磷酰胺
E. 抗淋巴细胞球蛋白
6. 既是免疫抑制剂，又是强效抗生素的药物是
7. 没有免疫抑制作用的药物是

【X 型题】
1. 器官移植按供者和受者的遗传学关系分类，主要分为
A. 自体移植　　　　B. 同质移植
C. 同种异体移植　　D. 异种移植
E. 异位移植

2. 下列哪些是肾移植术后的外科并发症
A. 出血或血肿　　　B. 输尿管梗阻
C. 尿瘘　　　　　　D. 胆汁淤积性肝炎
E. 肾血管血栓或狭窄

3. 不会发生排斥反应的是
A. 自体移植　　　　B. 同质移植
C. 带蒂移植　　　　D. 同种异体移植
E. 异种异体移植

参考答案

【A1 型题】
1. A　2. C　3. B　4. B　5. C　6. B　7. A

【A2 型题】
1. D

【A3/A4 型题】
1. B　2. E　3. E　4. B　5. A　6. E　7. A　8. B

【B 型题】
1. D　2. A　3. A　4. B　5. C　6. A　7. B

【X 型题】
1. ABCD　2. ABCE　3. ABC

第十三节 肿瘤病人的护理

【A1 型题】

1. 恶性肿瘤的临床特点是
  A. 细胞分化低   B. 膨胀性生长
  C. 无转移   D. 危害较小
  E. 界限清楚

2. 在肿瘤病人化疗或放疗期间，最主要的观察项目是
  A. 血象   B. 食欲缺乏
  C. 恶心、呕吐   D. 皮肤损害
  E. 脱发程度

3. 恶性肿瘤的诊断，最重要的依据是
  A. 病程短，发展快
  B. 肿块质硬、固定
  C. 血清酶学及免疫学检查
  D. X 线片、放射性核素或超声波检查
  E. 病理学检查

4. 梅格斯综合征见于哪种类型的卵巢肿瘤
  A. 颗粒型细胞瘤   B. 卵泡膜细胞瘤
  C. 纤维瘤   D. 无性细胞瘤
  E. 内胚窦瘤

5. 肿瘤病人的体位一般采取
  A. 半卧位   B. 侧卧位
  C. 斜坡卧位   D. 自由体位
  E. 平卧位

6. 属于细胞周期非特异性化疗药的是
  A. 环磷酰胺   B. 5 - 氟尿嘧啶
  C. 长春新碱   D. 阿霉素
  E. 顺铂

7. 肿瘤放疗局部的皮肤有水疱时可局部使用
  A. 2% 甲紫   B. 羊毛脂
  C. 硼酸软膏   D. 氢化可的松霜
  E. 0.2% 薄荷淀粉

8. 下列有关恶性肿块特征的描述不正确的是
  A. 边界不清楚   B. 表面高低不平
  C. 早期出现疼痛   D. 质地坚硬
  E. 固定、不活动

9. 对恶性肿瘤进行化疗时，白细胞计数下降到 $3 \times 10^9/L$ 以下，首先应
  A. 服用利血生   B. 少量多次输血
  C. 暂时停药   D. 加强营养
  E. 中药治疗

10. 以下哪项不是恶性肿瘤的晚期表现
  A. 消瘦   B. 乏力
  C. 食欲亢进   D. 贫血
  E. 发热

11. 关于恶性肿瘤分期的描述不正确的是
  A. T 表示肿瘤的大小
  B. L 表示淋巴结转移情况
  C. M 表示脏器转移情况
  D. $T_1L_0M_0$ 表示肿瘤处于早期
  E. $T_4L_3M_1$ 表示肿瘤处于中期

12. 有关癌肿的局部特征，不正确的是
  A. 表面高低不平   B. 界限不清
  C. 固定，不活动   D. 质地坚硬
  E. 早期就有疼痛

13. 肿瘤发病的外源性因素是
  A. 内分泌因素   B. 遗传因素
  C. 化学因素   D. 种族因素
  E. 免疫因素

14. 泌尿系统肿瘤术后 2～3 年内多长时间复查 1 次
  A. 1 个月   B. 2 个月
  C. 3 个月   D. 4 个月
  E. 5 个月

15. 恶性肿瘤病人化疗期间，白细胞计数降至 $3 \times 10^9/L$，正确的处理是
  A. 加强营养   B. 加大用药剂量
  C. 输注白蛋白   D. 服用抗生素
  E. 暂停用药

16. 以下可能通过化学疗法达到临床治愈的恶性肿瘤是
  A. 胃癌   B. 乳癌
  C. 食管癌   D. 鼻咽癌
  E. 白血病

17. 脑瘤术后引流管拔出的时间一般为术后
  A. 3～4 天   B. 5～7 天
  C. 4～5 天   D. 3～7 天
  E. 4～8 天

18. 不属于化疗药物作用机制的是
  A. 影响 DNA 的合成
  B. 干扰 RNA 的复制
  C. 干扰转录，抑制 mRNA 的合成
  D. 防止线粒体的形成

E. 阻止蛋白质的合成

【A2 型题】

1. 病人，男，68 岁。因肝癌进行化疗。下列护理措施错误的是
   A. 每周查血象 1～2 次
   B. 限制饮食，以防呕吐
   C. 白细胞计数低于 $3×10^9/L$ 时，给予升血细胞药
   D. 鼓励病人多饮水
   E. 静脉用药应稀释到要求浓度

2. 病人，男，60 岁。肺癌病人，在护士静脉推注化疗药物阿霉素 20 mg + 生理盐水 20 ml 的过程中，不慎将药液漏至血管外。以下哪项处理错误
   A. 停止注射，拔出针头
   B. 支托痛处
   C. 普鲁卡因注入局部皮下
   D. 局部热敷
   E. 氢化可的松油膏外敷

3. 病人，男性，43 岁，腰部有缓慢生长的肿物 5 年余。查体：右侧腰部皮下有一桃核大小的肿物，质软，分叶状，移动度大，不可压缩。此肿物最可能是
   A. 神经纤维瘤
   B. 海绵状血管瘤
   C. 脂肪瘤
   D. 鞘膜囊肿
   E. 粉瘤

4. 男性，20 岁。入学查体胸透，发现左侧胸腔第 6 胸椎旁有直径约 6 cm 圆形肿块影。最可能的诊断是
   A. 畸胎瘤
   B. 胸腺瘤
   C. 中央型肺癌
   D. 神经源性肿瘤
   E. 淋巴源性肿瘤

5. 韩女士，45 岁，右侧乳房扪及 3 cm × 1 cm 肿块，质硬，无压痛，尚能活动，同侧腋窝淋巴结不大，最佳治疗方法为
   A. 密切观察
   B. 中药
   C. 区段切除活检
   D. 热敷
   E. 口服丙酸睾酮

【A3／A4 型题】

（1～2 题共用题干）

妇科病区，施女士，38 岁，因子宫颈癌行第 2 次化疗。责任护士了解到上次化疗反应：呕吐剧烈，口腔溃疡，严重腹泻，高热数天不退，以至于没能完成全部剂量。

1. 为避免该病人上次化疗发生的并发症，责任护士实施的护理措施与下列哪项无关
   A. 留置 24 小时尿量
   B. 加强口腔护理
   C. 镇吐

D. 白细胞计数降至 $3.0×10^9/L$ 时立即报告医生
E. 按需增加测量体温次数

2. 若为减轻病人胃肠道不良反应，责任护士执行"化疗注意事项"时需特别注意下列哪项措施
   A. 合理使用静脉血管
   B. 慢速静脉滴注化疗药物
   C. 用等渗盐水作为穿刺的引导液
   D. 药液滴注结束后再推入等渗盐水
   E. 拔针后按压穿刺点数分钟

【B 型题】

（1～2 题共用备选答案）
   A. EB 病毒
   B. 人乳头瘤病毒
   C. 乙型病毒性肝炎病毒
   D. HTLV 病毒
   E. 疱疹病毒

1. 鼻咽癌
2. 宫颈癌

（3～4 题共用备选答案）
   A. 环磷酰胺
   B. 氟尿嘧啶
   C. 丝裂霉素
   D. 长春新碱
   E. 阿霉素

3. 化疗药中，属于细胞毒素类的是
4. 化疗药中，属于抗代谢药的是

【X 型题】

1. 肿瘤病人放射性治疗的禁忌证是
   A. 晚期肿瘤，伴严重贫血、恶病质
   B. 出现严重并发症
   C. 外周血白细胞计数升高
   D. 伴有严重心、肺、肾疾患
   E. 接受过放疗的组织器官已有放射性损伤者

参 考 答 案

【A1 型题】

1. A 2. A 3. E 4. C 5. C 6. A 7. C 8. C
9. C 10. C 11. E 12. E 13. C 14. C 15. E 16. E
17. A 18. D

【A2 型题】

1. B 2. D 3. C 4. B 5. C

【A3／A4 型题】

1. A 2. B

【B 型题】

1. A 2. B 3. A 4. B

【X 型题】

1. ABDE

第十四节　颈部疾病病人的护理

【A1 型题】

1. 下列哪一项不是甲状腺功能亢进症外科治疗的适应证

 A. 中度以上的原发性甲状腺功能亢进症，内科治疗无明显疗效者

 B. 继发性甲状腺功能亢进症或高功能腺瘤

 C. 腺体较小且无压迫症状

 D. 抗甲状腺药或 ^{131}I 治疗后复发

 E. 妊娠早中期

2. 甲状腺功能亢进症手术发生甲状腺危象的高危时间是

 A. 术中
 B. 术后 12～36 小时

 C. 术后 48～72 小时
 D. 术后 12～72 小时

 E. 术后 3 天以上

3. 下列哪项不宜施行甲状腺大部切除术

 A. 青少年甲状腺功能亢进症

 B. 继发性甲状腺功能亢进症

 C. 妊娠期甲状腺功能亢进症

 D. 甲状腺功能亢进症有气管压迫症状

 E. 中度原发性甲状腺功能亢进症并发心律不齐

4. 在下列甲状腺癌中，最常见的是

 A. 乳头状腺癌
 B. 髓样癌

 C. 未分化癌
 D. 滤泡性腺癌

 E. 细胞癌

5. 甲状腺功能亢进症病人手术前，为抑制甲状腺素的释放，并使腺体缩小变硬，常用的药物是

 A. 复方碘化钾溶液（卢戈液）

 B. 普萘洛尔（心得安）

 C. 甲巯咪唑（他巴唑）

 D. 丙硫氧嘧啶

 E. 地西泮（安定）

6. 甲状腺大部切除时通常采取的体位

 A. 过伸体位
 B. 平卧位

 C. 半坐位
 D. 侧卧位

 E. 俯卧位

7. 甲状腺手术后导致呼吸困难和窒息的原因中，哪一项是错误的

 A. 伤口内出血压迫血管

 B. 急性喉头水肿

 C. 双侧喉返神经损伤

 D. 双侧喉上神经损伤

 E. 气管软化塌陷

8. 甲状腺功能亢进症病人术前需要服用的减少甲状腺素合成的药物是

 A. 阿托品

 B. 普萘洛尔（心得安）

 C. 硫氧嘧啶

 D. 甲状腺素

 E. 复方碘化钾

9. 甲状腺腺瘤病人的肿块特点是

 A. 质地较硬
 B. 表面不平

 C. 边界清晰
 D. 双侧弥漫性肿大

 E. 不随吞咽上下移动

10. 单侧喉返神经损伤的表现是

 A. 发声音调变低
 B. 呛咳

 C. 声音嘶哑
 D. 手足抽搐

 E. 烦躁、谵妄

11. 如甲状腺功能亢进症症状已控制，还应做哪项术前准备

 A. 继续服用硫氧嘧啶类药物

 B. 给予高蛋白、高热量饮食

 C. 密切注意心率、血压变化

 D. 卧床休息

 E. 服用复方碘化钾 1～2 周

12. 如术后病人伤口血管结扎线脱落导致呼吸困难，应如何处理

 A. 立即拆线，送手术室止血

 B. 给予止血药物

 C. 吸氧

 D. 气管切开

 E. 局部加压包扎

【A2 型题】

1. 病人，男，38 岁。颈部肿块 2 个月，无痛，生长速度快，位于胸锁乳突肌周围、锁骨上三角处，肝、脾肿大，纵隔淋巴结肿大。应考虑为

 A. 颈部淋巴结化脓性炎

 B. 恶性淋巴瘤

 C. 甲状舌管囊肿

 D. 颈部淋巴结结核

 E. 淋巴结转移癌

2. 女性，60 岁，颈后局限性肿痛 6 天，伴有畏寒、发热 38.5℃。来急诊时已用抗生素治疗 3 天，体格检查见颈后发际下方肿胀。皮肤红肿，质地坚韧，界限不清，

其中央多个小脓头伴坏死组织，白细胞计数 16 × 10^9/L，中性粒细胞 0.90。此时最恰当的治疗选择是

  A. 继续静脉应用抗生素

  B. 理疗

  C. 做"十"、"十十"或"卅"形切口引流

  D. 外敷中药膏

  E. 免疫治疗

3. 某病人，22 岁，左侧甲状腺单发结节突然增大，伴胀痛，可能的诊断为

  A. 甲状腺功能亢进症　　B. 甲状腺腺瘤出血

  C. 甲状腺炎　　　　　　D. 甲状腺癌

  E. 单纯甲状腺肿大

4. 男性，36 岁，甲状腺大部切除手术后 6 小时出现憋气，逐渐发展为呼吸困难，敷料上有少量血液浸透，应首先考虑发生了

  A. 喉头水肿　　　　　　B. 气管塌陷

  C. 痰液堵塞气道　　　　D. 切口内血肿形成

  E. 双侧喉返神经损伤

【A3/A4 型题】

(1~3 题共用题干)

张女士，23 岁。主诉近几个月脾气急躁，易出汗、无力、手抖、失眠、多食，检查发现甲状腺呈弥漫性肿大，质软，有轻度突眼，颈部闻及血管杂音，测得基础代谢率 +25%。

1. 初步诊断为

  A. 甲状腺功能亢进症

  B. 地方性甲状腺肿

  C. 甲状腺功能亢进性心脏病

  D. 生理性甲状腺肿

  E. 甲状腺危象

2. 最佳治疗方法是

  A. 手术治疗　　　　　　B. 放射性 ^{131}I 治疗

  C. 普萘洛尔治疗　　　　D. 地西泮治疗

  E. 甲巯咪唑治疗

3. 服上述药物过程中，下列哪项指导不正确

  A. 用药疗程长至 1.5~2 年

  B. 轻型药物疹可用抗过敏药物缓解

  C. 开始服用时需每周检查血白细胞计数 1 次

  D. 如发现白细胞计数低于 3.5×10^9/L 时要停药

  E. 用药后 2 周左右才开始有效

(4~6 题共用题干)

男性，33 岁，因甲状腺功能亢进症准备接受手术治疗。清晨醒后空腹、平卧查体：T 36.6℃，P 110 次/分，R 19 次/分，BP 125/75 mmHg。

4. 该病人的基础代谢率为

  A. 37%　　　　　　　　B. 41%

  C. 45%　　　　　　　　D. 49%

  E. 53%

5. 术前该病人需服用既能抑制甲状腺素释放，又能减少甲状腺血流量的药物是

  A. 阿托品　　　　　　　B. 普萘洛尔

  C. 硫氧嘧啶　　　　　　D. 甲状腺素

  E. 复方碘化钾

6. 护士应在术前指导病人练习

  A. 侧卧位　　　　　　　B. 脊柱过伸位

  C. 头颈过伸位　　　　　D. 去枕平卧位

  E. 垫枕平卧位

(7~9 题共用题干)

女性，30 岁，颈部增粗，伴食欲亢进、消瘦、手颤、怕热、多汗半年，以原发性甲状腺功能亢进症收入院。查体：眼球突出，眼裂增大，甲状腺弥漫性肿大、质软、可触及震颤，闻及血管杂音。血压 140/90 mmHg，脉搏 120 次/分，准备手术治疗。

7. 该病人应用以下哪种药物进行术前准备

  A. 阿托品　　　　　　　B. 普萘洛尔

  C. 复方碘化钾　　　　　D. 钙剂

  E. 甲状腺片

8. 服药方法

  A. 每日 3 次，从每次 3 滴开始，逐日增加 1 滴至每次 16 滴维持

  B. 每日 2 次，从每次 10 滴开始，逐日增加 1 滴至每次 20 滴维持

  C. 每日每次 15 滴开始，每日 2 次，逐日减少至每次 5 滴维持

  D. 从每次 15 滴开始，每日 2 次，逐日减少至每次 3 滴维持

  E. 每日 2 次，从每次 5 滴开始，逐日增加 1 滴至每次 15 滴维持

9. 经过充分的术前准备，病人行甲状腺大部切除术后护理措施中哪项错误

  A. 观察生命体征

  B. 注意颈部肿胀

  C. 观察发音和进食情况

  D. 取半卧位

  E. 遵医嘱服甲状腺片，并每日检查血常规

【B 型题】

(1~3 题共用备选答案)

  A. 最常见的甲状腺良性肿瘤

  B. 最常见的甲状腺恶性肿瘤

  C. 恶性程度最高的甲状腺肿瘤

D. 可分泌 5 – 羟色胺和降钙素

E. 恶性程度中等且以血行转移为主

1. 甲状腺髓样癌是

2. 甲状腺未分化癌是

3. 甲状腺腺瘤是

（4 ~ 8 题共用备选答案）

A. 可形成寒性脓肿

B. 先天畸形，多见于 15 岁以下

C. 原发于淋巴结的恶性肿瘤

D. 可分泌 5 – 羟色胺和降钙素

E. 常继发于头面部的炎症病变

4. 甲状舌管囊肿

5. 甲状腺髓样癌

6. 慢性淋巴结炎

7. 霍奇金病

8. 颈淋巴结结核

【X 型题】

1. 甲状腺一侧切除后发生窒息的可能原因有

A. 出血压迫气管　　　　B. 喉返神经损伤

C. 喉头水肿　　　　　　D. 喉上神经损伤

E. 气管塌陷

2. 下列可以诱发甲状腺危象的是

A. 严重精神创伤

B. 未充分准备的甲状腺次全切除手术

C. 做其他部位的大手术

D. 合并糖尿病

E. 停用抗甲状腺功能亢进症药物

参 考 答 案

【A1 型题】

1. C　　2. B　　3. A　　4. A　　5. A　　6. A　　7. D　　8. C

9. C　　10. C　　11. E　　12. A

【A2 型题】

1. B　　2. C　　3. D　　4. D

【A3/A4 型题】

1. A　　2. E　　3. D　　4. D　　5. E　　6. C　　7. C　　8. A

9. E

【B 型题】

1. D　　2. C　　3. A　　4. B　　5. D　　6. E　　7. C　　8. A

【X 型题】

1. ACE　　2. ABCD

第十五节　乳腺疾病病人的护理

【A1 型题】

1. 疑有乳管内乳头状瘤者，下列哪项检查有助于明确诊断

A. 乳腺导管造影　　　　B. 钼靶 X 线

C. 近红外线扫描　　　　D. 乳头溢液涂片

E. B 型超声波

2. 关于急性乳房炎早期的护理，哪项不妥

A. 患侧暂停授乳　　　　B. 抬高乳房

C. 局部冷敷　　　　　　D. 吸净积乳

E. 及早断乳

3. 指导妇女自查乳房，以下哪项方法是错误的

A. 注意双侧乳房是否对称

B. 乳头有无凹陷

C. 表面有无"橘皮样"变化

D. 表面皮肤有无凹陷

E. 以手指抓捏乳房找出肿块

4. 乳房皮肤出现凹陷，提示癌肿侵犯

A. 大乳管　　　　　　　B. 胸筋膜

C. 乳房悬韧带　　　　　D. 胸大肌

E. 皮内淋巴管

5. I 期乳腺癌的主要治疗方法是

A. 放射治疗　　　　　　B. 化学治疗

C. 免疫治疗　　　　　　D. 内分泌治疗

E. 手术治疗

6. 哺乳期妇女预防急性乳腺炎的主要措施是

A. 保持乳头清洁

B. 养成定时哺乳的习惯

C. 每次授乳排空乳汁

D. 及时治疗破损乳头

E. 婴儿睡觉时不含乳头

7. 乳腺癌的首发症状往往是

A. 无痛性肿块　　　　　B. 卫星结节

C. 橘皮征　　　　　　　D. 乳房皮肤凹陷

E. 皮肤溃疡

8. 下列关于急性乳腺炎的预防措施中，不正确的是

A. 妊娠后期每天用清水洗乳头

B. 乳头如有损伤可继续授乳

C. 避免乳汁淤积

D. 妊娠期和哺乳期应纠正乳头凹陷

E. 可在乳头上涂抹乳汁以防止乳头皲裂

9. 乳腺癌根治术后第 2 天护理措施不正确的是

    A. 患侧垫枕，抬高患肢

    B. 保持伤口引流管通畅

    C. 观察患侧肢端的血液循环

    D. 指导肩关节的活动

    E. 禁止在患侧手臂测血压、输液

10. 乳腺癌淋巴转移的最早和最常见部位是

    A. 锁骨下淋巴结

    B. 锁骨上淋巴结

    C. 腋窝淋巴结

    D. 颈部淋巴结

    E. 胸骨旁淋巴结

11. 当乳房皮内、皮下淋巴管被癌细胞阻塞时，病人乳房可出现

    A. 乳头湿疹样变   B. 炎性表现

    C. 乳头凹陷   D. 皮肤"橘皮样"变

    E. 局部皮肤凹陷

12. 乳腺癌病人局部皮肤出现"酒窝征"的原因是

    A. 粘连

    B. 肿物压迫

    C. 并发炎症

    D. 癌肿侵及 Cooper 韧带

    E. 癌细胞堵塞表浅淋巴管

13. 中年妇女乳头溢出鲜红色血性分泌物应首先考虑为

    A. 炎性乳癌   B. 乳腺囊性增生病

    C. 乳管内乳头状瘤   D. 乳腺硬癌

    E. 乳腺纤维腺瘤

14. 确定乳腺肿块性质最可靠的方法是

    A. 乳房触诊   B. 乳头溢液涂片

    C. 乳房钼靶 X 线检查   D. B 超

    E. 活组织病理检查

15. 乳腺癌发生的常见部位是

    A. 乳头及乳晕区   B. 乳房外上象限

    C. 乳房外下象限   D. 乳房内上象限

    E. 乳房内下象限

16. 急性乳腺炎最常见的致病菌是

    A. 溶血性链球菌   B. 铜绿假单胞菌

    C. 大肠埃希菌   D. 厌氧菌

    E. 金黄色葡萄球菌

17. 乳腺癌最可靠的确诊方法是

    A. 乳房触诊   B. 乳房磁共振检查

    C. 乳房液晶检查   D. 乳房 B 超检查

    E. 活组织病理切片

【A2 型题】

1. 病人，42 岁。发现左乳房无痛性肿块 5 天，对侧乳房正常；体格检查发现左乳房外上象限可扪及 2.5 cm×2.0 cm 肿块，质硬、活动度不大。可能的诊断是

    A. 乳腺纤维腺瘤   B. 乳腺癌

    C. 乳房囊性增生病   D. 乳腺结核

    E. 乳管内乳头状瘤

2. 病人，女性，31 岁，足月顺产 1 女婴。产后 20 天，病人出现寒战、高热，左乳红、肿、热、痛，局部压痛，诊断为乳腺炎。采取的护理措施中属于非必需的是

    A. 患侧乳房停止哺乳

    B. 遵医嘱使用抗生素

    C. 局部湿热敷

    D. 加强全身营养

    E. 绝对卧床

3. 病人，30 岁。月经前乳房胀痛，出现月经后自行消退，应考虑为

    A. 乳腺纤维腺瘤   B. 乳腺癌

    C. 乳腺囊性增生病   D. 乳腺结核

    E. 乳管内乳头状瘤

4. 病人，女性，56 岁。体检发现乳房外上象限有一直径 4 cm 大小的肿块，质硬，表面不光滑，活动度差，乳头内陷，同侧腋窝淋巴结可触及 2 个小肿块，考虑病人情况为

    A. 乳腺癌Ⅰ期

    B. 乳腺癌Ⅱ期

    C. 乳腺早期浸润性导管癌

    D. 乳腺癌Ⅲ期

    E. 急性乳腺炎

5. 病人，女，39 岁。近 2 个月来间断出现左侧乳头有血性溢液。局部乳房无明显红、肿、热、痛，挤捏乳头时血性溢液增多，乳房内未扪及肿块。首先考虑的疾病是

    A. 乳腺纤维腺瘤   B. 乳腺囊性增生病

    C. 乳管内乳头状瘤   D. 乳腺癌

    E. 急性乳腺炎

6. 病人，女，25 岁。产后 4 周出现体温升高、右侧乳房疼痛，局部红肿，有波动感，最主要护理措施是

    A. 局部物理疗法   B. 全身应用抗生素

    C. 托起患侧乳房   D. 及时切开引流

    E. 33% 硫酸镁湿敷

7. 病人，女，23 岁。1 周前无意中发现右乳有一无痛性

肿块，查体发现肿块位于右乳内上象限，光滑，活动度大，质韧，双侧腋窝未扪及肿大淋巴结。该病人应采取的治疗措施是

A. 长期口服他莫昔芬

B. 局部热敷

C. 肿块切除，术中送病理检查

D. 乳腺腺叶切除

E. 乳腺切除

8. 病人，女，30岁，因"月经来潮期间出现乳房胀痛6个月"来诊。查体：双侧乳房内可触及多个大小不等、质地坚韧的结节状肿物。首先考虑的疾病是

A. 乳腺癌　　　　　　　B. 乳腺囊性增生病

C. 乳腺纤维腺瘤　　　　D. 乳管内乳头状瘤

E. 乳腺脂肪瘤

【A3/A4 型题】

（1~3 题共用题干）

女性，58岁。右乳房外上方有肿物1个月余来诊。检查：右乳外上象限有一肿物，约4 cm，质地硬，表面不光滑，活动度小，界限不清，右腋窝触及3个孤立的淋巴肿块，质硬。

1. 初步考虑是

A. 乳腺癌　　　　　　　B. 乳管内乳头状瘤

C. 乳腺囊性增生病　　　D. 乳腺纤维腺瘤

E. 炎性乳癌

2. 为进一步明确诊断，进行了下列检查，其中哪项不妥

A. X 线检查　　　　　　B. 超声波检查

C. 红外线扫描　　　　　D. 乳头溢液涂片

E. 查甲胎蛋白

3. 如何治疗

A. 乳腺癌根治术中冰冻病理

B. 乳腺切除术

C. 放疗

D. 化疗

E. 超根治术

（4~7 题共用题干）

女性，45岁，偶然发现左乳房肿块，直径约2 cm，质较硬、无压痛，与皮肤有少许粘连。左侧腋下可扪及1 cm 大小肿大的淋巴结。

4. 该病人最可能的诊断是

A. 乳腺囊性增生病　　　B. 乳管内乳头状瘤

C. 乳腺脓肿　　　　　　D. 乳腺癌

E. 乳腺结核

5. 该病人的治疗方法可能为

A. 乳房部分切除术　　　B. 乳房单纯切除术

C. 保乳根治术　　　　　D. 乳腺癌改良根治术

E. 乳腺癌扩大根治术

6. 病人的术后护理措施中不正确的是

A. 抬高患侧上肢　　　　B. 患侧胸壁加压包扎

C. 保持引流管通畅　　　D. 早期活动患肢

E. 不在患肢测血压

7. 病人术后进行功能锻炼的方法不正确的是

A. 术后第 2~3 天活动手部

B. 术后第 3~5 天活动肘部

C. 术后第 5 天进行肩关节活动

D. 术后第 8 天进行上肢外展活动

E. 术后第 10~12 天进行全范围关节活动

（8~10 题共用题干）

女性，42岁。主诉：因无意中发现左乳肿物半年、无疼痛，近日逐渐增大而来院就诊。体检：触及左乳外上象限 3 cm 肿物，质硬、边界不清，腋下可触及多个淋巴结。

8. 根据以上情况可能的诊断是

A. 乳腺囊性增生病　　　B. 乳腺结核

C. 乳腺纤维腺瘤　　　　D. 乳管内乳头状瘤

E. 乳腺癌

9. 本病应如何治疗

A. 乳腺癌改良根治术

B. 乳腺癌姑息切除加放疗

C. 不宜切除，行激素治疗、化疗、放疗

D. 乳癌扩大根治术

E. 不宜手术，给予中药治疗

10. 术后病人出院指导哪一项是错误的

A. 术后 3~5 年内避免妊娠，因妊娠常使乳癌复发

B. 出院时帮助病人戴上暂时性无重量义乳

C. 遵医嘱坚持放疗、化疗，并定期到医院复查

D. 出院后不用患侧上肢测血压、静脉穿刺，避免皮肤破损，减少感染发生

E. 注意功能锻炼，用患肢作爬墙运动、举杠运动、转绳运动、提拉和搬动重物

【B 型题】

（1~2 题共用备选答案）

A. 皮肤凹陷

B. 乳头内陷

C. 皮肤"橘皮样"变

D. 乳头上抬

E. 乳头下垂

1. 癌细胞堵塞皮下淋巴管

2. 癌细胞侵及乳管

（3～5 题共用备选答案）

  A. 血性溢液   B. 棕褐色溢液

  C. 黄绿色溢液   D. 棕黑色溢液

  E. 黄褐色溢液

3. 有乳管阻塞的乳管内乳头状瘤

4. 乳管内癌

5. 乳腺囊性增生病

（6～8 题共用备选答案）

  A. 药物治疗   B. 乳房切开引流术

  C. 乳腺肿块切除术   D. 单纯乳房切除术

  E. 乳腺癌根治术

6. 乳房脓肿应做

7. 乳腺纤维腺瘤可做

8. 乳腺囊性增生病可做

【X 型题】

1. 乳腺癌扩大根治术的切除范围应包括

  A. 整个乳房及周围脂肪组织

  B. 癌肿周围 4 cm 以上的皮肤

  C. 胸大小肌及其筋膜

  D. 腋窝及锁骨下所有脂肪组织和淋巴结

  E. 胸廓内动、静脉及其周围的淋巴结

2. 乳腺癌病人术后健康教育内容包括

  A. 术后 5 年内避免妊娠

  B. 改良术后 3 个月行乳房再造术

  C. 术后近期避免用患肢提重物

  D. 出院时即可佩戴有重量的义乳

  E. 术后应自我检查

3. 病人，女，乳腺癌根治术后，缺乏康复知识。在出院指导中，护士应向病人讲解的预防乳腺癌复发的措施包括

  A. 制订化学治疗方案   B. 继续功能锻炼

  C. 经常自查乳房   D. 定期来院复查

  E. 5 年内避免妊娠

参 考 答 案

【A1 型题】

1. A 2. E 3. E 4. C 5. E 6. C 7. A 8. B

9. D 10. C 11. D 12. D 13. C 14. E 15. B 16. E

17. E

【A2 型题】

1. B 2. E 3. C 4. B 5. C 6. D 7. C 8. B

【A3/A4 型题】

1. A 2. E 3. A 4. D 5. D 6. D 7. C 8. E

9. A 10. E

【B 型题】

1. C 2. B 3. B 4. A 5. C 6. B 7. C 8. A

【X 型题】

1. ABCDE   2. ACE   3. ABCDE

第十六节　腹外疝病人的护理

【A1 型题】

1. 腹股沟斜疝发生嵌顿的最主要原因是

  A. 疝环小，疝内容物有粘连

  B. 疝环小，腹内压骤然增高

  C. 疝环大，致疝内容物脱出过多

  D. 腹壁肌肉紧张收缩内环

  E. 腹壁肌肉紧张收缩外环

2. 必须紧急手术治疗的疝是

  A. 易复性疝   B. 难复性疝

  C. 滑动性疝   D. 嵌顿性疝

  E. 绞窄性疝

3. 嵌顿性疝手法复位后，护士应特别注意观察

  A. 生命体征   B. 腹部症状、体征

  C. 有无腹痛   D. 腹部有无肿块

  E. 腹部皮肤有无破溃

4. 腹股沟直疝与斜疝最主要的解剖位置的鉴别是

  A. 疝块的形状   B. 发病的年龄

  C. 嵌顿的程度   D. 包块的位置

  E. 与腹壁下动脉的关系

5. 下列有关疝的术前护理错误的是

  A. 排尿困难可暂不处理

  B. 纠正水、电解质紊乱

  C. 积极治疗便秘

  D. 术前灌肠

  E. 皮肤准备

6. 下列有关疝手术前后的护理错误的是

  A. 积极处理诱发疝的各种因素

  B. 备皮时避免剃破，防止切口感染

  C. 排尿灌肠，防止误伤膀胱及便秘

  D. 急诊手术者均应禁食，胃肠减压

  E. 保持大便通畅，避免腹内压增高

7. 鉴别腹股沟斜疝与直疝的主要依据是

A. 发病年龄

B. 疝块外形

C. 压住内环后疝块是否再突出

D. 嵌顿机会的多少

E. 手指插入外环有无咳嗽冲击感

8. 嵌顿性腹股沟斜疝经手法复位成功后，护理时应特别注意

A. 体温、脉搏变化　　　　B. 有无排便、排气

C. 有无腹胀　　　　　　　D. 神志改变

E. 有无腹痛、腹肌紧张

9. 脐疝的好发年龄特征是

A. 青年人

B. 小儿

C. 经产妇

D. 多次腹部手术的中年女性

E. 老年人

10. 下列有关疝修补术后的护理措施中，不妥当的有

A. 预防血肿

B. 预防感染

C. 3 个月内避免重体力劳动

D. 早期下床活动

E. 防止腹压增高

11. 切口疝最常见的发病原因是

A. 营养不良　　　　　　　B. 切口感染

C. 切口血肿　　　　　　　D. 术后咳嗽、腹胀

E. 放置引流物时间过长

12. 嵌顿性疝和绞窄性疝的主要区别是

A. 有无疼痛　　　　　　　B. 疝囊颈大小

C. 疝块外形　　　　　　　D. 有无肠梗阻表现

E. 疝内容物有无血供障碍

13. 腹外疝疝环是指

A. 疝内容物突出的部分

B. 疝外被盖组织

C. 腹壁缺损或薄弱处

D. 壁腹膜的一部分

E. 疝囊颈部

【A2 型题】

1. 病人，男，36 岁。前日在硬膜外麻醉下行疝修补术，现体温 38℃，脉搏 90 次/分，最可能是

A. 肺部感染　　　　　　　B. 泌尿系统感染

C. 伤口感染　　　　　　　D. 切口感染

E. 吸收热

2. 女性，45 岁，阵发性腹痛逐渐加重伴恶心、呕吐 3 天。查体：轻度腹胀，时显肠型，全腹轻压痛。左侧大隐

静脉入股静脉处突起一直径 5 cm 大的半球形包块，压痛显著，不活动。表面尚光滑，X 线片示：腹部可见多个液气平面，最大可能是

A. 寒性脓肿继发感染　　　B. 急性淋巴结炎

C. 嵌顿性直疝　　　　　　D. 嵌顿性股疝

E. 淋巴肉瘤并内出血

3. 8 岁男孩，疝内容物可达阴囊处，疝块回纳后，压内环，增加腹内压不再出现。诊断应考虑为

A. 脐疝　　　　　　　　　B. 股疝

C. 白线疝　　　　　　　　D. 腹股沟斜疝

E. 腹股沟直疝

4. 6 个月婴儿腹股沟部有一肿块，哭闹时变大，安静睡觉时消失。诊断为腹股沟斜疝，治疗要点是

A. 紧急手术　　　　　　　B. 择期手术

C. 暂不手术　　　　　　　D. 早期手术

E. 禁忌手术

5. 病人，男，35 岁。6 小时前负重物时，右侧斜疝被嵌顿，提示疝内容物已发生缺血坏死，下列哪个临床表现提示应做好急诊手术前准备

A. 疝块增大，不能回纳

B. 全腹有压痛，肌紧张

C. 疝块紧张发硬，有触痛

D. 阵发性腹痛伴呕吐

E. 局部有剧烈疼痛

【A3/A4 型题】

(1~3 题共用题干)

男性，58 岁，搬运工人。站立或用力时腹股沟突出肿块，卧位时或用手轻推则消失，并听到咕噜声，疑为腹股沟疝。

1. 此类疝属

A. 易复性疝　　　　　　　B. 难复性疝

C. 滑动性疝　　　　　　　D. 嵌顿性疝

E. 绞窄性疝

2. 下列哪项对鉴别斜疝和直疝最有意义

A. 按压内环口　　　　　　B. 疝块的大小

C. 疝块的形状　　　　　　D. 嵌顿的机会

E. 是否坠入阴囊

3. 若为腹股沟直疝，其疝环是

A. 脐环　　　　　　　　　B. 股环

C. 海氏三角　　　　　　　D. 腹股沟管浅环

E. 腹股沟管深环

(4~6 题共用题干)

男性，60 岁，有腹股沟疝多年，搬重物时突感右下腹疼痛，伴恶心，未呕吐，压之肿块不消失，4 小时后来

院急诊。诊断：右腹股沟嵌顿疝。

4. 此时用下列哪种处理为妥

A. 注射止痛药

B. 平卧休息并观察病情变化

C. 输液

D. 放置胃肠减压

E. 用手法回纳疝内容物

5. 手法复位成功后，下列哪种处理正确

A. 急诊手术 B. 急诊留观

C. 病人可回家 D. 住院，择期手术

E. 次日复查

6. 急诊观察 5 小时，病人右下腹痛伴腹泻，大便带血，提示可能有

A. 肠扭转 B. 肠坏死

C. 阑尾炎 D. 肠炎

E. 肠痉挛

（7～10 题共用题干）

刘某，男性，40 岁，左腹股沟肿块 10 余年，站立时明显，平卧后消失，有时可降入阴囊，可还纳。查体：左腹股沟肿块，手拳大小还纳腹腔，外环容三指，压迫内环后肿块不再出现。

7. 该病人最可能的诊断为

A. 精索鞘膜积液 B. 腹股沟斜疝

C. 腹股沟直疝 D. 股疝

E. 先天性鞘膜积液

8. 该病人最佳手术方式为

A. 疝囊高位结扎

B. 紧缩内环

C. 疝囊高位结扎＋紧缩内环＋疝后壁修补术

D. 疝后壁修补术

E. 疝前壁修补术

9. 该病人最容易出现的并发症为

A. 嵌顿疝并绞窄性肠梗阻

B. 逆行性嵌顿

C. 急性肠梗阻

D. 感染性休克

E. 嵌顿疝

10. 针对此病人的术后护理措施错误的有

A. 术后避免增加腹压的因素

B. 术后用丁字带托起阴囊

C. 术后取平卧位，膝下垫一软枕，使髋关节微屈

D. 术后注意保暖

E. 早期下床活动

【B 型题】

（1～3 题共用备选答案）

A. 腹腔内多次手术 B. 饱食后剧烈运动

C. 肠蠕动异常 D. 习惯性便秘的老年人

E. 小儿肠道蛔虫病驱虫不当

1. 嵌顿性疝多见于

2. 肠扭转多见于

3. 粘连性肠梗阻多见于

【X 型题】

1. 腹股沟直疝的特点是

A. 好发于老年人

B. 腹内脏器由腹股沟三角突出

C. 疝块半球形

D. 疝囊颈在腹壁下动脉内侧

E. 极易嵌顿

参 考 答 案

【A1 型题】

1. B 2. E 3. B 4. E 5. A 6. D 7. C 8. E

9. B 10. D 11. B 12. E 13. C

【A2 型题】

1. E 2. D 3. D 4. C 5. B

【A3/A4 型题】

1. A 2. A 3. C 4. E 5. B 6. B 7. B 8. C

9. A 10. E

【B 型题】

1. D 2. B 3. A

【X 型题】

1. ABCD

第十七节 急性化脓性腹膜炎病人的护理

【A1 型题】

1. 早期诊断腹膜炎最有价值的体征是

A. 腹肌紧张 B. 腹部压痛

C. 有反跳痛 D. 肠鸣音减弱或消失

E. 移动性浊音阳性

2. 关于急性化脓性腹膜炎，下列哪项是正确的

A. 最常见的病原菌是金黄色葡萄球菌

B. 原发性，应早期手术治疗

C. 继发性的常见病因为急性阑尾炎穿孔

D. 诊断空腔脏器穿孔引起的急性腹膜炎，唯一依据是膈下游离气体

E. 肝、脾破裂是急性化脓性腹膜炎的常见病因

3. 有利于腹膜炎渗液至盆腔，减少毒素吸收的护理措施为

    A. 禁食禁水、输液   B. 胃肠减压

    C. 应用抗生素   D. 安置半卧位

    E. 保持腹腔引流通畅

4. 急性阑尾炎穿孔局限性腹膜炎的手术治疗要点中下列哪项错误

    A. 注意保护切口，防止感染

    B. 阑尾残端妥善处理，防止感染扩散

    C. 大量盐水冲洗腹腔，防止感染扩散

    D. 腹腔一般不放引流管

    E. 缝合切口前，手术人员应用消毒液洗手

5. 下列哪项是原发性腹膜炎的病因

    A. 胃、十二指肠急性穿孔

    B. 腹腔内脏损伤

    C. 急性阑尾炎穿孔

    D. 病原菌经血行进入腹腔

    E. 绞窄性肠梗阻

6. 继发性化脓性腹膜炎腹痛的特点是

    A. 阵发性全腹绞痛

    B. 持续性、剧烈疼痛

    C. 随体位变换疼痛缓解

    D. 进食后疼痛加剧

    E. 高热后疼痛加剧

7. 盆腔脓肿多采用手术治疗，其术后护理中哪项是错误的

    A. 病人清醒后取半卧位

    B. 给予高蛋白、高热量、富含维生素、低脂饮食

    C. 大量输入抗生素

    D. 密切观察切口愈合情况

    E. 密切观察病情

8. 判断继发性腹膜炎的病因，最简便而有价值的检查方法是

    A. 腹腔穿刺抽液检查   B. X 线检查

    C. B 型超声波检查   D. CT 检查

    E. 血常规检查

9. 化脓性腹膜炎的临床表现中，出现早期呕吐的原因

    A. 胃肠痉挛   B. 反射性呕吐

    C. 肠麻痹   D. 神经性呕吐

    E. 肠梗阻

10. 提示急性腹膜炎病人病情恶化的重要指标是

    A. 腹胀加重   B. 肠鸣音减弱

    C. 严重板状腹   D. 腹部压痛明显

    E. 出现腹膜刺激征

11. 继发性腹膜炎的感染多为

    A. 大肠埃希菌感染   B. 肺炎链球菌感染

    C. 溶血性链球菌感染   D. 多种细菌混合感染

    E. 金黄色葡萄球菌感染

【A2 型题】

1. 病人，男，64 岁。因急性阑尾炎穿孔导致腹膜炎，术后第 4 天体温达 39℃，伴有里急后重，黏液便，无咳嗽，伤口不痛。最可能出现

    A. 肠炎   B. 肺炎

    C. 切口感染   D. 菌痢

    E. 盆腔脓肿

2. 男性，45 岁，因胃十二指肠溃疡穿孔继发腹膜炎，下列最有利于预防膈下感染的护理措施是

    A. 补液   B. 胃肠减压

    C. 半卧位   D. 纠正电解质紊乱

    E. 给予止痛药

3. 王女士，因腹膜炎出现休克症状，急性腹膜炎发生休克的主要原因是

    A. 剧烈疼痛

    B. 腹膜吸收大量毒素，血容量减少

    C. 肠内积液刺激

    D. 大量呕吐致液体丢失

    E. 腹胀引起呼吸困难

4. 某女性病人，30 岁，阑尾穿孔并发急性腹膜炎，术后形成较大盆腔脓肿，现进行温盐水灌肠等治疗。还可进行

    A. 热水坐浴

    B. 输入抗生素

    C. 阴道后穹窿切开引流

    D. 再次进行腹部手术后引流

    E. 会阴部理疗

5. 某病人腹部手术后发生急性腹膜炎，应如何预防发生膈下脓肿

    A. 胃肠减压   B. 禁食

    C. 腹腔切开引流   D. 半卧位

    E. 输抗生素

【A3/A4 型题】

（1～3 题共用题干）

    女性病人，45 岁，患"胃炎"23 年，3 小时前突然出现腹部剧烈疼痛并迅速波及全腹。查体：腹式呼吸减

弱，腹肌紧张，全腹压痛及反跳痛阳性，尤以上腹部为重，X线检查示膈下游离气体，拟诊为胃十二指肠溃疡穿孔继发腹膜炎。

1. 对该病人的处理措施中不正确的是
- A. 禁食、输液
- B. 胃肠减压
- C. 大剂量应用抗生素
- D. 给予吗啡止痛
- E. 完善术前准备

2. 保守治疗期间，如果病情允许，应让病人采取
- A. 平卧位
- B. 半卧位
- C. 俯卧位
- D. 左侧卧位
- E. 右侧卧位

3. 手术后为了预防肠粘连，护士对其最主要的护理措施是
- A. 补液
- B. 禁食和胃肠减压
- C. 指导早期下床活动
- D. 应用抗生素
- E. 保持引流管固定通畅

(4～6题共用题干)

刘某，32岁，民工。3小时前工作中无诱因突发上腹刀割样疼痛，迅速波及全腹，查体：舟状腹，肝浊音界消失，腹膜刺激征明显。

4. 最可能的诊断是
- A. 胆汁性腹膜炎
- B. 阑尾炎穿孔并发腹膜炎
- C. 绞窄性肠梗阻
- D. 溃疡穿孔并发腹膜炎
- E. 急性胰腺炎

5. 如不能确诊，则不能进行以下哪项处理
- A. 胃肠减压
- B. 使用止痛剂
- C. 大量输液
- D. 密切观察病情
- E. 给予抗生素

6. 此病人的根本治疗原则是
- A. 立即手术，抢救生命
- B. 禁食、胃肠减压
- C. 大量补液
- D. 给予止痛药
- E. 吸氧

【B型题】
(1～3题共用备选答案)
- A. 腹软，压痛不明
- B. 板状腹
- C. 腹膜刺激征，以原发病灶处最明显
- D. 移动性浊音阳性
- E. 胸腔积液

1. 膈下脓肿的体征是
2. 老年人急性腹膜炎的重要体征是
3. 胃肠、胆囊穿孔的体征是

【X型题】
1. 壁腹膜神经支配的特点有
- A. 各种刺激敏感
- B. 痛觉定位正确
- C. 牵拉内脏敏感
- D. 压迫内脏敏感
- E. 炎症时引起腹肌紧张

2. 急性腹膜炎的护理诊断有
- A. 体液不足
- B. 焦虑与恐惧
- C. 体温过高
- D. 营养失调
- E. 潜在并发症

参 考 答 案

【A1型题】
1. C 2. C 3. D 4. D 5. D 6. B 7. B 8. A
9. B 10. A 11. D

【A2型题】
1. E 2. C 3. B 4. C 5. D

【A3/A4型题】
1. D 2. B 3. C 4. D 5. B 6. A

【B型题】
1. E 2. A 3. B

【X型题】
1. ABE 2. ACDE

第十八节　腹部损伤病人的护理

【A1型题】
1. 腹部挫伤可导致
- A. 腹壁裂开
- B. 腹肌断裂
- C. 肾衰竭
- D. 尿潴留
- E. 腹内脏器破裂

2. 确诊肝破裂的首选方法是
- A. X线片
- B. CT
- C. B超
- D. 腹腔镜
- E. 实验室检查

3. 腹部空腔脏器中最容易损伤的是
- A. 胃
- B. 十二指肠
- C. 小肠
- D. 结肠
- E. 大肠

4. 何种腹腔内脏损伤检查时腹膜刺激征不明显

　　A. 肝破裂　　　　　　　B. 脾破裂

　　C. 胰破裂　　　　　　　D. 肠穿孔

　　E. 胃穿孔

5. 腹腔内实质性脏器损伤最可靠的诊断依据是

　　A. 腹式呼吸消失

　　B. 腹肌紧张

　　C. 肝浊音界缩小

　　D. 移动性浊音阳性

　　E. 腹腔穿刺抽取到不凝固血液

6. 右上腹撞伤后立即出现腹痛、面色苍白、出冷汗、脉
   细速，首先考虑

　　A. 胃破裂　　　　　　　B. 十二指肠破裂

　　C. 小肠破裂　　　　　　D. 肝破裂

　　E. 胰损伤

7. 护理疑有腹腔内脏器损伤的病人，错误的是

　　A. 尽量少搬动病人　　　B. 安置半卧位

　　C. 注射镇痛药　　　　　D. 禁食、输液

　　E. 注射广谱抗生素

【A2 型题】

1. 病人，男，36 岁，肠破裂行肠部分切除肠吻合术后第
   6 天，出现高热、寒战，右上腹疼痛，伴呃逆。首先
   考虑

　　A. 膈下脓肿　　　　　　B. 盆腔脓肿

　　C. 肠间脓肿　　　　　　D. 门静脉炎

　　E. 胸腔感染

2. 病人，女，20 岁，因"上腹及脐周外伤后全腹剧烈疼
   痛 2 小时"来诊。查体：P 100 次/分，BP 90/70 mmHg；
   意识清楚，面色苍白；全腹有腹膜刺激征。首先考虑
   的诊断是

　　A. 胃破裂　　　　　　　B. 腹壁血肿

　　C. 肝、脾破裂　　　　　D. 小肠破裂

　　E. 胆囊破裂

3. 男性，34 岁，2 天前被汽车撞伤左上腹，当时腹痛伴
   局部压痛。今日上厕所时突然晕倒，面色苍白，脉细
   速。可能是

　　A. 肝破裂　　　　　　　B. 肠穿孔

　　C. 胆囊穿孔　　　　　　D. 肾破裂

　　E. 脾破裂

4. 女性，17 岁，因车祸致腹部开放性损伤，伴部分肠管
   脱出，正确的紧急处理措施是

　　A. 敞开伤口，急诊手术

　　B. 用消毒棉垫加压包扎

　　C. 迅速将肠管还纳入腹腔

　　D. 用凡士林纱布覆盖，腹带包扎

　　E. 用等渗盐水无菌纱布覆盖并妥善保护

【A3/A4 型题】

(1～3 题共用题干)

　　关女士，20 岁，被汽车撞伤上腹部 20 分钟后来院急
诊。病人面色苍白，精神紧张，腹痛难忍，伴恶心、呕
吐。查体：腹部有轻度压痛，但无明显反跳痛和腹肌紧
张，血压、脉搏正常。疑有腹内脏器损伤，留急诊室
观察。

1. 关于该病人的护理，下列不正确的是

　　A. 禁饮食

　　B. 取半坐卧位

　　C. 卧床休息，不随意搬动

　　D. 每 15～30 分钟测生命体征 1 次

　　E. 给予哌替啶止痛

2. 以下不支持腹内脏器损伤的是

　　A. 腹膜刺激征

　　B. 肠鸣音亢进

　　C. 移动性浊音阳性

　　D. 腹腔穿刺抽出浑浊液体

　　E. 血红蛋白、血细胞比容持续下降

3. 判断有腹内实质性脏器损伤的主要依据是

　　A. 腹痛程度严重

　　B. 腹膜刺激征

　　C. 肝浊音界消失

　　D. 腹腔穿刺抽出不凝固血液

　　E. 腹部 X 线片检查可见膈下游离气体

(4～6 题共用题干)

　　男，37 岁，急刹车致使方向盘挤压上腹部 16 小时，
上腹部、腰部及右肩疼痛，呈持续性，伴恶心、呕吐。
查体：T 38.4℃，上腹部肌紧张明显，有压痛，反跳痛
不明显，无移动性浊音，肠鸣音存在。怀疑胰腺损伤。

4. 对明确诊断帮助不大的是

　　A. B 超　　　　　　　　B. CT

　　C. 血细胞比容　　　　　D. 尿淀粉酶

　　E. 血清淀粉酶

5. 如果行剖腹探查术，术中最有可能发现合并损伤的脏
   器是

　　A. 十二指肠　　　　　　B. 胆总管

　　C. 横结肠　　　　　　　D. 右肾

　　E. 脾

6. 胰腺损伤在各种腹部损伤中所占比例为

　　A. 1%～2%　　　　　　B. 5%～10%

　　C. 16%～20%　　　　　D. 25%～35%

　　E. 40%～50%

【B 型题】

（1~2 题共用备选答案）

A. 黄色、浑浊、无臭味，可有食物残渣

B. 不凝血

C. 稀脓性、略带臭味

D. 血性脓液、臭味明显

E. 血性，胰淀粉酶含量高

1. 胃、十二指肠穿孔的腹穿液

2. 实质性脏器破裂的腹穿液

（3~4 题共用备选答案）

A. 三腔双囊管压迫止血

B. 肝固有动脉结扎及胆总管引流术

C. 胃大部切除术

D. 肝叶切除术

E. 肝固有动脉结扎术

3. 肝癌自发性破裂出血，无法切除时可采用

4. 肝左外叶严重撕裂伤可采用

【X 型题】

1. 腹部闭合性损伤中考虑有内脏损伤的情况有

A. 早期出现休克   B. 持续性剧烈疼痛

C. 出现腹膜刺激征   D. 肝浊音界消失

E. 呕血、便血

参 考 答 案

【A1 型题】

1. E   2. C   3. C   4. B   5. E   6. D   7. C

【A2 型题】

1. A   2. D   3. E   4. E

【A3/A4 型题】

1. E   2. B   3. D   4. C   5. B   6. A

【B 型题】

1. A   2. B   3. E   4. D

【X 型题】

1. ABCDE

第十九节　胃、十二指肠疾病病人的护理

【A1 型题】

1. 胃迷走神经切断术主要用于治疗

A. 胃溃疡   B. 幽门梗阻

C. 十二指肠溃疡   D. 胃溃疡并发穿孔

E. 胃黏膜癌

2. 关于应激性溃疡的叙述，下列哪项是正确的说法

A. 一般较小，大多直径在 2.0 cm 以下

B. Curling 溃疡继发于脑外伤

C. 应激性溃疡所引起的出血伴有腹痛，多呈间歇性

D. 很多应激性溃疡由于出血少也不发生穿孔，故在尸检时才被发现

E. 选择性胃左动脉造影是最可靠的检查方法

3. 下列关于胃十二指肠溃疡的叙述中，正确的是

A. 疼痛位于剑突上，一般无放射

B. 一经诊断，原则上应手术治疗

C. 目前认为幽门螺杆菌感染是其形成的最重要因素

D. X 线钡餐造影是诊断该病重要的辅助检查

E. 迷走神经切断术主要用于治疗胃溃疡

4. 下列哪一并发症是胃大部切除术后病人死亡的主要原因

A. 术后出血   B. 十二指肠残端破裂

C. 胃肠吻合口破裂   D. 倾倒综合征

E. 胆汁反流性胃炎

5. 溃疡病穿孔非手术治疗期间哪项护理措施最重要

A. 半卧位   B. 输液

C. 胃肠减压   D. 应用抗生素

E. 做术前准备

6. 胃、十二指肠溃疡合并出血的好发部位在

A. 胃大弯或十二指肠后壁

B. 胃小弯或十二指肠后壁

C. 胃大弯或十二指肠前壁

D. 胃小弯或十二指肠前壁

E. 胃体

7. 胃癌的实验室及 X 线钡餐检查中哪项不正确

A. 胃酸减低或缺乏

B. 胃液中可见癌细胞

C. 大便潜血试验呈间歇性阳性

D. 胃壁僵硬，蠕动差或不蠕动

E. 可见充盈缺损

8. 胃、十二指肠溃疡急性穿孔，最常见于

A. 胃或十二指肠后壁的穿透性溃疡

B. 幽门附近的胃或十二指肠前壁溃疡

C. 胃小弯前壁或十二指肠球部外侧壁溃疡

D. 胃窦部或十二指肠球部内侧壁溃疡

E. 高位胃溃疡或十二指肠球后壁溃疡

9. 溃疡病幽门梗阻病人的主要临床表现是

  A. 腹胀   B. 食欲减退

  C. 营养不良   D. 阵发性腹痛

  E. 呕吐大量宿食

10. 胃、十二指肠溃疡急性大出血的主要表现是

  A. 上腹疼痛   B. 上腹轻压痛

  C. 大量呕血或黑便   D. 肠鸣音活跃

  E. 血细胞比容降低

11. 诊断胃癌最可靠的方法是

  A. 胃液分析   B. 纤维胃镜

  C. 上消化道钡餐造影   D. 粪便潜血试验

  E. 胃液脱落细胞检查

12. 胃癌的好发部位是

  A. 贲门部   B. 胃小弯

  C. 胃大弯   D. 胃窦部

  E. 胃底部

13. 胃大部切除后,最早易出现的并发症是

  A. 吻合口瘘   B. 倾倒综合征

  C. 上消化道出血   D. 低血糖综合征

  E. 十二指肠残端破裂

14. 毕Ⅱ式胃大部切除术的特点是

  A. 切除胃远侧 2/3 ~ 3/4

  B. 切除胃体大部

  C. 切除整个胃窦和幽门

  D. 切除部分十二指肠壶腹部

  E. 残留胃与上段空肠吻合

【A2 型题】

1. 病人,男,42 岁,患溃疡病 10 年,近 2 个月上腹胀满不适,伴反复呕吐酸臭味的宿食。首选的检查方法是

  A. 上消化道 X 线钡餐造影   B. 腹部 B 型超声

  C. 胃液分析   D. 纤维胃镜

  E. 腹部 CT

2. 毕Ⅱ式胃大部切除术后 1 周,病人进食后上腹饱胀、呕吐,呕吐物有食物,无胆汁。最可能发生的并发症是

  A. 十二指肠残端破裂

  B. 吻合口梗阻

  C. 吻合口近端空肠段梗阻

  D. 吻合口远侧空肠段梗阻

  E. 倾倒综合征

3. 男性,45 岁。胃大部切除术(毕氏)后 5 天,突然发生右上腹剧痛,伴腹膜炎,腹腔穿刺有黄色液体,可能为

  A. 十二指肠残端破裂   B. 膈下脓肿

  C. 吻合口梗阻   D. 输入段梗阻

  E. 倾倒综合征

4. 男性,40 岁,上腹隐痛不适,近 2 个月来加剧,服止痛片后有所缓解,食欲尚可、大便潜血试验(+),胃肠道钡餐检查见胃窦部小弯侧黏膜纹理紊乱。胃壁僵直不规则。首先应考虑

  A. 慢性胃窦炎   B. 胃溃疡

  C. 胃癌   D. 胃黏膜脱垂

  E. 萎缩性胃炎

5. 男性,50 岁。胃镜示胃窦部 2 cm 溃疡,内科治疗 5 周无效应行

  A. 毕Ⅰ式胃大部切除术

  B. 毕Ⅱ式胃大部切除术

  C. 胃根治性切除术

  D. 胃空肠吻合术

  E. 迷走神经干切断术

6. 男性病人,胃大部切除术后 1 周,进食后出现上腹饱胀、呕吐,呕吐物中无胆汁,可能发生了

  A. 吻合口梗阻

  B. 倾倒综合征

  C. 十二指肠残端破裂

  D. 吻合口近端空肠段梗阻

  E. 吻合口远侧空肠段梗阻

7. 刘某,男性,55 岁,消瘦无力 4 个月,呕吐宿食,X 线钡餐可见胃小弯侧胃窦部有充盈缺损,最可能诊断为

  A. 胃癌   B. 十二指肠溃疡

  C. 胃溃疡   D. 胃癌幽门梗阻

  E. 胃溃疡合并幽门梗阻

8. 李某,男性,50 岁,胃窦部巨大溃疡直径为 3 cm,经内科治疗 4 周无效,拟行手术,首选手术方式为

  A. 胃大部切除术,毕Ⅱ式

  B. 胃大部切除术,毕Ⅰ式

  C. 全胃切除术

  D. 胃楔形切除术

  E. 选择性迷走神经切断术

9. 男性病人,患消化性溃疡 1 年多。饮酒 30 分钟后出现剧烈上腹部疼痛,诊断为急性胃穿孔。此时首要的护理措施为

  A. 立即应用镇痛药   B. 立即输血

  C. 禁食和胃肠减压   D. 安慰、陪伴病人

  E. 立即补液

10. 病人,女性,45 岁,十二指肠溃疡 3 年。今日突发呕吐,呕吐物为隔夜宿食,量大。其原因是

A. 急性阑尾炎   B. 胆石症

C. 急性胆囊炎   D. 幽门梗阻

E. 急性胰腺炎

A. 多个气液平面   B. 气胀肠袢

C. 膈下游离气体   D. 一侧肾广泛钙化

E. 一侧输尿管结石

11. 病人，男，37岁。上腹部节律性疼痛2年，常于过度劳累后诱发。近3天疼痛加剧，突然呕血约500 ml。查体发现：血压90/60 mmHg，巩膜无黄染，上腹部无压痛，未触及肝、脾。对于目前了解的信息，该病人最有可能是

A. 溃疡并发出血   B. 原发性肝癌

C. 溃疡癌变   D. 肝硬化

E. 溃疡并发穿孔

12. 女性病人，50岁。胃大部切除术后2周，病人进食后约15分钟出现上腹饱胀、恶心、呕吐、头晕、心悸、出汗、腹泻等。应考虑并发了

A. 吻合口炎症   B. 吻合口梗阻

C. 倾倒综合征   D. 吻合口破裂

E. 消化道出血

13. 病人，男，28岁。有十二指肠溃病病史4年，3天前大量饮酒后，上腹疼痛持续不缓解，服法莫替丁无效。7小时前突然疼痛消失，但自觉头晕、眼花、无力，继而呕吐暗红色血约1300 ml。家人送入院途中又呕血约400 ml。体检：脉搏120次/分，血压80/54 mmHg。面色苍白，四肢湿冷，周身大汗，呼吸急促，略烦躁不安。腹部平软，剑突下有轻压痛，肝、脾肋下未触及，肠鸣音亢进。考虑病人可能发生了

A. 休克   B. 低血糖

C. 肝性脑病   D. 氮质血症

E. 继发感染

【A3/A4型题】

(1~3题共用题干)

病人，男，45岁。半年来常于晚10时左右出现中上腹隐痛。4小时前突然再次发作腹痛，疼痛剧烈并呈持续性。体检：烦躁，面色苍白，出冷汗，脉细速，腹壁强直，压痛及反跳痛（+），肠鸣音减少，肝浊音界缩小。

1. 最先考虑的诊断是

A. 急性胰腺炎

B. 急性胃炎

C. 十二指肠球部溃疡急性穿孔

D. 肾结石

E. 上消化道出血

2. 下列哪项检查有助于明确诊断

A. 腹部平片   B. X线钡餐检查

C. 胃镜检查   D. 血、尿淀粉酶检查

E. 肝功能检查

3. 病人腹部平片检查时最可能出现的是

(4~7题共用题干)

男性，60岁，心窝部饥饿性疼痛10余年，近年来发作频繁，疼痛规律消失，经胃镜证实为十二指肠球后溃疡。

4. 该病人最合理的治疗方法是

A. 应用抑制胃蛋白酶药物

B. 饮食控制和应用幽门螺杆菌抑制剂

C. 应用H_2受体拮抗剂

D. 应用保护胃黏膜药物及促进溃疡愈合药

E. 外科手术治疗

5. 如果该病人住院当日，大量呕血后晕倒，其治疗措施应选用

A. 输平衡氯化钠溶液

B. 输血200 ml + 间羟胺

C. 代血浆500 ml + 多巴胺

D. 输血800 ml，静脉滴注西咪替丁

E. 口服去甲肾上腺素10 mg

6. 该病人出血后4小时，经抢救输血等治疗后，脉搏140次/分，血压80/50 mmHg，宜采取

A. 加大输液量，加用升压药

B. 用冰氯化钠注射液、去甲肾上腺素液灌洗胃腔

C. 紧急作胃镜检查

D. 快速输血，立即手术

E. 胃内灌注凝血酶

7. 如果病人情况可以，哪项手术治疗为首选

A. 胃大部切除术

B. 溃疡出血处缝扎止血后行胃大部切除术

C. 溃疡出血处缝扎止血

D. 溃疡出血处缝扎止血后行迷走神经切断术

E. 溃疡出血处缝扎止血后行迷走神经切断术 + 引流手术

(8~10题共用题干)

刘某，男性，45岁，饱食后突然感到右上腹部剧痛，迅速转移到右下腹和下腹部，伴恶心、呕吐，不能减轻腹痛。发病6个小时后来院就诊，体检：痛苦貌，血压120/70 mmHg，脉搏120次/分，全腹肌紧张，压痛、反跳痛，以上腹和右上腹部为著，肠鸣音消失，肝浊音界存在，白细胞计数16×10^9/L，中性粒细胞0.9。

8. 刘某最有可能的诊断为

A. 十二指肠溃疡急性穿孔

B. 肠扭转

C. 急性胰腺炎

D. 阑尾炎穿孔致腹膜炎

E. 急性胆囊炎伴穿孔

9. 为了明确诊断首先要进行的检查为

  A. 血清淀粉酶测定

  B. 腹部立位平片

  C. 急性 X 线钡餐造影

  D. 急性静脉胆道造影

  E. 腹部穿刺

10. 经检查决定开腹手术，术前准备中最关键的措施为

  A. 禁食   B. 半卧位

  C. 胃肠减压   D. 应用抗生素

  E. 补液，输血

【B 型题】

（1～4 题共用备选答案）

  A. 胃小弯或十二指肠后壁

  B. 胃大弯

  C. 胃小弯

  D. 幽门附近，胃和十二指肠前壁

  E. 胃窦部

1. 胃溃疡多发于

2. 溃疡病急性穿孔多位于

3. 溃疡病大出血多位于

4. 胃癌多位于

（5～6 题共用备选答案）

  A. 胃小弯   B. 胃大弯

  C. 胃底   D. 胃窦部

  E. 幽门附近

5. 溃疡病急性穿孔的好发部位是

6. 溃疡病大出血的好发部位是

【X 型题】

1. 十二指肠溃疡合并瘢痕性幽门梗阻可引起

  A. 代谢性酸中毒   B. 代谢性碱中毒

C. 脱水   D. 营养不良

E. 低血钾

2. 胃十二指肠溃疡病外科治疗的适应证是

  A. 并发瘢痕性幽门梗阻

  B. 癌变

  C. 并发急性穿孔

  D. 内科治疗无效的顽固性溃疡

  E. 并发急性大出血

3. 胃、十二指肠溃疡急性穿孔，手术治疗方法有

  A. 根治术   B. 穿孔修补术

  C. 胃空肠吻合术   D. 胃大部分切除术

  E. 高度选择性迷走神经切断术加穿孔缝合

4. 溃疡病术后吻合口梗阻的特点是

  A. 进食后呕吐   B. 呕吐食物

  C. 呕吐胆汁   D. 呕吐食物和胆汁

  E. 吐后舒适

参 考 答 案

【A1 型题】

1. C   2. D   3. D   4. B   5. C   6. B   7. C   8. B

9. E   10. C   11. B   12. D   13. C   14. E

【A2 型题】

1. D   2. C   3. A   4. C   5. A   6. A   7. A   8. B

9. C   10. D   11. A   12. C   13. A

【A3/A4 型题】

1. C   2. A   3. C   4. E   5. D   6. D   7. B   8. A

9. B   10. C

【B 型题】

1. C   2. D   3. A   4. E   5. A   6. E

【X 型题】

1. BCDE   2. ABCDE   3. BDE   4. ABE

第二十节　肠疾病病人的护理

【A1 型题】

1. 绞窄性肠梗阻的表现不包括

  A. 持续性剧烈腹痛

  B. 呕吐带臭味的粪样物

  C. 腹膜刺激征

  D. 可触及有固定压痛的包块

  E. 腹腔穿刺抽出血性液

2. 高位肠梗阻呕吐的特点是

A. 出现迟，次数多，量少

B. 出现早，次数多，量少

C. 出现早，次数少，量少

D. 出现早，次数多，量多

E. 出现迟，次数少，量多

3. 蛔虫性肠梗阻的梗阻部位多在

  A. 十二指肠   B. 空肠下段

  C. 空肠上段   D. 回肠

E. 结肠

4. 关于结肠癌的叙述,下列哪项是错误的

A. 结肠癌大多数为腺癌

B. 右半结肠癌临床常出现贫血

C. 左半结肠癌临床常出现梗阻

D. 结肠癌以血行转移为主

E. 结肠癌中以乙状结肠发病率最高

5. 大肠癌手术前最重要的护理是

A. 高蛋白、高热量饮食　　B. 充分的肠道准备

C. 术日晨插胃管　　　　　D. 输血纠正贫血

E. 备皮,术前用药

6. 小肠损伤与结肠损伤的不同点是

A. 小肠损伤早期出现腹膜炎症状

B. 小肠管腔较小,故损伤机会较小

C. 常产生右膈下游离气影

D. 超声波易于确诊

E. X 线钡餐检查即可明确诊断

7. 绞窄性肠梗阻最容易出现的酸碱平衡失调的类型为

A. 呼吸性酸中毒和代谢性碱中毒

B. 呼吸性碱中毒

C. 呼吸性酸中毒

D. 代谢性酸中毒

E. 代谢性碱中毒

8. 小儿肠套叠大便的特点是

A. 脓血便　　　　　　　　B. 黏液便

C. 果酱样血便　　　　　　D. 柏油样便

E. 白陶土便

9. 下列不属于瘘口负压引流管的护理内容是

A. 冲洗液为高渗溶液

B. 根据瘘口情况选择合适的引流管

C. 根据肠液黏稠度、流出量调节负压大小

D. 观察记录冲洗液量

E. 保持引流管通畅

10. 急性肠梗阻最主要的体征为

A. 腹部可见肿块　　　　　B. 腹部移动性浊音

C. 肠鸣音亢进或消失　　　D. 腹肌紧张、压痛

E. 腹胀

【A2 型题】

1. 某患儿,肠套叠 10 小时,主要的处理措施是

A. 禁食　　　　　　　　　B. 胃肠减压

C. 空气灌肠复位　　　　　D. 手法复位

E. 手术复位

2. 王某,男性,40 岁。腹部外伤手术 1 周后,出现腹部疼痛、压痛、反跳痛阳性,寒战,高热,腹部出现瘘

口,伴有水、电解质紊乱,该病人最可能的诊断为

A. 肠瘘　　　　　　　　　B. 肠梗阻

C. 腹膜炎　　　　　　　　D. 肠结核

E. 溃疡性结肠炎

3. 女性,45 岁,转移性右下腹痛 3 天,诊断为急性阑尾炎,出现畏寒、高热、黄疸,该病人有可能发生了

A. 门静脉炎　　　　　　　B. 胆囊炎

C. 胆管炎　　　　　　　　D. 脓毒血症

E. 肝炎

4. 男性,70 岁,急性阑尾炎穿孔手术治疗后 5 天,持续腹胀,肛门无排气、排便,全腹有轻压痛及反跳痛,肠鸣音消失,腹部 X 线平片显示小肠、结肠胀气,提示

A. 粘连性肠梗阻

B. 急性小肠不全性梗阻

C. 麻痹性肠梗阻

D. 急性小肠高位梗阻

E. 小肠低位梗阻

【A3／A4 型题】

(1～3 题共用题干)

男性病人,45 岁。昨晚暴饮暴食后,出现脐周阵发性腹痛,并有腹胀、呕吐、肛门停止排便、排气,自诉去年曾做过阑尾切除手术。诊断为单纯性粘连性肠梗阻。

1. 与上述诊断相符的体征是

A. 腹式呼吸消失　　　　　B. 不对称性腹胀

C. 肠鸣音亢进　　　　　　D. 移动性浊音阳性

E. 全腹压痛和腹肌紧张

2. 非手术治疗期间,如出现下列哪一种性质腹痛,说明产生了肠绞窄

A. 持续性胀痛　　　　　　B. 腹痛突然减轻

C. 钻顶样绞痛　　　　　　D. 阵发性疼痛

E. 持续性疼痛呈阵发性加剧

3. 经治疗后,肠梗阻解除的主要标志是

A. 腹痛减轻　　　　　　　B. 呕吐减少

C. 腹胀减轻　　　　　　　D. 肛门排便、排气

E. 肠鸣音减弱

(4～5 题共用题干)

男性,24 岁,学生,饱餐后追赶公共汽车时,突发脐周部剧烈绞痛,阵发加重,伴呕吐,3 小时未排气、排便,来院检查:体温 37.2℃,血压 12/8.0 kPa,脉率 102 次/分,不能平卧,左腹部隆起,压痛明显,肠鸣音高亢,血白细胞计数 9.2×10^9/L。

4. 最可能的诊断是

A. 溃疡病穿孔　　　　　　B. 急性胰腺炎

C. 肠扭转　　　　　　　　D. 肠系膜血管栓塞

E. 肠道蛔虫病

5. 下一步治疗为
A. 剖腹探查　　　　　　B. 选择性动脉造影
C. 予口服驱虫药物　　　D. 开放式输液
E. 保守治疗，胃肠减压，观察病情变化

（6～7题共用题干）

男性，65岁，因腹痛、腹胀、呕吐、停止排气及排便18小时来诊。查体：T 37℃，P 78次／分，R 19次／分，BP 116/74 mmHg。急性病容，唇舌干燥，眼窝凹陷，皮肤弹性差。全腹膨隆，可见肠型和蠕动波，中腹部压痛，但无腹肌紧张和反跳痛，肠鸣音活跃，有气过水声。实验室检查：血红蛋白、红细胞计数和血细胞比容均升高，血清钾2.6 mmol/L。1年前曾因胃穿孔做过胃大部切除术。

6. 从该病人的病情可判定为
A. 粘连性肠梗阻、单纯性
B. 血运性肠梗阻、单纯性
C. 低钾血症、麻痹性肠梗阻
D. 绞窄性肠梗阻并脱水、低钾血症
E. 输入段肠梗阻

7. 以下措施作为最后考虑的是
A. 禁食禁水　　　　　　B. 胃肠减压
C. 应用抗生素　　　　　D. 纠正水、电解质紊乱
E. 手术治疗

（8～10题共用题干）

男性，70岁，有长期便秘史，突然腹痛、腹胀2天，未呕吐，少量黏液便1次，未排气，2年前曾有类似发作，查体可见全腹高度膨胀，左下腹可见巨大肠型，有轻度压痛、反跳痛，肠鸣音亢进。

8. 该病人的医疗诊断可能为
A. 直肠癌　　　　　　　B. 乙状结肠癌
C. 麻痹性肠梗阻　　　　D. 乙状结肠扭转

E. 小肠扭转

9. 为明确诊断，该病人还应做的检查是
A. B超　　　　　　　　B. 腹部立位X线平片
C. 结肠镜　　　　　　　D. 直肠指诊
E. CT

10. 下列针对病人的处理措施不正确的是
A. 禁食　　　　　　　　B. 胃肠减压
C. 应用抗菌药物　　　　D. 补液
E. 立即手术治疗

【B型题】
（1～3题共用备选答案）
A. 绞窄性肠梗阻　　　　B. 单纯性肠梗阻
C. 麻痹性肠梗阻　　　　D. 血运性肠梗阻
E. 痉挛性肠梗阻

1. 早期蛔虫性肠梗阻属于
2. 肠系膜血管栓塞属于
3. 腹部大手术后容易引起

参 考 答 案

【A1型题】
1. B　2. B　3. D　4. D　5. B　6. A　7. D　8. C
9. A　10. C

【A2型题】
1. C　2. A　3. A　4. C

【A3/A4型题】
1. C　2. E　3. D　4. C　5. A　6. A　7. E　8. D
9. B　10. E

【B型题】
1. B　2. D　3. C

第二十一节　直肠肛管疾病病人的护理

【A1型题】

1. 直肠癌根治术后，人工肛门开放初期，病人宜采取的体位是
A. 左侧卧位　　　　　　B. 右侧卧位
C. 平卧位　　　　　　　D. 俯卧位
E. 仰卧中凹位

2. 重度痔最简单而可靠的诊断方法是
A. 直肠指检
B. 病人蹲下做大便动作即可显露

C. 肛门镜检查
D. 直肠活组织检查
E. X线钡剂灌肠检查

3. 以回肠代膀胱术后护理特别要注意
A. 生命体征变化
B. 尿液的颜色、量、性质
C. 每日输液2000～3000 ml
D. 观察胃肠功能
E. 回肠引流管的尿液

4. 肛裂"三联征"是

A. 内痔、外痔、肛裂

B. 肛裂、内痔、前哨痔

C. 内痔、外痔、前哨痔

D. 肛裂、前哨痔、齿状线乳头肥大

E. 肛裂、前哨痔、外痔

5. 肛裂最常见于胸膝位时肛门的

A. 3 点处   B. 6 点处

C. 9 点处   D. 12 点处

E. 3 点和 6 点处

6. 与大肠癌的发生有密切关系的因素是

A. 高脂肪饮食   B. 高纤维素饮食

C. 大肠息肉   D. 溃疡性结肠炎

E. 富含维生素的饮食

7. 肠梗阻解除的标志是

A. 腹痛减轻   B. 呕吐减少

C. 腹胀消失   D. 肛门排气、排便

E. 无气过水声

8. 对有便血，排便习惯改变的人首选的简便又十分重要的检查是

A. 直肠指诊   B. 乙状结肠镜检

C. 纤维结肠镜检   D. 钡剂灌肠透视

E. 超声波检查

9. 开放性腹部损伤有肠管脱出时，原则上应

A. 立即向腹腔还纳   B. 及早行清创术

C. 止痛处理   D. 抗感染

E. 暂不向腹腔回纳

10. 关于骨盆直肠间隙脓肿的叙述正确的是

A. 肛周红肿热痛明显

B. 属于慢性化脓性感染

C. 全身感染中毒症状明显

D. 病变发展可形成低位肛瘘

E. 是最常见的直肠肛管周围脓肿

11. Miles 手术适用于癌肿

A. 距肛门 7 cm 以内   B. 距肛门 10 cm 以内

C. 距肛门 12 cm 以内   D. 距肛门 14 cm 以内

E. 距肛门 17 cm 以内

12. 直肠指诊步骤不正确的是

A. 左手戴手套涂润滑液

B. 测试肛管括约肌的松紧度

C. 检查肛管直肠壁有无肿块、触痛

D. 必要时做双合诊检查

E. 抽出手套观察有无血迹

13. 肛裂切除术后病人的护理，下列不正确的是

A. 术后 2～3 天进半流质饮食

B. 不控制排便

C. 术后 3 天内未排便者用温盐水灌肠

D. 适当应用止痛药

E. 及时处理尿潴留

14. 左半结肠癌临床表现特点是

A. 腹部肿块

B. 慢性不完全性肠梗阻

C. 贫血

D. 便秘

E. 粪便性质改变

15. 大肠癌术前肠道准备错误的是

A. 口服肠道抗菌药物

B. 清洁肠道

C. 术前 3 日开始进食少渣饮食

D. 术前 1 周开始严格肠道准备

E. 术前 3 日开始严格肠道准备

16. 术后病人对温水坐浴和换药的安排正确的是

A. 换药 - 排便 - 温水坐浴

B. 温水坐浴 - 换药 - 排便

C. 温水坐浴 - 排便 - 换药

D. 排便 - 换药 - 温水坐浴

E. 排便 - 温水坐浴 - 换药

【A2 型题】

1. 男性，46 岁，肛门附近皮肤反复出现破溃、溢脓 2 年，体检发现右侧距肛门 4 cm 处有一乳头状突起，挤压后有少许脓液，可能的诊断是

A. 肛周脓肿   B. 肛瘘

C. 内痔   D. 盆腔脓肿

E. 直肠肿瘤

2. 男性，60 岁，因回盲部肿物入院，术前诊断盲肠癌，胸片（-），开腹探查，可见回盲部有一 4 cm×6 cm 大小肿物，已侵蚀浆膜，质硬。尚活动，与周围无明显粘连。肠系膜可触及肿大淋巴结。腹膜有广泛种植结节，肝脏无转移结节，该病人 Dukes 分期属于

A. A 期   B. B 期

C. C_1 期   D. C_2 期

E. D 期

3. 李某，70 岁，大便后常滴鲜血，进行直肠肛管检查体位首选

A. 平卧位   B. 截石位

C. 侧卧位   D. 蹲位

E. 膝胸位

4. 女性，24 岁，以往体弱，常大便干结，半个月前行胃

肠透视后钡剂干结未能排出。10 天前大便困难、腹痛、腹胀。灌肠后，由于排便时用力过猛致肛门部剧痛，粪便表面带血迹，近 3 ~ 4 天症状仍明显，大便干硬，应考虑为

A. 血栓性外痔　　　　　B. 内痔

C. 肛门周围脓肿　　　　D. 肛裂

E. 直肠癌

5. 6 岁儿童经常便血，最大可能是

A. 内痔　　　　　　　　B. 外痔

C. 直肠息肉　　　　　　D. 肛裂

E. 直肠癌

6. 女性，50 岁，腹胀、腹痛，大便不成形，每日 3 ~ 4 次，有脓血便查体：左中腹可扪及包块，边界不清，为明确诊断应做

A. B 超检查　　　　　　B. CT 检查

C. AFP 检查　　　　　　D. 乙状结肠镜检查

E. 粪便检查

【A3/A4 型题】

（1 ~ 3 题共用题干）

70 岁病人，较长时间大便干燥，近 2 周来，排便时疼痛伴出血，经检查，肛管皮肤全层裂开，形成溃疡，诊断为肛裂。采用坐浴等非手术治疗。

1. 该病人做直肠肛管检查时最合适的体位是

A. 蹲位　　　　　　　　B. 左侧卧位

C. 右侧卧位　　　　　　D. 膝胸位

E. 截石位

2. 该病人肛门坐浴的水温应为

A. 20 ~ 26℃　　　　　　B. 30 ~ 36℃

C. 40 ~ 50℃　　　　　　D. 50 ~ 56℃

E. 60 ~ 66℃

3. 上述病人的有关处理哪项不妥

A. 避免辛辣食物　　　　B. 多吃水果

C. 服缓泻剂　　　　　　D. 采用肛门指检

E. 外用消炎软膏

（4 ~ 7 题共用题干）

女性，31 岁，会计，喜食辛辣食物，患痔疮 4 年，近期无痛性便血加重，在排便时间歇滴血，痔块脱出肛门外，排便后不可自行恢复。

4. 该病人的病情属于

A. 内痔第Ⅰ期　　　　　B. 内痔第Ⅱ期

C. 内痔第Ⅲ期　　　　　D. 血栓性外痔

E. 混合痔

5. 手术前应采取的护理措施正确的是

A. 术前一般不控制饮食

B. 排便时可看报，以放松心情

C. 坐浴时水温以低于 30℃为宜

D. 绝对卧床休息，避免活动

E. 痔块脱出后应立即还纳，然后清洁肛周皮肤

6. 在接受痔切除术后，对病人的护理正确的是

A. 侧卧以减少伤口压迫

B. 术后 3 天内应尽量不排便

C. 一旦出现尿潴留应立即导尿

D. 排便后先更换敷料，然后坐浴

E. 若松解敷料后仍有肛门疼痛，可适当给予止痛药

7. 病人出院指导中不恰当的是

A. 定时排便　　　　　　B. 提肛运动

C. 少吃水果　　　　　　D. 避免辛辣食物

E. 排便后清洁肛周皮肤

（8 ~ 10 题共用题干）

男性，47 岁，近 1 个月来常自觉肛门瘙痒、潮湿，偶有气体溢出，直肠指诊可触及皮肤黏膜下一较硬条索。

8. 该病人可能发生了

A. 直肠癌　　　　　　　B. 低位肛瘘

C. 内痔Ⅱ期　　　　　　D. 高位肛瘘

E. 坐骨肛管间隙脓肿

9. 目前最主要的护理诊断或问题是

A. 便秘

B. 疼痛

C. 有皮肤完整性受损的危险

D. 潜在并发症：水、电解质紊乱

E. 营养失调：低于机体需要量

10. 目前对该病人最有效的治疗措施为

A. 手术疗法　　　　　　B. 温水坐浴

C. 营养支持　　　　　　D. 抗菌药物治疗

E. 饮食控制和通便

【B 型题】

（1 ~ 2 题共用备选答案）

A. 分布在齿状线上下的痔块

B. 排便时痔块不脱出肛门，排便时滴血

C. 排便时痔块脱出肛门，排便后可自行还纳

D. 排便时痔块脱出肛门，排便后需手推还纳

E. 肛门处剧痛，暗紫色圆形肿块，伴触痛

1. 混合痔

2. Ⅱ期内痔

（3 ~ 5 题共用备选答案）

A. "铅管"征　　　　　　B. "鹅卵石"征

C. "鸟嘴"征　　　　　　D. "杯口"征

E. 充盈缺损

3. 溃疡性结肠炎的典型 X 线征象是

4. 克罗恩病的典型 X 线征象是

5. 结肠息肉的典型 X 线征象是

（6~7 题共用备选答案）

   A. Ⅰ期内痔   B. Ⅱ期内痔

   C. Ⅲ期内痔   D. 血栓性外痔

   E. 混合痔

6. 排便时痔块不脱出肛门，便后滴血的是

7. 肛门处剧痛，可见暗紫色圆形肿块，伴触痛的是

【X 型题】

1. 肛门直肠疾病的一般护理是

   A. 饮食调节   B. 保持大便通畅

   C. 坚持保健活动   D. 保持肛门清洁

   E. 肛门坐浴

2. 下列与大肠癌的发生有密切关系的因素是

   A. 家族史   B. 高脂肪饮食

   C. 大肠息肉   D. 溃疡性结肠炎

   E. 低纤维性饮食

3. 肛门直肠常用检查体位是

   A. 侧卧位   B. 截石位

   C. 膝胸位   D. 蹲位

   E. 俯卧位

参 考 答 案

【A1 型题】

1. A   2. B   3. E   4. D   5. D   6. A   7. D   8. A

9. E   10. C   11. A   12. A   13. C   14. B   15. D   16. E

【A2 型题】

1. B   2. D   3. C   4. D   5. C   6. D

【A3/A4 型题】

1. B   2. C   3. D   4. C   5. A   6. E   7. C   8. D

9. C   10. A

【B 型题】

1. A   2. B   3. A   4. B   5. E   6. A   7. D

【X 型题】

1. ABCDE   2. ABCDE   3. ABCD

第二十二节　门静脉高压症病人的护理

【A1 型题】

1. 门静脉高压症手术治疗后，一般应限制的饮食是

   A. 水果类   B. 面食类

   C. 米食类   D. 蔬菜类

   E. 肉和蛋

2. 门静脉高压症病人术前防止出血的措施应除外

   A. 避免劳累

   B. 避免腹压增加

   C. 避免食物过热、硬、刺激

   D. 不放胃管

   E. 绝对卧床

3. 门静脉高压症病人术前纠正贫血及凝血功能障碍的措施不妥的是

   A. 输全血   B. 肌内注射维生素 K

   C. 口服维生素 K   D. 输浓缩红细胞

   E. 注射含血小板血浆

4. 门静脉高压症病人做脾－肾静脉分流术的，术前要特别明确

   A. 肾功能   B. 心功能

   C. 肝功能   D. 凝血功能

   E. 呼吸功能

5. 门静脉和腔静脉四个交通支中最重要的是

   A. 腹壁交通支

   B. 腹膜后交通支

   C. 门静脉和肝动脉支

   D. 胃底食管下段交通支

   E. 直肠下段肛管交通支

6. 门静脉高压症病人术前护理不正确的是

   A. 卧床休息

   B. 限制蛋白质摄入

   C. 术日晨放置胃管

   D. 低脂、高糖、富含维生素的饮食

   E. 术前晚用酸性液灌肠

7. 门静脉高压形成后首先出现的病理改变是

   A. 腹水   B. 肝大

   C. 脾大   D. 交通支扩张

   E. 食管胃底静脉曲张破裂出血

8. 门静脉高压症病人术前防止出血的措施中，错误的是

   A. 避免引起使腹压升高的因素

   B. 避免粗糙、干硬、刺激性食物

   C. 合理休息，适度活动

   D. 术前不放置胃管

E. 绝对禁食禁水

9. 门静脉高压症病人外科手术治疗的主要目的是

A. 减轻腹水　　　　　　　B. 提高抵抗力

C. 防止肝功能衰竭　　　　D. 降低门静脉的压力

E. 紧急制止上消化道出血

10. 门静脉高压症病人行脾切除、脾－肾静脉分流术后，不正确的护理措施是

A. 平卧 48 小时

B. 1 周内不下床活动

C. 定期复查血小板计数

D. 高蛋白、低脂饮食

E. 避免使用止血药物

11. 术前为加强门静脉高压症病人的营养，纠正低白蛋白血症，静脉输入的试剂不包括

A. 支链氨基酸　　　　　　B. 人血白蛋白

C. 血浆　　　　　　　　　D. 血小板

E. 水解蛋白

12. 门静脉高压症最具特征的表现是

A. 脾增大

B. 腹部叩诊有移动性浊音

C. 侧支循环的建立及开放

D. 蜘蛛痣

E. 脾功能亢进表现

13. 属于肝后型门静脉高压形成因素的是

A. 肝炎后肝硬化　　　　　B. Budd－Chiari 征

C. 酒精性肝硬化　　　　　D. 血吸虫病性肝硬化

E. 肝外门静脉血栓形成

【A2 型题】

1. 男性，49 岁，门静脉高压分流术后 48 小时内的体位是

A. 半卧位　　　　　　　　B. 侧卧位

C. 平卧位　　　　　　　　D. 俯卧位

E. 中凹卧位

2. 女性，43 岁，门静脉高压症多年，拟行分流术，为防止肠道产氨应于术前

A. 静脉滴注抗生素　　　　B. 肌内注射抗生素

C. 口服肠道抗生素　　　　D. 禁食 2 日

E. 禁食 3 日

3. 男性，44 岁，门静脉高压症多年，拟行分流术，术前如何灌肠

A. 术日晨肥皂水灌肠　　　B. 术日晨清洁灌肠

C. 术前晚肥皂水灌肠　　　D. 术前晚清洁灌肠

E. 不灌肠

4. 病人赵某，肝硬化拟行门－腔静脉分流术，护士对其行术前准备应除外

A. 确定肾功能　　　　　　B. 应用维生素 K

C. 服用不吸收的抗菌药物　D. 插胃管

E. 清洁灌肠

5. 某肝硬化病人，女性，53 岁，近 3 日感腹胀、呼吸困难，B 超示大量腹水，护士为病人采取的护理措施不包括

A. 安置病人平卧位

B. 严格限制水、盐摄入

C. 测体重、腹围

D. 避免用力排便

E. 协助放腹水

【B 型题】

(1～3 题共用备选答案)

A. 门静脉高压的主要阻塞部位在窦前

B. 门静脉高压的主要阻塞部位在窦后

C. 门静脉高压的主要阻塞部位在窦内

D. 门静脉高压的主要阻塞部位在肝前

E. 门静脉高压的主要阻塞部位在肝后

1. 肝炎后肝硬化所致的

2. 血吸虫性肝硬化所致的

3. 肝静脉阻塞综合征所致的

参 考 答 案

【A1 型题】

1. E　2. E　3. C　4. A　5. D　6. C　7. C　8. E

9. E　10. D　11. D　12. C　13. B

【A2 型题】

1. C　2. C　3. D　4. D　5. A

【B 型题】

1. B　2. A　3. E

第二十三节　肝脏疾病病人的护理

【A1 型题】

1. 与原发性肝癌的发生关系最密切的是

A. 胆道感染　　　　　　　B. 肝炎后肝硬化

C. 血吸虫性肝硬化　　　　D. 酒精性肝硬化

E. 肝脏良性肿瘤

2. 肝癌最重要的化验是

A. AFP > 200 μg/L，持续 8 周

B. ALT > 40 U/L，持续 8 周

C. γ - GT = 90 U/L

D. ALP 300 U/L

E. LDH 等

3. 甲胎蛋白阳性对何种肿瘤诊断有价值

    A. 肺癌   B. 骨肉瘤

    C. 原发性肝癌   D. 继发性肝癌

    E. 乳腺癌

4. 下列哪一项不是肝硬化门静脉高压症的临床表现

    A. 脾功能亢进   B. 肝大

    C. 脾大   D. 呕血、黑便

    E. 腹水

5. 阿米巴肝脓肿的主要感染途径是

    A. 阿米巴原虫从胆道上行进入肝脏

    B. 阿米巴原虫从穿孔的肠腔进入腹腔和肝脏

    C. 阿米巴原虫从淋巴系统进入肝脏

    D. 阿米巴原虫从肝动脉进入肝脏

    E. 阿米巴原虫从结肠溃疡穿入门静脉所属分支进入肝脏

6. 肝癌术前护理错误的是

    A. 术前 2 日口服肠道消炎药

    B. 术前晚及术日晨清洁灌肠

    C. 适量输血

    D. 高蛋白、高脂肪、富含维生素的饮食

    E. 配血

7. 肝癌与肝脓肿相同的表现是

    A. 发热

    B. 肝大、压痛

    C. 血白细胞增高

    D. 放射性核素扫描有占位性病变

    E. 超声波查到液平面

8. 肝叶切除术后避免过早活动的目的是

    A. 保存体力   B. 减少能量消耗

    C. 利于肝细胞再生   D. 利于有效引流

    E. 避免肝断面出血

9. 下面哪项指标升高最有助于原发性肝癌的诊断

    A. 直接胆红素

    B. 门冬氨酸氨基转移酶

    C. 甲胎蛋白

    D. 丙氨酸氨基转移酶

    E. 白/球蛋白比值

10. 广泛性肝叶切除术后应间歇性给氧

    A. 1 天   B. 3 ~ 4 天

    C. 5 天   D. 7 天

    E. 10 天

11. 原发性肝癌肝区疼痛特点是

    A. 间歇性隐痛   B. 持续性胀痛

    C. 阵发性绞痛   D. 刀割样疼痛

    E. 烧灼样疼痛

12. 肝叶切除病人的术后护理错误的是

    A. 应专人护理   B. 吸氧 3 ~ 4 天

    C. 术后取平卧位   D. 鼓励早期下床活动

    E. 术后经静脉补充营养

13. 原发性肝癌病人不适宜手术的指征是

    A. 明显腹水、黄疸   B. 无严重肝硬化

    C. 肝功能代偿好   D. 肿瘤未超过半肝

    E. 肿瘤未侵犯第一肝门

14. 细菌性肝脓肿最常见的感染途径是

    A. 胆道感染   B. 经开放性伤口

    C. 经血液循环   D. 经淋巴途径

    E. 细菌栓子脱落进入

【A2 型题】

1. 病人，男，65 岁。肝癌肝叶切除术后第 1 天，病人感腹痛、心慌、气促、出冷汗，血压 90/60 mmHg，首先应考虑为

    A. 胆汁性腹膜炎   B. 肠梗阻

    C. 肝断面出血   D. 膈下脓肿

    E. 阑尾炎

2. 病人，女性，56 岁，肝炎病史 30 年。近 1 个月来肝区疼痛，食欲减退，进行性消瘦，肝呈进行性增大，质硬，触诊有结节，面部有蜘蛛痣，腹膨隆。应首先考虑的是

    A. 原发性肝癌   B. 胆囊炎

    C. 肝硬化   D. 胰腺炎

    E. 结核性腹膜炎

3. 病人，女性，56 岁。确诊原发性肝癌 1 年，昨日入院行常规肝动脉栓塞化疗。病人神志清楚，消瘦，食欲缺乏；血白细胞计数 3.0×10^9/L。对病人的健康指导，最重要的一项是

    A. 进食流质，少量多餐，避免过饱

    B. 饮食应营养丰富，易消化

    C. 限制蛋白质的摄入

    D. 鼓励其深呼吸、排痰

    E. 卧床休息，减少活动

4. 病人，男，65 岁。肝癌晚期，极度衰竭。此时医护人员应采取的主要措施是

    A. 以对症照料为主

B. 以治愈疾病为主

C. 尽量延长病人的生存时间

D. 实施安乐死

E. 放弃一切治疗

5. 病人，男，52 岁。肝硬化病史 3 年。因上消化道大量出血急诊入院，后并发肝性脑病，出血后 3 天未排大便。应首选的治疗措施是

A. 清水灌肠

B. 25% 硫酸镁导泻 + 乳果糖口服

C. 肥皂水灌肠

D. 口服番泻叶

E. 开塞露

6. 男性，44 岁。肝病随访发现肝右叶近第二肝门 8 cm 占位性病变，周边多个卫星灶。肝肾功能正常，首选治疗方案

A. 全身化学治疗
B. 肿瘤局部放射治疗

C. 肝叶切除术
D. 介入治疗

E. 肿瘤局部注射无水乙醇

7. 女性，45 岁。肝区痛伴高热、畏寒 3 天。巩膜轻度黄染，右季肋区饱满有叩痛，肝右肋下 2 cm。CT 示右肝后叶高密度灶，边界清，6 cm×5 cm×4 cm。诊断为

A. 原发性肝癌
B. 细菌性肝脓肿

C. 阿米巴性肝脓肿
D. 肝棘球蚴病

E. 肝囊肿

8. 女性，52 岁，B 超检查发现肝占位性病变 1 周。查肝功能正常。下列哪项阳性最有助于诊断原发性肝癌

A. γ - GT
B. AFP

C. MRI
D. CT

E. BUS

9. 男性，49 岁，原发性肝癌行肝叶切除术，术后肝周引流管一般放置

A. 1 ~ 2 日
B. 3 ~ 5 日

C. 6 ~ 7 日
D. 8 ~ 9 日

E. 10 日

10. 男性，50 岁，早期肝癌，行肝脏切除术后宜用

A. 流质饮食
B. 普食

C. 要素饮食
D. 半流质饮食

E. 流质饮食 + 半流质饮食

11. 男性，60 岁，诊断为原发性肝癌，行肝叶切除术后第 3 天，出现嗜睡、烦躁不安、黄疸、少尿等表现，应考虑

A. 胆汁性腹膜炎
B. 膈下脓肿

C. 肝性脑病
D. 内出血

E. 休克

【A3/A4 型题】

(1 ~ 2 题共用题干)

患者，50 岁，半天来呕血 4 次，量约 1200 ml，黑便 2 次，伴头晕、心悸。入院查体：BP 60/45 mmHg 心率 180 次/分，巩膜黄染，腹部膨隆，移动性浊音阳性。诊断为肝硬化食管静脉曲张破裂出血。

1. 此患者目前最最主要的护理诊断为

A. 组织灌注量改变

B. 知识缺乏

C. 有感染的危险

D. 有皮肤完整性受损的危险

E. 恐惧

2. 对该患者应采取的护理措施不包括

A. 立即补液
B. 吸氧

C. 清除血块
D. 准备库存血输血

E. 给予三腔两囊管压迫止血

(3 ~ 7 题共用题干)

男，49 岁，乙型病毒性肝炎病史 20 年，肝区隐痛 6 个月。查体无特殊发现。化验检查：甲胎蛋白阳性。

3. 进一步定位诊断检查方法

A. B 超
B. 磁共振

C. 血清学检查
D. 放射性核素扫描

E. 肝动脉造影

4. 初步诊断为

A. 肝血管瘤
B. 继发性肝癌

C. 肝脓肿
D. 原发性肝癌

E. 肝肉瘤

5. 术前护理评估中最重要的方面是

A. 既往史

B. 心理承受能力及情绪状况

C. 局部身体状况

D. 全身身体状况

E. 一般资料

6. 行肝脏部分切除，术后观察护理不包括

A. 有效疼痛

B. 不宜过早活动，取半卧位

C. 督促尽早开始活动

D. 间断吸氧 3 ~ 4 天

E. 24 小时出入量监测，维持体液平衡

7. 术后 1 周活动过于用力突发晕倒，柏油样便，血压 80/50 mmHg，最可能为

A. 肝昏迷

B. 肝性脑病

C. 肝断面出血引发内出血

D. 肝功能衰竭

E. 意识改变

4. 大于 5 cm 的单个细菌性肝脓肿应行

5. 肝左叶直径 5 cm 的厚壁脓肿应行

【B 型题】

（1～2 题共用备选答案）

A. 三腔双囊管压迫止血

B. 肝固有动脉结扎及胆总管引流术

C. 胃大部切除术

D. 肝叶切除术

E. 肝固有动脉结扎术

1. 肝癌自发性破裂出血，无法切除时可采用

2. 肝左外叶严重撕裂伤可采用

（3～5 题共用备选答案）

A. 脓肿切开引流　　　　B. 肝叶切除

C. 脓肿穿刺抽脓　　　　D. 内科方法治疗

E. 化学疗法

3. 多发性细菌性小于 2～3 cm 的肝脓肿应行

参 考 答 案

【A1 型题】

1. B　2. A　3. C　4. B　5. E　6. D　7. D　8. E

9. C　10. B　11. B　12. D　13. A　14. A

【A2 型题】

1. C　2. A　3. D　4. C　5. B　6. D　7. B　8. B

9. B　10. C　11. C

【A3/A4 型题】

1. A　2. D　3. B　4. D　5. B　6. C　7. C

【B 型题】

1. E　2. D　3. D　4. A　5. B

第二十四节　胆道疾病病人的护理

【A1 型题】

1. 胆固醇结石好发于

A. 胆总管

B. 左肝管

C. 右肝管

D. 肝内胆管

E. 胆囊

2. 胰腺疾病与胆道疾病相互关联的解剖基础是由于

A. 胰管与胆总管两者解剖位置靠近

B. 胰腺导管和胆总管下端有共同通路，共同开口

C. 胰腺副胰管和胆总管相通

D. 胆总管和胰腺导管均开口于十二指肠内侧壁

E. 胰腺导管开口于胆总管开口之下

3. 急性胆管炎的典型表现是

A. Charcot 三联征

B. Murphy 征

C. Roving 征

D. Horner 综合征

E. Thomas 征

4. 胆囊结石出现胆绞痛是由于

A. 胆囊形成急性炎症

B. 胆囊穿孔

C. 结石阻塞胆囊管

D. 结石进入胆总管

E. 胆囊出血

5. 胆总管下端结石易发生

A. 梗阻

B. 梗阻合并急性胆管炎

C. 急性胆管炎

D. 胆管出血

E. 胆管穿孔

6. 肝内胆管结石多为

A. 胆固醇

B. 胆色素结石

C. 泥沙样结石

D. 以胆色素为主的混合结石

E. 以胆固醇为主的混合结石

7. 胆道 T 形管引流与腹腔引流管的护理措施不同的是

A. 保持引流管通畅

B. 每天更换引流袋

C. 观察引流量和性状

D. 拔管前夹管观察 1～2 天

E. 引流袋不得高于引流出口

8. 胆囊的主要功能是

A. 促进脂肪的消化吸收

B. 分泌胆汁

C. 免疫调节

D. 浓缩、储存、排泄胆汁

E. 调节胆红素、胆固醇代谢

9. 禁忌采用腹腔镜胆囊切除术的是

A. 胆囊结石

B. 慢性胆囊炎

C. 胆囊息肉

D. 有出血倾向

E. 胆囊结石继发胆管结石

10. 胆囊结石的性质

A. 胆盐结石

B. 胆色素结石

C. 混合性结石

D. 胆固醇结石

E. 泥沙样结石

11. Charcot 三联征发生的顺序是

　A. 黄疸、寒战高热、腹痛

　B. 腹痛、寒战高热、黄疸

　C. 寒战、高热、黄疸、腹痛

　D. 黄疸、腹痛、寒战高热

　E. 腹痛、黄疸、寒战高热

12. 胆道感染性休克时应采取

　A. 抗休克，血压回升后随即手术

　B. 大量抗生素控制感染后手术

　C. 抗休克的同时，进行手术解除胆道梗阻

　D. 紧急手术

　E. 禁忌手术

13. 急性梗阻性化脓性胆管炎最常见的梗阻因素是

　A. 胆道肿瘤　　　　　B. 胆管结石

　C. 胆道蛔虫病　　　　D. 胆管扭转

　E. 胆管狭窄

14. 胆道 T 形管引流的病人胆道远端通畅的表现是

　A. 腹痛和黄疸减轻，引流量增多

　B. 体温正常，引流量增多

　C. 上腹胀痛，引流量骤减

　D. 食欲好转，黄疸消退，引流量减少

　E. 黄疸消退，引流量增多，食欲无变化

15. 疾病急性发作时腹部症状与体征不符的是

　A. 急性胆囊炎　　　　B. 慢性胆囊炎

　C. 急性胆管炎　　　　D. 胆道蛔虫病

　E. 急性胰腺炎

16. 诊断胆道蛔虫病主要依靠

　A. B 超　　　　　　　B. X 线钡餐造影

　C. 静脉胆系造影　　　D. 典型的临床表现

　E. 胆总管手术探查

17. 胆石症病人出现胆绞痛时禁用

　A. 阿托品

　B. 硫酸镁

　C. 吗啡

　D. 山莨菪碱（654－2）

　E. 地西泮

18. 胆总管结石合并急性胆管炎时表现不包括

　A. 腹痛　　　　　　　B. 寒战

　C. 高热　　　　　　　D. 黄疸

　E. 腹泻

【A2 型题】

1. 病人，男，47 岁。经检查诊断为急性胆囊炎胆石症并梗阻性化脓性胆管炎。病人血压偏低，躁动不安，正确的处理是

　A. 立即给镇静剂、输液，给升压药及大量抗生素保守治疗

　B. 短时间的术前准备加胆总管探查引流术

　C. 快速输液纠正水、电解质紊乱，等待休克恢复再手术

　D. 立即行单纯胆囊造口手术

　E. 立即行胆囊切除术及胆总管切开探查术

2. 女性，58 岁，急性右上腹阵发性绞痛，伴寒战、高热、黄疸，急诊行胆囊切除、胆总管探查、T 形管引流术，术后观察病人排便情况的最主要目的是

　A. 判断病人胆总管通畅情况

　B. 判断病人肠道功能恢复情况

　C. 及时发现病人有无胃肠道出血

　D. 判断病人术后饮食恢复是否合适

　E. 判断病人对脂肪消化和吸收的能力

3. 病人，男，49 岁。既往有胆结石，晚餐后突然出现中上腹痛，阵发性加剧，频繁呕吐，呕吐物含胆汁，呕吐后腹痛未减轻，化验血淀粉酶为 2500 U/L，现住院治疗。饮食方面应注意

　A. 低纤维饮食　　　　B. 少食多餐

　C. 高脂饮食　　　　　D. 低蛋白饮食

　E. 禁食

4. 病人，男，54 岁。右上腹刀割样绞痛、发热、黄疸，间歇性反复发作，最恰当的诊断是

　A. 胰头癌　　　　　　B. 急性传染性肝炎

　C. 肝癌　　　　　　　D. 阿米巴肝脓肿

　E. 胆总管结石

5. 病人，女，36 岁。行胆总管切开取石、T 形管引流术。术后第 3 天，护士查房时发现 T 形管无胆汁流出，病人诉腹部胀痛。应采取的护理措施是

　A. 用无菌生理盐水冲洗 T 形管

　B. 继续观察，暂不处理

　C. 用注射器抽吸 T 形管

　D. 准备 T 形管造影

　E. 检查 T 形管是否受压扭曲

6. 男性，41 岁，患急性梗阻性化脓性胆管炎。已作胆总管切开减压引流。输液补充血容量，静脉滴注 5% 碳酸氢钠液和血管扩张药，静脉注射毛花苷丙。因休克无好转，拟早期一次静脉滴注大剂量地塞米松，请说出下列哪项是非抗休克作用

　A. 阻断 α 受体兴奋，使血管扩张，改善微循环

　B. 保护细胞溶酶体，增进线粒体功能

　C. 增强心肌收缩力，增加心排血量

　D. 促进糖原异生，有利于减轻酸中毒

　E. 减低血液黏滞性，可预防血栓形成和栓塞

7. 女性，39 岁，右上腹触痛 2 天就诊，体检：右上腹压痛明显，肝大，血白细胞计数 21.7×10⁹/L。伴明显核左移，B 超见肝内多个小液平，胆总管内径 1.5 cm。似有一增强光团。病人同时可有下列症状，但哪项除外
   A. 发热为不规则热型
   B. 右肩放射痛
   C. 茶色尿
   D. 胸闷、气闷
   E. 右上腹为持续性胀痛或钝痛

8. 女性，56 岁，间歇性反复发作腹痛、发热、黄疸，最可能的诊断是
   A. 肝癌
   B. 胰头癌
   C. 胆总管结石
   D. 阿米巴肝脓肿
   E. 急性传染性肝炎

9. 女性，40 岁。胆道术后，T 形管引流 2 周，拔管前先试行夹管 1~2 天，夹管期间应注意观察的内容是
   A. 饮食、睡眠
   B. 腹痛、发热、黄疸
   C. 大便的颜色
   D. 引流口有无渗液
   E. 神志、血压和脉搏

【A3/A4 型题】

(1~2 题共用题干)

女性病人，50 岁，患胆石症多年，3 天前因腹痛、寒战、高热和黄疸发作，经门诊用抗生素输液治疗无效，现住院治疗。护理中发现病人神志不清，血压 10.5/6.7 kPa，化验：白细胞计数 12.4×10⁹/L，核左移。

1. 该病人的临床诊断考虑
   A. 急性坏疽性胆囊炎
   B. 胆总管结石
   C. 胆道蛔虫病伴感染
   D. 急性重症型胆管炎
   E. 胆囊穿孔腹膜炎

2. 该病人此时的治疗关键是哪一项
   A. 快速补充血容量
   B. 纠正酸中毒
   C. 应用大剂量有效抗生素
   D. 注射维生素 K
   E. 及时进行手术

(3~5 题共用题干)

男，60 岁。以右上腹痛 10 余小时主诉入院。外科情况：右上腹压痛不明显，墨菲征（＋），未见肠型及蠕动波，未及肿块，肝浊音界正常。初诊为急性胆囊炎，胆囊结石。

3. 为确定诊断，首选检查是
   A. B 超
   B. PTC
   C. ERCP
   D. MRI
   E. 放射性核素显像

4. 若行手术治疗，首选方式是
   A. 胆囊造瘘术
   B. 胆囊切除术
   C. 胆总管探查术，T 形管引流术
   D. 胆囊切除＋胆总管探查术
   E. 胆囊切除＋胃造瘘术

5. 术后具体护理措施是下列各项，但哪项除外
   A. 饮食护理，给予低脂、易消化食物
   B. 静脉输液
   C. 应用抗生素
   D. 清洁灌肠
   E. 保肝治疗

(6~8 题共用题干)

女性，50 岁，患急性化脓性胆管炎，面色苍白，肢体湿冷，脉搏 114 次/分，血压 11/9.33 kPa（86/70 mmHg），经大量快速输液后血压和脉搏无改善，测中心静脉压 2.06 kPa（21 cmH₂O），pH 7.30。

6. 病人存在的情况是
   A. 血容量仍不足
   B. 血容量相对过多
   C. 心功能不全
   D. 容量血管过度收缩
   E. 容量血管扩张

7. 应采取的有效措施是
   A. 继续快速补液
   B. 用血管收缩剂
   C. 给强心药
   D. 纠正酸中毒
   E. 加大抗生素用量

8. 首先选用的药物是
   A. 地塞米松
   B. 毛花苷丙
   C. 间羟胺
   D. 肝素
   E. 碳酸氢钠

(9~11 题共用题干)

女性，60 岁，剑突下持续性疼痛 6 小时，寒战、高热伴黄疸。既往有类似发作史。查体：神志淡漠，体温 39℃，血压 10.7/8 kPa（80/60 mmHg），脉搏 120 次/分，剑突下压痛，肌紧张，白细胞计数 26×10⁹/L，中性粒细胞 0.95。肝区叩击痛，血清淀粉酶 240 苏氏单位。

9. 此病人最可能的诊断为
   A. 急性胰腺炎
   B. 胆道蛔虫病
   C. 溃疡病穿孔
   D. 急性胆囊炎
   E. 急性梗阻性化脓性胆管炎

10. 目前最关键的治疗原则是
    A. 及时使用抗菌药物
    B. 应用肾上腺皮质激素
    C. 及时用升压药
    D. 紧急胆道减压手术
    E. 及时补充血容量

11. 若此病人采用手术治疗，预计病人术后引流管至少留置
    A. 24 小时
    B. 3 天
    C. 7 天
    D. 14 天

E. 1 个月

【B 型题】

(1~3 题共用备选答案)

A. 了解胆囊浓缩和收缩功能

B. 了解胆囊切除术后胆道情况

C. 明确梗阻性黄疸的原因和部位

D. 明确肝内病变的范围和性质

E. 可同时显示胆道和胰管情况

1. 口服胆囊造影术

2. 经皮肝穿刺胆道造影术

3. ERCP

【X 型题】

1. 影响结石形成的因素包括

A. 年龄　　　　　　B. 性别

C. 遗传　　　　　　D. 饮食习惯

E. 卫生习惯

2. T 形管引流的作用是

A. 促使炎症消退

B. 防止胆汁性腹膜炎

C. 防止狭窄、梗阻等并发症

D. 减少胆汁分泌

E. 减轻胆总管缝合处张力

3. Charcot 三联征见于

A. 胆总管结石

B. 肝内胆管结石

C. 急性梗阻性化脓性胆管炎

D. 急性胆囊炎

E. 急性胰腺炎

4. 急性胆囊炎的临床表现包括

A. 右上腹阵发性绞痛　　B. 恶心、呕吐

C. 发热　　　　　　　　D. 右上腹压痛

E. 肌紧张

5. 胆总管结石常见的是

A. 胆固醇结石

B. 胆色素结石

C. 泥沙样结石

D. 以胆固醇为主的混合性结石

E. 以胆色素为主的混合性结石

参 考 答 案

【A1 型题】

1. E　2. B　3. A　4. C　5. B　6. B　7. D　8. D
9. D　10. D　11. B　12. C　13. B　14. D　15. D　16. D
17. C　18. E

【A2 型题】

1. B　2. A　3. E　4. E　5. E　6. E　7. C　8. C
9. B

【A3/A4 型题】

1. D　2. E　3. A　4. B　5. D　6. C　7. C　8. B
9. E　10. D　11. D

【B 型题】

1. A　2. C　3. E

【X 型题】

1. ABCD　2. ABCE　3. ABC　4. ABCDE　5. BE

第二十五节　胰腺疾病病人的护理

【A1 型题】

1. 胰头癌的典型表现是

A. 上腹绞痛　　　　　B. 上腹胀痛

C. 呕血　　　　　　　D. 进行性黄疸

E. 便血

2. 引起急性胰腺炎最常见的原因是

A. 消化性溃疡

B. 饮酒

C. 胆总管末端梗阻和胆汁逆流

D. 胰腺外伤

E. 代谢紊乱

3. 急性胰腺炎时，血清淀粉酶升高的规律是

A. 发病后 2 小时升高，12~24 小时达高峰

B. 发病后 3~12 小时开始升高，24~48 小时达高峰

C. 发病后 24 小时开始升高，48 小时达高峰

D. 发病后 48 小时开始升高，72 小时达高峰

E. 发病后 24 小时开始升高，72 小时达高峰

4. 急性胰腺炎发病的主要病理过程是

A. 胰酶自体消化的过程

B. 磷脂酶自体消化的过程

C. 弹力纤维酶自体消化的过程

D. 胶原酶自体消化的过程

E. 胰脂肪酶自体消化的过程

5. 急性胰腺炎炎症波及整个胰腺，主要临床表现为

A. 呕吐

B. 腹泻

C. 腹胀和肠鸣音稍减弱

D. 腹部压痛

E. 剧烈全上腹痛并呈带状向两侧腰背部放射

6. 胰腺癌首发症状是

A. 上腹疼痛、不适   B. 恶病质

C. 黄疸   D. 腹膜刺激征

E. 消化道症状

7. 壶腹部癌的临床特点是较早出现

A. 转移症状   B. 上腹痛及脊背痛

C. 黄疸、寒战、发热   D. 消化道症状

E. 贫血、消瘦

8. 胰腺癌临床表现不正确的是

A. 上腹疼痛、不适   B. 恶病质

C. 黄疸   D. 腹膜刺激征

E. 消化道症状

9. 急性出血坏死型胰腺炎最常见的并发症是

A. 休克   B. 胰腺脓肿

C. 化脓性感染   D. 急性胰腺假囊肿

E. 急性肾衰竭

10. 急性胰腺炎检测尿/血清淀粉酶,两者之间变化关系是

A. 前者升高先于后者,持续时间较后者长

B. 两者同时升高

C. 两者均不升高

D. 前者升高迟于后者,持续时间较后者长

E. 前者升高迟于后者,持续时间较后者短

11. 胰腺内外分泌对应关系中错误的是

A. 胰腺腺泡细胞——胰液

B. 胰岛 B 细胞——胰岛素

C. 胰岛 A 细胞——胰高血糖素

D. 胰腺导管管壁细胞——胰岛素

E. 胰岛 G 细胞——胃泌素

12. 胰腺癌有明显黄疸的病人术前必须补充的维生素是

A. 维生素 A   B. 维生素 B

C. 维生素 C   D. 维生素 D

E. 维生素 K

13. 胰腺癌最常见的首发症状是

A. 黄疸   B. 食欲不振

C. 乏力消瘦   D. 消化不良

E. 上腹痛及上腹饱胀不适

14. 出血坏死型胰腺炎基本病理改变是

A. 胰腺组织钙化   B. 胰腺水肿出血坏死

C. 胰腺假性囊肿   D. 胰腺脓肿

E. 胰腺水肿纤维化

15. 出血坏死型胰腺炎病人出现 Cullen 征是指

A. 黄疸加重

B. 背部皮肤青紫

C. 腰部两侧出现灰紫色瘀斑

D. 脐周皮肤红斑

E. 脐周皮肤青紫瘀斑

16. 胰腺癌最常见的部位是

A. 胰头   B. 胰体

C. 胰尾   D. 胰颈

E. 各部位概率相近

17. Whipple 术最常见的并发症是

A. 出血   B. 感染

C. 胰瘘   D. 功能性胃排空障碍

E. 胆瘘

18. 胰瘘病人最重要的护理措施是

A. 保持有效的引流

B. 控制血糖在正常范围内

C. 适量活动

D. 加强营养支持

E. 应用抗生素

【A2 型题】

1. 女性,25 岁,暴饮暴食后心窝部突然疼痛,伴恶心呕吐 2 天,无黄疸。体温 37.8℃,脉搏 90 次/分,血压为 14.6/9.3 kPa,左上腹压痛,轻度肌紧张,白细胞计数 15×10^9/L,血淀粉酶 64 温氏单位。尿淀粉酶 256 温氏单位,下列哪项处理正确

A. 半流质饮食,针刺疗法

B. 半流质饮食,解痉,助消化药

C. 禁食、补液,抗生素注射,解痉止痛,抑肽酶

D. 禁食,解痉止痛,肾上腺皮质激素

E. 手术治疗

2. 男性,50 岁,上腹不适,食欲不振 3 个月。近 1 个月来。出现黄疸并进行性加深,伴有低热。检查:全身黄染明显,肝右肋下似可扪及胆囊底部。化验:血胆红素 260.5 μmol/L(15 mg/dl),尿液检查胆红素阳性。最可能的诊断是

A. 病毒性肝炎   B. 胆石症

C. 胰头癌   D. 慢性胰腺炎

E. 肝内胆汁淤积症

3. 女性,40 岁,黄疸,纳差 2 个月。检查:全身黄染明显。肝大。胆囊可扪及肿大。化验:血胆红素 171 μmol/L(10 mg/dl),碱性磷酸酶 30 U(金氏法),其他肝功能正常。提示可能为

A. 先天性溶血性黄疸　　　　B. 急性病毒性肝炎

C. 壶腹周围肿瘤　　　　　　D. 胆道蛔虫病

E. 胆总管囊肿

A. 6.8 mmol/L　　　　　　B. 6.2 mmol/L

C. 2.8 mmol/L　　　　　　D. 2.2 mmol/L

E. 1.2 mmol/L

4. 女性，54岁，胆源性胰腺炎发作数次，对预防其胰腺炎再次发作最有意义的措施是

　　A. 注意饮食卫生　　　　　B. 服用抗菌药物

　　C. 经常服用消化酶　　　　D. 治疗胆道疾病

　　E. 控制血糖

4. 病人不需要做的检查是

　　A. 空腹血糖测定

　　B. 葡萄糖耐量测定

　　C. 胰岛素测定

　　D. 甲苯磺丁脲激发试验

　　E. 基础代谢率测定

5. 男性，50岁，饱餐后出现上腹持续性疼痛并向左肩、腰背部放射，伴有恶心、呕吐，诊断为急性胰腺炎。入院后收集的资料中与其疾病关系密切的是

　　A. 父亲因冠心病去世　　　B. 平时喜食素食

　　C. 25年来每天饮酒半斤　　D. 不喜欢活动

　　E. 有阑尾炎手术史

5. 该病的处理原则是

　　A. 立即经静脉输注葡萄糖溶液

　　B. 营养支持加病情监测

　　C. 放射治疗

　　D. 尽早手术治疗

　　E. 化学治疗

6. 男性，55岁，饱餐酗酒后2小时，上腹部持续性剧痛并向左肩、腰背部放射，伴恶心、呕吐，12小时后来院急诊。目前最有助于诊断的检查是

　　A. 血常规　　　　　　　　B. 腹腔穿刺

　　C. 血、尿淀粉酶　　　　　D. 胸、腹部平片

　　E. 腹部B超检查

6. 错误的护理措施是

　　A. 鼓励病人规律饮食，避免加餐

　　B. 术前监测血糖

　　C. 术后监测血糖

　　D. 术后血糖升高，可用胰岛素治疗

　　E. 术后血糖降低，查明原因后对症处理

7. 男性，48岁，因急性坏死型胰腺炎入院，手术清除胰腺及周围坏死组织，术后第10天，适宜的饮食是

　　A. 完全胃肠外营养　　　　B. 要素饮食

　　C. 普通流质饮食　　　　　D. 半流质饮食

　　E. 低脂普食

（7~10题共用题干）

　　男性，60岁，饱餐酗酒后数小时，上腹部持续性剧痛并向左肩、腰背部放射，伴恶心、呕吐，10小时后到急诊。

7. 最有助于拟诊的检查是

　　A. 血常规　　　　　　　　B. 尿淀粉酶

　　C. X线片　　　　　　　　D. 血清淀粉酶测定

　　E. B超

【A3/A4型题】

（1~2题共用题干）

　　病人，男，56岁，因"上腹不适2个月"来诊。自觉消瘦。查体：巩膜明显黄染，皮肤有抓痕；腹软，胆囊可触及。腹部B型超声：肝内胆管扩张，胆囊胀大，胰管稍扩张。

1. 最恰当的诊断是

　　A. 肝细胞性黄疸　　　　　B. 病毒性肝炎

　　C. 胆囊癌　　　　　　　　D. 胆囊炎、胆石症

　　E. 胰头癌

8. 经有关检查，诊断为急性胰腺炎，非手术治疗时，下面哪项措施不正确

　　A. 禁食　　　　　　　　　B. 静脉输液

　　C. 抑制胰酶药的应用　　　D. 胃肠减压

　　E. 腹腔引流

2. 行Whipple胰头十二指肠切除术，切除范围不包括

　　A. 脾　　　　　　　　　　B. 远端胃

　　C. 胆囊　　　　　　　　　D. 空肠上段

　　E. 胰头

9. 证实本病为出血坏死型胰腺炎最有价值的实验室检查是

　　A. 尿淀粉酶测定　　　　　B. 血清淀粉酶测定

　　C. 血常规　　　　　　　　D. 白细胞计数

　　E. 腹穿液性状及淀粉酶测定

（3~6题共用题干）

　　病人，男，45岁，因"清晨空腹时心悸、出汗多次发作3个月"来诊。饥饿感明显。考虑为胰岛素瘤。

3. Whipple三联征对该病的诊断有重要价值，其中包括发作时血糖值一般低于

10. 急性出血坏死型胰腺炎最常见的并发症及最需要积极处理的是

　　A. 胰周围脓肿　　　　　　B. 败血症

　　C. 腹膜炎　　　　　　　　D. 急性肾衰竭

　　E. 休克

【B型题】

(1~2题共用备选答案)

A. 急性胰腺炎　　　　　　B. 乳腺癌

C. 胆囊炎　　　　　　　　D. 原发性肝癌

E. 下肢静脉曲张

1. 暴饮暴食可导致

2. 慢性肝炎可导致

(3~4题共用备选答案)

A. 波动较大

B. 进行性加深

C. 开始可以有波动，以后加深

D. 发生快而后逐渐消退

E. 持续性轻度

3. 胰头癌所致的黄疸

4. 壶腹部癌所致的黄疸

【X型题】

1. 诊断急性胰腺炎的主要根据

A. 肝功能检查正常　　　　B. 血尿淀粉酶增高

C. WBC计数升高　　　　　D. B超发现胰腺肿大

E. 临床表现

参考答案

【A1型题】

1. D　2. C　3. B　4. A　5. E　6. A　7. C　8. D

9. A　10. D　11. D　12. E　13. E　14. B　15. E　16. A

17. C　18. A

【A2型题】

1. C　2. C　3. C　4. D　5. C　6. C　7. A

【A3/A4型题】

1. E　2. A　3. C　4. E　5. D　6. A　7. D

8. E　9. E　10. E

【B型题】

1. A　2. D　3. B　4. C

【X型题】

1. BCDE

第二十六节　急腹症病人的护理

【A1型题】

1. 急腹症病人行直肠指检时，如指套染有黏液血性，首先考虑为

A. 消化道出血　　　　　　B. 消化道穿孔

C. 肠绞窄　　　　　　　　D. 急性胰腺炎

E. 急性阑尾炎

2. 急性阑尾炎临床症状发生的顺序一般是

A. 先恶心，后低热，再右下腹痛

B. 先低热，几小时后右下腹痛，呕吐

C. 先呕吐，随即发热，腹痛

D. 先上腹痛，然后恶心或呕吐，右下腹痛

E. 没有明确的顺序

3. 诊断腹腔内实质性脏器破裂的主要依据是

A. 腹肌紧张

B. 腹式呼吸消失

C. X线片示结肠充气影

D. 腹腔穿刺抽出不凝血液

E. 腹腔B超示腹腔积液

【A2型题】

1. 男性，35岁，阑尾切除术后第5天，体温升高，大便次数增多，解黏液便，有里急后重，考虑并发了盆腔脓肿，首选的检验方法是

A. 腹部B超　　　　　　　B. 腹腔穿刺

C. 直肠指检　　　　　　　D. 大便细菌培养

E. X线腹部透视

2. 男性，23岁，腹部外伤后2小时，上腹痛，恶心，未吐。查体：面色苍白，心率104次/分，血压90/70mmHg。上腹压痛，肌紧张，以右上腹显著，肠鸣音弱，移动性浊音（＋），血红蛋白110 g/L，白细胞计数12×10^9/L，P 0.8，比较简便有效的诊断措施是

A. X线腹部平片

B. 血清淀粉酶

C. 腹部B超

D. 选择性腹腔动脉造影

E. 诊断性腹腔穿刺

3. 男性，右上腹部被撞击，出现腹痛、面色苍白，脉搏110次/分，血压80/60 mmHg，腹腔穿刺抽出不凝血液。此病人腹腔内积血不凝的主要原因是

A. 出血量大　　　　　　　B. 凝血酶原降低

C. 凝血因子被破坏　　　　D. 腹膜脱纤维作用

E. 血液被腹膜渗液稀释

4. 男性，34岁，2天前被汽车撞伤左上腹，当腹痛伴局部压痛。今日上厕所时突然晕倒，面色苍白，脉细速。可能是

A. 肝破裂　　　　　　　　　B. 肠穿孔

C. 胆囊穿孔　　　　　　　　D. 肾破裂

E. 脾破裂

5. 女性，17 岁，因车祸致腹部开放性损伤，伴部分肠管脱出，正确的紧急处理措施是

A. 敞开伤口，急诊手术

B. 用消毒棉垫加压包扎

C. 迅速将肠管还纳入腹腔

D. 用凡士林纱布覆盖，腹带包扎

E. 用等渗盐水无菌纱布覆盖并妥善保护

6. 某女，20 岁。遭殴打腹部受伤，诊断为结肠穿孔，术后护理措施哪项不妥

A. 禁食　　　　　　　　　　B. 输抗生素

C. 吸氧　　　　　　　　　　D. 取半卧位

E. 监测生命体征

【A3/A4 型题】

（1~3 题共用题干）

病人男性，24 岁。因转移性右下腹痛 8 小时急诊行阑尾切除术，术中证实为坏疽性阑尾炎穿孔。术后 6 小时，病人仍感腹痛，躁动不安，未解小便。查体：体温 38.5℃，血压 10.7/8 kPa（80/60 mmHg），面色苍白，皮肤湿冷，心率 110 次/分，脉搏较弱，腹部稍胀，脐周及下腹压痛，轻度腹肌紧张，肠鸣音减弱。

1. 该病人目前最有可能的情况应考虑

A. 急性尿潴留　　　　　　　B. 阑尾残端瘘

C. 腹腔内出血　　　　　　　D. 腹腔内感染

E. 肠蠕动减弱

2. 护理此病人时，应注意的不包括

A. 密切观察生命体征　　　　B. 迅速建立静脉通道

C. 及时通知医师　　　　　　D. 嘱病人大量饮水

E. 完善术前准备

3. 预防该并发症的最主要措施

A. 术前检查凝血功能　　　　B. 术前抗生素防感染

C. 术前输注新鲜全血　　　　D. 术中严格止血

E. 术后腹带包扎

（4~6 题共用题干）

女性，16 岁，突发腹痛 1 天，腹痛初位于剑下，后转至右下腹，继而出现全下腹痛，腹痛剧烈，查体：体温 39℃，下腹压痛、反跳痛、腹肌紧张，无包块，白细胞计数 18.8×10⁹/L。

4. 给出初步诊断

A. 溃疡病穿孔　　　　　　　B. 阑尾炎穿孔

C. 盆腔炎　　　　　　　　　D. 急性胆囊炎

E. 急性胰腺炎

5. 明确诊断应做如下检查

A. 腹腔穿刺　　　　　　　　B. 腹部 B 超

C. 结肠镜　　　　　　　　　D. 钡灌肠

E. CT

6. 首选的处理为

A. 抗生素治疗　　　　　　　B. 急诊手术

C. 禁食胃肠减压　　　　　　D. 止痛治疗

E. 降温治疗

（7~9 题共用题干）

男性，25 岁。因车祸撞伤腹部，病人诉腹痛难忍，伴恶心、呕吐。X 线腹透，见膈下游离气体，拟诊为胃肠道外伤性穿孔。

7. 有确定性诊断意义的表现是

A. 腹膜刺激征

B. 肠鸣音消失

C. 腹腔穿刺抽出浑浊液体

D. 白细胞计数增高

E. 感染中毒症状

8. 该病人的处理不正确的是

A. 禁食、输液　　　　　　　B. 胃肠减压

C. 应用大剂量抗菌药物　　　D. 给予吗啡止痛

E. 尽快术前准备

9. 可减少腹腔毒素吸收的体位是

A. 平卧位　　　　　　　　　B. 侧卧位

C. 俯卧位　　　　　　　　　D. 半卧位

E. 头低足高位

【B 型题】

（1~4 题共用备选答案）

A. 提示急性阑尾炎时阑尾位置较深

B. 提示急性阑尾炎时阑尾位置较低

C. 提示急性阑尾炎时阑尾炎症严重

D. 证实急性阑尾炎的存在

E. 证实慢性阑尾炎的存在

1. 结肠充气试验阳性

2. 闭孔内肌试验阳性

3. 腰大肌试验阳性

4. 钡剂灌肠

（5~7 题共用备选答案）

A. 炎症性病变　　　　　　　B. 穿孔性病变

C. 出血性病变　　　　　　　D. 梗阻性病变

E. 绞窄性病变

5. 起病缓慢，持续性腹痛

6. 肝浊音界消失，X 线检查见膈下游离气体

7. 腹腔穿刺抽出不凝固血液

【X 型题】

1. 急性阑尾炎术后采用半坐位的目的包括
   A. 减轻疼痛
   B. 利于腹腔引流使感染局限化
   C. 减轻腹胀
   D. 减轻伤口缝合处的张力
   E. 减少术后出血

参考答案

【A1 型题】

1. C　2. D　3. D

【A2 型题】

1. C　2. E　3. D　4. E　5. E　6. C

【A3/A4 型题】

1. C　2. D　3. D　4. B　5. A　6. C　7. C　8. D
9. D

【B 型题】

1. D　2. B　3. A　4. E　5. A　6. B　7. C

【X 型题】

1. ABD

第二十七节　周围血管疾病病人的护理

【A1 型题】

1. 对动静脉瘘既可以明确诊断，又可以了解瘘口的部位、大小的检查手段
   A. B 超
   B. CT
   C. 动脉造影
   D. 指压瘘口测定
   E. 静脉血氧含量测定

2. 关于动脉瘤下列叙述哪项不正确
   A. 搏动性肿块是动脉瘤最典型的症状
   B. 真性动脉瘤好发于主动脉，常因动脉粥样硬化造成，多发生于老年人
   C. 假性动脉瘤起因于创伤，好发于股动脉、桡动脉和肱动脉
   D. 真性和假性动脉瘤的区别主要在于瘤腔是否与动脉相通
   E. 动脉瘤的切除及血管重建术是最合理的手术方法

3. 下列预防及处理血栓性静脉炎的措施哪项无效
   A. 术后下肢多活动
   B. 输注高渗液应选末梢静脉
   C. 患肢抬高制动
   D. 局部禁止按摩
   E. 用红外线灯照射

4. 下肢深静脉血栓形成最常见的类型是
   A. 周围型
   B. 中央型
   C. 混合型
   D. 继发型
   E. 原发型

5. 静脉血栓形成的病因叙述不正确的是
   A. 静脉壁损伤
   B. 血流缓慢
   C. 血液高凝状态
   D. 多发生于手术后或制动病人
   E. 静脉闭塞

6. 预防静脉血栓形成护理措施不正确的是
   A. 卧床期间定时翻身
   B. 卧床期间禁按摩下肢
   C. 尽早下床活动
   D. 告诫病人戒烟
   E. 同一静脉禁忌反复穿刺

7. 广泛性浅静脉血栓形成最多见于
   A. 左上肢
   B. 右上肢
   C. 左下肢
   D. 右下肢
   E. 头部

8. 下肢静脉曲张晚期的临床表现中最主要的是
   A. 皮肤厚硬
   B. 色素沉着
   C. 小腿水肿
   D. 局部瘙痒
   E. 小腿下 1/3 内侧溃疡

9. 动脉闭塞性硬化症病人最突出的临床表现是
   A. 静息痛
   B. 肢体怕冷、沉重感、麻木、刺痛感
   C. 肢体动脉搏动减弱或消失
   D. 动脉血管硬化、血管杂音
   E. 溃疡和坏疽

10. 下面哪项不是血栓闭塞性脉管炎的病因
    A. 长期大量吸烟
    B. 气候寒冷、潮湿
    C. 内分泌紊乱
    D. 下肢活动较少
    E. 免疫功能异常

11. Perthes 试验是用来确定
    A. 深静脉是否通畅
    B. 大隐静脉瓣膜功能
    C. 交通支瓣膜功能
    D. 小隐静脉瓣膜功能
    E. 髂静脉通畅情况

12. 动脉闭塞性硬化症病人的饮食原则是

A. 易消化、低蛋白、富含维生素、高脂肪饮食

B. 易消化、高蛋白、富含维生素、低脂肪饮食

C. 易消化、低蛋白、富含维生素、低脂肪饮食

D. 易消化、高蛋白、富含维生素、高脂肪饮食

E. 易消化、低蛋白、维生素含量低、低脂肪饮食

【A2 型题】

1. 病人，男，34 岁。较长距离步行后，感觉下肢疼痛，肌肉抽搐，休息后症状消失，再走一段路后症状又出现。平时有右足发凉、怕冷及麻木感。检查：右足背动脉较左侧搏动减弱。应考虑为

A. 静脉血栓形成　　　　B. 血栓性静脉炎

C. 动静脉瘘　　　　　　D. 雷诺综合征

E. 血栓闭塞性脉管炎

2. 病人，男，32 岁。右小腿持续剧烈疼痛，不能行走，到医院就诊，检查：右小腿肤色苍白，肌萎缩，足背动脉搏动消失，诊断为血栓闭塞性脉管炎，目前病人最主要的护理诊断是

A. 组织灌注量改变

B. 潜在皮肤完整性受损

C. 有外伤出血的危险

D. 疼痛

E. 知识缺乏

3. 病人，男，50 岁。患左下肢静脉曲张 20 年，行大隐静脉高位结扎，加小腿静脉分段结扎。术后 3 小时起立行走时，小腿处伤口突然出血不止。紧急处理应

A. 就地站立位包扎　　　B. 指压止血

C. 用止血带　　　　　　D. 钳夹止血

E. 平卧，抬高患肢，加压包扎

4. 男性，34 岁，计算机工程师，近期感觉久坐后下肢沉重酸胀，容易疲劳。护士指导其在工作期间定时活动下肢，以促进下肢血液循环，其原因是利用

A. 小腿肌泵收缩功能

B. 胸腔吸气期负压

C. 心脏舒张期负压

D. 静脉瓣膜向心单向开放

E. 地心对血柱的吸引力

5. 男性，40 岁，左下肢静脉曲张 10 年，内踝上方溃疡反复发作 4 年，下列哪种治疗是错误的

A. 积极治疗患肢静脉、曲张

B. 休息时抬高患肢，下地前用弹力袜

C. 温盐水湿敷创面

D. 溃疡创面使用 5% 鱼肝油酸钠

E. 切除溃疡并植皮

6. 男性，60 岁，下肢静脉曲张，其 Perthes 试验阳性为

下列哪种疾病

A. 下肢深静脉瓣膜功能不全

B. 单纯性下肢静脉曲张

C. 动静脉瘘

D. 深静脉血栓形成后遗症

E. 下肢湿疹

【A3/A4 型题】

（1～2 题共用题干）

病人，男性，34 岁，东北人。吸烟 16 年，3 年前开始出现右足发凉，足背部动脉搏动减弱等表现，被诊为血栓闭塞性脉管炎。近 1 年来病情逐渐加重，夜间常屈膝抱足而坐，难以入眠。

1. 病人夜间常屈膝抱足而坐的主要原因是

A. 静息痛　　　　　　　B. 肢体感觉迟钝

C. 下肢发凉　　　　　　D. 肢端麻木

E. 肌肉痉挛

2. 为了促进侧支循环的建立，护士应指导该病人

A. 戒烟　　　　　　　　B. 防潮

C. 保暖　　　　　　　　D. 防外伤

E. 进行勃格运动

（3～4 题共用题干）

病人，男，87 岁，因"双足麻木、发凉 6 个月，右足趾疼痛且呈暗红色 1 个月"来诊。发病期间出现间歇性跛行。有长期吸烟史，高脂饮食习惯。查体：足拇趾趾腹可见 2 个 0.5 cm×0.5 cm 瘀斑，双足汗毛脱落，趾甲增厚、变形，右小腿汗毛稀疏，肌肉松弛，双足背及胫后动脉搏动消失。血液流变学：全血黏度、血浆黏度、血小板聚集性升高。多普勒超声：血管弹性差，周围阻力高，右下肢供血不足。动脉造影：右股动脉狭窄、闭塞。

3. 最可能的诊断是

A. 下肢静脉血栓形成　　　B. 动脉硬化性闭塞症

C. 动脉栓塞　　　　　　　D. 血栓闭塞性脉管炎

E. 下肢静脉曲张

4. 病人动脉硬化性闭塞症的分期属于

A. Ⅰ 期（局部缺血期）

B. Ⅱ 期（营养障碍期）

C. Ⅲ 期（坏死期）

D. 坏死期 1 级

E. 坏死期 2 级

（5～7 题共用题干）

男性，50 岁，右下肢青筋显露 8 年并逐渐加重，体格检查：右下肢重度静脉曲张，内踝上方皮肤色素沉着。

5. 此时关键的检查是

A. 小隐静脉功能检查

B. 大隐静脉瓣膜功能检查

C. 深静脉畅通及其瓣膜功能检查

D. 静脉曲张并发症

E. 深浅静脉交通支瓣膜功能检查

6. 深静脉通畅及其瓣膜功能最有价值的检查是

A. 肢静脉测压   B. 深静脉造影

C. B 超   D. Perthes 试验

E. 无损伤检查

7. 要了解深静脉瓣膜功能受损程度应采用

A. 逆行性深静脉造影

B. 顺行性深静脉造影

C. 曲张静脉造影

D. 直接静脉造影

E. B 超

(8～11 题共用题干)

病人，女性，58 岁，股骨颈骨折术后 3 周，突发左侧髂窝及股三角区疼痛，左下肢明显肿胀，患肢皮温较对侧高。足背动脉搏动良好。

8. 初步诊断为

A. 左下肢静脉曲张

B. 左下肢深静脉血栓形成

C. 左下肢急性动脉血栓形成

D. 血栓闭塞性脉管炎

E. 腹主动脉瘤

9. 进一步确定诊断最佳方法为

A. 深静脉回流试验

B. 浅静脉及交通支瓣膜功能试验

C. 下肢动脉血管造影

D. 下肢静脉顺行造影

E. Buerger 试验

10. 哪一项不是护理观察重点

A. 患肢疼痛缓解情况

B. 患肢远端皮温、色泽、感觉，脉搏的变化（与健侧对照）

C. 抗凝治疗期间出血倾向的观察

D. 患肢主动被动活动情况

E. 督促病人早期下床活动，避免再次形成血栓

11. 对于出血倾向观察不正确的是

A. 定时监测凝血时间及凝血酶原时间

B. 注意牙龈有无出血

C. 有无血尿

D. 皮肤有无散在出血点

E. 血常规监测

【B 型题】

（1～2 题共用备选答案）

A. 深静脉是否通畅   B. 小隐静脉瓣膜功能

C. 大隐静脉瓣膜功能   D. 交通静脉瓣膜功能

E. 交通静脉是否通畅

1. 进行 Trendelenburg 试验的目的是判断

2. 进行 Perthes 试验的目的是判断

【X 型题】

1. 关于动脉闭塞性硬化症的临床分期，叙述错误的有

A. 局部缺血期主要表现为间歇性跛行和静息痛

B. 坏死期除具有慢性肢体缺血表现外，可发生肢体溃疡或坏疽

C. 坏死期根据坏死范围分为 3 级

D. 坏死期 1 级是指坏死局限于足趾或手指

E. 坏死期 2 级是指坏死扩延至踝关节或小腿（手部超过腕关节）

2. 血栓闭塞性脉管炎早期的典型症状是

A. 肢端发绀、发凉   B. 间歇性跛行

C. 肢端干性坏疽   D. 下肢肌肉萎缩

E. 持续性疼痛

3. 静脉血栓形成因素包括

A. 静脉血流迟缓   B. 静脉内膜损伤

C. 血液高凝状态   D. 体育活动过多

E. 纤维素摄入过多

参考答案

【A1 型题】

1. C   2. D   3. B   4. C   5. E   6. B   7. C   8. E

9. A   10. D   11. A   12. B

【A2 型题】

1. E   2. D   3. E   4. A   5. D   6. D

【A3/A4 型题】

1. A   2. E   3. B   4. B   5. C   6. B   7. A   8. B

9. D   10. E   11. E

【B 型题】

1. C   2. A

【X 型题】

1. AE   2. AB   3. ABC

第二十八节 颅内压增高病人的护理

【A1 型题】

1. 脑水肿病人行脱水治疗，最常用的药物是
- A. 呋塞米
- B. 地塞米松
- C. 氢化可的松
- D. 20% 甘露醇
- E. 50% 葡萄糖

2. 颅内压增高病人禁用的检查方法是
- A. 颅脑 X 线片
- B. 颅脑 CT
- C. 颅脑 MRI
- D. 脑血管造影
- E. 腰椎穿刺

3. 颅内压增高的早期生命体征表现为
- A. 体温高、呼吸快、血压升高
- B. 呼吸快、脉搏快、血压降低
- C. 呼吸困难、脉搏快、脉压缩小
- D. 体温高、脉搏快、血压升高
- E. 呼吸慢、脉搏慢、血压升高

4. 颅内压增高导致昏迷的病人，治疗呼吸道梗阻最有效地措施是
- A. 通过鼻腔、口腔吸痰
- B. 鼻腔置管给予氧气吸入
- C. 经口气管插管
- D. 气管切开
- E. 用开口器侧卧位引流

5. 诊断颅内压增高的可靠依据是
- A. 视神经乳头水肿
- B. 剧烈头痛
- C. 频繁呕吐
- D. 癫痫发作
- E. 双外展神经麻痹

6. 哪一项不是颅内压增高所致头颅 X 线平片特点
- A. 颅缝裂开
- B. 枕大孔扩大
- C. 脑回压迹加深
- D. 蝶鞍扩大，前后床突骨质吸收
- E. 蛛网膜颗粒加深

7. 颅内压增高产生脑水肿多数为
- A. 细胞毒性脑水肿
- B. 血管源性脑水肿
- C. 混合性脑水肿
- D. 白质性脑水肿
- E. 灰质性脑水肿

8. 颅内压增高的容积代偿即空间代偿主要依靠
- A. 脑组织的压缩
- B. 颅腔的扩大
- C. 脑脊液被排出颅外
- D. 血压的下降
- E. 脑血流量减少

9. 采用肾上腺皮质激素降低颅内压的作用原理是
- A. 渗透脱水作用
- B. 利尿脱水作用
- C. 抗炎性反应作用
- D. 改善毛细血管通透性
- E. 抑制脑脊液分泌作用

10. 小脑幕切迹疝的典型临床表现是
- A. 头痛剧烈
- B. 呕吐频繁
- C. 呼吸骤停出现早
- D. 血压升高，脉缓有力
- E. 一侧瞳孔散大、对侧偏瘫

11. 小脑幕切迹疝病人瞳孔变化及肢体瘫痪的特点是
- A. 病变同侧瞳孔变化及同侧肢体瘫痪
- B. 病变同侧瞳孔变化及对侧肢体瘫痪
- C. 病变对侧瞳孔变化及同侧肢体瘫痪
- D. 病变对侧瞳孔变化及对侧肢体瘫痪
- E. 双侧瞳孔变化及对侧肢体瘫痪

12. 小脑幕切迹疝时肢体活动障碍的特点是
- A. 病变同侧肢体瘫痪
- B. 病变同侧上肢和对侧下肢瘫痪
- C. 病变对侧肢体瘫痪
- D. 病变同侧下肢和对侧上肢瘫痪
- E. 四肢瘫痪

13. 不符合枕骨大孔疝表现的是
- A. 剧烈头痛
- B. 反复呕吐
- C. 意识改变出现早
- D. 没有瞳孔改变
- E. 呼吸骤停发生早

14. 小脑幕切迹疝时瞳孔扩大的原理是
- A. 动眼神经核损伤
- B. 瞳孔扩大肌麻痹
- C. 动眼神经麻痹
- D. 交感神经受刺激
- E. 脑干受压迫

15. 小脑幕切迹疝时瞳孔变化和肢体活动障碍的关系是
- A. 病变对侧瞳孔散大伴对侧半身瘫痪
- B. 病变对侧瞳孔散大伴病变同侧半身瘫痪
- C. 病变同侧瞳孔散大伴同侧半身瘫痪
- D. 病变同侧瞳孔散大伴病变对侧半身瘫痪
- E. 双侧瞳孔散大伴四肢瘫痪

16. 颅内压增高病人取床头抬高卧位的目的是
- A. 减轻颅内出血
- B. 减轻脑水肿

C. 减轻头痛　　　　　　D. 防止呕吐误吸

E. 改善呼吸状态

C. 左侧颞叶疝　　　　　D. 大脑镰下疝

E. 原发性脑干损伤

【A2型题】

1. 男性病人，55岁，头痛3个月，多见于清晨，常出现癫痫发作，经检查诊断为颅内占位性病变、颅内压增高，拟行开颅手术。术后病人出现脑脊液鼻漏，正确的护理方法是

A. 头低位

B. 用无菌棉球阻塞鼻孔

C. 用无菌生理盐水冲洗

D. 用氯霉素眼药水滴鼻

E. 避免用力咳嗽、打喷嚏

2. 某病人，护士查房时发现病人出现明显颅内压增高的症状，建议该病人应避免的检查项目是

A. 脑电图

B. 腰椎穿刺

C. 超声检查

D. 数字减影血管造影（DSA）

E. 电子计算机断层扫描（CT）

【A3/A4型题】

（1~3题共用题干）

男性，55岁，头痛3个月，多见于清晨，常出现癫痫发作，经检查诊断为颅内占位性病变、颅内压增高，拟行开颅手术。

1. 颅内压正常值为

A. 0.2~0.6 kPa　　　　B. 0.7~2.0 kPa

C. 2.1~3.0 kPa　　　　D. 3.1~3.6 kPa

E. 3.7~4.6 kPa

2. 颅内压增高的主要表现为

A. 头痛、抽搐、偏瘫

B. 头痛、呕吐、感觉障碍

C. 头痛、恶心、食欲下降

D. 头痛、抽搐、血压增高

E. 头痛、呕吐、视神经乳头水肿

3. 术前病人出现便秘时，不正确的处理方法是

A. 使用开塞露　　　　　B. 腹部按摩

C. 使用缓泻剂　　　　　D. 用肥皂水灌肠

E. 鼓励病人多食蔬菜、水果

（4~6题共用题干）

男性，45岁，3天前车祸伤及头部，头痛、呕吐逐渐加重。15分钟前用力咳嗽后突然不省人事，查体：见病人呈昏迷状态，左侧瞳孔散大，对光反应消失，眼底视神经乳头水肿，右侧肢体瘫痪，呼吸、血压不稳

4. 病人最可能出现了

A. 枕骨大孔疝　　　　　B. 右侧颞叶疝

5. 应立即采取的急救措施为

A. 立即开颅减压

B. 立即行脑脊液体外引流

C. 脑脊液分流术

D. 静脉输注高渗性利尿剂

E. 冬眠低温疗法

6. 禁忌的治疗措施是

A. 腰椎穿刺，降低颅内压

B. 开颅探查

C. 应用激素

D. 大剂量20%甘露醇静脉滴注

E. 脑室体外引流，降低颅内压

【B型题】

（1~2题共用备选答案）

A. 海马回　　　　　　　B. 钩回

C. 小脑扁桃体　　　　　D. 延脑

E. 脑干

1. 小脑幕切迹疝的嵌顿部位是

2. 枕骨大孔疝的嵌顿部位是

【X型题】

1. 颅内压增高的"三主征"包括

A. 头痛　　　　　　　　B. 呕吐

C. 意识障碍　　　　　　D. 瞳孔放大

E. 视神经乳头水肿

2. 减轻脑水肿的措施有

A. 保持呼吸道通畅

B. 快速静脉滴注甘露醇

C. 头部冰帽降温

D. 静脉注射地塞米松

E. 限制液体输入量

3. 引起颅内压增高的原因有

A. 用力排便　　　　　　B. 未及时用脱水剂

C. 小便失禁　　　　　　D. 补液过多过快

E. 探视者过多

4. 可造成颅内压骤然增高的因素包括

A. 呼吸道梗阻　　　　　B. 剧烈咳嗽

C. 癫痫发作　　　　　　D. 意识障碍

E. 血压下降

5. 脑疝病人的治疗原则包括

A. 快速输入甘露醇　　　B. 吸氧

C. 备皮　　　　　　　　D. 保持呼吸道通畅

E. 备血

参考答案

【A1 型题】

1. D 2. E 3. E 4. D 5. A 6. B 7. C 8. C

9. D 10. E 11. B 12. C 13. C 14. C 15. D 16. B

【A2 型题】

1. E 2. B

【A3/A4 型题】

1. B 2. E 3. D 4. C 5. D 6. A

【B 型题】

1. B 2. C

【X 型题】

1. ABE 2. ABCDE 3. ACD 4. ABC 5. ABCDE

第二十九节 颅脑损伤病人的护理

【A1 型题】

1. 硬脑膜外血肿病人意识变化特点是

　　A. 昏迷　　　　　　　　B. 昏迷 – 清醒

　　C. 昏迷 – 清醒 – 昏迷　　D. 清醒 – 昏迷

　　E. 清醒 – 昏迷 – 清醒

2. 诊断颅底骨折最可靠的临床表现是

　　A. 意识障碍　　　　　　B. 头皮下血肿

　　C. 脑脊液漏　　　　　　D. 颅底骨凹陷

　　E. 脑脊液含血

3. 颅前窝骨折最易损伤的神经是

　　A. 嗅神经　　　　　　　B. 展神经

　　C. 听神经　　　　　　　D. 面神经

　　E. 滑车神经

4. 有一名颅底骨折病人，以下哪项是正确的

　　A. 血性脑脊液病人，腰穿放脑脊液

　　B. 脑脊液耳漏，需尽早修补硬膜漏口

　　C. 伤后视力减退，超过一个月可手术减压

　　D. 颅底骨折，需手术治疗，以便神经减压

　　E. 着重观察有无脑损伤，并处理脑脊液漏、神经损伤等

5. 外耳流血和脑脊液耳漏表示颅底骨折的部位是

　　A. 前颅窝　　　　　　　B. 前颅窝和中颅窝

　　C. 中颅窝　　　　　　　D. 中颅窝和后颅窝

　　E. 后颅窝

6. 急性颅脑损伤后病人出现原发性昏迷到意识好转，再出现继发性昏迷，下列哪种病可能性最大

　　A. 脑震荡　　　　　　　B. 脑挫裂伤

　　C. 硬膜外血肿　　　　　D. 硬膜下血肿

　　E. 脑干损伤

7. 硬脑膜下血肿的出血来源是

　　A. 颅骨骨折出血　　　　B. 静脉窦出血

　　C. 硬脑膜中动脉出血　　D. 脑皮质挫裂伤出血

　　E. 板障出血

8. 颅底骨折并发脑脊液鼻漏、耳漏的早期处理正确的是

　　A. 盐水冲洗和棉球阻塞鼻道、耳道

　　B. 清创缝合

　　C. 用力擤鼻以利引流

　　D. 腰穿减压

　　E. 应用抗生素

9. 下列不符合颅前窝骨折临床表现的是

　　A. "熊猫眼"征　　　　　B. 脑脊液鼻漏

　　C. 眼球结膜下淤血　　　D. 周围性面神经瘫痪

　　E. 一侧嗅觉丧失

10. 颅中窝骨折发生脑脊液耳漏时的处理原则是

　　A. 立即堵塞外耳道使之愈合

　　B. 给予镇静止痛药

　　C. 保持外耳道清洁，但不堵塞外耳道

　　D. 卧床休息，头低位

　　E. 行头颅 X 线摄片检查，寻找骨折线

11. 单纯闭合性颅盖骨线性骨折的治疗原则是

　　A. 仅做外固定　　　　　B. 手术钢丝固定

　　C. 加压包扎　　　　　　D. 手术复位

　　E. 无须特殊处理

12. 颅中窝骨折出现脑脊液耳漏的处理原则是

　　A. 卧床休息，头低位

　　B. 使用脱水剂减少脑脊液外漏

　　C. 给予镇静止痛药

　　D. 用棉球堵塞外耳道以减少脑脊液外漏

　　E. 用生理盐水棉球清洁外耳道

13. 为保证颅脑损伤深昏迷病人呼吸道通畅，最可靠的措施是

　　A. 及时吸痰　　　　　　B. 气管切开

　　C. 气管插管　　　　　　D. 用舌钳牵舌

　　E. 放置口咽通气道

14. 明确是否有脑脊液外漏的措施不包括

　　A. 将漏出液滴在白色滤纸上，看血迹外周是否有月

晕样淡红色浸渍圈

B. 用尿糖试纸测定漏出液中是否含糖

C. 漏出液 RBC 计数与周围血的 RBC 比较是否被稀释

D. 查看伤员的鼓膜是否完整，有无外漏液

E. 观察并询问伤员是否经常有腥味液体流至咽部引起吞咽

15. 不符合脑震荡的表现的是

A. 意识障碍多在 30 分钟以上

B. 有逆行性遗忘

C. 清醒后可出现头痛、恶心症状

D. 神经系统查体无阳性体征

E. CT 检查颅内无异常发现

16. 有关脑挫裂伤临床表现的描述错误的是

A. 意识障碍可有中间清醒期

B. 昏迷时间多在半小时以上

C. 有局灶性症状、体征

D. 脑脊液检查无红细胞

E. 头痛、恶心、呕吐

【A2 型题】

1. 男性，36 岁。因所乘汽车发生事故，头部受重伤。右顶颞部和枕部头皮都有裂口，口腔变形。送入医院。入院体检：伤员呈深昏迷，两侧瞳孔缩小如针尖，颈项后仰，四肢伸直且肌肉紧张，时有全身抽搐。有两侧椎体束征。有下颌骨骨折，分泌物常堵塞呼吸道。呼吸显著减慢，最少可到 5 次/分。体温 38～39.5℃，脉搏 105 次/分，血压 18/14 kPa，颅骨 X 线平片见下颌骨两侧均有骨折。胸片见右侧第 6、第 7 肋骨骨折。胸部透视见右膈运动减弱。请问可能的诊断是

A. 脑震荡   B. 脑挫伤

C. 脑干损伤   D. 颅内血肿

E. 脑水肿

2. 某颅脑损伤病人，神志丧失，呼之不醒，压其眶上神经，出现皱眉、上肢活动，其意识障碍属于

A. 昏睡   B. 嗜睡

C. 浅昏迷   D. 昏迷

E. 深昏迷

3. 某病人头部损伤后，球结膜下出血，鼻孔出血且有脑脊液流出，可能为

A. 鼻骨骨折   B. 颅盖骨骨折

C. 颅前窝骨折   D. 颅中窝骨折

E. 颅后窝骨折

4. 男性，50 岁，2 小时前木棒击伤左颞部，伤后头痛、呕吐，1 小时前意识不清。查体：中度昏迷，左瞳孔散大，右侧肢体病理征（＋），诊断考虑为

A. 颅骨凹陷骨折伴脑疝   B. 硬膜下血肿伴脑疝

C. 硬膜外血肿伴脑疝   D. 颅脑损伤伴脑疝

E. 原发脑干损伤

5. 病人 16 岁，突发剧烈头痛、呕吐、枕颈部痛。查体：脑膜刺激征，右上肢肌力Ⅳ级，腰椎穿刺检查有血性脑脊液。提示左顶叶内团状高低密度混杂影，对此病人最有诊断价值的检查是

A. MRI   B. 全脑血管造影

C. 增强 CT   D. 脑放射性核素扫描

E. 脑电图

【A3/A4 型题】

（1～3 题共用题干）

某病人因高空作业时不慎从 5 m 多高处坠落，当即昏迷，约 20 分钟后清醒，主诉头痛恶心，呕吐 2 次，右侧外耳道有血性液体流出，双侧瞳孔等大，对光反射存在，除右上肢因骨折制动外肢体活动尚可，约 2 小时后，头痛、恶心、呕吐加重，进而昏迷，右侧瞳孔散大，对光反射差，左侧肢体瘫痪、腱反射亢进，巴宾斯基征阳性，试分析该病人病情加重并回答下列问题

1. 该病人的主要病变是

A. 脑震荡及颅底骨折、脑脊液耳漏

B. 颅底骨折及硬脑膜外血肿

C. 脑挫裂伤、颅内高压

D. 颅内高压并发脑疝

E. 脑干损伤及颅内高压

2. 对该病人应采取的主要救治措施应是

A. 保持呼吸道通畅

B. 脱水疗法

C. 正确处理脑脊液漏

D. 严密观察瞳孔及生命体征变化

E. 紧急手术

3. 对该病人施行的下列护理措施中，错误的是

A. 注意观察瞳孔及生命体征变化

B. 预防感染并注射 TAT

C. 禁食并常规补液量

D. 取头高位

E. 昏迷常规护理

（4～6 题共用题干）

病人，男，34 岁，因"坠落伤后 2 小时"来诊。查体：意识清楚，前额血肿，左眼眶周围瘀斑，鼻孔持续性流出淡红色液体，嗅觉障碍。诊断为颅前窝骨折收住院。

4. 诊断颅前窝骨折的主要依据是

A. 高处坠落史   B. 头皮血肿

C. 脑脊液鼻漏   D. 皮下瘀斑

E. 嗅觉障碍

5. 护理诊断"有颅内感染的危险"，其主要相关因素是

    A. 抵抗力降低   B. 脑脊液鼻漏

    C. 呼吸不通畅   D. 营养失调

    E. 治疗不及时

6. 对该病人的护理措施，错误的是

    A. 去枕平卧位   B. 勿冲洗鼻腔

    C. 勿腰椎穿刺   D. 勿擤鼻涕

    E. 预防性使用抗生素

（7～9题共用题干）

    女性，35岁，被人用铁棍击伤头部，立即出现昏迷，送医院途中清醒，并可与家人谈话，但头痛、呕吐明显，入院查体时呈昏迷状态，左瞳孔直径 0.5 cm，右侧 0.2 cm，右侧肢体无自主运动。

7. 此病人的临床表现特点最符合

    A. 脑挫裂伤

    B. 原发性脑干损伤

    C. 急性硬脑膜下血肿

    D. 急性硬脑膜外血肿

    E. 急性脑内血肿

8. 应立即给病人使用的最主要急救药物是

    A. 20% 甘露醇   B. 氨苯蝶啶

    C. 地塞米松   D. 苯巴比妥

    E. 氢氯噻嗪

9. 目前禁忌的处理方法是

    A. 腰椎穿刺测定颅内压

    B. 开颅探查

    C. 应用地塞米松

    D. 20% 甘露醇快速静脉滴注

    E. 脑室引流

（10～12题共用题干）

    某患者因交通事故致伤昏迷，3 h 后入院，病人处于昏迷状态，呼之不应，但按压眶上神经有反应，左侧瞳孔散大，对光反射迟钝，入院第 2 天，血压 20/13.3 kPa，脉搏缓慢有力，呼吸深而慢，时而躁动、呕吐，按压眶上神经无反应，左侧瞳孔散大，对光反射消失，右侧肢体瘫痪，病理反射阳性。

10. 该患者的主要病症最可能是下列哪项

    A. 颅骨骨折并硬脑膜外血肿

    B. 脑挫裂伤继发颅内血肿

    C. 脑震荡合并硬脑膜外血肿

    D. 颅骨骨折并发脑疝

    E. 水肿引起的颅内高压

11. 对该患者的护理措施错误的是

    A. 密切注意生命体征变化

    B. 立即做腰穿放出适量脑脊液以降低颅内压

    C. 取侧卧位或侧俯卧位

    D. 限制水钠入量

    E. 做好紧急手术准备

12. 若进行手术治疗，则手术后护理中最重要的是哪一项

    A. 脱水疗法及冬眠低温疗法的护理

    B. 常规观察体温、脉搏、呼吸、血压，意识及瞳孔变化

    C. 如有躁动给予相应处理

    D. 注意维持病人的水、电解质及酸碱平衡

    E. 防止并发症

【B 型题】

（1～2题共用备选答案）

    A. 脑膜中动脉撕裂   B. 板障静脉撕裂

    C. 桥静脉撕裂   D. 枕部静脉窦损伤

    E. 脑膜破裂

1. 幕下硬脑膜外血肿的出血来源主要是

2. 慢性硬脑膜下血肿的出血来源主要是

参 考 答 案

【A1 型题】

1. C   2. C   3. A   4. E   5. C   6. C   7. D   8. E

9. D   10. C   11. E   12. E   13. B   14. D   15. A   16. D

【A2 型题】

1. C   2. C   3. C   4. C   5. B

【A3/A4 型题】

1. B   2. E   3. C   4. C   5. B   6. A   7. D   8. A

9. A   10. B   11. B   12. A

【B 型题】

1. D   2. C

第三十节　常见颅脑疾病病人的护理

【A1 型题】

1. 脑血管造影过程中，并发症不包括

    A. 癫痫发作   B. 尿潴留

    C. 脑栓塞   D. 颅内出血

    E. 血管痉挛

2. 下面哪个部位出血可在短时间内死亡

A. 小脑   B. 脑桥

C. 脑叶   D. 脑室

E. 壳核

3. 下列哪项不是脑血管造影的适应证

A. 脑肿瘤动脉灌注化疗

B. 颅内动静脉畸形

C. 高血压脑出血

D. 颈内动脉海绵窦瘘

E. 颅内动脉瘤

4. 桥脑出血量超过多少毫升时称为巨大血肿

A. 10 ml   B. 15 ml

C. 20 ml   D. 25 ml

E. 30 ml

5. 脑血管造影术后穿刺部位沙袋压迫时间为

A. 2 小时   B. 12 小时

C. 48 小时   D. 10 小时

E. 6 小时

6. 脑瘤术后引流管拔出的时间一般为术后

A. 3~4 天   B. 5~7 天

C. 4~5 天   D. 3~7 天

E. 4~8 天

7. 下列哪个部位的肿瘤可出现精神障碍

A. 中央前回肿瘤   B. 额叶前部肿瘤

C. 枕叶肿瘤   D. 听神经肿瘤

E. 脑干肿瘤

8. 治疗脑水肿，下列药物哪一种最常用且效果较好

A. 50% 葡萄糖   B. 30% 尿素

C. 25% 山梨醇   D. 20% 甘露醇

E. 浓缩血清白蛋白

9. 开颅手术最危险的并发症是

A. 颅内感染   B. 颅内出血

C. 中枢性高热   D. 尿崩症

E. 癫痫发作

10. 治疗颅内肿瘤首选的方法是

A. 手术治疗   B. 化学治疗

C. 放射治疗   D. 免疫治疗

E. 脱水治疗

11. 成年人以神经胶质瘤和脑膜瘤多见，发生率最高的部位是

A. 小脑   B. 脑干

C. 脑室内   D. 鞍区、脑桥小脑角

E. 大脑半球

12. 下丘脑术后出现中枢性高热的处理

A. 大剂量应用抗菌药物

B. 温水擦浴

C. 酒精擦浴

D. 药物降温

E. 冬眠低温治疗

13. 最常见的颅内肿瘤是

A. 脑膜瘤   B. 胶质细胞瘤

C. 小脑瘤   D. 垂体瘤

E. 听神经瘤

14. 脑肿瘤开颅术后病人出现吞咽困难时最适宜的体位是

A. 平卧位   B. 半卧位

C. 侧卧位   D. 俯卧位

E. 头低脚高位

15. 脑震荡的处理原则是

A. 脱水疗法   B. 对症处理

C. 急诊手术   D. 防治休克

E. 暂不处理

16. 硬脑膜外血肿的典型意识改变是

A. 昏迷不超过 60 分钟

B. 伤后逐渐出现昏迷

C. 昏迷不超过 30 分钟

D. 有"中间清醒期"

E. 持续性深昏迷

【A2 型题】

1. 女性，18 岁，突然剧烈头痛、伴呕吐，查体：颈项强直，克氏征（＋），布氏征（＋），体温 37℃，既往身体健康，CT 示双侧裂池纵裂池内高密受影。首先应考虑

A. 脑炎   B. 脑膜炎

C. 蛛网膜下隙出血   D. 脑肿瘤

E. 脑脓肿

【A3／A4 型题】

（1~2 题共用题干）

40 岁男病人，病程 4 个月，右侧肢体无力发病，逐渐出现头痛和语言笨拙，入院检查眼底视盘水肿，不全运动失语，右上下肢肌力Ⅳ级，右下肢病理征（＋）。

1. 考虑病变部位是

A. 右额部   B. 左额部

C. 右顶部   D. 左顶部

E. 右小脑

2. 采用的辅助检查是

A. X 线颅骨平片   B. 脑电图

C. 脑血管造影   D. CT

E. ECT

（3~6 题共用题干）

女性，40 岁，突然剧烈头痛、呕吐、眼睑下垂，见

右眼球活动受限，呈外展位，瞳孔扩大，对光反应消失，视力正常。查体：颈项强直，克氏征（＋）。

3. 根据上述症状体征，应考虑为

  A. 颅内动脉瘤　　　　　　　B. 脑血管畸形

  C. 颈动脉海绵窦瘘　　　　　D. 高血压脑出血

  E. 脑梗死后出血

4. 如果腰椎穿刺，脑脊液的成分改变为

  A. 正常

  B. 以大量白细胞增多为主

  C. 以大量蛋白质增加为主

  D. 以大量红细胞增多为主

  E. 以葡萄糖减少为主

5. 如果考虑为血管性疾病，病因诊断主要依靠

  A. MRI　　　　　　　　　　B. CT

  C. DSA　　　　　　　　　　D. 脑磁图

  E. 脑血流图

6. 若腰穿获得血性脑脊液，鉴别诊断中不包括下列哪种疾病

  A. 颅内动静脉畸形　　　　　B. 高血压脑出血

  C. 颅内肿瘤　　　　　　　　D. 脊髓血管畸形

  E. 外伤性蛛网膜下腔出血

【B 型题】

（1～3 题共用备选答案）

  A. 中枢性高热　　　　　　　B. 尿崩症

  C. 胃出血　　　　　　　　　D. 癫痫发作

  E. 顽固性呃逆

1. 由于下丘脑、脑干及上颈髓病变或损害会引起

2. 主要发生于鞍上手术之后

3. 皮层运动区及其附近手术

（4～5 题共用备选答案）

  A. 平卧位　　　　　　　　　B. 头部抬高 15°～30°

  C. 健侧卧位　　　　　　　　D. 侧俯卧位

  E. 患侧卧位

4. 小脑幕上开颅术后

5. 小脑幕下开颅术后

参 考 答 案

【A1 型题】

1. B　2. B　3. C　4. A　5. E　6. A　7. B　8. D

9. B　10. A　11. D　12. E　13. B　14. C　15. B　16. D

【A2 型题】

1. C

【A3/A4 型题】

1. B　2. D　3. A　4. D　5. C　6. C

【B 型题】

1. A　2. B　3. D　4. C　5. D

第三十一节　胸部疾病病人的护理

【A1 型题】

1. 严重多根多处肋骨骨折的紧急处理是

  A. 气管插管辅助呼吸

  B. 手术切开内固定

  C. 加压包扎固定软化的胸壁

  D. 输血、输液

  E. 充分给氧

2. 血胸穿刺抽血的部位常在

  A. 伤侧锁骨中线第 2 肋间

  B. 腋前线第 2～3 肋间

  C. 伤侧腋中线第 3～4 肋间

  D. 伤侧腋后线第 7～8 肋间

  E. 伤侧锁骨中线第 5～6 肋间

3. 损伤性血胸病人胸腔内积血不凝固的原因是

  A. 出血量太大

  B. 凝血因子减少

  C. 胸腔内存在抗凝物质

  D. 肺及膈肌的去纤维化作用

  E. 胸腔内渗出液的稀释作用

4. 张力性气胸致死的主要原因是

  A. 极度疼痛　　　　　　　　B. 气管移位

  C. 反常呼吸　　　　　　　　D. 皮下气肿

  E. 严重缺氧

5. 血胸病人行胸腔闭式引流，考虑拔管时，24 小时引流量应

  A. ＜100 ml　　　　　　　　B. ＜70 ml

  C. ＜50 ml　　　　　　　　D. ＜30 ml

  E. ＜10 ml

6. 损伤性血胸，胸腔穿刺抽出不凝血主要因为

  A. 心脏、肺和膈肌的去纤维蛋白作用

  B. 出血量少

  C. 凝血功能障碍

  D. 胸壁运动

E. 胸腔内负压

7. 张力性气胸行胸腔闭式引流术,其穿刺部位是

A. 腋前线第 8 肋间

B. 腋中线第 6 肋间

C. 腋后线第 4 肋间

D. 肩胛下角线第 3 肋间

E. 锁骨中线第 2 肋间

8. 开放性气胸首要处理原则是

A. 胸膜腔穿刺   B. 清创

C. 预防性应用抗生素   D. 紧急封闭伤口

E. 胸腔闭式引流术

9. 单根单处肋骨骨折病人主要症状为

A. 胸痛   B. 呼吸困难

C. 咯血   D. 休克

E. 呕吐

10. 最易骨折的肋骨是

A. 第 1～2 肋   B. 第 2～3 肋

C. 第 4～7 肋   D. 第 8～10 肋

E. 第 11～12 肋

11. 不属于多根多处肋骨骨折的病理生理改变的是

A. 反常呼吸运动   B. 纵隔扑动

C. 胸膜腔负压消失   D. 回心血量下降

E. 缺氧、二氧化碳潴留

12. 肋骨骨折的特殊性体征是

A. 局部疼痛   B. 局部血肿

C. 局部瘀斑   D. 按压肋骨有骨擦感

E. 咳嗽、呼吸时疼痛加剧

13. 胸腔闭式引流术正常的水柱上下波动约为

A. 1～3 cm   B. 2～4 cm

C. 3～5 cm   D. 2～5 cm

E. 4～6 cm

14. 最常见的胸部损伤是

A. 肋骨骨折   B. 开放性气胸

C. 张力性气胸   D. 血胸

E. 胸壁软组织损伤

15. 缓解气胸病人呼吸困难的首选措施为

A. 胸腔闭式引流   B. 吸氧

C. 镇静剂   D. 抗生素

E. 呼吸兴奋剂

16. 最易发生肋骨骨折的是

A. 第 1～3 肋   B. 第 4～7 肋

C. 第 7～8 肋   D. 第 9～10 肋

E. 第 11～12 肋

17. 反常呼吸运动可见于

A. 单根单处肋骨骨折   B. 单根多处肋骨骨折

C. 多根多处肋骨骨折   D. 血气胸

E. 胸壁软组织损伤

18. 开放性气胸典型临床表现是

A. 呼吸困难、发绀

B. 胸部可见吸吮性伤口,随呼吸气体出入伤口发出嘶嘶声

C. 伤侧的胸部叩诊呈鼓音

D. 皮下气肿

E. 纵隔移位

19. 导致血胸最常见的原因是

A. 心脏破裂

B. 肺组织破裂

C. 肺动静脉出血

D. 胸壁及肋间血管破裂

E. 上腔静脉出血

20. 留置胸膜腔闭式引流管的病人出现引流管脱出,首先要

A. 给病人吸氧

B. 立即报告医生

C. 急送手术室处理

D. 把脱出的引流管重新插入

E. 用无菌凡士林纱布、厚层纱布封闭引流口

21. 多根多处肋骨骨折,胸壁软化范围大时易引起

A. 心脏破裂   B. 心包破裂

C. 纵隔向健侧移位   D. 纵隔扑动

E. 纵隔向患侧移位

22. 闭合性胸部损伤和开放性胸部损伤的区别在于

A. 造成胸部受伤的原因

B. 病人的临床表现

C. 是否造成胸膜腔与外界沟通

D. 是否合并多发伤

E. 有无休克

23. 可造成纵隔扑动的疾病是

A. 闭合式气胸   B. 张力性气胸

C. 开放性气胸   D. 血气胸

E. 闭合性肋骨骨折

24. 可协助诊断血胸的检查是

A. 血常规   B. 胸部 X 线片

C. 胸部 B 型超声   D. 胸腔穿刺

E. 胸部 CT

【A2 型题】

1. 病人左前胸部损伤后,有胸痛、轻度呼吸困难。X 线

检查：左第 1 和第 3 肋骨骨折，无移位，肺压缩 30%。治疗应选择

A. 镇静、止痛、对症治疗

B. 胸膜腔穿刺抽气

C. 输血、输液

D. 胸膜腔闭式引流

E. 牵引固定

2. 女，15 岁，突感左胸部疼痛 4 小时，呼吸困难逐渐加重，颈、胸部可闻及捻发音，气管偏向右侧。护理原则首先应为

A. 开胸探查

B. 协助咳嗽

C. 应用止痛药

D. 胸腔穿刺、排气减压

E. 清创、封闭伤口

3. 女性，34 岁，胸外伤后呼吸困难，发绀，脉快，体检时见胸壁有一约 3 cm 长开放性伤口，呼吸时伤口处发出"嘶嘶"声音，伤侧呼吸音消失，叩诊呈鼓音。首先考虑为

A. 闭合性气胸

B. 开放性气胸

C. 张力性气胸

D. 损伤性血胸

E. 机化性血胸

4. 男，41 岁，因车祸致血胸，行胸腔闭式引流部位是

A. 锁骨中线第 2 肋间

B. 腋前线第 3~4 肋间

C. 腋中线第 4~5 肋间

D. 腋后线第 6~8 肋间

E. 肩胛下角线第 6~8 肋间

5. 男，47 岁，因车祸致左侧 6~8 肋骨骨折，未发生气胸和血胸。首要护理措施应为

A. 胸带外固定、止痛

B. 胸腔闭式引流术

C. 静脉输入抗生素

D. 清创

E. 氧气吸入

6. 女性，65 岁，因外伤造成左侧胸部 4~7 肋骨多处骨折，呼吸时患处可能出现

A. 呼气时外凸、吸气时正常

B. 吸气和呼气时均外凸

C. 吸气时外凸、呼气时内陷

D. 吸气和呼气时均内陷

E. 吸气时内陷、呼气时外凸

【A3/A4 型题】

(1~3 题共用题干)

病人，男，42 岁，因"胸部外伤，严重呼吸困难、发绀 2 小时"来诊。查体：P 120 次/分，BP 90/60 mmHg；气管左偏，右胸廓饱满，叩诊呈高调鼓音，呼吸音消失。

1. 病人最可能的诊断是

A. 肋骨骨折

B. 开放性气胸

C. 闭合性气胸

D. 张力性气胸

E. 血胸

2. 病人最需要的急救处理是

A. 输血、补液、抗休克

B. 立即胸腔排气

C. 胶布固定

D. 应用升压药

E. 氧气吸入

3. 急救处理后进一步治疗应首选

A. 放置胸腔闭式引流管

B. 急诊剖胸探查

C. 胸廓固定

D. 气管内插管

E. 开放中心静脉，大量补液

(4~5 题共用题干)

病人，男性，30 岁，打篮球过程中突然出现胸痛，呼吸困难，大汗淋漓。查心率 140 次/分，呼吸 38 次/分，右侧胸部叩诊鼓音，右肺呼吸音消失。

4. 该病人最可能的诊断是

A. 气胸

B. 急性胸膜炎

C. 肋骨骨折

D. 支气管扩张症

E. 肺脓肿

5. 该病人应采取的体位是

A. 仰卧位

B. 右侧卧位

C. 左侧卧位

D. 半坐位

E. 俯卧位

(6~10 题共用题干)

男性，28 岁。胸部外伤致右侧第 5 肋骨骨折并发气胸，呼吸极度困难，发绀，出冷汗。检查：血压 10.6/8 kPa（80/60 mmHg），气管向左侧移位，右胸廓饱满，叩诊呈鼓音，呼吸音消失，颈胸部有广泛皮下气肿等。给予闭式胸膜腔引流处理。

6. 造成病人极度呼吸困难、发绀的主要原因是

A. 健侧肺受压迫

B. 广泛皮下气肿

C. 纵隔向健侧移位

D. 静脉血液回流受阻

E. 伤侧胸腔压力不断升高

7. 护士在巡视病房时，发现引流管衔接处脱节，应立即做出的处理是

A. 更换胸腔引流管

B. 引流管重新连接

C. 钳闭引流管近端

D. 拔除胸腔引流管

E. 通知医生，等待处理

8. 护士判断胸腔引流管是否通畅的最简单方法是

A. 检查引流管是否扭曲

B. 看引流管是否有液体引出

C. 检查引流瓶中是否有引流液

D. 检查病人的呼吸音是否正常

E. 观察水封瓶中长管内水柱的波动

9. 搬动此病人时应

  A. 保持引流通畅

  B. 保持引流瓶直立

  C. 嘱病人屏住呼吸

  D. 用两把止血钳夹闭引流管

  E. 注意观察引流液排出情况

10. 该病人目前最适宜的体位是

  A. 侧卧位   B. 半卧位

  C. 平卧位   D. 头低足高位

  E. 仰卧中凹位

【B 型题】

（1～2 题共用备选答案）

  A. 开放性气胸   B. 闭合性气胸

  C. 张力性气胸   D. 损伤性血胸

  E. 多根多处肋骨骨折

1. 患侧叩诊呈浊音

2. 出现反常呼吸运动

（3～5 题共用备选答案）

  A. 抗感染   B. 剖胸探查

  C. 固定胸壁   D. 穿刺、排气减压

  E. 迅速封闭胸壁伤口

3. 开放性气胸的紧急处理应

4. 进行性血胸的紧急处理应

5. 张力性气胸的紧急处理应

【X 型题】

1. 血胸活动性出血的征象不包括

  A. 脉搏快、血压下降，补液后血压不升或升后又下降

  B. 血红蛋白、血细胞比容持续降低

  C. 闭式引流量连续 3 小时，每小时超过 200 ml

  D. 穿刺液涂片：红细胞与白细胞之比为 100∶1

  E. 穿刺抽出不凝血液

2. 闭合性肋骨骨折的治疗要点包括

  A. 镇痛   B. 胸腔穿刺

  C. 胸廓固定   D. 防治并发症

  E. 气管内插管或气管切开

3. 导致纵隔移向健侧的疾病包括

  A. 闭合式气胸   B. 张力性气胸

  C. 开放性气胸   D. 急性血胸

  E. 闭合性肋骨骨折

4. 拔除胸腔闭式引流管 24 小时内应注意观察

  A. 有无胸闷和呼吸困难

  B. 局部有无渗血、渗液

  C. 有无疼痛

  D. 局部有无漏气或皮下气肿

  E. 有无咳嗽、咳痰

参考答案

【A1 型题】

1. C   2. D   3. D   4. E   5. D   6. A   7. E   8. D

9. A   10. C   11. C   12. D   13. E   14. A   15. A   16. B

17. C   18. B   19. D   20. E   21. D   22. C   23. C   24. D

【A2 型题】

1. E   2. D   3. B   4. D   5. A   6. E

【A3/A4 型题】

1. D   2. A   3. A   4. A   5. B   6. E   7. C   8. E

9. D   10. B

【B 型题】

1. D   2. E   3. E   4. B   5. D

【X 型题】

1. ABC   2. ACD   3. ABCD   4. ABCD

第三十二节 脓胸病人的护理

【A1 型题】

1. 胸腔闭式引流有别于其他引流的特点是

  A. 保持通畅   B. 妥善固定

  C. 引流观察   D. 注意体位

  E. 管道密闭

2. 急性脓胸并发支气管胸膜瘘最主要的治疗方法是

  A. 使用抗生素   B. 胸腔穿刺排脓

  C. 开放引流   D. 闭式引流

  E. 支持治疗

3. 慢性脓胸纵隔移向

  A. 前侧   B. 后侧

  C. 无移位   D. 患侧

  E. 健侧

4. 慢性脓胸胸廓成形术病人术后应重点观察

  A. 体温   B. 呼吸

  C. 心率   D. 血压

E. 引流情况

5. 急性脓胸最主要的致病菌是

  A. 厌氧菌   B. 链球菌

  C. 肺炎链球菌   D. 大肠埃希菌

  E. 金黄色葡萄球菌

【A3/A4 型题】

（1~2 题共用题干）

  一名男性病人，因咳嗽、胸痛、发热入院，X 线检查，胸腔积液。

1. 为确诊是否是脓胸应进行

  A. 胸腔穿刺抽脓液

  B. 应用抗生素

  C. 血液检查是否有白细胞增高

  D. CT 检查

E. 肺血管造影

2. 对脓胸的治疗下面哪项不妥

  A. 加强营养

  B. 服用抗生素

  C. 立即手术治疗

  D. 应用胸腔闭式引流术

  E. 治疗原发疾病

参 考 答 案

【A1 型题】

1. E   2. D   3. D   4. B   5. E

【A3/A4 型题】

1. A   2. C

第三十三节　肺癌病人的护理

【A1 型题】

1. 生长较慢，转移较晚，手术切除率高的肺癌类型是

  A. 鳞状上皮细胞癌   B. 肺泡细胞癌

  C. 腺癌   D. 小细胞未分化癌

  E. 大细胞未分化癌

2. 对放射治疗最敏感的肺癌是

  A. 腺癌   B. 小细胞肺癌

  C. 鳞癌   D. 支气管肺泡癌

  E. 大细胞癌

3. 肺癌病人常见的早期表现是

  A. 咳嗽   B. 咯血

  C. 喘鸣   D. 胸痛

  E. 呼吸困难

4. 下列因素与肺癌的病因无关的是

  A. 长期大量吸烟

  B. 长期接触石棉、铬、镍、锡、砷及放射性物质

  C. 城市环境污染

  D. 人体营养状态

  E. 遗传因素

5. 顶叶肿瘤典型的临床表现是

  A. 癫痫发作

  B. 感觉功能障碍

  C. 垂体功能减退或亢进

  D. 听力和前庭功能障碍

  E. 共济失调性运动障碍

6. 肺癌的首发症状通常为

  A. 胸闷、气促   B. 刺激性咳嗽

  C. 声音嘶哑   D. 胸腔积液

  E. 大量咯血

7. 肺癌最基本和常用的检查手段是

  A. CT 检查   B. 支气管镜检查

  C. 胸部 X 线检查   D. 经胸壁穿刺活检

  E. 痰细胞学检查

8. 一侧全肺切除术后输液速度应控制在

  A. 10~20 滴/分   B. 20~30 滴/分

  C. 30~40 滴/分   D. 40~50 滴/分

  E. 50~60 滴/分

9. 治疗肺癌的首选方法是

  A. 手术治疗   B. 放射治疗

  C. 抗癌药物治疗   D. 免疫治疗

  E. 中医治疗

10. 肺癌最常见的转移途径是

  A. 沿支气管壁   B. 直接扩散

  C. 淋巴转移   D. 血行转移

  E. 胸腔种植

11. 支气管肺癌早期最常见的症状是

  A. 经常发热   B. 明显消瘦

  C. 反复咯血   D. 呼吸困难

  E. 刺激性干咳

【A2 型题】

1. 病人，男，50 岁，18 年前曾患肺结核，近 2 个月来出现刺激性咳嗽，痰中带血丝，伴左胸痛、发热，X

线片示右上肺一 4 cm×3 cm 大小的阴影，边缘模糊，周围毛刺，痰液找癌细胞 3 次均为阴性。应考虑的诊断为

A. 肺结核   B. 肺囊肿

C. 非良性肿瘤   D. 肺脓肿

E. 肺癌

2. 病人，男，54 岁。近 2 个月来刺激性咳嗽、痰中带血、伴胸闷和右胸隐痛来院就诊。常规 X 线胸片无异常发现。为明确诊断应首选哪项辅助检查

A. 痰脱落细胞学检查   B. 磁共振检查

C. 血甲胎蛋白测定   D. 超声波检查

E. 剖胸探查

3. 病人，男，50 岁。长期吸烟，半年前出现发热、咳嗽，咳少量白痰。X 线胸片示右上肺片状阴影，抗感染治疗好转。1 个月前又发作一次，1 周前又再次发作，考虑下列哪种诊断可能性大

A. 支气管肺癌   B. 支气管扩张症

C. 病毒性肺炎   D. 肺炎链球菌肺炎

E. 肺结核

4. 病人，男，51 岁。胸部 CT 检查示左下肺叶直径 3.4 cm、不规则高密度肿块阴影。同侧肺门淋巴结肿大，直径约 1 cm。支气管纤维镜检查为鳞癌，行全肺切除术。该病人术后第 1 日，BP 120/80 mmHg，心率 86 次/分，呼吸 20 次/分，体温 37.5℃，CVP 1.50 kPa (16 cmH$_2$O)，尿颜色和量正常，下列护理措施中正确的是

A. 保持胸腔引流管通畅使之呈全开放状态

B. 控制钠盐摄入

C. 尽快引流其胸腔积血积液，预防感染

D. 取健侧卧位

E. 输液速度控制在 50 滴/分左右

5. 病人，男，62 岁。因骨关节疼痛 2 个月就诊。X 线胸片检查发现右上肺有一 2.5 cm×3.0 cm 大小肿块，为进一步确诊，需进行哪项检查

A. CT 扫描   B. 支气管动脉造影

C. 磁共振检查   D. 肿瘤标志物检测

E. 经皮或经支气管穿刺肺活检

6. 病人，男，60 岁。因咳嗽、咯血 2 周就诊。痰涂片找到鳞癌细胞，而常规胸片检查未见明显异常。下列检查哪项是没有定位诊断价值的

A. 纤维支气管镜检查

B. CT 扫描

C. 鼻咽部检查

D. 侧位胸片或高千伏摄片

E. 癌胚抗原（CEA）等肿瘤标志物检查

7. 病人，女，68 岁。因咳嗽、咯血 1 个月余就诊。X 线检查拟诊右下叶中心性肺癌，痰病理细胞检查阴性。进一步检查首选

A. 经皮穿刺肺活检   B. 磁共振检查

C. 纤维支气管镜检查   D. CT 扫描

E. 放射性核素扫描

【A3/A4 型题】

（1～2 题共用题干）

病人，男性，68 岁。刺激性咳嗽 5 个月余。胸部 X 线片示右肺上叶有一不规则肿块阴影。经支气管镜检查诊为小细胞肺癌。

1. 肺癌常见的肺外表现除外

A. 男性乳腺增大   B. 肝大

C. 骨膜增生   D. Horner 征

E. 杵状指

2. 病人拟在全身麻醉下行肺叶切除术，术前常用药中可以减少呼吸道分泌物的药物是

A. 苯巴比妥   B. 吗啡

C. 哌替啶   D. 阿托品

E. 苯巴比妥钠

（3～4 题共用题干）

病人，女性，58 岁，诊断为右肺中央型肺癌，行右肺全肺切除术。

3. 术后护士为病人采取的护理措施应除外

A. 采取 1/4 侧卧位

B. 输液速度可控制在 40～60 滴/分

C. 应控制钠盐摄入

D. 胸腔闭式引流每次放液量不宜超过 100 ml

E. 记录出入水量，维持体液平衡

4. 病人术后的病理结果提示肿瘤对放射治疗非常敏感，最可能的病理类型是

A. 鳞癌   B. 腺癌

C. 小细胞癌   D. 大细胞癌

E. 细支气管肺泡肺癌

参 考 答 案

【A1 型题】

1. A   2. B   3. A   4. D   5. B   6. B   7. C   8. B

9. A   10. C   11. E

【A2 型题】

1. E   2. A   3. A   4. B   5. E   6. E   7. C

【A3/A4 型题】

1. B   2. D   3. B   4. C

第三十四节 食管癌病人的护理

【A1 型题】

1. 食管癌术后并发乳糜胸，引流液的典型颜色为

    A. 红色　　　　　　　　B. 淡红色

    C. 乳白色　　　　　　　D. 浑浊

    E. 清亮

2. 下列哪项不是食管癌手术的禁忌证

    A. 声音嘶哑　　　　　　B. 食管严重狭窄

    C. 持续性胸背痛　　　　D. 锁骨上淋巴结转移

    E. 发生食管气管瘘

3. 下列因素与食管癌的病因无关的是

    A. 饮食过热、过快、过度等不良饮食生活习惯

    B. 饮食中缺乏维生素、动物蛋白、微量元素

    C. 食管慢性病史

    D. 城市环境污染

    E. 遗传易感因素

4. 早期食管癌的症状是

    A. 食欲不振　　　　　　B. 恶心、呕吐

    C. 食物停滞感或异物感　D. 进行性吞咽困难

    E. 持续性胸痛或背痛

5. 中晚期食管癌的典型症状是

    A. 持续性胸痛或背痛

    B. 进食时呛咳

    C. 进行性吞咽困难

    D. 食物停滞感或异物感

    E. 胸骨后疼痛或闷胀不适

6. 我国食管癌高发区是

    A. 陕西省西安市

    B. 河南省林州市

    C. 青海省海南藏族自治州

    D. 广东省梅县

    E. 新疆维吾尔自治区乌鲁木齐市

7. 我国食管恶性肿瘤多数为

    A. 鳞状细胞癌　　　　　B. 腺癌

    C. 小细胞癌　　　　　　D. 腺鳞癌

    E. 未分化癌

8. 简单易行的食管癌普查筛选的检查方法是

    A. CT　　　　　　　　　B. MRI

    C. 食管镜　　　　　　　D. 食管拉网

    E. 钡餐 X 线检查

9. 食管癌切除术术毕返回病室，病人清醒后应采取的体位是

    A. 平卧位　　　　　　　B. 健侧卧位

    C. 抬高床头 30°　　　　D. 坐位或半卧位

    E. 舒适体位

10. 食管癌术后第 1 天，病人宜采取的体位是

    A. 平卧位　　　　　　　B. 健侧卧位

    C. 抬高床头 30°　　　　D. 坐位或半卧位

    E. 舒适体位

【A2 型题】

1. 男，49 岁，进食后出现胸骨后针刺样疼痛和停滞感 3 个月，饮水后可缓解，锁骨上未触及淋巴结。食管吞钡 X 线造影可见食管下段约 3 cm 黏膜皱襞紊乱，充盈缺损，考虑诊断为

    A. 早期食管癌　　　　　B. 晚期食管癌

    C. 食管息肉　　　　　　D. 贲门失弛缓症

    E. 食管憩室

【A3/A4 型题】

(1～2 题共用题干)

    女，59 岁，进行性吞咽困难 6 个月，诊断为食管癌，实行食管癌切除胃代食管术。

1. 术后第 7 天，病人出现呼吸困难，T 38.8℃，血 WBC 计数为 15×10^9/L，左侧胸腔积液，考虑为吻合口瘘，与以下因素无关的是

    A. 食管无浆膜覆盖　　　B. 吻合口张力过大

    C. 营养不良　　　　　　D. 感染

    E. 输入液量过多

2. 此时主要护理措施是

    A. 静脉输入抗生素

    B. 胸腔闭式引流护理

    C. 保持胃肠减压通畅

    D. 协助咳痰，必要时行纤维支气管镜吸痰

    E. 物理降温

(3～7 题共用题干)

    男性，73 岁，河南林县人，因食管癌入院手术治疗，身高 1.75 m，体重 50 kg，P 85 次/分，R 18 次/分，既往吸烟 50 年，有一兄因食管癌去世。平时喜食腌制食品。

3. 食管癌典型的临床表现是

    A. 胸骨后烧灼感　　　　B. 胸骨后异物感

    C. 食欲下降、呕吐　　　D. 消瘦、贫血

    E. 进行性吞咽困难

4. 此病人术前最重要的护理诊断是

A. 知识缺乏

B. 低效性呼吸形态

C. 有外伤的危险

D. 有皮肤完整性受损的危险

E. 营养失调：低于机体需要量

5. 食管癌的好发部位是

A. 食管颈段   B. 食管上段

C. 食管中段   D. 食管下段

E. 食管腹段

6. 病人术后可能出现的最严重的并发症是

A. 出血   B. 感染

C. 吻合口瘘   D. 乳糜胸

E. 反流性食管炎

7. 此病人出院后1个月又出现吞咽不畅，可能的原因是

A. 反流性食管炎   B. 食管癌复发

C. 肠梗阻   D. 吻合口狭窄

E. 吻合口溃疡

【B 型题】

(1~3 题共用备选答案)

A. 食管癌   B. 贲门失迟缓症

C. 食管腐蚀性灼伤   D. 食管憩室

E. 食管平滑肌瘤

1. 进行性吞咽困难，钡餐提示充盈缺损，黏膜中断。考虑为

2. 吞咽不畅时轻时重，钡餐示光滑的"鸟嘴状"狭窄。考虑为

3. 有食管灼伤史，钡餐示不规则细线状狭窄。考虑为

【X 型题】

1. 关于食管癌，叙述错误的有

A. 我国处于世界上食管癌相对高发的地带

B. 我国食管癌发病率和死亡率无明显性别差异

C. 我国不同地区食管癌发病率相差悬殊

D. 世界上食管癌发病率居恶性肿瘤发病率的第二位

E. 我国卫生部门统计，2004~2005 年我国食管癌死亡

率居恶性肿瘤死亡率第二位

2. 食管癌发病的相关因素包括

A. 吸烟   B. 饮酒

C. 烫食   D. 缺乏运动

E. 腌制食品

3. 关于食管癌术后鼻饲营养液，叙述正确的有

A. 为避免发生吻合口瘘，应在胃管拔除后鼻饲，不可过早进行

B. 鼻饲时，病人应取半卧位或坐位

C. 鼻饲营养液的滴注速度不宜过快，约为 100 ml/h

D. 腹泻、腹胀是鼻饲的正常反应，无须处理可自行恢复

E. 鼻饲营养液的温度为 38~40℃

4. 食管癌病人出现进食呛咳常提示

A. 肿瘤侵犯喉返神经

B. 高度梗阻，误吸

C. 肿瘤累及肺脏层胸膜

D. 气管食管瘘

E. 肿瘤侵犯气管隆嵴

参 考 答 案

【A1 型题】

1. C   2. B   3. D   4. C   5. C   6. B   7. A   8. D

9. C   10. D

【A2 型题】

1. A

【A3/A4 型题】

1. E   2. B   3. E   4. E   5. C   6. C   7. D

【B 型题】

1. A   2. B   3. C

【X 型题】

1. BDE   2. ABCE   3. BCE   4. BD

第三十五节　心脏疾病病人的护理

【A1 型题】

1. 心电－机械分离指

A. 心脏停顿

B. 心室停顿

C. 心室颤动

D. 心房、心室肌完全失去电活动能力

E. 有心电活动但无机械收缩和排血

2. 以下哪一项不是低心排血量综合征的临床表现

A. 血压下降   B. 脉搏细弱

C. 尿少   D. 高热

E. 烦躁不安

3. 风湿性心瓣膜病二尖瓣狭窄最重要的体征是

A. 心尖部可闻及全收缩期粗糙吹风样杂音

B. 心尖部可闻及舒张期隆隆样杂音

C. 第二主动脉瓣区可听到舒张早期叹气样杂音

D. 主动脉瓣区可听到粗糙收缩期吹风样杂音

E. 脉压大而产生周围血管征如水冲脉、毛细血管搏动、枪击音等

4. 机械瓣膜替换术后，病人需要抗凝治疗的时间是

A. 1～3个月　　　　B. 3～6个月

C. 6～8个月　　　　D. 1年

E. 终生抗凝

5. 法洛四联症患儿应供给充足的液体，其主要目的是

A. 加强营养　　　　B. 防止心力衰竭

C. 防止休克　　　　D. 防止血栓栓塞

E. 防止便秘

6. 风湿性心脏瓣膜病最常累及

A. 三尖瓣和主动脉瓣　　B. 三尖瓣和肺动脉瓣

C. 二尖瓣和肺动脉瓣　　D. 二尖瓣和主动脉瓣

E. 二尖瓣和三尖瓣

7. 主动脉瓣关闭不全引起的周围血管征错误的是

A. 动脉舒张压升高

B. 脉压最大

C. 水冲脉

D. 毛细血管壁搏动征阳性

E. 股动脉枪击音

8. 以下关于二尖瓣狭窄描述错误的是

A. 肺淤血导致呼吸困难

B. 出现肺静脉高压可导致大量咯血

C. 二尖瓣面容

D. 可出现右心衰竭症状

E. 心律失常多为室性心律失常

9. 成人心脏瓣膜病最常见的原因是

A. 风湿热　　　　B. 先天畸形

C. 细菌性心内膜炎　　D. 主动脉夹层动脉瘤

E. 马方综合征

10. 主动脉瓣关闭不全病生理变化描述错误的是

A. 左心室扩大、肥厚

B. 失代偿时左心排血量增加

C. 舒张压降低

D. 冠状动脉灌注减少

E. 左心衰竭

11. 以下关于二尖瓣关闭不全描述错误的是

A. 病变轻、心功能代偿良好者可无症状

B. 常见症状为劳累后疲倦、乏力和呼吸困难

C. 咯血较二尖瓣狭窄少见

D. 可出现右心衰竭症状

E. 急性肺水肿较二尖瓣狭窄多见

12. 体外循环心内直视术术前应停用

A. 阿司匹林　　　　B. 氯化钾

C. 硝酸甘油　　　　D. 美托洛尔

E. 硝苯地平（心痛定）

13. 不符合体外循环后低心排综合征的表现是

A. 血压下降　　　　B. 脉压小

C. 中心静脉压降低　　D. 心率快

E. 中枢性高热

14. 冠心病病人术后返回监护室，护理措施错误的是

A. 监测生命体征，每10～15分钟一次，平稳后30分钟监测记录一次生命体征

B. 肛温维持在35.5～37.5℃

C. 呼吸机辅助呼吸，病人每小时吸痰1次

D. 每小时监测尿量1次

E. 每30分钟挤压一次引流管

15. 冠心病最常见的临床类型是

A. 隐匿型

B. 心力衰竭型

C. 心绞痛及心肌梗死型

D. 心律失常型

E. 猝死型

16. 以下冠心病发病因素中不可改变的因素是

A. 老年　　　　B. 高血脂

C. 高血压　　　　D. 糖尿病

E. 缺乏体力活动

17. 特别适合于急诊室诊断心肌梗死的检查是

A. 心电图　　　　B. 超声心动图

C. 心肌酶　　　　D. 放射性核素检查

E. 红细胞沉降率检查

18. 以下关于心绞痛描述错误的是

A. 胸骨中上段压榨性或窒息性疼痛

B. 常伴发热、心肌酶增高

C. 持续数分钟

D. 休息可缓解

E. 心电图可出现ST段压低或抬高

19. 以下哪项不是动脉导管未闭的体征

A. 水冲脉

B. 枪击音

C. 心尖区柔和舒张期杂音

D. 肺动脉瓣听诊区第二心音亢进

E. 胸骨右缘第2肋间连续机器样杂音，向右锁骨下窝或颈背部传导

20. 风湿性心脏病行二尖瓣瓣膜置换术后1个月，凝血功

能检查示 PTT 为 20 秒，可告知病人

A. 继续服用原剂量抗凝药

B. 需要增加抗凝药用量

C. 需要减少抗凝药用量

D. 需要立即重新检查凝血功能

E. 使用量适当，不需要继续监测

21. 风湿性心脏病病人，心尖部听诊闻及舒张期隆隆样杂音，首先考虑是

A. 二尖瓣狭窄　　　　　B. 二尖瓣关闭不全

C. 三尖瓣狭窄　　　　　D. 肺动脉瓣狭窄

E. 主动脉瓣狭窄

22. 体外循环心内直视术术前停用地高辛时间为

A. 1 天　　　　　　　　B. 2 天

C. 3 天　　　　　　　　D. 4 天

E. 5 天

23. 高位漏斗部室间隔缺损心脏杂音多位于

A. 胸骨右缘第 2~3 肋间

B. 胸骨右缘第 3~4 肋间

C. 胸骨左缘第 2~3 肋间

D. 胸骨左缘第 3~4 肋间

E. 胸骨左缘第 4~5 肋间

24. 动脉导管未闭病人，无肺动脉高压时，可听见

A. 胸骨左缘第 2 肋间，连续机器样杂音

B. 胸骨左缘第 2 肋间，舒张期杂音

C. 胸骨左缘第 3 肋间，连续机器样杂音

D. 胸骨左缘第 3 肋间，收缩期杂音

E. 胸骨左缘第 4 肋间，收缩期杂音

25. 以下关于法洛四联症描述，错误的是

A. 常见发绀型先天性心脏病

B. 血液经室间隔由右向左分流

C. 肺循环血量增多

D. 红细胞增多

E. 血红蛋白增多

26. 体外循环心内直视术后病人出现血压下降、脉压差减小、中心静脉压升高、尿量减少、心率增加、脉搏细弱、肢端湿冷和发绀，考虑为

A. 急性呼吸衰竭　　　　B. 急性肾衰竭

C. 急性左心衰竭　　　　D. 低心排综合征

E. 出血

【A2 型题】

1. 患儿，8 岁，活动后气促，肺动脉瓣听诊区闻及吹风样收缩期杂音，伴第二心音亢进、分裂。X 线检查示：右心增大，主动脉弓缩小，肺门阴影增加，肺动脉圆锥突出，考虑为

A. 房间隔缺损　　　　　B. 室间隔缺损

C. 主动脉瓣狭窄　　　　D. 二尖瓣关闭不全

E. 法洛四联症

2. 患儿，10 岁，查体发现胸骨左缘第 2 肋间响亮收缩期杂音向左锁骨下传导，考虑为

A. 室间隔缺损　　　　　B. 房间隔缺损

C. 动脉导管未闭　　　　D. 房室共同通道

E. 法洛四联症

3. 男，51 岁，体重 60 kg，体外循环心内直视术，术后第 3 天，尿量应连续 2 小时 < 20 ml，此时护理措施错误的是

A. 准确记录出入量

B. 监测血电解质变化

C. 限制输入液量

D. 增加香蕉、红枣等食物摄入

E. 停止使用肾毒性药物

4. 男，35 岁，患风湿性心脏病，近 2 日出现咳嗽、端坐呼吸。查体：两肺闻及湿啰音，心尖区舒张中期隆隆样杂音、第一心音亢进。考虑诊断为

A. 二尖瓣狭窄，急性肺水肿

B. 二尖瓣狭窄，右心衰竭

C. 二尖瓣关闭不全，急性肺水肿

D. 二尖瓣关闭不全，右心衰竭

E. 二尖瓣狭窄伴关闭不全

5. 男，78 岁，冠状动脉旁路移植术后 2 小时，气管插管呼吸机辅助呼吸，T 37.7℃，P 87 次/分，R 18 次/分，护理措施错误的是

A. 每小时吸痰 1 次　　　B. 每小时监测尿量

C. 禁食水　　　　　　　D. 保持心包引流通畅

E. 半卧位，鼓励咳嗽

6. 女性，29 岁，因风湿性心脏病行二尖瓣瓣膜置换术。术后服用华法林，对其健康教育中最重要的是

A. 定期检查凝血功能

B. 适量运动

C. 每日摄入足量蛋白质

D. 预防感染

E. 保持心情愉快

7. 男，25 岁，咳嗽，咳黄白色痰，查体：两肺底湿啰音，T 38.5℃，P 88 次/分，R 22 次/分，BP 150/95 mmHg，胸骨左缘第 2 肋间连续机器样杂音。胸片示主动脉弓突出，肺动脉圆锥隆出，考虑为

A. 房间隔缺损　　　　　B. 室间隔缺损

C. 动脉导管未闭　　　　D. 房室共同通道

E. 法洛四联症

8. 患儿，3 岁，活动后气促，出生 4 个月后即出现反复呼吸道感染。查体：心前区隆起，胸骨左缘第 3～4 肋间闻及Ⅲ～Ⅳ级全收缩期杂音，肺动脉瓣听诊区第二心音亢进。心尖部闻及柔和舒张期杂音。X 线检查示有肺动脉粗大，分支呈负鼠尾状，心电图示左心肥大。考虑为
   A. 动脉导管未闭　　　　　B. 室间隔缺损
   C. 房间隔缺损　　　　　　D. 法洛四联症
   E. 肺动脉狭窄

9. 患儿，5 岁，喜蹲踞，口唇、甲床发绀。查体：心前区搏动增强，胸骨左缘 2、3、4 肋间闻及收缩期杂音，肺动脉瓣听诊区第二心音减弱。X 线检查示"靴形心"，考虑为
   A. 肺动脉狭窄　　　　　　B. 动脉导管未闭
   C. 法洛四联症　　　　　　D. 房间隔缺损
   E. 室间隔缺损

【A3/A4 型题】

（1～3 题共用题干）

男性，28 岁，查体时发现心尖部舒张期隆隆样杂音，心界不大。

1. 该病人最可能的诊断是
   A. 二尖瓣狭窄
   B. 二尖瓣关闭不全
   C. 主动脉瓣狭窄
   D. 主动脉瓣关闭不全
   E. 二尖瓣狭窄并二尖瓣关闭不全

2. 该病人左房失代偿期最严重的表现是
   A. 咯血　　　　　　　　　B. 端坐呼吸
   C. 周围器官栓塞　　　　　D. 快速心房颤动
   E. 急性肺水肿

3. 该病人可出现的并发症，下列哪项少见
   A. 肺部感染
   B. 右心衰竭
   C. 急性肺水肿
   D. 亚急性感染性内心膜炎
   E. 心房颤动

（4～5 题共用题干）

患儿，女，3 岁，自幼青紫，发热、咳嗽 2 天，今晨哭闹后突然出现抽搐入院。体温 37.8℃，咽充血，心前区隆起，胸骨左缘闻及心杂音，双肺无干湿啰音，指（趾）端发绀明显，胸部 X 线检查，肺段凹陷，肺心血影缩小，肺野透亮度增加，呈网状肺纹理"靴形"心。

4. 该患儿可能患的先天性心脏病是
   A. 房间隔缺损　　　　　　B. 室间隔缺损
   C. 动脉导管未闭　　　　　D. 法洛四联症
   E. 肺动脉狭窄

5. 目前该患儿应取的体位是
   A. 卧位　　　　　　　　　B. 抬高头肩部卧位
   C. 平卧位　　　　　　　　D. 胸膝卧位
   E. 屈曲右侧卧位

【B 型题】

（1～3 题共用备选答案）
   A. 动脉导管未闭　　　　　B. 室间隔缺损
   C. 房间隔缺损　　　　　　D. 主动脉瓣狭窄
   E. 二尖瓣狭窄

1. 胸骨左缘第 2～4 肋间闻及Ⅲ～Ⅳ级全收缩期杂音，肺动脉瓣听诊区第二心音亢进

2. 胸骨左缘第 2 肋间闻及粗糙的连续性机器样杂音，并向颈、背部传导

3. 胸骨左缘第 2～3 肋间闻及Ⅱ～Ⅲ级吹风样收缩期杂音，肺动脉瓣听诊区第二心音亢进、分裂

【X 型题】

1. 动脉导管未闭的血流动力学改变有
   A. 出生后动脉导管持续开放
   B. 血流从主动脉经导管分流至肺动脉
   C. 直接进入体循环，出现持续性发绀
   D. 左心负荷加重
   E. 左心房、左心室扩大

2. 急性心肌梗死心前区疼痛的特点有
   A. 多无明显诱因
   B. 持续时间较长
   C. 含服硝酸甘油多不能缓解
   D. 多在体力活动时发生
   E. 疼痛部位常不固定

参考答案

【A1 型题】

1. E　2. D　3. B　4. E　5. D　6. D　7. A　8. E
9. A　10. B　11. E　12. A　13. C　14. B　15. C　16. A
17. C　18. B　19. E　20. A　21. C　22. C　23. C　24. A
25. C　26. D

【A2 型题】

1. A　2. C　3. D　4. A　5. E　6. A　7. C　8. B
9. C

【A3/A4 型题】

1. A　2. E　3. D　4. D　5. D

【B 型题】

1. B　2. A　3. C

【X 型题】

1. ABDE　2. ABCD

第三十六节　泌尿、男性生殖系统疾病病人的主要症状和检查

【A1 型题】

1. 全程血尿提示病变部位多在
　　A. 膀胱　　　　　　　　B. 输尿管
　　C. 肾脏　　　　　　　　D. 后尿道
　　E. 膀胱以上尿路

2. 原发性醛固酮增多症病人的尿液变化是
　　A. 尿多，以白天尿多为主
　　B. 尿多，以夜尿多为主
　　C. 尿量无变化
　　D. 尿量减少
　　E. 尿少，以夜尿少为主

3. 常用于了解肾功能的影像学诊断手段是
　　A. KUB 检查　　　　　B. IVP 检查
　　C. RPG 检查　　　　　D. DSA 检查
　　E. CT 检查

4. 有尿意即迫不及待地要排尿且难以自控，是
　　A. 尿失禁　　　　　　　B. 尿潴留
　　C. 尿频　　　　　　　　D. 尿急
　　E. 尿痛

5. 膀胱镜检查术，以下错误的是
　　A. 术前做好解释工作
　　B. 嘱病人多饮水
　　C. 检查前清洗外阴
　　D. 术后留置导尿管 1 周
　　E. 应用抗生素，预防感染

6. 蛋白尿是指每日尿中蛋白质排出量至少超过
　　A. 50 mg　　　　　　　B. 100 mg
　　C. 150 mg　　　　　　　D. 200 mg
　　E. 250 mg

7. 膀胱镜检查后给予的护理措施可除外
　　A. 密切观察病人血尿出现情况
　　B. 嘱病人多饮水
　　C. 必要时可用抗生素预防感染
　　D. 必要可使用止痛药
　　E. 有明显血尿应减少饮水量

8. 终末血尿提示病变部位在
　　A. 前尿道　　　　　　　B. 后尿道
　　C. 肾脏　　　　　　　　D. 输尿管
　　E. 膀胱

9. 可以确诊前列腺癌的检查是
　　A. 血清 PSA　　　　　　B. B 超
　　C. IVP　　　　　　　　D. MRI
　　E. 穿刺活检

10. 静脉肾盂造影检查前的护理，下列哪项是错误的
　　A. 常规肠道准备
　　B. 准备泛影葡胺造影剂
　　C. 做碘过敏试验
　　D. 鼓励病人多饮水
　　E. 禁食，排空小便

11. 普通细菌培养每毫升尿细菌计数在
　　A. 10^1 以上　　　　　B. 10^3 以上
　　C. 10^5 以上　　　　　D. 10^7 以上
　　E. 10^9 以上

12. 下列标本采集法错误的是
　　A. 尿蛋白定量测定时，留取 24 小时尿液
　　B. 尿酮体检查时，随时留尿
　　C. 内生肌酐清除率测定前摄取低蛋白饮食 3 天
　　D. 血尿素氮测定时，取静脉血置抗凝管内
　　E. 血钾测定时，取静脉血置抗凝管内

【A2 型题】

1. 病人，男性，41 岁，膀胱肿块，逆行膀胱镜检查。为排除膀胱镜检查的禁忌证，护士收集健康资料可不包括的内容是
　　A. 是否有膀胱肿瘤早期表现
　　B. 膀胱容量是否 < 50 ml
　　C. 是否合并心力衰竭
　　D. 是否有肾功能严重减退的表现
　　E. 是否有尿道内结石嵌顿的表现

2. 病人，女性，26 岁，行膀胱镜检查后出现血尿和疼痛。为病人采取的护理措施不包括
　　A. 镇静止痛
　　B. 应用止血药
　　C. 嘱少饮水，减少排尿
　　D. 加强营养支持
　　E. 应用抗生素

3. 病人，男，62 岁。5 年来进行性排尿困难，无尿痛、无血尿，查体：肛诊前列腺增大、质韧、表面光滑，初步诊断
　　A. 膀胱肿瘤　　　　　　B. 膀胱结石
　　C. 膀胱结核　　　　　　D. 前列腺增生
　　E. 前列腺癌

4. 病人，女，50 岁。下蹲或腹部用力时，出现不由自主的排尿，其正确的护理诊断是

A. 功能性尿失禁：与膀胱过度充盈有关

B. 功能性尿失禁：与腹压升高有关

C. 反射性尿失禁：与膀胱收缩有关

D. 完全性尿失禁：与神经传导功能减退有关

E. 压力性尿失禁：与膀胱括约肌功能减退有关

【A3/A4 型题】

(1 ~ 2 题共用题干)

王女士，28 岁，因高热、腰痛、尿频、尿急来院门诊，诊断为急性肾盂肾炎。

1. 门诊给王女士做尿常规检查，其结果最可能是

A. 蛋白质　　　　　　　　B. 血尿

C. 低比重尿　　　　　　　D. 脓尿

E. 管型尿

2. 门诊同时给王女士做中段尿细菌培养，有关采集标本的指导正确的是

A. 留取标本前用消毒剂清洗外阴

B. 留取中段尿于清洁容器内

C. 为提高阳性率，宜留取晨起第 1 次尿液

D. 留取标本前应多饮水

E. 如已使用抗生素，宜停药 2 天后留取尿液

【X 型题】

1. 女性，32 岁。因高热伴尿频、尿急、尿痛而急诊入院，需做尿培养和菌落计数，标本采集哪些是正确的

A. 使用抗菌药物前采集　　B. 先行导尿

C. 取终末尿　　　　　　　D. 取清晨第 1 次尿

E. 采集后立即送验

2. 留置导尿引流管正确的护理是

A. 不应受压　　　　　　　B. 不应高于膀胱

C. 不应每日更换　　　　　D. 不应扭曲

E. 不应接触尿瓶内尿液

3. 膀胱刺激征包括

A. 尿频　　　　　　　　　B. 尿急

C. 尿痛　　　　　　　　　D. 尿失禁

E. 尿潴留

4. 尿常规检查尿标本的正确采集方法有

A. 昏迷病人用导尿法留取

B. 勿混入粪便于尿中

C. 选择 100 ml 以上和清洁玻璃瓶

D. 留晨起第 1 次尿液约 100 ml 于瓶中

E. 女病人经期不宜留取

参 考 答 案

【A1 型题】

1. E　2. B　3. B　4. D　5. D　6. C　7. E　8. B

9. E　10. D　11. E　12. E

【A2 型题】

1. A　2. C　3. D　4. E

【A3/A4 型题】

1. D　2. A

【X 型题】

1. ADE　2. ABDE　3. ABC　4. ABCDE

第三十七节　泌尿系统损伤病人的护理

【A1 型题】

1. 闭合性肾损伤非手术疗法常需卧床至

A. 休克纠正并稳定后　　　B. 血尿清澈透明

C. 腹部肿块不再增大　　　D. 2 ~ 3 天或 1 周后

E. 2 ~ 4 周以后

2. 终末血尿提示出血部位在

A. 前尿道　　　　　　　　B. 后尿道

C. 输尿管　　　　　　　　D. 肾脏

E. 膀胱

3. 尿道损伤后最易造成的并发症是

A. 尿瘘　　　　　　　　　B. 尿道狭窄

C. 慢性尿道周围脓肿　　　D. 尿失禁

E. 阳痿或阴茎萎缩

4. 提示膀胱损伤的表现是

A. 血尿　　　　　　　　　B. 假性尿失禁

C. 排尿障碍而膀胱空虚　　D. 导尿管不易插入

E. 下腹部腹膜刺激征

5. 以下可采取非手术治疗的肾损伤是

A. 肾挫伤　　　　　　　　B. 肾全层裂伤

C. 肾蒂血管断裂　　　　　D. 严重肾部分裂伤

E. 肾损伤合并输尿管损伤

6. 骑跨伤造成尿道损伤的部位是

A. 尿道球部　　　　　　　B. 尿道膜部

C. 尿道悬垂部　　　　　　D. 前列腺部尿道

E. 膀胱颈部

7. 男性泌尿系损伤最常见的部位是

A. 肾   B. 输尿管

C. 膀胱   D. 前尿道

E. 后尿道

8. 膀胱造瘘拔管不宜过早，是防止

  A. 尿潴留

  B. 伤口不愈，形成尿瘘

  C. 膀胱出血

  D. 输尿管梗阻

  E. 尿外漏引起腹膜炎

9. 鉴别腹膜内型和腹膜外型的膀胱破裂，最好的方法是

  A. 导尿   B. 测漏试验

  C. 膀胱造影   D. 膀胱镜检查

  E. B 超

10. 肾损伤病人的健康教育要点有

  A. 出血停止后即可做任何体力劳动

  B. 出院后不用在门诊复查

  C. 不需要再进行尿液检查

  D. 多饮水，保持尿路通畅

  E. 保持大便通畅

11. 静脉肾盂造影前的护理不正确的是

  A. 检查前 1 日普食

  B. 检查前晚服缓泻药

  C. 检查 1 日前做碘过敏试验

  D. 检查日晨禁食并排便

  E. 检查前排空膀胱

12. 尿道损伤尿外渗产生的严重并发症是

  A. 疼痛   B. 溃烂

  C. 广泛面积的蜂窝织炎   D. 肿胀

  E. 湿疹

13. 关于肾盂造瘘管的护理不正确的是

  A. 妥善固定

  B. 定时更换引流管和引流袋

  C. 每次冲洗引流管的液量不超过 20 ml

  D. 严格无菌操作

  E. 观察记录引流液的量、性状和颜色

14. 下列有关肾手术后的护理错误的是

  A. 若为肾或肾盂造口术的病人，造口导管一般于术后 10 日取出

  B. 观察术后排尿的时间、尿量及颜色

  C. 伤口的敷料浸湿后应立即更换

  D. 术后一般不需胃肠减压

  E. 术后常规安置尿管

15. 下列有关肾损伤的非手术治疗错误的是

  A. 注意疼痛的变化   B. 观察体温的变化

C. 应早期起床活动   D. 注意观察血尿情况

E. 定时观察生命体征

16. 肾损伤出现明显血尿时见于

  A. 输尿管断裂

  B. 输尿管被血凝块堵塞

  C. 肾盂广泛撕裂

  D. 肾实质深度裂伤，破入肾盏、肾盂

  E. 肾血管严重损伤

17. 大多数肾损伤采取的治疗方法是

  A. 肾周引流术   B. 非手术治疗

  C. 肾切除术   D. 部分肾切除术

  E. 肾修补术

18. 通常闭合性肾损伤的最好治疗方法是

  A. 肾周围血肿的早期引流

  B. 观察和支持疗法

  C. 用导尿管冲洗肾盂

  D. 肾造瘘

  E. 半肾切除

19. 下列肾损伤可采取非手术治疗的为

  A. 肾挫伤

  B. 肾全层裂伤

  C. 肾蒂血管裂伤

  D. 肾损伤并有输尿管损伤

  E. 严重的肾部分裂伤

20. 肾外伤后出现休克最早的原因是

  A. 腹膜后神经丛受刺激导致血管张力降低

  B. 低血容量性休克

  C. 局部尿外渗

  D. 中毒性休克

  E. 水、电解质紊乱

21. 下列不属于肾损伤的非手术疗法的有

  A. 抗休克治疗

  B. 应用止血剂，止痛和镇静剂

  C. 血尿转清后即可下床活动

  D. 密切观察

  E. 抗感染治疗

22. 肾挫伤非手术治疗至少需要绝对卧床

  A. 1 周   B. 2 周

  C. 3 周   D. 4 周

  E. 5 周

23. 应紧急进行手术的肾损伤是

  A. 明显血尿   B. 严重休克不能纠正

  C. 尿外渗   D. 合并肋骨骨折

  E. 高热

24. 下列关于尿道损伤后尿道狭窄的治疗方法不妥当的有
- A. 永久性膀胱造瘘
- B. 定期尿道扩张
- C. 经尿道瘢痕切开或切除
- D. 加强控制感染
- E. 狭窄处瘢痕切除，然后吻合或成形

25. 预防尿道狭窄最好的方法是
- A. 多饮水
- B. 理疗
- C. 定期尿道扩张
- D. 多用肾上腺皮质激素
- E. 长期应用抗菌药物

26. 判断膀胱破裂最简单的检查有
- A. 导尿及膀胱注水试验
- B. 膀胱造影
- C. 插入金属导尿管
- D. 耻骨上膀胱穿刺
- E. 腹腔穿刺

27. 膀胱造瘘拔管时间为 2 周以上，其目的是为了防止
- A. 膀胱出血
- B. 尿性腹膜炎
- C. 伤口不愈合
- D. 病人活动不便
- E. 外源性感染

28. 骨盆骨折并发后尿道断裂，血尿外渗的范围在
- A. 下腹部皮下
- B. 会阴部皮下
- C. 阴囊
- D. 腹腔内
- E. 耻骨后腹膜外间隙

29. 尿道创伤最易造成的并发症是
- A. 尿道狭窄
- B. 尿瘘
- C. 慢性尿道周围脓肿
- D. 尿失禁
- E. 阳痿或阴茎萎缩

【A2 型题】

1. 男性，30 岁，右腰被重物击伤，自觉疼痛。查体见右腰部压痛、叩击痛，血压、脉搏正常，尿液镜检红细胞 10 ~ 15 个/HP，应考虑
- A. 腰部挫伤
- B. 肾挫伤
- C. 肾全层裂伤
- D. 肾部分裂伤
- E. 肾蒂裂伤

2. 男性，55 岁，车祸后 2 小时，诉下腹部疼痛，排尿困难，心悸，查体：血压 80/50 mmHg，心率 112 次/分，下腹部压痛明显，耻骨上触及一包块，尿道外口流血，导尿管仅能插入 14 cm，导出鲜血 40 ml，最适宜的治疗是
- A. 尿道端端吻合
- B. 耻骨上高位膀胱造瘘

- C. 膀胱修补术
- D. 导尿引流尿液
- E. 继续观察保守治疗

3. 青年男性，尿道损伤后出现排尿困难，导尿管能插入膀胱，导尿管的留置时间应为
- A. 1 ~ 3 天
- B. 4 ~ 5 天
- C. 10 ~ 14 天
- D. 21 ~ 28 天
- E. 30 ~ 40 天

4. 石某，男性，36 岁。车从骨盆轧过 6 小时来院。查：BP 100/70 mmHg，P 98 次/分，骨盆及下腹瘀斑，下腹及全腹有压痛，右下腹抽吸出血性液体，色淡红，下腹没触及膀胱，直肠指诊前列腺浮动，尿管不能插入膀胱，可诊断为后尿道断裂、膀胱破裂，最佳治疗为
- A. 立即膀胱修补和膀胱造瘘
- B. 输血补液下行膀胱修补
- C. 输血补液下行膀胱修补，根据情况行会师或缝合术
- D. 立即行膀胱修补和尿道会师或尿道缝合
- E. 输血补液下尿道会师或修补，膀胱留置尿管等待愈合

5. 刘某，男性，24 岁。骑自行车摔伤右腰部，伤后腰部痛，无肉眼血尿。查尿常规：红细胞充满/HP，血压、脉搏正常，右腰部无包块，但叩击痛，比较确切的诊断为
- A. 肾挫伤
- B. 中度肾损伤
- C. 肾血管损伤
- D. 输尿管损伤
- E. 重度肾损伤

6. 男性，31 岁，下腹部外伤 6 小时，病人出现小腹隐痛伴排尿困难，试插导尿管可以顺利进入膀胱，注入 50 ml 生理盐水后抽出不足 50 ml。此种情况应首先考虑
- A. 后尿道断裂
- B. 前尿道断裂
- C. 输尿管损伤
- D. 膀胱损伤合并尿道损伤
- E. 膀胱破裂

7. 男，25 岁，不慎从高处摔下，诊断为尿道损伤，下列处理哪项是错误的
- A. 恢复尿道连续性
- B. 引流尿液，解除尿潴留
- C. 尿外渗部位，应作切开引流
- D. 常规应用抗生素
- E. 用气囊导尿管压迫止血

8. 肖某，男性，25 岁。骑跨伤 8 小时，排尿困难，尿道口流血，排尿时会阴部疼痛加重。查体：阴囊明显肿大，有血尿外渗，尿管不能插入，其最佳的处理方

法为

A. 立即施行尿道修补

B. 行尿道会师术

C. 以金属导尿管导尿

D. 施行尿道修补和引流积血尿外渗

E. 耻骨上膀胱造瘘

【A3/A4 型题】

（1～2 题共用题干）

男，27 岁，右腰部撞伤 2 小时，局部疼痛、肿胀，有淡红色血尿，诊断为右肾挫伤，采用非手术治疗。

1. 下列哪一项能及时反映肾出血情况

A. 面色、意识 B. 腰部疼痛

C. 血压、脉搏 D. 肢体温度

E. 尿量、尿色

2. 该病人的护理，下列哪一项是错误的

A. 绝对卧床休息

B. 输液，使用止血药

C. 按时使用抗生素

D. 血尿消失即可下来活动

E. 做好术前准备

（3～5 题共用题干）

男性，25 岁，因腰部被刺后伤口持续溢出淡红色液体，血压 100/70 mmHg，脉搏 100 次/分。出现休克症状。左上腹有压痛，但无腹肌紧张和反跳痛。

3. 该病人最可能的损伤部位是

A. 左下肺 B. 脾

C. 降结肠 D. 左输尿管

E. 左肾

4. 目前应采取的处理原则是

A. 手术探查 B. 择期手术

C. 卧床观察 D. 药物治疗

E. 随访

5. 下一步主要的治疗措施是

A. 立即行修补和清创 B. 先行动脉造影

C. 血、尿常规检查 D. 行静脉尿路造影

E. 止痛

（6～8 题共用题干）

徐某，男性，26 岁。下船时，会阴部骑跨在船沿上，立即出现尿道口滴血，之后不能排尿，发生尿潴留，查体：会阴部、阴茎和阴囊明显肿胀。

6. 该病人的初步诊断为

A. 球部尿道损伤 B. 前尿道损伤

C. 后尿道损伤 D. 膜部尿道损伤

E. 前列腺部尿道损伤

7. 对该病人诊断考虑为球部尿道断裂，但无尿外渗，应做的处理为

A. 耻骨上膀胱造瘘

B. 耻骨上膀胱穿刺造瘘

C. 留置导尿

D. 尿道会师术

E. 会阴血肿清除 + 尿道端端吻合

8. 该病人术后 3 周发生排尿困难，尿线变细，应做的处理为

A. 尿道会师术

B. 经会阴部尿道切除吻合

C. 尿道扩张

D. 经尿道镜狭窄切除术

E. 膀胱造瘘术

（9～10 题共用题干）

中年女性，下腹部受到剧烈撞击后出现轻压痛，导尿有少量血尿，6 小时后，尿量仅 100 ml，呈血性，病人腹痛加重，并蔓延至全腹，移动性浊音阳性。

9. 应考虑该病人可能出现

A. 肾挫伤 B. 膀胱破裂

C. 前尿道损伤 D. 输尿管损伤

E. 后尿道损伤

10. 为进一步确定病人的损伤类型，可做

A. B 超 B. X 线腹部平片

C. 静脉肾盂造影 D. 膀胱注水试验

E. CT

【B 型题】

（1～2 题共用备选答案）

A. 肾挫伤

B. 肾部分裂伤，裂口通向肾包膜

C. 肾部分裂伤，裂口通向肾盂、肾盏

D. 肾全层裂伤

E. 肾蒂断裂

1. 镜下血尿

2. 肉眼血尿

参 考 答 案

【A1 型题】

1. E　2. B　3. B　4. C　5. A　6. A　7. D　8. B
9. C　10. D　11. A　12. C　13. B　14. D　15. C　16. D
17. B　18. B　19. A　20. A　21. C　22. B　23. B　24. A
25. A　26. A　27. B　28. E　29. A

【A2 型题】

1. C　2. B　3. C　4. C　5. A　6. E　7. E　8. D

【A3/A4 型题】

1. E　　2. D　　3. E　　4. A　　5. A　　6. A　　7. E　　8. C
9. B　　10. D

第三十八节　泌尿系统结石病人的护理

【A1 型题】

1. 肾盂切开取石术后,肾盂造口管护理下列哪项正确

　　A. 导管低压冲洗,每次 50 ml

　　B. 导管留置 5 天以内

　　C. 拔管前做肾盂造影

　　D. 拔管后向健侧卧位

　　E. 拔管前 1 天应夹管观察

2. 肾与输尿管结石的临床表现,哪一项是正确的

　　A. 绞痛发作时无血尿

　　B. 发作时钝痛

　　C. 输尿管结石绞痛在下腹区

　　D. 可有恶心、呕吐

　　E. 合并感染可有血尿

3. 上尿路结石形成的因素与下列哪项无关

　　A. 饮食结构中肉类过多　　B. 长期卧床不起

　　C. 尿中枸橼酸增多　　　　D. 肾小管性酸中毒

　　E. 饮食结构中纤维素过少

4. 体外冲击波碎石的禁忌证应除外

　　A. 妊娠

　　B. 过于肥胖,影响聚焦

　　C. 严重尿路感染

　　D. 结石以下有梗阻

　　E. 鹿角形结石

5. 关于 B 超检查在诊断尿路结石方面的价值,下列哪项是错误的

　　A. 能发现尿路平片不能显示的小结石和透光结石

　　B. 能发现结石所致的肾脏结构改变

　　C. 可直接显示双肾功能改变

　　D. 可用于无尿、慢性肾衰竭病人

　　E. 可用于对碘剂过敏或孕妇合并结石病人

6. 以下哪项与避免草酸钙结石再发无关

　　A. 养成多饮水的习惯

　　B. 积极治疗尿路感染

　　C. 碱化尿液,口服别嘌醇

　　D. 鼓励多活动

　　E. 去除尿路梗阻因素

7. 上尿路结石最常见的类型是

　　A. 胱氨酸结石　　　　　　B. 草酸钙结石

　　C. 磷酸镁铵结石　　　　　D. 尿酸结石

　　E. 碳酸钙结石

8. 在碱性尿液中易形成的结石是

　　A. 尿酸结石　　　　　　　B. 草酸钙结石

　　C. 磷酸盐结石　　　　　　D. 胱氨酸结石

　　E. 黄嘌呤结石

9. 结石引起肾绞痛时,应首先采用

　　A. 手术取石　　　　　　　B. 中西医排石治疗

　　C. 解痉止痛　　　　　　　D. 给予镇静药物

　　E. 抗感染治疗

10. 为预防结石复发需要酸化尿液的结石是

　　A. 草酸盐结石　　　　　　B. 尿酸结石

　　C. 黄嘌呤结石　　　　　　D. 胱氨酸结石

　　E. 尿酸盐结石和磷酸盐结石

11. 发生排尿疼痛时结石的部位在

　　A. 膀胱　　　　　　　　　B. 尿道

　　C. 输尿管　　　　　　　　D. 肾盏

　　E. 肾盂

12. 输尿管结石病人绞痛发作时,最重要的处理方法是

　　A. 大量饮水　　　　　　　B. 应用抗菌药物

　　C. 解痉止痛　　　　　　　D. 立即手术治疗

　　E. 跳跃运动

13. 输尿管结石病人手术前必须

　　A. 多饮水　　　　　　　　B. 多活动

　　C. 拍腹部平片进行结石定位　　D. 输液

　　E. 进行尿常规检查

14. 右肾多发结石,左肾盂结石直径 1.2 cm,并经常发生绞痛,治疗应首选

　　A. 右肾切除

　　B. 右肾盂切开取石

　　C. 右肾盂造瘘

　　D. 左肾体外冲击波碎石

　　E. 左肾盂切开取石

15. 肾结石病人的主要症状是

　　A. 活动后镜下血尿　　　　B. 排尿困难

　　C. 尿频、尿急　　　　　　D. 尿失禁

　　E. 无痛性血尿

16. 肾结石的主要症状是
    A. 疼痛伴血尿
    B. 进行性排尿困难
    C. 无痛性全程肉眼血尿
    D. 尿频、尿急、尿痛
    E. 反复尿潴留

17. 输尿管结石的典型症状是
    A. 尿痛
    B. 血尿 + 脓细胞
    C. 排尿困难
    D. 尿失禁
    E. 肾绞痛 + 镜下或肉眼血尿

【A2 型题】

1. 病人，女，56 岁，反复发作尿路感染 20 年。实验室检查：尿 pH 7.5，WBC 8 ~ 12 个/HP，RBC 3 ~ 5 个/HP。肾、输尿管和膀胱（KUB）X 线片：左肾结石。最可能的结石成分是
    A. 尿酸
    B. 钙
    C. 碳酸盐
    D. 磷酸镁铵
    E. 胱氨酸

2. 病人，男，37 岁，因"反复发作左腰部绞痛 2 年余"来诊。既往多次尿中排出黄色光滑小结石。肾 B 型超声：肾盂内可见直径约 2 cm 强光团，左肾盂轻度积水。肾、输尿管和膀胱（KUB）X 线片：双肾区未见结石影。最可能的结石成分是
    A. 尿酸
    B. 钙
    C. 碳酸盐
    D. 磷酸镁铵
    E. 胱氨酸

3. 病人，女，27 岁，因"活动后突发右下腹疼痛伴恶心 1 小时"来诊。1 个月前有类似发作史。查体：右肾区叩痛，腹软，右下腹深压痛，无肌紧张。实验室检查：尿 WBC 3 ~ 4 个/HP，RBC 20 ~ 30 个/HP。肾、输尿管和膀胱（KUB）X 线片：右输尿管上段可见直径约 0.8 cm 阴影。肾 B 型超声：右肾轻度积水。目前最佳的治疗方法是
    A. 体外冲击波碎石
    B. 输尿管切开取石
    C. 经皮肾镜取石
    D. 解痉镇痛后体外冲击波碎石
    E. 非手术排石

4. 男性，20 岁。右肾因结核已切除，近日血尿，经 B 超、KUB 示左肾结石伴积水，结石 2 cm，哪种治疗方法最佳
    A. 体外冲击波碎石
    B. 药物溶石
    C. 药物排石
    D. 不需治疗
    E. 手术取石

5. 石某，男性，31 岁。B 超可见肾上盏结石 0.6 cm，经解痉、中西药治疗和大量饮水后出现尿频、尿急、尿痛，现结石的位置应在
    A. 肾盂
    B. 输尿管中段
    C. 膀胱
    D. 尿道
    E. 输尿管膀胱入口段

6. 青年男性，运动后发生腰部绞痛，继而出现肉眼血尿，最可能的诊断是
    A. 肾肿瘤
    B. 输尿管肿瘤
    C. 膀胱肿瘤
    D. 尿道肿瘤
    E. 上尿路结石

7. 林某，男性，35 岁。腹部平片显示右肾下极多发性结石，右输尿管下段结石，直径 1.4 cm，病人无临床症状，应首先考虑的手术方案为
    A. 左肾切除术
    B. 左肾盂切开取石术
    C. 左肾实质切开取石术
    D. 右输尿管下段切开取石术
    E. 右肾造瘘术

【A3/A4 型题】

(1 ~ 2 题共用题干)

病人，男，58 岁，因"无诱因出现右侧腰部持续胀痛，活动后血尿，并伴有轻度尿急，尿频"来诊。肾 B 型超声：右肾盂积水。静脉尿路造影：右肾盂中度积水，肾盏呈囊状扩张，输尿管显影，左肾正常。24 小时尿液分析：尿酸 596 mmol/L（90 ~ 360 mmol/L），尿镁、尿枸橼酸钾低。

1. 该病人的临床诊断是
    A. 右肾积水
    B. 右输尿管结石
    C. 尿路感染
    D. 右输尿管肿物
    E. 肾肿瘤

2. 对病人采取的措施，错误的是
    A. 药物排石
    B. 行输尿管镜取石术
    C. 术后多饮水，利于结石排出
    D. 口服枸橼酸钾或别嘌醇，防止结石复发
    E. 术后易并发感染和出血，须注意观察

(3 ~ 4 题共用题干)

男性病人，35 岁，骑自行车途中突发左腰部刀割样痛，向下腹部和外阴部放射，查体：肾区有叩击痛，尿常规检查可见镜下血尿。

3. 最可能的疾病是
    A. 泌尿系肿瘤
    B. 肾损伤
    C. 尿道损伤
    D. 前列腺增生
    E. 肾和输尿管结石

4. 本病首选的检查是
    A. B 型超声波
    B. 尿路平片
    C. 静脉肾盂造影
    D. 逆行肾盂造影

E. 膀胱镜检查

(5~9 题共用题干)

男性，32 岁，运动后突然出现右上腹部剧痛，疼痛放射至右侧中下腹部，伴恶心、呕吐，尿液呈浓茶色。查体：腹软，右下腹部深压痛，右肾区叩击痛。

5. 该病人最可能的诊断是

A. 十二指肠溃疡　　　　B. 右输尿管结石

C. 急性胆囊炎　　　　　D. 急性阑尾炎

E. 右肾结石

6. 病人来就诊时，应首先做的检查是

A. 尿常规　　　　　　　B. 血常规

C. 肝功能　　　　　　　D. 肾功能

E. 腹部 B 超

7. 为了确诊，应做的检查是

A. 尿常规　　　　　　　B. 血常规

C. B 超　　　　　　　　D. CT

E. KUB

8. 急诊治疗的重点是

A. 胃肠减压　　　　　　B. 体外冲击波碎石

C. 立即手术　　　　　　D. 药物止痛

E. 应用抗菌药物

9. 若 X 线检查发现结石大小约 0.4 cm，则该病人较适宜的治疗方法是

A. 保守治疗　　　　　　B. 体外冲击波碎石

C. 输尿管肾镜取石　　　D. 输尿管切开取石

E. 经皮肾镜取石

【B 型题】

(1~4 题共用备选答案)

A. 氧化镁或维生素 B_6　　B. 氯化铵

C. 碳酸氢钠　　　　　　D. 氯化钾

E. 别嘌醇

1. 预防磷酸盐结石可服用

2. 预防尿酸形成时可服用

3. 预防尿酸盐结石可服用

4. 预防草酸盐结石可服用

【X 型题】

1. 泌尿系结石按病因分为

A. 代谢性结石　　　　　B. 感染性结石

C. 药物性结石　　　　　D. 特发性结石

E. 含钙性结石

2. 与泌尿系结石临床表现相关的是

A. 结石大小　　　　　　B. 结石活动度

C. 有无梗阻　　　　　　D. 感染

E. 结石部位

3. 肾结石非手术疗法的护理措施包括

A. 每日饮水 1000 ml

B. 肾绞痛发生时给予解痉止痛

C. 观察尿液的颜色、性状、量及排石情况

D. 饮食调节

E. 跳跃运动

参考答案

【A1 型题】

1. C　　2. D　　3. C　　4. E　　5. C　　6. D　　7. B　　8. C
9. C　　10. E　　11. A　　12. C　　13. C　　14. D　　15. A　　16. A
17. E

【A2 型题】

1. D　　2. A　　3. D　　4. E　　5. E　　6. A　　7. D

【A3/A4 型题】

1. E　　2. A　　3. E　　4. B　　5. A　　6. A　　7. A　　8. D
9. A

【B 型题】

1. B　　2. E　　3. C　　4. A

【X 型题】

1. ABCD　　2. ABCDE　　3. BCDE

第三十九节　泌尿、男性生殖系统结核病人的护理

【A1 型题】

1. 以下有关肾结核病人的治疗和护理叙述，不正确的是

A. 注意休息，加强营养

B. 可采用手术方式清除病灶

C. 全肾切除术前至少应用抗结核药物 2 周以上

D. 肾切除术后可较早下床活动

E. 术后可不必继续抗结核治疗

2. 肾结核的最初症状一般是

A. 尿急　　　　　　　　B. 尿痛

C. 尿频　　　　　　　　D. 血尿

E. 脓尿

3. 肾、膀胱结核区别于肾、膀胱结石的尿液特点是

A. 脓尿　　　　　　　　B. 初血尿

C. 终末血尿　　　　　　D. 全血尿

E. 血尿

4. 病变主要在肾脏，临床表现主要在膀胱的疾病是
- A. 肾肿瘤
- B. 肾结石
- C. 肾结核
- D. 急性肾盂肾炎
- E. 慢性肾盂肾炎

5. 泌尿系结核最早受到感染的是
- A. 单侧肾脏
- B. 双侧肾脏
- C. 输尿管
- D. 膀胱
- E. 尿道

6. 泌尿系男性生殖系统结核的原发病灶主要是
- A. 骨关节
- B. 肺
- C. 肠道
- D. 淋巴结
- E. 腹膜

7. 肾结核最主要的症状为
- A. 全程血尿
- B. 慢性进行性膀胱刺激症状
- C. 脓尿
- D. 全身结核中毒症状
- E. 肾绞痛

8. 诊断肾结核最可靠的依据是
- A. 尿培养结核杆菌阳性
- B. 尿中找到抗酸杆菌
- C. 附睾扪及结节
- D. 尿中大量脓细胞
- E. 膀胱镜检查见到膀胱黏膜有溃疡面

9. 病理改变主要在肾脏，但临床表现主要在膀胱的疾病是
- A. 肾结核
- B. 肾结石
- C. 肾肿瘤
- D. 肾积水
- E. 多囊肾

10. 肾结核血尿的特点是
- A. 运动后血尿
- B. 终末血尿
- C. 无痛性血尿
- D. 全程血尿
- E. 初始血尿

11. 泌尿系结核最主要的症状是
- A. 慢性进行性膀胱刺激症状
- B. 全程血尿
- C. 肾区疼痛和肿块
- D. 全身结核中毒症状
- E. 脓尿

12. 肾结核常见晚期并发症是
- A. 结核性尿道狭窄
- B. 附睾结核
- C. 前列腺结核
- D. 膀胱挛缩和对侧肾积水
- E. 结核性膀胱阴道瘘

13. 肾结核早期最重要的阳性发现是
- A. 静脉肾盂造影有破坏性病灶
- B. 大量血尿和脓尿
- C. 肾区疼痛和肿块
- D. 全身慢性消耗症状
- E. 尿常规有少量红细胞和脓细胞

14. 肾结核的典型症状是
- A. 脓尿
- B. 膀胱刺激症状
- C. 终末血尿
- D. 肾区疼痛和肿块
- E. 全身中毒症状

15. 肾结核病人就诊时最常见的主诉是
- A. 血尿
- B. 尿频、尿痛
- C. 脓尿
- D. 肾区疼痛和肿块
- E. 尿失禁

16. 肾结核术后还需抗结核治疗的时间为
- A. 2 周
- B. 1 个月
- C. 2 个月
- D. 3~6 个月
- E. 6~12 个月

17. 肾结核血尿的特点为
- A. 大量无痛性肉眼血尿
- B. 无其他症状的显微镜下血尿
- C. 膀胱刺激症状加血尿
- D. 排尿困难加血尿
- E. 腰部剧痛加血尿

【A2 型题】

1. 男性，50 岁，肾结核。拟行一侧肾全肾切除术，术前抗结核治疗至少要
- A. 1 周
- B. 2 周
- C. 3 周
- D. 1 个月
- E. 2 个月

2. 男性，38 岁，肾结核。全肾切除术术后卧床
- A. 8 天
- B. 5~6 天
- C. 4 天
- D. 2~3 天
- E. 1 天

3. 男性，32 岁，顽固性膀胱刺激症状半年，低热、乏力，用抗菌药物后，症状略减轻，尿中有红、白细胞，3 次尿培养均为阴性，该病人的诊断可能为
- A. 膀胱炎
- B. 肾盂肾炎
- C. 泌尿系结石
- D. 泌尿系结核
- E. 膀胱异物

4. 肖某，女性，24 岁。尿频、尿急 2 余年，有米汤样尿和终末血尿。尿检：脓细胞（＋＋＋），红细胞

（＋）。尿细菌培养阴性，IVU：左肾未显影，左肾区可见斑片状高密度阴影，右肾盂肾盏显示光滑，有轻度积水，诊断为

  A. 左肾结核

  B. 双肾结核

  C. 左肾癌

  D. 左输尿管结石、肾积水

  E. 右肾结核

5. 男性，31 岁，因尿频、尿急、尿痛症状及尿常规白细胞 20～30 个/HP，诊断为"尿路感染"。给予诺氟沙星（氟哌酸）、先锋霉素等药物口服治疗，症状不能缓解。这时应首先考虑

  A. 慢性膀胱炎   B. 膀胱炎伴发结石

  C. 肾盂肾炎   D. 肾结核

  E. 膀胱憩室

6. 林某，女，40 岁。尿频、尿急、尿痛半年多，抗感染治疗不见好转，IVU 示右肾不显影，尿常规：白细胞充满高倍视野，红细胞 10～20 个/HP；右肾穿刺造影可见广泛破坏灶，肾盂肾盏严重积水扩张。诊断为右肾结核。最佳治疗方案为

  A. 术前抗结核药物治疗＋右肾切除术＋术后抗结核治疗

  B. 右肾切除术

  C. 继续抗结核治疗

  D. 全身支持疗法＋抗结核治疗

  E. 术前抗结核药物治疗＋右肾切除术

7. 女性，35 岁，左肾结核、无功能，右肾轻度积水、功能尚可，膀胱容量正常，上肺浸润性肺结核。目前最恰当的治疗应是

  A. 左肾切除   B. 左肾部分切除

  C. 左肾造瘘   D. 右肾造瘘

  E. 抗结核治疗

【A3/A4 型题】

（1～3 题共用题干）

  男性，40 岁，尿频、尿急、尿痛 5 年，有时出现肉眼血尿。体检：贫血貌，血尿素氮 33 mmol/L，肌酐 612 μmol/L，尿常规：脓细胞 20～30 个/HP，B 超示：膀胱容量小，每次排尿 50 ml。

1. 最可能的诊断为

  A. 慢性膀胱炎

  B. 慢性肾盂肾炎

  C. 一侧肾结核，对侧肾积水

  D. 膀胱感染

  E. 双肾结核

2. 该病最有意义的诊断方法是

  A. 膀胱镜检查   B. 膀胱测压

  C. 逆行肾盂造影   D. 尿结核菌培养

  E. CT 检查

3. 该病不宜检查的项目是

  A. 膀胱镜   B. 尿结核菌培养

  C. CT 检查   D. 尿培养＋药敏试验

  E. B 超

（4～7 题共用题干）

  男性，32 岁，轻度膀胱刺激症状 1 个月就诊。尿常规检查：白细胞 4～5 个/HP，红细胞 2～3 个/HP，尿结核菌培养阳性。

4. 此时可以诊断为

  A. 慢性肾盂肾炎   B. 肾结核

  C. 慢性膀胱炎   D. 尿道炎

  E. 前列腺炎

5. 该病人的下一步处理宜行

  A. 静脉滴注强力抗菌药物

  B. 口服抗菌药物

  C. KUB＋IVP 检查＋抗结核治疗

  D. 膀胱镜检查

  E. B 超

6. 假如该病人 X 线检查示右肾散在斑点状钙化，右输尿管上段见钙化影，膀胱及左肾无异常发现。此时处理上应考虑

  A. 抗结核治疗＋右肾切除

  B. 抗菌药物治疗＋右肾盂、输尿管切开取石

  C. 抗菌药物治疗＋体外冲击波碎石

  D. 抗菌药物治疗＋输尿管肾镜碎石、取石

  E. 抗结核治疗

7. 在该病人接受手术治疗前，至少应用抗结核药物治疗

  A. 1 周   B. 2～4 周

  C. 5～6 周   D. 7～8 周

  E. 9～10 周

（8～10 题共用题干）

  和某，女性，29 岁。尿频、尿痛 1 年余，抗感染治疗不见好转，有米汤尿和终末血尿史。

8. 根据病史，怀疑为

  A. 膀胱结石   B. 肾结核

  C. 膀胱炎   D. 肾盂肾炎

  E. 膀胱肿瘤并感染

9. 为了确诊，最需要做哪项检查

  A. 肾图   B. B 超

  C. 膀胱镜   D. IVU

  E. CT

10. 如确诊为早期肾结核，其治疗为
   A. 肾切除
   B. 抗结核药物治疗
   C. 肾部分切除
   D. 肾造瘘
   E. 病灶清除

（11～12 题共用题干）

　　男性，32 岁。渐进性尿频、尿急、尿痛。血尿 3 年，近 1 年来每日排尿数十次，每次尿量不足 50 ml，尿常规：红细胞（＋＋），白细胞（＋＋）。

11. 病人应首选的检查是
   A. 肾图
   B. 前列腺液常规检查
   C. KUB＋IVP
   D. 膀胱镜
   E. 双肾、膀胱 CT 扫描

12. 下列各项检查中不适宜进行的是
   A. 尿培养（普通）
   B. 尿沉渣找抗酸杆菌
   C. 尿结核菌培养与动物接种
   D. B 超
   E. 膀胱镜与逆行造影

【B 型题】
（1～2 题共用备选答案）
   A. 尿频、尿急、尿痛
   B. 血尿、脓尿
   C. 午后潮热、盗汗
   D. 肾区疼痛和肿块
   E. 膀胱挛缩

1. 肾结核合并肾积水的最典型临床表现是
2. 泌尿系统结核与非结核性感染共同的临床表现是

参 考 答 案

【A1 型题】
1. E　2. C　3. A　4. C　5. B　6. B　7. B　8. A
9. A　10. D　11. A　12. D　13. E　14. B　15. B　16. D
17. C

【A2 型题】
1. B　2. D　3. D　4. A　5. D　6. A　7. E

【A3/A4 型题】
1. C　2. B　3. A　4. B　5. C　6. A　7. B
8. B　9. D　10. B　11. C　12. E

【B 型题】
1. D　2. A

第四十节　泌尿系统梗阻病人的护理

【A1 型题】

1. 良性前列腺增生最初常见的症状是
   A. 尿潴留
   B. 排尿费力
   C. 贫血、乏力
   D. 血尿
   E. 尿频

2. 良性前列腺增生的主要发病基础是
   A. 老龄和有功能的睾丸
   B. 遗传和饮食习惯
   C. 吸烟和肥胖
   D. 饮酒和人种
   E. 饮食习惯和老龄

3. 前列腺摘除术后前列腺窝出血的护理，哪项最重要
   A. 静脉滴注氨甲苯酸（止血芳酸）
   B. 低温等渗盐水膀胱冲洗
   C. 膀胱冲洗液内加凝血药
   D. 避免肛管排气，禁忌灌肠
   E. 气囊导尿管充水并固定在大腿内侧

4. 前列腺切除术后，局部压迫止血的导尿管是
   A. 前列腺导尿管
   B. 普通橡皮导尿管
   C. 金属导尿管
   D. 蕈状导尿管

E. 气囊导尿管

5. 进行残余尿量测定时，提示膀胱逼尿肌处于早期失代偿状态时的残余尿量为
   A. 10～20 ml
   B. 20～30 ml
   C. 30～50 ml
   D. 50～60 ml
   E. 60～80 ml

6. 下列有关急性尿潴留的治疗错误的是
   A. 耻骨上膀胱切开造瘘
   B. 留置导尿
   C. 耻骨上膀胱穿刺抽取尿液
   D. 应用利尿剂
   E. 耻骨上膀胱穿刺造瘘

7. 前列腺增生发生排尿困难的程度主要决定于
   A. 前列腺的大小
   B. 病人年龄
   C. 增生的部位
   D. 是否癌变
   E. 是否钙化

8. 前列腺增生症的病人发生急性尿潴留应首先
   A. 导尿后拔除尿管
   B. 膀胱穿刺

C. 金属导尿管导尿 D. 急性膀胱造瘘术

E. 导尿并留置导尿管

9. 前列腺增生最重要的症状是

A. 尿频 B. 进行性排尿困难

C. 尿潴留 D. 尿失禁

E. 尿流中断

10. 良性前列腺增生症最早出现的症状是

A. 尿线变细

B. 尿频及夜尿次数增多

C. 尿滴沥

D. 急性尿潴留

E. 尿失禁

11. 前列腺增生最主要的症状是

A. 排尿痛 B. 血尿

C. 进行性排尿困难 D. 尿流中断

E. 会阴疼痛和便秘

12. 老年男性尿潴留最常见的原因是

A. 尿道狭窄 B. 膀胱结石

C. 膀胱肿瘤 D. 前列腺增生

E. 膀胱结核

13. 下列与前列腺增生症状无关的有

A. 前列腺增生体积大小 B. 合并膀胱炎症

C. 合并膀胱结石 D. 梗阻的程度

E. 病变发展的速度

14. 前列腺增生理想的治疗方法是

A. 药物治疗

B. 前列腺切除术

C. 前列腺尿道网状支架

D. 经尿道气囊高压扩张术

E. 经尿道高温热疗

15. 前列腺切除围手术期护理最重要的是

A. 防止并发症的出现

B. 保证膀胱冲洗引流通畅

C. 掌握冲洗液的速度

D. 注意冲洗管的大小

E. 保持冲洗管的位置

16. 在良性前列腺增生的外科治疗中，容易引起低钠血症的是

A. 经尿道前列腺电切术

B. 耻骨后前列腺切除术

C. 经尿道激光前列腺气化术

D. 经尿道微波治疗

E. 经尿道前列腺切开术

17. 在良性前列腺增生的治疗药物中，易引起直立性低血压的是

A. 5α-还原酶抑制剂 B. 植物类制剂

C. α受体阻断剂 D. 中成药

E. M受体阻断剂

【A2 型题】

1. 病人，男，75 岁，排尿困难 10 年，接受 α 受体阻断剂加 5α-还原酶抑制剂治疗 2 年。直肠指诊前列腺增大，中央沟消失，未及结节，肛门括约肌张力正常。血清 PSA 6.15 ng/ml；尿常规（-）。IPSS：22 分。B 型超声：前列腺 4.7 cm × 4.4 cm × 4.4 cm，双肾（-），残余尿量 20 ml。首选处理措施是

A. 继续 α 受体阻断剂加 5α-还原酶抑制剂治疗

B. 复查 PSA，必要时前列腺穿刺活检

C. 经尿道前列腺电切术

D. 经尿道微波治疗

E. 停止 α 受体阻断剂加 5α-还原酶抑制剂治疗

2. 男性，62 岁，进行性排尿困难，夜尿次数增多，直肠指诊发现前列腺明显肿大，最可能的诊断是

A. 膀胱癌 B. 膀胱结石

C. 前列腺增生 D. 尿管狭窄

E. 膀胱结石

3. 男性，70 岁，因前列腺增生造成排尿困难，尿潴留，已 15 小时未排尿。目前正确的护理措施是

A. 让病人坐起排尿 B. 让病人听流水声

C. 用温水冲洗会阴部 D. 热敷下腹部

E. 行导尿术

4. 男性，66 岁，良性前列腺增生，一般状况良好，残余尿量达 60 ml，首选的治疗方法是

A. 射频治疗 B. 手术治疗

C. 微波治疗 D. 激素治疗

E. α受体阻断剂治疗

5. 男性，70 岁，良性前列腺增生 3 年，近 1 年出现尿潴留 3 次，均已留置导尿管缓解，身体状况尚佳，心肺功能无异常，首选治疗是

A. 激素治疗

B. 仅 α 受体阻断剂治疗

C. 手术治疗

D. 射频治疗

E. 微波治疗

6. 男性，70 岁，良性前列腺增生术后，气囊导尿管拔出时间是术后

A. 10 日 B. 5 日

C. 7 日 D. 15 日

E. 3 日

7. 张某，男性，70岁。排尿困难5年，夜尿5~6次。直肠指检：前列腺Ⅲ度，B超：残余尿220 ml，双肾中度积水，血Cr：3601 μmol/L，尿常规：白细胞20~30个/HP，此病人目前最佳的治疗方法为

    A. 药物治疗

    B. 留置导尿

    C. 膀胱造瘘术

    D. 经膀胱前列腺切除术

    E. 经耻骨后前列腺切除术

8. 刘某，男性，75岁。渐进性排尿困难3年余，夜尿5~6次，直肠指检：前列腺Ⅲ度，光滑弹性硬，中间沟消失，血Cr：100 μmol/L。B超：残余尿200 ml，前列腺侧叶增大，中叶无明显增长，心脏、肝功能正常，尿常规正常，此病人应采取的治疗为

    A. 膀胱造瘘术

    B. 药物治疗

    C. 前列腺尿道网状支架

    D. 经膀胱前列腺切除术

    E. 经耻骨后前列腺切除术

9. 病人，男，66岁，因"夜尿增多（3~4次/夜）3年，排尿困难、尿线变细1年"来诊。诊断应首先考虑

    A. 慢性膀胱炎　　　　　B. 慢性肾盂肾炎

    C. 良性前列腺增生　　　D. 膀胱癌

    E. 尿道炎

【A3/A4型题】

（1~2题共用题干）

病人，男，76岁，因"饮酒后不能自行排尿约15小时"来诊。下腹憋胀，疼痛难忍。既往有排尿不畅史。查体：T 36.5℃；下腹部膀胱区明显膨隆，按压尿意强，叩诊实音。

1. 最可能的诊断是

    A. 膀胱破裂　　　　　　B. 前列腺癌

    C. 急性前列腺炎　　　　D. 急性尿潴留

    E. 急性尿路感染

2. 不属于BPH相关并发症的是

    A. 血尿　　　　　　　　B. 尿路感染

    C. 肾结石　　　　　　　D. 慢性尿潴留

    E. 膀胱结石

（3~5题共用题干）

林某，男性，66岁。因渐进性排尿困难，夜尿增多就诊，医生询问病史后给病人做相应的检查。

3. 关于直肠指诊的说法不正确的是

    A. 直肠指诊前列腺越大梗阻症状越重

    B. 了解肛管括约肌功能

    C. 前列腺位于直肠前壁外

    D. 了解前列腺大小、质地、有无结节及中间沟情况

    E. 直肠指检在排尿后进行

4. 下列测量残余尿的方法中，损伤最小、最简单并反复测定的是

    A. 膀胱镜检查　　　　　B. 膀胱造影

    C. 排尿后B超　　　　　D. 排尿后导尿

    E. 排尿性尿路造影

5. 下列适合该病人的治疗方法是

    A. 药物治疗为主

    B. 经尿道前列腺电切术

    C. 激光等热疗治疗

    D. 手术并连同前列腺包膜一同切除

    E. 根据全身情况、梗阻程度及前列腺增生部位选择治疗方法

（6~9题共用题干）

男性，68岁，尿频、夜尿次数多、排尿不畅4年，10小时前饮酒后突然出现小便不能自解，急诊就诊。主诉下腹部胀痛，体格检查：下腹膨隆，叩诊浊音，轻度压痛，直肠指诊可触及前列腺增大，光滑、质韧、中央沟消失。

6. 该病人的可能诊断为

    A. 前列腺增生症　　　　B. 前列腺癌

    C. 膀胱炎　　　　　　　D. 膀胱结石

    E. 前列腺结核

7. 目前首先应为病人进行的处理是

    A. 口服α受体阻断剂

    B. 耻骨上膀胱穿刺造瘘

    C. 留置导尿

    D. 急诊手术

    E. 注射解痉剂

8. 为了进一步了解该病人的病情，还应进行进一步检查，但不包括

    A. 残余尿测定　　　　　B. 尿流动力学检查

    C. B超检查　　　　　　D. PSA

    E. CEA

9. 病人计划行TURP术，术前护理措施不正确的是

    A. 给予粗纤维易消化的食物

    B. 忌饮酒及辛辣食物

    C. 每日询问病人排尿情况

    D. 限制病人水分摄入

    E. 保证良好的睡眠

【B型题】

（1~2题共用备选答案）

    A. 周边区　　　　　　　B. 中央区

C. 移行区
D. 周边区和中央区
E. 周边区和移行区

1. 前列腺癌最常发生的区域是

2. 前列腺增生发生的唯一部位是

【X 型题】

1. 诊断前列腺增生症的方法包括

A. 直肠指诊
B. B 超
C. 尿流动力学检查
D. 尿常规
E. 腹部平片

参 考 答 案

【A1 型题】

1. E　2. A　3. E　4. E　5. D　6. D　7. C　8. E
9. B　10. B　11. C　12. D　13. A　14. B　15. B　16. A

17. C

【A2 型题】

1. B　2. C　3. E　4. B　5. C　6. A　7. B　8. E
9. C

【A3/A4 型题】

1. D　2. C　3. A　4. C　5. E　6. A　7. C　8. E
9. D

【B 型题】

1. A　2. C

【X 型题】

1. ABC

第四十一节　泌尿、男性生殖系统肿瘤病人的护理

【A1 型题】

1. 膀胱造瘘拔管时间为 2 周以上，其目的是为了防止

A. 膀胱出血
B. 外源性感染
C. 尿性腹膜炎
D. 伤口不愈合
E. 病人活动不便

2. 肾癌出现血尿时表明肿瘤已发展到

A. 穿破肾包膜
B. 穿破肾盂肾盏
C. 血行转移
D. 淋巴转移
E. 癌细胞种植到膀胱

3. 肾癌最主要的症状是

A. 肿块
B. 血尿
C. 疼痛
D. 发热
E. 血压升高

4. 婴幼儿肾母细胞瘤最主要的表现

A. 肿块
B. 血尿
C. 疼痛
D. 消瘦
E. 发热

5. 肾癌血尿的特点是

A. 无痛持续性全程血尿
B. 无痛持续性终末血尿
C. 无痛间歇性全程血尿
D. 无痛间歇性终末血尿
E. 绞痛、血尿

6. 膀胱癌最常见和最早出现的症状是

A. 腹部肿块
B. 血尿
C. 排尿困难
D. 膀胱刺激症状

E. 尿线变细

7. 泌尿系统最常见的恶性肿瘤是

A. 肾癌
B. 肾母细胞瘤
C. 肾盂肿瘤
D. 膀胱癌
E. 前列腺癌

8. 肾癌淋巴结转移最先转移到

A. 肾蒂淋巴结
B. 主动脉旁淋巴结
C. 腔静脉旁淋巴结
D. 腰淋巴结
E. 髂淋巴结

9. 泌尿、男性生殖系统肿瘤中最常受累的器官是

A. 膀胱
B. 睾丸
C. 前列腺
D. 输尿管
E. 肾脏

10. 肾癌的高危因素不包括

A. 吸烟
B. 长期接触化学制剂
C. 家族史
D. 染色体畸形
E. 尿路感染史

11. 下列易引起无痛性血尿的疾病的是

A. 肾脓肿
B. 肾结石
C. 肾盂癌
D. 肾结核
E. 肾母细胞瘤

12. 能用于常规查体，且能发现早期肾癌的简便方法是

A. 排泄性尿路造影
B. 逆行尿路造影
C. B 超检查
D. CT 检查
E. MRI 检查

13. 下列不是膀胱癌主要表现的有

A. 无痛性肉眼血尿   B. 尿频

C. 尿痛   D. 排尿困难

E. 腹部肿块

14. 确诊膀胱癌最可靠的方法是

A. B 超检查   B. CT 检查

C. 膀胱触诊   D. MRI 检查

E. 膀胱镜检查

15. 决定膀胱癌预后的主要因素是

A. 肿瘤浸润深度   B. 肿瘤组织类型

C. 肿瘤的数目   D. 肿瘤的大小

E. 治疗方法

16. 肾癌的主要症状为

A. 血尿、肿块、膀胱刺激症状

B. 血尿、肿块、疼痛

C. 血尿、疼痛、膀胱刺激症状

D. 血尿、排尿困难

E. 疼痛、排尿困难

17. 目前对膀胱癌的治疗方针是

A. 以手术治疗为主

B. 以化学治疗为主

C. 以放射治疗为主

D. 以药物膀胱灌注为主

E. 以免疫支持治疗为主

18. 确诊膀胱癌最可靠的检查方法是

A. 尿脱落细胞学检查

B. 膀胱镜检查 + 活检

C. 膀胱造影

D. B 超检查

E. 直肠指诊

19. 癌细胞局限在膀胱黏膜内，无乳头亦无浸润，为

A. 原位癌   B. 癌前病变

C. 乳头状癌   D. 浸润性癌

E. 表浅性癌

20. 保留膀胱的各种手术 2 年内肿瘤复发率在

A. 20% 以上   B. 30% 以上

C. 40% 以上   D. 50% 以上

E. 60% 以上

21. 下列不是肾癌的全身症状的是

A. 发热   B. 血沉快

C. 尿频   D. 贫血

E. 高血压

22. 膀胱癌最常见的症状是

A. 无痛性肉眼血尿   B. 尿频、尿急、尿痛

C. 排尿困难   D. 尿潴留

E. 下腹部包块

23. 膀胱内药物灌注，目前认为效果最好的是

A. 噻替哌   B. 丝裂霉素

C. 阿霉素   D. 卡介苗

E. 羟喜树碱

24. 膀胱肿瘤最常发生的部位是

A. 顶部   B. 颈部

C. 底部   D. 底三角

E. 两侧壁

25. 肾癌的早期临床表现是

A. 血尿   B. 腰痛

C. 腹部肿物   D. 高血压

E. 红细胞增多

26. 早期肾癌病人常规检查项目不包括

A. 血液检查   B. 肾 CT

C. 肾穿刺活检   D. 肾 B 型超声

E. 静脉尿路造影

27. 转移性肾癌的一线、二线治疗用药是

A. 抗生素

B. 干扰素

C. 索拉非尼、舒尼替尼等分子靶向治疗药物

D. 白介素

E. 阿霉素

28. 保留肾单位手术适用于

A. 肿瘤直径 <4 cm，位于肾周边，单发的肾癌

B. 肿瘤散在多发

C. 肿瘤直径 >4 cm，位于肾内部

D. 肿瘤已发生转移

E. 肿瘤直径 6 cm，无远处转移

【A2 型题】

1. 男性病人，68 岁，无明显诱因反复出现无痛性肉眼血尿 2 个月余。经抗感染治疗未见明显效果。首先考虑的疾病是

A. 泌尿系结石   B. 泌尿系肿瘤

C. 泌尿系结核   D. 前列腺增生

E. 泌尿系感染

2. 病人，男，68 岁，因"腰部疼痛伴肉眼血尿 2 天"来诊。既往有糖尿病病史。腹部 CT：肾占位。对病人进行病情观察，错误的是

A. 每日测体温 4 次   B. 每日测血压 3 次

C. 监测 5 点血糖   D. 常规测脉搏

E. 记每日出、入量

3. 肾癌根治术后 4 小时静脉输液量为 1500 ml，尿量为 200 ml，颜色为浅黄色。此时护士应首先

A. 立即通知医师

B. 查看尿管是否弯折、受压

C. 抽取血进行生化检查

D. 监测血压

E. 尿常规检查

4. 病人行保留肾单位手术，术后1小时伤口引流量为300 ml，新鲜血性。此时护士的处理措施错误的是

A. 立即通知医师　　　　B. 观察病人意识

C. 严密观察生命体征　　D. 加快静脉输液速度

E. 立刻采取止血措施

5. 林某，男性，56岁。间断无痛全程肉眼血尿3个月，查：肾区无叩痛，尿检，红细胞充满/HP，膀胱镜未见异常，静脉尿路造影示右肾盂有充盈缺损，首先应考虑的诊断为

A. 肾结石　　　　　　　B. 肾结核

C. 肾盂癌　　　　　　　D. 肾盂肾炎

E. 肾囊肿

6. 男，45岁，无痛性全程肉眼血尿2个月，查体无异常。IVP：左肾上盏拉长、变窄，边缘不规则。最可能的诊断是

A. 肾癌　　　　　　　　B. 肾盂癌

C. 肾胚胎癌　　　　　　D. 输尿管癌

E. 多囊肾

7. 时某，男性，65岁。右腰痛2年余，无痛性全程肉眼血尿3天，查：右肾区叩痛，右肾可触及季肋下3指，尿常规：红细胞充满/HP，肾盂静脉造影可见右肾中盏移位拉长变形，应诊断为

A. 肾癌　　　　　　　　B. 肾结核

C. 肾盂癌　　　　　　　D. 肾胚胎瘤

E. 肾囊肿

8. 林某，男性，70岁。间歇性无痛性肉眼血尿一年，近2个月左腰痛。膀胱镜检：膀胱见距输尿管口0.5 cm，可见2.5 cm乳头状肿瘤，无蒂，静脉肾盂造影可见左肾轻度积水，输尿管全段轻度扩张，该病人的最佳治疗方案为

A. 膀胱部分切除＋输尿管膀胱再植

B. 膀胱全切

C. 膀胱部分切除

D. 经尿道膀胱肿瘤切除术

E. 膀胱切开肿瘤单纯切除术

9. 男性，50岁，无痛性肉眼血尿2个月。查体无异常，尿中找到癌细胞。对诊断最有意义的检查是

A. 腹部平片　　　　　　B. 肾动脉造影

C. 膀胱镜检查　　　　　D. 排泄尿路造影

E. KUB

10. 肖某，男性，65岁。间歇性无痛性肉眼血尿4个月，伴蚯蚓状血块，膀胱镜检查：膀胱内未见肿瘤，见右输尿管口喷血。B超可见右肾轻度积水，下列最好的检查是

A. 右肾穿刺造影

B. 右肾盂输尿管逆行造影

C. 肾盂镜检查

D. 磁共振检查

E. CT

11. 男，50岁，间歇无痛性血尿3个月，经检查诊断为左侧肾癌，该病人出现血尿表明是

A. 早期肾癌

B. 晚期肾癌

C. 肿瘤内出血

D. 肾癌已侵入肾盏、肾盂黏膜

E. 肾癌已侵入肾门

【A3/A4 型题】

（1～3题共用题干）

石某，男性，55岁。间歇性无痛性全程肉眼血尿半年，尿脱落细胞检查，可见恶性肿瘤细胞。

1. 该病人的诊断，不可能是

A. 膀胱癌　　　　　　　B. 前列腺瘤

C. 输尿管癌　　　　　　D. 肾盂癌

E. 肾盏癌

2. 为进一步明确诊断，下列意义不大的检查为

A. B超检查　　　　　　B. CT检查

C. 尿路造影　　　　　　D. 肾图

E. 膀胱镜检查

3. 检查后发现该病人上尿路正常，左输尿管口上方0.5 cm处有一2.0 cm × 2.0 cm基底宽的乳头状肿瘤。应采取的最佳治疗方案是

A. 经尿道膀胱肿瘤切除术

B. 膀胱肿瘤单纯切除术

C. 左肾、输尿管及膀胱部分切除术

D. 膀胱部分切除术

E. 膀胱部分切除术＋输尿管膀胱再植术

（4～6题共用题干）

男性，70岁，因间歇、全程肉眼血尿1周，发作性腰腹部绞痛入院，排泄性尿路造影示右肾部分充盈缺损。

4. 首先考虑的诊断是

A. 阴性结石　　　　　　B. 肾盂癌

C. 肾结核　　　　　　　D. 急性肾盂肾炎

E. 肾癌

5. 下列最能明确诊断的检查是

A. 血、尿酶　　　　　　B. 尿液找癌细胞

C. 输尿管肾镜＋活检　　　D. 膀胱镜检查

E. CT 检查

6. 应首先采取的治疗方法为

A. 肾切开取石　　　　　B. 止血、观察

C. 肾切除　　　　　　　D. 局部切除

E. 根治性肾切除

【B 型题】

（1～4 题共用备选答案）

A. 肾癌　　　　　　　　B. 肾胚胎瘤

C. 膀胱癌　　　　　　　D. 肾囊肿

E. 肾盂癌

1. 腹部包块出现最早的是

2. 早期血尿伴条状血块可出现肾绞痛的是

3. 成人泌尿系最常见的肿瘤是

4. 手术根治术中应切除肾脏＋全输尿管＋部分膀胱的是

（5～6 题共用备选答案）

A. 肾癌　　　　　　　　B. 肾盂癌

C. 肾母细胞瘤　　　　　D. 膀胱癌

E. 前列腺癌

5. 可以形成深静脉癌栓的肿瘤是

6. 术后最容易复发的肿瘤是

【X 型题】

1. 肾癌术后常见的早期并发症有

A. 出血　　　　　　　　B. 肾衰竭

C. 肺栓塞　　　　　　　D. 感染

E. 肝衰竭

2. 肾癌副瘤综合征的临床表现包括

A. 高血压　　　　　　　B. 贫血

C. 发热　　　　　　　　D. 高血糖

E. 病理性骨折

3. 膀胱癌术后灌注化疗药物时错误的是

A. 每次用药量 ＞100 ml

B. 严格无菌操作

C. 吸出的液体可回注

D. 注药前应先排尽尿液

E. 灌注后暂不排尿

参 考 答 案

【A1 型题】

1. C　2. B　3. B　4. A　5. E　6. B　7. D　8. A

9. A　10. E　11. C　12. C　13. E　14. E　15. A　16. B

17. A　18. B　19. A　20. D　21. C　22. A　23. D　24. E

25. A　26. C　27. C　28. A

【A2 型题】

1. B　2. E　3. B　4. E　5. C　6. A　7. A　8. A

9. C　10. B　11. D

【A3／A4 型题】

1. B　2. D　3. E　4. E　5. C　6. E

【B 型题】

1. B　2. E　3. C　4. E　5. A　6. D

【X 型题】

1. AD　2. ABCD　3. AC

第四十二节　男性性功能障碍、节育者的护理

【A1 型题】

1. 男性节育方法中最有效的方法为

A. 钳穿法输精管结扎术

B. 体外排精

C. 避孕套

D. 输精管注射绝育法

E. 男性口服避孕药

2. 下列男性节育措施中，哪项最不可靠

A. 避孕套

B. 输精管结扎术

C. 输精管注射绝育方法

D. 男性口服避孕药如棉酚

E. 体外排精

3. 目前国内最常用的男性节育手术是

A. 钳穿法输精管结扎术

B. 体外排精

C. 避孕套

D. 输精管注射绝育法

E. 男性口服避孕药

4. 关于男性生殖生理，下列哪项是错误的

A. 男性生殖系统包括生殖腺、生殖管道、附属性腺及外生殖器

B. 睾丸的功能是产生精子和分泌睾酮

C. 睾丸的功能受下丘脑－垂体－性腺轴控制，受垂体促性腺激素的刺激和调节

D. 睾丸生精过程有明显次序，由精原细胞逐渐发育到精子

E. 精子在女性生殖道内存在 4~6 天

5. 在男性不育病人中，下列哪种因素治疗预后较差
A. 精索静脉曲张　　　　B. 睾丸下降不全
C. 慢性生殖道感染　　　D. 性功能障碍
E. 内分泌障碍

6. 下列哪项不是男性不育的原因
A. 内分泌和染色体异常　B. 精索静脉曲张
C. 膀胱结石　　　　　　D. 长期接触放射线
E. 精液异常

7. 下列哪项属于绝育措施
A. 使用避孕套
B. 输精管结扎及输精管注射粘堵
C. 男性口服避孕药
D. 使用宫颈帽
E. 使用外用避孕药及药膜

8. 男性性功能障碍不包括
A. 阳痿　　　　　　　　B. 早泄
C. 肾功能减退　　　　　D. 不射精
E. 逆行性射精

【A2 型题】
1. 在输精管结扎处出现一 0.8 cm × 0.8 cm 大小的结节，疼痛，扪之压痛，应考虑
A. 输精管痛性结节　　　B. 附睾郁积
C. 输精管再通　　　　　D. 血肿
E. 出血

2. 输精管结扎术后出现双侧附睾明显胀大，自觉有胀感，扪之质软，无明显压痛应考虑

A. 输精管痛性结节　　　B. 附睾郁积
C. 输精管再通　　　　　D. 血肿
E. 出血

3. 某病人输精管结扎术后 1 年半，女方再孕，精液中查到精子应考虑
A. 输精管痛性结节　　　B. 附睾郁积
C. 输精管再通　　　　　D. 血肿
E. 出血

【B 型题】
（1~3 题共用备选答案）
A. 输精管痛性结节　　　B. 附睾郁积
C. 输精管再通　　　　　D. 血肿
E. 出血

1. 在输精管结扎处出现 8 mm × 8 mm 大小的结节，疼痛，扪之压痛
2. 输精管结扎术后出现双侧附睾明显肿大，自觉有胀感，扪之柔软，无明显压痛
3. 某病人输精管结扎术后 1 年半，女方再孕，精液中查到精子

参 考 答 案

【A1 型题】
1. A　2. E　3. A　4. E　5. C　6. C　7. B　8. C
【A2 型题】
1. A　2. B　3. C
【B 型题】
1. A　2. B　3. C

第四十三节　肾上腺疾病病人的护理

【A1 型题】
1. 原发性醛固酮增多症最常见的病因是
A. 肾上腺皮质腺瘤
B. 特发性醛固酮增多症
C. 原发性肾上腺皮质增生
D. 分泌醛固酮的肾上腺癌
E. 糖皮质激素可抑制性原发性醛固酮增多症

2. 原发性醛固酮增多症时，实验室检查不可能的是
A. 高血钠　　　　　　　B. 低血钾
C. 低肾素　　　　　　　D. 尿钾高
E. 酸中毒

3. 嗜铬细胞瘤病变多位于
A. 肾上腺皮质球状带　　B. 肾上腺皮质束状带

C. 肾上腺皮质网状带　　D. 肾上腺髓质
E. 周围交感神经节系统

4. 嗜铬细胞瘤主要分泌
A. 甲状腺素　　　　　　B. 皮质醇
C. 去甲肾上腺素　　　　D. 肾上腺素
E. 皮质酮

5. 肾上腺髓质肿瘤主要分泌
A. 肾上腺素　　　　　　B. 去甲肾上腺素
C. 多巴胺　　　　　　　D. 肾素
E. 皮质醇

6. 原发性醛固酮增多症出现的代谢紊乱为
A. 高血钾　　　　　　　B. 尿钾排出增加
C. 血浆肾素水平高　　　D. 低血压

E. 血醛固酮水平降低

7. 下列不属于儿茶酚胺症临床表现的是

    A. 头痛　　　　　　　B. 面色潮红

    C. 四肢发冷　　　　　D. 心悸

    E. 低血压

8. 下列不属于肾上腺嗜铬细胞瘤特点的是

    A. 位于肾上腺髓质　　B. 双侧多见

    C. 腹膜后多见　　　　D. 细胞可被铬盐染色

    E. 多为良性

9. 原发性醛固酮增多症主要的临床特征为

    A. 低血压　　　　　　B. 少尿

    C. 高血钾　　　　　　D. 高血压

    E. 高血脂

10. 儿茶酚胺症最有效的治疗方法是

    A. 手术切除肿瘤　　　B. 药物治疗

    C. 放射治疗　　　　　D. 中医疗法

    E. 免疫治疗

11. 原发性醛固酮增多症是由肾上腺或异位组织分泌过多的醛固酮，从而主要抑制下列哪种物质的分泌

    A. 皮质醇　　　　　　B. 肾上腺素

    C. 肾素　　　　　　　D. 降钙素

    E. 甲状腺素

12. 原发性醛固酮增多症的临床特征为

    A. 高血压、高血钾和高肾素血症

    B. 高血压、低血钾和低肾素血症

    C. 高血压、高肾素血症

    D. 低血压、低钾血症

    E. 低血压、高钾血症

13. 原发性醛固酮增多症最常见的病因为

    A. 原发性肾上腺皮质增生

    B. 特发性双侧肾上腺皮质增生

    C. 糖皮质激素可抑制性原醛症

    D. 肾上腺皮质球状带腺瘤

    E. 肾上腺皮质腺癌

14. 下列不是原发性醛固酮增多症症状的是

    A. 心律失常　　　　　B. 手足抽搐

    C. 肌无力　　　　　　D. 钠潴留

    E. 低血糖

15. 儿茶酚胺是指

    A. 肾上腺素

    B. 去甲肾上腺素、组胺

    C. 肾素、多巴胺

    D. 组胺

    E. 肾上腺素、去甲肾上腺素、多巴胺

16. 嗜铬细胞瘤代谢特点为

    A. 低血压、低血糖、低代谢

    B. 高血压、低血糖、低代谢

    C. 高血压、低血糖、高代谢

    D. 高血压、高血糖、高代谢

    E. 低血压、高血糖、高代谢

17. 肾上腺皮质功能减退病人

    A. 肤色苍白　　　　　B. 皮肤黄染

    C. 皮肤发红　　　　　D. 皮肤色素沉着

    E. 皮肤发绀

【A2 型题】

1. 女性，48 岁，血压 160/105 mmHg，因最近四肢无力且多饮多尿，尤以夜尿为甚，入院查体：钾 2.6 mmol/L，钠 148 mmol/L，二氧化碳结合力 38 mmol/L，可初步考虑

    A. 高血压

    B. 糖尿病

    C. 原发性醛固酮增多症

    D. 皮质醇症

    E. 肾病综合征

2. 男性，52 岁，持续性高血压，以舒张压增高明显，烦躁、多饮尿多，且四肢无力，入院查体 B 超：左肾上腺 1.6 cm × 1.5 cm 占位，初步诊断为：左肾上腺皮质肿瘤，治疗方式应为

    A. 左肾上腺肿瘤切除术

    B. 左肾上腺全切除

    C. 双肾上腺切除加皮质醇替代治疗

    D. 左肾上腺全切除加右肾上腺部分切除

    E. 非手术药物治疗

【A3／A4 型题】

（1～4 题共用题干）

    女性，35 岁，高血压 1 年，血压 22/14 kPa（165/105 mmHg），血钾 3.3 mmol/L，血钠 148 mmol/L，HCO_3^- 35 mmol/L，肝、肾功能正常，尿液 pH 7.5，静脉尿路造影（−）。

1. 为了做出诊断，首选的实验室检查为

    A. 血常规　　　　　　B. 尿常规

    C. 尿 VMA　　　　　　D. 血糖

    E. 血肾素

2. 若检查发现该病人血醛固酮水平升高，最可能的诊断为

    A. 皮质醇症　　　　　B. 肾素瘤

    C. 嗜铬细胞瘤　　　　D. 醛固酮症

    E. 原发性高血压

3. 为确定治疗方案，还应做的必要检查是

A. 肝功能   B. 肾功能

C. 尿比重   D. CT

E. 腹部平片

E. 明显水肿

4. 若发现该病人左侧肾上腺有直径 0.8 cm、边缘光滑的实质占位，最佳的治疗方案为

A. 放射治疗   B. 药物治疗

C. 肾上腺及腺瘤切除术   D. 肾上腺大部切除术

E. 垂体切除术

【X 型题】

1. 原发性醛固酮增多症的临床表现有

A. 低血压

B. 神经 – 肌肉功能障碍

C. 心律失常

D. 钠潴留

【A1 型题】

1. A   2. E   3. D   4. C   5. A   6. B   7. E   8. B

9. D   10. A   11. D   12. B   13. D   14. E   15. E   16. D

17. D

【A2 型题】

1. C   2. B

【A3/A4 型题】

1. E   2. D   3. D   4. C

【X 型题】

1. BCD

第四十四节 骨科病人的一般护理

【A1 型题】

1. 尺、桡骨骨干双骨折复位时，应重点解决

A. 重叠移位   B. 成角移位

C. 旋转移位   D. 侧方移位

E. 前方移位

2. 骨折整复的原则是

A. 近端凑远端   B. 两端互凑

C. 两端分离   D. 两端成角

E. 远端凑近端

3. 关于骨折的愈合，下列哪项不正确

A. 多次手法复位，不利于骨折愈合

B. 手术比手法复位，更能增加愈合机会

C. 骨牵引过度可造成延迟愈合或不愈合

D. 内固定和外固定不充分不利于愈合

E. 适当功能练习有利于愈合

4. 双侧耻骨上下支骨折，无明显移位，哪种治疗方法最理想

A. 蛙式石膏固定   B. 仅卧床休养即可

C. 骨盆悬吊牵引   D. 切开复位

E. 手法复位和夹板固定

5. 胸 12 椎体压缩性骨折石膏固定的方法为

A. 石膏围腰   B. 石膏背心

C. 头颈胸石膏   D. 石膏床

E. 塑形石膏

6. 临床怀疑有舟骨骨折，应采取哪种固定

A. 切开复位内固定   B. 石膏托固定

C. 长腿石膏固定   D. 无须固定

E. 短臂石膏固定

7. 适用于骨牵引的是

A. 小儿股骨干骨折者

B. 急性化脓性关节炎者

C. 手术前临时固定患肢时

D. 预防骨肿瘤病人发生骨折

E. 颈椎骨折伴有神经损伤症状者

8. 骨盆牵引，两侧的总重量为

A. 8 kg   B. 10 kg

C. 15 kg   D. 18 kg

E. 20 kg

9. 牵引病人护理措施正确的是

A. 下肢牵引时应抬高床头

B. 牵引针孔的血痂应及时清除

C. 患肢上方覆盖被子以保暖

D. 肢体纵轴应与牵引力线平行

E. 牵引物应着地，以免过度牵引

10. 下肢牵引时抬高床尾的主要目的是

A. 设置对抗力量

B. 减轻患肢疼痛

C. 促进患肢血液循环

D. 便于观察肢端情况

E. 使病人感到舒适

11. 骨盆骨折牵引最合适的时间为

A. 1 ~ 2 周   B. 3 ~ 5 周

C. 6~8 周   D. 9~10 周

E. 11~12 周

12. 骨折牵引时，预防过度牵引的措施是

A. 尽可能减轻牵引重量

B. 患肢功能锻炼

C. 定时测定肢体长度

D. 防止牵引针左右移动

E. 定时放松牵引装置

13. 皮牵引的特点是

A. 操作复杂   B. 对肢体损伤小

C. 病人承受较大痛苦   D. 牵引时间可以较长

E. 可承受牵引重量较大

14. 颅骨牵引适用于

A. 颈椎脱位   B. 颅底骨折

C. 胸椎骨折   D. 颈椎病

E. 腰椎骨折

15. 皮牵引的重量一般不超过

A. 2 kg   B. 3 kg

C. 4 kg   D. 5 kg

E. 6 kg

16. 髋"人"字石膏固定的护理，下列哪项是正确的

A. 经常浸润石膏

B. 防止石膏干涸

C. 翻身需待石膏干后进行

D. 坐起时先向健侧移动

E. 翻身时先向健侧床边移动

17. 关于石膏绷带包扎，正确的一项是

A. 患肢保持中立位

B. 石膏边缘部分不必修齐

C. 包扎动作敏捷，用力均匀

D. 范围必须跨过两个关节

E. 伤口部位在干固后开窗

18. 石膏固定最常见的并发症是

A. 神经损伤   B. 血管损伤

C. 骨化性肌炎   D. 关节僵直

E. 缺血性肌挛缩

19. 石膏固定从初步硬固到完全干固需要

A. 12 小时   B. 20~24 小时

C. 24~72 小时   D. 24~48 小时

E. 3 天以上

20. 若病人上臂石膏内的局部皮肤疼痛，有腐臭气味，主动和被动伸指功能正常，应考虑石膏内可能出现了

A. 压疮   B. 肢体肿胀

C. 肢端血运障碍   D. 皮肤湿疹

E. 血栓性静脉炎

21. 石膏综合征常发生于

A. 高龄者

B. 石膏背心固定者

C. 前臂石膏托固定者

D. 缺乏患肢功能锻炼者

E. 石膏内有伤口感染者

22. 关于石膏病人护理的叙述正确的是

A. 若石膏上有血迹，应立即打开石膏检查

B. 搬运石膏未干的肢体时，要用手掌托扶

C. 石膏被食物污染时，可用清水冲洗

D. 包裹石膏的患肢疼痛时，可自行服用止痛剂

E. 为加速石膏干固，烘烤石膏的温度越高越好

23. 骨折后容易发生股骨头无菌性坏死的骨折是

A. 股骨颈骨折   B. 股骨粗隆骨折

C. 股骨基底部骨折   D. 股骨头下骨折

E. 不能确定

24. 脊柱骨折导致四肢感觉及运动功能障碍或丧失，包括上肢、躯干、盆腔脏器及下肢功能损害，考虑的骨折部位是

A. 胸椎   B. C_1、C_2

C. C_3、C_4 D. T_{12}

E. 腰椎

25. 容易发生失血性休克的骨折是

A. 骨盆骨折   B. 颈椎骨折

C. 腰椎骨折   D. 股骨骨折

E. 股骨粗隆骨折

【A2 型题】

1. 男性，72 岁，因右下肢股骨颈骨折入院，给予患肢持续牵引复位，病人情绪紧张，主诉患肢疼痛。评估病人后，护士应首先解决的健康问题是

A. 躯体移动障碍   B. 焦虑

C. 生活自理缺陷   D. 疼痛

E. 有皮肤完整性受损的危险

2. 男性，46 岁，高处坠落，颈部外伤，拍片颈 6 骨折，压缩严重，治疗应

A. 立即手术切开复位   B. 手法复位

C. 卧硬板床锻炼颈肌   D. 颈托外固定

E. 颅骨牵引

3. 男性，33 岁，因腰椎间盘突出症急性发作入院接受牵引治疗，护理措施正确的是

A. 床尾抬高 20~25 cm

B. 应采用骨盆悬吊牵引

C. 牵引总重量为 3~4 kg

D. 牵引位置固定后全身制动

E. 牵引带全部在髂嵴以上的腰部

4. 男，5岁，左股骨干骨折，最恰当的治疗是

　　A. 骨牵引　　　　　　　　　B. 石膏外固定

　　C. 夹板外固定　　　　　　　D. 皮肤牵引

　　E. 手术切开钢板固定

5. 男性，40岁，行骨盆带牵引治疗3天，请问其可能的诊断为

　　A. 腰椎间盘突出症　　　　　B. 骶骨骨折

　　C. 尾骨骨折　　　　　　　　D. 坐骨支骨折

　　E. 髂骨骨折

【A3/A4型题】

（1~4题共用题干）

　　女性，7岁，不慎跌倒时以手掌撑地，倒地后自觉右肘上部剧烈疼痛，大哭，被立即送往医院。体检可见上臂成角畸形，轻度肿胀，肘后三角关系正常，不敢用右手取物。

1. 该病人最可能出现

　　A. 肘关节脱位　　　　　　　B. 桡骨上端骨折

　　C. 尺骨上端骨折　　　　　　D. 肱骨髁上骨折

　　E. 肘部软组织挫伤

2. 病人受伤的病因为

　　A. 直接暴力　　　　　　　　B. 间接暴力

　　C. 肌肉牵拉　　　　　　　　D. 骨骼劳损

　　E. 骨骼疾病

3. 除了X线片外，做出骨折诊断的主要依据是

　　A. 局部剧烈疼痛　　　　　　B. 上臂成角畸形

　　C. 肘部轻度肿胀　　　　　　D. 不敢用右手取物

　　E. 跌倒时以手掌撑地

4. 对该患儿的观察重点为是否合并

　　A. 伤口感染　　　　　　　　B. 皮肤划伤

　　C. 肌腱断裂　　　　　　　　D. 软组织损伤

　　E. 肱动脉损伤

（5~7题共用题干）

　　男性，30岁。因车祸受伤，急诊至医院。见右股部中段明显肿胀、青紫，患处有假关节活动（异常活动）。X线检查示右股骨干中段粉碎性骨折。其他检查未见明显异常。

5. 急诊科护士为他做的最有价值的工作是

　　A. 夹板临时固定　　　　　　B. 传呼医师来处理

　　C. 给服用止痛药　　　　　　D. 提供一张床铺

　　E. 送去一杯水，做好安慰

6. 早期应首先注意观察的并发症是

　　A. 内脏损伤　　　　　　　　B. 休克

　　C. 感染

　　E. 愈合障碍

　　D. 骨筋膜室综合征

7. 住院后行牵引术，正确的护理是

　　A. 保持床体向右倾斜

　　B. 保持床体向左倾斜

　　C. 保持床体平置

　　D. 保持床尾（足端）抬高

　　E. 保持床头（头端）抬高

（8~9题共用题干）

　　男性，30岁，车祸2小时后来院，一般情况尚好，右小腿中上段皮裂伤14 cm，软组织挫伤较重，胫骨折端有外露，出血不多。

8. 在进行X线片检查前，应该进行的处理为

　　A. 行简单的外固定及局部包扎

　　B. 行气压止血带止血

　　C. 急送手术室

　　D. 石膏固定

　　E. 跟骨结节牵引

9. 此时最佳的处理方法是

　　A. 清创术，骨折复位，外固定支架固定

　　B. 清创术，骨折复位，钢板内固定

　　C. 清创术，骨折复位，髓内针内固定

　　D. 清创术，夹板固定

　　E. 清创术，石膏管型固定

（10~12题共用题干）

　　男性，42岁，颈部重物砸伤2小时，拍片诊断颈5、颈6椎体脱位，查体：双下肢感觉无力，活动尚可，排尿正常。

10. 目前应给予的最恰当的治疗是

　　A. 去枕平卧　　　　　　　　B. 石膏固定

　　C. 药物治疗　　　　　　　　D. 枕颌带牵引

　　E. 石膏固定

11. 最适宜的重量是

　　A. 1 kg　　　　　　　　　　B. 2 kg

　　C. 4 kg　　　　　　　　　　D. 7 kg

　　E. 8 kg

12. 牵引时间为

　　A. 10天　　　　　　　　　　B. 2~4周

　　C. 4~6周　　　　　　　　　D. 50天

　　E. 2个月

（13~15题共用题干）

　　女性，67岁，因股骨颈骨折入院，拟行保守治疗。

13. 通常此类病人采用的保守治疗方法是

　　A. 皮牵引　　　　　　　　　B. 骨牵引

C. 骨盆悬吊牵引   D. 骨盆带牵引

E. 手法复位石膏固定

14. 对该病人的护理措施正确的是

A. 患肢应抵住床尾

B. 牵引绳不能脱离滑轮的滑槽

C. 被子和衣物等物品可搭在牵引绳上

D. 嘱病人若发生皮肤过敏，可自行将胶布撕下

E. 每天把牵引锤放在地上或板凳上，让患肢休息一段时间

15. 在牵引过程中，若病人出现足部皮温下降，足背动脉搏动减弱，病人感觉肢端疼痛和麻木，可能出现了

A. 骨折移位   B. 肌肉萎缩

C. 关节僵硬   D. 血液循环障碍

E. 腓总神经损伤

(16~18 题共用题干)

男性，24 岁，汽车撞伤左大腿，致左股骨干骨折（横断），拟行牵引术。

16. 最佳的牵引重量为

A. 2~3 kg   B. 4~6 kg

C. 6~8 kg   D. 8~10 kg

E. 10~12 kg

17. 下肢牵引后设置对抗牵引，应

A. 抬高床头

B. 抬高床尾 15~30 cm

C. 不用抬高

D. 床头床尾共同抬高 10 cm

E. 抬高床头 30 cm

18. 下列牵引的注意事项中，错误的是

A. 牵引重量随时增减

B. 牵引重量不可随意增减

C. 牵引装置不可随意放松

D. 牵引绳距地面 33 cm

E. 冬季牵引肢体注意保暖，防止冻伤

【B 型题】

(1~3 题共用备选答案)

A. 5 kg   B. 3~10 kg

C. 9~10 kg   D. 15 kg

E. 20 kg

1. 腰椎间盘突出症牵引重量为

2. 皮肤牵引重量为

3. 枕颌带牵引重量为

(4~6 题共用备选答案)

A. 皮牵引   B. 骨牵引

C. 枕颌带牵引   D. 骨盆带牵引

E. 骨盆悬吊牵引

4. 骨盆骨折病人保守治疗时应用

5. 股骨干骨折病人保守治疗时应用

6. 神经根型颈椎病病人保守治疗时应用

(7~9 题共用备选答案)

A. 皮肤牵引   B. 枕颌带牵引

C. 骨盆带牵引   D. 骨牵引

E. 骨盆悬吊牵引

7. 颈椎骨折脱位使用

8. 腰椎间盘突出症使用

9. 老年人股骨颈骨折使用

【X 型题】

1. 老年人发生股骨颈骨折的基本因素有

A. 骨强度下降   B. 运动能力下降

C. 视力下降   D. 基础疾病

E. 髋周肌群退变

2. 脊柱骨折伴脊髓损伤病人手术治疗的目的包括

A. 恢复脊髓神经功能

B. 解除脊髓神经压迫

C. 能够站立

D. 纠正畸形

E. 恢复脊柱稳定性

3. 骨折早期并发症是

A. 休克   B. 神经损伤

C. 畸形愈合   D. 创伤性关节炎

E. 内脏损伤

4. 可能导致骨筋膜室综合征的原因有

A. 石膏包扎过紧

B. 未进行患肢功能锻炼

C. 石膏固定不确实

D. 骨折断端进行性内出血

E. 骨折未达到解剖复位

5. 骨折治疗的原则包括

A. 复位   B. 固定

C. 功能锻炼   D. 牵引

E. 引流

6. 骨折的专有体征包括

A. 疼痛   B. 畸形

C. 反常活动   D. 肿胀和瘀斑

E. 骨擦音或骨擦感

7. 股骨颈骨折常见的临床表现包括

A. 畸形   B. 疼痛

C. 肿胀   D. 功能障碍

E. 患肢短缩

参考答案

【A1 型题】

1. C　2. E　3. B　4. B　5. B　6. E　7. E　8. D
9. D　10. A　11. C　12. C　13. B　14. A　15. D　16. C
17. C　18. D　19. C　20. A　21. B　22. B　23. A　24. C
25. A

【A2 型题】

1. B　2. E　3. A　4. D　5. A

【A3/A4 型题】

1. D　2. B　3. B　4. E　5. A　6. B　7. D　8. A
9. A　10. D　11. C　12. B　13. A　14. B　15. D　16. C
17. B　18. A

【B 型题】

1. C　2. A　3. B　4. E　5. B　6. C　7. B　8. C
9. A

【X 型题】

1. AE　2. BDE　3. ABE　4. AD　5. ABC　6. BCE
7. ABCDE

第四十五节　骨与关节损伤病人的护理

【A1 型题】

1. 脊柱骨折造成脱位并脊髓半横切损伤，其损伤平面以下的改变是

　　A. 双侧肢体完全截瘫

　　B. 同侧肢体运动消失，双侧肢体深浅感觉消失

　　C. 同侧肢体运动和深感觉消失，对侧肢体痛温觉消失

　　D. 同侧肢体运动和痛温觉消失，对侧肢体深感觉消失

　　E. 同侧肢体痛温觉消失，对侧肢体运动和深感觉消失

2. 判断脊柱骨折脱位是否并发脊髓损伤，下列哪项检查最重要

　　A. X 线摄片　　　　　　B. CT

　　C. MRI　　　　　　　　D. 神经系统检查

　　E. 腰穿做奎肯试验及脑脊液生化检查

3. 髋"人"字石膏的护理注意事项有

　　A. 防止石膏干固

　　B. 经常浸湿石膏

　　C. 翻身时先向健侧床边移动

　　D. 坐起时先向健侧移动

　　E. 翻身必须待石膏干后进行

4. 左胫腓骨开放性粉碎性骨折病人的最佳固定方法是

　　A. 石膏托

　　B. 带牵引针的开窗石膏管型

　　C. 外固定支架 + 石膏托

　　D. 钢板螺丝钉内固定

　　E. 髓内针内固定

5. 下列关于颅前窝骨折病人的护理错误的是

　　A. 床头抬高 15 ~ 30 cm

　　B. 用抗生素溶液冲洗鼻腔

　　C. 禁忌堵塞鼻腔

　　D. 禁止腰椎穿刺

　　E. 枕部垫无菌巾

6. 下列哪项并发症不可能发生于骨折晚期

　　A. 骨化性肌炎　　　　　B. 骨缺血性坏死

　　C. 创伤性关节炎　　　　D. 关节僵硬

　　E. 脂肪栓塞

7. 颈椎压缩性骨折、合并脱位最先选择的治疗方法是

　　A. 颌枕带牵引

　　B. 手法复位，石膏固定

　　C. 颅骨牵引

　　D. 两桌复位法

　　F. 切开复位

8. 骨折临床愈合后，骨痂的改造塑形决定于

　　A. 外固定的牢固性

　　B. 肢体活动和负重所形成的应力

　　C. 局部血液供应情况

　　D. 骨痂的多少

　　E. 是否配合治疗

9. 下颈椎骨折脱位颅骨牵引的重量一般应为

　　A. 1 ~ 2 kg　　　　　　B. 3 ~ 4 kg

　　C. 5 ~ 7 kg　　　　　　D. 8 ~ 11 kg

　　E. 15 kg

10. 颈椎骨折脱位病人最首要且有效的治疗措施应为

　　A. 颈托保护　　　　　　B. 石膏固定

　　C. 颌枕带牵引　　　　　D. 颅骨牵引

　　E. 高压氧

11. 关于脊柱外伤和脊髓损伤的关系的叙述，下列哪项是错误的

　　A. 脊髓损伤阶段与椎体手术平面不一致

　　B. 胸椎较固定，所以胸椎的脱位多无脊髓损伤

　　C. 有的病例表现为明显的脊髓损伤，但 X 线片却无

骨折脱位

  D. 屈曲型骨折脱位造成骨髓损伤最多见

  E. 椎管狭窄病人，脊柱创伤更易发生脊髓损伤

12. 膈神经中枢位于

  A. 颈 1~3 段脊髓   B. 颈 2~4 段脊髓

  C. 颈 3~5 段脊髓   D. 颈 4~6 段脊髓

  E. 颈 5~7 段脊髓

13. 脊柱骨折正确的急救方法是

  A. 背驮法

  B. 一人抬头，一人抬脚

  C. 搂抱法

  D. 肩扛法

  E. 滚动法

14. 脊椎损伤最易发生的部位为

  A. 胸段   B. 骶段

  C. 颈段   D. 腰段

  E. 腰段和骶段

15. 胸腰椎骨折者保守治疗期间体位为

  A. 平卧位   B. 膝部垫枕

  C. 头颈部垫枕   D. 腰背部垫枕

  E. 头部和臀部垫枕

16. 脊柱骨折的病人搬运时应采用

  A. 半卧位   B. 中立位

  C. 左侧卧位   D. 右侧卧位

  E. 仰卧或俯卧，脊柱平伸，禁止弯腰

17. 关于脊髓损伤病人术后进食情况的叙述正确的是

  A. 高位截瘫病人受伤后应禁食 2 周

  B. 截瘫病人无腹胀者受伤 3 天后可进普食

  C. 高位截瘫病人受伤 1 周后开始进流质或半流质饮食

  D. 脊髓损伤病人开始进食的时间取决于其营养状况优劣

  E. 高位截瘫病人受伤后禁食原因主要是抑郁和食欲不振

18. 脊髓损伤最严重的病理改变为

  A. 脊髓水肿   B. 脊髓受压

  C. 脊髓震荡   D. 脊髓断裂

  E. 脊髓挫伤

19. 腰骶段脊髓损伤的表现为

  A. 双下肢痉挛性瘫痪   B. 呼吸困难

  C. 腱反射消失   D. 腱反射亢进

  E. 脂肪栓塞

20. 骨筋膜室综合征多见于

  A. 肱骨髁上骨折   B. 锁骨骨折

  C. 尺桡骨骨折   D. 股骨颈骨折

  E. 股骨干骨折

21. 肱动脉损伤前臂缺血的早期表现不包括

  A. 剧痛   B. 麻木

  C. 被动伸指时疼痛   D. 肤色苍白、发凉

  E. 桡动脉搏动快而有力

22. 骨折病人术前护理的重点是

  A. 禁食水   B. 灌肠

  C. 心理护理   D. 补充液体

  E. 皮肤准备

23. 骨筋膜室综合征的处理方法正确的是

  A. 彻底切开筋膜减压

  B. 抬高患肢

  C. 密切观察有无肾衰竭

  D. 立即手术探查血管、神经

  E. 去除外固定物

24. Colles 骨折发生在桡骨下端

  A. 1 cm 范围内   B. 2 cm 范围内

  C. 3 cm 范围内   D. 4 cm 范围内

  E. 5 cm 范围内

25. 肱骨髁上骨折常见于

  A. 中年人   B. 老年女性

  C. 青壮年   D. 骨质疏松者

  E. 小儿

26. 屈曲型肱骨髁上骨折的肘关节固定位置是

  A. 旋前位   B. 90°~120°屈曲位

  C. 60°~90°伸直位   D. 旋后位

  E. 40°~60°屈曲位

27. 尺、桡骨干骨折复位时，重点应解决

  A. 旋转移位   B. 成角移位

  C. 前方移位   D. 侧方移位

  E. 重叠移位

28. 引起足下垂的原因是

  A. 腓总神经损伤   B. 跟腱断裂

  C. 胫神经损伤   D. 腋神经损伤

  E. 股神经损伤

29. 引起骨筋膜室综合征的主要发病机制是

  A. 细菌繁殖   B. 骨筋膜室压力增高

  C. 血管内皮损伤   D. 神经损伤

  E. 肌肉痉挛

30. 尺、桡骨骨折病人手法复位的重点是纠正

  A. 旋转移位   B. 缩短移位

  C. 侧方移位   D. 成角移位

  E. 分离移位

31. 关于股骨颈骨折叙述错误的是
    A. 常发生于老年女性
    B. 病人可有内收外旋畸形
    C. 易发生股骨头缺血坏死
    D. 叩打足跟部时可有髋部疼痛
    E. 股骨头置换术后应坐低矮沙发

32. Colles 骨折病人的典型表现是
    A. 方肩畸形
    B. 垂腕畸形
    C. 爪形手畸形
    D. 杜加试验阳性
    E. "餐叉"样畸形

33. 前臂缺血性肌挛缩多见于
    A. 尺骨下端骨折
    B. 桡骨下端骨折
    C. 尺桡骨干骨折
    D. 尺骨鹰嘴骨折
    E. 肱骨髁上骨折

34. 股骨颈骨折的临床表现中，错误的是
    A. 患髋有压痛
    B. 叩击足跟部髋部疼痛
    C. 大转子明显突出
    D. 患侧呈 45°～60°外旋畸形
    E. 患肢偏长

35. 尺、桡骨双折复位时应注意
    A. 先整复稳定的移位
    B. 应重点解决成角移位
    C. 先整复不稳定骨折
    D. 不整复稳定骨折
    E. 均为不稳定骨折，先整复尺骨

36. 肱骨中段骨折最易引起损伤的神经是
    A. 正中神经
    B. 腋神经
    C. 桡神经
    D. 尺神经
    E. 肌皮神经

37. 肱骨髁上骨折病人中适合进行尺骨鹰嘴牵引的是
    A. 手法复位失败者
    B. 怀疑有正中神经损伤者
    C. 怀疑有肱动脉严重受压者
    D. 肘部肿胀严重且有水疱形成者
    E. 肘部肿胀轻且桡动脉搏动正常者

38. 股骨干骨折行垂直悬吊皮牵引治疗的患儿应在
    A. 1 岁以内
    B. 2 岁以内
    C. 3 岁以内
    D. 4 岁以内
    E. 5 岁以内

39. 下列股骨颈骨折中容易发生股骨头缺血坏死的类型是
    A. 头下型骨折
    B. 基底部骨折
    C. 内收型骨折
    D. 外展型骨折
    E. 不稳定骨折

40. 伸直型肱骨髁上骨折的断端移位方向是
    A. 远端向前
    B. 远端向后
    C. 近端向后
    D. 近端向桡侧
    E. 远端向桡侧

41. Colles 骨折病人行石膏固定时腕关节应处于
    A. 背伸位
    B. 尺侧偏斜位
    C. 掌侧尺偏位
    D. 桡侧偏斜位
    E. 背伸桡偏位

42. 下列关于胫腓骨骨折的叙述中正确的是
    A. 多为闭合性骨折
    B. 多由间接暴力造成
    C. 在长骨骨折中最少见
    D. 稳定横骨折者可行跟骨骨牵引
    E. 可伴有腓总神经或腘动脉损伤

43. 人工髋关节置换术后禁忌的体位是
    A. 内收外旋
    B. 外展中立
    C. 内收内旋
    D. 低半卧位
    E. 侧卧位

44. 髋关节置换术后最严重的并发症是
    A. 感染
    B. 肢体不等长
    C. 关节脱位
    D. 疼痛
    E. 畸形

【A2 型题】

1. 病人，男，55 岁。因股骨干骨折行持续骨牵引，其护理措施哪项是错误的
    A. 抬高床头 15～30 cm
    B. 每天用乙醇滴牵引针孔
    C. 保持有效的牵引作用
    D. 定时测量肢体长度
    E. 指导病人功能锻炼

2. 女性，40 岁，车祸致左股骨干中下 1/3 斜行骨折，首选的牵引方法是
    A. 股骨髁上牵引
    B. 悬吊牵引
    C. 跟骨牵引
    D. 胫骨结节牵引
    E. 股骨转子间牵引

3. 女性，37 岁，工作时右小腿被机器压伤，X 线片显示右胫腓骨中下段粉碎性骨折。首选的治疗方案是
    A. 石膏托外固定
    B. 持续骨牵引
    C. 手法复位＋石膏托外固定
    D. 闭合复位内固定
    E. 切开复位内固定

4. 患儿，7 岁，跌倒时手掌撑地，出现肘关节肿胀，大哭不止，对确定诊断最有价值的表现是

A. 手臂功能障碍   B. 肘部剧烈疼痛

C. 肱骨假关节活动   D. 受伤时手掌撑地

E. 肘后三点关系正常

5. 男性，53 岁，右小腿被撞伤致右胫腓骨中下 1/3 横断骨折，经复位达到功能复位标准，夹板固定，3 个月后 X 线复查，见骨痂少，骨折愈合不良，其原因为

A. 年纪大   B. 复位不理想

C. 周围软组织挫伤   D. 小夹板固定

E. 骨折断端血供不良

6. 病人，男性，16 岁，左肱骨髁上骨折 4 周，其骨折愈合后肘关节功能恢复主要取决于

A. 全身支持治疗措施

B. 肢体活动和负重力线的应力作用

C. 足够的休息、康复时间

D. 功能锻炼

E. 并发症的防治

7. 患儿，2 岁，因股骨干骨折行垂直悬吊皮牵引，此时其臀部应

A. 卧于床面上

B. 以患儿拳头为准，在床面上 1 拳距离

C. 以成人拳头为准，在床面上 1 拳距离

D. 以患儿拳头为准，在床面上 2 拳距离

E. 以成人拳头为准，在床面上 2 拳距离

8. 患儿，4 岁，摔伤，X 线片显示左肱骨髁上骨折，远端向外侧移位，应采取何种牵引方法最合适

A. 尺骨鹰嘴骨折   B. 皮牵引

C. 跟骨牵引   D. 股骨髁上牵引

E. 胫骨结节牵引

9. 男性，20 岁，股骨下 1/3 骨折，行骨牵引治疗，膝关节置于屈曲位，其目的是

A. 使坐骨神经松弛，防止损伤

B. 使腓肠肌放松，利于骨折复位

C. 使比目鱼肌放松，利于骨折复位

D. 使股四头肌保持其张力，利于骨折复位

E. 使腘动、静脉松弛，防止骨折端对其损伤

10. 女性，52 岁，3 年前发生左股骨颈骨折，保守治疗，一年前出现左髋疼痛，跛行，该病人可能出现了

A. 髋关节感染   B. 创伤性关节炎

C. 再骨折   D. 股骨头缺血坏死

E. 骨折未愈合

11. 男性，32 岁，因车祸导致股骨干粉碎性骨折，入院后早期应重点观察是否出现

A. 关节僵硬   B. 伤口感染

C. 失血性休克   D. 腓总神经损伤

E. 骨筋膜室综合征

12. 女性，30 岁，左肱骨髁上骨折，复位后出现患肢剧痛，皮肤苍白、发凉、麻木，桡动脉搏动消失，应立即给予的处理是

A. 手术探查   B. 局部冷敷

C. 给血管扩张剂   D. 继续观察

E. 给止痛剂

13. 一桡骨远端粉碎型骨折病人，石膏固定 4 周后拆除石膏，发现右手各手指屈伸功能受限，主要原因是

A. 骨折时合并正中神经、尺神经损伤

B. 骨折时合并右手屈伸肌腱损伤

C. 石膏压迫引起右手缺血肌挛缩

D. 石膏固定期间右手诸指主动、被动屈伸锻炼不够，造成关节僵硬

E. 骨折时合并右手诸关节的损伤

14. 一病员胫腓骨骨折，复位后石膏固定，肢体肿胀较明显，治疗中病人未能积极功能锻炼，2 个月后去除石膏复查，见骨折已愈，经 1 个月练习关节活动，恢复不满意，膝关节功能差。此为

A. 损伤性骨折   B. 创伤性关节炎

C. 关节僵硬   D. 缺血性骨坏死

E. 缺血性肌挛缩

15. 男性，50 岁，右肱骨中段骨折内固定术后，手指下垂 2 个月，首先考虑的诊断是

A. 骨不连接   B. 神经损伤

C. 肌肉损伤   D. 血管损伤

E. 功能锻炼不够

16. 男性，68 岁，脊柱手术后 3 日伤口轻度发红，体温 37.8℃。下列哪项处理较为合适

A. 考虑伤口感染，即换广谱抗菌药物

B. 考虑伤口感染，加大抗菌药物剂量

C. 无特殊处理，密切观察病情变化

D. 做血液细菌培养

E. 伤口探查冲洗

17. 男性，35 岁，自 2 楼跌下，臀部着地，无意识丧失，背痛，一刻钟内到达医院。拍片发现胸 1 椎体缩性骨折，无脱位，两下肢神经功能基本正常。观察中出现瘫痪，渐加重，最大可能是

A. 脊髓休克

B. 脊髓损伤

C. 脊髓断裂

D. 硬膜外出血，脊髓受压

E. 脊髓震荡

18. 建筑工人，20 岁，3 日前自高处跌下，背痛，双下肢

不能活动，大小便不能自控。该病人神经功能最可能的预后是

A. 不可能恢复

B. 部分恢复

C. 手术后不能恢复

D. 药物治疗后能恢复

E. 康复训练后能恢复

19. 病人，23岁，2日前从楼梯上滚下，背痛，双下肢不能活动，大小便失禁，应特别注意何种并发症发生

A. 压疮　　　　　　　B. 脂肪栓塞

C. 坠积性肺炎　　　　D. 尿道损伤

E. 肝、脾破裂

【A3/A4型题】

(1~3题共用题干)

男性，23岁，车祸造成脊柱骨折和脊髓损伤，现其双上肢迟缓性瘫痪，双下肢痉挛性瘫痪，躯干和四肢感觉消失。

1. 该病人脊髓损伤的部位最可能在

A. 上段颈髓　　　　　B. 下段颈髓

C. 胸段脊髓　　　　　D. 腰骶段脊髓

E. 脊髓圆锥

2. 若病人接受颅骨牵引治疗，牵引期间的护理措施中正确的是

A. 用沙袋或颈托固定颈部

B. 定时取下牵引锤，让病人休息

C. 为给患肢保暖，可在牵引装置上盖被子

D. 嘱病人根据颈部感觉自行调节牵引重量

E. 骨牵引针孔处若有血痂应及时清除

3. 对该病人受伤后2周内的泌尿系统护理措施可采用

A. 自行排尿

B. 间歇导尿

C. 持续开放导尿

D. 出现尿潴留时插导尿管

E. 导尿管每4~6小时开放一次

(4~6题共用题干)

女性，42岁，楼梯上摔下，双下肢不能活动，腹股沟以下皮肤感觉消失，大小便失禁，3周来院就诊。

4. 该病人最可能的损伤平面定位是

A. 颈髓　　　　　　　B. 胸髓

C. 圆锥　　　　　　　D. 腰膨大

E. 马尾

5. 可能的损伤程度是

A. 脊髓休克　　　　　B. 脊髓完全性损伤

C. 脊髓不完全性损伤　D. 神经根损伤

E. 马尾神经损伤

6. 该病人神经功能最可能的预后是

A. 不可能恢复　　　　B. 部分恢复

C. 手术后不能恢复　　D. 药物治疗后能恢复

E. 康复训练后能恢复

(7~9题共用题干)

男性，20岁，重物自头顶砸下，枕颈部疼痛，旋转明显受限，四肢活动自如。

7. 该病人的诊断首先应

A. 颈部软组织损伤　　B. 颈椎间盘损伤

C. 下颈椎损伤　　　　D. 上颈椎损伤

E. 颈胸交界处损伤

8. 如拍摄颈椎X线片检查，最适宜选择何种投照位置

A. 颈椎正、侧位

B. 颈椎正位，伸屈侧位

C. 颈椎双斜位

D. 下颈椎动力侧位

E. 颈椎正、侧位及开口位

9. 在等待检查结果之前，最合适的治疗是

A. 颈椎牵引

B. 颈部石膏固定

C. 大剂量脱水剂应用

D. 应用止痛剂

E. 不做任何处理

(10~13题共用题干)

女性，28岁，骑自行车时被汽车撞伤右大腿，大腿外侧有一3cm×5cm皮肤破损，有少量渗血，主诉右大腿剧痛，病人面色苍白，呼吸困难。

10. 首先应为该病人所做的处理是

A. 注射破伤风血清抗体

B. 包扎伤口止血

C. 给予抗菌药物防止感染

D. 判断生命体征和支持

E. 给予骨折复位固定

11. 为病人测血压80/40mmHg，经输液后血压回升不明显，未发现其他出血部位，X线拍片显示右股骨干骨折，病人的失血量约为

A. 200ml　　　　　　B. 300ml

C. 400ml　　　　　　D. 1000ml

E. 2000ml

12. 病人理想的治疗方法是

A. 石膏托外固定

B. 清创+髓内钉内固定

C. 胫骨结节牵引

D. 保守治疗

E. 皮肤牵引

13. 手术后护理，哪项是正确的
A. 密切观察患肢血液循环，感觉活动情况
B. 不必给予抗菌药物
C. 放平患肢以保证患肢血液供应
D. 患肢严格制动 6 个月
E. 伤口处每日紫外线照射

（14～17题共用题干）

男性，77 岁，不慎跌倒时以手掌撑地，造成 Colles 骨折。

14. 造成该病人骨折的原因为
A. 间接暴力　　　　　B. 直接暴力
C. 肌肉牵拉　　　　　D. 骨骼劳损
E. 病理性骨折

15. 该病人患处的典型表现可能是
A. 方肩畸形
B. 肘后三角关系失常
C. 旋前、屈腕、尺偏位
D. 正面观 "餐叉" 畸形
E. 正面观 "枪刺刀" 畸形

16. 手法复位纠正该畸形时，应将骨折远端
A. 向手背侧挤压　　　B. 向手掌侧挤压
C. 向手臂桡侧挤压　　D. 向手臂尺侧挤压
E. 轻柔旋转复位

17. 该病人在石膏绷带固定 1 小时后，出现手指疼痛、苍白、发凉，桡动脉搏动减弱，应警惕其发生了
A. 肱动脉出血　　　　B. 桡神经损伤
C. 尺神经损伤　　　　D. 正中神经损伤
E. 骨筋膜室综合征

（18～20题共用题干）

女性，68 岁，跌倒后左髋部着地，自觉左髋部压痛，不能站立及行走，左下肢短缩，左足外旋。

18. 该病人首先应考虑为
A. 髋臼骨折　　　　　B. 股骨粗隆骨折
C. 骨盆骨折　　　　　D. 股骨颈骨折
E. 坐骨支骨折

19. 可明确诊断的检查是
A. X 线检查　　　　　B. B 超检查
C. CT 检查　　　　　D. MRI 检查
E. 肌电图检查

20. 应特别注意何种并发症
A. 创伤性关节炎
B. 压疮
C. 骨缺血性坏死
D. 泌尿系统感染或结石

E. 坠积性肺炎

（21～23题共用题干）

女性，69 岁，跌倒后造成左股骨颈骨折，行走困难，被收入院。

21. 若其 X 线片显示其远端骨折线与两髂嵴连线的夹角为 60°，说明此骨折属于
A. 头下型骨折　　　　B. 经颈型骨折
C. 基底部骨折　　　　D. 内收型骨折
E. 外展型骨折

22. 该病人此时患肢的表现是
A. 外旋缩短畸形　　　B. 内收缩短畸形
C. 外展外旋畸形　　　D. 内收内旋畸形
E. 无明显畸形，尚可行走

23. 该病人接受了人工股骨头置换术，术后卧床期间患肢正确的活动方法是
A. 直腿抬高　　　　　B. 伸屈膝关节
C. 按摩大腿肌肉　　　D. 只活动踝关节
E. 大腿 "绷劲"

【B 型题】

（1～3题共用备选答案）
A. 桡骨下段骨折　　　B. 股骨颈骨折
C. 肱骨髁上骨折　　　D. 股骨干骨折
E. 胫腓骨骨折

1. 最容易引起肘内翻畸形的是

2. 最容易形成手餐叉样畸形的是

3. 最容易导致骨缺血性坏死的是

（4～6题共用备选答案）
A. 肱动脉损伤　　　　B. 尺神经损伤
C. 股骨头缺血性坏死　D. 坐骨神经损伤
E. 腘动脉损伤

4. 伸直型肱骨髁上骨折可引起

5. 股骨下 1/3 骨折可引起

6. 股骨颈骨折可引起

（7～9题共用备选答案）
A. 前上方移位　　　　B. 后上方移位
C. 内收外旋移位　　　D. 掌侧和尺侧移位
E. 背侧和桡侧移位

7. 屈曲型肱骨髁上骨折病人的骨折远端有

8. Colles 骨折病人骨折远端有

9. 股骨颈骨折病人的骨折远端有

（10～11题共用备选答案）
A. 尺骨鹰嘴骨折　　　B. 股骨干骨折
C. 腓骨小头骨折　　　D. 肱骨髁上骨折
E. Colles 骨折

10. 最可能损伤血管神经的骨折是

11. 可引起失血性休克的骨折是

(12～15 题共用备选答案)

    A. 肩关节脱位

    B. 桡骨小头半脱位

    C. 髋关节中心性脱位

    D. 交叉韧带断裂

    E. 半月板损伤

12. 上述哪种损伤出现 Dugas 征阳性

13. 上述哪种损伤可出现交锁现象

14. 上述哪种损伤出现抽屉试验阳性

15. 上述哪种损伤一定伴有骨折

【X 型题】

1. 合并脊髓损伤的脊柱骨折脱位多发生于

    A. 颈椎   B. 胸椎

    C. 腰椎   D. 骶骨

    E. 尾骨

2. 脊髓神经功能观察要点包括

    A. 肢体感觉   B. 肢体运动

    C. 四肢肌力   D. 疼痛

    E. 肿胀

参 考 答 案

【A1 型题】

1. C	2. D	3. E	4. C	5. B	6. E	7. C	8. B
9. C	10. D	11. B	12. C	13. E	14. A	15. D	16. E
17. C	18. D	19. C	20. C	21. E	22. E	23. A	24. C
25. E	26. A	27. A	28. A	29. B	30. A	31. E	32. E
33. E	34. E	35. B	36. C	37. D	38. A	39. A	40. B
41. C	42. E	43. A	44. A				

【A2 型题】

1. A	2. A	3. B	4. C	5. E	6. D	7. B	8. A
9. B	10. D	11. C	12. A	13. D	14. C	15. B	16. C
17. D	18. A	19. A					

【A3/A4 型题】

1. B	2. A	3. C	4. C	5. B	6. A	7. D	8. E
9. A	10. D	11. C	12. B	13. A	14. A	15. C	16. D
17. E	18. C	19. A	20. E	21. D	22. A	23. E	

【B 型题】

1. C	2. A	3. B	4. A	5. E	6. C	7. A	8. E
9. C	10. D	11. B	12. A	13. D	14. D	15. B	

【X 型题】

1. ABC   2. ABC

第四十六节　骨与关节感染性疾病病人的护理

【A1 型题】

1. 急性血源性骨髓炎最常见的致病菌是

    A. 白色葡萄球菌   B. 乙型链球菌

    C. 金黄色葡萄球菌   D. 大肠埃希菌

    E. 肺炎链球菌

2. 膝关节化脓性关节炎固定的位置为

    A. 解剖位   B. 功能位

    C. 屈曲位   D. 旋前位

    E. 旋后位

3. 化脓性骨髓炎是指什么组织的化脓性感染

    A. 骨髓   B. 骨皮质、骨髓

    C. 骨骺板、骨髓   D. 骨、骨膜

    E. 骨、骨髓、骨膜

4. 急性血源性骨髓炎多见于

    A. 10 岁以下儿童   B. 10～19 岁青少年

    C. 20～35 岁青年   D. 40～50 岁壮年

    E. 60 以上老年

5. 急性血源性骨髓炎早期诊断最主要的依据是

    A. 全身中毒症状严重

    B. 局部持续性疼痛，患肢不愿活动

    C. 干骺端明显深压痛

    D. 白细胞计数增多

    E. 骨髓穿刺抽得脓性液体，检查有化脓性细菌

6. 急性血源性骨髓炎 X 线片上出现异常最早时间为病后

    A. 1 周   B. 2 周

    C. 3 周   D. 1 个月

    E. 2 个月

7. 急性血源性骨髓炎的好发部位是

    A. 胸骨   B. 脊椎骨

    C. 短骨骨干   D. 长骨干骺端

    E. 指骨和掌骨

8. 急性化脓性骨髓炎闭式冲洗负压引流管应

    A. 连续冲洗 3 周

    B. 3 日后停止吸引及冲洗

    C. 7 日后停止吸引然后停止冲洗

D. 7 日后停止冲洗然后停止吸引

E. 7 日后吸引、冲洗同时停止

9. 急性血源性骨髓炎最主要的感染途径是

A. 骨科手术后感染

B. 开放性骨折继发感染

C. 经血液循环播散

D. 经淋巴循环播散

E. 邻近软组织感染直接蔓延

10. 急性化脓性骨髓炎多见于

A. 儿童   B. 青少年

C. 青年   D. 壮年

E. 老年

11. 慢性骨髓炎病人的典型表现是

A. 起病急骤

B. 局部疼痛和深压痛

C. 皮温增高、明显红肿

D. 窦道反复流出臭味脓液

E. 高热、寒战、食欲减退

12. 慢性化脓性骨髓炎显示脓腔概况的方法为

A. X 线平片   B. CT

C. 穿刺   D. 水溶性碘溶液造影

E. 手术

13. 急性化脓性骨髓炎最可靠的诊断为

A. X 线检查   B. CT 检查

C. 白细胞计数增高   D. 局部分层穿刺

E. 血沉加快

14. 急性化脓性骨髓炎手术后应持续冲洗

A. 1 周   B. 2 周

C. 3 周   D. 4 周

E. 5 周

15. 化脓性关节炎病人腋部有脓肿形成，说明病变部位位于

A. 腕关节   B. 肘关节

C. 肩关节   D. 椎间关节

E. 髋关节

16. 慢性化脓性关节炎病人行大范围病灶清除时常出现的并发症是

A. 感染   B. 休克

C. 肌肉萎缩   D. 病理性骨折

E. 关节粘连

17. 对急性化脓性骨髓炎具有诊断意义的检查是

A. X 线检查   B. CT 检查

C. 血常规检查   D. 关节穿刺检查

E. 局部分层穿刺检查

18. 急性化脓性骨髓炎病人影像学检查显示

A. X 线检查，早期可见干骺区散在性虫蛀样骨破坏

B. X 线检查发病 1 周后出现死骨形成

C. X 线检查早期无特殊表现

D. 发病 24 小时后放射性核素骨显像可有阳性

E. 发病 2 周后 X 线显示无特殊表现

19. 下列关于急性血源性骨髓炎的描述，哪项是正确的

A. 最常见的致病菌是溶血性链球菌

B. 病人早期无寒战高热，后期才出现

C. 常见于成人

D. 发病后不易发生病理性骨折

E. X 线检查 2 周后有所发现

20. 急性化脓性骨髓炎形成骨膜下脓肿症状为

A. 局部红肿疼痛减轻

B. 局部肿胀明显，疼痛加剧

C. 局部有窦道形成

D. 体温恢复正常

E. 患肢变形

21. 急性化脓性骨髓炎持续剧烈疼痛是由于

A. 骨腔内压力降低   B. 骨髓炎充血

C. 骨腔内压力增高   D. 病人对疼痛敏感

E. 骨膜上神经丰富

22. 急性化脓性骨髓炎早期手术目的是

A. 消除死骨

B. 清除炎性肉芽组织

C. 消灭无效腔

D. 减压和引流

E. 预防病理性骨折

23. 下面哪项不符合化脓性关节炎的表现

A. 炎症发生在浅表关节可出现患侧区域淋巴结肿大

B. 炎症发生在深部关节可出现局部肿胀

C. 出现全身不适高热寒战症状

D. 早期关节可发生纤维性或骨性融合

E. 晚期 X 线显示关节发生纤维性或骨性融合

24. 髋关节化脓性关节炎病人的髋关节常处于屈曲、外展、外旋位的目的是

A. 保持休息位   B. 保持功能位

C. 保持治疗体位   D. 便于床上排便

E. 减轻关节腔内压力

25. 急性化脓性骨髓炎主要致病菌为

A. 大肠埃希菌   B. 金黄色葡萄球菌

C. 链球菌   D. 白色葡萄球菌

E. 炭疽杆菌

26. 化脓性关节炎最常见的部位是

A. 肘关节   B. 膝关节和髋关节

C. 踝关节   D. 腕关节

E. 椎间关节

27. 血源性骨髓炎的病理特点是

 A. 死骨及无效腔形成

 B. 以骨质增生为主

 C. 以骨质破坏、坏死为主

 D. 骨质破坏、坏死与反应性骨质增生同时存在

 E. 以水肿、细胞浸润和炎症渗出为主

28. 化脓性关节炎最常见的致病菌是

 A. 溶血性链球菌   B. 金黄色葡萄球菌

 C. 淋病双球菌   D. 白色葡萄球菌

 E. 大肠埃希菌

29. 急性化脓性骨髓炎多见于

 A. 儿童   B. 老年男性

 C. 老年女性   D. 青壮年男性

 E. 青壮年女性

【A2 型题】

1. 男性，21 岁，右小腿中下 1/3 窦道，有时从窦道掉碎骨块 12 年，近半个月发热，伤口红肿，流脓。X 线显示右胫骨中下 1/3 处增粗，有死骨，其周围有新生骨，在应用抗菌药物的同时宜采取下列哪些措施

 A. 死骨摘除术   B. 换药观察

 C. 切开引流   D. 刮除、植骨

 E. 穿刺抽脓

2. 男性，48 岁，左股骨开放性骨折，伤口不愈合 2 年，6 个月前从伤口窦道排出小骨块 2 个，不发热。X 线片见股骨下 2/3 增粗，密度增高，无骨折线，骨折腔内有 1 cm×1 cm 的高密度阴影，周围有透明带，最好的手术方法是

 A. 钻孔术   B. 窦道切除术

 C. 蝶形手术   D. 截肢术

 E. 病骨段切除术

3. 急性化脓性骨髓炎病人局部症状明显，体温下降，有窦道形成说明

 A. 脓肿穿破骨膜   B. 脓肿位于骨膜下

 C. 脓肿穿破皮肤   D. 已转为慢性骨髓炎

 E. 急性骨髓炎转归期

4. 男性，45 岁，右胫骨开放骨折不愈合 2 年，伤口处有窦道形成，半年前有死骨排出，X 线示骨密度增高，无骨折线，终末有新骨生成，最适宜的手术方法是

 A. 截肢术   B. 病骨整段切除

 C. 肌瓣填塞术   D. 骨水泥填塞术

 E. 蝶形手术

5. 男，42 岁，诊断为：慢性化脓性骨髓炎急性发作，首要的治疗方法是

 A. 病灶清除术   B. 蝶形手术

 C. 肌瓣填塞术   D. 全身抗生素治疗

 E. 局部开窗减压

6. 女，30 岁，右膝急性化脓性感染，确诊的依据是

 A. 体温持续偏高   B. 关节肿痛明显

 C. 皮肤温度较高   D. 关节穿刺抽出脓液

 E. 白细胞计数增高

7. 男，10 岁，下肢疼痛，怀疑膝关节化脓性关节炎，有助于诊断的实验是

 A. 直腿抬高试验   B. 拾物试验

 C. 浮髌试验   D. 加强实验

 E. 上肢牵拉试验

8. 病人，28 岁，右髋肿胀，穿刺液镜检有大量脓性细胞，最好的治疗方法是

 A. 全身足量使用抗生素

 B. 关节腔内注药

 C. 关节腔灌洗

 D. 关节穿刺抽脓

 E. 关节切开引流＋全身抗生素治疗

9. 男，7 岁，右大腿下段持续疼痛，伴高热 10 天，T 39～40℃，烦躁不安，曾有呕吐，查体右大腿下段肿胀有深压痛，右膝活动时疼痛加剧，化验室检查白细胞计数为 $20×10^9/L$，中性粒细胞 0.85，为确诊应采取的诊断是

 A. 膝关节穿刺   B. CT

 C. X 线   D. MRI

 E. 细菌培养

10. 男，8 岁，诊断为：化脓性关节炎，X 线诊断正确的是

 A. 早期无症状

 B. 早期可见骨质疏松

 C. 后期可见关节挛缩畸形

 D. 后期可见干骺区散在性虫蛀样骨破坏

 E. 后期可见死骨形成

11. 男，20 岁，诊断为：急性化脓性骨髓炎，经全身抗生素治疗 3 日症状没有改变，局部穿刺抽出脓性液体，此时最好的治疗方法是

 A. 局部开窗减压   B. 抗生素加大剂量

 C. 病灶清除   D. 关节腔穿刺注药

 E. 患肢抬高制动

12. 男，10 岁，左膝疼痛 2 周，全身高热，寒战，T 39～40℃，局部皮肤发红，左膝肿胀明显，浮髌试验（＋），膝关节穿刺有脓性液体，正确的处理方法为

A. 输入大量抗生素治疗　　B. 关节切开引流
C. 关节腔抗生素灌洗　　　D. 病灶清除术
E. 开窗减压

13. 男，20 岁，诊断为慢性骨髓炎，手术指征为

A. 局部红肿热痛　　　　　B. 患肢局部增粗变形
C. 急性发作期　　　　　　D. 局部疼痛明显
E. 有死骨形成

【A3/A4 型题】

（1～3 题共用题干）

男性，48 岁，4 年前左胫骨骨折，伤口不愈合，有窦道形成，仍有死骨排出，周围皮肤有色素沉着。

1. 该病人初步诊断为

A. 化脓性关节炎　　　　　B. 伤口感染
C. 慢性骨髓炎　　　　　　D. 骨缺血性坏死
E. 关节囊肿

2. 该病人有效的治疗手段是

A. 全身抗生素治疗
B. 患处伤口抗生素灌注
C. 切开排脓
D. 截肢术
E. 病骨整段切除

3. 手术后处理下列哪一项是正确的

A. 不给予抗菌药物　　　　B. 将患肢平放
C. 患肢按摩　　　　　　　D. 患肢加大活动量
E. 观察生命体征变化

（4～7 题共用题干）

4 岁患儿，3 天前突发高热，体温 39.5℃，伴寒战，诉右膝部疼痛，给予抗菌药物治疗后效果不明显，发病后每天只进少量饮食。现患儿膝部皮肤发红发热，肿胀和疼痛越来越严重，膝关节呈半屈曲位，血白细胞计数 $20.5 \times 10^9/L$，X 线检查示膝关节周围软组织肿胀，关节间隙增宽。

4. 该患儿目前最可能的诊断是

A. 急性化脓性关节炎　　　B. 急性化脓性骨髓炎
C. 急性膝关节结核　　　　D. 风湿性关节炎
E. 骨肉瘤

5. 最可能发现的阳性体征是

A. 拾物试验阳性　　　　　B. 浮髌试验阳性
C. "4" 字试验阳性　　　　D. 托马斯试验阳性
E. 脊柱过伸试验阳性

6. 对确诊有重要意义的检查是

A. X 线检查　　　　　　　B. 关节腔穿刺
C. 血常规检查　　　　　　D. 血清癌胚抗原检查
E. 血清类风湿因子检查

7. 确诊后病人若准备进行局部灌洗，护理措施中正确的是

A. 引流瓶低于床面 20 cm
B. 术后 12～24 小时内应慢速滴入
C. 冲洗液为含抗菌药物的生理盐水
D. 引流管的滴入管应高于床面 1 m
E. 正常情况下引流液的颜色逐渐加深

（8～9 题共用题干）

男性，10 岁，曾患扁桃体炎，未治愈，6 日前突发寒战高热，左下肢疼痛肿胀，患肢皮肤温度较高，近日疼痛加剧。

8. 该症状提示

A. 脓肿已穿破骨膜　　　　B. 脓肿已穿破皮肤
C. 局部有窦道形成　　　　D. 有骨膜下脓肿形成
E. 有死骨形成

9. 应用抗生素 2～3 日后，症状不缓解，局部穿刺有炎性液体，还应采取的措施

A. 开窗减压 + 引流
B. 关节腔内注射抗生素
C. 患肢制动加压包扎
D. 手术抽脓
E. 闭式灌洗

（10～12 题共用题干）

男性病人，8 岁，曾患中耳炎未愈，1 日前突发右下肢疼痛，活动受限，有深压痛。

10. 首先考虑的诊断是

A. 急性蜂窝织炎　　　　　B. 急性化脓性骨髓炎
C. 急性化脓性关节炎　　　D. 风湿性关节炎
E. 骨性关节炎

11. 病人实验室检查白细胞计数 $2.0 \times 10^9/L$，中性粒细胞 0.85，血沉 80 mm/h，X 线示无特殊改变，为确诊应做

A. CT　　　　　　　　　　B. MRI
C. 肌电图检查　　　　　　D. 下肢多普勒检查
E. 分层穿刺

12. 初步治疗措施为

A. 患肢抬高　　　　　　　B. 卧床休息
C. 全身抗生素治疗　　　　D. 关节腔内注药
E. 钻孔引流

【B 型题】

（1～3 题共用备选答案）

A. X 线早期干骺区有散在性虫蛀样骨破坏，骨密质薄，有死骨形成
B. X 线发病 2 周后干骺区有虫蛀样骨破坏，骨密质薄，有死骨形成

C. X 线平面可见骨膜掀起，骨膜下有死骨形成，骨髓腔不规则，有大小不等死骨影

D. X 线早期可见周围软组织肿胀，继之骨质疏松

E. X 线显示早期关节间隙变窄或消失，形成关节挛缩畸形

1. 化脓性关节炎

2. 急性化脓性骨髓炎

3. 慢性化脓性骨髓炎

（4～6 题共用备选答案）

    A. 手术治疗   B. 局部持续灌洗

    C. 患肢牵引固定   D. 足量给予抗菌药物

    E. 关节腔内注射抗菌药物

4. 为了预防病理性骨折

5. 急性化脓性关节炎发病早期

6. 慢性化脓性骨髓炎主要治疗方法

（7～8 题共用备选答案）

    A. 化脓性关节炎   B. 类风湿关节炎

    C. 化脓性骨髓炎   D. 局部蜂窝织炎

    E. 膝关节滑膜炎

7. 关节穿刺注药无效时切开引流为

8. 全身抗生素治疗无效时，钻孔引流为

（9～13 题共用备选答案）

    A. 咽后壁脓肿，流注至锁骨上窝

    B. 椎旁腰大肌脓肿

    C. 椎旁脓肿

    D. 沿髂腰肌流注至腹股沟部，甚至到腘窝

    E. 腰大肌脓肿和骶前脓肿

9. 颈椎结核蔓延途径

10. 胸椎结核蔓延途径

11. 胸腰椎结核蔓延途径

12. 腰椎结核蔓延途径

13. 腰骶椎结核蔓延途径

（14～16 题共用备选答案）

    A. 向枕部或上肢放射   B. 背痛向下肢放射

    C. 背痛向上肢放射   D. 向下肢放射

    E. 向枕部上腹部放射

14. 胸椎结核

15. 腰椎结核

16. 颈椎结核

【X 型题】

1. 急性血源性骨髓炎患肢固定的作用是

    A. 解除肌痉挛，缓解疼痛

    B. 防止炎症扩散

    C. 防止畸形

    D. 防止病理性骨折

    E. 防止关节僵硬

2. 急性化脓性骨髓炎的特点包括

    A. 起病急

    B. 常见于儿童

    C. 常引起活动受限

    D. 好发于长骨的干骺端

    E. 致病菌多为金黄色葡萄球菌

参 考 答 案

【A1 型题】

1. C   2. B   3. E   4. A   5. E   6. B   7. D   8. D

9. C   10. A   11. D   12. D   13. D   14. C   15. C   16. D

17. E   18. C   19. B   20. B   21. C   22. D   23. D   24. E

25. B   26. B   27. D   28. B   29. A

【A2 型题】

1. C   2. E   3. C   4. B   5. D   6. D   7. C   8. E

9. C   10. C   11. A   12. C   13. E

【A3/A4 型题】

1. C   2. E   3. E   4. A   5. B   6. B   7. C   8. D

9. A   10. B   11. E   12. C

【B 型题】

1. D   2. B   3. C   4. C   5. D   6. A   7. A   8. C

9. A   10. C   11. B   12. D   13. E   14. C   15. D   16. A

【X 型题】

1. ABCD   2. ABCDE

第四十七节   腰腿痛及颈肩痛病人的护理

【A1 型题】

1. 脊髓型颈椎病，下列哪项阳性体征最易出现

    A. Laseque 征   B. Thomas 征

    C. Gaenslen 征   D. Babinski 征

    E. Forment 征

2. 腰椎管狭窄征的主要临床表现是

    A. 腰肌痉挛   B. 压痛明显

    C. 弯腰时疼痛加剧   D. 间歇性跛行

    E. Laseque 征阳性

3. 哪种是颈椎病的病因

A. 颈椎间盘进行性变

B. 急性损伤使椎间盘加速退变

C. 慢性损伤使椎间盘损害加重

D. 颈椎骨折脱位压迫脊髓

E. 颈椎骨折脱位压迫神经

4. $L_{4 \sim 5}$ 间盘突出可压迫

A. L_3 神经根　　　　　B. L_4 神经根

C. L_5 神经根　　　　　D. S_1 神经根

E. S_2 神经根

5. 棘间韧带最易损伤的部位是

A. $L_1 \sim L_2$　　　　　B. $L_2 \sim L_3$

C. $L_3 \sim L_4$　　　　　D. $L_4 \sim L_5$

E. $L_5 - S_1$

6. 腰椎间盘突出症最易出现的阳性体征为

A. Laseque 征　　　　　B. Thomas 征

C. Gueckenstedt 征　　D. Gaenslen 试验

E. Forment 征

7. 腰椎间盘突出压迫 S_1 神经会引起

A. 拇背伸肌减弱　　　　B. 肛门反射消失

C. 足跖屈力减退　　　　D. 小腿前外侧痛

E. 足背内侧痛

8. 关于压痛点的描述下列哪项是正确的

A. 腰椎间盘突出症的压痛点在病变椎间隙的棘突及棘突旁 1 cm 处

B. 腰肌劳损压痛点在骶棘肌中内侧缘

C. 棘间韧带压痛点在棘突旁

D. 腰椎横突综合征压痛点在横突旁

E. 腰椎管狭窄压痛点在第 2 腰椎

9. 关于坐骨神经痛的叙述正确的是

A. 下肢放射痛伴麻木感

B. 伴有鞍区感觉迟钝

C. 伴有大小便功能障碍

D. 可为急性剧痛或慢性隐痛

E. 主要由于髓核突出压迫纤维环和后纵韧带所致

10. 腰椎间盘突出症早期最常见的症状是

A. 行走困难　　　　　B. 腰痛

C. 神经症状　　　　　D. 大小便功能障碍

E. 坐骨神经痛

11. 为了避免诱发下肢放射痛，腰椎间盘突出症病人直腿抬高一般不能超过

A. 60°　　　　　　　B. 50°

C. 40°　　　　　　　D. 30°

E. 20°

12. 腰椎管狭窄症最有意义的检查是

A. 腰椎平片　　　　　B. 腰椎穿刺

C. 腰椎管造影　　　　D. 腰椎 CT

E. 腰椎 MRI

13. 腰椎间盘突出症的基本病因是

A. 妊娠　　　　　　　B. 车祸撞伤腰椎

C. 腰部急性损伤　　　D. 椎间盘退行性变

E. 长期反复弯腰扭转

14. 腰椎间盘突出症踝反射减弱或消失，受累的神经是

A. L_5　　　　　　　B. S_1

C. S_2　　　　　　　D. S_3

E. S_4

15. 下列哪种体位可减轻腰部肌肉疲劳

A. 平卧位　　　　　　B. 侧卧位

C. 半卧位　　　　　　D. 屈膝、屈髋仰卧位

E. 俯卧位

16. 腰椎间盘突出最常压迫的神经根是

A. L_2 和 L_3 神经根　　　B. L_3 和 L_4 神经根

C. L_4 和 L_5 神经根　　　D. L_5 和 S_1 神经根

E. S_1 和 S_2 神经根

17. 腰椎管狭窄主要体征是

A. 直腿抬高试验（＋）

B. 加强试验（＋）

C. 脊柱过伸试验（＋）

D. 拾物试验（＋）

E. 髋关节过伸试验（＋）

18. 颈椎管矢状径长度为

A. 5 ～ 7 cm　　　　　B. 8 ～ 10 cm

C. 10 ～ 12 cm　　　　D. 12 ～ 14 cm

E. 14 ～ 16 cm

19. 临床上最常见的颈椎病类型为

A. 脊髓型　　　　　　B. 交感神经型

C. 神经根型　　　　　D. 椎动脉型

E. 颈型

20. 颈椎前路手术最危险的并发症是

A. 喉头水肿　　　　　B. 血肿

C. 呼吸困难　　　　　D. 滑脱

E. 声音嘶哑

21. 颈椎病枕颌带牵引重量的正常范围是

A. 2 ～ 3 kg　　　　　B. 7 ～ 15 kg

C. 5 ～ 10 kg　　　　　D. 8 ～ 16 kg

E. 2 ～ 6 kg

22. 颈部手术病人术后坐起的时间为

A. 术后 24 小时　　　　B. 术后 48 小时

C. 术后 3 日　　　　　D. 术后 1 周

E. 术后 2 周

23. 前路手术的病人主要教会病人
A. 俯卧位训练
B. 侧卧位训练
C. 向手术方推拉气管训练
D. 向非手术方推拉气管训练
E. 半卧位训练

24. 护士对颈椎病病人进行术后出院指导，正确的是
A. 每天做快速转头运动锻炼
B. 1 个月后疾病症状可完全消失
C. 日常生活中减少颈部活动，尽量保持颈部固定
D. 枕头高度以头颈部未压上时有一拳高为宜
E. 适度颈部锻炼，避免过度运动

25. 颈椎前路手术后最危急的并发症是
A. 呼吸困难
B. 喉头水肿
C. 声音嘶哑
D. 伤口出血
E. 植骨块脱出

26. 下列哪项是神经根型颈椎病临床表现
A. 颈肩痛向后背放射
B. 臂丛牵拉试验阴性
C. 压头试验阳性
D. 神经系统检查定位征不明确
E. Hoffmann 征（＋）

27. 下列哪项是椎动脉型颈椎病临床表现
A. 旋颈试验（＋）
B. 压头试验（＋）
C. 臂丛牵拉试验（＋）
D. Babinski（＋）
E. 上下肢肌腱反射亢进

【A2 型题】

1. 男，68 岁，无明显诱因下腰痛伴间歇性跛行 3 年。影响工作和生活。检查发现棘突及棘突旁无明显压痛。腰后伸痛（＋），反侧 Laseque 征（－）。屈颈试验（－），下肢腱反射正常。该病人最可能诊断是
A. 马尾肿瘤
B. 腰椎间盘突出症
C. 腰肌劳损
D. 腰棘间韧带损伤
E. 腰椎管狭窄症

2. 男性，35 岁，腰痛 2 年反复发作，无下肢疼痛。腰部活动受限，左侧骶棘压痛，棘突、棘间、棘突旁无压痛，无下肢神经系统症状，最可能的诊断是
A. 腰椎间盘突
B. 腰椎管狭窄
C. 腰肌劳损
D. 腰椎结核
E. 棘间韧带损伤

3. 女性，36 岁，腰部疼痛 2 年，向大腿后方放射，伴麻

木感。体格检查：有椎旁压痛。有助于诊断的试验是
A. 拾物试验
B. 脊柱过伸试验
C. 直腿抬高试验
D. Thomas 征（＋）
E. Dugas 征（＋）

4. 女，24 岁，搬重物后突发腰背疼痛 3 日，双下肢无神经症状，左骶棘肌痉挛伴压痛，局封后缓解，棘间压痛（－），X 线片未见异常，最可能诊断
A. 急性腰椎间盘突
B. 棘间韧带损伤
C. 棘上韧带损伤
D. 急性腰肌劳损
E. 腰椎管狭窄

5. 男，20 岁，急性腰扭伤，下列治疗哪项正确
A. 大量应用抗生素治疗
B. 卧硬板床休息
C. 解痉镇痛药无效
D. 局部封闭无效
E. 持续牵引重量 5 kg

6. 女性，53 岁，患腰椎间盘突出症半年，有典型坐骨神经痛，外踝附近及足外侧痛、触觉减退，足跖屈力减弱，跟腱反射减弱，其椎间盘突出可能在
A. $L_2 \sim L_3$ 间盘
B. $L_3 \sim L_4$ 间盘
C. $L_4 \sim L_5$ 间盘
D. $L_5 \sim S_1$ 间盘
E. $S_1 \sim S_2$ 间盘

7. 某女，40 岁，腰部疼痛 6 个月伴下肢放射痛，脊柱侧凸伴小腿外侧及趾痛，触觉减退，直腿抬高试验（＋），X 线示椎间隙狭窄，最可能的诊断是
A. 腰肌劳损
B. 腰椎间盘突出症
C. 腰椎肿瘤
D. 腰椎结核
E. 腰椎管狭窄

8. 男，40 岁，诊断为"中央型腰椎间盘突出症"，下列哪种治疗方法不适合
A. 绝对卧床休息
B. 局部封闭
C. 推拿
D. 持续牵引
E. 腰背肌锻炼

9. 男，36 岁，腰部剧烈疼痛伴左下肢放射痛 1 周，足背感觉缺如。MRI 显示为 $L_5 \sim S_1$ 间盘突出，首选治疗方法为
A. 卧床
B. 局部封闭
C. 腰背肌锻炼
D. 理疗、按摩
E. 手术

10. 男，40 岁，间歇性跛行 5 年，双侧腰腿痛，下蹲后疼痛减轻，后伸痛明显，腰椎压痛（－），为明确诊断最有价值检查方法为
A. 局部穿刺
B. 直腿抬高试验
C. 椎管造影
D. CT
E. MRI

【A3/A4 型题】

（1~3 题共用题干）

女性，45 岁，患腰椎管狭窄症 3 年，经卧硬板床和骨盆牵引等保守治疗无效。现病人症状逐渐加重，行走 100~200 m 即出现下肢疼痛，需休息或下蹲数分钟后才能缓解，被收入院准备接受手术治疗。

1. 该病人行走中出现疼痛表现属于

    A. 腰肌痉挛痛   B. 坐骨神经痛

    C. 直腿抬高阳性   D. 肌肉拉伤后疼痛

    E. 神经源性间歇性跛行

2. 该病人术后第 1 天可以进行的功能锻炼是

    A. 三点式   B. 四点式

    C. 五点式   D. 飞燕点水

    E. 直腿抬高

3. 此锻炼方式最主要的目的是为了预防

    A. 神经根粘连   B. 血肿形成

    C. 骨质疏松   D. 伤口感染

    E. 肌肉萎缩

（4~5 题共用题干）

男，45 岁，腰部肿瘤 10 年，活动受限，棘突间、棘突旁有压痛，趾背伸力降低，双小腿及会阴部感觉迟钝，直腿抬高试验（+），加强试验（+），X 线显示脊柱增生间隙变窄。

4. 该病人最可能的诊断是

    A. 腰椎滑脱   B. 腰扭伤

    C. 腰椎管狭窄   D. 腰椎间盘突出

    E. 腰椎肿瘤

5. 该病人腰椎最可能受累的神经是

    A. L_2 B. L_3

    C. L_4 D. L_5

    E. S_1

（6~7 题共用题干）

男性，40 岁，搬运工，既往体健，2 个月前无明显诱因出现腰背部疼痛，休息时症状减轻，劳累时加重。2 天前腰部扭伤后疼痛加剧并向左下肢放射。查体：腰部外观正常，弯腰活动受限，第 4、5 腰椎棘突上和棘突间有压痛，直腿抬高试验阳性。

6. 此病人最可能的诊断是

    A. 腰椎结核

    B. 急性腰扭伤

    C. 腰椎管狭窄症

    D. 腰部肌筋膜炎

    E. 腰椎间盘突出症

7. 对该病人首选的处理方法是

    A. 手术   B. 理疗

    C. 骨盆牵引   D. 卧硬板床

    E. 使用止痛药

（8~10 题共用题干）

男，40 岁，腰部疼痛伴下肢放射痛 3 周，左足背内侧感觉障碍伴肌力减退，MRI 显示腰椎间盘突出。

8. 该病人最可能突出部位为

    A. $L_1 \sim L_2$ B. $L_2 \sim L_3$

    C. $L_3 \sim L_4$ D. $L_4 \sim L_5$

    E. $L_5 \sim S_1$

9. 该病人最有诊断价值的检查是

    A. X 线片   B. 椎管造影

    C. CT   D. 临床症状

    E. MRI

10. 该病最有效的治疗措施是

    A. 牵引休息   B. 椎管内封闭

    C. 局部热敷   D. 手术治疗

    E. 化学溶核

【B 型题】

（1~2 题共用备选答案）

    A. 神经根型颈椎病病人

    B. 椎动脉型颈椎病病人

    C. 脊髓型颈椎病病人

    D. 交感型颈椎病病人

    E. 混合型颈椎病病人

1. 发作性头痛、颈性眩晕和上肢放射性疼痛

2. 躯体感觉障碍平面和括约肌功能障碍

（3~4 题共用备选答案）

    A. 压痛明显   B. 腰痛伴下肢痛

    C. 间歇性跛行   D. 腰肌痉挛

    E. Thomas（+）

3. 中央型腰椎间盘突出症临床表现为

4. 中央型腰椎管狭窄临床表现为

（5~6 题共用备选答案）

    A. 前屈受限   B. 后伸受限

    C. 健侧弯腰受限   D. 患侧弯腰受限

    E. 旋转活动受限

5. 腰椎间盘突出症病人活动受限最明显的是

6. 腰椎管狭窄病人活动受限最明显的是

（7~8 题共用备选答案）

    A. Horner 征   B. Hoffmann 征

    C. Forment 征   D. Laseque 征

    E. Thomas 征

7. 脊髓型颈椎病最易出现的阳性病理征为

8. 椎动脉型颈椎病最易出现的阳性病理征为

参 考 答 案

【A1 型题】

1. D 2. D 3. A 4. C 5. E 6. A 7. C 8. A
9. A 10. B 11. A 12. C 13. D 14. B 15. D 16. D
17. C 18. E 19. C 20. C 21. E 22. D 23. D 24. E
25. A 26. C 27. A

【A2 型题】

1. E 2. C 3. C 4. D 5. B 6. D 7. B 8. C
9. D 10. C

【A3/A4 型题】

1. E 2. E 3. A 4. D 5. D 6. E 7. D 8. D
9. E 10. A

【B 型题】

1. E 2. C 3. B 4. C 5. A 6. B 7. B 8. A

第四十八节 骨肿瘤病人的护理

【A1 型题】

1. 最常见的良性骨肿瘤是

A. 骨软骨瘤
B. 骨肉瘤
C. 骨巨细胞瘤
D. 纤维肉瘤
E. 尤文肉瘤

2. 骨软骨瘤的确诊手段为

A. MRI 检查
B. B 超检查
C. X 线检查
D. 病理检查
E. 临床表现

3. X 线表现为"葱皮样"反应性骨形成主要见于

A. 骨软骨瘤
B. 骨髓瘤
C. 骨巨细胞瘤
D. 骨转移性肿瘤
E. 尤文肉瘤

4. 关于残端成熟的叙述正确的是

A. 残端手术伤口愈合即为残端成熟
B. 术后注意休息和饮食，残端自然会逐渐成熟
C. 残端水肿消除，脂肪和肌肉不断萎缩，可达到残端成熟
D. 病人接受截肢事实，表现出心理成熟，即为残端成熟
E. 由于达到了残端成熟，永久假肢的接受腔一般比临时性假肢的接受腔大

5. 滑膜肉瘤最常见于

A. 肩关节
B. 肘关节
C. 腕关节
D. 髋关节
E. 膝关节

6. 骨肿瘤的好发部位在

A. 扁骨
B. 脊椎骨
C. 长管状骨骨干
D. 长管状骨干骺端
E. 短管状骨干骺端

7. 骨软骨瘤占良性肿瘤的

A. 20%
B. 30%
C. 40%
D. 50%
E. 60%

8. 骨肉瘤病人最常见的肿瘤转移部位是

A. 肺
B. 肝
C. 脑
D. 肾
E. 胰腺

9. 原发性恶性骨肿瘤中最常见的是

A. 骨肉瘤
B. 骨髓瘤
C. 尤因肉瘤
D. 软骨肉瘤
E. 骨纤维肉瘤

10. 骨巨细胞瘤的 X 线表现是

A. 丘状骨性凸起
B. 偏心性溶骨性破坏
C. 骨质疏松
D. 日光放射状表现
E. Codman 三角

11. 没有转移的恶性骨肿瘤的治疗为

A. 局部切除
B. 局部刮除并植骨
C. 高位截肢加化疗
D. 化疗
E. 放疗

12. Codman 三角主要见于

A. 骨软骨瘤
B. 骨髓瘤
C. 恶性骨巨细胞瘤
D. 骨肉瘤
E. 纤维瘤

13. 骨密质呈肥皂泡样改变的骨肿瘤是

A. 骨软骨瘤
B. 骨巨细胞瘤
C. 骨肉瘤
D. 尤因肉瘤
E. 纤维肉瘤

14. 诊断恶性骨肿瘤最主要的依据是

A. 病情发展快
B. 实验室检查
C. 临床表现明显
D. 病理组织学检查
E. X 线或放射性核素检查

15. 骨巨细胞瘤的好发部位是

A. 尺骨近端   B. 桡骨近端

C. 腓骨近端   D. 胫骨近端

E. 股骨近端

16. 骨肉瘤的好发年龄是

A. 10～20 岁   B. 20～30 岁

C. 30～40 岁   D. 40～50 岁

E. 50～60 岁

17. 骨巨细胞瘤病人的 X 线检查可见

A. Codman 三角

B. 日光射线现象

C. 葱皮状骨膜反应

D. 肥皂泡样骨质破坏阴影

E. 蒂状、鹿角状或血丘状骨性凸起

18. 刮除植骨术适用于

A. 骨瘤   B. 骨肉瘤

C. 骨软骨瘤   D. 转移性骨肿瘤

E. 尤因肉瘤

【A2 型题】

1. 女性，20 岁。 右大腿下端肿痛 2 个月余。摄片见股骨下端有境界不清的骨质破坏区、骨膜增生及放射状阴影，两端可见骨膜三角。最可能的是

A. 骨髓炎   B. 骨结核

C. 骨肉瘤   D. 骨巨细胞瘤

E. 骨转移癌

2. 女性，24 岁， 左膝外上方逐渐隆起伴酸痛半年。膝关节屈伸好，X 线平片提示左股骨下端外侧有一破坏灶，边缘膨胀。中央有肥皂泡样改变，已超过中线。远端距关节面不足 1.0 cm，无明显的骨膜反应。确立诊断最有力的证据来自以下哪一项检查

A. 外周血中碱性磷酸酶增高

B. 局部穿刺活组织检查

C. CT、检查

D. 放射性核素骨扫描

E. 外周血白细胞计数和分类

3. 男性，18 岁， 左膝上方肿物伴疼痛 3 个月就诊，X 线片示左胫骨上端出现浸润性破坏，边界不清，出现 **Codman 三角表现**，此病人最可能的诊断是

A. 骨软骨瘤   B. 尤因肉瘤

C. 骨肉瘤   D. 骨结核

E. 骨瘤

4. 男性，15 岁， 左胫前肿块 3 cm×3 cm，质硬，局部剧痛，夜间加重，皮温高，边界欠清，X 线有骨膜反应，应首先考虑

A. 骨巨细胞瘤   B. 骨软骨瘤

C. 骨肉瘤   D. 转移性骨肿瘤

E. 骨瘤

5. 男性，25 岁， 确诊骨软骨瘤，局部有压迫症状，首选的治疗是

A. 手术切除   B. 抗生素治疗

C. 放射治疗   D. 化疗

E. 无须治疗

6. 女性，18 岁， 因骨肉瘤行右大腿截肢术，术后出现幻肢痛，护理人员向病人的解释中不正确的是

A. 可对患肢进行热敷

B. 残肢制动以避免疼痛

C. 疼痛时可轻轻拍打患肢

D. 长期顽固性疼痛者可行神经阻断手术

E. 幻肢痛是病人感觉已切除的肢体仍有疼痛或有其他异常感觉

7. 男性，18 岁， 确诊为骨肉瘤，准备行截肢术，嘱配合术前术后化疗，该病采用截肢术及配合化疗的治愈率为

A. 20%   B. 30%～40%

C. <50%   D. 痊愈

E. 50% 以上

8. 病人，30 岁， 确诊骨软骨瘤，拟行手术切除治疗，病灶切除范围是

A. 单纯肿瘤切除术

B. 肿物 + 基底部正常组织

C. 截肢

D. 肿瘤刮除

E. 刮除术 + 骨水泥填充

9. 女性，14 岁， 怀疑右股骨骨肉瘤，确诊根据

A. X 线检查   B. 临床表现

C. 血管造影   D. 活组织检查

E. 血碱性磷酸酯酶测定

10. 女性，37 岁， 诊断为右股骨骨 K－N 细胞瘤Ⅲ级，最恰当的治疗是

A. 病灶刮除术

B. 右股骨中下 1/3 截肢

C. 右股骨中上 1/3 截肢，安装假肢

D. 化学药物治疗

E. 肿瘤段切除，骨移植

【A3／A4 型题】

(1～3 题共用题干)

男，15 岁，2 个月前偶然发现右肱骨上端一圆形硬性肿块，不活动，边界清楚，右上肢活动轻度受限。

1. 此病人可能诊断为

A. 骨结核　　　　　　　　B. 骨软骨瘤

C. 软组织挫伤　　　　　　D. 关节脱位

E. 骨肉瘤

2. 该肿瘤属于

A. 骨质增生　　　　　　　B. 先天畸形

C. 良性肿瘤　　　　　　　D. 恶性肿瘤

E. 瘤样病损

3. 该病正确的治疗是

A. 肿块切除　　　　　　　B. 截肢术

C. 彻底刮除＋植骨　　　　D. 化学药物治疗

E. 无须治疗，观察

（4～6题共用题干）

女，30岁，半年前扭伤左膝关节，后左膝关节内侧疼痛，肿胀逐渐加重，拍片见左胫骨上端 4 cm×5 cm 透光区，中央有肥皂泡阴影，骨端膨大，近1个月来肿胀明显，但夜间疼痛加剧，关节活动受限，再次拍 X 线片示胫骨上端病变扩大，肥皂泡沫阴影消失，呈云雾状阴影，肿瘤组织已侵入软组织。

4. 该病人可能的诊断为

A. 骨肉瘤　　　　　　　　B. 转移性骨肿瘤

C. 骨软骨瘤恶变　　　　　D. 骨巨细胞瘤恶变

E. 骨缺血性坏死

5. 最恰当的处理是

A. 截肢　　　　　　　　　B. 刮除术＋植骨

C. 肿块切除　　　　　　　D. 刮除＋骨水泥填充

E. 广泛切除＋关节置换

6. 手术后应定期进行

A. 抗生素治疗　　　　　　B. 化学药物治疗

C. 放射治疗　　　　　　　D. X 线检查

E. 免疫治疗

（7～9题共用题干）

患儿，11岁，2周前出现右膝部间歇性疼痛和肿胀，拒按，休息后不缓解，且逐渐出现轻度跛行，X 线可见右股骨下段骨质破坏，溶骨和成骨改变并存，边界模糊，可见 Codman 三角，被高度怀疑患有骨肉瘤。

7. X 线片中 Codman 三角是指

A. 三角形骨质破坏

B. 三角形骨膜反应阴影

C. 膝部软组织肿胀成倒三角

D. 肿瘤血管长入呈三角形分布

E. 新生骨向骨外生长，基底广，尖部小

8. 此时要告诉患儿及家长

A. 用中药外敷肿胀部位

B. 局部热敷和理疗

C. 患处涂药油和刺激性药膏

D. 疼痛时可用力按摩肿胀部位

E. 减少患肢负重，避免剧烈运动

9. 若该患儿被确诊为骨肉瘤，首选的治疗方法是

A. 单纯放射治疗

B. 单纯化学治疗

C. 单纯手术治疗

D. 放射治疗加手术治疗

E. 化学治疗加手术治疗

【B 型题】

（1～2题共用备选答案）

A. 骨肉瘤　　　　　　　　B. 骨瘤

C. 骨巨细胞瘤　　　　　　D. 骨囊肿

E. 骨软骨瘤

1. 属于非原发性骨肿瘤的是

2. 最常见的良性骨肿瘤是

（3～5题共用备选答案）

A. 骨瘤样病损　　　　　　B. 恶性肿瘤

C. 继发性肿瘤　　　　　　D. 良性肿瘤

E. 潜在恶性肿瘤

3. 骨巨细胞瘤属于

4. 骨肉瘤属于

5. 骨软骨瘤属于

（6～7题共用备选答案）

A. 有明显压迫症状者可手术切除

B. 彻底刮除＋植骨

C. 早期高位截肢

D. 高位截肢＋化疗

E. 彻底整块切除＋植骨

6. 骨软骨瘤的治疗为

7. 骨巨细胞瘤恶变的治疗为

（8～10题共用备选答案）

A. 基质细胞正常，有大量巨细胞

B. 基质细胞较多，巨细胞数减少

C. 基质细胞，巨细胞明显增多

D. 基质细胞为主，巨细胞减少

E. 基质细胞很少，巨细胞很少

8. 骨巨细胞瘤 I 级

9. 骨巨细胞瘤 II 级

10. 骨巨细胞瘤III级

（11～13题共用备选答案）

A. 日光放射状骨

B. 葱皮样骨膜反应

C. 大块棉絮状肿瘤骨

D. 膨胀性肥皂泡样阴影

E. 膨胀性磨砂玻璃样改变

11. 尤因肉瘤的 X 线特征

12. 骨巨细胞瘤的 X 线特征

13. 骨纤维异样增殖症的 X 线特征

(14~16 题共用备选答案)

　　A. X 线片可见蒂状、鹿角状或血丘状骨性凸起

　　B. X 线片可见"日光射线"现象

　　C. X 线片可见 Codman 三角

　　D. X 线片可见葱皮状骨膜反应

　　E. X 线片可见肥皂泡样骨质破坏阴影

14. 骨软骨瘤

15. 骨巨细胞瘤

16. 尤文肉瘤

【X 型题】

1. 骨肉瘤的诊治特点中正确的是

　　A. 以长骨骨干多见

　　B. 属于恶性骨肿瘤

　　C. X 线片可见 Codman 三角

　　D. X 线片可见"日光射线"现象

　　E. 手术前后均需大剂量化疗

参 考 答 案

【A1 型题】
1. A　2. D　3. E　4. C　5. E　6. D　7. C　8. A
9. A　10. B　11. C　12. D　13. B　14. D　15. D　16. A
17. D　18. A

【A2 型题】
1. C　2. B　3. C　4. C　5. A　6. B　7. E　8. B
9. D　10. B

【A3/A4 型题】
1. B　2. C　3. A　4. D　5. A　6. B　7. B　8. E
9. E

【B 型题】
1. D　2. E　3. E　4. B　5. D　6. A　7. C　8. A
9. D　10. B　11. B　12. D　13. E　14. A　15. E　16. D

【X 型题】
1. BCDE

第四章　妇产科护理学

第一节　女性生殖系统解剖生理

【A1 型题】

1. 不属于女性内生殖器官的邻近器官是

　A. 膀胱　　　　　　　　B. 直肠

　C. 尿道　　　　　　　　D. 阑尾

　E. 乙状结肠

2. 关于阴蒂的描述，哪项不正确

　A. 位于阴阜下方

　B. 位于小阴唇之间的顶端

　C. 阴蒂头富有神经末梢，极为敏感

　D. 无勃起性

　E. 有阴蒂包皮包绕

3. 子宫内膜增殖期变化发生在月经周期的第

　A. 5～14 天　　　　　　B. 15～24 天

　C. 1～4 天　　　　　　 D. 25～28 天

　E. 10～12 天

4. 前庭大腺位于

　A. 小阴唇后部　　　　　B. 大阴唇后部

　C. 尿道后壁　　　　　　D. 阴道后壁

　E. 阴道前庭内

5. 阴道壁的构成为

　A. 黏膜层和纤维层

　B. 黏膜层和脂肪层

　C. 黏膜层、纤维层和脂肪层

　D. 纤维层和脂肪层

　E. 黏膜层、肌层和纤维层

6. 月经初潮的年龄多数在

　A. 10 岁　　　　　　　 B. 1～12 岁

　C. 13～15 岁　　　　　 D. 16～17 岁

　E. 18～22 岁

7. 关于卵巢功能的描述哪项不正确

　A. 新生儿出生时有卵巢内有 15 万～50 万个卵泡

　B. 妇女一生中有 400～500 个卵泡发育成熟

　C. 每个月经周期一般只有一个卵泡成熟

　D. 卵巢在妇女一生中持续有周期变化

　E. 排卵一般在下次月经来潮前 14 天左右

8. 下列哪个不属生殖器的邻近器官

　A. 阑尾　　　　　　　　B. 乙状结肠

　C. 直肠　　　　　　　　D. 输尿管

　E. 膀胱

9. 妇女一生各阶段中，哪个阶段历时最长

　A. 新生儿期　　　　　　B. 青春期

　C. 性成熟期　　　　　　D. 围绝经期

　E. 老年期

10. 使子宫内膜出现增殖期变化的激素是

　A. 绒毛膜促性腺激素　　B. 雌激素

　C. 胎盘生乳素　　　　　D. 孕激素

　E. 雄激素

11. 卵子受精一般发生在排卵后

　A. 8 小时　　　　　　　B. 9 小时

　C. 10 小时　　　　　　 D. 11 小时

　E. 12 小时

12. 有关前庭大腺，错误的说法是

　A. 是蚕豆大小的腺器官

　B. 位于大阴唇后部下方

　C. 开口于小阴唇与处女膜之间

　D. 性兴奋时分泌黏液

　E. 常触不到腺体

13. 卵子等待受精是在输卵管的

　A. 伞部　　　　　　　　B. 壶腹部

　C. 峡部　　　　　　　　D. 间质部

　E. 壶腹部与峡部的连接处

14. 起自两侧子宫角前面，向前下斜行，终止于大阴唇上端，维持子宫前倾的韧带是

　A. 圆韧带　　　　　　　B. 阔韧带

　C. 主韧带　　　　　　　D. 子宫骶骨韧带

　E. 子宫颈横韧带

15. 有关会阴是指

　A. 尿道括约肌及阴道括约肌

　B. 骨盆底浅层肌肉与筋膜

　C. 肛提肌及其筋膜

　D. 会阴深横肌及筋膜

　E. 阴道口及肛门之间的软组织，包括皮肤、肌肉及

筋膜

16. 关于女性生殖系统解剖，下列错误的是
    A. 子宫颈的淋巴主要汇入闭孔及髂内外淋巴结
    B. 卵巢动脉自髂内动脉分出
    C. 输卵管在距离宫颈内口水平 2 cm 处与子宫动脉交叉
    D. 成人子宫体与子宫颈的比例为 2：1
    E. 外生殖器主要由阴部神经支配，内生殖器则由自主神经支配

17. 关于子宫的描述，下列错误的是
    A. 成人子宫重约 50 g
    B. 成年妇女子宫体与子宫颈之比为 2：1
    C. 子宫体壁由内膜层、肌层、浆膜层组成
    D. 子宫峡部指的是宫腔与宫颈管之间最狭窄的部位
    E. 宫颈内口为子宫颈癌的好发部位

18. 有关卵巢的叙述，正确的是
    A. 位于阔韧带前方
    B. 分为两部分，内为皮质，外为髓质
    C. 表面有腹膜覆盖
    D. 是产生卵子，分泌激素的器官
    E. 正常卵巢约重 50 g

19. 下列不属于雌激素作用的是
    A. 对丘脑下部和垂体产生正负反馈
    B. 促进水、钠排泄
    C. 使阴道上皮增生和角化
    D. 抑制输卵管蠕动
    E. 使子宫黏液分泌增多而稀薄

20. 卵子自卵巢排出后如未受精，黄体开始萎缩，萎缩发生的时间是在排卵后
    A. 4～5 天   B. 7～8 天
    C. 9～10 天   D. 11～12 天
    E. 13～14 天

21. 维持正常的月经和生殖的激素是
    A. 雌激素   B. 孕激素
    C. 雄激素   D. 甲状腺素
    E. 胎盘生乳素

22. 关于骨产道的说法正确的是
    A. 骨盆由骶骨、耻骨、尾骨组成
    B. 真骨盆两侧为髂骨翼，后面为第 5 腰椎
    C. 骨盆出口平面是指骶尾关节，两侧坐骨棘，耻骨联合下缘，围绕的骨盆腔最低平面
    D. 骨盆入口平面为骶岬上缘，髂耻线与耻骨联合上缘
    E. 中骨盆平面横径为坐骨结节间径

23. 关于阴道壁的描述，下列错误的是
    A. 阴道黏膜为复层鳞状上皮
    B. 阴道壁富有静脉丛，局部损伤易形成血肿
    C. 阴道上皮富有腺体，故妇女常有白带多的症状
    D. 阴道黏膜受卵巢激素影响有周期性变化
    E. 阴道壁有很多横纹皱襞及外覆有弹力纤维，故有很大的伸展力

24. 关于妇女一生各阶段的生理变化下列正确的说法是
    A. 卵巢激素减少至不能引起子宫内膜脱落出血，历时 1 年以上，最后一次经期过后绝经
    B. 第二性征的出现，标志青春期开始
    C. 月经初潮标志卵巢功能成熟，为性成熟的开始
    D. 更年期一般历时 3 年
    E. 幼年期儿童体格及内外生殖器同时发育

25. 下列不是孕激素生理作用的是
    A. 促进水钠排泄
    B. 促进蛋白质合成
    C. 通过中枢神经有升温作用
    D. 使阴道上皮脱落加快
    E. 抑制子宫收缩

26. 雌激素和孕激素协同作用是
    A. 输尿管蠕动
    B. 子宫颈黏液稀薄
    C. 增生期子宫内膜
    D. 子宫收缩
    E. 乳房发育

【A2 型题】

1. 女，16 岁，高处取物时不慎摔下，呈骑跨式。伤及外阴部位，疼痛难忍，出现外阴血肿，其最易发生的部位在
    A. 阴阜   B. 小阴唇
    C. 大阴唇   D. 阴蒂
    E. 阴道前庭

【A3/A4 型题】

（1～3 题共用题干）

产妇，第 1 胎，26 岁，孕足月，诊断为混合臀先露，骨盆外测量，髂前上棘间径 26 cm，髂嵴间径 28 cm，骶耻外径 19.5 cm，内测量对角径 13 cm，棘间径 10.5 cm，骶骨凹正常，宫颈管消失，宫缩良好。

1. 该产妇骨盆诊断为
    A. 均小骨盆   B. 扁平骨盆
    C. 正常骨盆   D. 横径狭窄骨盆
    E. 漏斗骨盆

2. 该产妇护理哪项是错误的
    A. 产妇不宜下床活动

B. 保持体力补充热量

C. 少做肛查

D. 胎膜破裂立即听胎心

E. 阴道口见胎足立即消毒牵引

3. 如从阴道分娩，当胎儿脐部娩出后。胎头娩出宜在

  A. 20 分钟内娩出　　　　　B. 15 分钟内娩出

  C. 8 分钟内娩出　　　　　　D. 4 分钟内娩出

  E. 2 分钟内娩出

（4~6 题共用题干）

  某女，28 岁，平素月经规律，26~28 天 1 次，每次持续 4 天，其上一次月经是 10 月 1 日。

4. 现为 10 月 3 日，那么，她的子宫内膜变化处于

  A. 月经期　　　　　　　　　B. 增生期

  C. 分泌期　　　　　　　　　D. 月经前期

  E. 初潮期

5. 如果在 10 月 7 日，她的子宫内膜应处于

  A. 月经期　　　　　　　　　B. 增生期

  C. 分泌期　　　　　　　　　D. 月经前期

  E. 初潮期

6. 如果在 10 月 24 日，她的子宫内膜应处于

  A. 月经期　　　　　　　　　B. 增生期

  C. 分泌期　　　　　　　　　D. 月经前期

  E. 初潮期

【B 型题】

（1~4 题共用备选答案）

  A. 雌激素　　　　　　　　　B. 孕激素

  C. 雄激素　　　　　　　　　D. LH

  E. FSH

1. 促进阴道上皮增生和角化

2. 促进促进骨钙沉积

3. 升高体温

4. 刺激卵泡发育，并分泌雌激素

（5~7 题共用备选答案）

  A. 幼年期　　　　　　　　　B. 青春期

  C. 性成熟期　　　　　　　　D. 更年期

  E. 老年期

5. 从月经初潮到生殖器官发育成熟的时期，称为

6. 有周期性排卵和行经，具有生殖功能的时期称为

7. 卵巢功能进一步衰退，生殖器官逐渐萎缩的时期称为

（8~11 题共用备选答案）

  A. 均小骨盆　　　　　　　　B. 扁平骨盆

  C. 横径狭小骨盆　　　　　　D. 漏斗骨盆

  E. 畸形骨盆

8. 骨盆形态正常女性型，各径线均缩短 2 cm 以上

9. 骨盆上口前后径短，横径多正常。呈横扁圆形

10. 骨盆各平面前后径均长，横径均短

11. 坐骨棘间径较短，坐骨结节间径小于 8 cm

（12~15 题共用备选答案）

  A. 圆韧带　　　　　　　　　B. 阔韧带

  C. 主韧带　　　　　　　　　D. 宫骶韧带

  E. 腹股沟韧带

12. 固定宫颈位置的是

13. 使子宫保持在盆腔中央位置的是

14. 使子宫底保持前倾位置的是

15. 将宫颈向后上牵拉，间接地保持子宫前倾位置的是

【X 型题】

1. 有关阴道作用，正确的说法是

  A. 是性交器官

  B. 能产生月经

  C. 是胎儿娩出通道

  D. 腺体能分泌黏液润滑阴道口

  E. 后穹窿是某些疾病诊断或手术的途径

2. 与构成中心腱有关的肌肉是

  A. 球海绵体肌　　　　　　　B. 会阴浅横肌

  C. 会阴深横肌　　　　　　　D. 尿道括约肌

  E. 坐骨海绵体肌

3. 下述有关正常卵巢的描述，正确的有

  A. 位于圆韧带前方

  B. 产生卵子，分泌激素

  C. 受精后卵巢代偿性增大

  D. 内为髓质，外为皮质

  E. 约 4 cm×3 cm×1 cm 大小

参 考 答 案

【A1 型题】

1. E　2. D　3. A　4. B　5. E　6. C　7. D　8. B

9. C　10. B　11. E　12. A　13. E　14. A　15. E　16. B

17. E　18. D　19. D　20. C　21. D　22. D　23. C　24. A

25. B　26. E

【A2 型题】

1. C

【A3/A4 型题】

1. C　2. E　3. C　4. A　5. B　6. D

【B 型题】

1. A　2. C　3. B　4. E　5. B　6. C　7. E　8. A

9. B　10. C　11. D　12. C　13. B　14. A　15. D

【X 型题】

1. ACE　2. ABC　3. BDE

第二节　妊娠期妇女的护理

【A1 型题】

1. 妊娠期母体循环变化正确的是

A. 心脏容量从妊娠早期至孕末期约增加 15%

B. 心搏出量约自妊娠 10 周开始增加，至临产期达高峰

C. 血容量增加血浆高于红细胞，使血液稀释，出现生理性贫血

D. 妊娠期心率每分钟增加约 5~10 次

E. 右旋增大的子宫压迫下腔静脉产妇易发生心力衰竭

2. 下列不能用于推算胎龄的是

A. 末次月经　　　　　　B. 胎动出现时间

C. 黄体酮试验　　　　　D. 早孕反应出现时间

E. 木制听筒开始听到胎心音

3. 有关子宫内膜周期性变化正确的是

A. 月经期、分泌期、增生期

B. 月经期、增生期、分泌期

C. 增生期、月经期、分泌期

D. 卵泡的发育与成熟、黄体形成、排卵

E. 卵泡的发育与成熟、排卵、黄体成熟、黄体退化

4. 妊娠晚期，正常妊娠羊水中不应含有

A. 胎脂　　　　　　　　B. 胎粪

C. 毳毛　　　　　　　　D. 性激素

E. 脱落的上皮细胞

5. 某产妇，月经周期为 28 天，末次月经是 2009 年 3 月 25 日，其预产期是

A. 2009 年 12 月 2 日

B. 2010 年元月 2 日

C. 2010 年元月 11 日

D. 2010 年 2 月 21 日

E. 2009 年 12 月 30 日

6. 妊娠 24 周末，宫底高度低于

A. 剑突下 3 横指　　　　B. 脐上 1 横指

C. 脐水平　　　　　　　D. 脐下 1 横指

E. 剑突与脐连线的中间位置

7. 关于早孕的诊断，正确的是

A. 子宫增大变硬，呈球形

B. 阴道及子宫颈充血，呈粉红色

C. 黑加征阳性

D. 连续 3 日肌内注射黄体酮，停药后出现阴道出血

E. 氯米芬试验阳性

8. 关于羊水正确地描述是

A. 足月时羊水无色透明

B. 羊水中的酶与母体血清中的含量相同

C. 妊娠中期胎尿可能是羊水的重要来源

D. 羊水呈酸性

E. 妊娠早期羊水是由羊膜分泌的

9. 妊娠期母体体重增加的规律，下列错误的是

A. 妊娠早期增加不明显

B. 妊娠晚期每周增加不超过 0.5 kg

C. 妊娠全过程体重增加不超过 12.5 kg

D. 妊娠 28 周后增加明显

E. 体重增加过多应考虑水肿或隐性水肿

10. 妊娠晚期羊水主要来自于

A. 母体血清经羊膜的透析液

B. 胎儿尿液

C. 胎儿呼吸道黏膜的透析液

D. 胎儿皮肤的透析液

E. 脐带表面的透析液

11. 关于孕期保健，下列叙述错误的是

A. 妊娠期衣服应以宽松为宜

B. 妊娠中、晚期提倡坐位淋浴

C. 散步是孕妇最好的运动方法

D. 妊娠期间应禁止性生活

E. 认真做好产前检查

12. 目前最常用的推算预产期的依据是

A. 末次月经干净之日

B. 末次月经开始之日

C. 初觉胎动时间

D. 早孕反应开始的时间

E. 胎儿大小和宫底高度

13. 属横产式胎位的是

A. 头先露　　　　　　　　　　　B. 面先露

C. 枕先露　　　　　　　　　　　D. 臀先露

E. 肩先露

14. 妊娠 24 周末，宫底高度位于

A. 脐上 1 横指

B. 脐下 1 横指

C. 剑突与脐连线的中间位置

D. 脐上 2 横指

E. 剑突下 3 横指

15. 下列关于胎先露的指示点，描述错误的是
    - A. 枕先露——枕骨
    - B. 面先露——颏骨
    - C. 臀先露——臀部
    - D. 肩先露——肩胛骨
    - E. 额先露——额骨

16. 胎盘由下列哪些组织构成
    - A. 平滑绒毛膜、包蜕膜、羊膜
    - B. 平滑绒毛膜、底蜕膜、真蜕膜
    - C. 叶状绒毛膜、包蜕膜、真蜕膜
    - D. 叶状绒毛膜、底蜕膜、羊蜕膜
    - E. 叶状绒毛膜、底蜕膜、真蜕膜

【A2 型题】

1. 病人，女，妊娠 25 周，在产前检查中发现其血红蛋白偏低，需口服补铁，护士告诉病人正确的服药时间是
   - A. 餐前半小时
   - B. 餐后 20 分钟
   - C. 空腹时
   - D. 睡前
   - E. 晨起后

2. 病人，女，25 岁。已婚，停经 45 日，恶心、呕吐 1 周来院就诊。妇科检查：子宫较正常稍大、软，宫颈着色。最有价值的辅助检查是
   - A. 黄体酮试验
   - B. 尿妊娠试验
   - C. 基础体温测定
   - D. 宫颈黏液检查
   - E. 阴道脱落细胞检查

3. 病人，女，孕 28 周。胎方位为枕左前位，听胎心音的部位应在
   - A. 脐下左侧
   - B. 脐下右侧
   - C. 脐上左侧
   - D. 脐上右侧
   - E. 脐周围

4. 病人，女，胎儿枕左前位，胎心 146 次/分，宫口开大 3 cm。在产程护理措施中，错误的是
   - A. 指导合理进食
   - B. 休息时取左侧卧位
   - C. 鼓励 2 ~ 4 小时排尿一次
   - D. 每隔 1 ~ 2 小时听一次胎心
   - E. 宫缩时嘱正确用腹压

5. 病人，女，妊娠 28 周，产前检查均正常。咨询监护胎儿情况最简单的方法，应指导其采用
   - A. 胎心听诊
   - B. 自我胎动计数
   - C. 测宫高、腹围
   - D. B 超检查
   - E. 电子胎心监护

6. 王某，孕 1 产 0，孕 28 周，自诉自从上周以来大便干燥，偶尔会发生便秘，护士最好指导该孕妇
   - A. 高蛋白、高热量饮食
   - B. 多睡少动，以保持体力
   - C. 适当限制水的摄入量，以防止水肿
   - D. 经常使用缓泻剂
   - E. 养成定时排便习惯，多食含有粗纤维的食物

7. 病人，女，有停经史，末次月经记不清，自觉腹部逐渐增大，怀疑妊娠来院检查，确诊妊娠以下哪项最不可靠
   - A. 自觉胎动
   - B. 平脐触及子宫底
   - C. 扣诊有胎头浮动感
   - D. 经腹壁听到胎心音
   - E. B 超显示胎心搏动

8. 23 岁孕妇，4 周前开始感到胎动，现用胎心听筒可听到胎心，请推断现在妊娠周数
   - A. 12 周
   - B. 16 周
   - C. 20 周
   - D. 24 周
   - E. 28 周

9. 女，24 岁，孕期进行产前检查，既往月经规则，周期为 28 天，末次月经为 6 月 1 日。下列错误的是
   - A. 一般情况下，排卵期约在 6 月 15 日
   - B. 若受孕，孕卵着床时间约在 6 月 18 日
   - C. B 超下可能发现妊娠环的最早日约在 7 月 15 日后
   - D. B 超开始能观察到原始胎心搏动的时间约在 7 月 20 后
   - E. 预产期应在次年 3 月 8 日

10. 张某，24 岁，初孕妇，孕 36 周，四步触诊结果：于子宫底部触到圆而硬的胎儿部分，在耻骨联合上方触到较软而宽、不规则的胎儿部分，于母体腹部右前方触及较平坦的胎儿部分。则胎方位为
    - A. 骶左前
    - B. 骶右前
    - C. 骶左后
    - D. 枕右前
    - E. 枕左前

11. 女性，27 岁，停经 2 个月，检查子宫增大如鹅蛋大小，宫口闭，下列对确诊有意义的检查是
    - A. 尿妊娠试验
    - B. A 型超声
    - C. B 型超声
    - D. 诊断性刮宫
    - E. 基础体温测定

12. 女性，28 岁，既往月经规律，停经 50 天，近 3 天晨起呕吐，厌油食，伴有轻度尿频，仍坚持工作，应优先考虑的诊断是
    - A. 病毒性肝炎
    - B. 膀胱炎
    - C. 继发性闭经
    - D. 早期妊娠
    - E. 妊娠剧吐

【A3／A4 型题】

（1 ~ 2 题共用题干）
　　某妇女初孕，妊娠 36 周，两天来阴道持续流液，阴

道检查触不到前羊水囊，液体不断从宫口流出，临床诊断为胎膜早破。

1. 此孕妇不可能出现的并发症是

    A. 胎儿窘迫   B. 早产

    C. 流产   D. 宫腔感染

    E. 脐带脱垂

2. 下列哪项不能预防该妇女胎膜早破的发生

    A. 妊娠最后 2 个月禁止性交

    B. 加强产前检查

    C. 孕期活动适度

    D. 及时纠正异常胎位

    E. 胎位异常应休息，并给予灌肠

（3～4 题共用题干）

    某孕妇，现孕 34 周，长时间仰卧后，出现头晕、心率加快等低血压表现。

3. 出现这种情况的主要原因是

    A. 脉率增快   B. 脉压差增大

    C. 脉压差减少   D. 回心血量增加

    E. 回心血量减少

4. 出现这种情况后，护士应该立即

    A. 通知医生

    B. 给予面罩吸氧

    C. 开放静脉，准备抢救

    D. 嘱孕妇左侧卧位

    E. 让孕妇继续平躺观察

（5～8 题共用题干）

    王某，28 岁，未产妇，自诉平素月经规律，28 天一次，每次持续 3～4 天。其末次月经是 2 月 11 日，距今已有 8 周，现病人感觉疲乏，乳房触痛明显。

5. 除以上体征外，护士若考虑该妇女怀孕，其另外的可能体征是

    A. 妊娠纹   B. 胎动感

    C. 恶心   D. 妊娠瘤

    E. 听到胎心音

6. 化验报告提示尿妊娠反应（＋），此化验的原理是查体内的

    A. 催产素水平

    B. 黄体酮水平

    C. 雌激素水平

    D. 绒毛膜促性腺激素水平

    E. 黄体生成素水平

7. 为了进一步确诊其是否怀孕，下列可以提供确诊依据的检查是

    A. 普通听诊器听胎心

    B. 胎动

    C. 放射检查脊柱轮廓

    D. B 超显示胎心搏动

    E. 检查血中激素水平

8. 若确诊怀孕，其预产期是

    A. 10 月 18 日   B. 11 月 5 日

    C. 11 月 18 日   D. 12 月 5 日

    E. 12 月 18 日

【B 型题】

（1～5 题共用备选答案）

    A. 妊娠 16 周   B. 妊娠 20 周

    C. 妊娠 28 周   D. 妊娠 36 周

    E. 妊娠 40 周

1. 可确定性别，部分经孕妇可早期感到胎动的时间为

2. 胎儿已成熟，吸吮力强的时间为

3. 在此之前终止妊娠称流产的时间为

4. 临床上一般最早在腹部用听诊器可听到胎心音的时间为

5. 胎儿出生后，身长达到 50 cm 的时间为

（6～10 题共用备选答案）

    A. 子宫底高度在脐耻之间

    B. 子宫底高度在脐上 1 横指

    C. 子宫底高度在脐上 3 横指

    D. 子宫底高度在脐与剑突之间

    E. 子宫底高度在剑突下 2 横指

6. 妊娠 16 周末

7. 妊娠 28 周末

8. 妊娠 32 周末

9. 妊娠 36 周末

10. 妊娠 40 周末

（11～13 题共用备选答案）

    A. 羊膜、叶状绒毛膜、底蜕膜

    B. 初级绒毛、二级绒毛、三级绒毛

    C. 绒毛膜、羊膜

    D. 胎盘、胎膜、脐带、羊水

    E. 真蜕膜、包蜕膜、底蜕膜

11. 胎膜的组成包括

12. 胎盘的组成包括

13. 胎儿附属物包括

【X 型题】

1. 关于胎儿发育，下列正确的是

    A. 孕 8 周前称胚胎

    B. 11 周以后方可称胎儿

    C. 8 周末，胚胎初具人形

    D. 10 周末，胎儿生殖器官已发育

E. 20 周末，胎儿内脏器官已发育齐全

2. 护士进行孕期指导的内容正确的是

A. 孕期妇女应盆浴，避免劳累

B. 避免吸烟饮酒

C. 接触放射线的工作人员，妊娠期间应调离

D. 妊娠早期每天揉捏乳头数分钟，防止哺乳时乳头皲裂

E. 孕期用药应慎重，必须在医生指导下应用

3. 羊水的功能包括

A. 防止胎儿受直接损伤

B. 保护胎儿不受挤压，防止胎体粘连

C. 破膜后羊水冲洗阴道减少感染机会

D. 胎儿体内水分过多以胎尿方式排至羊水中，有利于胎儿体液平衡

E. 使宫缩压力集中在胎儿，促使胎儿下降

4. 妊娠期母体生殖系统变化不正确的是

A. 妊娠晚期子宫呈不同程度的左旋

B. 子宫血流量较非孕期增加 8～10 倍

C. 自妊娠 14 周起，子宫出现不规则的无痛性收缩，腹部可及

D. 子宫峡部在临产时被拉长至 10～15 cm

E. 卵巢在妊娠期无排卵功能

5. 月经周期是 28 天，末次月经是阴历 2007 年 5 月初三，现孕 20 周，推算其预产期的方法是

A. 月份 -3，日期 +7，年份 +1

B. 先将末次月经换算成阳历时间，然后阳历月份 -3，日期 +7，年份 +1，再换算成阴历的时间，告诉孕妇

C. 阴历的月份 -3，日期 +15，年份 +1

D. 护士问孕妇："什么时候感觉到胎动？"

E. 护士直接问孕妇："哪天夫妻同房的？"以了解其受精日，再推算预产

6. 关于中期妊娠诊断与监护，正确的是

A. 随着孕中期的进展，胎动逐渐增多

B. 孕 18～20 周起，孕妇可自觉胎动

C. 孕 20 周左右利用普通听诊器即可听到胎心音

D. 孕 12 周起可经腹壁触及宫内胎体

E. 孕 16 周起做 4 步触诊检查

7. 在孕期预防子宫破裂的措施为

A. 加强产前检查

B. 及时纠正胎位异常

C. 禁忌滥用缩宫素

D. 指导具有子宫破裂潜在因素的孕妇提早 4 周住院待产

E. 无头盆不称者，在严密观察下可阴道分娩

参 考 答 案

【A1 型题】

1. C   2. C   3. B   4. B   5. B   6. B   7. C   8. C

9. D   10. B   11. D   12. B   13. E   14. A   15. C   16. D

【A2 型题】

1. B   2. B   3. A   4. E   5. B   6. E   7. A   8. C

9. B   10. B   11. C   12. D

【A3/A4 型题】

1. C   2. C   3. E   4. D   5. C   6. D   7. D   8. C

【B 型题】

1. A   2. E   3. C   4. B   5. E   6. A   7. C   8. D

9. E   10. D   11. C   12. A   13. D

【X 型题】

1. AC   2. BCE   3. ABCDE   4. ABD   5. BCD   6. ABC

7. ABCE

第三节　分娩期妇女的护理

【A1 型题】

1. 分娩的可靠先兆征象是

A. 阴道排出血性分泌物

B. 不规律性宫缩

C. 宫底下降

D. 规律性宫缩

E. 宫颈口扩张

2. 胎先露指

A. 胎儿长轴与母体长轴关系

B. 胎儿在子宫内所取的姿势

C. 最先进入骨盆上口平面的胎儿部分

D. 胎儿指示点和骨盆关系

E. 胎儿枕骨和骨盆关系

3. 下列有关胎头吸引术应注意事项哪项是错误的

A. 抽吸达所需负压后，即可开始牵引

B. 牵引时间不超过 20 分钟

C. 吸引器滑脱可重新放置，但一般不超过 2 次

D. 应在宫缩时牵引

E. 牵引按产轴的方向进行

4. 临产后观察先露下降程度的标志是

A. 骶岬平面

B. 坐骨结节平面

C. 坐骨切迹水平

D. 坐骨棘水平

E. 骶尾关节水平

5. 新生儿出生后 1 分钟, Apgar 评分为 6 分, 该新生儿为

A. 正常新生儿　　　　　　B. 重度呼吸困难

C. 重度窒息　　　　　　　D. 中度窒息

E. 轻度窒息

6. 先兆临产是指

A. 假临产, 胎儿下降感、见红

B. 假临产, 宫口扩张、见红

C. 宫口扩张、胎儿下降感、见红

D. 规律宫缩、宫口扩张、见红

E. 规律宫缩、胎儿下降感、见红

7. 滞产是指总产程超过

A. 12 小时　　　　　　　　B. 16 小时

C. 20 小时　　　　　　　　D. 24 小时

E. 36 小时

8. 关于软产道的组成正确的是

A. 由子宫体、子宫颈及阴道会阴构成的通道

B. 由子宫下段、子宫颈及阴道、骨盆底软组织构成的
通道

C. 由子宫颈、阴道及骨盆底软组织构成的通道

D. 由子宫体、子宫下段、子宫颈及阴道构成的通道

E. 由子宫底、子宫体、子宫颈及阴道构成的通道

9. 反映产程进展最重要的指标是

A. 子宫收缩的频度　　　　B. 子宫收缩的强度

C. 子宫收缩的节律性　　　D. 是否破膜

E. 胎头下降的程度

10. 有关破膜的处理, 错误的是

A. 破膜后即听胎心音

B. 记录破膜时间

C. 观察羊水性质

D. 胎头高浮者, 需抬高床尾

E. 破膜超过 24 小时, 需给予抗生素

11. 下列情况适宜第一产程期间皂水灌肠的是

A. 初产妇头位, 宫口扩张 2 指, 未破

B. 胎膜早破

C. 臀位

D. 有剖宫产史

E. 阴道出血

12. 关于产程分期, 下列正确的是

A. 从规律宫缩至胎儿娩出称总产程

B. 第一产程初产妇需 14 ~ 16 小时

C. 第一产程经产妇需 10 ~ 12 小时

D. 第二产程初产妇需 1 ~ 2 小时

E. 第三产程约需 30 分钟

13. 第三产程对胎盘、胎膜的检查, 下列错误的是

A. 平铺胎盘, 看胎盘母体面小叶有无缺损

B. 提起胎盘, 看胎膜是否完整

C. 胎儿面边缘有无断裂的血管

D. 疑有少许小块胎膜残留, 应手入宫腔取出

E. 疑有副胎盘或部分胎盘残留可手入宫腔取出

14. 囟门是指

A. 两块颅骨之间的缝隙

B. 颅缝会合处的空隙

C. 胎儿的颅骨之一

D. 菱形的颅骨

E. 重叠的颅骨

15. 下列处理正确的是

A. 潜伏期宫缩频而不规则, 可静脉滴注缩宫素

B. 减速期宫缩过强须注射哌替啶

C. 有规律宫缩但潜伏期延长, 可注射哌替啶

D. 减速期宫缩不良可肌内注射缩宫素 5 U

E. 减速期宫缩不良可注射麦角新碱

16. 下列属于临产的标志的是

A. 见红, 规律宫缩, 胎头下降

B. 规律宫缩, 破膜, 胎头下降

C. 见红, 破膜, 宫口扩张

D. 见红, 破膜, 规律宫缩

E. 规律宫缩, 胎头下降, 宫口扩张

17. 正常分娩保护会阴的时间是在

A. 初产儿头拨露使会阴联合皮肤紧张时

B. 经产妇宫口开全时

C. 经产妇宫口开大 4 ~ 5 cm, 宫缩规律有力时

D. 初产妇宫口开全时

E. 初产妇先露着冠时

18. 肛门检查了解临产后先露下降程度的标志是

A. 耻骨弓　　　　　　　　B. 骶尾关节

C. 坐骨结节水平　　　　　D. 坐骨棘水平

E. 骶骨岬

19. 关于产程分期, 错误的是

A. 第三产程为胎盘娩出期

B. 初产妇与经产妇比, 主要为第二产程长短有明显
差异

C. 第二产程为胎儿娩出期

D. 第一产程为宫颈扩张期

E. 规律宫缩开始直至胎儿娩出的全部时间为总产程

20. 初产妇潜伏期最大时限为

    A. 10 小时　　　　　　　　B. 12 小时

    C. 14 小时　　　　　　　　D. 16 小时

    E. 18 小时

21. 初产妇活跃期最大时限为

    A. 4 小时　　　　　　　　B. 6 小时

    C. 8 小时　　　　　　　　D. 10 小时

    E. 12 小时

22. 子宫收缩乏力的孕妇在第三产程于胎儿前肩娩出时为预防产后出血应静脉注射

    A. 缩宫素 10 U　　　　　　B. 麦角新碱 0.4 mg

    C. 哌替啶 100 mg　　　　　D. 吗啡 15 mg

    E. 地西泮 10 mg

【A2 型题】

1. 病人 25 岁,妊娠 39 周。因规律性腹痛 5 小时入院,无产前检查。骨盆外测量:髂前上棘间径 25 cm,髂嵴间径 27 cm,骶耻外径 18.5 cm,坐骨结节间径 7.5 cm。尚需测量的径线是

    A. 对角径　　　　　　　　B. 坐骨棘间径

    C. 出口后矢状径　　　　　D. 中骨盆前后径

    E. 耻骨弓角度

2. 孕妇足月,规律宫缩 16 小时。宫口开大 2 cm,胎心 140 次/分。左枕前位。宫缩开始尚好,随产程进展,间歇 15 ~ 20 分钟一次,每次持续 20 秒左右。诊断为

    A. 不协调性宫缩乏力　　　B. 正常宫缩

    C. 协调性宫缩乏力　　　　D. 子宫收缩过强

    E. 子宫麻痹状态

3. 某孕妇,因间断的腹部疼痛来医院,以下标志其临产的是

    A. 有规律而逐渐增强的子宫收缩。子宫颈管消失,宫颈口扩张,胎先露下降

    B. 无宫缩但有少量阴道出血。子宫颈管消失,宫颈口扩张,胎先露下降

    C. 不规则宫缩,但有少量阴道出血,子宫颈管消失,宫颈口扩张,胎先露下降

    D. 不规则宫缩,子宫颈管消失,宫颈口扩张,胎先露下降

    E. 每 15 ~ 20 分钟一次宫缩。子宫颈管消失,宫颈口扩张,胎先露下降

4. 孕 38 周,初产妇。骨盆外测量正常,胎头双顶径 8.5 cm,规律宫缩 4 小时,宫口开大 1 cm,未破膜,头先露,此时较合适的处理是

    A. 抬高床尾

    B. 做肛门检查 3 小时一次

    C. 静脉滴注催产素

    D. 灌肠刺激宫缩

    E. 采取膀胱截石位

5. 病人入院经处理后 24 小时,腹阵痛加密,宫缩 35 秒/ (3 ~ 5 分)。胎心音 140 次/分,S_1,宫口开 + 1 cm 此时不应采取的措施为

    A. 入产房待产

    B. 肥皂水灌肠

    C. 每隔 1 ~ 2 小时听一次胎心音

    D. 静脉滴注催产素加速产程

    E. 每 4 小时做一次肛查

6. 请用 Apgar 评分法,评定以下新生儿为多少分:新生儿出生后,四肢青紫,吸痰器清理呼吸道时患儿有恶心表现,四肢稍屈,心率 90 次/分,呼吸浅、慢、不规则

    A. 0 分　　　　　　　　　B. 2 分

    C. 4 分　　　　　　　　　D. 6 分

    E. 8 分

7. 初孕妇,30 岁,妊娠 32 周。有妊娠期糖尿病,估计胎儿重 3500 g。在门诊做 B 超检查。下列常用来估计胎儿大小的径线是胎儿的

    A. 双颞径　　　　　　　　B. 双顶径

    C. 枕颏径　　　　　　　　D. 枕额径

    E. 枕下前囟径

8. 产妇,30 岁,G_2P_0,孕 38^{+3} 周,临产急诊入院。产科检查:宫缩规律,宫口开大 10 cm,胎心 144 次/分。护士判断该产妇的情况是

    A. 先兆临产

    B. 进入第一产程活跃期

    C. 进入第二产程

    D. 进入第三产程

    E. 进入第一产程潜伏期

9. 病人,女,孕 38 周,临产 10 小时,胎心 136 次/分,宫口开大 4 cm,2 小时后再次肛诊宫口扩张无进展,应考虑为

    A. 潜伏期延长　　　　　　B. 活跃期延长

    C. 活跃期停滞　　　　　　D. 滞产

    E. 第一产程停滞

10. 病人,女,初产妇,妊娠 38 周自觉宫缩急诊入院,诊断为先兆临产,以下最可靠的征象是

    A. 不规律宫缩　　　　　　B. 见红

    C. 胎儿下降感　　　　　　D. 尿频、尿急

    E. 上腹部舒适感

11. 病人,女,初产妇,足月临产。检查:先露头已入盆,胎膜未破,宫口开大 1 cm,胎心 140 次/分。下列护理措施不正确的是
    A. 用肥皂水灌肠
    B. 鼓励少量多餐
    C. 在宫缩时测血压
    D. 清洁外阴并备皮
    E. 每 4 小时测一次生命体征

【A3/A4 型题】

(1~4 题共用题干)

　　病人,女,26 岁。初孕妇,妊娠 39 周,昨晚感觉腹部每半小时一次发紧,每次持续 3~5 秒。今晨孕妇感觉腹部疼痛,每 5~6 分钟一次,每次持续 45 秒左右。

1. 临产后,孕妇出现下列情况不宜灌肠的是
    A. 无阴道出血
    B. 初产妇宫口开大 2 cm
    C. 中度妊娠期高血压疾病
    D. 心功能 I 级
    E. 胎膜未破

2. 昨晚孕妇的情况属于
    A. 进入第一产程
    B. 出现规律宫缩
    C. 进入第二产程
    D. 孕妇紧张造成宫缩,未临产
    E. 先兆临产

3. 孕妇经阴道分娩出一正常婴儿,胎儿娩出后处理正确的是
    A. 立即进行维生素 K 肌内注射
    B. 娩出后立即清理呼吸道
    C. 清洗后,打足印于新生儿病历上
    D. 娩出后半小时后进行吸吮
    E. 娩出后立即擦去胎脂

4. 今晨孕妇的情况属于
    A. 临产先兆
    B. 进入第一产程
    C. 孕妇紧张造成宫缩,未临产
    D. 进入第二产程
    E. 出现规律宫缩

(5~9 题共用题干)

　　孕 40 周,初产妇,宫口开全 2 小时,胎头棘下 2 cm,宫缩较前减弱,胎膜已破,胎心 120 次/分,产妇一般情况较好。

5. 此时应采取哪种分娩方式最好
    A. 胎头吸引术
    B. 会阴侧切 + 胎头吸引术
    C. 剖宫产
    D. 产钳术

E. 待其自然分娩

6. 主要应做何种准备
    A. 留置导尿
    B. 注意胎心变化,做好术前准备
    C. 做好心理护理
    D. 做好新生儿出生准备工作
    E. 准备缩宫素待用

7. 操作中应避免的错误是
    A. 术前导尿
    B. 阴道检查
    C. 放置吸引器
    D. 抽成 20~30 kPa 的负压
    E. 沿产轴方向牵拉

8. 胎头吸引术应何时解除负压
    A. 胎头未娩出时
    B. 胎头娩出后
    C. 胎头即将娩出时
    D. 胎身娩出时
    E. 胎身娩出后

9. 胎头吸引器总牵引时间一般不超过
    A. 10 分钟
    B. 15 分钟
    C. 20 分钟
    D. 25 分钟
    E. 30 分钟

【B 型题】

(1~5 题共用备选答案)
    A. 宫缩时胎头露出阴道口,宫缩间歇时又缩回
    B. 宫缩持续或间歇时胎头始终暴露于阴道口,不再回缩
    C. 妊娠满 28 周及以后的胎儿及其附属物,从临产发动至从母体全部娩出的过程
    D. 胎头双顶径进入骨盆入口平面,其颅骨最低点接近或达到坐骨棘水平
    E. 胎儿先露部随着骨盆各平面的不同形态,被动地进行一系列的适应性转动,以其最小径线通过产道的全过程

1. 分娩是指

2. 分娩机制是指

3. 衔接是指

4. 拨露是指

5. 着冠是指

【X 型题】

1. 下列属于第一产程临床表现的是
    A. 宫口扩张
    B. 破膜
    C. 见红
    D. 拨露
    E. 着冠

2. 第二产程常规护理内容包括

A. 保持合适体位

B. 每隔 5～10 分钟听胎心音 1 次

C. 根据需要灌肠

D. 指导产妇正确使用腹压

E. 肌内注射缩宫素

3. 使用催产素静脉滴注引产时需专人观察

A. 产妇呼吸　　　　　　　B. 产妇脉搏

C. 宫缩　　　　　　　　　D. 输液的滴速

E. 胎心

参考答案

【A1 型题】

1. A　2. C　3. A　4. D　5. E　6. A　7. D　8. B

9. E　10. E　11. A　12. D　13. D　14. B　15. C　16. E

17. A　18. D　19. D　20. D　21. C　22. A

【A2 型题】

1. C　2. C　3. A　4. D　5. A　6. D　7. B　8. C

9. C　10. B　11. C

【A3/A4 型题】

1. C　2. E　3. B　4. E　5. B　6. B　7. D　8. C

9. C

【B 型题】

1. C　2. E　3. D　4. A　5. B

【X 型题】

1. AB　2. ABD　3. CDE

第四节　产褥期妇女的护理

【A1 型题】

1. 产褥期健康教育，错误的一项是

A. 产后 24 小时后即可在室内随意走动

B. 哺乳者用工具避孕

C. 月经未来潮无须避孕

D. 不哺乳者可药物避孕

E. 产后 10 个月可做胸膝卧位，以防子宫后倾

2. 产后子宫复旧的机制，下列哪项是正确的

A. 子宫肌细胞萎缩

B. 子宫肌细胞数目减少

C. 子宫肌纤维再增生

D. 子宫肌细胞的胞质蛋白减少，细胞缩小

E. 子宫肌纤维间的弹力纤维消失

3. 产褥期感染、体温过高的护理措施，错误的是

A. 嘱病人卧床休息

B. 体温超过 39℃ 不予物理降温

C. 鼓励病人多饮水

D. 病房要定时通风

E. 给予易消化的半流质饮食

4. 有关恶露的说法正确的是

A. 正常恶露持续 4～8 周

B. 正常恶露总量为 800 ml

C. 正常情况下，血性恶露持续 3 天，逐渐转为白色恶露，约 2 周后变为浆液恶露

D. 正常恶露含有血液及细菌，并有血腥味和臭味

E. 是指产后子宫蜕膜脱落，含有血液、坏死蜕膜等组织经阴道排出

5. 初乳的特点，下列说法错误的是

A. 初乳中含蛋白质较成熟乳多

B. 初乳含胡萝卜素，呈淡黄色，质稠

C. 初乳是指产后 7 天内分泌的乳汁

D. 初乳中脂肪和乳糖含量较成熟乳多

E. 含分泌型 IgA 较成熟乳多

6. 会阴伤口感染时，1∶5000 的高锰酸钾溶液坐浴的时间是

A. 分娩后 3 天　　　　　　B. 分娩后 4 天

C. 分娩后 5 天　　　　　　D. 分娩后 6 天

E. 分娩后 10 天

7. 在产妇腹部触不到子宫的时间大约是产后

A. 6 天　　　　　　　　　B. 8 天

C. 10 天　　　　　　　　　D. 12 天

E. 14 天

8. 产后胎盘附着部位的子宫内膜全部修复所需时间一般为

A. 3 周　　　　　　　　　B. 4 周

C. 5 周　　　　　　　　　D. 6 周

E. 7 周

9. 产后产妇的心理调适中，依赖期多在产后

A. 24 小时内　　　　　　　B. 1～3 天

C. 7 天内　　　　　　　　D. 3～14 天

E. 2～4 周

10. 阴道分娩后，会阴轻度水肿消失的时间一般在产后

A. 24 小时内　　　　　　　B. 2～3 天

C. 5～7 天　　　　　　　　D. 1～2 周

E. 2~4 周

【A2 型题】

1. 初产妇，28 岁。孕足月分娩，会阴侧切娩出一女婴，产后第 2 天，会阴伤口有水肿。查：伤口无分泌物，压痛（－），此产妇会阴护理哪项不妥

 A. 保持外阴清洁，干燥

 B. 每日用苯扎溴铵棉球擦洗会阴 3 次

 C. 50% 硫酸镁溶液湿敷会阴

 D. 坐浴每天 2 次

 E. 局部红外线照射

2. 正常产后第 3 天，乳房胀满疼痛，无红肿，乳汁少，伴低热，处理方法是

 A. 用吸奶器吸乳   B. 少喝汤水

 C. 芒硝敷乳房   D. 生麦芽煎汤喝

 E. 让新生儿多吸吮

3. 初产妇，从分娩后第 2 天起，持续 3 天体温在 37.5℃ 左右，子宫收缩好，无压痛，会阴伤口无红肿、无疼痛，恶露为淡红色，无臭味，双乳肿胀有硬结。发热的原因最可能是

 A. 会阴伤口感染   B. 乳腺炎

 C. 产褥感染   D. 上呼吸道感染

 E. 乳汁淤积

4. 某产妇会阴侧切伤口，现发现伤口部位有硬结发生，则应为其进行

 A. 1:2000 新洁尔灭溶液擦洗

 B. 95% 乙醇或 50% 硫酸镁湿热敷

 C. 远红外灯照射

 D. 切开引流

 E. 大黄、芒硝外敷

【A3/A4 型题】

(1~5 题共用题干)

病人，32 岁，足月妊娠顺产分娩后 2 天，自诉下腹部阵发性剧烈疼痛，哺乳时加剧。体格检查：连续体温 37.7~37.9℃，脉搏 62 次/分，血压 100/60 mmHg，乳房不胀，恶露无臭味，色鲜红，子宫无压痛，会阴侧切口无红肿。血白细胞计数为 $11 \times 10^9/L$。

1. 可能性最大的诊断为

 A. 产褥感染   B. 乳腺炎

 C. 正常产褥   D. 子宫内膜炎

 E. 子宫颈炎

2. 与该产妇无关的护理措施是

 A. 解释疼痛为宫缩痛，告其 3 天后会自然消失

 B. 鼓励下床活动

 C. 加强营养，多喝汤类

 D. 预防感染，应用抗生素

E. 保持会阴清洁，勤换卫生巾

3. 护理产妇时错误的措施为

 A. 嘱产妇摄入高蛋白、高热量、高纤维素饮食

 B. 鼓励产妇早下床活动

 C. 避免长时间站立及蹲位

 D. 产后排尿困难者常规导尿

 E. 产后 4 小时应鼓励产妇排尿

4. 正常产后第 3 天，乳房胀痛，无红肿，乳汁少，伴低热。解决方法首选

 A. 芒硝敷乳房

 B. 生麦芽煎汤喝

 C. 用吸奶器吸乳

 D. 让新生儿多吸吮双乳

 E. 少喝汤水

5. 产后乳房的护理，下列哪项是正确的

 A. 产后 12 小时虽无乳汁分泌，亦应授乳

 B. 产后乳胀，可肌内注射麦角新碱

 C. 产后乳胀，腋窝处触及与皮肤粘连的硬结应按乳腺炎治疗

 D. 一侧乳腺炎，要求回乳时，只有在患侧敷皮硝

 E. 产妇体温 39℃ 以上，若乳房无炎症，仍可授乳

(6~8 题共用题干)

李某，经产妇，前一日经阴道顺产一正常男婴，目前诉说乳房胀痛，下腹阵发性轻微疼痛，查乳房肿胀，无红肿，子宫硬，宫底在腹正中，脐下 2 指，阴道出血同月经量。

6. 该孕妇乳房胀痛首选的护理措施是

 A. 用吸奶器吸乳   B. 生麦芽煎汤喝

 C. 少喝汤水   D. 让新生儿多吸吮

 E. 芒硝敷乳房

7. 该产妇询问下腹痛的持续时间，则正确的回答是

 A. 产后 3~4 天   B. 产后 5~7 天

 C. 产后 8~10 天   D. 产后 15~20 天

 E. 产后 42 天

8. 对该孕妇下腹疼痛问题，可以告知她

 A. 是正常产后宫缩痛

 B. 是不正常的子宫痛

 C. 一般 1 周后消失

 D. 需要用止痛药

 E. 与使用缩宫素无关

【B 型题】

(1~5 题共用备选答案)

 A. 产后 10 天   B. 产后 4 周

 C. 产后 24 小时   D. 产后 4~6 周

E. 产后 6 周

1. 产后需要禁止性生活的时间是
2. 正常产褥期的时间是
3. 产后子宫进入盆腔, 在腹部摸不到宫底的时间是
4. 正常恶露持续的时间是
5. 产后最容易发生心力衰竭的时间是

【X 型题】

1. 正常产褥期的保健内容有
   A. 产后第 1 次访视, 在产后 10 天
   B. 产褥期可做阴道检查, 观察生殖器的变化
   C. 产后检查包括访视和健康检查
   D. 产后 42 天后应采取避孕措施
   E. 自然分娩者应尽早下床活动及体操锻炼

2. 有关产褥期的护理, 正确的是
   A. 产后尽早参加体力劳动
   B. 产后适宜多取蹲位
   C. 测生命体征, 每天 2 次
   D. 饮食应富于营养
   E. 产妇应多吃蔬菜水果

3. 正常产褥初期产妇可有
   A. 褥汗多
   B. 尿量多
   C. 白细胞计数增多
   D. 腹泻
   E. 脉搏 60 ~ 70 次/分

4. 产后护理应注意以下几方面
   A. 每日测子宫底高度
   B. 保持外阴清洁
   C. 会阴伤口常规用红外线照射
   D. 保持大小便通畅
   E. 会阴伤口愈合不佳, 可自产后 7 ~ 10 天给高锰酸钾坐浴

参 考 答 案

【A1 型题】

1. C 2. D 3. B 4. E 5. D 6. E 7. C 8. D
9. B 10. B

【A2 型题】

1. D 2. E 3. E 4. E

【A3/A4 型题】

1. C 2. D 3. D 4. D 5. A 6. D 7. A 8. A

【B 型题】

1. D 2. E 3. A 4. D 5. C

【X 型题】

1. CDE 2. CDE 3. ABCE 4. ABDE

第五节 新生儿保健

【A1 型题】

1. 关于新生儿特殊生理现象, 下列哪项错误
   A. 出生后 2 ~ 4 天可出现生理性黄疸, 7 ~ 10 天消退
   B. 出生后 4 ~ 5 天体重不回升应引注意, 查明原因
   C. 夏天体温可突然上升达 39 ~ 40℃
   D. 乳房肿块为母体雌激素影响
   E. 出生后数日出现阴道少量流血, 1 ~ 2 天内自然消失

2. 下列哪一项不是小儿生长发育的一般规律
   A. 由上至下
   B. 由粗到细
   C. 由低级到高级
   D. 由远到近
   E. 由简单到复杂

3. 下列哪项关于颅骨发育的说法是错误的
   A. 前囟出生时 1.5 ~ 2 cm
   B. 前囟 1 ~ 1.5 岁闭合
   C. 后囟最迟于出生后 6 ~ 8 个月闭合
   D. 颅骨缝于 3 ~ 4 个月闭合
   E. 后囟出生时已闭合或很小

4. 新生儿期是指
   A. 从出生后脐带结扎到整 28 天
   B. 从出生后脐带结扎到整 1 个月
   C. 从胎儿娩出到整 3 个月
   D. 从胎儿娩出到整 28 天
   E. 从出生脐带结扎至 100 天

5. 小儿生长发育最快时期为
   A. 新生儿期
   B. 婴儿期
   C. 幼儿期
   D. 学龄前期
   E. 学龄期

6. 年满 2 周岁小儿的发育指标, 下列哪组属于正常体重、身高、头围和胸围
   A. 9 kg、75 cm、47 cm、46 cm
   B. 9 kg、75 cm、46 cm、47 cm
   C. 12 kg、84 cm、48 cm、48 cm
   D. 12 kg、84 cm、48 cm、49 cm
   E. 12 kg、75 cm、50 cm、47 cm

7. 动作发育正常的小儿为
   A. 6 个月会坐

B. 7个月俯卧位勉强短暂抬头

C. 1岁会扶站

D. 9个月时独坐不稳

E. 2岁半会跑和上、下楼梯

8. 婴儿饮食中，三大营养素（蛋白质、脂肪、糖类）所供热量的合理百分比为

A. 15:35:50

B. 15:50:35

C. 25:40:35

D. 25:35:40

E. 25:25:50

9. 体重6 kg的婴儿，每日需要牛乳和水的量为

A. 8%糖牛乳550 ml，水240 ml

B. 8%糖牛乳660 ml，水240 ml

C. 8%糖牛乳800 ml，水240 ml

D. 8%糖牛乳550 ml，水120 ml

E. 8%糖牛乳470 ml，水240 ml

10. 正常情况下，小儿断母乳的适宜年龄是

A. 1.5~2岁

B. 2~2.5岁

C. 10~12个月

D. 18个月

E. 20个月

11. 下列哪种辅食可用于4个月小儿

A. 碎肉和菜汤

B. 蛋黄

C. 面条和青菜汤

D. 带馅的食品

E. 面包

12. 新生儿出现生理性黄疸的时间是出生后

A. 24小时内

B. 2~3天

C. 5~7天

D. 1~2周

E. 2~4周

13. 正常新生儿血胆红素最高不超过

A. 103~137 μmol/L

B. 137~171 μmol/L

C. 171~205 μmol/L

D. 205~239 μmol/L

E. 239~274 μmol/L

【A2型题】

1. 出生后1分钟的新生儿，哭声弱。肌张力松弛，无反射，躯干红而四肢呈青紫色，心率82次/分。本病例用Apgar评分法应为

A. 1分

B. 2分

C. 3分

D. 4分

E. 5分

2. 刘女士对给孩子夜间哺乳停止的时间感到疑问，于是咨询社区护士小张，小张应告知停止夜间哺乳的时间是

A. 1~2个月

B. 2~3个月

C. 3~4个月

D. 4~5个月

E. 5~6个月

3. 病人，女，24岁。今晨产下一名女婴，护士应及时将新生儿房间湿度调节到

A. 30%~45%

B. 50%~60%

C. 25%~35%

D. 55%~65%

E. 60%~70%

【A3/A4型题】

（1~3题共用题干）

产妇王女士，33岁，于今日正常顺产一女婴。

1. 在出生后24小时内给予新生儿护理，错误的是

A. 必须采取保暖措施

B. 严密观察呼吸、面色

C. 注意呕吐情况

D. 出生后1~2天呕吐频繁属于生理情况

E. 出生后2天内密切观察脐部有无渗血

2. 在出生后的第3天，产妇又发现新生儿皮肤轻度黄染，关于正常黄染的消退时间，你的解释应为

A. 4~6天

B. 7~10天

C. 8~12天

D. 10~14天

E. 10~16天

3. 第4天，产妇发现新生儿的大便颜色发绿、次数多，询问情况，你的解释是

A. 消化不良

B. 摄入蛋白质过多

C. 进食不足

D. 肠道感染

E. 肝脏功能异常

（4~6题共用题干）

新生儿出生时身长50 cm，体重2800 g，哭声响亮，面色红润，母乳喂养。

4. 母亲哺乳时，最好选择的体位是

A. 坐位或卧位

B. 立位

C. 左侧卧位

D. 平卧位

E. 右侧卧位

5. 新生儿开乳时间是

A. 生后2小时喂母乳

B. 生后3小时喂母乳

C. 生后即可喂母乳

D. 生后6小时喂母乳

E. 生后8小时喂母乳

6. 喂母乳后婴儿应采取的体位是

A. 头侧位

B. 平卧位

C. 右侧卧位

D. 左侧卧位

E. 坐位

参考答案

【A1型题】

1. C　2. D　3. C　4. A　5. B　6. D　7. A　8. A

9. B　10. C　11. B　12. B　13. C

【A2 型题】

1. C　2. C　3. D

第六节　高危妊娠妇女的护理

【A1 型题】

1. 监测胎儿有无宫内窘迫最简单的方法是
   A. 胎动计数
   B. 测胎盘激素的分泌
   C. 羊膜镜检查
   D. 胎儿电子监护仪
   E. 胎儿头皮血 pH 测定

2. B 超监护不能显示的项目是
   A. 胎肺成熟度　　　　B. 胎方位
   C. 有无胎心搏动　　　D. 胎头双顶径
   E. 胎盘位置

3. 雌三醇测定的目的是了解
   A. 胎儿胎盘功能
   B. 胎儿宫内发育情况
   C. 胎儿肝脏成熟情况
   D. 胎儿皮肤成熟情况
   E. 胎儿肾脏成熟情况

4. 了解胎儿宫内生长发育的情况可根据
   A. 每天早、中、晚定时自测胎动
   B. 宫高腹围及胎头双顶径测定
   C. 羊膜镜检查
   D. 羊水 L/S 值测定
   E. 羊水泡沫试验

5. 测孕妇血压时，下列数值提示异常的是
   A. 较基础血压高 22/15 mmHg
   B. 较基础血压高 30/15 mmHg
   C. 与基础血压一样
   D. 130/85 mmHg
   E. 90/60 mmHg

6. 轻度新生儿窒息错误的抢救方法是
   A. 保暖　　　　　　B. 清理呼吸道
   C. 气管插管　　　　D. 吸氧
   E. 刺激呼吸

7. 下述属于急性胎儿宫内窘迫的临床表现是
   A. 胎心 180 次/分　　B. 胎心 140 次/分
   C. 胎盘功能减退　　　D. 胎动进行性减少
   E. 胎心遥远

【A2 型题】

1. 33 岁初产妇，孕 37^{+2} 周，胎儿生长受限入院，胎心率 160 次/分，B 超示胎盘功能减退，护士根据该产妇的情况而采取的护理措施不包括
   A. 做好抢救新生儿窒息的准备
   B. 取左侧卧位
   C. 定时做阴道检查
   D. 严密监测胎心变化
   E. 协助做好分娩准备

2. 27 岁初孕妇，39 周妊娠已临产，产程进展顺利，宫口开全时突然出现胎心率减少至 100 次/分，羊水 II 度污染，行阴道检查发现胎儿先露部已达坐骨棘平面以下 3 cm，应选何种处理方法
   A. 左侧卧位
   B. 继续观察胎心音变化
   C. 立即行剖宫产术
   D. 无须特殊处理
   E. 吸氧同时尽快阴道助产

3. 36 岁孕妇，孕 1 产 0，40 周妊娠，自觉胎动减少 1 天来院就诊，行胎心监护 OCT 试验频发晚期减速，24 小时尿 E_3 值 <10 mg，则下一步处理是
   A. 注意休息　　　　　B. 左侧卧位
   C. 继续观察　　　　　D. 尽快终止妊娠
   E. 加强营养

【A3/A4 型题】

(1~2 题共用题干)

　　初孕妇李某，27 岁，39 周妊娠。13：00 开始阵发性宫缩，15：00 胎膜破裂，至 19：00。肛门检查：宫口已开全，头先露，胎位 LOA，胎头颅骨最低点在坐骨棘平面以下 3 cm，胎心率 100 次/分，羊水呈草绿色，黏稠。

1. 下列哪项诊断正确
   A. 胎儿宫内窘迫　　　B. 滞产
   C. 胎膜早破　　　　　D. 宫缩乏力
   E. 可疑头盆不称

2. 应选何种处理
   A. 剖宫产　　　　　　B. 等待自然分娩
   C. 产钳术　　　　　　D. 静脉滴注缩宫素
   E. 加腹压

【B 型题】

（1～2 题共用备选答案）

    A. 胎儿情况良好   B. 缺氧、酸中毒

    C. 胎头受压   D. 脐带受压

    E. 镇静药物影响

1. 胎心减速开始于宫缩高峰后，下降缓慢，持续时间长，恢复亦缓慢

2. 胎心减速与宫缩关系不恒定，出现时下降迅速，幅度大，恢复也迅速

（3～4 题共用备选答案）

    A. 早发性胎心减速

    B. 胎心晚期减速

    C. 胎心变异减速

    D. 散发的，短暂的胎心率加速

    E. 胎心基线率有变异

3. 足月临产，胎膜破裂排出棕黄色羊水，胎儿监护时可能出现

4. 临产后，由于子宫收缩时脐带受压兴奋迷走神经，胎儿监护时可能出现

【X 型题】

1. 胎儿宫内窘迫的临床表现包括

    A. 胎动异常   B. 胎心音改变

    C. 羊水胎粪污染   D. 阴道出血

    E. 进行性腹痛

2. 新生儿窒息多发生在

    A. 宫内   B. 产时

    C. 产后 1 小时   D. 产后 12 小时

    E. 产后 1 天

3. 轻度新生儿窒息的临床表现有

    A. 心率 100 次/分   B. Apgar 评分 6 分

    C. 肌张力松弛   D. 喘息样微弱呼吸

    E. 喉反射存在

4. 与胎儿窘迫有关的因素有

    A. 孕妇患有高血压

    B. 妊娠期高血压疾病

    C. 第二产程处理不当

    D. 胎儿畸形

    E. 子宫胎盘血运障碍

5. 下列有胎儿宫内窘迫可能的是

    A. 妊娠 38 周连续 3 次测尿 E_3 值 <10 mg/24 小时

    B. 无宫缩时胎心率 <120 次/分，持续 10 分钟以上

    C. OCT 可见频率重度变异减速

    D. 有宫缩时，胎心率 >150 次/分，持续 5 秒

    E. 胎儿头皮血 pH <7.2

6. 何种羊水性状表示胎儿宫内窘迫

    A. 羊水黄绿色   B. 羊水棕红色

    C. 羊水金黄色   D. 羊水黏稠混有胎粪

    E. 羊水乳白色

参 考 答 案

【A1 型题】

1. A   2. A   3. A   4. B   5. B   6. C   7. A

【A2 型题】

1. C   2. E   3. D

【A3/A4 型题】

1. A   2. C

【B 型题】

1. B   2. D   3. B   4. E

【X 型题】

1. ABC   2. AB   3. ABE   4. ABDE   5. ABCE   6. AD

第七节　妊娠期并发症妇女的护理

【A1 型题】

1. 先兆流产与难免流产的主要鉴别点是

    A. 妊娠反应轻重

    B. 下腹疼痛程度

    C. 子宫颈口是否已开

    D. 妊娠试验阴性还是阳性

    E. 子宫大小与停经周数相符程度

2. 对于先兆早产的孕妇，首要的治疗措施是

    A. 抑制宫缩   B. 控制感染

    C. 促胎肺成熟   D. 做好接生准备

    E. 左侧卧位休息

3. 有可能引起母体发生凝血功能障碍的流产是

    A. 先兆流产   B. 不全流产

    C. 难免流产   D. 稽留流产

    E. 习惯性流产

4. 关于妊娠期高血压疾病心脏病，下列哪项是错误的

    A. 以往无心脏病史及体征

    B. 发病急，有贫血或营养不良易发病

C. 发病多在妊娠晚期或产后 10 天以内突然发生心力衰竭

D. 心脏多有不同程度扩大

E. 心电图多在正常范围内

5. 关于胎儿窘迫,下列哪项不正确

A. 胎儿窘迫指胎儿在宫内有缺氧现象,危及胎儿健康和生命者

B. 胎儿窘迫多发生在临产过程中

C. 胎儿窘迫也可以发生在孕期

D. 孕期胎儿窘迫应终止妊娠

E. 发生在临产过程中可以是孕期的延续和加重

6. 最常见的异位妊娠是

A. 卵巢妊娠   B. 腹腔妊娠

C. 阔韧带妊娠   D. 输卵管妊娠

E. 子宫残角妊娠

7. 下列哪项不是胎盘剥离征象

A. 宫底上升

B. 阴道少量流血

C. 阴道口外露的脐带自行缩回

D. 用手按压子宫下段时,阴道口外露脐带不回缩

E. 阴道口外露脐带自行延伸

8. 胎儿宫内急性缺氧早期表现是

A. 胎动正常   B. 胎动略增

C. 胎动频繁   D. 胎动减弱

E. 胎动消失

9. 异位妊娠最主要的原因是

A. 避孕失败   B. 子宫肌瘤

C. 输卵管手术史   D. 输卵管发育不良

E. 慢性输卵管炎

10. 异位妊娠简单可靠的诊断方法是

A. 超声   B. 腹腔镜

C. 输卵管造影   D. 阴道后穹窿穿刺

E. 子宫内膜病理检查

11. 妊娠期高血压疾病的基本病变是

A. 肾小动脉缺氧

B. 全身小动脉痉挛

C. 全身毛细血管缺氧

D. 全身动脉血管痉挛

E. 周围小血管阻力增加

12. 诊断妊娠高血压疾病时,24 小时尿蛋白定量检查应高于

A. 100 mg   B. 150 mg

C. 200 mg   D. 250 mg

E. 300 mg

13. 妊娠晚期出血最常见的原因是

A. 胎盘早剥   B. 羊水过多

C. 前置胎盘   D. 宫腔感染

E. 双胎妊娠

14. 下列属于胎盘剥离主要征象的是

A. 宫底升高

B. 脐带下降

C. 阴道少量出血

D. 压迫子宫下段脐带不回缩

E. 子宫底变硬呈球形

15. 对于轻度妊娠期高血压疾病的治疗,下列哪些是错误的

A. 严格限制食盐量,增加蛋白质摄入量

B. 辅助药物治疗

C. 增加产前检查次数,密切关注病情变化

D. 左侧卧位

E. 注意休息,必要时住院治疗

16. 导致自然流产的最主要原因是

A. 宫颈松弛   B. 染色体异常

C. 母儿血型不合   D. 内分泌功能失调

E. 子宫畸形

17. 羊水过多是指

A. 500 ml   B. 600 ml

C. 800 ml   D. 1000 ml

E. 2000 ml

18. 早期先兆流产的最先征兆是

A. 腹痛   B. 流水

C. 有组织物排出   D. 少量阴道流血

E. 腹胀

19. 妊娠期高血压疾病病人,给予大剂量硫酸镁治疗,最早出现的中毒反应是

A. 呼吸减慢   B. 尿量增多

C. 尿量减少   D. 膝腱反射亢进

E. 膝腱反射消失

20. 习惯性流产宫颈内口松弛,现孕 4 个月,下列措施正确的是

A. 行人工流产术

B. 绝对卧床

C. 无须干预

D. 立即行宫颈内口环扎术

E. 住院保守治疗

21. 输卵管妊娠特征,下列说法错误的是

A. 后穹窿穿刺常可抽得凝固血液

B. 输卵管间质部妊娠破裂时,出血最多,后果最

严重

C. 输卵管峡部妊娠发生破裂的时间较早

D. 妊娠试验常（+）

E. 输卵管妊娠以壶腹部最多见

22. 关于双胎妊娠以下错误的是

A. 易发生胎膜早破与早产

B. 早孕反应较重

C. 双胎妊娠的胎位多为纵产式

D. 自孕 13 周起子宫增大速度比单胎快

E. 单卵双胎的体重较双卵双胎低

23. 子痫病人，为控制抽搐须立即处理时，不应选用的药物是

A. 吗啡　　　　　　B. 哌替啶

C. 硫酸镁　　　　　D. 冬眠合剂

E. 5% GNS

24. 关于前置胎盘以下错误的是

A. 出血可反复发生

B. 主要症状为无痛性阴道流血

C. 多发生在妊娠晚期或临产时

D. 出血原因是前置胎盘自附着处剥离

E. 偶有发生于妊娠 18 周左右者

25. 不全流产由哪项发展而来

A. 习惯性流产　　　B. 难免流产

C. 先兆流产　　　　D. 稽留流产

E. 流产感染

26. 异位妊娠最常见的着床部位是

A. 子宫颈　　　　　B. 腹腔

C. 输卵管　　　　　D. 卵巢

E. 子宫肌层

27. 控制子痫的首选药物是

A. 硫酸镁　　　　　B. 冬眠合剂

C. 肼屈嗪　　　　　D. 氢氯噻嗪

E. 20% 甘露醇

28. 胎盘早期剥离的主要病理变化是出血发生在

A. 壁蜕膜　　　　　B. 包蜕膜

C. 底蜕膜　　　　　D. 真蜕膜

E. 羊膜下

29. 关于胎盘早期剥离，下列叙述正确的是

A. 孕妇贫血程度与阴道出血量呈正比

B. 以无诱因、无痛性反复阴道出血为特点

C. 是妊娠早期的一种严重出血性并发症

D. 重型胎盘早剥孕妇的子宫硬如板状，有压痛

E. 确诊后可选择期待疗法或终止妊娠

30. 以下对胎盘早剥概念的描述，正确的是

A. 胎盘早剥多发生于妊娠 28 周后

B. 前置胎盘在胎儿娩出后从子宫壁剥离

C. 正常位置胎盘在胎儿娩出前从子宫壁剥离

D. 分娩期不会发生胎盘早剥

E. 胎盘早剥对孕妇无影响

31. 输卵管妊娠破裂，内出血休克，应采取的紧急措施是

A. 静脉滴注右旋糖酐

B. 输血

C. 立即行剖腹探查

D. 纠正休克后手术

E. 边抗休克边准备行剖腹手术

32. 关于输卵管妊娠的症状，下列不符合的是

A. 停经　　　　　　B. 腹痛

C. 晕厥与休克　　　D. 腹部包块

E. 贫血与阴道出血呈比例

33. 关于妊娠期高血压疾病下列不正确的是

A. 有慢性高血压者不易发生

B. 初产妇多于经产妇

C. 妊娠 20 周前一般不发生

D. 多胎易并发妊娠期高血压疾病

E. 眼底变化可以反映妊娠期高血压疾病的进展和严重程度

34. 自然流产的主要原因是

A. 免疫因素　　　　B. 胎盘异常

C. 染色体异常　　　D. 全身性疾病

E. 生殖器官异常

【A2 型题】

1. 初孕妇，28 岁。于预产期当日出现规律宫缩临产入院。测血压 22.6/14.6 kPa（170/110 mmHg），尿蛋白（+++），水肿（++）。产科检查，枕左前位，胎头已衔接，胎心率 128 次/分。肛查宫口开大 3 cm。胎胞已形成。突然抽搐发作，继之意识丧失。本病例首先应考虑是

A. 癫痫

B. 分离（转换）性障碍

C. 子痫

D. 先兆子痫

E. 脑血管意外

2. 停经 11 周，已确诊为早孕。近 1 周来出现阴道少量流血，今晨增多且伴有阵发性下腹痛。未流出肉样物。检查：体温 38.2℃。下腹部有轻度压痛。阴道检查：子宫颈口已开。子宫如妊娠近 3 个月大小，有收缩感，压痛明显，分泌物稍有臭味。化验检查：白细胞计数 18.4×10⁹/L，中性粒细胞 0.88，本病例首选的处理原则是

A. 观察经过，阴道出血再多时刮宫

B. 立即给予子宫收缩药物，促使胚胎自然排出

C. 保胎治疗

D. 立即行刮宫术，术后给予抗生素

E. 立即给予抗生素，出血再多时行刮宫术

3. 女性，30岁。停经6周后开始有厌食、恶心、1周后呕吐频繁，不能进食。近2天来饮水也吐，尿量少，无发热。检查：精神萎靡，皮肤干燥。脉搏100次/分，呼吸28次/分，体温37.5℃。妇科检查：宫颈着色，子宫体6周妊娠大小，质软，前位，两侧附件阴性。实验室检查：血红蛋白120 g/L，尿蛋白（±），尿酮体（+）。首先考虑诊断为

A. 早期妊娠合并传染性肝炎

B. 妊娠剧吐

C. 妊娠呕吐

D. 葡萄胎

E. 妊娠合并肾衰竭

4. 经产妇，枕左前位，足月分娩，胎头已达盆底，宫口开全，已破膜。此时，胎心率突然变快，180次/分。出现胎儿窘迫征象。此病例应立即采取的措施是

A. 立即行剖宫产术

B. 会阴侧切并行产钳术

C. 胎头吸引术

D. 缩宫素静脉滴注

E. 检查产程

5. 初孕妇。妊娠足月，临产后宫缩强。于宫口开大9 cm时自然破膜。破膜后不久突然发生休克及羊水栓塞症状。术病例首选应急措施是

A. 立即结束分娩

B. 静脉推注氢化可的松

C. 吸氧

D. 静脉缓注氨茶碱

E. 静脉注射阿托品

6. 已婚妇女，30岁。输卵管结扎术后半年。现停经49天。突然出现右下腹撕裂样疼痛，伴有少量阴道出血。深褐色。检查：右侧下腹部压痛、反跳痛明显，但肌紧张不明显。妇科检查：阴道后穹隆饱满有触痛，子宫有漂浮感。检查内生殖器不满意。本病例最可能的是

A. 急性阑尾炎的穿孔

B. 右侧急性附件炎

C. 右侧卵巢囊肿蒂扭转

D. 输卵管妊娠流产

E. 右侧卵巢囊肿破裂

7. 孕36周，可扪及不规则宫缩，无痛感，查宫口未开，宫颈管未消，胎膜未破，正确的治疗措施为

A. 镇静

B. 剖宫产

C. 静脉滴注催产素

D. 无须干预

E. 促胎肺成熟

8. 某37岁女士，妊娠36周检查后诊断为妊娠期高血压疾病，2小时前突然发生持续性腹痛伴阴道少量流血，面色苍白。首先考虑为

A. 先兆临产

B. 先兆早产

C. 先兆子宫破裂

D. 胎盘早剥

E. 前置胎盘

9. 某孕妇，23岁，月经规律，现停经59天，阴道流血2天，伴下腹隐痛；尿妊娠试验（+）。妇科检查子宫软，略大。如果行流产术吸出物见到下列哪一项可初步排除宫外孕

A. 绒毛组织

B. 子宫内膜组织

C. 血块

D. 胎儿肢体

E. 蜕膜组织

10. 初产妇张某，孕38周，半夜睡醒发现自己卧在血泊中，入院时呈休克状态，最可能的诊断是

A. 胎盘早剥

B. 子宫破裂

C. 边缘性前置胎盘

D. 部分性前置胎盘

E. 完全性前置胎盘

11. 29岁初孕妇吴某，孕40周双胎妊娠，胎盘功能检查提示有减退情况，下一步处理应是

A. 期待疗法

B. 及早终止妊娠

C. 等待自然发动宫缩

D. 给予保胎药物

E. 给予维生素

12. 某30岁女士，孕11周，出现阵发性下腹痛，阴道排出一大块肉样组织，继而阴道大量出血。目前贫血貌，体温37.2℃。妇科检查：宫口已开，有组织堵塞宫口，子宫较孕周略小，其最可能的诊断是

A. 先兆流产

B. 稽留流产

C. 感染性流产

D. 难免流产

E. 不全流产

13. 某初孕妇，35岁，目前停经40多天，轻度腰酸，下腹疼痛，点滴阴道出血4小时。检查外阴阴道正常，宫口未开。子宫软，与孕周基本相符，双侧附件正常，妊娠试验（+），最可能的诊断是

A. 难免流产

B. 完全流产

C. 不全流产

D. 先兆流产

E. 异位妊娠

14. 病人22岁，孕1流1，因停经45天，少量阴道流血2天，行人工流产术，吸出物少，病检为"蜕膜组

织"，应考虑为

A. 子宫性闭经

B. 月经期子宫内膜

C. 青春期功能失调性子宫出血

D. 先兆流产

E. 输卵管妊娠

15. 某孕妇，孕前基础血压为 100/60 mmHg，宫内孕 28 周始出现水肿，34 周出现头痛，查体：BP 150/110 mmHg，水肿达脚踝部，24 小时尿蛋白定量 5.5 g，最可能的诊断是

A. 轻度妊娠期高血压疾病

B. 中度妊娠期高血压疾病

C. 先兆子痫

D. 妊娠合并慢性肾炎

E. 原发性高血压合并妊娠

16. 孕 39 周钱某，诊断为胎盘早剥行剖宫产术，术中见子宫紫色质软，胎儿胎盘娩出后大量流血，注射缩宫剂并按摩子宫，出血仍不止，血压下降，应立即给予

A. 宫腔填塞

B. 止血药物

C. 子宫切除

D. 继续按摩子宫加热敷

E. 大量输血补液等待血压上升

17. 27 岁初产妇，妊娠 32 周，近半个月来胎动消失，体重下降，为明确诊断首选下列哪项检查

A. 腹腔镜　　　　　　B. 宫腔镜

C. 羊膜镜　　　　　　D. B 超

E. 腹部 X 线

18. 某孕妇，32 岁，目前孕 36 周出现头痛伴视物不清 2 天。今晨头痛加剧，恶心、呕吐 1 次，随后剧烈抽搐约 1 分钟渐清醒即急诊入院。即刻测血压 180/120 mmHg，胎心 140 次/分，有不规律子宫收缩。肛查：羊膜未破，子宫口未开，骨盆测量均正常。对该孕妇的护理措施正确的是

A. 安置于明亮房间　　B. 听轻音乐

C. 取头高侧卧位　　　D. 每日听胎心一次

E. 留置尿管

19. 初孕妇，25 岁。双胎。第 1 个胎儿为单臀位，2600 g，Apgar 评为 8 分的男婴。以后行阴道检查知第 2 个胎儿先露部为胎头，观察经过 30 分。阴道检查发现右上肢脱出，胎心率 140 次/分，有力、规律。本病例恰当的紧急处理应是

A. 等待自然旋转并观察经过

B. 行剖宫产术

C. 行内倒转术

D. 行外倒转术

E. 给予子宫收缩药物

20. 病人，女，25 岁，因"停经 50 天，阵发性腹痛伴阴道流血 3 天"来诊。妇科检查：子宫饱满，双附件（−），宫口开大 1 cm。最可能的诊断是

A. 先兆流产　　　　　　B. 稽留流产

C. 难免流产　　　　　　D. 完全流产

E. 过期流产

【A3/A4 型题】

（1～3 题共用题干）

病人，30 岁。主诉突然右下腹剧烈疼痛伴有阴道点滴流血半天，晕厥 1 次，急诊入院。追问病史，停经 50 余天，结婚 5 年，夫妇同居，未避孕，从未怀孕过。查体：BP 13.3/6.7 kPa（100/50 mmHg），白细胞计数 8×10^9/L（8000/mm³），中性粒细胞 0.7（70%）。内诊：阴道内有少许暗红色血，宫颈举痛明显，后穹窿饱满，子宫触诊不满意。

1. 诊断可能性最大的是

A. 先兆流产　　　　　　B. 难免流产

C. 输卵管妊娠破裂　　　D. 阑尾炎

E. 过期流产

2. 该病人确诊的主要方法是

A. 妊娠试验　　　　　　B. B 超

C. 子宫颈黏液检查　　　D. 后穹窿穿刺

E. 腹部检查

3. 该病人护理中，错误的是

A. 严密观察 BP、P、R

B. 病人立即取平卧位

C. 禁食

D. 立即输液，做好输血准备

E. 立即行灌肠术前准备

（4～5 题共用题干）

病人，女，29 岁，因"停经 63 天，阴道有少量出血 1 天，阴道出血量增加伴下腹疼痛 2 小时"来诊。查体：子宫颈口已扩张并可见胚胎组织。

4. 此时应进行的检查是

A. 子宫及附件 B 型超声　B. 诊断性刮宫

C. 腹腔镜　　　　　　　　D. 血孕酮测定

E. 腹部 CT

5. 该病人最可能的诊断是

A. 先兆流产　　　　　　B. 难免流产

C. 不全流产　　　　　　D. 完全流产

E. 稽留流产

(6～7 题共用题干)

病人，女，30 岁，G₁P₁，因"停经 6 周，阴道少量出血伴腹痛 2 小时"来诊。平素月经规律。妇科检查：子宫稍增大，质软，输卵管稍大并有压痛，宫颈举痛（+）。

6. 目前最可能的诊断是

    A. 卵巢巧克力囊肿   B. 卵巢黄素化囊肿

    C. 黏膜下子宫肌瘤   D. 妊娠黄体

    E. 宫外妊娠

7. 为明确诊断，首先进行的最简便的检查方法为

    A. 血 HCG 测定   B. 腹腔镜检查

    C. 诊断性刮宫   D. 阴道后穹窿穿刺

    E. 子宫及附件 B 型超声检查

(8～10 题共用题干)

孕妇，35 岁，36 周妊娠，有轻度妊娠期高血压疾病。今晨不慎摔倒，3 小时后自觉下腹不适，有少量阴道出血而入院。检查：宫缩持续 30 秒，间歇 10 分钟，强度弱，子宫底高度 33 cm，子宫软，右侧子宫有轻度局限性压痛，估计胎儿重 3000 g，胎心率 140 次/分。

8. 首选的诊断是

    A. 前置胎盘   B. 胎盘早剥

    C. 先兆早产   D. 急性阑尾炎

    E. 外伤

9. 首选的辅助检查方法是

    A. 阴道检查   B. B 型超声检查

    C. 肛门检查   D. 多普勒超声检查

    E. 腹部 X 线摄片

10. 最恰当的处理原则是

    A. 立即行剖宫产术

    B. 期待疗法

    C. 治疗妊娠期高血压疾病

    D. 硫酸镁抑制宫缩

    E. 缩宫素静脉滴注引产

(11～12 题共用题干)

经产妇，28 岁。既往分娩顺利。现妊娠满 39 周，今晨起床后因无原因出现无腹痛的阴道中等量出血来院就诊，本病应首先考虑为前置胎盘。

11. 诊断时需参考下例哪项检查结果

    A. 高血压

    B. 胎心音听不清楚

    C. 阴道穹窿部触到褥垫感

    D. 有内出血征象

    E. 子宫有明显压痛

12. 为了诊断，还需做下列哪项检查

    A. 超声 B 型断层法

B. 血浆纤维蛋白原定量

C. 尿蛋白定性及定量

D. 描记子宫收缩频率及强度

E. 超声多普勒法

(13～16 题共用题干)

病人，33 岁，月经较平时推迟 5 天，因突发左下腹撕裂样痛 1 小时就诊，腹痛逐渐加重，并出现心悸、气促、畏冷，查血压 10.7/5.3 kPa（80/40 mmHg），脉搏 120 次/分，满腹压痛，反跳痛，移动性浊音阳性。妇科检查：宫颈举痛，子宫稍大、软，有漂浮感，双穹窿均有压痛；右侧明显，未扪及肿块。

13. 最简便又最能帮助迅速确立诊断的检查方法是

    A. B 型超声   B. 妊娠试验

    C. 腹腔镜检查   D. 诊断性刮宫

    E. 后穹窿穿刺

14. 此病人最可能的诊断是

    A. 流产合并感染   B. 急性输卵管炎

    C. 输卵管妊娠破裂   D. 急性阑尾炎

    E. 完全流产

15. 对于该病人，最恰当的处理方法是

    A. 纠正休克后手术

    B. 立即进行剖腹探查

    C. 纠正休克同时手术

    D. 输血

    E. 中药活血化瘀治疗

16. 对该病人出院指导正确的应是

    A. 输卵管妊娠不会复发

    B. 输卵管妊娠有 10% 不孕率

    C. 再次妊娠后不可轻易终止

    D. 与盆腔炎症无关

    E. 与性伴侣无关

(17～19 题共用题干)

某孕妇，25 岁，结婚 3 年，夫妇同居，未避孕，从未怀孕过，平素月经周期规律，现停经 44 天，在抬重物时突感右下腹剧烈疼痛伴阴道点滴出血半天。体检：BP100/50 mmHg，白细胞计数 9.0×10^9/L，妇科检查见阴道内有少许暗红色血，宫颈举痛明显，后穹窿饱满。

17. 该孕妇最可能的诊断是

    A. 先兆流产   B. 稽留流产

    C. 异位妊娠破裂   D. 习惯性流产

    E. 急性阑尾炎

18. 下列检查方法，对该病人可以确诊的是

    A. 尿 HCG 检查

    B. 腹部检查

    C. 宫颈黏液检查

D. 宫颈活体组织检查

E. 后穹窿穿刺

19. 对该病人提供的护理措施中，错误的是

A. 严密观察生命体征变化

B. 病人立即取半卧位

C. 以手术治疗为主

D. 立即开通静脉做好输血准备

E. 立即行灌肠术前准备

（20~23 题共用题干）

某 32 岁初孕妇，宫内孕 35 周，疲乏，脸色苍白来院。主诉既往身体健康，月经规律。检查见血压 160/95 mmHg，脉搏 110 次/分，尿蛋白（＋），轻度右侧脚踝水肿。无头痛表现。

20. 此病人最可能的诊断是

A. 一过性血压增高

B. 妊娠合并慢性高血压

C. 重度子痫前期

D. 轻度子痫前期

E. 子痫

21. 对该妇女进行治疗，首选方法是

A. 降压治疗

B. 扩充血容量

C. 利尿治疗

D. 硫酸镁深部肌内注射

E. 催产素促进宫缩

22. 若对该孕妇积极解痉治疗，应该准备用来解毒的药物是

A. 10%葡萄糖酸钙

B. 10%葡萄糖酸钠

C. 5%碳酸氢钠

D. 10%葡萄糖酸锌

E. 5%碳酸氢钙

23. 该病人发生抽搐时，首要的护理措施是

A. 立即通知医生

B. 观察病情并详细记录

C. 保持呼吸道通畅

D. 加床挡防止受伤

E. 将病人安排在单人暗室

（24~25 题共用题干）

某孕妇，孕 36 周，在乘坐的公共汽车急刹车后突感剧烈腹痛难忍。血压 140/100 mmHg。检查：阴道无流血，子宫似足月妊娠大小，硬如板状，压痛明显，胎位不清，胎心约 90 次/分。

24. 该孕妇最可能的诊断是

A. 早产临产

B. 前置胎盘

C. 妊娠期高血压疾病

D. 胎盘早期剥离

E. 不完全性子宫破裂

25. 对该孕妇的正确处理是

A. 及时终止妊娠

B. 期待疗法

C. 积极降压治疗

D. 及时抑制宫缩

E. 积极补充血容量

（26~28 题共用题干）

方女士，29 岁，第 1 次怀孕，妊娠 37 周，自诉头晕、眼花。护理体查：血压 170/110 mmHg，产科腹部触诊情况正常，双下肢水肿（＋＋）。尿常规检验：蛋白>0.5 g/24 小时。被诊断为先兆子痫住院治疗。

26. 不妥的护理措施为

A. 安置于单人暗室

B. 必要时记出入量

C. 备床挡、开口器

D. 多与病人交谈，安慰病人

E. 观察膝反射

27. 病人经积极治疗后，如效果不明显，便应终止妊娠，其观察时限为

A. 24 小时内

B. 24~48 小时

C. 48~72 小时

D. 72~96 小时

E. 96~120 小时

28. 在用药治疗 10 小时后，孕妇突然感到腹部持续疼痛，且有少量阴道出血。责任护士立即检查：血压 110/60 mmHg，子宫板状硬。应考虑最大的可能是并发

A. 晚期先兆流产

B. 先兆早产

C. 先兆临产

D. 临产

E. 胎盘早剥

（29~30 题共用题干）

病人，女，32 岁，因"阴道出血 6 小时"来诊。病人宫内妊娠 34 周，妊娠期平顺，24 周和 30 周时均有少量阴道出血，一直在家休息，6 小时前突然出现阴道出血，量多于平时月经量，既往身体健康。

29. 该孕妇最可能的诊断是

A. 早产临产

B. 前置胎盘

C. 妊娠期腹膜炎

D. 先兆子宫破裂

E. 子宫收缩过强

30. 该孕妇确诊为前置胎盘，经治疗出血量减少，保胎治疗期间以下护理措施错误的是

A. 纠正贫血

B. 间断氧气吸入

C. 绝对卧床休息

D. 休息时应左侧卧位

E. 出现宫缩及时进行阴道检查

（31~33 题共用题干）

陈女士，28 岁，既往体健。现第 1 孕，妊娠 36 周，自觉头痛 3 天，护理体查：血压 160/110 mmHg，产科腹部触诊情况正常，双下肢水肿（+）。尿常规化验：尿蛋白 >0.5 g/24 h。此孕妇患先兆子痫。

31. 病人出现以上症状的原因是
- A. 水、钠潴留
- B. 动脉硬化
- C. 心功能失代偿
- D. 血容量减少
- E. 全身小动脉痉挛

32. 治疗的首选药物是
- A. 吗啡
- B. 地西泮
- C. 硫酸镁
- D. 冬眠合剂
- E. 肼苯达嗪

33. 其病情是否发展，应观察的最主要表现是
- A. 自诉症状
- B. 水肿程度
- C. 蛋白尿的量
- D. 饮食睡眠情况
- E. 血压升高的速度和程度

【B 型题】

（1~5 题共用备选答案）
- A. 停经后先出现少量阴道出血，量比月经少，伴有轻微下腹痛。妇科检查子宫大小与停经周数相符，宫颈口未开，胎膜未破，妊娠产物未排出，HCG（+）
- B. 停经后阴道出血量增多，阵发性腹痛加重。妇科检查子宫大小与停经周数相符或略小，宫颈口已扩张，见胚胎组织或胎囊堵于宫口，HCG（+）
- C. 停经后阴道出血持续不止，下腹痛渐减轻。妇科检查子宫小于停经周数，宫颈口已扩张，见部分妊娠产物已排出于阴道内，而部分仍留在宫腔内，HCG（±）
- D. 停经后妊娠产物完全排出，阴道出血逐渐停止，腹痛渐消失。妇科检查子宫接近正常大小或略大，宫颈口已关闭，HCG（-）
- E. 经后胚胎或胎儿已死亡滞留在宫腔内尚未自然排出。妇科检查子宫小于妊娠周数，宫颈口关闭，HCG（-）

1. 先兆流产

2. 不全流产

3. 完全流产

4. 稽留流产

5. 难免流产

（6~8 题共用备选答案）
- A. 无痛性反复性阴道出血
- B. 分娩阻滞形成病理缩复环
- C. 阴道流血性黏液
- D. 分娩阻滞，剧烈腹痛后宫缩停止，病情恶化
- E. 阴道出血量和贫血程度不一致且伴腹痛

6. 胎盘早剥

7. 前置胎盘

8. 子宫破裂

（9~10 题共用备选答案）
- A. 死胎
- B. 羊水过多
- C. 羊水过少
- D. 过期妊娠
- E. 双胎妊娠

9. 羊水量少于 300 ml 者称为

10. 妊娠达到或超过 42 周者称为

【X 型题】

1. 早产最常见的原因包括
- A. 生殖道感染
- B. 胎膜早破
- C. 妊娠合并心脏病
- D. 绒毛膜羊膜炎
- E. 子宫过度膨胀

2. 关于流产的护理措施，叙述正确的是
- A. 先兆流产孕妇应卧床休息
- B. 应密切观察孕妇阴道出血量
- C. 出现凝血功能障碍时要立即引产
- D. 流产后应观察血常规及阴道出血情况
- E. 流产术后 2 周可恢复性生活

3. 以下可以确诊妊娠高血压的情况是
- A. 收缩压 ≥140 mmHg
- B. 舒张压 ≥90 mmHg
- C. 24 小时尿蛋白含量 ≥150 mg
- D. 间隔 4 小时的 2 次舒张压都 ≥95 mmHg
- E. 间隔 6 小时的 2 次舒张压都 ≥90 mmHg

4. 应用硫酸镁治疗妊娠高血压疾病时，发生镁中毒的表现有
- A. 复视
- B. 持续头痛
- C. 语言不清
- D. 呼吸次数减少
- E. 全身肌张力减退

5. Ⅱ 度前置胎盘孕妇的临床表现有
- A. 胎心消失
- B. 恶心、呕吐
- C. 持续性腹痛
- D. 出汗、脉弱
- E. 少量阴道出血

6. Apgar 评分内容包括
- A. 心率
- B. 喉反射
- C. 肌张力
- D. 呼吸次数
- E. 皮肤颜色

7. 关于胎盘早剥的处理原则，正确的是
- A. 纠正休克，足量补液
- B. 确诊为轻型早剥者可期待疗法
- C. 产妇病情恶化，不论胎儿是否存活均应及时进行剖宫产术

D. 需经阴道分娩者，不宜行人工破膜

E. 应及早使用肝素预防凝血功能障碍

8. 胎盘早剥的病因包括

A. 贫血　　　　　　　　　B. 前置胎盘

C. 脐带过短　　　　　　　D. 慢性肾疾病

E. 严重妊娠高血压疾病

9. 重度先兆子痫孕妇血液生化改变包括

A. 尿酸增高

B. 尿素氮增高

C. 血浆蛋白降低

D. 二氧化碳结合力升高

E. 血小板计数降低

10. 胎盘剥离的征象

A. 宫体变硬呈球形　　　　B. 脐带自行下降延长

C. 阴道大量出血　　　　　D. 子宫底升高达脐上

E. 产妇主诉舒适感增加

参考答案

【A1 型题】

1. C　2. A　3. D　4. E　5. D　6. D　7. C　8. C

9. E　10. D　11. B　12. E　13. C　14. D　15. B　16. B

17. E　18. D　19. E　20. D　21. A　22. D　23. E　24. E

25. B　26. C　27. A　28. C　29. D　30. C　31. E　32. E

33. A　34. C

【A2 型题】

1. C　2. E　3. B　4. C　5. B　6. D　7. D　8. D

9. A　10. E　11. B　12. C　13. D　14. E　15. C　16. C

17. D　18. C　19. C　20. C

【A3/A4 型题】

1. C　2. D　3. E　4. A　5. B　6. E　7. D　8. B

9. B　10. A　11. C　12. A　13. E　14. C　15. E　16. C

17. C　18. E　19. E　20. D　21. C　22. A　23. C　24. D

25. A　26. D　27. C　28. E　29. D　30. E　31. E　32. C

33. E

【B 型题】

1. A　2. C　3. D　4. E　5. B　6. E　7. A　8. D

9. C　10. D

【X 型题】

1. BD　2. ABD　3. ABDE　4. ACDE　5. CE　6. ABCDE

7. AC　8. CDE　9. ABCE　10. ABD

第八节　妊娠期合并症妇女的护理

【A1 型题】

1. 妊娠合并病毒性肝炎的正确处理是

A. 肝炎病人原则上不宜妊娠

B. 妊娠中晚期应终止妊娠

C. 高脂肪、高蛋白、高糖饮食

D. 产后常规服用雌激素回奶

E. 病人的新生儿不必与其他新生儿隔离

2. 妊娠合并心脏病的孕妇发生心力衰竭最危险的时期是

A. 妊娠 28~30 周　　　　　B. 妊娠 30~32 周

C. 妊娠 32~34 周　　　　　D. 妊娠 34~36 周

E. 妊娠 36~38 周

3. 关于妊娠、分娩对心脏病的影响，下列错误的是

A. 妊娠期孕妇总循环血量增加约35%~45%

B. 分娩期腹压及能量的消耗增加

C. 第二产程时子宫收缩，回心血量减少

D. 胎盘娩出后，胎盘循环停止，回心血量增加

E. 妊娠晚期子宫增大、膈肌上升、心脏向左、向上发生移位

4. 妊娠合并肝炎对母儿的影响，错误的是

A. 孕早期发病胎儿畸形率高

B. 母亲 HBsAg 阳性，新生儿全部感染

C. 发生于妊娠早期时可加重妊娠反应

D. 易发生早产

E. 孕晚期急性乙型病毒性肝炎者，约 70% 胎儿发生感染

5. 妊娠合并糖尿病终止妊娠时间最好是

A. 妊娠小于 35 周　　　　　B. 妊娠小于 26 周

C. 妊娠 37 周　　　　　　　D. 妊娠 39 周

E. 妊娠 40 周

6. 关于妊娠合并心脏病孕产妇的护理，错误的是

A. 休息时宜左侧卧位

B. 妊娠 16 周后，限制食盐的摄入

C. 定期评估心功能

D. 鼓励产妇屏气用力，缩短第二产程

E. 心功能 Ⅰ~Ⅱ 级的产妇可母乳喂养

7. 妊娠合并心脏病，心功能 Ⅱ 级的诊断依据是

A. 能从事强体力劳动

B. 一般体力活动不受限制

C. 一般体力活动稍受限制

D. 一般体力活动显著受限制

E. 休息时亦有心功能不全症状

8. 判断妊娠合并糖尿病孕妇治疗效果的依据是

A. 尿糖定量

B. 尿酮体定性

C. 空腹血糖测定

D. 50 g 葡萄糖耐量试验

E. 75 g 葡萄糖耐量试验

9. 下列不是妊娠合并糖尿病并发症的是

A. 霉菌性阴道炎　　B. 新生儿低血糖

C. 妊娠呕吐　　　　D. 巨大胎儿

E. 羊水过多

10. 下述对于妊娠合并风湿性心脏病妇女的护理措施，有利于预防产时心力衰竭发生的是

A. 宫缩时鼓励孕妇活动以减轻疼痛

B. 如有中重度贫血应给予输血治疗

C. 鼓励产妇多进食，以增加体力

D. 第二产程时，指导产妇用力屏气

E. 第二产程结束后用沙袋置于腹部

11. 对于妊娠合并急性病毒性肝炎的描述，错误的是

A. 肝炎病人原则上不宜妊娠

B. 孕早期不宜终止妊娠因可增加肝损害

C. 妊娠晚期应预防妊娠期高血压疾病

D. 分娩期应预防产后出血

E. 产褥期应用抗生素预防感染

12. 对妊娠合并心脏病妇女产褥期的健康指导，正确的是

A. 心功能Ⅲ级以下可母乳喂养

B. 产后 24 小时内应绝对卧床休息

C. 产后 48 小时内应下地活动

D. 需绝育者，一般在产后 42 天左右施行输卵管结扎术

E. 母乳喂养的产妇，常规不服用抗生素

13. 为了减少妊娠合并贫血的发生，以下预防措施不正确的是

A. 积极补充叶酸

B. 积极预防肠道感染

C. 积极治疗腹泻

D. 多摄入瘦肉类食物

E. 减少酸性物质摄入

14. 有关妊娠合并糖尿病的处理，错误的是

A. 孕期定期产科和内科复查

B. 所生婴儿一律按早产儿护理

C. 预防感染应保持皮肤清洁

D. 建议人工喂养婴儿

E. 产后避免使用药物避孕

【A2 型题】

1. 某初孕妇，29 岁，现孕 22 周，第 1 次前来产前检查，主诉日常活动后感到乏力、心悸、气急。经检查确诊为妊娠合并风湿性心脏病、心功能Ⅱ级。根据该孕妇情况，为防止心力衰竭，妊娠期监测的时间应重点放在

A. 22～24 周　　　　B. 25～26 周

C. 27～28 周　　　　D. 29～31 周

E. 32～34 周

2. 初产妇孕 35 周，头晕、乏力，食欲差 2 周，查：胎位、胎心正常，红细胞计数 3.0×10^{12}/L，血红蛋白 80 g/L，血细胞比容 0.25。最恰当的诊断是

A. 缺铁性贫血

B. 再生障碍性贫血

C. 地中海贫血

D. 巨幼红细胞性贫血

E. 溶血性贫血

3. 某孕妇，28 岁，孕 1 产 0，早孕反应较重，食欲不振、呕吐。现孕 8 周，皮肤黏膜苍白，毛发干燥无光泽，活动无力、易头晕。实验室检查：血红蛋白 50 g/L，血细胞比容 0.15，血清铁 6.0 μmol/L。下列孕期健康宣教内容，错误的是

A. 摄取富含铁、蛋白质及维生素 C 的食物

B. 如果服用铁剂时胃肠道反应较轻，则不需同服维生素 C

C. 应列为高危妊娠加强母儿监护

D. 重点评估胎儿宫内生长发育状况

E. 给予心理支持，减少心理应激

4. 某 28 岁初孕妇，被确诊为 2 型糖尿病，现孕 35 周，近 2 日自感头痛、头晕、视物模糊，血压 170/115 mmHg，其正确的治疗措施为

A. 控制血糖，密切观察病情变化至孕 40 周

B. 立即行剖宫产术结束妊娠

C. 降压、利尿、扩容，控制血糖，促进胎儿肺成熟后终止妊娠

D. 立即应用缩宫素引产

E. 积极使用抗生素预防感染

5. 33 岁初孕妇，孕 31 周，口服葡萄糖耐量试验 3 项阳性，诊断为妊娠合并糖尿病，经控制饮食后尿糖（±）。首选的处理是

A. 缩宫素静脉滴注引产

B. 胰岛素治疗

C. 继续控制饮食

D. 行人工破膜术终止妊娠

E. 立即剖宫产

6. 某孕妇，38 岁，妊娠 11 周，休息时仍胸闷、气急。查脉搏 120 次／分，呼吸 22 次／分，心界向左侧扩大，心尖区有 Ⅱ 级收缩期杂音，性质粗糙，肺底有湿啰音，处理应是

    A. 立即终止妊娠

    B. 加强产前监护

    C. 控制心力衰竭后终止妊娠

    D. 控制心力衰竭后继续妊娠

    E. 限制钠盐摄入

7. 一位 26 岁的风湿性心脏病妇女，前来咨询是否可以妊娠。护士告诉她可以妊娠的情况是

    A. 心功能 Ⅰ ~ Ⅱ 级者

    B. 有心房颤动者

    C. 心脏明显扩大者

    D. 风湿热活动期

    E. 心功能 Ⅲ 级或 Ⅲ 级以上者

【A3/A4 型题】

（1 ~ 2 题共用题干）

病人女，27 岁。停经 30 周。休息时即感心慌、气急、胸闷，心率 120 次／分，呼吸 21 次／分，肺底部可闻及少量持续性湿啰音，咳嗽后不消失。

1. 其心功能分级是

    A. 0 级   B. Ⅰ 级

    C. Ⅱ 级   D. Ⅲ 级

    E. Ⅳ 级

2. 首先应采取的护理措施是

    A. 指导产妇平卧

    B. 继续观察

    C. 报告医生立即抢救

    D. 立即吸氧

    E. 注射呼吸兴奋剂

（3 ~ 7 题共用题干）

病人，女，28 岁。妊娠期体检：尿糖（＋＋＋），血糖：空腹 7.8 mmol/L，随机 16.7 mmol/L。

3. 诊断考虑

    A. 应激性高血糖   B. 糖尿病

    C. 糖耐量减低   D. 反应性高血糖

    E. 妊娠期糖尿病

4. 治疗主要选择

    A. 饮食治疗   B. 体育锻炼

    C. 口服降糖药   D. 胰岛素

    E. 无须治疗

5. 每日胰岛素用量 36 U，夜里出现多汗、心悸、手抖，晨起查血糖 10.3 mmol/L（186 mg/dl），应给予

    A. 增加晚餐用量

    B. 调换胰岛素类型

    C. 加大胰岛素用量

    D. 减少早饭前胰岛素用量

    E. 减少晚餐前胰岛素用量

6. 若该病人已在妊娠晚期，终止妊娠的时期应是

    A. 40 ~ 42 周   B. 38 ~ 40 周

    C. 36 ~ 38 周   D. 34 ~ 36 周

    E. 28 ~ 32 周

7. 妊娠结束后 6 周，复查血糖：空腹 4.6 mmol/L，餐后 2 小时 8.0 mmol/L。诊断考虑

    A. IGT   B. IFG

    C. GDM   D. MODY1

    E. MODY2

（8 ~ 9 题共用题干）

某产妇，30 岁，产前检查发现肝功异常，被诊断为慢性乙型病毒性肝炎。4 小时前自然临产，护士对她进行了分娩期护理和健康指导。

8. 下列分娩时的护理措施，错误的是

    A. 手术助产缩短第二产程

    B. 胎儿娩出后立即注射催产素

    C. 建议病人积极母乳喂养

    D. 及时遵医嘱静脉输液

    E. 严密观察产程进展

9. 为了防止新生儿感染乙型病毒性肝炎，指导和护理措施中，错误的是

    A. 尽早进行母婴同室管理

    B. 新生儿隔离 4 周

    C. 产后不要采用避孕药避孕

    D. 积极给新生儿免疫接种乙肝疫苗

    E. 注意不得使用雌激素退乳

（10 ~ 12 题共用题干）

32 岁初产妇，孕 2 产 0，孕 34 周。1 年前曾因妊娠 5 个月死胎而做引产术。产前检查：血压 130/80 mmHg，宫高 36 cm，胎心率：140 次／分，空腹血糖 7 mmol/L，尿糖（＋）。

10. 下列处理不必要的是

    A. 尿常规   B. 腹部 X 线片

    C. OGTT   D. B 超

    E. 胎动计数

11. 入院待产，经饮食控制 3 周后，空腹血糖 6.1 mmol/L，胎心率 120 次／分，NST 为无反应型。首选的处理是

    A. 左侧卧位   B. 吸氧

    C. 立即终止妊娠   D. 胎动计数

    E. B 超监测

12. 该产妇分娩的新生儿，哪项处理不必要

    A. 气管插管加压给氧

    B. 按早产儿的原则处理

    C. 早期哺乳

    D. 注意新生儿有无低血压

    E. 注意新生儿有无反应性低血糖

【B 型题】

（1～2 题共用备选答案）

    A. 吸氧

    B. 抗生素预防感染

    C. 少量多次输血

    D. 右旋糖酐铁肌内注射

    E. 输血后终止妊娠

1. 33 岁，初产妇，孕 33 周，既往有再生障碍性贫血病史，现入院待产，血红蛋白 60 g/L，血小板计数 80×10^9/L，宜

2. 经产妇，31 岁，孕 10 周，因再生障碍性贫血就诊，血红蛋白 40 g/L，血小板计数 60×10^9/L，宜

【X 型题】

1. 妊娠合并心脏病对胎儿的影响包括

    A. 流产   B. 早产

    C. 死胎   D. 前置胎盘

    E. 胎儿宫内发育迟缓

2. 妊娠期心脏病早期心力衰竭的临床表现有

    A. 胸闷   B. 心悸

    C. 头晕   D. 夜间端坐呼吸

    E. 休息时心率 >100 次/分

3. 急性心力衰竭的紧急处理措施包括

    A. 立即让病人平卧

    B. 可进行四肢轮扎

    C. 立即高流量加压给氧

    D. 湿化瓶中加入 50% 乙醇溶液

    E. 按医嘱给予血管扩张药

4. 不宜母乳喂养的病人是

    A. 早产产妇

    B. 产后出血产妇

    C. 妊娠合并急性病毒性肝炎产妇

    D. 妊娠合并心脏病心功能 III 级以上产妇

    E. 妊娠期高血压疾病轻度子痫前期产妇

5. 妊娠合并重型肝炎的处理要点包括

    A. 保持大便通畅

    B. 补充凝血因子

    C. 限制蛋白质摄入

    D. 静脉滴注精氨酸降低血氨

    E. 输新鲜血浆及白蛋白

参 考 答 案

【A1 型题】

1. A   2. C   3. C   4. B   5. C   6. D   7. C   8. C

9. C   10. E   11. B   12. D   13. E   14. D

【A2 型题】

1. E   2. A   3. B   4. C   5. C   6. C   7. A

【A3/A4 型题】

1. E   2. D   3. E   4. D   5. E   6. C   7. A   8. C

9. A   10. B   11. E   12. A

【B 型题】

1. C   2. E

【X 型题】

1. ABCE   2. ABD   3. BCDE   4. CD   5. ABCDE

第九节　异常分娩妇女的护理

【A1 型题】

1. 协调性宫缩乏力的处理哪项是错误的

    A. 加强护理，改善全身状况

    B. 注意营养，鼓励进食

    C. 必要时静脉滴注葡萄糖溶液

    D. 温肥皂水灌肠

    E. 有头盆不称者可静脉滴注缩宫素加速产程

2. 最常见的产力异常为

    A. 不协调性宫缩乏力

    B. 协调性宫缩乏力

    C. 协调性宫缩过强

    D. 不协调性宫缩过强

    E. 不规则子宫收缩

3. 不协调性子宫收缩乏力的宫缩特点是

    A. 收缩强度低，具有协调性

    B. 收缩力强，具有协调性

    C. 收缩过强且持续，无节律性放松

    D. 收缩极性倒置，间歇期子宫肌肉不能完全放松

    E. 子宫上下段交界处子宫环形肌不协调性过强收缩

4. 与臀先露无关的因素是

A. 前置胎盘
B. 羊水过少
C. 胎头衔接受阻
D. 原发性宫缩乏力
E. 羊水过多

E. 胎头过大

5. 妊娠末期发现跨耻征阳性最大的可能是

A. 出口狭窄
B. 扁平骨盆
C. 漏斗型骨盆
D. 中骨盆狭窄
E. 入口狭窄

6. 中骨盆平面狭窄的孕妇，最容易发生的异常是

A. 胎头跨耻征阳性
B. 持续性枕后位或枕横位
C. 胎膜早破
D. 胎儿过小
E. 胎先露入盆受阻

7. 子宫收缩乏力的临床表现是

A. 宫缩时子宫不硬，按压宫壁有凹陷
B. 宫缩间歇时子宫不放松
C. 宫缩间歇时孕妇仍感腹痛
D. 宫缩时先露向下推进 0.5 cm
E. 宫缩时先露向下推进 2 cm

8. 初产妇第二产程延长的定义是指第二产程时间超过

A. 0.5 小时
B. 1 小时
C. 1.5 小时
D. 2 小时
E. 2.5 小时

9. 枕后位俯屈不良时，胎头的最低点是

A. 颜面部
B. 鼻根部
C. 前额部
D. 前颅部
E. 后颅部

10. 下列不是臀位临床表现的是

A. 宫底可触及胎臀
B. 后出胎头困难
C. 脐带脱垂
D. 产程延长
E. 宫缩乏力

11. 下列胎位描述，属于横产式的是

A. 持续性枕横位
B. 左骶前位
C. 左肩前位
D. 持续性枕后位
E. 左枕前位

12. 产程潜伏期是指

A. 宫颈管消失开始到宫口扩张 2 cm
B. 规律性宫缩开始至宫口扩张 3 cm
C. 宫颈扩张开始到 2 cm
D. 阴道见红开始到宫口扩张 3 cm
E. 腹痛开始到宫口扩张 2 cm

13. 胎先露下降受阻的原因，错误的是

A. 胎膜早破
B. 胎位异常
C. 子宫收缩乏力
D. 骨盆狭窄

14. 子宫收缩乏力，宫口开大 5 cm，无头盆不称，下列哪项处理是正确的

A. 剖宫产
B. 人工破膜后，缩宫素静脉输注
C. 等待自然分娩
D. 静脉推注缩宫素
E. 产钳助娩

15. Ⅲ级骨盆入口平面狭窄，骶耻外径小于

A. 20 cm
B. 18 cm
C. 16 cm
D. 14 cm
E. 12 cm

【A2 型题】

1. 某病人，孕 40 周。规律宫缩 6 小时入院。胎位骶左前。宫底耻上 40 cm，胎心 140 次/分，宫口开 3 cm。未破水先露足。骨盆外测量：20 cm、23 cm、18 cm、7.0 cm。宫缩 30″/6′～7′。对此病人应采取的护理措施是

A. 遵医嘱缩宫素静脉滴注加强宫缩
B. 人工破膜促使宫缩加强
C. 温肥皂水灌肠加强宫缩
D. 不加处理，继续观察
E. 做剖宫产术前准备

2. 初产妇，临产后 4 小时胎头仍未入盆，此时测量骨盆哪条径线最有价值

A. 坐骨棘间径
B. 骶耻外径
C. 骶耻内径
D. 坐骨结节间径
E. 髂棘间径

3. 24 岁初孕妇，第一产程进展顺利，宫口开全已超过 2 小时，胎头位于棘下 2 cm 处，宫缩每 3～4 分钟持续 30 秒，胎心 128 次/分，诊断是

A. 原发性宫缩无力
B. 滞产
C. 胎儿宫内窒息
D. 第二产程延长
E. 正常分娩经过

4. 某初产妇，孕 37 周，宫口开全半小时频频用力，未见胎头拨露。检查：宫底部为臀，腹部前方可触及胎儿小部分，未触及胎头。肛查胎头已达棘下 2 cm，矢状缝与骨盆前后径一致，大囟门在前方，诊断为

A. 骨盆入口轻度狭窄
B. 骨盆入口头盆不称
C. 原发宫缩无力
D. 持续性枕后位
E. 持续性枕横位

5. 孕妇，35 岁，妊娠 32 周，早孕反应重，呼吸困难。检

查子宫体积明显大于正常孕周，下肢水肿，阴道静脉曲张。在子宫不同部位闻及频率相差 10 次/分以上的胎心音。符合该孕妇的诊断为

A. 巨大胎儿   B. 多胎妊娠

C. 羊水过多   D. 胎盘早剥

E. 肝腹水

6. 病人，女，27 岁。妊娠 38 周入院待产。入院后出现规律性宫缩 18 小时，宫口开大 2 cm。查体：协调性子宫收缩乏力，无头盆不称，最佳的处理措施是

A. 静脉滴注催产素

B. 产钳助产

C. 使用镇静剂

D. 暂不处理，密切观察

E. 行剖宫产术

【A3/A4 型题】

（1~4 题共用题干）

病人，女，初产妇，孕 40 周，临产 8 小时，产妇持续腹痛，烦躁不安。检查：子宫收缩弱，宫缩间歇时不放松，宫高 32 cm，腹围 101 cm，胎心 140 次/分，宫口开大 3 cm，胎头最低点平坐骨棘，骨盆测量正常。

1. 该产妇最可能的初步诊断是

A. 协调性宫缩乏力

B. 不协调性宫缩乏力

C. 正常产程

D. 协调性宫缩过强

E. 不协调性宫缩过强

2. 对该产妇的护理，错误的是

A. 出现胎儿窘迫时，协助医生做好剖宫产术准备

B. 遵医嘱给予镇静剂

C. 让产妇放松，充分休息

D. 立即给予缩宫素静脉滴注

E. 在宫缩恢复协调前，禁用宫缩剂

3. 若经过处理后，仍未恢复正常，此时胎心 110 次/分，应采取的处理方法是

A. 等待自然分娩   B. 继续观察产程

C. 人工破膜   D. 立即行剖宫产术

E. 静脉滴注缩宫素

4. 对母体的影响不包括

A. 产程缩短

B. 影响休息和进食

C. 可导致肠胀气，排尿困难

D. 引起产后出血

E. 引起产褥感染

（5~7 题共用题干）

某初产妇，G_3P_0，一般情况良好，胎儿足月，左枕

前位，胎心 140 次/分，规律宫缩已 17 小时，宫口开大 3 cm，宫缩较初期间歇时间长，10~15 分钟一次，持续 30 秒，宫缩高峰时子宫不硬，经检查无头盆不称。

5. 该产妇除宫缩乏力外，还可诊断为

A. 潜伏期缩短   B. 潜伏期延长

C. 活跃期缩短   D. 活跃期延长

E. 第二产程延长

6. 对该产妇护理中不正确的是

A. 鼓励产妇进食

B. 做好心理护理

C. 定时听胎心

D. 指导产妇 6~8 小时排尿一次

E. 严密观察产程进展

7. 对该产妇正确的处理应为

A. 待其自然分娩

B. 立即产钳结束分娩

C. 立即行剖宫产术

D. 行胎头吸引术

E. 静脉滴注催产素

（8~9 题共用题干）

初产妇，妊娠 38^{+2} 周，骨盆外测量为：对角径 12.5 cm，坐骨棘间径 9 cm，坐骨结节间径 7.5 cm，耻骨弓角度 80°。

8. 其骨盆属于

A. 男性骨盆   B. 中骨盆狭窄

C. 漏斗骨盆   D. 均小骨盆

E. 骨盆出露平面狭窄

9. 估计胎儿体重 3800 g，其适宜的分娩方式为

A. 等待自然分娩   B. 试产

C. 剖宫产   D. 阴道手术助产

E. 加强宫缩，促进自然分娩

【B 型题】

（1~2 题共用备选答案）

A. 均小骨盆   B. 女性骨盆

C. 漏斗骨盆   D. 中骨盆狭窄

E. 男性骨盆

1. 各平面径线均小于正常值 2 cm 或以上但形态正常为

2. 仅中骨盆平面和骨盆出口平面均狭窄为

（3~4 题共用备选答案）

A. 先兆子宫破裂   B. 子宫收缩乏力

C. 子宫破裂   D. 羊水栓塞

E. 胎盘剥离不全

3. 产妇突然感到下腹部剧痛，随即子宫收缩停止，最可能发生了

4. 产妇产后突然发生寒战，呼吸困难，发绀，最可能发

生了

（5～7 题共用备选答案）

A. 潜伏期延长　　　　　　　B. 活跃期延长

C. 活跃期停滞　　　　　　　D. 第二产程延长

E. 第二产程停滞

5. 宫口开大 4 cm 后，10 小时宫口尚未开全者称

6. 初产妇宫口开全 2 小时，胎儿尚未娩出者称

7. 宫口开大 4 cm 后，子宫颈口不再继续扩张达 2 小时或 2 小时以上者称

【X 型题】

1. 子宫收缩乏力的常见原因是

A. 胎儿先露部下降受阻

B. 产妇具有恐惧心理

C. 妊娠合并子宫肌瘤

D. 产妇过度疲劳

E. 胎儿出现急性宫内窘迫

2. 引起持续性枕后位、枕横位的病因包括

A. 骨盆异常　　　　　　　　B. 头盆不称

C. 羊水过少　　　　　　　　D. 胎头俯曲不良

E. 子宫收缩过强

3. 关于臀位产妇第一产程的护理措施，叙述正确的有

A. 不宜灌肠

B. 少做肛查

C. 临产早期胎膜未破时下床活动

D. 静脉滴注缩宫素加强宫缩

E. 阴道口见到胎儿肢体时立即消毒外阴并"堵"臀

4. 关于头盆不称孕妇试产时的护理措施，叙述正确的有

A. 专人守护，及时提供饮食和水

B. 试产过程中可应用镇静剂保证充分休息

C. 给予肥皂水灌肠刺激宫缩

D. 密切观察胎儿情况及产程进展

E. 注意观察有无子宫破裂先兆表现

5. 胎粪的主要成分包括

A. 上皮细胞　　　　　　　　B. 细菌

C. 黏液　　　　　　　　　　D. 胆汁

E. 胎脂

6. 子宫收缩过强对母儿的影响包括

A. 产道损伤　　　　　　　　B. 胎儿缺氧

C. 脐带脱垂　　　　　　　　D. 胎死宫内

E. 羊水过少

参 考 答 案

【A1 型题】

1. E　2. B　3. D　4. D　5. B　6. B　7. A　8. D

9. D　10. A　11. C　12. B　13. A　14. B　15. C

【A2 型题】

1. E　2. C　3. D　4. D　5. B　6. A

【A3/A4 型题】

1. B　2. D　3. D　4. A　5. B　6. D　7. E　8. B

9. C

【B 型题】

1. A　2. C　3. C　4. D　5. B　6. D　7. C

【X 型题】

1. ABCD　2. ABCD　3. ABE　4. ADE　5. ACDE　6. ABD

第十节　分娩期并发症病人的护理

【A1 型题】

1. 羊水栓塞，最早的治疗措施哪项是错的

A. 使用肝素

B. 纠正酸中毒

C. 正压输氧

D. 静脉注射地塞米松

E. 静脉注射罂粟碱

2. 流产是指

A. 妊娠＜37 周，胎重＜2500 g 而终止

B. 妊娠＜28 周，胎重＜1000 g 而终止

C. 妊娠＜24 周，胎重＜1500 g 而终止

D. 妊娠＜24 周，胎重＜1000 g 而终止

E. 妊娠＜20 周，胎重＜500 g 而终止

3. 产后出血应急护理哪项不妥

A. 应迅速而又有条不紊地抢救

B. 医生到后，方可采取止血措施

C. 宫缩乏力引起的出血立即按摩子宫

D. 压出宫腔积血可促进宫缩

E. 注射子宫收缩剂

4. 关于先兆子宫破裂以下正确的是

A. 胎心多正常　　　　　　　B. 可见病理性缩复环

C. 迅速出现贫血　　　　　　D. 宫缩由强转弱

E. 宫体部肌肉菲薄

5. 导致子宫破裂的原因，错误的是

A. 胎先露下降受阻

B. 宫缩剂使用不当

C. 各种不适当的阴道助产手术

D. 急性羊水过多

E. 子宫壁瘢痕破裂

6. 病理缩复环，常见于

A. 羊水过多 　　　　　　 B. 双胎

C. 巨大儿 　　　　　　　 D. 胎盘早期剥离

E. 先兆子宫破裂

7. 最常见导致产后出血的原因是

A. 宫缩乏力 　　　　　　 B. 胎盘胎膜残留

C. 胎盘植入 　　　　　　 D. 软产道损伤

E. 凝血功能障碍

8. 对羊水栓塞的预防，正确的是

A. 积极预防发生早产

B. 人工破膜应在子宫收缩间歇期进行

C. 中期引产钳刮术时应先注射催产素后破水再钳刮

D. 中期妊娠羊膜腔穿刺引产术不会发生羊水栓塞

E. 宫缩过强者，不应给予减弱子宫收缩药物以免影响产程进展

9. 关于羊水栓塞的常见病因，下列叙述错误的是

A. 胎膜早破 　　　　　　 B. 子宫颈裂伤

C. 前置胎盘 　　　　　　 D. 胎盘早剥

E. 子宫收缩乏力

10. 产后出血是指胎儿娩出后 24 小时内产妇阴道出血量超过

A. 200 ml 　　　　　　　 B. 300 ml

C. 400 ml 　　　　　　　 D. 500 ml

E. 600 ml

11. 产后出血应用宫腔填塞方法止血时，填塞纱条的取出时间是术后

A. 12 ~ 24 小时 　　　　 B. 24 ~ 48 小时

C. 48 ~ 72 小时 　　　　 D. 72 小时后

E. 观察不出血即可取出

【A2 型题】

1. 某初产妇，26 岁，孕 41 周，因臀位行臀牵引术。胎儿娩出后 5 分钟突发阴道大量出血约 400 ml，检查血压 100/60 mmHg，脉搏 100 次/分，宫底脐平，此时最适宜的护理措施是

A. 静脉滴注催产素

B. 检查软产道有无损伤

C. 做好人工剥离胎盘术准备

D. 按摩子宫

E. 纱布填塞宫腔

2. 某孕妇，孕产史 G_1P_0，孕 40 周，头位。临产 18 小

时，宫口开大 8 cm，出现"头盆不称"，2 小时无进展，催产素静脉滴注产程仍无进展基层转诊，初步诊断为"子宫破裂"。此时病人最适宜的处理方法是

A. 输血输液观察

B. 迅速阴道助产娩出死胎

C. 即行阴道内诊，以明确破口部位及大小

D. 即刻剖宫取胎，同时行子宫次全切除术

E. 剖宫产术后，对破口小、时间短、无感染者可行修补术

3. 某 32 岁产妇，孕产史 G_3P_1，经阴分娩产程进展顺利，胎儿娩出后已达 30 分钟，胎盘未娩出，亦无剥离迹象，阴道无出血，最可能的原因是胎盘

A. 剥离不全 　　　　　　 B. 完全植入

C. 胎盘嵌顿 　　　　　　 D. 胎盘剥后滞留

E. 胎盘部分性粘连

4. 初产妇，因第二产程延长，胎吸分娩，胎儿体重 4000 g。胎儿娩出后阴道持续出血，色鲜红，有凝血块。阴道出血原因最可能是因为

A. 产后宫缩乏力 　　　　 B. 软产道裂伤

C. 胎盘剥离不全 　　　　 D. 凝血功能障碍

E. 子宫破裂

5. 某产妇，26 岁，G_1P_0，目前孕 41 周，宫口开大 4 ~ 5 cm 时，胎心听诊 110 次/分，胎儿电子监测示"晚期减速"，胎儿头皮血 pH 为 7.16，最恰当的处理是

A. 立即行剖宫产术

B. 静脉滴注催产素加速产程

C. 产妇左侧卧位，观察产程，等待自然分娩

D. 面罩吸氧提高胎儿血氧浓度

E. 待宫口开全，阴道助产缩短第二产程

6. 某 33 岁孕妇，G_3P_0，孕 37 周，破水 4 小时急诊来院，测血压 110/75 mmHg，儿头高浮，胎心 100 次/分，最适宜的处理是

A. 立即行 B 超检查

B. 嘱孕妇自行办理入院手续

C. 吸氧，左侧卧位，急诊室观察

D. 平车推病人到病房住院观察

E. 平车推病人入产房，即行阴道检查

7. 足月妊娠，临产 16 小时，伴排尿困难。检查：宫底在脐与剑突之间，拒按。枕左前位，胎心不清，大约 80 次/分，宫口开大 4 cm，胎头于坐骨棘上 0.5 cm。宫缩间歇时，病人呼叫疼痛，并于脐下 2 横指处触及一凹陷，随宫缩有上升趋势，导尿发现为肉眼血尿，此时可诊断为

A. 低张性宫缩乏力 　　　 B. 高张性宫缩乏力

C. 先兆子宫破裂 　　　　 D. 子宫破裂

E. 子宫痉挛性狭窄环

8. 初孕妇，孕 41 周临产，试产 4 小时，宫缩 2～3 分钟一次，每次持续约 50 秒。听诊胎心 132 次/分。突然产妇诉说阴道有大量水流出。立即听胎心 90 次/分，检查见胎头仍高浮，首先考虑可能为

A. 脐带绕颈   B. 脐带脱垂

C. 脐带过短   D. 胎头受压

E. 胎盘功能减退

【A3/A4 型题】

（1～3 题共用题干）

初产妇，26 岁，40 周妊娠，顺产，总产程 8 小时。目前产后 1.5 小时，阴道流血约 600 ml，拟诊为产后出血。检查：子宫底高度平脐，质软。血压 12/8 kPa（90/60 mmHg），心率 100 次/分。

1. 有关产后出血的定义是

A. 产程中阴道出血量≥500 ml

B. 胎儿娩出后 24 小时内阴道出血量≥500 ml

C. 胎儿娩出后 2 天内阴道出血量≥500 ml

D. 胎儿娩出后 7 天内阴道出血量≥500 ml

E. 产褥期有 1 次阴道出血量≥500 ml

2. 该例产后出血最可能的原因是

A. 软产道撕裂   B. 胎盘残留

C. 急产   D. 宫缩乏力

E. 凝血功能障碍

3. 该产妇的首要护理措施中哪项不妥

A. 用手按摩子宫 B. 静脉滴注缩宫素

C. 宫腔填塞纱条 D. 抗生素预防感染

E. 输血补充血容量

（4～5 题共用题干）

初产妇因第二产程延长，胎儿体重 4000 g，行胎头吸引分娩后持续阴道出血，有凝血块。

4. 最恰当的处理是

A. 输血

B. 注射催产素

C. 注射麦角新碱

D. 开放静脉通道，手取胎盘

E. 仔细检查软产道

5. 经过以上处理，阴道出血停止 1 小时后再次出血，血 70/30 mmHg，脉细出冷汗，此时出血的原因可能是

A. 胎盘残留   B. 子宫收缩乏力

C. 软产道裂伤   D. 凝血功能障碍

E. 胎盘剥离不全

（6～7 题共用题干）

初产妇王某，产钳助产分娩一女婴，体重 4100 g，胎

儿娩出后阴道持续出血，色鲜红约 50 ml，检查产道发现出血口并缝合，鲜血停止，更换会阴垫。产后 1 小时又发现会阴垫约有出血 100 ml，马上测血压 80/50 mmHg，面色苍白，出冷汗，子宫轮廓不清。

6. 此时出血原因最可能是

A. 胎盘剥离不全 B. 胎盘残留

C. 子宫收缩乏力 D. 凝血功能障碍

E. 软产道裂伤

7. 为预防产后出血，不宜采取的措施是

A. 对具有产后出血高危因素产妇，做好准备工作

B. 第一产程密切观察，避免产妇过度疲劳

C. 重视第二产程处理，指导产妇适时正确使用腹压

D. 第三产程准确收集出血量，并检查胎盘、胎膜是否完整

E. 胎盘娩出后，产妇继续留在产房观察半小时后转入病房休息

【B 型题】

（1～3 题共用备选答案）

A. 胎盘粘连   B. 胎盘残留

C. 胎盘嵌顿   D. 胎盘植入

E. 胎盘剥离不全

1. 胎盘与子宫壁界限不清

2. 胎盘未完全剥离时，过早挤揉子宫可造成

3. 胎儿娩出后，子宫不协调痉挛性收缩可造成

（4～6 题共用备选答案）

A. 宫缩乏力   B. 软产道损伤

C. 子宫胎盘卒中 D. 凝血功能障碍

E. 胎盘剥离不全

4. 胎盘娩出后阴道大量出血，宫体软，轮廓不清

5. 胎盘娩出前即断续大量阴道出血，有凝血块

6. 胎儿娩出后即有持续大量阴道出血，有凝血块

参 考 答 案

【A1 型题】

1. B 2. B 3. B 4. B 5. D 6. E 7. A 8. B

9. E 10. D 11. B

【A2 型题】

1. C 2. E 3. B 4. B 5. A 6. E 7. C 8. B

【A3/A4 型题】

1. B 2. D 3. C 4. D 5. B 6. C 7. E

【B 型题】

1. D 2. E 3. C 4. A 5. E 6. B

第十一节 产后并发症妇女的护理

【A1 型题】

1. 产褥感染最常见的是
- A. 急性子宫内膜炎
- B. 急性输卵管炎
- C. 急性盆腔结缔组织炎
- D. 盆腔腹膜炎
- E. 下肢血栓性静脉炎

2. 产褥感染的诱因以下错误的是
- A. 产后出血
- B. 前置胎盘
- C. 经期性交
- D. 孕期贫血
- E. 妊娠合并肺结核

3. 以下措施不能预防产褥期泌尿系感染的是
- A. 待产时尽量导尿排空膀胱
- B. 大小便后及时清洁外阴
- C. 及时更换会阴垫
- D. 产后鼓励产妇多饮水
- E. 产后至少每 4 小时排空膀胱一次

4. 关于产后抑郁的描述，错误的是
- A. 产后抑郁可由多方面因素造成
- B. 是一种精神病
- C. 有家族倾向
- D. 可表现出自我伤害行为
- E. 与孕期不良生活事件有关

5. 严重的产褥感染可形成"冰冻骨盆"的是
- A. 急性子宫内膜炎
- B. 急性子宫肌炎
- C. 急性输卵管炎
- D. 急性盆腔结缔组织炎
- E. 急性盆腔腹膜炎

6. 下列哪项为产后异常的临床表现
- A. 产后 12 小时体温 37.8℃
- B. 产后 3 天下腹部阵痛，有时需要服用止痛药
- C. 产后 4 天仍为血性恶露
- D. 经阴道分娩的产妇，产后半个月宫底在耻上 1 横指
- E. 产后 4 天，双腋下出现肿、胀、痛

7. 晚期产后出血最常见原因是
- A. 胎盘残留
- B. 蜕膜残留
- C. 胎盘附着部位子宫复旧不好
- D. 子宫内膜炎
- E. 剖宫产切口裂开

8. 导致产褥病率的主要原因是
- A. 手术切口感染
- B. 乳腺炎
- C. 上呼吸道感染
- D. 泌尿系统感染
- E. 产褥感染

9. 产褥感染的病因，错误的是
- A. 产道本身存在细菌
- B. 妊娠末期性交、盆浴
- C. 医务人员的手、呼吸道以及各种手术器械的接触
- D. 催产素的使用
- E. 产程延长及手术助产

【A2 型题】

1. 病人，女，27 岁。分娩后第 2 天起，连续 3 天体温持续在 38℃左右。查体：子宫硬、无压痛，会阴侧切口红肿、疼痛，恶露淡红色，无臭味，双乳软，无红肿。该产妇发热的原因可能是
- A. 产褥感染
- B. 会阴侧切口感染
- C. 上呼吸道感染
- D. 急性子宫内膜炎
- E. 急性乳腺炎

2. 初产妇，产后 10 天仍有阴道出血，考虑为胎盘残留，首先的治疗是
- A. 行刮宫术
- B. 绝对卧床
- C. 行开腹探查术
- D. 行子宫动脉结扎
- E. 输血，补充血容量

3. 一位产妇，产后第 3～4 天时，腋下测体温在 37.5℃左右，检查：子宫收缩良好，子宫体部无压痛，会阴缝合处无压痛，恶露无臭味。两侧乳腺增大。可触及硬结。本病例发热原因最可能是
- A. 产褥感染
- B. 上呼吸道感染
- C. 会阴缝合处血肿感染
- D. 乳汁淤积
- E. 尿潴留

4. 产后出血，手取胎盘，产后 12 天开始寒战、高热数周，持续下腹痛，可放射到腹股沟下腹软侧下腹有深压痛。阴道检查，子宫后位大小 12 cm × 10 cm × 8 cm。两侧附件未见异常。可能的诊断是
- A. 阑尾炎
- B. 盆腔腹膜炎
- C. 子宫内膜炎及子宫肌炎
- D. 盆腔内血栓性静脉炎
- E. 下肢血栓性静脉炎

5. 一足月妊娠产妇，因头盆不称，行剖宫产术，术后第3天突然发生多量阴道出血，下列出血原因中，哪项没有考虑价值

    A. 子宫创口缝合不良

    B. 胎盘附着面复旧不全

    C. 凝血功能障碍

    D. 胎盘残留

    E. 子宫颈裂伤

6. 某 24 岁产妇，G_1P_0，孕 39 周，胎膜已破 15 小时临产入院，产程延长，产钳助产，产后出血约 300 ml。产后第 3 天高热，体温 39.1℃，宫底平脐，右侧宫旁压痛明显，恶露血性浑浊，有臭味，白细胞计数 $25 \times 10^9/L$，中性粒细胞 0.9。下列处理不妥的是

    A. 入院后臀下放置无菌垫，保持外阴清洁

    B. 助产后仔细检查软产道

    C. 为了解产程，多次行阴道检查

    D. 预防产后出血

    E. 产后使用广谱抗生素

7. 足月产后 3 天，出现下腹痛，体温不高，恶露多，有臭味，子宫底位于脐上 1 指，子宫体软，对此护理错误的是

    A. 采取平卧位

    B. 抬高床头

    C. 做好会阴护理

    D. 做好病情观察和护理

    E. 做好心理护理

8. 产妇王某，产后 2 周出现弛张热，下腹疼痛且压痛明显，下肢肿胀伴疼痛，皮肤紧张发白，最可能的诊断是

    A. 子宫肌炎

    B. 血栓性静脉炎

    C. 急性盆腔结缔组织炎

    D. 急性盆腔腹膜炎

    E. 产后关节炎

9. 某产妇产后第 3 天突然出现畏寒，高热，体温 40℃，伴有恶心、呕吐，下腹剧痛，压痛、反跳痛、腹肌紧张感明显。最可能的诊断是

    A. 子宫内膜炎

    B. 下肢血栓性静脉炎

    C. 急性盆腔结缔组织炎

    D. 急性盆腔腹膜炎

    E. 产后宫缩痛

10. 病人，女，26 岁。第 1 胎，孕 39 周，会阴侧切娩出一活女婴，产后 3 天，产妇体温 38.8℃，下腹疼痛，恶露有臭味，诊断为急性子宫内膜炎、子宫肌炎，最

有效对因治疗的措施为

    A. 鼓励产妇多饮水

    B. 加强口腔，皮肤清洁

    C. 取健侧卧位

    D. 输入足量液体

    E. 用敏感、足量、高效抗生素

【A3/A4 型题】

（1~3 题共用题干）

    病人，女。第 1 胎，产钳助产，产后第 4 天，产妇自诉发热，下腹微痛。查：体温 38℃，双乳稍胀，无明显压痛，子宫脐下 2 指，轻压痛，恶露多而浑浊，有臭味，余无异常发现。

1. 首先考虑的疾病是

    A. 乳腺炎   B. 慢性盆腔炎

    C. 急性胃肠炎   D. 肾盂肾炎

    E. 急性子宫内膜炎

2. 在护理中，告知产妇取哪一种卧位最为恰当

    A. 俯卧位   B. 平卧位

    C. 半卧位   D. 头低足高位

    E. 侧卧位

3. 在护理中，应采取哪种隔离

    A. 保护   B. 床边

    C. 呼吸道   D. 严密

    E. 消化道

（4~6 题共用题干）

    方某，女，27 岁，因产后高热，脸部潮红，呼吸急促，脉快速，医嘱用冰袋降温。

4. 冰袋放置的部位，不妥的是

    A. 前额   B. 头顶部

    C. 腋下   D. 腹股沟

    E. 足底

5. 因为此部位用冷后可反射性引起

    A. 血管扩张

    B. 皮下出血

    C. 末梢血管收缩

    D. 一过性冠状动脉收缩

    E. 冻伤

6. 当体温降至多少以下，即可取下冰袋

    A. 35℃   B. 36℃

    C. 37℃   D. 38℃

    E. 39℃

【B 型题】

（1~3 题共用备选答案）

    A. 一般在产后 3~7 天出现症状

B. 又称为股白肿

C. 最常见的产褥感染

D. 产后1~2周出现弛张热、下腹疼痛和压痛

E. 在产后7~14天出现症状

1. 急性子宫内膜炎、子宫肌炎

2. 血栓性静脉炎

3. 盆腔血栓性静脉炎

(4~7题共用备选答案)

A. 子宫内膜炎、子宫肌炎

B. 产后下肢血栓性静脉炎

C. 急性盆腔腹膜炎

D. 脓毒血症

E. 产褥中暑

4. 产后1周，体温38.2℃，子宫体轻压痛，恶露多，有臭味。应诊断为

5. 产后2~3周，寒战、发热，左下肢出现肿胀、疼痛，皮肤紧张发白。应诊断为

6. 病人分娩4天后出院，出院3天后出现头痛、头晕、口渴、多汗、胸闷等，继而体温上升达40℃，无汗。尿少。应诊断为

7. 产后9天，寒战、高热41℃，全腹痛，下腹痛最剧烈，呕吐、腹胀、宫体压痛，全腹腹肌紧张、压痛、反跳痛。应诊断为

【X型题】

1. 产后心理障碍包括

A. 产后沮丧　　　　B. 产后焦虑

C. 产后喜怒无常　　D. 产后情绪不稳定

E. 产后抑郁

2. 病人，女，26岁，G_1P_1，产后第1天，自己能在腹部触及子宫，呈球形，质硬，询问护士是否正常。护士在给她讲解关于子宫复旧的一般过程时正确的有

A. 产后第1天，宫底在脐上2横指

B. 产后第1天，宫底平脐

C. 产后第1周，宫底在脐耻之间

D. 产后第10天，子宫降至盆腔内

E. 产后2周，子宫恢复至未妊娠状态

3. 关于产后出血，叙述正确的有

A. 产后2小时是产后出血发生的高峰

B. 产后出血是分娩晚期严重的并发症

C. 引起产后出血的最主要原因是胎盘滞留

D. 产后膀胱过度充盈引起的出血应及时导尿

E. 子宫收缩乏力引起的产后出血可应用缩宫素加强宫缩

4. 关于产后出血的预防，正确的是

A. 对有可能发生产后出血者，常规于前肩娩出后静脉注射催产素

B. 子宫收缩间歇时，娩出胎肩及胎体

C. 密切注意胎盘剥离征象，及时娩出胎盘

D. 产后2小时内在产房观察阴道出血、宫缩及一般情况

E. 胎儿娩出后，阴道出血多时，立即协助胎盘娩出

参 考 答 案

【A1型题】

1. A　2. C　3. A　4. B　5. D　6. D　7. A　8. E

9. D

【A2型题】

1. B　2. A　3. D　4. D　5. E　6. C　7. A　8. B

9. D　10. E

【A3/A4型题】

1. E　2. C　3. B　4. D　5. E

【B型题】

1. C　2. E　3. D　4. A　5. B　6. E　7. C

【X型题】

1. AE　2. BD　3. ABDE　4. ACDE

第十二节　遗传咨询与产前诊断

【A1型题】

1. 孕妇和乳母每天要比正常成人增加的碘摄入量是

A. 10μg　　　　B. 50μg

C. 100μg　　　D. 500μg

E. 1000μg

2. 属于极为罕见的遗传病是

A. 染色体病

B. 单基因遗传病

C. 多基因遗传病

D. 线粒体遗传病

E. 常染色体显性遗传病

3. 护理糖原累积病Ⅰ型患儿，病情观察的关键症状和体征是

A. 腹部膨隆　　　　　　B. 肝大

C. 体重   D. 低血糖

E. 肌张力

E. 操作者的手要始终注意保护婴儿

【X 型题】

1. 一产妇向护士咨询新生儿沐浴问题，以下护士宣教内容中正确的是

    A. 室温为 20 ~ 25℃

    B. 可用自己的手腕试水温

    C. 喂奶后可即刻沐浴

    D. 防止婴儿受凉、损伤

参 考 答 案

【A1 型题】

1. B   2. D   3. D

【X 型题】

1. BDE

第十三节　妇科护理病历

【A1 型题】

1. 关于宫颈活组织检查，哪项不正确

    A. 凡肉眼可疑者应行活检

    B. 活检部位在鳞柱状上皮交界处

    C. 取出标本立即用 95% 乙醇固定

    D. 活检后局部应严密止血

    E. 术后 1 周内禁盆浴和性生活

2. 关于双合诊的描述错误的是

    A. 正常输卵管不能扪及

    B. 盆腔检查中最重要的项目

    C. 扪及宫体朝向耻骨时称前倾

    D. 上抬宫颈时病人感觉疼痛为盆腔内器官病变的表现

    E. 扪及宫颈外口方向朝后时宫体多为后倾

3. 足月产 1 次，无早产，流产 1 次，现存子女 2 人，应缩写为

    A. 0 – 1 – 1 – 1   B. 0 – 1 – 1 – 2

    C. 1 – 0 – 1 – 1   D. 1 – 0 – 1 – 2

    E. 1　1 – 1 – 1

4. 以下关于正常妇女双合诊检查的描述，正确的是

    A. 双手同时放入阴道检查

    B. 均有宫颈抬举痛

    C. 可触到输卵管

    D. 子宫为前倾、前屈位

    E. 可触至卵巢

5. 对疑有盆腔内病变而腹壁肥厚者可以

    A. 行超声检查   B. 剖腹探查

    C. 腹腔镜检查   D. 不再做盆腔检查

    E. 使用镇静剂后再做盆腔检查

6. 下列哪项不是引起阴道出血的常见原因

    A. 异位妊娠   B. 放置宫内节育器

    C. 宫颈炎   D. 阑尾炎

    E. 无排卵性功能失调性子宫出血

7. 下面不属于病史主诉的为

    A. 治疗过程   B. 症状

    C. 病程   D. 停经天数

    E. 腹痛天数

8. 阴道脱落细胞检查对哪种疾病的诊断价值最大

    A. 早期宫颈癌   B. 早期阴道癌

    C. 晚期宫颈癌   D. 卵巢囊肿

    E. 晚期阴道癌

9. 男医生在为病人做妇科检查时，应特别注意的一项是

    A. 检查时要严肃认真、仔细

    B. 注意用具消毒，臀垫、手套等均应每人次更换

    C. 对未婚者禁用阴道窥器和双合诊

    D. 月经期或有阴道出血者，一般不做阴道检查

    E. 检查时应有女医生或病人家属在场

10. 输卵管通畅检查最适宜的时间是

    A. 月经前 3 ~ 7 天

    B. 月经十净后 3 ~ 7 天

    C. 月经前 7 ~ 14 天

    D. 月经干净后 2 ~ 3 天

    E. 月经干净后 1 ~ 2 天

11. 有关三合诊的陈述，正确的是

    A. 是一种常规妇科检查方法

    B. 用于盆腔检查不满意的病人

    C. 是未婚妇女检查盆腔的方法

    D. 可以摸清后倾、后屈位子宫情况

    E. 可以清楚了解盆腔前壁的情况

12. 做阴道脱落细胞检查时，要求病人在检查前多少小时禁止性生活，阴道灌洗及上药

    A. 8 小时   B. 10 小时

    C. 12 小时   D. 24 小时

E. 48 小时

13. 妇科检查前护理工作哪项不妥

　　A. 向病人做好解释工作

　　B. 嘱病人排尿

　　C. 准备好干净的布垫

　　D. 协助病人取仰卧位

　　E. 准备好消毒的检查器械

14. 关于妇科检查注意事项错误的是

　　A. 臀垫应每人（次）更换

　　B. 冬季要注意保暖

　　C. 未婚女子可行双合诊

　　D. 阴道出血时一般不做阴道检查

　　E. 协助老年病人上、下床

【B型题】

（1~5 题共用备选答案）

　　A. 三合诊　　　　　　B. 双合诊

　　C. 肛－腹诊　　　　　D. 肛门指诊

　　E. 盆腔检查

1. 未婚妇女的妇科检查

2. 宫颈癌普查

3. 已婚妇女的妇科检查

4. 已婚妇女检查后位子宫情况

5. 了解待产妇的产程进展情况

（6~7 题共用备选答案）

　　A. 检查于月经来潮前 14 天进行

　　B. 检查于月经来潮 12 小时内进行

　　C. 检查于月经干净当天进行

　　D. 检查于月经干净后 3~7 天进行

　　E. 检查于月经的任何时间进行

6. 不孕症了解卵巢功能

7. 输卵管通畅检查

（8~10 题共用备选答案）

　　A. 窥器检查　　　　　B. 双合诊

　　C. 三合诊　　　　　　D. 肛查

　　E. 肛－腹诊

8. 未婚妇女适用的妇科检查

9. 检查后屈后倾位子宫宜用

10. 阴道闭锁病人适宜的妇科检查

【X型题】

1. 产妇，30 岁，宫内妊娠 39 周后自然分娩。目前为产后第 2 天，体温 39.1℃。关于护士对该产妇的护理措施，叙述正确的有

　　A. 平卧位　　　　　　B. 床边隔离

　　C. 暂停哺乳　　　　　D. 可考虑物理降温

　　E. 严格消毒其接触的用具

2. 关于产后出血的应急护理，叙述正确的有

　　A. 立即抽血配血

　　B. 立即通知医师

　　C. 压出宫腔积血可促进宫缩

　　D. 医师到后，遵医嘱采取止血措施

　　E. 对宫缩乏力引起的出血应立即按摩子宫

参 考 答 案

【A1型题】

1. E　2. E　3. D　4. D　5. E　6. D　7. A　8. A

9. E　10. B　11. D　12. D　13. D　14. C

【B型题】

1. C　2. E　3. B　4. A　5. D　6. D　7. D　8. E

9. C　10. E

【X型题】

1. BCDE　2. BCDE

第十四节　女性生殖系统炎症病人的护理

【A1型题】

1. 慢性盆腔炎病人的手术指征是

　　A. 月经过多　　　　　B. 两侧输卵管增粗

　　C. 不孕　　　　　　　D. 炎性包块久治无效

　　E. 痛经

2. 女性生殖器结核最常见的是

　　A. 卵巢结核　　　　　B. 子宫内膜结核

　　C. 子宫颈结核　　　　D. 输卵管结核

　　E. 盆腔腹膜结核

3. 未婚妇女患滴虫阴道炎，应采取的最佳处理方法是

　　A. 口服广谱抗生素

　　B. 口服甲硝唑（灭滴灵）

　　C. 阴道内使用中药制剂

　　D. 阴道内使用替硝唑

　　E. 高锰酸钾阴道冲洗

4. 关于老年性阴道炎的临床表现，下列说法错误的是

　　A. 阴道分泌物增多

　　B. 可出现血样脓性白带

　　C. 外阴瘙痒

　　D. 阴道黏膜菲薄充血

E. 阴道黏膜上可见白色膜状物

5. 慢性盆腔炎病变主要存在于

A. 输卵管及卵巢

B. 子宫肌层及输卵管

C. 盆腔结缔组织、盆腔腹膜

D. 宫旁结缔组织、卵巢及输卵管

E. 子宫颈管及子宫内膜

6. 阴道有大量白色稠厚豆渣样白带，最可能的疾病是

A. 念珠菌阴道炎

B. 滴虫阴道炎

C. 慢性宫颈炎

D. 子宫内膜炎

E. 输卵管炎

7. 前庭大腺囊肿最常用的治疗方法是

A. 激光

B. 药物

C. 造口术

D. 注射乙醇

E. 囊肿剥出术

8. 急性盆腔结缔组织炎最常见的病变部位是

A. 盆腔腹膜

B. 子宫直肠凹陷

C. 子宫旁结缔组织

D. 直肠结缔组织

E. 膀胱结缔组织

9. 念珠菌性阴道炎病人，外阴阴道可见

A. 白色膜状物

B. 小阴唇及阴道粘连

C. 黄色水样分泌物

D. 散在红色斑点

E. 边缘有不规则凸起的溃疡

10. 关于淋病的描述，以下错误的是

A. 可通过污染的衣物传播

B. 分娩时可感染新生儿

C. 淋球菌在潮湿环境中可生存较长时间

D. 是目前发生率最高的性传播疾病

E. 以侵袭生殖泌尿系统黏膜和外阴上皮为主

11. 关于女性生殖器官的自然防御功能，下列说法中正确的是

A. 宫颈阴道部的柱状上皮抗感染能力强

B. 妊娠期女性生殖器官自然防御能力增强

C. 阴道自净作用可抑制嗜酸性病原体的生长

D. 宫颈可分泌碱性黏液栓

E. 正常女性阴道 pH 一般为 2.8 ~ 3.4

12. 阴道有大量豆渣样白带多见于

A. 老年性阴道炎

B. 念珠菌阴道炎

C. 滴虫阴道炎

D. 慢性宫颈炎

E. 外阴炎

13. 对外阴尖锐湿疣的处理错误的是

A. 病灶小可用三氯乙酸涂局部

B. 局部用氟尿嘧啶液贴敷

C. 可用冷冻

D. 刺割疣体

E. 可用激光

14. 外阴阴道念珠菌病常见的易感人群为

A. 老年妇女

B. 幼女

C. 月经期妇女

D. 长期应用广谱抗生素者

E. 哺乳期妇女

15. 女性生殖器结核最易发生的部位是

A. 输卵管

B. 子宫内膜

C. 子宫颈

D. 卵巢

E. 盆腔腹膜

16. 化脓菌引起的急性输卵管炎症，不受累或受累最轻的部位是

A. 黏膜层

B. 肌层

C. 浆膜层

D. 输卵管周围

E. 输卵管间质

17. 关于外阴阴道假丝酵母菌病，叙述错误的是

A. 外阴痒，灼痛，可致坐卧不安

B. 白带呈白色稠厚豆渣样

C. 小阴唇内侧黏膜附着膜状物

D. 悬滴法下见芽孢及假菌丝

E. 首选药物为青霉素及甲硝唑

18. 白带表现为均匀一致、量较多、稀薄的妇科炎症多是

A. 滴虫阴道炎

B. 前庭大腺炎

C. 老年性阴道炎

D. 细菌性阴道病

E. 外阴阴道假丝酵母菌病

【A2 型题】

1. 病人，女，32 岁，因重度慢性宫颈炎行物理治疗，术后禁止性生活和盆浴的时间是

A. 2 周

B. 4 周

C. 6 周

D. 8 周

E. 10 周

2. 某产妇，足月产后 3 天，出现下腹痛，体温不高，恶露多，有臭味，子宫底脐上 1 指，子宫体软。考虑其最可能的病理是

A. 子宫内膜炎

B. 子宫肌炎

C. 盆腔结缔组织炎

D. 急性输卵管炎

E. 腹膜炎

3. 36 岁病人，外阴瘙痒，白带增多。检查：白带找到滴

虫和真菌，该病人用何种药物塞阴道比较恰当

A. 甲硝唑　　　　　　　B. 制霉菌素

C. 卡巴肿　　　　　　　D. 己烯雌酚

E. 曲古霉素

4. 女性，42 岁，已婚。因宫颈重度糜烂，需做宫颈激光治疗。下列护理措施哪项正确

A. 非月经期均可进行治疗

B. 妇科检查见宫颈糜烂即可做激光治疗

C. 治疗后创面需 4～8 周愈合

D. 治疗后若有大量阴道黄水，可用 0.02% 高锰酸钾溶液冲洗阴道

E. 治疗后禁止性生活 1 周

5. 女性，48 岁，已婚，妇科普查：宫颈中度糜烂，子宫正常大小。两侧附件软。宫颈刮片细胞学检查为巴氏Ⅲ级。随后做阴道镜下宫颈定位活检，病理报告为"慢性宫颈炎"。再次重复宫颈刮片细胞学检查仍为巴氏Ⅲ级。其进一步的处理应选择

A. 定期随访宫颈刮片细胞学检查

B. 宫颈激光治疗

C. 宫颈椎切术

D. 子宫全切术

E. 分段诊断性刮宫术

6. 某病人，女，31 岁，婚后 6 年未孕，半年来出现低热、盗汗、食欲不振、乏力。妇科检查：子宫略小，活动受限，双侧附件结节样增厚，最可能的诊断是

A. 子宫内膜异位症　　　B. 慢性盆腔炎

C. 子宫发育不良　　　　D. 生殖器结核

E. 卵巢黄素囊肿

7. 某病人，24 岁，尿频、尿痛 3 天，近 2 天白带增多呈脓性就诊。妇科检查：阴道黏膜充血，以手指压尿道腺时有脓性分泌物流出，触痛明显。最可能的诊断是

A. 生殖器结核　　　　　B. 滴虫阴道炎

C. 外阴阴道念珠菌病　　D. 淋病

E. 艾滋病

【A3/A4 型题】

(1～4 题共用题干)

42 岁，女性，阴道流液 20 余天，偶有血丝，询问病史：G_3P_1，平素月经正常，量中等，带节育环避孕，妇检见：宫颈糜烂面约占宫颈面积 1/2，糜烂面呈颗粒型，子宫附件无异常。

1. 最可能的诊断是

A. 轻度宫颈糜烂（单纯型）

B. 轻度宫颈糜烂（颗粒型）

C. 中度宫颈糜烂（颗粒型）

D. 重度宫颈糜烂（乳突型）

E. 重度宫颈糜烂（颗粒型）

2. 宫颈细胞学涂片检查报告"Ⅱ级"说明

A. 正常的阴道涂片

B. 炎症、细胞核普遍增大

C. 细胞核增大（核异质）

D. 细胞具有恶性改变

E. 癌细胞

3. 检查报告细胞学涂片"Ⅱ级"应做哪项处理最佳

A. 物理治疗　　　　　　B. 药物治疗

C. 宫颈锥形切除　　　　D. 子宫切除术

E. 无须处理可自愈

4. 如做物理治疗护理正确的是

A. 手术应选在月经干净后 5～10 天内进行

B. 术后不得洗浴

C. 术后阴道内会有大量黄水流出

D. 出血多属正常现象无须处理

E. 不可做二次治疗

(5～7 题共用题干)

某妇女，28 岁，外阴痒、白带增多半年。妇科检查发现：阴道壁充血，宫颈光滑，白带呈稀薄泡沫状。

5. 为确定诊断，进一步的检查是

A. 阴道脱落细胞检查

B. 阴道分泌物悬滴试验

C. 尿常规

D. 三合诊

E. 诊断性刮宫

6. 此病人有可能出现下列哪组化验结果

A. 阴道分泌物滴虫（＋），pH 4.5

B. 阴道分泌物念珠菌（＋），pH 4.5

C. 阴道分泌物滴虫（＋），pH 7.7

D. 阴道分泌物念珠菌（＋），pH 7.7

E. 阴道分泌物滴虫（＋），pH 5.4

7. 如镜检发现滴虫，护士对此病人做健康指导，下列说法中错误的是

A. 治愈前避免去公共浴池

B. 需夫妻同治

C. 取分泌物检查前 2 天避免性交

D. 治疗后复查转阴即可停止治疗

E. 月经期暂停阴道冲洗

(8～11 题共用题干)

32 岁经产妇，宫颈糜烂Ⅲ度已 3 年，近几个月出现腰骶部酸痛，性生活后阴道有少量出血。

8. 可疑宫颈癌的症状是

A. 宫颈糜烂Ⅲ度

B. 腰骶部酸痛

C. 性生活后阴道出血

D. 经产妇

E. 生育年龄

9. 为排除宫颈癌，筛选办法是

A. 阴道涂片

B. 宫颈刮片细胞学检查

C. 宫颈黏液检查

D. 宫腔镜检

E. 腹腔镜检

10. 为确定诊断，其方法是

A. B超   B. 双合诊

C. 阴道镜   D. 宫颈活检

E. 宫颈锥形切除

11. 确诊为宫颈癌 I 期，其首选治疗是

A. 化学疗法   B. 中草药

C. 全身放射治疗   D. 子宫上段切除术

E. 子宫全切除术

（12～14 题共用题干）

病人张某，35 岁，白带增多半年，近来出现性交后出血，妇科检查可见宫颈糜烂面明显凹凸不平，约占整个宫颈面积的 1/2，附件未见异常。

12. 最适宜的诊断为

A. 单纯型重度糜烂   B. 颗粒型中度糜烂

C. 颗粒型重度糜烂   D. 乳突型中度糜烂

E. 乳突型重度糜烂

13. 为排除宫颈癌，首选的检查项目是

A. 阴道分泌物悬滴检查

B. 宫颈活检

C. 宫颈碘试验

D. 宫腔镜检查

E. 宫颈刮片细胞学检查

14. 确诊为宫颈糜烂后，最适宜的处理是

A. 口服抗生素   B. 宫颈椎切术

C. 阴道用药   D. 激光治疗

E. 阴道灌洗

（15～17 题共用题干）

病人，女性，24 岁。2 周前曾行人工流产术，近日有同房史，现自觉下腹坠痛，分泌物增多，同时伴右上腹痛，吸气时明显。

15. 最可能的诊断是

A. 阑尾炎

B. 盆腔炎

C. 右输卵管妊娠流产

D. 卵巢囊肿蒂扭转

E. 胆囊炎合并阑尾炎

16. 引起其感染的细菌最可能是

A. 葡萄球菌   B. 支原体

C. 淋球菌   D. 链球菌

E. 厌氧菌

17. 抗生素治疗应首选

A. 大环内酯类   B. 第三代头孢菌素

C. 氨基糖苷类   D. 喹诺酮类

E. 青霉素

【B 型题】

（1～3 题共用备选答案）

A. 颗粒型重度糜烂   B. 颗粒型中度糜烂

C. 单纯型中度糜烂   D. 乳突型重度糜烂

E. 乳突型中度糜烂

1. 宫颈肥大充血，糜烂面呈颗粒状，占宫颈面积小于2/3 的是

2. 宫颈表面糜烂平坦，占宫颈面积 1/3～2/3 的是

3. 宫颈表面凹凸不平呈乳头状，糜烂面积占宫颈 2/3 以上的是

（4～9 题共用备选答案）

A. 外阴炎

B. 滴虫阴道炎

C. 外阴阴道假丝酵母菌病

D. 前庭大腺囊肿

E. 慢性宫颈炎

4. 阴道稀薄的泡沫状分泌物见于

5. 阴道稠厚豆渣样分泌物见于

6. 需要夫妇双方同时治疗的是

7. 治疗中可用 1% 乳酸冲洗阴道的是

8. 治疗中可用 2% 碳酸氢钠冲洗阴道的是

9. 可切开引流治疗的是

【X 型题】

1. 关于阴道毛滴虫，叙述正确的有

A. 适宜生存的 pH 为 5.2～6.6

B. 能在 3～5℃ 环境中生存 2 周

C. 适宜生存的温度为 25～40℃

D. 在半干燥环境中约生存 10 小时

E. 在普通肥皂水中也能生存 45～120 分钟

2. 关于外阴阴道假丝酵母菌，叙述正确的有

A. 是条件致病菌

B. 适宜生存的温度为 25～40℃

C. 适宜在潮湿环境中生存

D. 适宜生存的 pH 为 5.2～6.6

E. 引起外阴阴道假丝酵母菌病的病原体 80% ~90% 为光滑假丝酵母菌

3. 慢性宫颈炎的病理类型包括

A. 宫颈糜烂
B. 宫颈息肉
C. 宫颈肥大
D. 宫颈内膜炎
E. 宫颈腺囊肿

参 考 答 案

【A1 型题】

1. D   2. D   3. B   4. E   5. D   6. A   7. C   8. C
9. A   10. E   11. D   12. B   13. D   14. D   15. A   16. A
17. E   18. D

【A2 型题】

1. D   2. A   3. E   4. C   5. E   6. D   7. D

【A3/A4 型题】

1. C   2. B   3. A   4. C   5. B   6. E   7. D   8. C
9. B   10. D   11. E   12. D   13. E   14. D   15. B   16. C
17. B

【B 型题】

1. B   2. C   3. D   4. B   5. C   6. B   7. B   8. C
9. D

【X 型题】

1. ACDE   2. ABC   3. ABCE

第十五节　月经失调病人的护理

【A1 型题】

1. 下列不能用于促排卵的是

A. 绒促性素（HCG）
B. 尿促性素（HMG）
C. 氯米芬
D. 雌、孕激素合并使用
E. 促性腺激素释放激素激动剂

2. 诊断子宫性闭经的简便、可靠的方法是

A. 基础体温测定
B. 性激素试验
C. 宫颈黏液检查
D. 诊断性刮宫
E. 双合诊

3. 下列不属于无排卵性功血者特点的是

A. 基础体温单相
B. 好发于围绝经期和青春期
C. 阴道涂片示中、高度雌激素影响
D. 内分泌测定示 FSH 持续低水平，LH 无高峰形成，雌激素水平不稳定，无孕激素
E. 内膜病理示分泌不良

4. 与原发性痛经直接相关的激素是

A. P
B. E_2
C. PRL
D. PG
E. LH

5. 怀疑黄体功能不足者，进行诊断性刮宫的最佳时间是

A. 月经前或来潮 12 小时内
B. 月经来潮第 3 天
C. 月经来潮第 5 天
D. 两次月经之间
E. 月经周期任何时间

6. 在下列有关痛经的描述中，错误的是

A. 行经前后或经期出现下腹痛或其他不适，以致影响生活和工作质量称为痛经
B. 痛经分为原发性痛经和继发性痛经
C. 原发性痛经指生殖器官无器质性病变者发生的痛经
D. 继发性痛经指生殖器官有器质性病变者发生的痛经
E. 原发性痛经者应接受前列腺素治疗

7. 持续的雌激素作用而无孕激素拮抗，可能会导致以下几种子宫内膜病理改变，但除外

A. 子宫内膜简单型增生过长
B. 子宫内膜复杂型增生过长
C. 子宫内膜不典型增生过长
D. 增生期子宫内膜
E. 子宫内膜分泌反应不良

8. 有关围绝经期综合征的陈述，错误的是

A. 是指性成熟期到老年期的过渡阶段
B. 可在自然绝经或人工绝经后出现症状
C. 围绝经期包括绝经过渡期至绝经后 1 年的时期
D. 围绝经期妇女均会出现症状
E. 也有称其为更年期症候群

9. 下列关于 BBT 的临床应用描述，错误的是

A. 双相型提示有排卵
B. 单相型提示无排卵
C. 高温相持续 3 周以上，提示有可能妊娠
D. 高温相持续时间短于 11 日，提示黄体萎缩不全
E. 可以确定排卵日

10. 青春期无排卵性功血治疗，首先是止血，其次是

A. 孕激素调整月经周期

B. 雄激素治疗

C. 加强营养

D. 积极输血序贯疗法

E. 雌－孕激素纠正贫血

11. 绝经后补充雌激素可以预防骨质疏松的理由是

A. 减少骨吸收

B. 刺激骨形成增加

C. 使体重增加，从而增加骨密度

D. 增进食欲，促进钙的吸收

E. 改善睡眠状况，促进钙的吸收

12. 无排卵性功能失调性子宫出血最常见的症状是

A. 阴道流血伴下腹痛

B. 不规则阴道流血

C. 月经周期缩短

D. 月经期延长

E. 贫血

13. 围绝经期综合征病人的临床表现是

A. 约半数的妇女在围绝经期会发生明显症状

B. 卵巢功能不健全，月经紊乱伴血性白带

C. 外阴萎缩、阴道充血、内膜变薄，分泌物增多

D. 阵发性潮热、潮红，多于凌晨、黄昏时发作

E. 甲状腺功能减退，基础代谢率降低

14. 围绝经期妇女的临床表现应除外

A. 潮红、潮热

B. 忧郁、焦虑、多疑症

C. 阴道黏膜变薄、阴道分泌物增多

D. 皮肤变薄，瘙痒、多汗

E. 骨骼压缩使体格变小

15. 剧烈运动后引起的闭经属于

A. 子宫性闭经   B. 卵巢性闭经

C. 垂体性闭经   D. 下丘脑性闭经

E. 肾上腺性闭经

16. 排卵性功能失调性子宫出血进行诊断性刮宫应选择在

A. 月经前 3~7 天

B. 月经前 5~6 天

C. 月经期第 5~6 天

D. 月经干净后 5~6 天

E. 月经来潮 12 小时内

17. 关于引起无排卵性功能失调性子宫出血的原因，叙述正确的是

A. 黄体过早衰退

B. LH 与 FSH 比值异常

C. 黄体期孕激素分泌不足

D. 垂体分泌的 FSH 相对不足

E. 黄体萎缩过程延长，导致内膜不规则脱落

【A2 型题】

1. 某女，19 岁，未婚，主诉原发性闭经。第二性征发育正常，肛诊触及子宫，附件（－），给予黄体酮试验阴性，雌－孕激素序贯法也无出血。其闭经原因在

A. 下丘脑   B. 垂体

C. 卵巢   D. 子宫

E. 肾上腺

2. 一位 28 岁妇女，曾多次行人工流产术。末次人工流产术于 4 个月前。术后闭经，有周期性下腹痛。妇科检查：子宫前倾。稍大，有压痛。宫口关闭。本病例最可能的闭经原因是

A. 宫颈粘连   B. 输卵管妊娠

C. 子宫腺肌病   D. 妊娠

E. 宫腔内膜受损

3. 已婚妇女，28 岁。近半年来月经周期缩短，每 22 天来潮 1 次。经期正常。妇科检查：子宫稍大，附件（－）。基础体温曲线为双相型，但上升缓慢，高温相 10 天。本症例的治疗应采用

A. 在低温相第 8 天起肌内注射黄体酮 5 天

B. 在低温相第 8 天起肌内注射绒毛膜促性腺激素 3 天

C. 在高温相第 8 天起肌内注射黄体酮 5 天

D. 在高温相第 8 天起肌内注射绝经期促性腺激素 3 天

E. 在高温相第 2 天起口服克罗米酚，连服 5 天

4. 女性，24 岁，已婚，月经周期正常，近 3 个月经期延长，持续 10 天左右，无腹痛。妇科检查无异常发现，拟行诊断性刮宫术，手术日期应选择为

A. 月经前 2~3 天   B. 月经来潮 12 小时内

C. 月经来潮第 3 天   D. 月经来潮第 5 天

E. 随时可进行

5. 16 岁女中学生，月经初潮后一直紊乱 1 年半，本次月经持续 1 周不止，量多。检查：面色苍白，阴道口可见暗红色血块，子宫稍小于正常，双侧附件正常，为止血首选的处理是

A. 大量止血药   B. 大量孕激素

C. 大量雌激素   D. 催产素

E. 诊刮止血

6. 女，28 岁，14 岁月经来潮，周期正常现停经 45 天，阴道出血持续 20 天，时多时少，无腹痛。妇科检查：宫颈光滑，颈管内有透明分泌物做涂片见羊齿状结晶，子宫前位正常大小，附件未及。可能的诊断是

A. 异位妊娠

B. 流产

C. 子宫内膜不规则脱落

D. 无排卵型功血

E. 黄体功能不足

7. 一女性，29 岁，结婚 3 年不孕，月经周期 3 ~ 5/24 ~ 25 天，盆腔检查正常，连测 3 个周期 BBT 双相，高温相持续 9 ~ 10 天，诊断为

  A. 正常月经　　　　　　B. 无排卵性月经

  C. 黄体发育不全　　　　D. 黄体萎缩不全

  E. 子宫内膜炎

【A3/A4 型题】

(1 ~ 2 题共用题干)

50 岁妇女，上环 15 年，月经紊乱 1 年，停经 3 个月，子宫出血 10 余天，淋漓不尽，有潮热，阵汗 2 个月。妇科检查：外阴阴道正常，宫颈光滑，子宫水平位，正常大小，双附件未及肿物。

1. 该妇女最可能的诊断是

  A. 子宫内膜炎　　　　　B. 宫内节育器异位

  C. 围绝经期功血　　　　D. 子宫内膜癌

  E. 不全并感染流产

2. 为进一步确诊，首选的辅助检查方法是

  A. 尿妊娠试验　　　　　B. 分段诊刮

  C. 阴道脱落细胞检查　　D. 性激素测定

  E. 阴道 B 超

(3 ~ 5 题共用题干)

47 岁妇女，孕 3 产 1，近 2 年来月经周期混乱，经量时多时少，最近闭经 3 个月后阴道淋漓出血半个月多来医院就诊。

3. 该病人最可能的诊断是

  A. 不全流产　　　　　　B. 流产合并感染

  C. 绝经过渡期　　　　　D. 无排卵型功血

  E. 子宫内膜癌

4. 在以下检查结果中，可以帮助诊断无排卵功血，但除外

  A. 子宫正常大小，双附件压痛、增厚

  B. 子宫口松软，有活动出血

  C. B 超显示子宫内膜厚

  D. 尿 HCG 阴性

  E. 诊刮为分泌期子宫内膜

5. 该病人的最佳处理方案是

  A. 大量雌激素止血　　　B. 大量止血药物

  C. 诊断性刮宫　　　　　D. 大量雄激素治疗

  E. 抗生素治疗

(6 ~ 9 题共用题干)

李女士流产后出现月经不调，表现为月经周期正常，经期延长，伴下腹坠胀、乏力，疑诊为黄体萎缩不全。

6. 下列支持该诊断的是

  A. 经期伴下腹坠胀

  B. 月经周期正常，经期延长

  C. 育龄妇女

  D. 用药后效果不佳

  E. 月经不规则

7. 为确诊需做诊断刮宫，时间预约在

  A. 经前 3 天　　　　　　B. 月经的第 1 天

  C. 月经周期的第 5 天　　D. 经后 5 天

  E. 月经周期的任何时间

8. 子宫内膜病理检查报告，支持诊断的是

  A. 增殖期子宫内膜

  B. 大量分泌期内膜

  C. 内膜呈囊性增生

  D. 增殖期、分泌期内膜共存

  E. 子宫内膜为蜕膜

9. 该病人的子宫内膜病理报告结果应除外

  A. 子宫内膜不典型增生过长

  B. 子宫内膜炎

  C. 萎缩型子宫内膜

  D. 子宫内膜复杂性增生过长

  E. 分娩期子宫内膜伴 A – S 现象

【B 型题】

(1 ~ 4 题共用备选答案)

  A. 用大量雌激素止血后人工周期治疗 3 个月

  B. 孕雄激素合并疗法减少月经量并调整月经周期

  C. 用合成孕激素配合适量的雌激素口服

  D. 孕激素长期应用

  E. 于月经期前 8 ~ 12 天，肌内注射黄体酮 10 ~ 20 mg，共 5 天

1. 治疗青春期功血

2. 治疗育龄期妇女月经周期过短

3. 治疗绝经过渡期功血

4. 治疗育龄期妇女经期延长

(5 ~ 6 题共用备选答案)

  A. 阴道镜检查　　　　　B. 宫腔镜检查

  C. 诊刮　　　　　　　　D. 腹腔镜检查

  E. B 超检查

5. 50 岁妇女子宫不规则出血 12 天，子宫正常大小，最常用的检查是

6. 54 岁妇女子宫内膜不规则脱落 10 天，子宫大小正常，最恰当的检查是

(7 ~ 10 题共用备选答案)

  A. 基础体温单相

  B. 基础体温双相，体温上升日有少量阴道出血

  C. 基础体温双相，升温相时间 9 天

D. 基础体温双相,升温相下降缓慢

E. 基础体温双相,升温相时间 13 天

7. 青春期功血

8. 排卵期出血

9. 子宫内膜脱落不全

10. 黄体功能不足

(11~14 题共用备选答案)

A. 原发性闭经   B. 继发性闭经

C. 原发性痛经   D. 围绝经期综合征

E. 继发性痛经

11. 超过 18 岁,月经从未来潮

12. 超过 18 岁,初潮后月经超过 6 个月未再来潮

13. 有器质性病变的痛经

14. 月经紊乱,可有阵发性潮热

【X 型题】

1. 引起黄体功能不足的原因主要有

A. 卵泡发育不良

B. 子宫内膜脱落不全

C. LH 排卵高峰分泌不足

D. LH 排卵峰后低脉冲缺陷

E. 下丘脑 – 垂体对雌激素的正反馈反应异常

2. 引起垂体性闭经的常见原因有

A. 垂体肿瘤

B. 席汉综合征

C. 卵巢功能早衰

D. 多囊卵巢综合征

E. 原发性垂体促性腺功能低下

参 考 答 案

【A1 型题】

1. D   2. B   3. E   4. D   5. C   6. E   7. E   8. D

9. E   10. E   11. A   12. B   13. D   14. C   15. D   16. C

17. D

【A2 型题】

1. D   2. A   3. C   4. D   5. D   6. D   7. C

【A3/A4 型题】

1. C   2. B   3. D   4. E   5. C   6. B   7. C   8. D

9. E

【B 型题】

1. A   2. C   3. B   4. E   5. C   6. D   7. A   8. B

9. D   10. C   11. A   12. B   13. E   14. D

【X 型题】

1. ACD   2. ABE

第十六节　妊娠滋养细胞疾病病人的护理

【A1 型题】

1. 关于滋养细胞疾病,下述哪项是错误的

A. 尿 HCG 测定超过 50 万 IU/L 即可诊断

B. 侵蚀性葡萄胎仅继发于葡萄胎后

C. 侵蚀性葡萄胎与绒癌的主要区别是病检有无绒毛结构

D. 葡萄胎清宫后,体内 HCG 在 1 周内迅速消失

E. 对 40 岁以上,子宫迅速增大者,宜手术切除子宫

2. 葡萄胎清宫术前备用物品中哪项不需要

A. 配血备用   B. 催产素

C. 雌激素制剂   D. 抢救药品及物品

E. 大号吸管

3. 关于绒毛膜癌哪一项是错误的

A. 凡葡萄胎产后或流产后出现不规则出血应注意本病的发生

B. 产后或流产后尿 HCG 阳性,阴道又有蓝色转移结节病灶,应高度注意绒癌

C. 如能早期诊断及时治疗预后是较好的

D. 脑转移一般继发于肺转移之后

E. 化疗是惟一的治疗方法

4. 关于良性葡萄胎的临床表现,以下说法错误的是

A. 贫血   B. 痰中带血

C. 阴道出血   D. 妊娠期高血压疾病

E. 甲状腺功能亢进

5. 绒毛膜癌治愈,随访观察年限为

A. 1 年   B. 2 年

C. 3 年   D. 4 年

E. 5 年

6. 对抗癌药物疗效最佳的肿瘤是

A. 绒癌   B. 卵巢癌

C. 外阴癌   D. 宫体癌

E. 子宫颈癌

7. 临床Ⅲ期的滋养细胞肿瘤化疗宜选用

A. 腹腔灌注   B. 联合治疗

C. 单药治疗   D. EMA – CO 方案

E. EMA – EP 方案

8. 葡萄胎刮宫前,应准备好静脉通路并配血,其理由是

A. 防止刮宫时大出血造成休克

B. 葡萄胎刮宫中要静脉给药

C. 葡萄胎刮宫前需要输血

D. 病人要求

E. 医师建议

9. 绒毛膜癌最主要的转移途径是

　　A. 淋巴转移　　　　　　　B. 直接侵犯

　　C. 血行转移　　　　　　　D. 腹腔种植

　　E. 弥散性播散

10. 葡萄胎确诊后错误的措施是

　　A. 第 1 次吸刮后 1 周行第 2 次刮宫

　　B. 尽快采用吸刮术，迅速排空宫腔

　　C. 术前不应用缩宫素，防肺栓塞或转移

　　D. 术中静脉滴注缩宫素，但需在宫口扩大后

　　E. 为减少出血及子宫穿孔，手术前静脉滴注缩宫素

11. 侵蚀性葡萄胎最常见的转移部位是

　　A. 脑　　　　　　　　　　B. 肝

　　C. 肺　　　　　　　　　　D. 阴道

　　E. 盆腔

12. 葡萄胎最常见的症状是

　　A. 子宫异常增大

　　B. 妊娠期高血压疾病

　　C. 腹痛

　　D. 妊娠呕吐

　　E. 停经后阴道出血

【A2 型题】

1. 病人，女，人工流产术后阴道不规则出血 3 个月，经 2 次刮宫术均未见明显妊娠残留组织，B 超见子宫增大如妊娠 2 个月，宫底部 3 cm×4 cm 结节，内部回声杂乱并有部分强回声，其最可能的诊断为

　　A. 人工流产术后宫腔感染

　　B. 宫外孕

　　C. 绒毛膜癌

　　D. 侵蚀性葡萄胎

　　E. 人工流产不全

2. 病人，女，被诊断为绒毛膜癌，咳嗽、咯血近 1 周，X 线胸片示在左肺上叶有一个 4 cm×4 cm 阴影。其诊断为

　　A. 肺炎　　　　　　　　　B. 肺结核

　　C. 肺转移　　　　　　　　D. 胸腔转移

　　E. 脑转移

3. 病人，女，侵蚀性葡萄胎病人，化疗时缺乏食欲，体重减轻，呕吐，体温 38.6℃。下列护理措施错误的是

　　A. 及时查血常规，有异常及时报告

B. 严格无菌操作

C. 每日测体温 4 次

D. 按原来剂量继续化疗

E. 保持室内清洁卫生

4. 病人，24 岁，现停经 2 个月，近 1 周来出现不规则阴道出血，检查宫底脐下 3 指，软，HCG 阳性，B 超见到密集雪花样亮点，其最大可能是

　　A. 双胎　　　　　　　　　B. 羊水过多

　　C. 葡萄胎　　　　　　　　D. 流产

　　E. 妊娠合并肌瘤

5. 某女，停经 90 天，近日阴道有少量出血，小腹隐痛，妇科检查见子宫高达脐部，未能触及胎体，B 超示子宫腔内为落雪状图像，则应考虑为

　　A. 葡萄胎　　　　　　　　B. 羊水过多

　　C. 子宫肌瘤　　　　　　　D. 子宫肉瘤

　　E. 先兆流产

6. 某病人葡萄胎刮宫术后 4 个月，仍有少量阴道出血，血 HCG 明显高于正常，胸部 X 线片显示片状阴影，病理报告：未见绒毛结构。最可能的诊断是

　　A. 再次葡萄胎　　　　　　B. 结核

　　C. 侵蚀性葡萄胎　　　　　D. 宫外孕

　　E. 绒毛膜癌

7. 在手术切除的标本病理检查中，发现子宫肌层及输卵管中有滋养细胞并显著增生成团块状；细胞大小，形态均不一致；有出血及坏死；但绒毛结构完整。最可能的诊断为

　　A. 葡萄胎　　　　　　　　B. 侵蚀性葡萄胎

　　C. 绒毛膜癌　　　　　　　D. 子宫体癌

　　E. 卵巢肿瘤

8. 某病人，确诊为绒癌脑转移，需行腰穿治疗，下列护理措施中错误的是

　　A. 腰穿 4 小时后可下地活动

　　B. 腰穿前要协助病人取侧卧位，背齐床边，手抱双膝

　　C. 颅内压高的病人要先进行降颅内压治疗再行腰穿

　　D. 放脑脊液的速度不可过快

　　E. 治疗后要注意观察病人有无头疼等症状

9. 某病人，女，24 岁，因病切除子宫，病理检查见子宫肌壁内有水疱样组织，镜下可见增生的滋养细胞及绒毛结构，该病人最可能的诊断为

　　A. 葡萄胎

　　B. 侵蚀性葡萄胎

　　C. 绒毛膜癌

　　D. 子宫内膜异位症

　　E. 子宫内膜炎

【A3/A4 型题】

（1～2 题共用题干）

病人，女，30 岁，停经 8 周始出现厌食，恶心，1 周后呕吐频繁，不能进食，近 2 天饮水也吐，无发热，精神萎靡。妇科检查：宫体如妊娠 10 周大小，质软，双侧附件有囊性肿物。实验室检查：妊娠试验（+）。

1. 首先考虑的诊断为
   A. 早期妊娠合并传染性肝炎
   B. 妊娠剧吐
   C. 妊娠呕吐
   D. 葡萄胎
   E. 妊娠合并肾衰竭

2. 诊断明确后应进行的治疗为
   A. 终止妊娠进行保肝治疗
   B. 行清宫术
   C. 行卵巢囊肿切除术
   D. 继续观察，保胎治疗
   E. 预防性化疗

（3～5 题共用题干）

女性，25 岁，自诉妊娠 3 个月，恶心、呕吐半个月余，并逐日加重。妇科检查：子宫增大约 4 个半月妊娠大小。

3. 首先需询问以下哪项病史
   A. 胃病史   B. 肝炎史
   C. 月经史   D. 生育史
   E. 家族史

4. 通过下列何种检查有助于确定诊断
   A. X 线摄片   B. B 型超声检查
   C. 尿妊娠试验   D. 肝功能测定
   E. 胃镜检查

5. 如该病人诊断为葡萄胎。应首选下列哪项处理
   A. 保肝治疗   B. 静脉补液
   C. 子宫切除术   D. 刮宫术
   E. 腹腔镜检查

（6～7 题共用题干）

27 岁女性，半年前中期妊娠引产，术后出现持续不规则阴道出血，近 2 个月来咳痰、吐血，既往有肺结核史。妇科检查：子宫稍有增大，附件（-），X 线胸片示两肺下叶有多个球形阴影。

6. 最有可能的诊断是
   A. 绒癌肺转移
   B. 宫外孕合并肺结核
   C. 胎盘残留合并肺结核
   D. 不全流产合并肺结核
   E. 侵蚀性葡萄胎肺转移

7. 为进一步明确诊断，首选的辅助检查是
   A. 诊刮   B. B 超
   C. 血 β - HCG   D. X 线胸片常规检查
   E. 痰液查找结核杆菌

（8～11 题共用题干）

34 岁女性，葡萄胎 2 次清宫后，阴道不规则流血持续存在，尿 HCG（+）。

8. 首选的辅助检查是
   A. 血 β - HCG   B. X 线检查
   C. B 超检查   D. 盆腔检查
   E. 诊刮

9. 若 B 超发现子宫肌层呈蜂窝样改变应考虑为
   A. 子宫内膜癌
   B. 绒癌
   C. 持续性葡萄胎
   D. 侵蚀性葡萄胎
   E. 胎盘部位滋养细胞肿瘤

10. 若血 β - HCG > 100KIU/L，应采取
    A. 进一步明确诊断
    B. 立即手术
    C. X 线胸片
    D. 连续测定血 β - HCG 随访
    E. 立即化疗

11. 若连续测量血 β - HCG 先有下降，而后持续在异常水平，应采取
    A. 直接化疗   B. 直接手术治疗
    C. 预防性化疗   D. 继续随访
    E. 为明确诊断诊刮

（12～13 题共用题干）

34 岁女性，葡萄胎清宫后 9 个月，阴道不规则流血 12 天，咳嗽、咯血 5 天。

12. 正确的诊断是
    A. 绒癌 Ⅱ期
    B. 侵蚀性葡萄胎 Ⅳ期
    C. 侵蚀性葡萄胎 Ⅲ期
    D. 葡萄胎肺转移
    E. 绒癌 Ⅱ期

13. 目前最恰当的处理是
    A. 首选手术治疗，术后辅以化疗
    B. 切除子宫控制出血
    C. 无论绒癌或是侵蚀性葡萄胎都选用 EMA - CO 方案
    D. 首先排除绒癌，再选择联合化疗
    E. 首先明确绒癌，再选择 EMA - CO 方案

【B 型题】

(1 ~ 4 题共用备选答案)

A. 滋养细胞不同程度增生，绒毛间质水肿成水泡样

B. 滋养细胞极度不规则增生，绒毛结构消失

C. 滋养细胞显著增生，有明显出血及坏死，可见变性的或完好的绒毛结构

D. 滋养细胞没有发现，内膜呈增生期变化

E. 滋养细胞侵入子宫内膜层，间质没有发现水肿

1. 葡萄胎镜下病理表现

2. 侵蚀性葡萄胎镜下病理表现

3. 绒毛膜癌镜下病理表现

4. 正常妊娠表现

(5 ~ 8 题共用备选答案)

A. 卵巢黄素囊肿　　　　B. 葡萄胎

C. 紫蓝色结节　　　　　D. 卵巢黄体囊肿

E. 侵蚀性葡萄胎

5. 妊娠后胎盘绒毛滋养细胞增生，绒毛呈水疱状

6. 葡萄胎组织侵入子宫肌层或转移至子宫以外

7. 大量绒毛膜促性腺激素刺激卵巢颗粒细胞及卵泡膜细胞而形成

8. 侵蚀性葡萄胎阴道可见

【X 型题】

1. 葡萄胎恶变的高危因素包括

A. 年龄 >40 岁

B. 子宫明显大于相应的妊娠月份

C. 葡萄胎清宫后显示水疱大

D. 病理报告滋养细胞高度增生

E. 血 HCG > 106 U/L

2. 侵蚀性葡萄胎转移病人的护理为

A. 阴道转移时注意观察阴道有无破溃出血

B. 阴道转移时注意观察阴道有无排液

C. 肺转移病人注意大咯血时防窒息

D. 肺转移病人注意遵医嘱给镇静剂

E. 脑转移病人注意观察生命体征

3. 绒毛膜癌病人可有哪些临床表现

A. 产后不规则阴道出血

B. 假孕现象

C. 下腹部包块

D. 腹痛

E. 可无阴道出血

参 考 答 案

【A1 型题】

1. D　2. C　3. E　4. B　5. E　6. A　7. D　8. A

9. C　10. E　11. C　12. E

【A2 型题】

1. C　2. C　3. D　4. C　5. A　6. E　7. B　8. A

9. B

【A3/A4 型题】

1. D　2. B　3. C　4. B　5. D　6. A　7. C　8. D

9. D　10. E　11. C　12. B　13. C

【B 型题】

1. A　2. C　3. B　4. E　5. B　6. E　7. A　8. C

【X 型题】

1. ABDE　2. ACDE　3. ABCDE

第十七节　妇科恶性肿瘤化疗病人的护理

【A1 型题】

1. 确诊宫颈癌的方法下列哪项最可靠

A. 阴道镜检查

B. 宫颈刮片脱落细胞检查

C. 根据临床分期

D. 宫颈多点活检病理切片检查

E. 根据妇检，宫颈组织硬、脆，触之出血

2. 宫颈癌Ⅲ期，宜采取的处理

A. 宫颈癌根治术

B. 放疗——内照射

C. 放疗——内、外照射结合

D. 化疗

E. 放疗后行根治术

3. 子宫内膜癌病理检查提示哪种情况恶性程度最高

A. 腺癌　　　　　　　　B. 腺棘皮癌

C. 腺鳞癌　　　　　　　D. 腺瘤样增生

E. 非典型性增生

4. 子宫肌瘤与中期妊娠鉴别的方法是

A. 有无停经史　　　　　B. 腹部增大程度

C. 妊娠试验　　　　　　D. B 超检查

E. 诊断性刮宫

5. 5 - 氟尿嘧啶常用于

A. 绒毛膜癌脑转移　　　B. 绒毛膜癌肺转移

C. 葡萄胎　　　　　　　D. 部分性葡萄胎

E. 完全性葡萄胎

6. 抗癌药物（化疗）对生殖器恶性肿瘤疗效最好的是

A. 绒毛膜癌 B. 子宫内膜癌

C. 子宫体癌 D. 子宫颈癌

E. 卵巢癌

7. 子宫内膜癌Ⅱ期时，有价值的诊断是

A. 诊断性刮宫

B. 宫腔冲洗液涂片

C. 阴道刮片细胞学检查

D. 后穹隆脱落细胞学检查

E. 分段性诊刮

8. 以下对子宫内膜癌治疗有效的是

A. 孕激素 B. 雌激素

C. 雄激素 D. 甲状腺激素

E. 肾上腺激素

9. 有关子宫内膜癌转移的说法错误的是

A. 淋巴转移途径与癌灶生长部位有关

B. 可广泛种植在盆腔腹膜及大网膜

C. 淋巴转移为主要转移途径

D. 癌组织分化不良时易发生转移

E. 早期血行转移较多见

10. 外阴癌的病因与下列无关的是

A. 乳头瘤

B. 纤维瘤

C. 外阴色素减退性疾病

D. 外阴上皮不典型增生

E. 尖锐湿疣

11. 肌瘤变性中最常见的是

A. 红色变 B. 肉瘤样变

C. 钙化 D. 囊性变

E. 玻璃样变

12. 能合成甲胎蛋白的肿瘤是

A. 畸胎瘤 B. 间质细胞瘤

C. 库肯勃瘤 D. 纤维瘤

E. 内胚窦瘤

【A2 型题】

1. 32 岁妇女，发现左下腹部有一囊性肿块已 3 个月，今晨起身后突感左下腹剧痛，随即肿块增大，这征象最大可能是

A. 卵巢肿瘤内出血

B. 卵巢肿瘤破裂

C. 卵巢肿瘤蒂扭转

D. 恶变

E. 感染

2. 病人，60 岁，绝经 5 年，近日有少量不规则阴道流血，妇检子宫增大、变软，应考虑

A. 老年性阴道炎 B. 宫体癌

C. 宫颈糜烂 D. 卵巢癌

E. 宫颈癌

3. 58 岁妇女，绝经 8 年后阴道出血 2 个月，出血量时多时少，盆腔检查：宫颈光滑，子宫稍大，双附件正常。怀疑子宫内膜癌，为明确诊断，首选的辅助检查是

A. 宫颈涂片检查

B. 分段诊断性刮宫

C. 阴道镜检查

D. 宫颈活体组织检查

E. 阴道脱落细胞检查

4. 王女士，41 岁，月经量增多、经期延长 2 年，妇科检查：子宫增大约孕 12 周大小，质硬，表面凸凹不平，双附件（-），最可能的诊断是

A. 葡萄胎

B. 子宫内膜癌

C. 子宫颈癌

D. 功能失调性子宫出血

E. 子宫肌瘤

5. 53 岁女性，因接触性出血半年，做宫颈活检诊断为宫颈癌，临床分期为Ⅱa 期，其病变应累及的部位有

A. 宫颈及阴道，未达下 1/3，浸润宫旁及盆腔

B. 宫颈，阴道已达下 1/3，但无宫旁浸润

C. 宫颈及阴道，未达下 1/3，无明显宫旁浸润

D. 局限于宫颈，无阴道及宫旁组织浸润

E. 宫颈，宫旁浸润但未达盆腔

6. 49 岁李某，半年来性交后出血，检查宫颈重度糜烂，其可疑诊断是

A. 月经失调 B. 子宫内膜癌

C. 宫颈癌 D. 阴道癌

E. 子宫内膜炎

7. 21 岁女性未婚，发现下腹部肿块 2 年，突起下腹部疼痛伴恶心，呕吐 8 小时，肛查：子宫前位，大小正常，左侧盆腔扪及 7 cm×9 cm×8 cm 肿块，边界清楚，压痛明显，最可能的诊断是

A. 卵巢潴留变性 B. 卵巢肿瘤出血

C. 卵巢肿瘤破裂 D. 卵巢肿瘤蒂扭转

E. 卵巢肿瘤巧克力囊肿破裂

8. 病人李某，34 岁，月经量增多半年余，查体发现子宫增大如妊娠 9 周，附件检查（-）。可能的诊断是

A. 绒癌 B. 宫颈癌

C. 宫颈息肉 D. 子宫内膜癌

E. 子宫肌瘤

【A3/A4 型题】

(1~3 题共用题干)

王女士，50 岁，不规则阴道出血、流液半年。体检：宫颈为菜花样组织，子宫体大小正常，活动差，考虑为宫颈癌。

1. 确诊宫颈癌，应做哪项检查

A. 宫颈刮片细胞学检查

B. 阴道镜检查

C. 分段诊刮

D. 宫颈和颈管活组织检查

E. 碘试验

2. 宫颈癌最常见的早期症状是

A. 接触性出血　　　　　　B. 阴道大出血

C. 绝经后出血　　　　　　D. 血性白带

E. 阴道水样排液

3. 护理措施中哪项是错误的

A. 鼓励病人树立战胜疾病的信心

B. 疼痛即给予止痛剂

C. 高热可行物理降温

D. 保持外阴清洁

E. 补充营养增强机体抵抗力

(4~6 题共用题干)

56 岁妇女，绝经后 8 年出现阴道不规则出血，妇检：宫颈光滑，阴道黏膜菲薄，宫体稍大、软，活动良，附件（−）。

4. 初步诊断宫体癌，最支持该诊断的体征是

A. 56 岁　　　　　　　　B. 阴道不规则流血

C. 宫体大、软　　　　　　D. 阴道黏膜菲薄

E. 宫颈光滑

5. 为进一步确诊，首选的检查项目是

A. 细致的双合诊　　　　　B. 三合诊

C. 分段诊刮　　　　　　　D. 宫颈刮片

E. 宫颈细胞学检查

6. 若该病人的疾病已经发生转移，其最常见的转移途径是

A. 淋巴转移　　　　　　　B. 血行转移

C. 腹腔种植　　　　　　　D. 直接蔓延

E. 医源性操作转移

(7~9 题共用题干)

女性，40 岁，近 2 年来月经量增多，无腹痛，妇科普查时发现子宫 2 个月妊娠大小，不规则。拟诊为子宫肌瘤。

7. 子宫肌瘤病人出现月经量增多与下述哪项有关

A. 子宫肌瘤的大小　　　　B. 子宫肌瘤的数目

C. 子宫肌瘤生长的部位　　D. 子宫肌瘤伴变性

E. 子宫肌瘤伴感染

8. 较早出现月经不规则的子宫肌瘤是

A. 黏膜下肌瘤　　　　　　B. 浆膜下肌瘤

C. 肌壁间肌瘤　　　　　　D. 阔韧带肌瘤

E. 多发性肌瘤

9. 当子宫肌瘤发生变性时最少见的是哪一种

A. 玻璃样变　　　　　　　B. 囊性变

C. 水样变性　　　　　　　D. 红色变性

E. 肉瘤样变

(10~12 题共用题干)

某病人，55 岁，绝经 6 年，阴道不规则流血 1 个月收入院。体形肥胖，尿糖（＋）。妇科检查：外阴阴道萎缩不明显，宫体稍大、软，活动良，附件（−）。

10. 此病例最可能的诊断是

A. 子宫内膜增生　　　　　B. 子宫颈癌

C. 子宫肌瘤　　　　　　　D. 输卵管癌

E. 子宫内膜癌

11. 为进一步确诊，需做的检查项目是

A. 细致的双合诊　　　　　B. 三合诊

C. 分段诊断性刮宫　　　　D. 宫颈刮片

E. 宫颈细胞学检查

12. 最主要的治疗手段为

A. 化学疗法　　　　　　　B. 手术治疗

C. 放射疗法　　　　　　　D. 中药治疗

E. 激素治疗

(13~15 题共用题干)

女性，44 岁，G_3P_1，因侵蚀性葡萄胎收入院治疗。检查：BP 100/60 mmHg，R 18 次/分，P 92 次/分，双合诊检查提示子宫饱满、质软，血 HCG 明显高于正常值。

13. 该病例首选的治疗方案是

A. 子宫切除术　　　　　　B. 放疗

C. 化疗　　　　　　　　　D. 放射性核素治疗

E. 清宫术

14. 治疗第 3 天，病人出现恶心、呕吐反应，正确的处理措施是

A. 嘱病人禁食

B. 停用化疗药物

C. 提供病人喜欢的可口饮食

D. 可选择一次大量进食

E. 减少化疗药用量

15. 病人用药第 5 天后出现口腔溃疡，以下做法不正确的是

A. 进食清凉、质软饮食

B. 进餐前用丁卡因溶液局部止痛

C. 进餐前局部涂冰硼散

D. 选择软毛牙刷刷牙

E. 生理盐水漱口

（16～17 题共用题干）

病人，女，33 岁，G_1P_0，因"月经量增多近 1 年"来诊。妇科检查：子宫增大如妊娠 6 周，附件（－）。

16. 可能的诊断是

A. 子宫内膜癌   B. 子宫肌瘤

C. 绒毛膜癌   D. 宫颈息肉

E. 宫颈癌

17. 该病人明确诊断后应采取的治疗措施是

A. 手术治疗   B. 清宫术

C. 化学治疗   D. 放射治疗

E. 保守治疗，定期随诊

【B 型题】

（1～5 题共用备选答案）

A. 宫颈刮片细胞学检查

B. 分段诊断性刮宫

C. 接触性出血

D. 月经量增多

E. 绝经后阴道不规则出血

1. 子宫颈癌的典型临床表现是

2. 子宫颈癌首选的普查方法是

3. 子宫肌瘤的临床表现是

4. 诊断子宫内膜癌的常用方法是

5. 子宫内膜癌的主要临床表现是

（6～8 题共用备选答案）

A. 直接蔓延

B. 淋巴转移

C. 血行转移

D. 直接蔓延和种植转移

E. 直接蔓延和淋巴转移

6. 子宫颈癌最常见的转移途径是

7. 卵巢上皮性恶性肿瘤的主要转移途径是

8. 外阴癌的主要转移途径是

【X 型题】

1. 以下属于卵巢良性肿瘤的有

A. 成熟畸胎瘤

B. 卵巢浆液性囊腺瘤

C. 卵巢颗粒细胞瘤

D. 卵巢黏液囊腺瘤

E. 无性细胞瘤

2. 浆膜下肌瘤的临床特点包括

A. 月经改变

B. 白带增多症状明显

C. 腹部可扪及肿物

D. 占子宫肌瘤总数的 20%

E. 增大肿瘤压迫膀胱引起尿频

参 考 答 案

【A1 型题】

1. D   2. C   3. C   4. D   5. B   6. A   7. C   8. A

9. E   10. B   11. E   12. E

【A2 型题】

1. C   2. B   3. B   4. E   5. C   6. C   7. D   8. E

【A3／A4 型题】

1. D   2. A   3. B   4. E   5. A   6. A   7. C   8. A

9. E   10. E   11. C   12. B   13. C   14. C   15. C   16. B

17. E

【B 型题】

1. C   2. A   3. D   4. B   5. E   6. A   7. D   8. E

【X 型题】

1. ABD   2. CDE

第十八节 妇科腹部手术病人的护理

【A1 型题】

1. 广泛性全子宫切除术和盆腔淋巴结清除术留置尿管

A. 1～2 天   B. 3～4 天

C. 5～6 天   D. 7～8 天

E. 10～14 天

2. 预防子宫内膜异位症的发生，下述哪项是错误的

A. 及时矫正宫颈管狭窄或子宫过度后屈

B. 经期避免不必要的盆腔检查

C. 手术操作时应注意防止内膜种植

D. 施行输卵管通水术应在月经前 3～4 天

E. 行人工流产术时应避免负压突然下降

3. 有关子宫内膜异位症的描述，下列错误的是

A. 指子宫内膜生长到子宫以外的部位

B. 指有活动功能的子宫内膜组织出现于子宫腔内壁以外的部位

C. 近年来，子宫内膜异位症的发病率明显上升

D. 此病多见于生育年龄妇女

E. 是近年常见的妇科疾病之一

4. 下列不适合选择腹腔镜检查的情况是

A. 异位妊娠　　　　　　　B. 不孕症

C. 内出血休克　　　　　　D. 子宫内膜异位症

E. 寻找腹腔内异物

5. 剖宫产术后 24 小时，病人宜采用的体位是

A. 垫枕平卧位　　　　　　B. 半卧位

C. 侧卧位　　　　　　　　D. 自由体位

E. 去枕平卧位

6. 有关妇科腹部手术病人，术后护理的内容正确的是

A. 告诉病人术后疼痛是正常的情况，不要轻易用药

B. 术后当天每 6 小时观察并记录生命体征一次

C. 全身麻醉病人尚未清醒期间要有护士专人看护

D. 硬膜外麻醉者术后平卧 12 小时

E. 蛛网膜下隙麻醉者应去枕平卧 18 小时

7. 有关妇科腹部手术后病人的护理内容，应除外

A. 术后疼痛会影响病人各器官的正常功能，应有效地止痛

B. 协助病人术后早期下地活动，可以预防或减轻腹胀

C. 病人术后 1 天可进半流质饮食

D. 进行胃肠减压的病人应该禁食

E. 指导病人增加蛋白质及维生素的摄入量

8. 下列有关妇科腹部手术病人出院后的注意事项，应除外

A. 保持良好心态，适当参加体育锻炼，避免受凉感冒

B. 子宫全切除术后 7 ~ 14 天，病人阴道可有少量粉红色分泌物，是正常现象

C. 子宫全切除术后 3 个月内，病人禁止性生活和盆浴

D. 宫外孕手术后 2 个月内，病人禁止性生活和盆浴

E. 妇科腹部手术病人出院后，应在 1 ~ 1.5 个月去医院复查

9. 下列有关子宫肌瘤病人术前一日的准备工作应除外

A. 备皮　　　　　　　　　B. 灌肠

C. 药敏试验　　　　　　　D. 遵医嘱给予镇静剂

E. 禁食

10. 能协助诊断子宫内膜癌经济有效的方法是

A. 分段诊断性刮宫

B. 诊断性刮宫

C. 阴道后穹窿脱落细胞检查

D. 宫腔冲洗法

E. 宫颈刮片检查

【A2 型题】

1. 王女士，41 岁，月经量增多，经期延长 2 年，妇科检查：子宫增大约为孕 12 周大小，质硬，表面凸凹不平，双附件（－），最可能的诊断是

A. 葡萄胎

B. 子宫内膜癌

C. 子宫颈癌

D. 功能失调性子宫出血

E. 子宫肌瘤

2. 病人，女，50 岁。被诊断为宫颈癌，准备手术。护士为其做肠道准备，嘱病人改为无渣饮食，时间应为

A. 术前 2 日　　　　　　　B. 术前 3 日

C. 术前 4 日　　　　　　　D. 术前 5 日

E. 术前 7 日

3. 病人，女，29 岁。已婚，停经 42 天，下腹剧痛 2 小时。检查腹部移动性浊音（＋）。妇科检查宫颈剧痛（＋），阴道后穹窿饱满，子宫漂浮感，附件区压痛明显。下列哪项对于协助本病的诊断无帮助

A. 尿妊娠试验

B. B 型超声检查

C. 腹腔镜检查

D. 诊断性刮宫

E. 卧床休息，观察病情

4. 60 岁妇女，主诉绝经 10 年之后，重现阴道出血，妇科检查：子宫稍大，较软，附件（－），首要怀疑的疾病是

A. 老年性阴道炎　　　　　B. 子宫肌瘤

C. 宫颈糜烂　　　　　　　D. 子宫内膜癌

E. 卵巢浆液性囊腺瘤

5. 某 17 岁学生因下腹剧痛来诊。B 超检查右附件卵巢肿物，诊为卵巢肿瘤蒂扭转，其首选护理措施是

A. 遵医嘱输液　　　　　　B. 镇静止痛剂

C. 应用抗生素　　　　　　D. 严密观察

E. 作急诊手术术前准备

6. 小阮婚后 1 年，月经规则，现停经 2 周，诊断早孕。护士在复习病史时了解到其有一 1 cm×1 cm×2 cm 的肌壁间肌瘤。护士告诉小阮在孕期一旦发生急性腹痛，应及时就诊，这是因为可能发生

A. 急性阑尾炎　　　　　　B. 急性腹膜炎

C. 子宫肌瘤红色变性　　　D. 子宫肌瘤蒂扭转

E. 子宫肌瘤破裂

【A3/A4 型题】

（1 ~ 4 题共用题干）

病人，43 岁，女性，因患子宫颈癌行根治术。

1. 护士术前 1 日为她做的术前准备内容，不包括

A. 阴道冲洗　　　　　　B. 皮肤准备

C. 灌肠　　　　　　　　D. 安置尿管

E. 术前指导

2. 该病人术后拔除尿管的时间是

A. 24 小时　　　　　　B. 48 小时

C. 1～2 天　　　　　　D. 3～5 天

E. 10～14 天

3. 病人术中阴道内填塞的纱布，取出的时间是术后

A. 4～6 小时　　　　　B. 8～10 小时

C. 12～24 小时　　　　D. 24～36 小时

E. 36～48 小时

4. 为该病人提供的护理措施，应除外

A. 保持床单位清洁、舒适

B. 术后每 0.5～1 小时观察并记录生命体征，平稳后改为每 4 小时 1 次

C. 保持导尿管、腹腔引流管通畅

D. 常规阴道灌洗每日 2 次，保持外阴部清洁

E. 拔尿管前，定时间断放尿以训练膀胱功能

【B 型题】

（1～2 题共用备选答案）

A. 甲胎蛋白阳性

B. 血清总胆红素升高

C. 腹部穿刺抽出不凝血

D. 血肌酐升高

E. 血清 PSA 增加

1. 符合脾破裂的检验结果是

2. 符合生殖腺胚胎性肿瘤的检验结果是

（3～6 题共用备选答案）

A. 阴道镜　　　　　　　B. 腹腔镜

C. 宫腔镜　　　　　　　D. 超声

E. 诊断性刮宫

3. 病人，49 岁，接触性出血 4 个月，抗炎治疗无效

4. 病人，34 岁，阴道不规则流血 2 年，B 超示可疑黏膜下肌瘤，为进一步确诊

5. 病人，46 岁，经量增多，经期延长 4 年，伴贫血，药物治疗无效

6. 病人，30 岁，阴道不规则流血半年，B 超示宫腔内似有一低回声结节，为进一步确诊应选

（7～9 题共用备选答案）

A. 了解输卵管通畅情况

B. 子宫内膜异位症分期

C. 子宫内节育器嵌顿

D. 探寻子宫异常出血原因

E. 多量子宫活动性出血

7. 输卵管通液术适应证为

8. 宫腔镜检查适应证为

9. B 超检查适应证为

参 考 答 案

【A1 型题】

1. E　2. D　3. A　4. C　5. B　6. C　7. C　8. D

9. E　10. A

【A2 型题】

1. E　2. B　3. D　4. E　5. C　6. C

【A3/A4 型题】

1. D　2. E　3. C　4. D

【B 型题】

1. C　2. A　3. A　4. C　5. E　6. C　7. A　8. D

9. C

第十九节　外阴、阴道手术病人的护理

【A1 型题】

1. 在阴道、宫颈上药时，随药塞进阴道的有尾棉球。应嘱病人何时取出

A. 术后 12～24 小时　　B. 术后 2～4 小时

C. 术后 6～8 小时　　　D. 术后 30 小时

E. 术后 48 小时

2. 关于外阴癌的预后，下列哪项是错误的

A. 与病变大小、部位、细胞分级程度有关

B. 有无锁骨下淋巴结转移

C. 无淋巴结转移的 Ⅰ 期、Ⅱ 期癌术后 5 年治愈率可

达 99%

D. 腹股沟淋巴结阳性者仅 1/3 能治愈

E. 盆腔淋巴结有转移者愈后不良

3. 下列与发生子宫脱垂无关的是

A. 盆底组织薄弱

B. 产伤

C. 剥离胎盘时过度牵拉脐带

D. 习惯性便秘

E. 产后过早参加体力劳动

4. 为明确尿瘘病人的瘘孔部位，进行下列检查但应除外
  A. 亚甲蓝（美蓝）试验
  B. 靛胭脂试验
  C. 膀胱镜检查
  D. 宫腔镜检查
  E. 尿路造影

5. 预防子宫脱垂的主要措施是
  A. 提倡晚婚晚育
  B. 治疗慢性支气管炎
  C. 积极治疗便秘
  D. 推行科学接生和产前保健
  E. 加强营养，增强体质

6. 在阴道手术后病人的护理内容中，不正确的是
  A. 保持会阴局部清洁干燥
  B. 正确评估病人的疼痛情况，并积极止痛
  C. 病人服用鸦片酊，以控制术后 5 天内不排便
  D. 阴道内塞纱布者需在手术后 12 小时内取出
  E. 根据不同手术采用相应的合理体位

7. 外阴癌最主要的症状是
  A. 外阴皮下囊肿 B. 外阴色素沉着
  C. 外阴瘙痒及局部结节 D. 外阴肿胀
  E. 外阴溃疡

【A2 型题】

1. 外阴癌病人病灶局限于外阴，肿瘤直径 3 cm，此时该病人为外阴癌
  A. Ⅰ 期 B. Ⅰa 期
  C. Ⅰb 期 D. Ⅱ 期
  E. Ⅲ 期

2. 病人，女性，23 岁。回家途中不慎掉入污水沟，会阴部有擦伤，未作处理。第 3 日体温 39.2℃，且感会阴部肿痛。此时最可能的是
  A. 处女膜破裂 B. 小阴唇裂伤
  C. 大阴唇裂伤 D. 巴氏腺囊肿
  E. 重度感冒

3. 病人，女性，28 岁。高处骑跨式摔落，外阴受伤，自诉疼痛难忍，体检发现外阴血肿，最可能的损伤部位是
  A. 小阴唇 B. 大阴唇
  C. 处女膜 D. 阴蒂部
  E. 前庭大腺

4. 病人，62 岁，外阴脱出肿物 1 年，妇科检查：部分宫体脱出阴道。正确的诊断是
  A. Ⅰ 度轻 B. Ⅰ 度重
  C. Ⅱ 度轻 D. Ⅱ 度重

  E. Ⅲ 度

【A3／A4 型题】
（1～3 题共用题干）
  病人，女，32 岁。孕 3 产 1，2 年前产钳分娩。现长时间站立、下蹲后腰背酸痛有下坠感，清洗外阴可扪及一肿物。妇科检查：可看见宫颈已脱出阴道口，宫体仍在阴道内。

1. 诊断为子宫脱垂几度
  A. 子宫脱垂 Ⅰ 度轻型 B. 子宫脱垂 Ⅰ 度重型
  C. 子宫脱垂 Ⅱ 度轻型 D. 子宫脱垂 Ⅱ 度重型
  E. 子宫脱垂 Ⅲ 度

2. 术后病人适宜的卧位为
  A. 半坐位 B. 截石位
  C. 平卧位 D. 侧卧位
  E. 俯卧位

3. 护士指导病人盆底肌肉组织锻炼的方法为
  A. 下肢运动 B. 仰卧起坐
  C. 收缩肛门的运动 D. 俯卧撑
  E. 上肢运动

（4～8 题共用题干）
  林女士，54 岁，孕 5 产 4。慢性咳嗽多年，阴道口脱出肿物已 1 年多，近半年来，经休息亦不能回纳，阴道分泌物增多。妇科检查：会阴 Ⅱ 度裂伤，阴道前壁有球形膨出，宫颈及部分子宫体脱出阴道外，子宫颈表面可见溃疡，两侧附件未触及。

4. 该病人的医疗诊断是
  A. 子宫脱垂 Ⅲ 度，Ⅲ 度膀胱膨出伴尿道膨出
  B. 子宫脱垂 Ⅱ 度重型伴阴道前壁膨出
  C. 宫颈延长伴阴道前壁膨出
  D. 阴道前壁膨出伴张力性尿失禁
  E. 子宫脱垂 Ⅲ 度伴阴道前后壁膨出

5. 病人出现的临床症状，应除外
  A. 有"肿物"自阴道脱出
  B. 下坠感或腰骶部酸痛
  C. 尿频、尿急、尿痛
  D. 阴道分泌物增多
  E. 久站或劳累后症状加重

6. 该病人准备经阴道进行子宫切除手术，术前准备的内容，除外
  A. 进行全面身体评估
  B. 术前 3～5 天用 1∶5000 高锰酸钾溶液坐浴
  C. 进行外阴部及双侧腹股沟备皮
  D. 常规留置尿管
  E. 积极治疗内科疾病

7. 术后护理的内容中，不正确的是

A. 告诉病人还有复发的可能

B. 术后不能从事重体力劳动

C. 要预防咳嗽及便秘

D. 术后应该及早下地活动，促进肠蠕动的恢复

E. 坚持做缩肛运动，促进盆底组织恢复张力

8. 对该病人最主要的指导措施是

A. 积极治疗慢性咳嗽

B. 进行激素替代疗法

C. 推行盆底肌肉运动

D. 经常保持大便通畅

E. 注意休息，加强营养

【B 型题】

（1~5 题共用备选答案）

A. 子宫脱垂Ⅰ度轻　　B. 子宫脱垂Ⅰ度重

C. 子宫脱垂Ⅱ度轻　　D. 子宫脱垂Ⅱ度重

E. 子宫脱垂Ⅲ度

1. 宫颈达处女膜缘，但未超出该缘

2. 宫颈及部分宫体脱出阴道口

3. 宫颈及宫体全部脱出阴道口

4. 宫颈外口距离处女膜缘 <4 cm，未达处女膜缘

5. 宫颈脱出阴道口，宫体仍在阴道内

【X 型题】

1. 预防子宫脱垂的措施包括

A. 积极开展计划生育

B. 避免产伤

C. 加强产后锻炼

D. 积极防治习惯性便秘

E. 产后早期开始活动

2. 阴道修补术后的护理要点，描述正确的是

A. 外阴擦洗，每日 2 次

B. 保持导尿管通畅

C. 术后 5 天少渣半流质饮食

D. 术后 24 小时内即可下床活动

E. 术后第 3 天开始服用液状石蜡以软化大便

参考答案

【A1 型题】

1. A　2. B　3. C　4. D　5. D　6. D　7. C

【A2 型题】

1. D　2. D　3. B　4. D

【A3/A4 型题】

1. C　2. C　3. C　4. B　5. C　6. D　7. D　8. A

【B 型题】

1. B　2. D　3. E　4. A　5. C

【X 型题】

1. ABCD　2. ABCE

第二十节　不孕症妇女的护理

【A1 型题】

1. 人工授精不适合于

A. 男方性功能障碍，治疗无效

B. 男方无精症

C. 男方携有不良遗传因素

D. 女方宫颈狭窄或有抗精子抗体

E. 输卵管结扎术后

2. 有关输卵管通畅试验的注意事项错误的是

A. 无阴道炎，白带常规检查无异常

B. 诊刮的病理报告无结核及子宫内膜炎症

C. 妇科查体，宫旁无压痛及增厚

D. 月经干净后 3~7 天内进行

E. 术前可有性生活

3. 试管婴儿的主要适应证是

A. 无排卵　　　　　　B. 无精症

C. 子宫发育不良　　　D. 输卵管不通

E. 免疫性不孕

4. 对不孕症妇女的护理错误的是

A. 鼓励妇女维持良好的社会活动

B. 帮助夫妇正面面对治疗结果

C. 与不孕妇女一起讨论影响决策的因素

D. 行子宫输卵管碘油造影后如引起腹部疼痛须留院观察 1~2 天

E. 指导在性交前、中、后勿用阴道润滑剂

5. 在精液常规检查中，下列指标不正常的是

A. 精液 pH 为 7.8~8.7

B. 精液量为 2~6 ml

C. 精液液化时间为 30 分钟内

D. 精子数 >6000 万/ml

E. 活动数 >60%

【A2 型题】

1. 某 28 岁妇女，已婚 3 年不孕。经检查男方正常，该妇女首选检查，哪项不妥
- A. 输卵管通液检查
- B. 测基础体温
- C. 诊断性刮宫
- D. 宫颈黏液检查
- E. 阴道内诊

2. 一不孕症病人，基础体温曲线呈单相型，于月经来潮前 5 天取出宫颈黏液。应是
- A. 量少，黏稠，拉丝度为 4 cm
- B. 量多，透明，稀薄，拉丝度为 10 cm
- C. 量多，浑浊，黏稠，拉丝度为 10 cm
- D. 如同蛋清样，拉丝度达 20 cm
- E. 量少，蛋清样，拉丝度 10 cm

3. 女，30 岁，婚后 5 年未孕。夫妇双方生殖器形态学检查未见异常，为监测有无排卵，不宜采用的项目是
- A. 基础体温测定
- B. 宫颈黏液结晶检查
- C. 超声波检查
- D. 经前诊断性刮宫
- E. 腹腔镜检查

4. 女，31 岁，婚后 2 年未孕，男方全面检查均正常，女方诊疗中错误的项目是
- A. 先试验性服用促排卵药
- B. 先从病史中了解月经史、既往史、家族史，然后全面检查
- C. 检查同时增强体质，增进健康
- D. 必须戒烟，不酗酒
- E. 积极治疗内科疾病

【A3/A4 型题】

（1～3 题共用题干）

女，30 岁，发育良好，婚后 2 年未孕，经检查基础体温呈双相，子宫内膜病理检查为分泌期改变。男方精液检查常规为正常。

1. 该病人需要做的进一步检查是
- A. 阴道镜检查
- B. 女性激素测定
- C. 输卵管通畅检查
- D. 腹腔镜检查
- E. B 超监测卵泡发育

2. 上述检查发现有异常，应采用的治疗方案是
- A. 异常部位活检送病理
- B. 氯米芬促排卵
- C. 抗感染治疗
- D. 输卵管通液治疗

E. 服己烯雌酚

3. 若上述检查未发现异常，应继续进行的检查项目是
- A. 宫腔镜检查
- B. 性交后精子穿透力试验
- C. 阴道脱落细胞涂片检查
- D. 宫颈刮片
- E. 子宫输卵管碘油造影

【B 型题】

（1～3 题共用备选答案）
- A. 人工授精
- B. 体外受精与胚泡移植
- C. 配子输卵管内移植
- D. 宫腔配子移植
- E. 诱发排卵

1. 林女士，32 岁，婚后 5 年未孕，检查结果提示：男方一切正常，女方输卵管阻塞，经治疗无效。宜选择的治疗方案是

2. 张女士，35 岁，婚后 3 年未孕，经夫妇双方检查证实男方为无精症，女方一切正常。宜选择的治疗方案是

3. 李女士，36 岁，婚后 5 年未孕，经夫妇双方检查未发现形态和功能异常．检查表明宫颈黏液中存在抗精子抗体，治疗无效。宜选择的治疗方案是

【X 型题】

1. 行辅助生殖技术后，常见的并发症是
- A. 卵巢过度刺激综合征
- B. 流产
- C. 乳腺肿瘤
- D. 宫外孕
- E. 多胎妊娠

参 考 答 案

【A1 型题】
1. E　2. E　3. D　4. D　5. A

【A2 型题】
1. A　2. B　3. E　4. A

【A3/A4 型题】
1. C　2. D　3. B

【B 型题】
1. B　2. A　3. A

【X 型题】
1. ABCDE

第二十一节　计划生育妇女的护理

【A1 型题】

1. 下述哪项不是宫内节育器的并发症

A. 感染　　　　　　　　B. 节育器异位

C. 带环妊娠　　　　　　D. 环脱落

E. 诱发恶性肿瘤

2. 人工流产负压吸宫术时的负压应调整在

A. 13～20 kPa　　　　　B. 21～27 kPa

C. 27～33 kPa　　　　　D. 33～40 kPa

E. 54～66 kPa

3. 哪项不是避孕药物的副作用

A. 类早孕反应　　　　　B. 痛经

C. 月经量减少　　　　　D. 服药期出血

E. 色素沉着

4. 下列可行药物流产的情况是

A. 妊娠 7 周内的健康妇女

B. 带环受孕的妇女

C. 怀疑宫外孕者

D. 青光眼病人

E. 妊娠 10 周的女性

5. 可以选择吸宫术终止妊娠的情况是

A. 妊娠 14 周

B. 急性阴道炎

C. 术前 2 次体温超过 37.5℃

D. 妊娠 8 周并呕吐

E. 妊娠剧吐

6. 短效口服避孕药服用方法正确的是

A. 月经周期第 1 天开始服用，连续 22 天

B. 一般在停药 1 周后出现月经来潮

C. 若再次无月经来潮，于停药后 7 日晚服用第 3 个周期药物

D. 若漏服可于第 2 日晚一次服用 2 天

E. 服用第 1 个周期后，若停药 7 日尚无月经来潮，可于当晚服用第 2 个周期药物

7. 关于人工流产负压吸引术吸管的描述错误的是

A. 人工流产负压吸引术负压不宜超过 700 mmHg

B. 人工流产负压吸引术负压不宜超过 600 mmHg

C. 孕 7 周以下用 5～6 号吸管，负压为 400 mmHg

D. 孕 7～9 周用 6～7 号吸管，负压为 400～500 mmHg

E. 孕 9 周以上用 7～8 号吸管，负压为 500～550 mmHg

8. 有关带器妊娠的说法，不正确的是

A. 与节育器在宫内移位、扭曲有关

B. 与节育器未放到宫底有关

C. 带药节育器的带器妊娠发生率高于不带药的节育器

D. 与节育器的型号偏小有关

E. 与节育器部分嵌顿有关

9. 实施输卵管结扎术的最佳时间是

A. 月经来潮之前 3～7 天

B. 月经来潮第 3～7 天

C. 月经干净后 3～7 天

D. 人工流产术后 3～7 天

E. 正常分娩后 3～7 天

10. 最简单、有效的避孕措施是

A. 放置宫内节育器　　　B. 安全期避孕

C. 人工流产吸宫术　　　D. 引产

E. 钳刮术

【A2 型题】

1. 产妇，30 岁，自然分娩后半年，现哺乳，已行经，要求避孕。护士建议最适宜的避孕方式是

A. 安全期避孕

B. 戴含孕酮的宫内节育器

C. 安全套避孕

D. 宫内节育器

E. 口服避孕药

2. 病人，女，于前一日行负压吸宫流产术，护士应为其提供的术后护理措施中不正确的是

A. 术后 1 个月内禁止盆浴

B. 术后 6 个月内禁止性生活

C. 保持外阴清洁

D. 术后休息 1～2 小时，无异常即可离院

E. 出院后若出现持续而明显的腹痛应密切观察，及时到医院就诊

3. 某妇女，孕 50 天，行人工流产术后 2 天，阴道出血超月经量，伴腹痛。最大可能是

A. 吸宫不全　　　　　　B. 感染

C. 损伤　　　　　　　　D. 子宫收缩不良

E. 子宫穿孔

4. 32 岁女性，1－0－0－1。去外地丈夫处探亲 2 周，拟用探亲避孕片 1 号，正确的服法是

A. 月经来潮第 5 天起每晚服 1 片，连服 22 天

B. 探亲前 1 天或当天中午服 1 片，以后每晚服 1 片至探亲结束

C. 月经来潮第 5 天开始每晚服 1 片，连服 12 天

D. 性交后即刻服 1 片，次早加服 1 片，以后每次性交后即服 1 片

E. 性交后即刻服 1 片，以后每晚服 1 片至探亲结束

5. 林女士习惯性痛经多年，平时经量多，要求避孕，护士建议她采用的方法是

A. 安全期避孕　　　　B. 口服短效避孕药

C. 使用避孕套　　　　D. 放置宫内节育器

E. 经腹输卵管结扎术

6. 27 岁，结婚 2 年，因漏服避孕药后停经 50 天，妊娠试验（+），阴道出血 2 周，少于月经量，伴有下腹部疼痛，最佳的处理是

A. 人工流产

B. 镇静、卧床休息

C. 经保胎无效再行人工流产术

D. 注射大量甲羟孕酮（安宫黄体酮）保胎

E. 注射绒毛膜促性腺激素保胎

【A3/A4 型题】

（1~4 题共用题干）

郝女士，27 岁，2 年前已分娩一女婴，希望接受宫内节育器避孕措施，来院咨询，要求健康指导。

1. 什么时间放置节育器

A. 月经前 3~7 天　　　B. 月经干净后 3~7 天

C. 月经前 8 天　　　　D. 月经干净后 8 天

E. 月经中期

2. 哪项不是放置节育器的禁忌证

A. 宫颈口过松　　　　B. 体温正常

C. 月经过多、过频　　D. 严重全身疾病

E. 生殖道炎症

3. 放置节育器后下述哪项正确

A. 放置节育器后休息 5 天

B. 1 周内免重体力劳动

C. 1 周内禁止盆浴

D. 术后 1 年随访

E. 常规用抗生素

4. 什么情况下可将节育器取出

A. 近绝经期　　　　　B. 有腰酸，轻度腹痛

C. 带器妊娠　　　　　D. 更年期

E. 月经量略有增加时

（5~7 题共用题干）

34 岁女性，1-0-2-1，既往月经规律，经量正常。放置宫内节育器 3 个月，放置术后即出现经期出血，经量增多，有血块，前来就诊。妇科 B 型超声检查：子宫正常大小，宫腔内可见节育器，位置正常，双附件未见异常。

5. 向受术者正确的解释是

A. 可能她不适合放置宫内节育器

B. 放环后最初 1、2 个月可以出现的正常现象

C. 属于手术感染的表现

D. 宫内节育器异位的表现

E. 宫内节育器嵌入子宫肌层的现象

6. 为她采取的护理措施中不正确的是

A. 按医嘱给予前列腺素合成酶抑制剂

B. 建议其应补充铁剂

C. 按医嘱给予抗生素

D. 建议其适当增加营养

E. 为减少出血，嘱其绝对卧床休息

7. 若经适当处理无效，应考虑

A. 输血、输液

B. 经腹输卵管结扎术

C. 加大前列腺素合成酶抑制剂的用量

D. 继续观察

E. 取出节育器

（8~12 题共用题干）

28 岁女性，1-0-2-1，曾患慢性肾炎，现停经 59 天，门诊检查诊断为早孕。

8. 该女士应选择终止妊娠的方法是

A. 药物流产　　　　　B. 负压吸引术

C. 钳刮术　　　　　　D. 依沙吖啶引产

E. 水囊引产

9. 终止妊娠后，护理人员为其提供的健康指导内容，不正确的是

A. 注意观察阴道出血情况

B. 注意观察腹痛情况

C. 保持外阴清洁，禁止性生活及盆浴 2 周

D. 休息 3 周

E. 嘱其采用安全可靠的避孕措施

10. 建议其今后采取的最佳避孕措施是

A. 口服短效避孕药

B. 男用避孕套

C. 肌内注射长效避孕针

D. 放置节育器

E. 安全期避孕

11. 放置宫内节育器的注意事项，除外

A. 术前 3 天禁止性生活

B. 术日测体温应在正常范围

C. 术后卧床休息 1 周

D. 术后 2 周内禁止性生活

E. 术后保持外阴清洁

12. 安置宫内节育器后，可能出现下列副作用，其中属于取出的指征是

A. 术后最初 1～2 个月出现经期少量出血

B. 有轻微腰酸、腹坠症状

C. 阴道出血量比月经量多，经治无显效

D. 经期延长 2 天

E. 节育器脱落

（13～16 题共用题干）

54 岁女性，放置宫内节育器 17 年，现绝经 1 年，到门诊要求取出节育器。妇科检查：外阴发育良，已婚已产型；阴道通畅，黏膜略平滑，分泌物无色、量少；宫颈光滑，大小正常；宫体前倾前屈位，正常大小，活动良好；双附件未触及异常。

13. 该妇女在取器前应进行的必要检查是

A. 血常规检查   B. 心电图检查

C. 阴道涂片检查   D. 腹部 CT 检查

E. 妇科 B 超检查

14. 做该项检查的主要目的是

A. 确定子宫位置

B. 确定子宫大小

C. 确定宫腔内是否有节育器及其类型

D. 了解卵巢功能

E. 测定血小板数量

15. 若取器过程中发现节育器嵌顿，其发生的可能原因是

A. 放置时间过长   B. 绝经后取器过晚

C. 子宫壁太薄   D. 性生活过频

E. 宫腔内感染

16. 向她提供的健康指导内容，正确的是

A. 提醒病人手术前注意憋尿

B. 手术前病人需要进行 X 线常规检查

C. 手术后禁止性生活 2 周

D. 取出节育器后卧床休息 3 天

E. 手术后 B 超检查核实取器术的效果

（17～18 题共用题干）

哺乳期妇女，剖宫产后 4 个月，月经未复潮，要求避孕。妇科检查：子宫正常大小，无压痛，活动，双附件（－）。

17. 下列避孕方法中，该妇女不宜选用

A. 口服避孕药   B. 宫内节育器

C. 阴道隔膜   D. 阴茎套

E. 体外排精

18. 该产妇如选择宫内节育器避孕，放置时间应安排在剖宫产后

A. 2 个月   B. 3 个月

C. 4 个月   D. 5 个月

E. 6 个月

【B 型题】

（1～5 题共用备选答案）

A. 孕 6 周   B. 孕 9 周

C. 孕 12 周   D. 孕 20 周

E. 孕 29 周

1. 依沙吖啶（利凡诺）引产

2. 钳刮术

3. 药物流产

4. 负压吸引术

5. 水囊引产

（6～8 题共用备选答案）

A. 吸宫不全

B. 子宫穿孔

C. 人工流产综合征

D. 术后感染

E. 羊水栓塞

6. 吸宫术中，受术者感到下腹部疼痛，术者探测宫腔有"无底"感觉，应考虑

7. 吸宫术中，受术者出现面色苍白、出汗、心率缓慢，应考虑

8. 人工流产吸宫术后 2 周，受术者仍有阴道出血，量较多，应考虑

【X 型题】

1. 适合放置宫内节育器的宫腔长度包括

A. 4.5cm   B. 6.5cm

C. 8.5cm   D. 10.5cm

E. 12.5cm

2. 适合用钳刮术终止妊娠的妊娠周数包括

A. 8 周   B. 10 周

C. 12 周   D. 14 周

E. 16 周

3. 口服避孕药物的不良反应有

A. 类早孕反应

B. 闭经

C. 痛经

D. 不规则出血

E. 体重增加、色素沉着

4. 放置宫内节育器的禁忌证有

A. 宫颈管过松

B. 即往曾放置过宫内节育器

C. 月经过多、过频

D. 月经过少

E. 阴道炎

参 考 答 案

【A1 型题】

1. E　2. E　3. B　4. A　5. D　6. C　7. A　8. C
9. C　10. A

【A2 型题】

1. D　2. B　3. A　4. B　5. B　6. A

【A3/A4 型题】

1. B　2. B　3. B　4. C　5. B　6. E　7. E　8. B
9. C　10. D　11. C　12. C　13. E　14. C　15. A　16. C
17. B　18. E

【B 型题】

1. D　2. C　3. A　4. B　5. D　6. B　7. C　8. A

【X 型题】

1. BC　2. BCD　3. ABDE　4. ACE

第二十二节　妇女保健

【A1 型题】

1. 妇女保健普查普治工作中，哪项正确

　　A. 普查普治是单纯业务性工作

　　B. 普查普治只能在医院门诊中开展

　　C. 检查内容是内、外生殖器

　　D. 普查后必须及时普治

　　E. 宫颈癌的发病率仍是今后普查的主要任务

2. 下列关于孕期保健指导叙述错误的是

　　A. 妊娠期衣服应以宽松为宜

　　B. 妊娠中、晚期提倡淋浴

　　C. 散步是孕妇最好的运动方法

　　D. 妊娠期间严禁性生活

　　E. 认真做好产前检查

3. 孕妇的孕期保健措施中，不妥的是

　　A. 孕 3 个月内慎用抗早孕反应药

　　B. 孕 12 周前避免性交，避免流产

　　C. 每晚 8 小时睡眠，午休 1~2 小时

　　D. 睡眠时应多取右侧卧位

　　E. 孕 24 周起每日用手轻捏乳头数分钟

4. 有关青春期保健的内容，不包括

　　A. 开展青春期卫生宣传

　　B. 开展青春期常见病的防治

　　C. 传授女性生殖器官解剖和生理相关知识

　　D. 进行婚前检查教育

　　E. 进行有关性知识教育

5. 有关月经期的保健内容，错误的是

　　A. 经期应该适当增加营养

　　B. 可以参加一般劳动

　　C. 注意保暖，避免受寒

　　D. 勤盆浴，保持外阴部清洁

　　E. 避免情绪波动，保持精神愉快

6. 下列有关青春期的描述，正确的是

　　A. 月经是青春期的标志

　　B. 青春期是少女心理、生理发展的一个重要时期

　　C. 开展青春期教育是学校的基本保健工作

　　D. 要使青春期少女了解妇女常见病的治疗

　　E. 青春期是情感的叛逆期

7. 有关更年期的描述，不正确的是

　　A. 目前将更年期称为围绝经期

　　B. 是妇女卵巢功能逐渐减退、生殖器官逐渐萎缩的一个过渡时期

　　C. 所有妇女在此时期都会出现明显症状，不必介意也无须治疗

　　D. 鼓励更年期妇女参加文体活动，保持乐观情绪

　　E. 每年应进行身体检查及妇科检查，包括防癌检查

8. 关于孕产期保健，以下正确的是

　　A. 产褥期是产妇分娩后生殖器官恢复功能的时期

　　B. 围生期是对母体进行监护的医学

　　C. 科学接生可提高产科质量

　　D. 孕期检查从妊娠 28 周始

　　E. 分娩属于生理过程

9. 有关妇女保健工作的意义，正确的是

　　A. 重点保护老年妇女的健康

　　B. 各机构都应定期开展妇女普查工作

　　C. 是我国的基本国策

　　D. 是我国卫生保健事业的重要组成

　　E. 每半年开展一次普查

10. 妇女保健的工作宗旨是

　　A. 维护和促进妇女身心健康

　　B. 积极进行普查普治

　　C. 不断提高妇女的自我保健意识

　　D. 以保健为中心

　　E. 促进计划生育政策的贯彻和落实

【A2 型题】

1. 一位初孕 50 天的妇女,在"妇儿卫生保健咨询日"向护士咨询,孕期哪段时间应禁止性生活,正确回答是在妊娠

A. 2 个月内及最后 1 个月

B. 2 个月内及最后 2 个月

C. 3 个月内及最后半个月

D. 3 个月内及最后 1 个月

E. 3 个月内及最后 3 个月

【A3/A4 型题】

(1~3 题共用题干)

小钱护士给大学生讲解女性保健常识。

1. 女性阴道的防御功能常指的是

A. 避免意外受孕　　　B. 自净作用

C. 防止异位进入　　　D. 减少肿瘤发生

E. 缓冲外力撞击

2. 淋病是化脓性性传播疾病,感染的微生物主要是

A. 滴虫

B. 金黄色葡萄球菌

C. 溶血性链球菌

D. 淋病奈瑟菌

E. 白色念珠菌

3. 阴道炎症的传播途径,不包括

A. 公共便器　　　B. 公共泳池

C. 公共餐具　　　D. 污染的妇科器械

E. 性交

【X 型题】

1. 女性更年期的健康问题包括

A. 更年期绝经　　　B. 骨质疏松症

C. 更年期妊娠　　　D. 冠心病

E. 妇科肿瘤

2. 更年期综合征护理包括

A. 提供心理护理

B. 提供饮食指导

C. 指导正确用药

D. 提供健康教育

E. 要求病人卧床休息,保证充足睡眠

参 考 答 案

【A1 型题】

1. D　2. D　3. D　4. D　5. D　6. B　7. C　8. C　9. D

10. A

【A2 型题】

1. E

【A3/A4 型题】

1. B　2. D　3. C

【X 型题】

1. BCDE　2. ABCD

第二十三节　妇产科常用护理技术

【A1 型题】

1. 腹部手术病人的阴道准备,正确的描述是

A. 术前 1 天,冲洗 3 次

B. 术前 2 天,每天 3 次

C. 术前 3 天,每天 1 次

D. 术前 5 天,每天 1 次

E. 术前 5 天,每天 2 次

2. 阴道灌洗的适应证有

A. 阴道出血妇女

B. 月经期妇女

C. 产褥期妇女

D. 围绝经期妇女

E. 妊娠期妇女

3. 有效治疗滴虫阴道炎的冲洗液是

A. 1∶5000 高锰酸钾　　　B. 温开水

C. 1% 乳酸　　　D. 2% 碳酸氢钠

E. 生理盐水

4. 进行阴道灌洗时,灌洗筒距床面高度一般不超过

A. 40 cm　　　B. 50 cm

C. 60 cm　　　D. 70 cm

E. 80 cm

5. 行阴道冲洗时,病人的体位是

A. 膀胱截石位　　　B. 头高脚低位

C. 侧卧位　　　D. 自由体位

E. 半卧位

6. 剖宫产产妇的疼痛护理,错误的措施是

A. 教会产妇分散注意力

B. 腹部系腹带

C. 必要时应用止痛剂

D. 卧床休息避免活动

E. 咳嗽时轻按腹部两侧

7. 有关阴道、宫颈上药的方法,正确的是

A. 可以直接将药片用手纳入阴道

B. 用棉球填塞者必须嘱病人于放药后 12~24 小时取

出棉球

C. 指导病人用棉球涂搽宫颈表面

D. 病人借用喷雾器自己将药物喷撒到病变部位

E. 凡上药者必须进行会阴部准备

8. 每次进行会阴局部热敷的时间，正确的是

A. 3～5分钟   B. 6～10分钟

C. 20分钟以内   D. 20～30分钟

E. ＞30分钟

9. 关于阴道灌洗，错误的描述是

A. 有清洁、收敛和热疗作用

B. 冲洗筒宜挂于离床沿1m高处

C. 月经期、产褥期禁用

D. 未婚女子一般不做阴道灌洗

E. 有活动性阴道出血者，禁止灌洗

10. 会阴Ⅲ度裂伤修补术后护理措施哪项不妥

A. 按医嘱给抗生素

B. 控制5天内不解大便

C. 可服复方樟脑酊

D. 术后5天内进少渣半流质饮食

E. 术后5天拆线

11. 关于妇科阴部手术前护理下列哪项不妥

A. 术前3天开始阴道冲洗

B. 每日冲洗1～2次

C. 手术当日也要冲洗

D. 冲洗液为1∶5000高锰酸钾溶液

E. 备皮范围为上自剑突下，下至阴阜

【A2型题】

1. 病人，42岁，因子宫肌瘤拟行经腹全子宫切除术，前各项检查无异常术前3天开始做下列哪项准备

A. 胃肠道准备   B. 阴道准备

C. 皮肤准备   D. 清洁灌肠

E. 禁食

【A3/A4型题】

（1～3题共用题干）

张女士，38岁，孕1产1，平素月经规律，经期无不适。近2个月阴道分泌物增多伴外阴奇痒。

1. 该女士正确的做法是

A. 每天用热水洗外阴部

B. 去药房买药局部用药

C. 去医院检查

D. 勤换内裤

E. 采用1∶5000的高锰酸钾溶液坐浴

2. 去医院检查前正确的做法是

A. 每天采用1∶5000的高锰酸钾溶液坐浴

B. 检查前24～48小时避免性生活

C. 检查前停用一切抗生素

D. 检查前6～10小时避免阴道冲洗

E. 检查前停止坐浴

3. 经医院检查被确诊为假丝酵母菌病阴道炎，对该病人有效的措施是

A. 坚持坐浴

B. 用2%～4%的碳酸氢钠溶液进行阴道灌洗

C. 勤换内裤

D. 用酸性溶液进行阴道灌洗

E. 按时服用抗生素

【B型题】

（1～2题共用备选答案）

A. 卵巢肿瘤   B. 外阴瘙痒

C. 慢性子宫颈炎   D. 子宫颈癌

E. 前置胎盘

1. 阴道灌洗常用于

2. 阴道、子宫颈上药常用于

（3～5题共用备选答案）

A. 3天拆线   B. 4天拆线

C. 5天拆线   D. 7天拆线

E. 提前拆线

3. 正常会阴切口

4. 会阴切口有感染者

5. 剖宫产术后

（6～10题共用备选答案）

A. 外阴炎   B. 外阴小血肿

C. 会阴切口水肿   D. 阴道炎

E. 宫颈糜烂

6. 宫颈电灼术适用于

7. 阴道灌洗适用于

8. 高锰酸钾坐浴适用于

9. 冷敷适用于

10. 热敷适用于

（11～16题共用备选答案）

A. 会阴擦洗   B. 阴道灌洗

C. 阴道上药   D. 会阴湿热敷

E. 宫颈上药

11. 慢性宫颈炎病人

12. 妇科术后留置导尿管者

13. 子宫全切术后阴道残端出血

14. 前庭大腺脓肿切开引流术后

15. 阴道炎病人

16. 会阴部水肿、伤口硬结

【X 型题】

1. 有关阴道灌洗的操作，描述正确的是

  A. 一次液体量 1200 ml

  B. 月经期、产褥期禁用

  C. 水温在 40℃

  D. 冲洗液面高度 90 cm

  E. 可用 1% 乳酸

参 考 答 案

【A1 型题】

1. C　2. D　3. C　4. D　5. A　6. D　7. B　8. D　9. B
10. E　11. E

【A2 型题】

1. B

【A3／A4 型题】

1. C　2. B　3. B

【B 型题】

1. C　2. C　3. C　4. E　5. D　6. E　7. D　8. A
9. B　10. C　11. E　12. A　13. C　14. A　15. B　16. D

【X 型题】

1. BCE

第二十四节　妇产科诊疗及手术病人的护理

【A1 型题】

1. 可以协助诊断输卵管妊娠破裂的检查项目是

  A. 宫腔镜检查

  B. 阴道镜检查

  C. 阴道 B 型超声检查

  D. 尿妊娠试验

  E. 后穹窿穿刺

2. 用胎头吸引术助产时，全部牵引时间不宜超过

  A. 5 分钟　　　　　　　B. 10 分钟

  C. 15 分钟　　　　　　D. 20 分钟

  E. 25 分钟

3. 会阴切口部位有肿胀、疼痛发生时用

  A. 50% 硫酸镁湿热敷　　B. 远红外灯照射

  C. 切开　　　　　　　　D. 大黄外敷

  E. 芒硝外敷

4. 剖宫产术后疼痛护理下列哪项不妥

  A. 鼓励病人说出疼痛感受，给予同情、理解

  B. 腹部系腹带

  C. 使用止痛剂

  D. 排气后给予流质饮食如牛奶等

  E. 分散注意力

5. 目前临床上最常用的剖宫产术是

  A. 子宫体剖宫产术

  B. 腹膜外剖宫产术

  C. 剖宫产子宫切除术

  D. 古典式剖宫产术

  E. 子宫下段剖宫产术

6. 如会阴切口处疼痛剧烈并有肛门坠胀感应怀疑

  A. 会阴部切口血肿　　　B. 会阴部切口水肿

  C. 产后出血　　　　　　D. 胎盘残留

  E. 体位不妥

7. 关于会阴切开缝合术的术后护理，哪项不妥

  A. 大便后应擦洗外阴

  B. 每日用苯扎溴铵棉球擦洗外阴 2 次

  C. 有红肿可用 95% 乙醇湿敷

  D. 伤口化脓要延期拆线

  E. 伤口正常 3 ~ 5 天拆线

8. 筛选早期宫颈癌最常用的方法是

  A. 窥镜检查

  B. 阴道镜检查

  C. 宫腔镜检查

  D. 宫颈刮片细胞学检查

  E. 宫颈活体细胞学检查

9. 关于吸宫术后健康指导的注意事项，不正确的是

  A. 术毕，应在休息室休息 1 ~ 2 小时

  B. 1 个月内禁止盆浴

  C. 半个月内禁止性交

  D. 保持外阴清洁

  E. 持续阴道出血 10 天以上，需及时复诊

10. 用于诊治子宫内膜异位症病人的方法是

  A. 宫腔镜　　　　　　　B. 腹腔镜

  C. 剖腹探查　　　　　　D. 阴道后穹窿穿刺

  E. 腹腔穿刺

【A2 型题】

1. 林女士，27 岁，产时行会阴切开缝合术，术后宜采取的体位是

  A. 平卧位　　　　　　　B. 半卧位

  C. 健侧卧位　　　　　　D. 自由体位

E. 俯卧位

2. 病人，女，29 岁。妊娠 48 天行吸宫术，向该病人陈述术后注意事项以下正确的是
   A. 阴道出血期间每天坐浴
   B. 有腹痛或出血多者，应随时就诊
   C. 休息 1 个月
   D. 1 周内禁止盆浴
   E. 2 周内禁止性生活

3. 林女士，30 岁，初产妇，产后会阴切口处疼痛剧烈并有肛门坠胀感应怀疑
   A. 会阴部伤口血肿
   B. 会阴部伤口水肿
   C. 产后出血
   D. 胎盘残留
   E. 会阴部伤口感染

4. 病人，女，24 岁。平常月经规律，停经 40 天，阴道出血 2 天，突发腹痛，伴恶心、呕吐、晕厥，就诊检查：T 36.4℃，P 120 次/分，BP 80/50 mmHg（10.7/67 kPa），面色苍白，表情痛苦。双合诊：后穹窿饱满，宫颈举痛明显，子宫未检清，右侧宫旁可触及触痛明显的包块。根据病人情况，对该病人进一步确诊最适宜的方法是
   A. 妊娠试验   B. 超声波检查
   C. 血常规检查   D. 阴道镜检查
   E. 阴道后穹窿穿刺术

5. 病人，23 岁，孕 38 周头位，估计胎儿 4100 g，临产 16 小时，宫口开 1 cm，静脉输注缩宫素，4 小时宫口开 9 cm，产妇烦躁不安，疼痛难忍，见脐下 1 指处呈环状凹陷，有压痛，胎心 132 次/分，此时最适宜的处理是
   A. 停静脉输注，待宫口开全后阴道助产
   B. 即行产钳助产术
   C. 即行胎头吸引术
   D. 停止静脉输注立即行剖宫产术
   E. 肌内注射哌替啶（杜冷丁）

【A3/A4 型题】

（1~5 题共用题干）

白女士，40 岁，孕 2 产 1。近半年偶有接触性出血，妇科检查：宫颈糜烂面积占宫颈面积 1/2，子宫及双侧附件无异常发现。

1. 该病人进一步的检查是
   A. 宫颈刮片检查   B. 阴道镜
   C. 宫腔镜   D. 腹腔镜
   E. 诊断性宫颈锥切术

2. 正确的取材方法是
   A. 先行会阴部冲洗
   B. 刮取宫颈阴道壁的分泌物
   C. 刮取宫颈外口鳞柱状上皮交界处的细胞
   D. 刮取宫颈表面的脱落细胞
   E. 用刮片刮取阴道侧壁上 1/3 的分泌物

3. 若检查见宫颈 1 点处有异常血管，下一步处理是
   A. 宫颈活体组织检查
   B. 诊断性宫颈锥切术
   C. 全子宫切除
   D. 次全子宫切除
   E. 观察随访

4. 若病理报告为巴氏 II 级，下一步处理是
   A. 激光局部治疗
   B. 治疗性宫颈锥切术
   C. 全子宫切除
   D. 次全子宫切除
   E. 定期随访

5. 为病人提供的护理内容，正确的是
   A. 治疗后阴道分泌物减少
   B. 术后 1 周内会有中等量阴道出血
   C. 术后 2 个月内禁止性生活和盆浴
   D. 嘱病人每天坐浴，保持外阴清洁
   E. 术后 3 天内阴道有水液样

（6~8 题共用题干）

病人，42 岁。不规则阴道出血 3 个月，以性交后阴道出血为特征。妇检：阴道少量血性分泌物。宫颈轻度糜烂，有接触出血，子宫正常大小。双附件正常。

6. 初步诊断需行哪项检查
   A. 阴道分泌物培养
   B. 阴道分泌物培养 + 药敏
   C. 宫颈活检
   D. 阴道镜检查
   E. 宫颈刮片细胞学检查

7. 目前的诊断是
   A. 子宫内膜癌   B. 宫颈癌
   C. 慢性子宫颈炎   D. 滴虫阴道炎
   E. 子宫肌炎

8. 假设宫颈细胞学检查巴氏 III 级，应行进一步检查
   A. 刮片行细胞学检查
   B. 行阴道分泌物培养
   C. 行阴道分泌物培养 + 药敏
   D. 分段性刮宫
   E. 阴道镜指导下宫颈活检

（9~11 题共用题干）

程女士，G_1P_0，妊娠合并心脏病，心功能I级，宫口

开全 2 小时, 宫缩较前减弱, 胎膜已破, 胎心 100 次/分, 一般情况较好。

9. 此时应采取哪种处理方式最好

A. 指导屏气, 加快产程

B. 会阴侧切

C. 剖宫产

D. 产钳术

E. 待其自然分娩

10. 操作中应避免的错误是

A. 术前导尿   B. 阴道检查

C. 放置吸引器   D. 牵拉时用力向外

E. 沿产轴方向牵拉

11. 术后护理正确的是

A. 检查骨产道

B. 保留尿管 12 小时

C. 会阴烤灯每日 2 次

D. 会阴擦洗每日 1 次

E. 卧床休息 3 天

【B 型题】

(1~6 题共用备选答案)

A. 阴道镜   B. 宫腔镜

C. 腹腔镜   D. B 型超声

E. 诊断性刮宫

1. 对功能失调性子宫出血有迅速止血效果的是

2. 用于宫内节育器的定位及取出的是

3. 用于重度宫颈糜烂者的是

4. 用于子宫肌瘤诊断的是

5. 用于妇科恶性肿瘤化疗后效果评价的是

6. 用于宫内异物取出的是

(7~12 题共用备选答案)

A. 阴道涂片   B. 宫颈刮片

C. 腹腔镜检查   D. 诊断性刮宫

E. 子宫颈活体组织检查

7. 用于早期宫颈癌普查

8. 用于子宫异常出血诊断

9. 用于了解卵巢功能

10. 宫颈刮片巴氏Ⅲ级

11. 诊断不清的盆腔包块

12. 不明原因的急慢性腹痛

(13~14 题共用备选答案)

A. 妇科三合诊检查

B. 子宫颈刮片细胞学检查

C. 阴道镜检查

D. 分段诊断性刮宫病理检查

E. 碘试验

13. 宫颈癌普查筛选的首要方法为

14. 早期确诊子宫内膜癌的方法为

【X 型题】

1. 剖宫产术前准备内容有

A. 做好心理护理

B. 常规导尿, 备皮

C. 腹部消毒前复查胎心

D. 做常规药物过敏试验

E. 常规缩宫素静脉滴注防止产后出血

参 考 答 案

【A1 型题】

1. E　2. D　3. A　4. D　5. E　6. A　7. D　8. D

9. C　10. B

【A2 型题】

1. C　2. B　3. A　4. E　5. D

【A3/A4 型题】

1. A　2. C　3. A　4. A　5. C　6. E　7. C　8. E

9. D　10. D　11. D

【B 型题】

1. E　2. B　3. A　4. D　5. C　6. B　7. B　8. D

9. A　10. E　11. C　12. C　13. B　14. D

【X 型题】

1. ABCD

第五章 儿科护理学

第一节 绪 论

【A1 型题】

1. 我国现代儿科护理的基本模式是
  A. 小组护理   B. 床边特殊护理
  C. 责任制护理   D. 功能制护理
  E. 整体护理

2. 对于患病小儿，护理的任务主要是
  A. 及时怀抱哭闹小儿
  B. 促进疾病痊愈
  C. 快速完成各项操作
  D. 协调与其他专业人员关系
  E. 纠正小儿的不良行为

3. 关于儿科护理的特点，错误的描述是
  A. 小儿各器官的解剖结构与成人不同
  B. 不同年龄小儿有不同的生理正常值
  C. 小儿体液免疫成熟而细胞免疫不健全
  D. 儿科护理应以儿童及其家庭为中心
  E. 儿科护理项目多，操作要求高

4. 儿童生长发育描述不符的一项是
  A. 生长发育是连续的过程
  B. 儿童神经系统发育相对较晚
  C. 小儿动作发育依次为抬头、坐、走
  D. 有个体差异
  E. 婴儿期前 6 个月发育速度最快

5. 保证患儿安全措施中下列哪项不妥
  A. 定期搂抱或抚摸患儿
  B. 设木栏防止坠床
  C. 管理好电源、防止触电
  D. 注意药物管理
  E. 适当地约束患儿

【A2 型题】

1. 某小儿患中枢神经系统疾病住院，经抢救已渡过危险期。护士定时为他按摩瘫痪的肢体，做被动体操。这些工作属于
  A. 康复护理   B. 基础护理
  C. 心理护理   D. 护理教育
  E. 健康保健

2. 患儿，女，10 个月。因患支气管肺炎而入院，当日哭闹不停，不愿离开母亲。该患儿主要的心理压力来源是
  A. 中断学习
  B. 身体形象紊乱
  C. 离开亲人和接触陌生人
  D. 失眠
  E. 缺乏对疾病的认识

【B 型题】

（1～2 题共用备选答案）
  A. 社区   B. 家庭
  C. 医院   D. 儿童福利机构
  E. 小学校

1. 儿科护士完成散居小儿的保健护理工作主要在

2. 儿科护士促进科学育儿功能的工作主要在

（3～5 题共用备选答案）
  A. 胎儿期   B. 婴儿期
  C. 幼儿期   D. 学龄前期
  E. 学龄期

3. 从精子和卵子结合到小儿出生称为

4. 出生后到满 1 周岁之前称为

5. 3 周岁后到 6～7 岁称为

参 考 答 案

【A1 型题】
1. E   2. B   3. C   4. B   5. B

【A2 型题】
1. A   2. C

【B 型题】
1. A   2. B   3. A   4. B   5. D

第二节 生长发育

【A1 型题】

1. 小儿各系统发育最早的是
  A. 生殖系统   B. 消化系统
  C. 神经系统   D. 呼吸系统
  E. 淋巴系统

2. 判断小儿体格发育的常用主要指标有
  A. 体重、身高、头围、腹围
  B. 语言发育程度
  C. 智力发育水平
  D. 对外界反应能力
  E. 动作能力或运动能力

3. 新生儿生理性黄疸自然消退的时间为
  A. 3～4 天   B. 5～6 天
  C. 10～14 天   D. 15～18 天
  E. 19～23 天

4. 以下哪项不是正常足月儿特点
  A. 哭声响   B. 皮肤红润，胎毛少
  C. 四肢有一定张力   D. 男婴睾丸下降
  E. 乳晕不清

5. 出生时存在，以后永不消失的反射是
  A. 瞳孔对光反射   B. 觅食反射
  C. 腹壁反射   D. 提睾反射
  E. 吸吮反射

6. 新生儿生理性流涎常发生于
  A. 1～2 个月   B. 3～4 个月
  C. 5～6 个月   D. 7～8 个月
  E. 9～10 个月

7. 围生期是指
  A. 从孕期满 27 周至生后 7 天
  B. 从孕期满 37 周至生后 7 天
  C. 从孕期满 28 周至生后 7 天
  D. 从孕期满 28 周至生后 1 个月
  E. 从孕期满 37 周至生后 1 个月

8. 下列有关器官系统发育不平衡性的描述中正确的是
  A. 生殖系统发育较早
  B. 神经系统发育领先
  C. 淋巴系统到青春期开始发育
  D. 皮下脂肪年长时发育较发达
  E. 肌肉组织的发育到青春期才加速

9. 小儿先能抬头后能坐，之后能走是遵循了下列哪项发育顺序
  A. 由上到下的顺序   B. 由近到远的顺序
  C. 由粗到细的顺序   D. 由低级到高级的顺序
  E. 由简单到复杂的顺序

10. 脊柱出现胸椎后凸的时间是
  A. 出生时   B. 3 个月
  C. 6 个月   D. 9 个月
  E. 12 个月

11. 以下关于小儿各阶段体重的描述，不正确的是
  A. 出生时平均约为 3 kg
  B. 6 个月时约为 6 kg
  C. 1 周岁时约为 9 kg
  D. 2 周岁时约为 12 kg
  E. 2 岁以后平均每年增长 2 kg

12. 根据 Erikson 的心理社会发展理论，在小儿成长过程中一个决定性的阶段是
  A. 婴儿期   B. 幼儿期
  C. 学龄前期   D. 学龄期
  E. 青春期

13. 关于小儿身长发育，正确的是
  A. 婴儿期和学龄期两个增长高峰
  B. 2～12 岁计算公式为：年龄 ×7＋80（cm）
  C. 1 周岁时为 65 cm
  D. 12 岁时上部量与下部量相等
  E. 生后第 2 年身长增长速度最快

14. 在感知觉发育上，预计 6 个月的婴儿可以达到的水平为
  A. 视力达到 1.5
  B. 能够注视 3 m 远的小玩具
  C. 能够区别语义
  D. 可以区别父母声音
  E. 具有空间知觉

15. 正常小儿能用简单的语言表达自己需求的年（月）龄是
  A. 8～9 个月   B. 10～12 个月
  C. 1.5～2 岁   D. 3 岁
  E. 3.5 岁

【A2 型题】

1. 体重 12 kg，身长 90 cm，胸围 49 cm，头围 47 cm。该小儿的年龄是

A. 8 个月　　　　　　　B. 10 个月

C. 1 岁　　　　　　　　D. 2 岁

E. 2 岁半

2. 患儿，男，体重 9.6 kg，身长 75 cm，头围 46 cm，胸围 46 cm，其年龄应是

A. 8 个月　　　　　　　B. 10 个月

C. 12 个月　　　　　　 D. 14 个月

E. 16 个月

3. 某男孩 5 岁。营养发育中等，平时少病，其标准体重、身长最可能是

A. 15 kg，100 cm　　　B. 16 kg，110 cm

C. 16 kg，100 cm　　　D. 18 kg，115 cm

E. 18 kg，105 cm

4. 正常小儿，体重 8 kg，身长 68 cm，前囟 1 cm，有乳牙 3 颗。其可能达到的发育水平是

A. 会爬　　　　　　　　B. 会走

C. 会说再见　　　　　　D. 会说自己的名字

E. 会自己进食

5. 某小儿体重 11 kg，身长 81 cm，前囟已闭，头围 47 cm 左右，胸围大于头围。牙齿 12 颗。最可能的月龄为

A. 1 岁　　　　　　　　B. 1 岁半

C. 2 岁　　　　　　　　D. 2 岁半

E. 3 岁

【A3/A4 型题】

(1~3 题共用题干)

小儿，女，体重 3.5 kg，身长 50 cm，头围 34 cm，胸围 32 cm。

1. 该儿的年龄分期为

A. 围生期　　　　　　　B. 新生儿期

C. 婴儿期　　　　　　　D. 幼儿期

E. 学龄期

2. 此年龄期首选的喂养方法是

A. 母乳喂养　　　　　　B. 配方奶喂养

C. 牛乳喂养　　　　　　D. 混合喂养

E. 羊奶喂养

3. 此年龄期应接种的疫苗是

A. 麻疹疫苗

B. 脊髓灰质炎减毒活疫苗

C. 百白破三联疫苗

D. 卡介苗、乙肝疫苗

E. 流行性乙型脑炎疫苗

(4~6 题共用题干)

母亲带 1 岁男孩来院体检，经检查该小儿体格发育正常。

4. 测得头围约是

A. 38 cm　　　　　　　B. 40 cm

C. 45 cm　　　　　　　D. 48 cm

E. 50 cm

5. 身高约为

A. 76 cm　　　　　　　B. 60 cm

C. 55 cm　　　　　　　D. 49 cm

E. 46 cm

6. 体重可达

A. 15~16 kg　　　　　B. 13~14 kg

C. 9~10 kg　　　　　　D. 7~8 kg

E. 6~7 kg

【B 型题】

(1~2 题共用备选答案)

A. 结膜反射　　　　　　B. 吞咽反射

C. 腹壁反射　　　　　　D. 拥抱反射

E. 瞳孔反射

1. 出生时存在，以后逐渐消失的反射是

2. 出生时存在，永不消失的反射是

(3~6 题共用备选答案)

A. 出生时　　　　　　　B. 3~7 天

C. 4~5 个月　　　　　　D. 4~5 岁

E. 6 岁

3. 小儿视深度充分发育，视力达 1.0 的时间是

4. 小儿嗅觉发育完善的时间是

5. 小儿对食物的微小改变非常敏感的时间是

6. 小儿出现时间概念的时间是

【X 型题】

1. 新生儿出生时已具有的、暂时性的原始反射有

A. 觅食反射　　　　　　B. 吸吮反射

C. 腹壁反射　　　　　　D. 提睾反射

E. 握持反射

2. 评价体格发育的常用指标包括

A. 体重　　　　　　　　B. 身长

C. 心率、血压　　　　　D. 头围、胸围

E. 囟门、牙齿

3. 影响小儿生长发育的因素包括

A. 遗传　　　　　　　　B. 营养

C. 疾病　　　　　　　　D. 环境

E. 教育

4. 符合生长发育规律的描述是

A. 生长发育具有连续性和阶段性

B. 神经系统发育较晚

C. 生长发育具有顺序性

D. 生长发育具有个体差异性

E. 生长发育遵循由远到近的顺序

5. 关于胎儿颅骨的叙述，正确的是

A. 由顶骨、额骨、颞骨各 2 块及枕骨 1 块构成

B. 由顶骨、颞骨各 2 块及额骨、枕骨各 1 块构成

C. 颅骨之间的缝隙称囟门

D. 大囟门呈菱形，位于胎头前部

E. 小囟门呈三角形，位于胎头后部

参 考 答 案

【A1 型题】

1. C　2. A　3. C　4. E　5. A　6. B　7. C　8. B

9. A　10. C　11. B　12. D　13. D　14. D　15. C

【A2 型题】

1. D　2. C　3. E　4. A　5. B

【A3/A4 型题】

1. B　2. A　3. D　4. C　5. A　6. C

【B 型题】

1. D　2. B　3. E　4. A　5. C　6. D

【X 型题】

1. ABE　　2. ABDE　　3. ABCD　　4. ACD　　5. ADE

第三节　小儿保健

【A1 型题】

1. 卡介苗初种的时间一般为

A. 出生时　　　　　　　　B. 3 个月

C. 4～6 个月　　　　　　D. 8～12 个月

E. 2 岁

2. 针对婴儿期后半年对住院反应的主要护理措施，以下哪项是不适当的

A. 要有适当的环境刺激

B. 护士首次接触患儿时，先和患儿的父母谈话

C. 护士要尽量固定、连续护理

D. 了解患儿住院前的习惯

E. 保持与患儿父母的密切联系

3. 正常新生儿沐浴时，室温是

A. 18～20℃　　　　　　B. 24～26℃

C. 26～28℃　　　　　　D. 30～32℃

E. 38～40℃

4. 约束法的注意事项，以下哪项不正确

A. 约束的越牢固越好

B. 约束带捆扎后要定时松解

C. 约束带捆扎松紧要适宜

D. 定时观察局部皮肤血液循环状况

E. 避免皮肤损伤，必要时局部按摩

5. 世界卫生组织推荐的预防接种的 4 种疫苗是

A. 卡介苗，麻疹疫苗、百白破混合疫苗、脊髓灰质炎疫苗

B. 卡介苗、流感疫苗、白喉疫苗、脊髓灰质炎疫苗

C. 卡介苗、麻疹疫苗、伤寒疫苗、霍乱疫苗

D. 卡介苗、麻疹疫苗、风疹疫苗、脊髓灰质炎疫苗

E. 麻疹疫苗、流感疫苗、天花疫苗、脊髓灰质炎疫苗

6. 出生 8 天的新生儿正常的粪便可以是

A. 深墨绿色便　　　　　B. 果酱样便

C. 黄糊状粪便　　　　　D. 稀水便

E. 蛋花汤样便

7. 关于人工免疫的陈述正确的是

A. 主动免疫指给易感者接种特异性抗体

B. 主动免疫时产生的抗体持续时间较短

C. 被动免疫指易感者在接触传染病后给予相应的抗体

D. 被动免疫使抗体在体内停留时间较长

E. 主动免疫用于暂时预防和治疗

8. 脊髓灰质炎减毒活疫苗，初次免疫时需要

A. 口服 1 次

B. 每周 1 次，口服 2 次

C. 每周 1 次，口服 3 次

D. 每月 1 次，口服 2 次

E. 每月 1 次，口服 3 次

9. 属于死菌苗的免疫制剂是

A. 卡介苗

B. 百日咳疫苗

C. 破伤风疫苗

D. 流行性乙型脑炎疫苗

E. 白喉疫苗

10. 属于减毒活疫苗的免疫制剂是

A. 卡介苗

B. 白喉疫苗

C. 流行性乙型脑炎疫苗

D. 脊髓灰质炎疫苗

E. 伤寒疫苗

11. 新生儿期应接种的疫苗是

A. 麻疹减毒活疫苗

B. 破伤风抗毒素

C. 卡介苗和乙肝疫苗

D. 流行性乙型脑炎疫苗

E. 百白破混合疫苗

12. 关于疫苗接种的操作正确的是

A. 所有小儿都应按时按量接种疫苗

B. 发热、腹泻的患儿不能接种疫苗

C. 脊髓灰质炎糖丸可以用温开水服用

D. 接种前应用碘伏消毒注射部位的皮肤

E. 过敏性皮疹属于接种疫苗的正常反应

13. 百白破混合疫苗初次免疫时，正确的接种方法是

A. 注射 1 次

B. 每周 1 次，注射 3 次

C. 每周 1 次，注射 2 次

D. 每月 1 次，注射 3 次

E. 每月 1 次，注射 2 次

【A2 型题】

1. 某 5 个月小儿接种百白破混合疫苗 1 天后，体温 37.1℃。上臂外侧出现红、肿、热、痛

A. 接种后全身反应

B. 接种后全身中等反应

C. 接种后过敏反应

D. 接种后局部弱反应

E. 接种后局部强反应

2. 某小儿，7 岁。需复种的计划免疫制剂，以下哪项是错误的

A. 卡介苗

B. 麻疹疫苗

C. 脊髓灰质炎疫苗

D. 流行性乙型脑炎疫苗

E. 百白破混合制剂

3. 健康男婴，年龄 3 个月，来门诊接受预防接种，他当接种的是

A. 卡介苗

B. 百白破混合疫苗第 1 次

C. 脊髓灰质炎疫苗第 1 次

D. 麻疹疫苗第 1 次

E. 乙肝疫苗第 2 次

4. 小儿，7 岁。注射麻疹减毒活疫苗后，出现头晕、心慌、面色苍白、出汗、心跳加快，考虑为

A. 过敏反应   B. 全身反应

C. 局部反应   D. 扩散

E. 晕针

5. 患儿女，7 岁。平日身体健康，接种疫苗 30 分钟后，面色苍白、四肢湿冷，呼吸困难，此女婴可能发生了

A. 晕针   B. 低血糖

C. 过敏性休克   D. 过敏性皮炎

E. 感染中毒型休克

6. 4 个月小儿，按照计划免疫程序规律接种，此时应当接种

A. 麻疹疫苗第 1 针

B. 卡介苗第 1 针

C. 乙肝疫苗第 2 针

D. 百白破混合疫苗第 2 针

E. 脊髓灰质炎疫苗第 2 次

7. 6 个月婴儿在进行免疫接种的第 2 天，接种部位出现直径 4 cm 红肿，伴淋巴结轻度肿大，应

A. 严格卧床休息

B. 限制重体力活动

C. 应以卧床休息、限制活动为宜

D. 不限制活动，增加午休时间

E. 活动中间歇休息

【A3/A4 型题】

(1 ~ 3 题共用题干)

女孩，8 岁，小学二年级，到某保健中心查体。

1. 该女孩的年龄分期是

A. 新生儿期   B. 婴儿期

C. 幼儿期   D. 学龄期

E. 青春期

2. 该年龄期最突出的特征是

A. 体格生长速度相对缓慢

B. 智力发育突出，可接受系统教育

C. 除生殖系统外，各系统器官外形接近成人

D. 感染性疾病发病率下降

E. 易发生屈光不正、龋齿

3. 该年龄期保健要点应除外

A. 培养良好的学习习惯

B. 保证充足营养和足够睡眠

C. 进行正确的性教育

D. 开展体育锻炼

E. 预防近视、龋齿

【B 型题】

(1 ~ 4 题共用备选答案)

A. 卡介苗   B. 麻疹疫苗

C. 百白破混合疫苗   D. 乙脑疫苗

E. 脊髓灰质炎疫苗

1. 1 周内每日腹泻 4 次以上的儿童严禁使用的是

2. 接种前后需避免使用丙种球蛋白制剂的是

3. 新生儿期需要接种的疫苗是

4. 有抽搐史的儿童禁止接种的是

【X 型题】

1. 我国规定 1 岁内必须完成的基础免疫有

    A. 麻疹疫苗　　　　　　B. 乙肝疫苗

    C. 卡介苗　　　　　　　D. 流行性感冒疫苗

    E. 百白破三联疫苗

2. 婴儿期保健应包括

    A. 指导合理喂养

    B. 按期预防接种

    C. 预防异物吸入、窒息等意外发生

    D. 培养良好的生活习惯

    E. 促进动作、语言发育

参 考 答 案

【A1 型题】

1. A　2. A　3. C　4. A　5. A　6. C　7. C　8. E

9. B　10. D　11. C　12. B　13. D

【A2 型题】

1. D　2. C　3. B　4. E　5. C　6. D　7. C

【A3/A4 型题】

1. D　2. B　3. C

【B 型题】

1. E　2. B　3. A　4. C

【X 型题】

1. ABCE　2. ABCE

第四节　营养与喂养

【A1 型题】

1. 下列哪种辅食适用于 7 个月小儿

    A. 碎肉和菜汤　　　　　B. 烂面和鸡蛋

    C. 面条和青菜汤　　　　D. 带馅的食品

    E. 碎肉和饼干

2. 出生后几个月起可添加一些固体食物（如饼干、馒头），以利于牙齿的发育

    A. 4 个月起

    C. 6 个月起　　　　　　B. 5 个月起

    E. 8 个月起　　　　　　D. 7 个月起

3. 初乳具有下列特点。但除外

    A. 是产后 5~7 天分泌的乳汁

    B. 量足

    C. 含蛋白质多，脂肪少

    D. 富含免疫物质

    E. 有生长发育调节因子

4. 小儿断奶方法正确的是

    A. 可利用生病期间断奶

    B. 一般 10~12 个月可完全断奶

    C. 断奶最好在夏季进行

    D. 断奶应断，一次完成

    E. 最迟不晚于 2 岁半断奶

5. 可促进生长发育，并是形成视紫质所必需的维生素是

    A. 维生素 A　　　　　　B. 维生素 B

    C. 维生素 C　　　　　　D. 维生素 D

    E. 维生素 E

6. 婴儿期每日每千克体重所需能量为

    A. 140 kcal　　　　　　B. 130 kcal

    C. 120 kcal　　　　　　D. 110 kcal

    E. 100 kcal

7. 小儿能量需求占比例最大的是

    A. 基础代谢　　　　　　B. 生长发育

    C. 食物特殊动力　　　　D. 活动

    E. 排泄损失

8. 婴儿添加辅食计划中正确的是

    A. 4 个月开始添加鱼肝油

    B. 1~2 个月添加水果汁、菜水

    C. 3 个月可以添加蛋黄

    D. 7 个月添加菜泥、米糊

    E. 6 个月可添加肉末、肝泥

9. 婴儿开始添加含铁丰富的辅食的时间是

    A. 1 个月内　　　　　　B. 2~3 个月

    C. 4~6 个月　　　　　　D. 7~9 个月

    E. 10~12 个月

10. 在婴儿饮食中添加果汁、菜汤及鱼肝油滴剂的适宜时间是

    A. 生后 20 天

    B. 生后 25 天

    C. 生后 1~2 个月

    D. 生后 3 个月

    E. 生后 4 个月

11. 母乳喂养的婴儿不易患肠道感染的原因是母乳中含有

A. IgA   B. IgG

C. SIgA   D. IgE

E. 淋巴细胞

12. 母乳中的乙型乳糖可抑制肠道中

A. 乳酸杆菌的生长

B. 变形杆菌的生长

C. 大肠埃希菌的生长

D. 白色念珠菌的生长

E. 葡萄球菌的生长

13. 婴儿期对热量及水的需要量分别是

A. 335 kJ（80 kcal）、100 ml/kg

B. 377 kJ（90 kcal）、120 ml/kg

C. 460 kJ（110 kcal）、150 ml/kg

D. 418 kJ（100 kcal）、160 ml/kg

E. 502 kJ（120 kcal）、170 ml/kg

【A2 型题】

1. 小儿，2 岁，发育正常。其膳食安排下列哪项是正确的

A. 随成人同吃普通膳食

B. 每日三餐外加点心 3 次

C. 每日三餐外加点心 2 次，维生素 D 15 万 U

D. 每日三餐外加点心 1～2 次

E. 每日三餐以流质、半流质饮食为主

2. 某婴儿出生 3 个月后，体重达到 5 kg，现用牛乳人工喂养，每日应给予多少 8% 糖牛乳和水

A. 550 ml，200 ml   B. 600 ml，100 ml

C. 450 ml，200 ml   D. 500 ml，300 ml

E. 650 ml，200 ml

【A3/A4 型题】

(1～3 题共用题干)

某新生儿出生体重 2800 g，身长 50 cm，面色红润，哭声响亮，一般情况好，现母乳喂养。

1. 该新生儿开乳时间是

A. 生后即可喂母乳

B. 生后 6 小时喂母乳

C. 生后 12 小时喂母乳

D. 生后 18 小时喂母乳

E. 生后 24 小时喂母乳

2. 母亲授乳时最好的体位是

A. 平卧位   B. 坐位

C. 右侧卧位   D. 左侧卧位

E. 立位

3. 授乳后婴儿应取的体位是

A. 左侧卧位   B. 右侧卧位

C. 平卧位   D. 头侧位

E. 坐位

(4～7 题共用题干)

某小儿，男，2 个月，体重 3.5 kg，人工喂养；社区护士到家中访视时给予营养指导。

4. 每日供给该小儿总热量是

A. 200 kcal   B. 250 kcal

C. 300 kcal   D. 385 kcal

E. 500 kcal

5. 每日供给该小儿 8% 糖牛乳多少 ml

A. 200 ml   B. 250 ml

C. 300 ml   D. 350 ml

E. 500 ml

6. 每日需水量除牛奶之外还要喂多少毫升

A. 50 ml   B. 100 ml

C. 125 ml   D. 150 ml

E. 175 ml

7. 以后的 2 个月里可添加的辅食主要是

A. 鱼肝油   B. 菜汤、果汁

C. 蛋黄、烂粥   D. 烂面、饼干

E. 软饭、碎肉

(8～11 题共用题干)

健康足月男婴，6 个月，体重 8 kg，母乳喂养，母亲突患急性乳腺炎，来门诊咨询。

8. 如采用人工喂养，该小儿每日需要 8% 的糖牛乳的量为

A. 660 ml   B. 320 ml

C. 780 ml   D. 880 ml

E. 1200 ml

9. 为保证还能继续哺乳，母亲应

A. 积极治疗，按时哺乳

B. 积极治疗，停止哺乳

C. 将乳汁挤出后喂给小儿

D. 人工喂养，但定时将乳汁挤出

E. 采用混合喂养法

10. 母亲询问正常小儿适宜的断奶时间为

A. 6～8 个月   B. 10～12 个月

C. 18 个月   D. 1.5～2 岁

E. 2～2.5 岁

11. 采用人工喂养，该小儿每日除 8% 的糖牛乳外，还需要喂水的量为

A. 660 ml   B. 320 ml

C. 780 ml   D. 880 ml

E. 1200 ml

【B 型题】

(1~2 题共用备选答案)

A. 1~1.5g   B. 2~2.5g

C. 3g   D. 3.5~4g

E. 4.5g

1. 混合喂养的婴儿饮食中。每日每千克体重所需蛋白质量为

2. 母乳喂养的婴儿饮食中，每日每千克体重所需蛋白质量为

(3~4 题共用备选答案)

A. 1~2 个月   B. 3~4 个月

C. 6~8 个月   D. 10 个月

E. 1 岁

3. 婴幼儿正常添加鱼肝油应在

4. 小儿可添加蛋黄的月龄是

【X 型题】

1. 属于产能营养素的有

A. 蛋白质   B. 矿物质

C. 糖类   D. 维生素

E. 脂肪

2. 4 个月婴儿，母乳喂养，已添加鱼肝油、蔬菜汁，还应指导家长添加的辅食有

A. 米面糊   B. 蛋黄

C. 肉末   D. 鱼泥

E. 面条

3. 小儿对能量的需要是

A. 基础代谢所需   B. 活动所需

C. 食物的特殊动力作用   D. 生长发育消耗能量

E. 智力发展所需

4. 有关母乳喂养正确的有

A. 母乳喂养是最佳方式

B. 出生后即可让小儿试吸吮母亲乳头

C. 应规定喂乳时间的长短

D. 不论母乳是否充足，均不补喂其他乳品

E. 哺乳后将小儿竖抱，轻拍背部

参 考 答 案

【A1 型题】

1. B   2. D   3. B   4. B   5. A   6. D   7. A   8. B

9. C   10. C   11. C   12. C   13. C

【A2 型题】

1. D   2. A

【A3/A4 型题】

1. A   2. B   3. B   4. D   5. D   6. E   7. B   8. D

9. D   10. B   11. B

【B 型题】

1. C   2. B   3. A   4. B

【X 型题】

1. ACE   2. ABD   3. ABCD   4. ABE

第五节　小儿心理、用药及护理技术

【A1 型题】

1. 根据小儿认知的发展，开始有时间概念的年龄是

A. 2~3 岁   B. 3~4 岁

C. 4~5 岁   D. 5~6 岁

E. 6~7 岁

2. 小儿认为生病与道德行为有关，那么他正处于皮亚杰认知发展理论的

A. 感觉运动期   B. 运筹前期

C. 具体运筹期   D. 形式运筹期

E. 抽象运筹期

3. 肾上腺皮质激素禁止用于

A. 水痘患儿   B. 过敏性疾病患儿

C. 血液病患儿   D. 重症感染患儿

E. 肾病患儿

4. 可以按年龄推算药量的药物是

A. 止咳药   B. 抗生素

C. 化疗药   D. 镇静止惊药

E. 肾上腺皮质激素

5. 小儿禁用的镇静止惊药物是

A. 水合氯醛   B. 苯巴比妥

C. 地西泮   D. 异丙嗪

E. 吗啡

6. 下列属于做 PICC 禁忌证的是

A. 早产儿

B. 肘部静脉血管条件差

C. 长期输液患儿

D. 肠道外营养

E. 缺乏外周静脉通路

7. 静脉留置针的保留时间通常为
  A. 24～48 小时   B. 48～72 小时
  C. 72～96 小时   D. 7 天
  E. 10 天

8. 脐静脉插管后导管末端应位于
  A. 上腔静脉   B. 脐静脉
  C. 下腔静脉   D. 肝静脉
  E. 颈静脉

9. 蓝光疗法的适应证为
  A. 新生儿硬肿症
  B. 新生儿破伤风
  C. 新生儿颅内出血
  D. 新生儿败血症
  E. 新生儿高胆红素血症

10. 住院儿童出现分离性焦虑最明显的年龄阶段是
  A. 婴儿期   B. 幼儿期
  C. 学龄前期   D. 学龄期
  E. 青春期

【A3/A4 型题】
（1～2 题共用题干）
  某新生儿，产前已确诊为溶血病，出生时 Hb 110 g/L，生后 12 小时血清胆红素达 342 μmol/L（20 mg/dl），除存在黄疸外，表现水肿、肝大。通过脐静脉插管予以换血。

1. 置管期间，为保证插管的有效使用，护士在做完每项操作后均应认真检查
  A. 生命体征   B. 黄疸消退情况
  C. 插管的位置   D. 患儿卧位
  E. 输液管道内有无气体

2. 数天后患儿一般情况好转，准备拔管，正确的拔管护理为
  A. 一般导管留置时间为 10 天
  B. 拔管距出口 2 cm 处需停留 2 分钟再行拔出
  C. 拔管的速度应迅速

  D. 拔管后暴露伤口保持局部干燥
  E. 对导管端部做血液常规检查

【B 型题】
（1～3 题共用备选答案）
  A. 氨茶碱   B. 氯霉素
  C. 维生素 K₁   D. 庆大霉素
  E. 肾上腺皮质激素

1. 可影响小儿生长发育的药物是
2. 会造成"灰婴综合征"的药物是
3. 有耳毒性的药物是

【X 型题】
1. 下列新生儿护理中哪些是正确的
  A. 室温维持在 22～24℃
  B. 保持呼吸道通畅，经常掏挖鼻腔
  C. 每天清洗口腔以保持清洁
  D. 胶带脱落后有渗液者，可涂 75% 乙醇
  E. 每次哺乳应吸吮两侧乳房

2. 对患儿常见的支持方法有
  A. 语言沟通   B. 倾听
  C. 玩具   D. 抚触
  E. 陪伴

参 考 答 案

【A1 型题】
1. C   2. C   3. A   4. A   5. E   6. B   7. C   8. C
9. E   10. B

【A3/A4 型题】
1. C   2. B

【B 型题】
1. E   2. B   3. D

【X 型题】
1. ADE   2. BDE

第六节 新生儿及患病新生儿的护理

【A1 型题】
1. 早产儿生理性黄疸自然消退的时间是
  A. 1～7 天   B. 7～14 天
  C. 14～21 天   D. 21～28 天
  E. 28～35 天

2. 关于未成熟儿的外观特征，叙述错误的是

  A. 足底纹理少   B. 哭声低弱
  C. 颈肌较软   D. 耳舟清楚
  E. 阴囊少皱襞

3. 病理性黄疸患儿采用光疗时，暖箱温度是
  A. 18～20℃   B. 24～26℃
  C. 26～28℃   D. 30～32℃
  E. 38～40℃

4. **ABO 血型不合引起的新生儿溶血症最常见于**
   A. 母亲为 O 型，新生儿为 A 型
   B. 母亲为 A 型，新生儿为 B 型
   C. 母亲为 B 型，新生儿为 A 型
   D. 母亲为 A 型，新生儿为 O 型
   E. 母亲为 AB 型，新生儿为 O 型

5. **关于新生儿肺透明膜病描述正确的是**
   A. 主要是缺乏 Ⅱ 型肺泡细胞引起的
   B. 出生时即可出现窒息
   C. 呼吸困难进行性加重
   D. X 线显示双肺透过度增高
   E. 胃液振荡试验阳性可确诊

6. **关于新生儿生理性黄疸不正确的为**
   A. 一般状况好
   B. 早产儿血清胆红素 < 256.5 μmol/L
   C. 生后 23 天后出现
   D. 足月儿黄疸持续时间不超过 2 周
   E. 以结合胆红素增高为主

7. **新生儿颅内出血主要是由于**
   A. 高热
   B. 缺氧和产伤
   C. 过期产
   D. 低钙血症
   E. 新生儿黄疸

8. **新生儿败血症产后感染常发生在**
   A. 生后 8 小时
   B. 生后 12 小时
   C. 生后 1 天
   D. 生后 2 天
   E. 生后 3 天以上

9. **关于新生儿硬肿症，下列哪项是不正确的**
   A. 多发生在早产儿
   B. 常伴有低体温
   C. 硬肿最先出现在面颊
   D. 重症伴多脏器损害
   E. 多发生在寒冷季节

10. **下列选项符合早产儿外观特点的是**
    A. 皮肤红润，胎毛少
    B. 足底光滑纹理少
    C. 耳壳软骨发育好
    D. 乳晕明显，有结节
    E. 指甲长过指端

11. **治疗新生儿破伤风，首选的抗生素是**
    A. 红霉素
    B. 青霉素
    C. 氯霉素
    D. 庆大霉素
    E. 新霉素

12. **新生儿破伤风最早的临床表现是**
    A. 神志清醒
    B. 哭闹不安

C. 吸吮困难
D. 牙关紧闭
E. 苦笑面容

13. **新生儿窒息常见的严重并发症是**
    A. 新生儿缺氧缺血性脑病
    B. 新生儿肺透明膜病
    C. 新生儿败血症
    D. 新生儿感染性肺炎
    E. 新生儿硬肿症

14. **抢救新生儿窒息患儿最重要的步骤是**
    A. 立即清除呼吸道分泌物
    B. 控制脑水肿
    C. 复温
    D. 胸外心脏按压
    E. 建立静脉通路

15. **新生儿低血糖是指全血血糖低于**
    A. 10 mg/dl
    B. 20 mg/dl
    C. 30 mg/dl
    D. 40 mg/dl
    E. 50 mg/dl

16. **治疗新生儿颅内出血不适宜的措施是**
    A. 保持安静，尽力避免惊扰
    B. 烦躁不安时可用镇静剂
    C. 平卧位头偏向一侧，防止窒息
    D. 保证热量及营养物的供给
    E. 可使用维生素 K_1 以控制出血

17. **新生儿败血症出生后感染的主要途径是**
    A. 口腔黏膜
    B. 呼吸道
    C. 脐部和皮肤
    D. 泌尿道
    E. 消化道

18. **新生儿生后 24 小时之内出现黄疸，应首先考虑**
    A. 新生儿肝炎
    B. 新生儿溶血病
    C. 先天性胆道闭锁
    D. 新生儿败血症
    E. 母乳性黄疸

19. **新生儿肺透明膜病病因是**
    A. 羊水吸入综合征
    B. 肺发育不良
    C. 肺部炎症
    D. 缺乏肺泡表面活性物质
    E. 产伤

20. **患儿准备蓝光照身前，以下哪项做法是错误的**
    A. 患儿全身裸露
    B. 剪短指甲防止抓破皮肤
    C. 可在皮肤上涂油膏
    D. 患儿入光疗箱前需进行皮肤清洁
    E. 佩戴眼罩、尿布以保护敏感器官

21. **对新生儿颅内出血的护理，下列哪项不妥**
    A. 保持安静，避免各种刺激

B. 注意保暖，必要时吸氧

C. 头肩部抬高15°~30°以减轻脑水肿

D. 抱起喂乳，喂乳后拍背，以防溢乳

E. 按医嘱应用止血剂等

22. 早产儿放置在暖箱保暖的指征是体重低于

    A. 2500 g   B. 2200 g

    C. 2000 g   D. 1500 g

    E. 1000 g

23. 新生儿患败血症，其体温38.4℃，应采取的护理措施是

    A. 冷盐水灌肠   B. 打开包被

    C. 给退热药   D. 加被发汗

    E. 酒精擦浴

24. 护理未成熟儿，下列哪项措施不妥

    A. 母乳喂养

    B. 注意保暖，防止烫伤

    C. 保持呼吸道通畅，以防窒息

    D. 持续高浓度氧气吸入，维持有效呼吸

    E. 严格执行消毒隔离制度，防止交叉感染

25. 下列选项不符合足月儿外观特点的是

    A. 皮肤红润，胎毛少   B. 足底光滑，纹理少

    C. 耳壳软骨发育好   D. 乳晕明显，有结节

    E. 指甲长过指端

26. 新生儿病理性黄疸出现的时间常在生后

    A. 1天内   B. 2~3天

    C. 4~5天   D. 6~7天

    E. 8~9天

【A2型题】

1. 新生儿，生后5天黄疸迅速加重，脐部感染、化脓，全身中毒症状明显。实验室检查：血白细胞计数升高，中性粒细胞升高。可能的诊断是

    A. 先天性胆管闭锁   B. 生理性黄疸

    C. 颅内出血   D. 新生儿溶血病

    E. 新生儿败血症

2. 新生儿，生后2周黄疸未退，且进行性加重，皮肤呈黄绿色，粪灰白色，伴肝大。可能的诊断是

    A. 先天性胆管闭锁   B. 生理性黄疸

    C. 颅内出血   D. 溶血病

    E. 败血症

3. 足月新生儿，生后7天，母乳喂养，吃奶好，皮肤、黏膜黄染，查血清胆红素153 μmol/L。应采取的措施是

    A. 蓝光照射   B. 口服泼尼松

    C. 准备换血   D. 输血浆

E. 无须处理

4. 新生儿，日龄3天，出现皮肤黄染，但精神、食欲正常，血清胆红素170 μmol/L。其黄疸可能为

    A. 新生儿溶血症   B. 新生儿颅内出血

    C. 新生儿胆管闭锁   D. 新生儿破伤风

    E. 新生儿生理性黄疸

5. 患儿，女，出生6天。洗澡时发现左乳腺有一个蚕豆大小的肿块，轻挤压有白色液体流出，下述措施正确的是

    A. 无须处理   B. 手术切除

    C. 挤出液体   D. 挑、割肿块

    E. 应用抗生素

6. 一胎龄为34周的早产儿，出生后4天，因不吃、不哭、体温不升2天以新生儿败血症收入院。查血常规，白细胞计数为20×10^9/L，血培养阳性，该患儿使用抗生素的疗程至少需

    A. 5~7天   B. 10~14天

    C. 15~21天   D. 22~27天

    E. 28~35天

7. 患儿，女，生后16天。诊断为母乳性黄疸，一般状况良好。应采取的措施是

    A. 继续母乳喂养   B. 暂停母乳喂养

    C. 间隔母乳喂养   D. 给予蓝光照射

    E. 给予酶诱导剂

8. 早产儿，男，胎龄34周，出生体重1600 g，无青紫，合理的喂养措施是

    A. 生后半小时喂奶

    B. 生后半小时喂10%糖水2 ml/kg

    C. 生后2~4小时喂10%糖水2 ml/kg

    D. 生后2~4小时喂奶

    E. 生后8小时喂10%糖水2 ml/kg

9. 足月新生儿，羊膜早破，生后2天起拒乳，呕吐、发绀。体检：体温不升，前囟平，颈软，全身皮肤黄染明显，心率150次/分，肺无啰音，腹软，肝肋下3.5 cm。血细胞28×10^9/L。应首先考虑

    A. 新生儿败血症

    B. 新生儿硬肿症

    C. 新生儿颅内出血

    D. 新生儿溶血症

    E. 新生儿生理性黄疸

10. 一个有窒息史的新生儿，经抢救后数小时突然烦躁不安，前囟微隆，拥抱反射消失，最大可能是

    A. 新生儿败血症   B. 新生儿脑膜炎

    C. 新生儿低血糖   D. 新生儿颅内出血

E. 新生儿破伤风

11. 某女，生后 2 天，出现精神萎靡。哭声减弱，拒乳。查体：体温 38.5℃，脉搏 150 次/分，诊断为新生儿败血症。哪项是其主要的护理诊断
    A. 体温过高
    B. 感染的危险
    C. 心排血量减少
    D. 低效性呼吸形态
    E. 清理呼吸道无效

12. 足月新生儿，出生 6 天。生后第 3 天出现皮肤黄染，无发热，精神状态好，吃奶好，心肺检查无异常，目前血清胆红素 171 μmol/L。正确的处理为
    A. 光照疗法
    B. 给予苯巴比妥
    C. 输白蛋白
    D. 应用抗生素
    E. 暂不需要治疗

13. 一新生儿，胎龄 38 周，出生体重 2700 g，其出生体重在同胎龄儿平均体重的 15 百分位，该新生儿是
    A. 早产儿、大于胎龄儿
    B. 早产儿、适于胎龄儿
    C. 足月儿、小于胎龄儿
    D. 足月儿、适于胎龄儿
    E. 足月儿、大于胎龄儿

14. 足月儿，臀位，吸引器助产，生后 1 天，出现嗜睡，呼吸不规则，肌张力低下，最可能的诊断是
    A. 新生儿化脓性脑膜炎
    B. 新生儿破伤风
    C. 新生儿颅内出血
    D. 新生儿吸入性肺炎
    E. 新生儿败血症

15. 患儿，34 周早产，生后 6 小时出现呼吸性呻吟，三凹征，鼻翼扇动，发绀，X 线检查可见两肺透过度降低，支气管充气征。该患儿可能患有
    A. 新生儿肺炎
    B. 新生儿肺透明膜病
    C. 呼吸衰竭
    D. 新生儿化脓性脑膜炎
    E. 新生儿缺氧缺血性脑病

16. 患儿，女，生后 5 天。阴道少量流血 1 天，无其他出血倾向，无贫血，吃奶好，大便正常。这种情况应考虑为
    A. 维生素 K 缺乏
    B. 血尿待查
    C. 假月经
    D. 真月经
    E. 自然出血症

17. 患儿，女，生后 5 天。患新生儿感染性肺炎，其早期最主要的临床特点是
    A. 发热伴剧咳

B. 气急伴鼻翼扇动
C. 肺部密布细湿啰音
D. 反应差，口吐泡沫
E. X 线摄片正常

【A3/A4 型题】
(1~3 题共用题干)
足月新生儿，第 1 胎，男，生后第 3 天，母乳喂养，生后 24 小时出现黄疸，皮肤黄染渐加重，查：Hb 110 g/L，母血型为 O 型，子血型为 B 型。

1. 该患儿最有可能的诊断为
   A. 胆道闭锁
   B. 新生儿生理性黄疸
   C. RH 溶血症
   D. 新生儿 ABO 血型不合溶血症
   E. 新生儿败血症

2. 该患儿护理措施不包括
   A. 给予光照疗法
   B. 输血浆
   C. 保暖
   D. 停止母乳喂养
   E. 预防感染

3. 若该患儿出现嗜睡、尖声哭叫、肌张力下降，胆红素上升至 342 μmol/L，该患儿可能发生了
   A. 颅内出血
   B. 胆红素脑病
   C. 呼吸衰竭
   D. 新生儿化脓性脑膜炎
   E. 低血糖

(4~6 题共用题干)
患儿生后 7 天，在家接生，出现发热，烦躁不安，吸吮困难，苦笑面容，阵发性痉挛、惊厥，脐部发红。

4. 该患儿的临床诊断为
   A. 新生儿败血症
   B. 新生儿破伤风
   C. 新生儿脐炎
   D. 新生儿颅内出血
   E. 新生儿化脓性脑膜炎

5. 控制惊厥首选的镇静剂为
   A. 地西泮
   B. 氯丙嗪
   C. 苯妥英钠
   D. 苯巴比妥
   E. 水合氯醛

6. 该患儿护理措施不正确的是
   A. 保持室内的绝对安静
   B. 保持呼吸道通畅
   C. 保证能量供应
   D. 每 2 小时测体温、心率
   E. 防止骨折发生

(7~9 题共用题干)
患儿，男，胎龄 35 周，生后 3 天，臀位产，用高位产钳，Apgar 评分 4 分，复苏后出现嗜睡，前囟隆起。

7. 该患儿最有可能的临床诊断是

A. 新生儿化脓性脑膜炎

B. 新生儿颅内出血

C. 新生儿败血症

D. 新生儿破伤风

E. 新生儿低血糖

8. 患儿首选的护理诊断是

A. 有感染的危险　　　　B. 有窒息的危险

C. 有受伤的危险　　　　D. 营养失调

E. 潜在并发症：脑疝

9. 该患儿不适宜的护理措施是

A. 保持安静，尽力避免惊扰

B. 烦躁不安、惊厥时可用镇静剂

C. 抗生素预防感染

D. 可使用维生素 K_1 以控制出血

E. 降低颅内压

（10～12 题共用题干）

足月儿，产钳助产，生后第 2 天出现嗜睡，不哭不吃，少动，时有呼吸暂停，T 36.1℃，前囟隆起，肌张力减低。

10. 最可能的诊断是

A. 新生儿溶血症　　　　B. 新生儿败血症

C. 新生儿黄疸　　　　　D. 新生儿颅内出血

E. 新生儿硬肿症

11. 应首选何种方法助诊

A. 血常规　　　　　　　B. 侧脑室穿刺

C. 头颅 CT　　　　　　D. 头颅 B 超

E. 硬脑膜穿刺

12. 以下不正确护理措施是

A. 立即将患儿置入暖箱

B. 观察生命体征

C. 观察瞳孔的改变

D. 准时用药，平衡血药浓度

E. 保持绝对静卧

【B 型题】

（1～2 题共用备选答案）

A. 妊娠 28 周至出生后 7 天

B. 出生脐带结扎到满 7 天

C. 出生脐带结扎到满 28 天

D. 妊娠 28 周至出生后 28 天

E. 出生脐带结扎到满 30 天

1. 围生期是指

2. 新生儿期是指

（3～5 题共用备选答案）

A. 胎龄满 42 周以上

B. 出生体重 4200 g

C. 出生体重在同胎龄儿平均体重的第 85 百分位

D. 胎龄 37 周，出生体重 2400 g

E. 胎龄 36 周，出生体重 2600 g

3. 过期产儿

4. 适于胎龄儿

5. 足月小样儿

【X 型题】

1. 新生儿复苏 ABCD 方案的内容有

A. 保持呼吸道通畅　　　B. 建立呼吸

C. 建立循环　　　　　　D. 药物治疗

E. 观察皮肤颜色

2. 早产儿易出现低体温的原因有

A. 生后水的入量少，血液浓缩

B. 体温调节中枢发育不完善

C. 体表面积相对较大

D. 皮下脂肪薄

E. 棕色脂肪多

3. 早产儿发育的支持性护理包括

A. 舒适护理　　　　　　B. 减少光线刺激

C. 减少噪声刺激　　　　D. 谢绝父母参与护理

E. 建立 24 小时照顾

4. 新生儿病理性黄疸的特点有

A. 黄疸进展快

B. 黄疸程度重

C. 黄疸在生后 2～3 天出现

D. 黄疸持久不退或退而复现

E. 血清结合胆红素 >26 μmol/L

5. 新生儿黄疸的基础护理包括

A. 保暖　　　　　　　　B. 尽早喂养

C. 保持安静　　　　　　D. 注意皮肤护理

E. 停止母乳喂养

6. 新生儿产生感染的主要传播途径是

A. 接触传播　　　　　　B. 空气传播

C. 生物媒介传播　　　　D. 授乳过程传播

E. 血液传播

7. 以下关于新生儿头颅血肿的描述，正确的是

A. 可由于胎头长时间受压引起

B. 是分娩时新生儿颅骨骨膜下血管破裂所致

C. 一般在出生时出现

D. 不超过颅缝

E. 患儿活动障碍

8. 新生儿颅内出血的体征是

　　A. 前囟饱满，颅缝增宽

　　B. 烦躁搐搦或嗜睡、昏迷

　　C. 拥抱反射消失

　　D. 脑脊液中出现红细胞

　　E. 呼吸不规则，阵发性青紫

9. 未成熟儿护理的主要环节是

　　A. 保暖　　　　　　　B. 给氧和防止窒息

　　C. 合理喂养　　　　　D. 预防感染

　　E. 预防出血

10. 以下属于重度新生儿窒息的临床表现有

　　A. 心率 70 次/分　　　B. 皮肤青紫色

　　C. 肤色苍白　　　　　D. Apgar 评分 3 分

　　E. 呼吸不规则

参考答案

【A1 型题】

1. D　2. D　3. D　4. A　5. C　6. E　7. B　8. E

9. C　10. B　11. B　12. C　13. A　14. A　15. D　16. C

17. C　18. B　19. D　20. C　21. D　22. C　23. B　24. D

25. B　26. A

【A2 型题】

1. E　2. A　3. E　4. E　5. A　6. B　7. B　8. C

9. A　10. D　11. A　12. C　13. A　14. C　15. A　16. C

17. D

【A3/A4 型题】

1. D　2. D　3. B　4. B　5. A　6. D　7. B　8. E

9. C　10. D　11. D　12. A

【B 型题】

1. A　2. C　3. A　4. C　5. D

【X 型题】

1. ABCD　　2. BCD　　3. ABCE　　4. ABDE　　5. ABCD

6. ABCD　　7. ABD　　8. ABCE　　9. ABCDE　　10. ACD

第七节　营养性疾病患儿的护理

【A1 型题】

1. 中、重度营养不良腹泻时，哪项表现不易出现

　　A. 酸中毒　　　　　　B. 低钾血症

　　C. 低钙血症　　　　　D. 循环衰竭

　　E. 高渗性脱水

2. 用维生素 D 突击疗法治疗佝偻病后，继续口服的方法是

　　A. 继续用治疗量

　　B. 2~3 个月后用治疗量

　　C. 继续用预防量

　　D. 1 个月后用预防量

　　E. 继续用治疗量 2~3 个月后用预防量

3. 维生素 D_3 在人体的哪些器官羟化后才具有生物活性

　　A. 肝、肾　　　　　　B. 皮肤、肝

　　C. 小肠、肝　　　　　D. 皮肤、肾

　　E. 皮肤、小肠

4. 营养不良时患儿皮下脂肪消失的顺序为

　　A. 腹部、面部、躯干、臀部、四肢

　　B. 腹部、躯干、臀部、四肢、面部

　　C. 四肢、躯干、臀部、腹部、面部

　　D. 面部、腹部、躯干、四肢、臀部

　　E. 躯干、四肢、面部、臀部、腹部

5. 营养不良辅助检查中最具特征的改变是

　　A. 必需氨基酸浓度降低

　　B. 血清清蛋白浓度降低

　　C. 血浆牛磺酸降低

　　D. 血清酶活性降低

　　E. 微量元素低于正常

6. 月龄为 4 个月的佝偻病患儿临床可见

　　A. 鸡胸　　　　　　　B. 方颅

　　C. 颅骨软化　　　　　D. 脊柱侧弯

　　E. 串珠肋

7. 引起手足搐搦发作时，血清钙离子低于

　　A. 1.0 mmol/L　　　　B. 1.75 mmol/L

　　C. 1.88 mmol/L　　　 D. 2.25 mmol/L

　　E. 2.75 mmol/L

8. 维生素 D 缺乏性手足搐搦症治疗顺序是

　　A. 止惊、补钙、补维生素 D

　　B. 补钙、止惊、补维生素 D

　　C. 补维生素 D、止惊、补钙

　　D. 止惊、补维生素 D、补钙

　　E. 补维生素 D、补钙、止惊

9. 维生素 D 缺乏性手足搐搦症中"有窒息危险"的护理诊断

　　A. 与惊厥有关

　　B. 与喉痉挛有关

C. 与家长缺乏护理知识有关

D. 与日光照射不足有关

E. 与维生素 D 中毒有关

10. 预防佝偻病发生采取的措施不正确的是

A. 母孕期应多晒太阳

B. 母孕期末 3 个月应补充维生素 D

C. 坚持母乳喂养

D. 婴儿在生后 2 个月起补充维生素 D

E. 按时添加辅食

11. 脂肪细胞数目增加最快的年龄段是

A. 胎儿期前 3 个月

B. 出生前 3 个月及出生后第 1 年

C. 幼儿期

D. 学龄前期

E. 学龄期

12. 为预防佝偻病一般应服维生素 D 预防量至

A. 6 个月　　　　　B. 1 岁

C. 2 岁　　　　　D. 3 岁

E. 学龄期

13. 小儿肥胖症的正确饮食结构应

A. 以蛋白为主　　　B. 以碳水化合物为主

C. 以脂肪为主　　　D. 以纤维素为主

E. 以维生素和矿物质为主

14. 小儿营养不良的血清学检查的特征性改变是

A. 血清酶活性降低　　B. 血清胆固醇升高

C. 血清胆固醇降低　　D. 血糖降低

E. 血清白蛋白浓度降低

15. 评估佝偻病激期临床表现的主要依据是

A. 枕秃　　　　　B. 精神症状

C. 夜惊、多汗　　　D. 骨骼改变

E. 发育迟缓

16. 婴儿秋季腹泻的病原体是

A. 金黄色葡萄球菌　　B. 轮状病毒

C. 大肠埃希菌　　　D. 埃可病毒

E. 鼠伤寒沙门菌

17. 重型腹泻与轻型腹泻的主要区别是前者出现

A. 恶心、呕吐

B. 水、电解质紊乱及全身中毒症状

C. 每日排便达 10 余次

D. 大便镜检见脂肪球

E. 食欲减退

18. 患儿腹泻脱水采用液体疗法时，补足累积损失量的时间应为

A. 3～4 小时　　　B. 4～5 小时

C. 6～7 小时　　　D. 8～12 小时

E. 16 小时

【A2 型题】

1. 患儿，4 岁，曾患佝偻病。查体见：鸡胸、严重的"X"形腿。该患儿的治疗原则是

A. 多晒太阳

B. 多作户外活动

C. 给予预防量维生素 D

D. 给予治疗量维生素 D

E. 可考虑矫形手术治疗

2. 8 个月婴儿，体重 6.0 kg，腹部皮褶厚度 0.3 cm，精神不振，爱哭闹。该患儿最可能是

A. 轻度营养不良　　B. 中度营养不良

C. 重度营养不良　　D. 佝偻病

E. 中度脱水

3. 男婴 6 个月，因阵发性面色青紫伴喉喘鸣 1 天来就诊。查体：体温 37.3℃，神志清，吸气时偶有喉喘鸣，咽部稍有充血，颅骨软化。最可能的诊断是

A. 急性喉炎　　　B. 气管炎

C. 气管异物　　　D. 先天性喉鸣

E. 手足搐搦症

4. 6 个月男婴，因发热、咳嗽 1 天，惊厥 3 次入院，体检体温 37.2℃，咽部充血。颅骨软化、前囟平坦。该患儿惊厥的原因可能是

A. 高热惊厥　　　B. 低血糖

C. 化脓性脑膜炎　　D. 癫痫

E. 手足搐搦症

5. 男婴 4 个月，佝偻病活动期，为患儿注射维生素 D 时，下列哪项是错误的

A. 选用较粗的针头

B. 深部肌内注射

C. 每次注射部位要更换

D. 嘱家长注射后 2～3 日加服钙剂

E. 末次注射后 1 个月后开始服用预防量维生素 D

6. 护士在对某 3 个月婴儿进行预防接种时发现其有枕秃、枕部颅骨有乒乓球感。家长诉其睡眠不安、多汗。护士对家长进行健康指导中哪项不妥

A. 遵医嘱口服维生素 D

B. 多给患儿晒太阳

C. 给患儿多吃肝、蛋、蘑菇等含维生素 D 多的食物

D. 可将维生素 D 直接滴在口内

E. 同时要使用钙剂

7. 8 个月婴儿，体重 6.5 kg，身长 70 cm，腹部皮下脂肪 0.5 cm，精神不振，爱哭闹。判断该患儿最可能是

A. 佝偻病   B. 轻度营养不良

C. 中度营养不良   D. 重度营养不良

E. 中度脱水

8. 男，4岁。1岁时诊断为佝偻病，给予钙剂及维生素D治疗，现钙、磷、碱性磷酸酶均正常，但仍遗留中度"O"形腿，应给予

  A. 按摩腿外侧肌群

  B. 作俯卧位抬头、展胸运动

  C. 手术矫正畸形

  D. 口服维生素D＋钙

  E. 使用突击量维生素D

【A3/A4型题】

（1～5题共用题干）

患儿，女，8个月，因"夜间爱哭，出汗多，睡眠不安，易惊2个月"来诊。患儿系早产儿，10月出生，人工喂养，已添加米糊、果汁、菜汁、蛋黄。在高层楼居住，户外活动少。近2个月来，夜间爱哭，出汗多，睡眠不安，易惊。查体：体重8.5kg，身长70cm，前囟2cm×2cm，头呈方颅，未出乳牙；心、肺无异常，腹软，腹部膨隆呈蛙腹；四肢肌张力低，独坐不稳，不会爬。

1. 最可能的诊断是

  A. 维生素A缺乏症

  B. 维生素D缺乏性佝偻病

  C. 维生素D缺乏性手足搐搦症

  D. 蛋白质－能量营养不良

  E. 软骨营养不良

2. 确诊本病的金标准是

  A. 血常规

  B. 血钙、磷、碱性磷酸酶

  C. 腕部X线片测骨龄

  D. 腹部B型超声

  E. 25－（OH）D_3降低

3. 该患儿的病程分期是

  A. 潜伏期   B. 初期

  C. 激期   D. 恢复期

  E. 后遗症期

4. 本病的治疗重点是

  A. 多晒太阳   B. 加强日常护理

  C. 注射维生素A   D. 口服治疗量维生素D

  E. 补充钙剂

5. 下列护理措施中错误的是

  A. 经常户外活动

  B. 给予富含维生素D和钙的饮食

  C. 避免患儿久坐、久立、久行

  D. 按医嘱补充维生素D 2000 U/d 至2岁

E. 护理操作应轻柔

（6～8题共用题干）

男婴，5个月，反复发作吸气困难，伴吸气时喉鸣，口唇发绀3～4次，间歇时一般情况好，青紫，左枕部颅骨软化，心肺正常。

6. 应首先考虑该患儿可能是

  A. 急性喉炎   B. 气道异物

  C. 法洛四联症   D. 手足搐搦症

  E. 中毒性肺炎

7. 如检查血钙应低于

  A. 1.25～1.36 mmol/L   B. 1.36～1.55 mmol/L

  C. 1.55～1.75 mmol/L   D. 1.75～1.88 mmol/L

  E. 1.88～2.0 mmol/L

8. 该患儿突然缺氧发作，首要急救措施是

  A. 口对口呼吸   B. 面罩给氧

  C. 鼻导管给氧   D. 气管插管

  E. 静脉注射钙剂

（9～10题共用题干）

患儿，女，11个月，牛乳喂养，未加辅食，近2个月来食欲差，面色苍白，皮肤弹性差，精神不振，体重6.5kg，皮下脂肪0.2cm。

9. 该患儿首选的护理诊断为

  A. 自我形象紊乱

  B. 有感染的危险

  C. 知识缺乏

  D. 营养失调：低于机体需要量

  E. 成长发展的改变

10. 下列该患儿的护理措施哪项不妥

  A. 口服胃蛋白酶助消化

  B. 补充维生素和微量元素

  C. 做好皮肤的清洁护理

  D. 预防低血糖

  E. 尽快给予正常饮食

【B型题】

（1～3题共用备选答案）

  A. 体重低于正常平均值15%

  B. 体重低于正常平均值15%～25%

  C. 体重低于正常平均值25%～40%

  D. 体重低于正常平均值40%以上

  E. 体重低于正常平均值10%

1. 轻度营养不良指

2. 中度营养不良指

3. 重度营养不良指

（4～5题共用备选答案）

  A. 佝偻病活动期   B. 化脓性脑膜炎

C. 结核性脑膜炎　　　D. 病毒性脑炎

E. 低血糖

4. 4个月男婴，哭闹烦躁，夜惊多汗，不发热。查体：神志清，面色可，前囟平坦，有枕秃、枕部颅骨有乒乓球感，心肺（－），克氏征（±），巴氏征（±）。最可能的诊断是

5. 患儿1岁。以晨起突然神志不清急诊入院。查体：T 36.5℃，体重5 kg，身长60 cm，呼吸表浅，35次/分；脉搏120次/分，老人貌；皮肤弹性差、多汗、表情呆滞。面色灰白，应首先想到患儿可能发生了哪种情况

【X型题】

1. 维生素D缺乏性佝偻病的病因包括

A. 日光照射不足

B. 生长过快

C. 维生素D摄入不足

D. 反复呼吸道感染

E. 疾病和药物的影响

2. 维生素D缺乏性手足搐搦症的隐匿体征包括

A. 面神经征　　　B. 凯尔尼格征

C. 布氏征　　　　D. 巴宾斯基征

E. 腓反射

3. 维生素D缺乏性手足搐搦症的惊厥特点包括

A. 突然发作，意识丧失

B. 发作时间持续数秒或数分

C. 发作后意识恢复慢，醒后精神软弱

D. 1天发作数次或数天发作1次

E. 同时伴发热

4. 有关维生素D缺乏性佝偻病发病机制描述正确的有

A. 体内维生素D缺乏，致使肠道吸收钙、磷减少

B. 血钙降低，引起钙磷沉积下降

C. 骨样组织钙化过程障碍

D. 局部骨样组织堆积

E. 碱性磷酸酶分泌减少

5. 对于小儿肥胖症患儿的饮食管理原则是

A. 饮食要能满足患儿的食欲，不致引起饥饿的痛苦

B. 宜选热量少、体积大的食物

C. 两餐间可供低热量的点心

D. 体重不宜骤减，最初控制体重增加，以后逐渐下降

E. 当减至年龄正常值以上10%左右时，不再严格控制饮食

6. 小儿肥胖症的护理诊断有

A. 营养失调：高于机体需要量

B. 自我形象紊乱

C. 有感染的危险

D. 焦虑

E. 活动无耐力

参考答案

【A1型题】

1. E　2. D　3. A　4. B　5. B　6. C　7. A　8. A
9. B　10. D　11. B　12. C　13. B　14. E　15. D　16. B
17. B　18. D

【A2型题】

1. E　2. B　3. E　4. E　5. D　6. C　7. B　8. A

【A3/A4型题】

1. B　2. E　3. C　4. D　5. D　6. D　7. D　8. B
9. D　10. E

【B型题】

1. B　2. C　3. D　4. A　5. E

【X型题】

1. ABCE　2. AE　3. ABD　4. ACD　5. ABCDE　6. ABD

第八节　消化系统疾病患儿的护理

【A1型题】

1. 关于急性坏死性小肠结肠炎，下列哪项不正确

A. 发病急，病情凶险，死亡率高

B. 病因与C型产气荚膜杆菌有关

C. 大便呈血性，暗红糊状或赤豆汤样

D. 花生、大豆等含胰蛋白酶抑制物可减少此病的发生

E. 发生肠穿孔立即行外科手术

2. 护理严重腹泻、呕吐的患儿，饮食管理人员喂养可先行暂时禁食

A. 3 h　　　　B. 6 h

C. 8～10 h　　D. 12 h

E. 24 h

3. 关于小儿肺炎伴腹泻的补液原则哪项不正确

A. 轻症患儿口服补充

B. 重症、不能进食者静脉补液

C. 严格控制补液速度

D. 含钠液要减少

E. 补液总量要增加1/3

4. 关于小儿生理性腹泻正确的描述是
  A. 多见于 6~24 个月小儿
  B. 可影响小儿的生长发育
  C. 小儿食欲欠佳
  D. 可出现脱水症状
  E. 患儿外观虚胖，常见湿疹

5. 有关疱疹性口腔炎的描述错误的是
  A. 1~3 岁小儿多见
  B. 由柯萨奇病毒引起
  C. 传染性强
  D. 发病无季节性
  E. 病程长

6. 在应用 ORS 液的过程中，错误的做法是
  A. 多用于中度以下的脱水
  B. 服用 ORS 液期间不要饮白开水
  C. 出现水肿应停服 ORS 液
  D. 新生儿不宜用 ORS 液
  E. 明显腹胀者不宜用 ORS 液

7. 小儿较成人容易发生脱水是因为
  A. 水代谢旺盛
  B. 体表面积相对小
  C. 消化功能差
  D. 尿量多
  E. 细胞外液相对少

8. 关于疱疹性口腔炎描述，正确的是
  A. 由细菌感染所致
  B. 多发生于夏秋季
  C. 多见于 1 岁以下小儿
  D. 齿龈红肿触之易出血
  E. 颌下淋巴结无肿大

9. 秋冬季腹泻的常见病原体是
  A. 轮状病毒
  B. 柯萨奇病毒
  C. 致病性大肠埃希菌
  D. 白色念珠菌
  E. 金黄色葡萄球菌

10. 轮状病毒性肠炎的多发年龄是
  A. 新生儿期
  B. 6 个月以下
  C. 6~24 个月
  D. 3~5 岁
  E. 6 岁以上

11. 关于坏死性小肠结肠炎不正确的说法是
  A. 3~9 岁儿童多见
  B. 发病高峰在夏秋季
  C. 发病急
  D. 与 C 型产气荚膜梭状芽孢杆菌有关
  E. 一般无须禁食

12. 急性坏死性小肠结肠炎发病年龄多在
  A. 1 岁以下
  B. 1~3 岁
  C. 4~10 岁
  D. 10 岁以后
  E. 进入青春期后

13. 腹泻脱水患儿，在补液后出现眼睑水肿，说明
  A. 输入的液体中钠盐过少
  B. 输入的液体中电解质溶液比例过高
  C. 输入的液体中葡萄糖液比例过高
  D. 输入的液体总量过多
  E. 输液速度过快

14. 10% 葡萄糖 200 ml、生理盐水 300 ml、1.4% 碳酸氢钠 100 ml，其混合液的张力是
  A. 1/2 张
  B. 1/3 张
  C. 2/3 张
  D. 1/4 张
  E. 等张

15. 1:1 溶液的成分是
  A. 1 份 0.9% 氯化钠溶液和 1 份 1.4% 碳酸氢钠
  B. 1 份 1.4% 碳酸氢钠和 1 份 5%~10% 葡萄糖液
  C. 1 份 0.9% 氯化钠溶液和 1 份 1% 氯化钾
  D. 1 份 0.9% 氯化钠溶液和 1 份 1.87% 的乳酸钠
  E. 1 份 0.9% 氯化钠溶液和 1 份 5%~10% 葡萄糖液

16. 在护理脱水补液的患儿时，如输液后患儿出现乏力、腹胀、肠鸣音减弱、腱反射消失、心音低钝，应考虑
  A. 低钾血症
  B. 低氯血症
  C. 低钙血症
  D. 低镁血症
  E. 低磷血症

17. 引起小儿疱疹性咽峡炎的病原体为
  A. 腺病毒
  B. 合胞病毒
  C. 疱疹病毒
  D. 白色念珠菌
  E. 柯萨奇病毒

【A2 型题】

1. 患儿，男，1 岁，平常体重 10 kg，1 天来腹泻伴中度脱水，该患儿液体丢失约为
  A. 300 ml
  B. 400 ml
  C. 750 ml
  D. 1200 ml
  E. 2000 ml

2. 患儿，男，10 个月，腹泻 5 日，诊断为中度等渗脱水，补液后出现乏力、腹胀、腱反射消失、心音低钝、血压下降、肠鸣音减弱。此时患儿血清钾可能是
  A. 3 mmol/L
  B. 4 mmol/L
  C. 4.5 mmol/L
  D. 5 mmol/L
  E. 5.5 mmol/L

3. 男婴，2 个月，生后即有腹泻。为黄绿色稀便，3~5 次/日，无黏液，无腥臭，体态虚胖，颜面、头顶部有湿疹，身长、体重增长正常。最可能的诊断为
  A. 轮状病毒肠炎
  B. 致病性大肠埃希菌肠炎
  C. 大肠埃希菌肠炎

D. 生理性腹泻

E. 坏死性小肠炎

4. 患儿，男，3个月，近2日发生腹泻，呈黄绿色稀便，内有奶瓣和泡沫，为防止患儿发生脱水应选择

　　A. 静脉补充10%葡萄糖溶液

　　B. 静脉补充林格液

　　C. 少量多次饮温开水

　　D. 少量多次喂服ORS液

　　E. 少量多次给予米汤

5. 10个月男婴，哭闹、多汗、睡眠不安，方颅，肋骨串珠，以下哪项措施是错误的

　　A. 鼓励母亲多抱患儿到户外晒太阳

　　B. 及时添加辅食

　　C. 口服维生素D

　　D. 护理时动作要轻

　　E. 进行站、立、行训练

6. 婴儿，男，6个月。喂面条后发生腹泻2天，稀水样便5~6次/日，量中等，偶吐奶，尿量略减少，前囟及眼窝稍凹陷。下列哪项措施不妥

　　A. 口服抗生素　　　　　B. 暂停辅食

　　C. 继续喂母乳　　　　　D. 加强臀部护理

　　E. 给予口服补液盐

7. 8个月小儿，重度等渗脱水。经补液及补充碱性液体后。出现易惊、面部肌肉抽动，应首先考虑

　　A. 低血糖　　　　　　　B. 低血钙

　　C. 低血钾　　　　　　　D. 低血镁

　　E. 低血钠

8. 1岁患儿，因婴儿腹泻重度脱水入院，经补液脱水基本纠正，但患儿精神萎靡、四肢无力、心音低钝、腹胀、腱反射减弱，应考虑为

　　A. 低血糖　　　　　　　B. 低钙血症

　　C. 低镁血症　　　　　　D. 低钾血症

　　E. 酸中毒

9. 女婴，5天，因有感染用抗生素治疗。发现口腔内广泛存在乳凝块样附着物，诊断为鹅口疮，口腔涂药应选用

　　A. 制霉菌素　　　　　　B. 金霉素鱼肝油

　　C. 朵贝尔溶液　　　　　D. 0.1%利凡诺溶液

　　E. 锡类散

10. 某患儿，4岁。体温39.8℃，腹泻8次/日，口渴。烦躁不安，皮肤黏膜干燥，查血清钠155 mmol/L，应考虑

　　A. 幼儿腹泻伴高渗性脱水

　　B. 幼儿腹泻伴等渗性脱水

C. 幼儿腹泻伴低渗性脱水

D. 幼儿腹泻轻型伴等渗性脱水

E. 幼儿腹泻轻型伴低渗性脱水

【A3/A4型题】

（1~3题共用题干）

　　女，8个月。因进食过量发生腹泻，6~10次/日，体温37.9℃，精神弱，前囟略凹，尿量稍减少。大便镜检：少量脂肪球，血清钠140 mmol/L。

1. 该患儿的脱水程度及性质为

　　A. 轻度等渗脱水　　　　B. 中度等渗脱水

　　C. 轻度低渗脱水　　　　D. 中度低渗脱水

　　E. 轻度高渗脱水

2. 患儿首选的护理问题是

　　A. 腹泻

　　B. 有体液不足的危险

　　C. 体温过高

　　D. 有皮肤完整性受损的危险

　　E. 营养不足

3. 该患儿首选的护理措施是

　　A. 暂禁食8小时　　　　B. 按医嘱用抗生素

　　C. 停辅食继续母乳喂养　D. 停辅食改豆制品

　　E. 静脉补液

（4~6题共用题干）

　　患儿，男，8个月，因"发热、呕吐、腹泻3天"来诊。哭无泪，无尿3小时。查体：T 37℃，P 130次/分，R 30次/分；嗜睡，前囟、眼窝凹陷，皮肤弹性极差，四肢见大理石样花纹。血生化：血清钠125 mmol/L。诊断：婴儿腹泻病。

4. 其脱水的性质和程度为

　　A. 中度低渗性脱水　　　B. 中度等渗性脱水

　　C. 重度低渗性脱水　　　D. 重度等渗性脱水

　　E. 重度高渗性脱水

5. 第1天静脉补液总量应为

　　A. 50 ml/kg　　　　　　B. 60~80 ml/kg

　　C. 90~120 ml/kg　　　　D. 120~150 ml/kg

　　E. 150~180 ml/kg

6. 患儿因有明显循环衰竭，早期扩容宜选用

　　A. 2:1等张含钠溶液　　B. 1:1液

　　C. 2:3:1液　　　　　　D. 4:3:2液

　　E. 0.9%氯化钠溶液

（7~9题共用题干）

　　患儿，男，10个月，平时发育营养正常，人工喂养。3天来腹泻，每日大便20余次，蛋花汤样大便，伴低热，偶有呕吐，1天来尿少，6小时来无尿。查体：精神萎

靡，口干，眼窝及前囟凹陷，皮肤弹性差，四肢凉，BP 64/40 mmHg，血清钠 134 mmol/L。

7. 该患儿的临床诊断是

A. 婴幼儿腹泻　　　　　　　B. 婴幼儿腹泻，轻型

C. 婴幼儿腹泻，重型　　　　D. 消化不良，轻型

E. 消化不良，重型

8. 该患儿脱水的程度是

A. 轻度脱水　　　　　　　　B. 中度脱水

C. 重度脱水　　　　　　　　D. 低渗性脱水

E. 高渗性脱水

9. 该患儿脱水的性质是

A. 低渗性脱水　　　　　　　B. 等渗性脱水

C. 高渗性脱水　　　　　　　D. 中度脱水

E. 重度脱水

【B 型题】

（1～3 题共用备选答案）

A. 血钠 128 mmol/L　　　　B. 血钾 2.8 mmol/L

C. 血钠 140 mmol/L　　　　D. 血钾 4.8 mmol/L

E. 血钠 156 mmol/L

1. 低血钾

2. 低渗性脱水

3. 高渗性脱水

（4～6 题共用备选答案）

A. 轮状病毒肠炎

B. 致病性大肠埃希菌肠炎

C. 金黄色葡萄球菌肠炎

D. 空肠弯曲菌肠炎

E. 生理性腹泻

4. 脓血便

5. 于秋冬季发病

6. 蛋花汤样大便，腥臭，有较多黏液

（7～9 题共用备选答案）

A. ＜20 ml/kg　　　　　　　B. 30～50 ml/kg

C. 50～100 ml/kg　　　　　　D. 100～120 ml/kg

E. 120～150 ml/kg

7. 重度脱水累积损失量

8. 中度脱水累积损失量

9. 轻度脱水累积损失量

（10～12 题共用备选答案）

A. 深绿色、黏稠、无臭味

B. 金黄色、糊状、无臭味，每日 2～4 次

C. 淡黄色、较干、有臭味，每日 1～2 次

D. 褐色半成形

E. 稀水奶瓣、蛋花汤样

10. 人乳喂养儿的粪便

11. 胎便

12. 添加辅食后小儿的粪便

（13～14 题共用备选答案）

A. 单纯疱疹病毒　　　　　　B. 金黄色葡萄球菌

C. 轮状病毒　　　　　　　　D. 白色念珠菌

E. 空肠弯曲菌

13. 疱疹性口腔炎的病原体是

14. 引起婴儿秋季腹泻常见的病原体是

（15～17 题共用备选答案）

A. 每日 1 次　　　　　　　　B. 每日 1～2 次

C. 每日 2～4 次　　　　　　　D. 每日 5～6 次

E. 每日 10 次以下

15. 母乳喂养婴儿的粪便约

16. 牛乳喂养婴儿的粪便约

17. 婴儿在添加辅助食品喂养后粪便约

【X 型题】

1. 患儿，9 个月，腹泻 3 日，每日大便 20 余次，蛋花样，入院后给予补液、纠正酸中毒后患儿易出现

A. 低钾症状　　　　　　　　B. 低钠症状

C. 低钙症状　　　　　　　　D. 低氯症状

E. 高磷症状

2. 小儿腹泻静脉补液的原则包括

A. 循环衰竭时用 2∶1 液扩容

B. 遵循先快后慢、先盐后糖、见尿补钾的原则

C. 累积损失量 8～12 小时输完，滴速 8～10 ml/（kg·h）

D. 等渗性脱水用等张混合液

E. 继续丢失量和生理需要量 12～16 小时输完，滴速 5 ml/（kg·h）

3. 属于等渗性碱性液体的溶液有

A. 5% 碳酸氢钠　　　　　　B. 1.4% 碳酸氢钠

C. 2∶1 等张含钠液　　　　D. 11.2% 乳酸钠

E. 1.87% 乳酸钠

4. 小儿口炎常见的护理诊断有

A. 口腔黏膜改变：与口腔黏膜感染有关

B. 体液不足：与液体摄入不足有关

C. 有窒息的危险：与吞咽困难有关

D. 疼痛：与口腔黏膜炎症有关

E. 体温不升：与感染有关

5. 以下符合小儿消化系统解剖生理特点的论述有

A. 胃呈垂直位

B. 贲门、幽门括约肌发育均差

C. 3～4 个月时唾液分泌逐渐增多，而吞咽功能尚不完善

D. 新生儿食管的 3 个狭窄部位中、膈肌狭窄更窄

E. 肠系膜相对短且活动度不大

参考答案

【A1 型题】

1. D　2. B　3. E　4. E　5. B　6. B　7. A　8. D
9. A　10. C　11. E　12. C　13. B　14. C　15. E　16. A
17. E

【A2 型题】

1. C　2. A　3. D　4. D　5. E　6. A　7. B　8. D
9. A　10. D

【A3/A4 型题】

1. A　2. A　3. C　4. C　5. E　6. A　7. C　8. C
9. B

【B 型题】

1. B　2. A　3. E　4. D　5. A　6. B　7. D　8. C
9. B　10. B　11. C　12. D　13. A　14. C　15. E　16. B
17. A

【X 型题】

1. AC　2. ABCE　3. BE　4. ACE　5. CD

第九节　呼吸系统疾病患儿的护理

【A1 型题】

1. 要使肺炎患儿呼吸功能恢复正常，其关键措施是

　A. 吸氧　　　　　　　　　B. 保持呼吸道通畅

　C. 维持呼吸中枢兴奋　　　D. 及时消除腹胀

　E. 控制感染

2. 支气管肺炎区别于支气管炎的诊断要点是前者出现

　A. 气促　　　　　　　　　B. 发热、频繁咳嗽

　C. 呼吸音减弱　　　　　　D. 血白细胞计数增高

　E. 肺部有固定的细湿性啰音

3. 肺炎患儿宜采取的体位是

　A. 平卧位

　B. 去枕仰卧位

　C. 头部抬高 20～30 cm，下肢抬高 10～20 cm

　D. 半卧位

　E. 左侧卧位

4. 诊断肺炎患儿"气体交换受损"的主要依据是

　A. 呼吸困难　　　　　　　B. 发绀

　C. 血气分析结果　　　　　D. 烦躁不安

　E. 肺部湿啰音

5. 气管切开护理应注意

　A. 无菌操作　　　　　　　B. 吸入纯氧

　C. 取半卧位　　　　　　　D. 吸痰时动作宜慢

　E. 吸痰不少于 10 分钟，以免不彻底

6. 各种小儿肺炎的共同症状是

　A. 发热、咳嗽、喘及肺部细湿啰音

　B. 发热、咳嗽、肺部呼吸音粗糙

　C. 发热、咳嗽

　D. 发热、咳嗽、肺部干性啰音为主

　E. 发热、咳嗽、肺部哮鸣音为主

7. 小儿肺炎合并心力衰竭是由于肺动脉高压和

　A. 循环充血　　　　　　　B. 中毒性心肌炎

　C. 心肌水肿　　　　　　　D. 电解质紊乱

　E. 代谢性酸中毒

8. 目前治疗支气管哮喘最有效的药物是

　A. 肾上腺素　　　　　　　B. 肾上腺皮质激素

　C. 氨茶碱　　　　　　　　D. 抗生素

　E. 抗胆碱药物

9. 引起小儿上呼吸道感染主要的病原体是

　A. 病毒　　　　　　　　　B. 细菌

　C. 支原体　　　　　　　　D. 衣原体

　E. 真菌

10. 重症肺炎和轻型肺炎的区别是

　A. 持续高热

　B. 唇周发绀，伴三凹征

　C. 肺实变体征

　D. 咳嗽、气促明显

　E. 中毒症状明显，并累及全身其他系统

11. 急性感染性喉炎咳嗽的特点是

　A. 喘息性咳嗽　　　　　　B. 阵发性咳嗽

　C. 刺激性干咳　　　　　　D. 犬吠样咳嗽

　E. 痉挛性咳嗽

12. 小儿易发生肺部感染的最主要原因是

　A. 纤毛运动较差

　B. 支气管管腔狭小

　C. 呼吸中枢不健全

　D. 胸廓活动范围小，肺不能充分扩张

　E. 肺含血量多，含气量少

13. 呼吸道合胞体病毒性肺炎发病率最高的年龄是

　A. 新生儿　　　　　　　　B. 2～6 个月婴儿

　C. 6 个月至 2 岁的婴幼儿　D. 2～3 岁的幼儿

E. 3 岁以上

14. 婴幼儿患上呼吸道感染可发生很多并发症，其中最严重的是

    A. 急性鼻咽炎   B. 急性咽炎

    C. 急性扁桃体炎   D. 急性支气管炎

    E. 肺炎

15. 上呼吸道感染引起的并发症除外的是

    A. 中耳炎、结膜炎   B. 鼻窦炎

    C. 咽后壁脓肿   D. 支气管炎及肺炎

    E. 急性肾炎

16. 婴幼儿易患呼吸道及消化道感染是因缺乏

    A. 补体   B. IgG

    C. IgM   D. SIgA

    E. 免疫细胞

17. 引起毛细支气管炎的病原体是

    A. 腺病毒   B. 呼吸道合胞病毒

    C. 金黄色葡萄球菌   D. 支原体

    E. 衣原体

18. 肺炎患儿鼻前庭导管给氧，氧流量和氧浓度的选择是

    A. 氧流量 0.5~1 L/min，氧浓度 <40%

    B. 氧流量 2~4 L/min，氧浓度 <50%

    C. 氧流量 5~6 L/min，氧浓度 <60%

    D. 氧流量 7~8 L/min，氧浓度 <70%

    E. 氧流量 9~10 L/min，氧浓度 <80%

【A2 型题】

1. 患儿，女，8 个月。因发热、咳嗽而服用无味红霉素加棕色合剂，在给患儿口服给药时，不妥的一项是

    A. 喂药前洗净双手，戴口罩

    B. 认真做好"三查七对"

    C. 药片研成粉加少许糖浆

    D. 与乳汁或食物混合喂入

    E. 喂完药观察患儿服药后反应

2. 6 岁男孩，支气管哮喘发作，喘憋明显，指趾端及口唇发绀，痰液黏稠不易咳出。最主要的护理措施是

    A. 吸氧

    B. 教患儿掌握咳嗽技巧

    C. 补充液体

    D. 吸痰

    E. 舒适坐位

3. 患儿，男，7 岁。发热、咳嗽、咳痰 6 天。查体：T 38.2℃，呼吸 24 次/分，肺部听诊有少量湿啰音。痰液黏稠，不易咳出。以下哪项护理措施最适于该患儿

    A. 立即物理降温

    B. 对家长进行患儿健康指导

    C. 室内湿度宜在 60% 左右

    D. 保持呼吸道通畅，更换体位，定时超声雾化

    E. 给予镇咳药

4. 男孩，9 岁，咳嗽、发热 6 天，2 天来加重，曾用头孢菌素 3 天无效，改用大环内酯类抗生素后 2 天体温下降。T 37.5℃，X 线胸片示左上肺小片状淡薄云絮状阴影。血清冷凝集试验阳性。该患儿考虑为

    A. 呼吸道合胞体病毒性肺炎

    B. 腺病毒肺炎

    C. 金黄色葡萄球菌肺炎

    D. 流感嗜血杆菌肺炎

    E. 肺炎支原体肺炎

【A3/A4 型题】

（1~3 题共用题干）

    患儿，5 个月，因发热、咳嗽 2 天，喘 1 天入院。体检：T 39.5℃，P 150 次/分，R 50 次/分，口周发绀，两肺有细湿啰音。诊断为支气管肺炎。

1. 该患儿立即采取的护理措施是

    A. 调节病室温度   B. 取平卧位

    C. 进行雾化   D. 进行物理降温

    E. 翻身拍背

2. 该患儿的喂养，下列哪项不妥

    A. 少量多次喂养

    B. 喂养中可间断休息

    C. 给予高营养的软食

    D. 喂奶时可持续高浓度吸氧

    E. 喂奶后右侧半卧位

3. 该患儿住院期间应重点观察

    A. 睡眠状况   B. 进食多少

    C. 大小便次数   D. 咳嗽频率

    E. 脉搏、呼吸的改变

（4~6 题共用题干）

    患儿，男，1 岁。突发声音嘶哑，犬吠样咳嗽，吸气性喉鸣和三凹征，患儿烦躁，口周发绀。查体：体温 38.4℃，咽充血，吸气性呼吸困难，肺无湿啰音，间接喉镜检查可有声带肿胀，声带黏膜呈梭形肿胀。

4. 该患儿最可能的临床诊断为

    A. 急性咽炎   B. 急性喉炎

    C. 肺炎   D. 急性支气管炎

    E. 支气管哮喘

5. 该患儿最主要的护理问题是

    A. 体温升高   B. 气体交换受损

    C. 活动无耐力   D. 低效性呼吸形态

    E. 焦虑

6. 对该患儿的护理措施下列哪项不妥

　　A. 卧床休息,减少活动,避免哭闹

　　B. 保持室内空气新鲜

　　C. 抬高床头以保持体位舒适

　　D. 观察病情变化,判断缺氧程度,做好气管切开的准备

　　E. 立即进行气管切开,以免窒息死亡

【B 型题】

（1~4 题共用备选答案）

　　A. 腺病毒肺炎

　　B. 金黄色葡萄球菌肺炎

　　C. 急性感染性喉炎

　　D. 支气管哮喘

　　E. 肺炎链球菌肺炎

1. 呼气性呼吸困难

2. 吸气性呼吸困难

3. 病情重,稽留热多见

4. 弛张热,易合并脓胸、脓气胸

（5~8 题共用备选答案）

　　A. 败血症　　　　　　　　B. 风湿热

　　C. 支气管肺炎　　　　　　D. 咽后壁脓肿

　　E. 胃肠炎

5. 上呼吸道感染时炎症向邻近器官蔓延

6. 上呼吸道感染时炎症向下蔓延

7. 感染通过血行蔓延

8. 引起变态反应性疾病

（9~12 题共用备选答案）

　　A. 腺病毒肺炎

　　B. 金黄色葡萄球菌肺炎

　　C. 呼吸道合胞体病毒性肺炎

　　D. 肺炎支原体肺炎

　　E. 肺炎链球菌肺炎

9. 病情重,稽留热多见于

10. 多见于 2~6 个月婴儿,起病急,喘憋重

11. 弛张热,易合并脓胸、脓气胸

12. 以刺激性干咳为主要特点

【X 型题】

1. 小儿肺炎易发生心力衰竭的原因有

　　A. 血钾降低

　　B. 输液速度过快

　　C. 缺氧引起心肌营养不良

　　D. 肺小动脉收缩导致肺动脉高压

　　E. 病原体及毒素引起中毒性心肌炎

2. 对肺炎患儿呼吸道的清洁护理常采用的方法有

　　A. 按医嘱给去痰药

　　B. 给予止咳药

　　C. 超声雾化吸入

　　D. 用吸痰器吸痰

　　E. 变换患儿体位,鼓励咳嗽

3. 急性上呼吸道感染的特点有

　　A. 年长儿病情较轻,以局部症状为主

　　B. 婴幼儿病情较重,以全身症状为主

　　C. 部分婴儿早期有脐周疼痛

　　D. 一般病程 3~4 天

　　E. 年长儿可因高热出现惊厥

4. 为预防小儿的上呼吸道感染,建议家长

　　A. 实际母乳喂养　　　　　B. 预防营养不良

　　C. 加强体格锻炼　　　　　D. 定时通风

　　E. 与上呼吸道感染病人接触者及时服抗生素预防

参 考 答 案

【A1 型题】

1. E　2. E　3. D　4. C　5. A　6. A　7. B　8. B
9. A　10. E　11. D　12. E　13. B　14. E　15. B　16. D
17. B　18. A

【A2 型题】

1. D　2. C　3. D　4. E

【A3/A4 型题】

1. D　2. D　3. E　4. B　5. D　6. E

【B 型题】

1. D　2. C　3. A　4. B　5. D　6. C　7. A　8. B
9. A　10. C　11. B　12. D

【X 型题】

1. BCDE　2. ACDE　3. ABCD　4. ABCD

第十节　循环系统疾病患儿的护理

【A1 型题】

1. 轻度心肌炎急性风湿热患儿应绝对卧床休息

　　A. 1 周　　　　　　　　　B. 2 周

　　C. 3 周　　　　　　　　　D. 4 周

　　E. 8 周

2. 先天性心脏病的病因不包括

A. 病毒感染   B. 遗传因素

C. 睡眠紊乱   D. 代谢性疾病

E. 大量放射线暴露

3. 先天性心脏病如伴有脉压差增宽、毛细血管搏动,提示

     A. 房间隔缺损   B. 室间隔缺损

     C. 动脉导管未闭   D. 法洛四联症

     E. 肺动脉狭窄

4. 对法洛四联症病情轻重起决定性作用的病变是

     A. 室间隔缺损   B. 主动脉骑跨

     C. 右心室肥大   D. 肺动脉狭窄

     E. 房间隔缺损

5. 正常胎儿循环中血氧含量最高的部位是

     A. 脐动脉   B. 脐静脉

     C. 主动脉   D. 右心房

     E. 左心室

6. 左向右分流型先天性心脏病最易发生

     A. 喉炎   B. 支气管肺炎

     C. 感染性心内膜炎   D. 脑栓塞

     E. 脑脓肿

7. 婴儿期持续性青紫最常见的先天性心脏病是

     A. 房间隔缺损   B. 室间隔缺损

     C. 动脉导管未闭   D. 法洛四联症

     E. 肺动脉狭窄

8. 动脉导管未闭患儿的特征性体征为

     A. 海鸥鸣音   B. 股动脉枪击音

     C. 连续性机器样杂音   D. 毛细血管搏动征

     E. 收缩期吹风样杂音

9. 对一个 5 岁小儿进行心脏检查,其结果正常的是

     A. 心尖部在左第 4 肋间,锁骨中线外 2 cm

     B. 心尖部在左第 4 肋间,锁骨中线外 1 cm

     C. 心尖部在左第 5 肋间,锁骨中线处

     D. 心尖部在左第 5 肋间,锁骨中线内 0.5 cm

     E. 心尖部在左第 5 肋间,锁骨中线内 1 cm

10. 室间隔缺损不易发生的并发症为

     A. 肺炎   B. 细菌性心内膜炎

     C. 心力衰竭   D. 脑栓塞

     E. 肺水肿

11. 左向右分流型先天性心脏病患儿生长发育落后是由于

     A. 肺动脉高压   B. 肺循环血量增加

     C. 肺循环血量减少   D. 体循环血量增加

     E. 体循环血量减少

12. 脉压增大伴有周围血管征的先天性心脏病是

     A. 房间隔缺损   B. 室间隔缺损

C. 动脉导管未闭   D. 肺动脉狭窄

E. 法洛四联症

13. 动脉导管未闭的杂音特点是

     A. 胸骨左缘第 2～3 肋间可闻及Ⅱ～Ⅲ级收缩期喷射性杂音

     B. 胸骨左缘第 3～4 肋间可闻及Ⅲ～Ⅳ级粗糙的全收缩期杂音

     C. 胸骨左缘第 2～3 肋间可闻及粗糙响亮的连续性机器样杂音

     D. 胸骨左缘第 2～4 肋间可闻及Ⅱ～Ⅲ级喷射性收缩期杂音

     E. 肺动脉瓣听诊区可闻及响亮的喷射性全收缩期杂音

14. 法洛四联症的心脏畸形中对患儿病理生理和临床表现最有影响的是

     A. 房间隔缺损   B. 室间隔缺损

     C. 肺动脉狭窄   D. 主动脉骑跨

     E. 右心室肥厚

15. 病毒性心肌炎最常见的病原体是

     A. 流感病毒   B. 埃可病毒

     C. 轮状病毒   D. 柯萨奇病毒

     E. 腺病毒

16. 病毒性心肌炎患儿在恢复期限制其活动量的时间应不少于

     A. 1 个月   B. 3 个月

     C. 6 个月   D. 9 个月

     E. 12 个月

17. 属于左向右分流型的先天性心脏病是

     A. 右位心   B. 左房室瓣脱垂

     C. 法洛四联症   D. 肺动脉狭窄

     E. 室间隔缺损

18. 属于右向左分流型的先天性心脏病是

     A. 动脉导管未闭   B. 房间隔缺损

     C. 室间隔缺损   D. 法洛四联症

     E. 主动脉弓畸形

19. 无分流型的先天性心脏病是

     A. 室间隔缺损   B. 房间隔缺损

     C. 动脉导管未闭   D. 法洛四联症

     E. 肺动脉狭窄

20. 活动后,出现蹲踞现象的先天性心脏病是

     A. 室间隔缺损   B. 主动脉狭窄

     C. 法洛四联症   D. 动脉导管未闭

     E. 左房室瓣关闭不全

21. 左向右分流型先天性心脏病易发生

A. 脑脓肿　　　　　　　　B. 脑梗死

C. 脑出血　　　　　　　　D. 心力衰竭

E. 肝衰竭

22. 法洛四联症缺氧发作时正确的卧位是

　A. 半卧位　　　　　　　　B. 侧卧位

　C. 膝胸卧位　　　　　　　D. 俯卧位

　E. 头低脚高位

【A2 型题】

1. 患儿，3 岁。因重症肺炎入院，住院期间并发心力衰竭，活动稍多即出现症状，该患儿属于心功能

　A. Ⅰ级　　　　　　　　　B. Ⅱ级

　C. Ⅲ级　　　　　　　　　D. Ⅳ级

　E. Ⅴ级

2. 患儿，男，2 岁，诊断为法洛四联症，近 3 天呈蛋花汤样大便，每天 10 余次，护理此患儿时要注意保证入量，防止脱水，其目的是

　A. 防止电解质紊乱　　　　B. 防止休克

　C. 防止血栓栓塞　　　　　D. 防止心力衰竭

　E. 防止肾衰竭

3. 患儿，男，3 岁，疲乏无力伴心前区不适 2 天，患儿 1 周前曾有上呼吸道感染病史。体检发现心脏扩大，心动过速，期前收缩，第一心音低钝。心肌酶测定：血清肌酸激酶及其同工酶、心肌肌钙蛋白 T 升高；心电图示心动过速，室性期前收缩，多导联 T 波低平。该患儿可能的诊断是

　A. 心律失常　　　　　　　B. 扩张型心肌病

　C. 风湿性心脏病　　　　　D. 病毒性心肌炎

　E. 急性心包炎

4. 7 个月患儿。因重症肺炎入院，在治疗中突然烦躁不安。呼吸困难加重，呼吸 60 次/分。心率 170 次/分。心音低钝，肝在短期内增大 2 cm，疑并发急性心力衰竭。下列应急处理哪项最为重要

　A. 立即更换体位以减轻肺部淤血

　B. 镇静，吸氧

　C. 吸痰，通畅呼吸道

　D. 使用快速洋地黄制剂

　E. 使用强力利尿剂

5. 患儿，1 岁。现诊断室间隔缺损合并心力衰竭，服用强心苷时，循环系统的中毒反应有

　A. 室性期前收缩　　　　　B. 视物模糊

　C. 恶心、呕吐　　　　　　D. 腹胀明显

　E. 复视、黄绿视

6. 患儿，2 岁半。生后 3 个月出现青紫，哭闹、活动后青紫明显加重，该患儿生长发育落后，喜蹲踞，有杵

状指，心前区有明显杂音，患儿可能为

　A. 室间隔缺损　　　　　　B. 房间隔缺损

　C. 动脉导管未闭　　　　　D. 肺动脉狭窄

　E. 法洛四联症

7. 患儿，3 岁。自幼青紫，生长发育落后，杵状指（趾），喜蹲踞，诊断为法洛四联症。20 分钟前，在剧烈活动后突然发生昏厥，可能为

　A. 癫痫　　　　　　　　　B. 重度贫血

　C. 缺氧发作　　　　　　　D. 呼吸衰竭

　E. 心力衰竭

【A3／A4 型题】

（1～3 题共用题干）

　　患儿，4 岁。患室间隔缺损，病情较重，平时需用地高辛维持心功能。现患儿因上呼吸道感染后诱发急性心力衰竭，按医嘱用毛花苷丙，患儿出现恶心、呕吐，视物模糊。

1. 上述临床表现的原因是

　A. 上呼吸道感染加重　　　B. 胃肠感染

　C. 急性心力衰竭加重　　　D. 强心苷中毒的反应

　E. 室间隔缺损的表现

2. 要确定上述判断还应做的检查是

　A. 粪便检查　　　　　　　B. 心脏 B 超

　C. X 线检查　　　　　　　D. 心电图检查

　E. 心导管检查

3. 此时你应采取的措施是

　A. 调慢输液速度

　B. 给患儿吸入乙醇湿化的氧气

　C. 禁食以减轻胃肠道负担

　D. 暂停使用强心苷并通知医生

　E. 密切观察患儿心率变化

（4～6 题共用题干）

　　患儿，女，2 岁 6 个月，因"发绀 2 年 3 个月"来诊。哭闹、活动后明显加重。查体：生长发育落后，有杵状指；胸骨左缘第 2～3 肋间有连续性杂音。

4. 该患儿可能的诊断为

　A. 室间隔缺损　　　　　　B. 房间隔缺损

　C. 动脉导管未闭　　　　　D. 肺动脉狭窄

　E. 法洛四联症

5. 常见并发症是

　A. 脑疼挛　　　　　　　　B. 呼吸衰竭

　C. 心力衰竭　　　　　　　D. 红细胞增多症

　E. 上呼吸道感染

6. 防止并发症发生的护理措施是

　A. 给予抗生素　　　　　　B. 预防感染

　C. 供给足量液体　　　　　D. 保证足够热量摄入

E. 加强体育锻炼

（7～9题共用题干）

患儿，男，8个月，因"发热、咳嗽、气促并口周发绀2天"来诊。查体：P 170次/分，R 60次/分；鼻翼扇动；双肺有细小湿性啰音；肝肋下3 cm。诊断：先天性室间隔缺损。

7. 其可能的并发症是

A. 肺炎　　　　　　　　B. 支气管炎

C. 心力衰竭　　　　　　D. 呼吸衰竭

E. 细菌性心内膜炎

8. 主要治疗药物是

A. 青霉素　　　　　　　B. 利巴韦林（病毒唑）

C. 多巴胺　　　　　　　D. 强心苷

E. 乙酰半胱氨酸（痰易净）

9. 其用药护理措施是

A. 根据血药浓度按时给予

B. 协助患儿排痰

C. 协助生活护理

D. 保持呼吸道通畅

E. 服药前监测脉搏

（10～12题共用题干）

4岁男孩，发现心脏杂音、全身青紫3年半，活动后突然晕厥、抽搐，听诊胸骨左缘第3肋间Ⅱ级收缩期杂音，肺动脉瓣听诊区第二心音减弱。

10. 晕厥的原因考虑为

A. 癫痫发作　　　　　　B. 缺氧发作

C. 脑栓塞　　　　　　　D. 脑脓肿

E. 化脓性脑膜炎

11. 此时护士应准备静脉注射的药物是

A. 50%葡萄糖

B. 地西泮

C. 钙剂

D. 普萘洛尔（心得安）

E. 地高辛

12. 该患儿发作的机制是

A. 脱水、血液黏稠

B. 脑血栓形成

C. 肺动脉漏斗部的痉挛

D. 感染侵犯脑实质

E. 心功能不全

【B型题】

（1～3题共用备选答案）

A. 120～140次/分　　　B. 110～130次/分

C. 100～120次/分　　　D. 80～100次/分

E. 70～90次/分

1. 新生儿的心率是

2. 4～7岁小儿的心率是

3. 8～14岁小儿的心率是

（4～7题共用备选答案）

A. 肺动脉高压时可出现下半身青紫

B. 肺动脉瓣区第二心音固定分裂

C. 易出现心律不齐

D. 胸片显示肺血少，心影呈靴形

E. 可发生Eisenmenger综合征

4. 房间隔缺损

5. 动脉导管未闭

6. 法洛四联症

7. 室间隔缺损

（8～11题共用备选答案）

A. 室间隔缺损　　　　　　B. 房间隔缺损

C. 动脉导管未闭　　　　　D. 法洛四联症

E. 肺动脉狭窄

8. 胸骨左缘第2～3肋间Ⅱ～Ⅲ级柔和收缩期杂音，肺动脉瓣区第二心音增强，固定分裂

9. 胸骨左缘第2～3肋间粗糙连续机器样杂音，伴外周血管征

10. 胸骨左缘第3～4肋间粗糙收缩期杂音，肺动脉瓣区第二心音增强

11. 胸骨左缘第2～3肋间收缩期喷射样杂音，肺动脉瓣区第二心音减弱

（12～14题共用备选答案）

A. 按压胸骨体下1/3处，频率为每90次/分

B. 按压胸骨下半部，频率为每100～120次/分

C. 按压胸骨上半部，频率为每80～100次/分

D. 按压胸骨中部，频率为每90次/分

E. 按压胸骨下1/3处，频率为每60～80次/分

以上心脏胸外按压的年龄特点是

12. 新生儿

13. 婴幼儿

14. 学龄前儿童

【X型题】

1. 先天性心脏病致病遗传因素有

A. 单基因突变　　　　　　B. 多基因突变

C. 染色体畸变　　　　　　D. 代谢疾病

E. 宫内感染

2. 法洛四联症常见的并发症有

A. 脑血管意外　　　　　　B. 脑脓肿

C. 感染性心内膜炎　　　　D. 红细胞增多症

E. 急性心力衰竭

3. 室间隔缺损导管介入堵闭术的适应证是
   A. 膜部缺损：年龄≥3 岁，室缺距主动脉瓣≥3 mm
   B. 肌部室缺≥5 mm 或术后残余分流
   C. 年龄≥6 个月、体重≥4 kg
   D. 活动性感染性心内膜炎，心内有赘生物
   E. 重度肺动脉高压伴双向分流者

4. 关于病毒性心肌炎的叙述，正确的是
   A. 是病毒侵犯心脏所致的疾病
   B. 是以心肌炎症病变为主的疾病
   C. 常有期前收缩或传导阻滞
   D. 少数可发生心力衰竭或心源性休克
   E. 预后不好，部分会导致死亡

5. 对新生儿停止心肺复苏的指征
   A. 深昏迷对疼痛刺激无任何反应
   B. 自主呼吸持续停止
   C. 瞳孔散大、固定
   D. 脑干反射全部或大部分消失
   E. 无心搏和脉搏

【A1 型题】
1. D 2. C 3. C 4. D 5. B 6. B 7. D 8. C
9. C 10. D 11. E 12. C 13. C 14. C 15. D 16. C
17. E 18. D 19. E 20. C 21. D 22. C

【A2 型题】
1. C 2. C 3. D 4. D 5. A 6. E 7. C

【A3/A4 型题】
1. D 2. D 3. D 4. E 5. D 6. B 7. C 8. D
9. E 10. B 11. D 12. C

【B 型题】
1. A 2. D 3. E 4. B 5. A 6. D 7. E 8. B
9. C 10. A 11. D 12. A 13. B 14. B

【X 型题】
1. ABC 2. ABCD 3. AB 4. ABCD 5. ABCDE

第十一节 血液系统疾病患儿的护理

【A1 型题】

1. 营养性巨幼细胞贫血和营养性缺铁性贫血易发生的年龄是
   A. 出生后 2~3 个月
   B. 出生后 3~6 个月
   C. 出生后 6~9 个月
   D. 出生后 6~2 岁
   E. 出生后 1~2 岁

2. 导致原发性血小板减少性紫癜患儿出血的主要原因是
   A. 凝血因子减少
   B. 血小板功能减低
   C. 血小板数量减少
   D. 毛细血管脆性增加
   E. 毛细血管通透性增加

3. 因子Ⅷ缺乏症传统上是指
   A. 原发性血小板减少性紫癜
   B. 继发性血小板减少性紫癜
   C. 血友病甲
   D. 血友病乙
   E. 血友病丙

4. 下列有关血友病的叙述，正确的是
   A. 血友病是一组血小板功能异常的遗传性疾病
   B. 血友病甲和乙均属常染色体不完全性隐性遗传
   C. 血友病丙为伴性遗传，常由女性传递、男性发病
   D. 血友病甲、乙的症状较轻，血友病丙症状较重

E. 临床上血友病甲、乙比血友病丙多见

5. 对白血病患儿使用化疗药物时。错误的操作是
   A. 化疗药物多为静脉给药
   B. 注射时需确认静脉通畅后方能注入
   C. 鞘内用药时需快速注入
   D. 操作时最好戴一次性手套
   E. 密切观察化疗药物的不良反应

6. 婴儿生后 2~3 个月时红细胞计数降至 $3.0 \times 10^{12}/L$，血红蛋白量降至 110 g/L 的是
   A. 生理性贫血
   B. 溶血性贫血
   C. 营养性缺铁性贫血
   D. 营养性巨幼细胞贫血
   E. 再生障碍性贫血

7. 关于血友病的叙述正确的是
   A. 男性可发生任何类型的血友病
   B. 女性无血友病发病者
   C. 血友病发病基因均由女性传递
   D. 血友病甲为常染色体遗传
   E. 血友病丙为性染色体遗传

8. 营养性缺铁性贫血患儿应用铁剂治疗后，护理人员为观察治疗效果，最早观察的指标是
   A. 红细胞
   B. 血红蛋白

C. 网织红细胞　　　　　D. 血清铁浓度

E. 血清铁蛋白

9. 关于骨髓外造血的描述，不正确的是

A. 多发生于严重感染之后

B. 多发生于青春期

C. 肝、脾、淋巴结肿大

D. 外周血中出现有核红细胞和幼稚中性粒细胞

E. 病因去除后，恢复正常骨髓造血

10. 婴幼儿最常见的贫血是

A. 生理性贫血

B. 溶血性贫血

C. 营养性缺铁性贫血

D. 营养性巨幼红细胞贫血

E. 再生障碍性贫血

11. 营养性缺铁性贫血的最主要原因是

A. 先天性储铁不足　　　B. 铁的摄入不足

C. 生长发育快　　　　　D. 铁丢失过多

E. 铁的吸收减少

12. 白血病患儿经化疗缓解后，护理人员给予的指导措施合理的是

A. 像正常孩子学习　　　B. 坚持间歇化疗

C. 继续住院治疗　　　　D. 出院后卧床休息

E. 门诊定期随访

13. 治疗血友病甲患儿出血，首选

A. 凝血酶原复合物　　　B. 冷沉淀剂

C. 新鲜冰冻血浆　　　　D. 因子Ⅷ浓缩剂

E. 6 - 氨基己酸

14. 6 个月至 6 岁小儿血红蛋白正常值的低限是

A. 80 g/L　　　　　　　B. 90 g/L

C. 100 g/L　　　　　　D. 110 g/L

E. 120 g/L

15. 为促进铁的吸收，服用铁剂时最好选择

A. 与维生素 C 同服　　　B. 与维生素 A 同服

C. 与维生素 B 同服　　　D. 与牛奶同服

E. 与钙片同服

16. 预防小儿营养性缺铁性贫血，护理中应强调

A. 羊奶喂养

B. 牛奶喂养

C. 补充铁剂

D. 及时添加蔬菜、水果

E. 及时添加含铁丰富的食物

17. 服用铁剂治疗缺铁性贫血时，粪便颜色呈

A. 黄色　　　　　　　　B. 绿色

C. 黑色　　　　　　　　D. 白色

E. 陶土色

18. 营养性缺铁性贫血与营养性巨幼红细胞性贫血的临床表现不同的是前者

A. 红细胞减少　　　　　B. 疲乏无力

C. 食欲减退　　　　　　D. 心率增快

E. 有神经、精神症状

【A2 型题】

1. 患儿，面色蜡黄，手有震颤，血红细胞计数 $3 \times 10^{12}/$ L，血红蛋白80 g/L，血片中红细胞形态大小不等，以大红细胞为多，首先考虑

A. 营养性缺铁性贫血

B. 营养性巨幼细胞贫血

C. 营养性混合性贫血

D. 生理性贫血

E. 溶血性贫血

2. 患儿，男，3 岁半。因进食蚕豆后次日突发红茶水样小便来院急诊。查体：患儿精神萎靡，贫血貌，巩膜轻度黄染，考虑患儿最可能为

A. 营养性缺铁性贫血

B. 营养性巨幼细胞贫血

C. 再生障碍性贫血

D. G - 6 - PD 缺陷症

E. 珠蛋白生成障碍性贫血

3. 女婴，6 个月，足月顺产。护士在家访时。为预防小儿营养性缺铁性贫血，应重点指导家长

A. 母乳喂养

B. 混合喂养

C. 及时添加谷物、水果

D. 及时添加肝泥、肉末

E. 及早服用铁剂

4. 某患儿，男，诊断为血友病乙，家长迫切要求根治该病，最恰当的治疗措施是

A. 补充缺乏的凝血因子　　B. 避免创伤

C. 基因疗法　　　　　　　D. 手术治疗

E. 药物治疗

5. 患儿，男，5 岁，患儿无明显原因面色进行性苍白伴疲乏、无力，经常出现鼻衄，查体：肝、脾及淋巴结轻度肿大，皮肤可见瘀斑。血常规：红细胞、血红蛋白及血小板均减少，骨髓象：可见原始及幼稚细胞极度增生。该患儿可能的诊断是

A. 营养性贫血

B. 再生障碍性贫血

C. 原发性血小板减少性紫癜

D. 血友病

E. 白血病

6. 8 个月小儿，面黄来诊，自幼母乳喂养，未加辅食，初诊为营养性巨幼细胞贫血，下述哪项处理最重要
  A. 增加辅助食品
  B. 使用维生素 B_{12}、叶酸
  C. 口服铁剂
  D. 口服维生素 C
  E. 输血

【A3/A4 型题】

（1～3 题共用题干）

8 个月患儿，母乳喂养，未加辅食，近 2 个月来面色苍黄，表情呆滞，肝肋下 3 cm，腱反射亢进，踝阵挛阳性。血常规：红细胞计数 $1.5 \times 10^{12}/L$，血红蛋白 65 g/L，白细胞计数 $5 \times 10^9/L$，血涂片：红细胞体大，中央淡染不明显。

1. 该患儿考虑诊断为
  A. 营养性巨幼细胞贫血
  B. 营养性混合性贫血
  C. 再生障碍性贫血
  D. 感染性贫血
  E. 营养性缺铁性贫血

2. 该例患儿贫血分度为
  A. 轻度   B. 中度
  C. 重度   D. 极重度
  E. 极轻度

3. 针对此病例，以下处理哪项是错误的
  A. 改善营养
  B. 补充维生素 B_{12} 及叶酸
  C. 对症处理
  D. 补充铁剂
  E. 有明显神经、精神症状者，应用镇静剂

（4～7 题共用题干）

患儿，男，8 个月，早产儿，未加辅食，体检时发现睑结膜苍白。血常规：Hb 80 g/L，RBC 计数 $2.5 \times 10^{12}/L$。确诊：小细胞性贫血。

4. 患儿体内可能缺乏
  A. 维生素 A   B. 维生素 B_{12}
  C. 维生素 C   D. 叶酸
  E. 铁

5. 该患儿的贫血程度是
  A. 生理性贫血   B. 轻度贫血
  C. 中度贫血   D. 重度贫血
  E. 极重度贫血

6. 患儿口服药物时正确的护理指导是
  A. 两餐之间服用   B. 大剂量口服
  C. 用牛乳送服   D. 餐中服用

E. 空腹时服用

7. 该患儿药物治疗的时间应持续到
  A. 面色苍白消失 1 周左右
  B. 肝、脾恢复正常后 2 周左右
  C. 网织红细胞计数增高 2 个月左右
  D. 血红蛋白正常后 2 个月左右
  E. 红细胞正常后 1 个月左右

（8～10 题共用题干）

女孩，7 岁。10 天前患急性上呼吸道感染，近 1 周下肢反复出现瘀点，间断鼻出血与牙龈出血来门诊检查。体检：下肢散在紫癜和瘀斑，肝、脾无肿大。化验：Hb 110 g/L，WBC 计数 $5.1 \times 10^9/L$，血小板计数 $15 \times 10^9/L$，以急性型原发性血小板减少性紫癜收入院。

8. 护理人员对该患儿进行病情观察，首要的内容是
  A. 生命体征   B. 自发性出血情况
  C. 白细胞计数   D. 患儿的心理变化
  E. 出入量

9. 治疗中忌用的药物是
  A. 泼尼松   B. 丙种球蛋白
  C. 免疫抑制剂   D. 地塞米松
  E. 阿司匹林

10. 此患儿大便后，突然烦躁、剧烈头痛、喷射性呕吐，提示可能合并了
  A. 休克   B. 脑疝
  C. 脑出血   D. 脑膜炎
  E. 胃出血

【B 型题】

（1～2 题共用备选答案）
  A. 毛细血管通透性增加
  B. 血小板数量减少
  C. 血小板功能减低
  D. 凝血因子缺乏
  E. 抗凝物质增多

1. 原发性血小板减少性紫癜患儿出血的主要原因是

2. 血友病患儿出血的主要原因是

（3～5 题共用备选答案）
  A. 浓缩红细胞
  B. 免疫球蛋白
  C. 凝血因子Ⅷ浓缩剂
  D. 凝血酶原复合物
  E. 血小板

3. 血友病甲患儿止血治疗时首选输注

4. 严重贫血的患儿可多次少量输注

5. 血小板减少性紫癜出血严重时可输注

（6～8题共用备选答案）

A. 过敏性紫癜

B. 血友病甲

C. 原发性血小板减少性紫癜

D. 血小板病

E. 白血病

6. 凝血因子缺乏的疾病是

7. 属于血小板功能异常的疾病是

8. 属于血管壁异常的疾病是

（9～10题共用备选答案）

A. 轻度贫血　　　　　B. 中度贫血

C. 重度贫血　　　　　D. 极重度贫血

E. 超重度贫血

9. 血红蛋白 90～60 g/L 为

10. 血红蛋白 <30 g/L 为

（11～13题共用备选答案）

A. 生后 4～6 天　　　B. 生后 2～3 个月

C. 生后 4～6 岁　　　D. 7 岁

E. 8 岁

11. 生理性贫血出现于

12. 淋巴细胞与中性粒细胞第 1 次交叉出现于

13. 小儿白细胞数目接近成人水平的年龄

【X 型题】

1. 体内铁缺乏常见的病因有

A. 先天性储铁不足　　　B. 铁摄入不足

C. 生长发育快　　　　　D. 丢失过多或吸收减少

E. 日光照射不足

2. 营养性缺铁性贫血的骨髓象特点有

A. 幼红细胞增生活跃

B. 大细胞为主，中央淡染区扩大

C. 细胞质量少，边缘不规则

D. 细胞质成熟程度落后于细胞核

E. 各期红细胞体积均大

3. 急性特发性血小板减少性紫癜的临床特点是

A. 不能自行缓解

B. 儿童多见

C. 不可能出现内脏出血

D. 多有病毒感染史

E. 血小板明显减少

4. 白血病患儿预防感染的措施包括

A. 住空气层流室

B. 口腔的清洁

C. 保持大便通畅，便后清洁肛门

D. 应用丙种球蛋白增强抵抗力

E. 输血以纠正贫血

参考答案

【A1 型题】

1. D　2. C　3. C　4. E　5. C　6. A　7. A　8. C

9. B　10. C　11. B　12. B　13. A　14. D　15. A　16. E

17. C　18. A

【A2 型题】

1. B　2. D　3. D　4. C　5. E　6. B

【A3/A4 型题】

1. A　2. B　3. D　4. E　5. C　6. A　7. D　8. B

9. E　10. C

【B 型题】

1. B　2. D　3. C　4. E　5. C　6. B　7. D　8. A

9. B　10. D　11. B　12. A　13. E

【X 型题】

1. ABCD　2. ACD　3. BDE　4. ABC

第十二节　泌尿系统疾病患儿的护理

【A1 型题】

1. 与急性肾小球肾炎发病有关的病原体是

A. 金黄色葡萄球菌

B. 支原体

C. 链球菌

D. 柯萨奇病毒

E. 流感嗜血杆菌

2. 一肾病综合征患儿，有胸水，全身水肿较重，护理该患儿时不应采用的方法是

A. 避免擦伤及受压

B. 保持皮肤清洁干燥

C. 阴囊部用吊带托起

D. 让患儿卧于橡胶单上以利清洗

E. 静脉穿刺时选好血管，争取一次穿刺成功

3. 急性尿路感染正确的是

A. 新生儿多无症状

B. 儿童期以全身症状为主

C. 婴儿期以尿路刺激症状为主

D. 下尿路感染时全身症状多明显（儿童）

E. 上尿路感染时可有腰痛及肾区叩击痛（儿童）

4. 小儿时期常见的肾病为

A. 先天性肾病
B. 原发性肾病

C. 继发性肾病
D. 肾炎性肾病

E. 单纯性肾病

5. 急性肾炎患儿的重症表现多发生在

A. 起病后第 1 周内
B. 起病 2 周以后

C. 出现肉眼血尿时
D. 尿量增多阶段

E. 疾病恢复阶段

6. 急性肾小球肾炎水肿期，选择何种饮食为宜

A. 无盐、高糖、高蛋白

B. 低盐、高糖、高蛋白

C. 低盐、高糖、低蛋白

D. 无盐、高糖、低蛋白

E. 低盐、普通饭

7. 婴幼儿少尿的标准为 24 小时尿量少于

A. 50 ml
B. 100 ml

C. 200 ml
D. 300 ml

E. 400 ml

8. 易在泌尿道内形成结晶，引起血尿、尿痛的药是

A. 卡那霉素
B. 庆大霉素

C. 磺胺药
D. 氯霉素

E. 青霉素

9. 对急性肾小球肾炎进行饮食管理，出现哪种情况应限制钠盐的摄入

A. 少尿水肿时
B. 出现氮质血症

C. 出现贫血时
D. 血尿

E. 尿检中有颗粒或红细胞管型

10. 氮质血症最先受累的是

A. 消化系统
B. 中枢系统

C. 呼吸系统
D. 循环系统

E. 血液系统

11. 关于急性肾炎水肿症状描述正确的是

A. 起病初为双下肢水肿

B. 水肿程度与水、钠摄入无关

C. 起病初为晨起双睑水肿

D. 多为重度水肿

E. 可凹性水肿

12. 单纯性肾病水肿症状中正确的是

A. 多为凹陷性水肿

B. 水肿原因与肾小球滤过率下降有关

C. 手足皮肤硬性水肿

D. 由于体内水、钠潴留导致血压明显升高

E. 起病急骤

13. 关于小儿泌尿系统的叙述，正确的是

A. 小儿尿液偏碱性

B. 小儿尿蛋白定量每天不应超过 200 mg/m²

C. 正常小儿尿液不能检出红细胞

D. 小儿年龄越小，肾相对越小

E. 小儿尿比重范围为 1.011 ~ 1.025

14. 对急性肾小球肾炎不正确的描述是

A. 自限性疾病
B. 多数预后良好

C. 血清补体降低
D. 血浆蛋白明显降低

E. 可出现轻、中度贫血

15. 急性肾小球肾炎前驱感染最常见的病原体是

A. 金黄色葡萄球菌
B. 大肠埃希菌

C. 肺炎链球菌
D. A 组 β 溶血性链球菌

E. 柯萨奇病毒

16. 急性肾小球肾炎患儿使用青霉素治疗，其目的是

A. 治疗肾小球炎症反应

B. 预防复发

C. 彻底清除残存感染灶

D. 防止发生并发症

E. 预防肾衰竭的发生

17. 肾病综合征最根本的病理生理改变是

A. 水肿
B. 大量蛋白尿

C. 电解质紊乱
D. 低白蛋白血症

E. 高胆固醇血症

18. 使肾病综合征病情加重或复发的最常见诱因是

A. 感染
B. 焦虑

C. 活动增多
D. 暴饮暴食

E. 蛋白质摄入不足

19. 肾病综合征患儿易合并感染的主要原因是

A. 长期使用利尿剂
B. 长期使用激素

C. 低盐饮食
D. 限制饮水

E. 活动量增多

20. 小儿泌尿系感染最常见的致病菌是

A. 溶血性链球菌
B. 金黄色葡萄球菌

C. 大肠埃希菌
D. 沙门菌

E. 克雷伯杆菌

21. 小儿泌尿系解剖特点不正确的是

A. 肾位置偏低，2 岁以内查体可触及

B. 输尿管长而弯曲，易受压及扭曲

C. 膀胱位置偏高，尿液充盈时可触及

D. 女婴尿道较短，容易发生逆行性感染

E. 男婴尿道较长，且常有包茎，不易发生逆行性感染

22. 肾病综合征患儿最易发生的并发症是

    A. 高血压   B. 低钾血症

    C. 骨质疏松症   D. 消化道出血

    E. 各种感染

23. 肾病综合征的病因是

    A. 与感染引起的免疫反应有关

    B. 与机体免疫功能异常有关

    C. 与机体免疫力低下有关

    D. 与细菌直接感染有关

    E. 与病毒直接感染有关

24. 小儿发生泌尿系感染的主要途径是

    A. 下行感染   B. 上行感染

    C. 淋巴感染   D. 血行感染

    E. 泌尿道先天畸形

25. 急性肾炎的临床表现正确的描述是

    A. 多发于 1~3 岁的小儿

    B. 发病前 3 天常有感染史

    C. 常出现少尿、血尿及高血压

    D. 发病 4 周后尿量增多

    E. 血清补体增高

【A2 型题】

1. 患儿，男，5 岁，因全身水肿较重以肾病综合征收住入院，检查发现患儿阴囊水肿明显，护理该患儿时不应采用的方法是

    A. 衣服宽松

    B. 避免肌内注射

    C. 阴囊部用吊带托起

    D. 保持皮肤清洁干燥

    E. 让患儿卧于橡胶单上以利清洗

2. 患儿，5 岁。水肿、少尿、血尿 5 天，近 1 天头痛、头晕、呕吐、视物模糊，惊厥 2 次，血压 180/110 mmHg，最可能的诊断是

    A. 急性肾炎

    B. 单纯性肾炎

    C. 急性肾炎、心力衰竭

    D. 肾炎性肾病伴循环充血

    E. 急性肾炎高血压脑病

3. 患儿，女，8 岁。水肿 4 天，尿色如浓茶，伴头晕、眼花一过性失明，惊厥 1 次，尿常规：蛋白（＋），红细胞 20~30 个/HP。首选的检查为

    A. 肾活检   B. 尿培养

    C. 肾功能   D. 肾脏 B 超

    E. 测血压

4. 患儿，男，10 岁。患急性肾炎，近 2 天来尿量减少，气急，不能平卧。查体：呼吸 48 次/分，心率 110 次/分，两肺底可闻及少许中小水泡音，肝右肋下 2 cm，对该患儿的护理主要是

    A. 吸氧

    B. 遵医嘱用碳酸氢钠

    C. 遵医嘱用强心、利尿药

    D. 遵医嘱用镇静剂

    E. 遵医嘱用降压药

5. 患儿，男，8 岁。4 周前患脓疱疮，3 日来眼睑水肿，有肉眼血尿。血压 150/110 mmHg。尿蛋白（＋＋＋），有大量红细胞，少量白细胞。血红细胞及血红蛋白轻度下降。抗"O"抗体 500 U，补体减少。尿素氮 25 mmol/L，最可能的诊断是

    A. 肾病综合征   B. 急进性肾炎

    C. 肾炎性肾病   D. 慢性肾炎

    E. 急性肾炎

6. 患儿，男，8 岁，因眼睑水肿、血尿 3 天以急性肾小球肾炎收住入院，该患儿治疗早期最主要的措施是

    A. 利尿   B. 卧床休息

    C. 低盐饮食   D. 低蛋白饮食

    E. 使用止血药

7. 患儿，男，8 岁。以肾病综合征收入院．经激素治疗后好转，病情稳定，即将出院，针对此患儿情况。护士应做的出院指导是

    A. 回家后仍以卧床休息为主

    B. 饮食注意补充大量蛋白

    C. 使用激素会增加食欲，应增加热量摄入

    D. 注意避免过分劳累，预防复发

    E. 可以进行正常的活动

8. 肾病综合征患儿，有胸腔积液，全身水肿较重，阴囊水肿明显，护理该患儿时不应采用的方法是

    A. 衣服宽松   B. 避免肌内注射

    C. 阴囊部用吊带托起   D. 保持皮肤清洁干燥

    E. 让患儿卧于橡胶单上以利清洗

9. 患儿，男，8 岁，眼睑水肿 4 天伴尿少，近 2 日尿呈浓茶色，患儿无尿频、尿急、尿痛。患儿 3 周前曾患上呼吸道感染。查体：T 36.2℃，R 26 次/分，P 100 次/分，BP 130/90 mmHg，神清，双眼睑及颜面水肿，双足背轻度非凹陷性水肿，心肺（－），腹软，肝脾肋下未及。该患儿正确的诊断是

    A. 先天性肾病   B. 单纯性肾病

    C. 肾炎性肾病   D. 急性肾小球肾炎

    E. 泌尿系感染

10. 患儿，男，6 岁，因少尿、血尿 5 天以急性肾小球肾炎收住入院，近一天呕吐 5 次，伴头痛、烦躁不安、

一过性失明，该患儿可能出现了

　　A. 严重的循环充血　　　　B. 高血压脑病

　　C. 消化性溃疡　　　　　　D. 脑栓塞

　　E. 脑膜炎

11. 6 岁小儿，尿频、尿痛 1 天，无发热，诊断为急性尿路感染，以往无类似病史，治疗使用磺胺类药物，护士在护理中最应注意的是

　　A. 饭后服用，减少胃肠反应

　　B. 多饮水，预防出血性膀胱炎

　　C. 调节饮食，预防电解质紊乱

　　D. 多饮水，预防结晶

　　E. 碾碎服用，以免窒息

【A3/A4 型题】

（1～3 题共用题干）

　　患儿，男，8 岁，因"急性肾小球肾炎伴严重循环充血"住院，住院当天排出液量为 300 ml。

1. 今日液体入量应为

　　A. 300 ml　　　　　　　　B. 500 ml

　　C. 800 ml　　　　　　　　D. 1000 ml

　　E. 1200 ml

2. 经住院治疗 1 个月后，水肿消退、血压正常、肉眼血尿消失。此时对患儿活动的指导是

　　A. 继续卧床休息　　　　　B. 室内轻度活动

　　C. 加强体能锻炼　　　　　D. 可以恢复上学

　　E. 多去公共场所

3. 急性肾小球肾炎恢复正常活动的指标是

　　A. 水肿消退　　　　　　　B. 血压正常

　　C. 血尿消失　　　　　　　D. 红细胞沉降率正常

　　E. Addis 计数正常

（4～6 题共用题干）

　　患儿，8 岁。2 周前患猩红热，近 3 天来尿量减少，尿色似洗肉水，眼睑水肿，伴头痛、恶心，测血压 20/14 kPa，下肢轻度水肿，尿蛋白（＋～＋＋），尿镜检见大量红细胞，C3 降低。

4. 诊断应首先考虑

　　A. 肾炎性肾病　　　　　　B. 单纯性肾病

　　C. 急性肾小球肾炎　　　　D. 慢性肾炎

　　E. 急性尿路感染

5. 目前最可能并发

　　A. 急性肾功能不全　　　　B. 水、电解质紊乱

　　C. 严重循环充血　　　　　D. 脑膜炎

　　E. 高血压脑病

6. 下列护理措施，不妥的是

　　A. 定期查尿常规　　　　　B. 监测血压变化

　　C. 限制钠、水入量　　　　D. 观察有无感染病灶

　　E. 观察有无脑膜刺激征

（7～8 题共用题干）

　　某患儿，女，2 岁，以急性泌尿系感染收入院，有发热、腹痛、尿痛、排尿时哭闹。

7. 护士进行护理评估时应注意下列哪方面

　　A. 卫生习惯　　　　　　　B. 饮食习惯

　　C. 居住环境　　　　　　　D. 活动习惯

　　E. 家庭环境

8. 为减少排尿时的不适，护士应当告诉家长采取何种措施

　　A. 注意休息　　　　　　　B. 多喂水

　　C. 排便后清洁外阴　　　　D. 减少排尿

　　E. 服止痛剂

（9～11 题共用题干）

　　患儿，男，8 岁，因"肾病综合征"住院。现患儿尿中有大量蛋白质，水肿严重，出现腹腔积液和阴囊水肿，嘱卧床休息。

9. 常用的治疗药物是

　　A. 肾上腺盐皮质激素

　　B. 肾上腺糖皮质激素

　　C. 去甲肾上腺素

　　D. 血管升压素

　　E. 生长激素

10. 该患儿的饮食护理宜选择

　　A. 高蛋白饮食　　　　　　B. 高脂肪饮食

　　C. 低钾饮食　　　　　　　D. 低钠饮食

　　E. 低钙饮食

11. 此时对患儿健康教育的重点是

　　A. 解释限制活动及饮食的重要性

　　B. 说明该病的病程较长

　　C. 强调出院后要按医嘱服药

　　D. 嘱咐不能到人多的公共场所

　　E. 说明用药期间不能预防接种

（12～15 题共用题干）

　　珍珍，8 岁，以急性肾炎收入院，表现为 3 日来眼睑水肿、每天尿量＜400 ml、镜下血尿、高血压。

12. 护士在作入院评估时。应当仔细询问

　　A. 家中是否有类似的病人

　　B. 患儿的睡眠习惯

　　C. 患儿的日常活动

　　D. 近期是否有扁桃体炎感染史

　　E. 患儿的语言表达方式

13. 如果珍珍主诉头晕、头痛、恶心、一过性眼花，护士

应当高度怀疑

  A. 水、钠潴留加重　　　　B. 高血压脑病

  C. 急性肾衰竭　　　　　　D. 药物严重副作用

  E. 循环充血

14. 为配合治疗，护士应当告诉珍珍的家长，珍珍的饮食应当注意

  A. 应当严格限制钠盐的摄入

  B. 应当限制水和蛋白质的摄入

  C. 不应当吃甜食

  D. 水肿消退、血压正常后可过渡到普通饮食

  E. 应当给予高蛋白饮食

15. 珍珍的家长询问珍珍何时可以上学，护士应当告诉家长

  A. 水肿消退、血压正常后可以上学

  B. 肉眼血尿消失、血压正常后可以上学

  C. Addis 计数正常后可以上学

  D. 尿液镜检，每高倍视野红细胞 <10 个后可以上学

  E. 血沉正常后可以上学

【B 型题】

（1~2 题共用备选答案）

  A. 肉眼血尿消失

  B. 镜下血尿消失

  C. 水肿消失、血压正常

  D. Addis 计数正常

  E. 血沉正常

1. 急性肾小球肾炎患儿停用低盐饮食的条件是

2. 急性肾小球肾炎患儿可以上学的标准是

（3~5 题共用备选答案）

  A. 限制饮水　　　　　　B. 大量饮水

  C. 低盐饮食　　　　　　D. 低脂饮食

  E. 高蛋白饮食

3. 泌尿系感染时需

4. 急性肾小球肾炎出现少尿时需

5. 肾病综合征水肿严重者需

【X 型题】

1. 急性肾小球肾炎的临床表现有

  A. 血尿　　　　　　　　B. 水肿

  C. 高脂血症　　　　　　D. 高血压

  E. 大量蛋白尿

2. 急性肾小球肾炎血液检查可见

  A. 轻、中度贫血

  B. 血脂增高

  C. 红细胞沉降率轻度增快

  D. 抗链球菌溶血素"O"（ASO）

  E. 血清总补体及 C2、C3 均降低

3. 单纯性肾病综合征的临床特征有

  A. 大量蛋白尿　　　　　B. 低白蛋白血症

  C. 高血压　　　　　　　D. 高度水肿

  E. 高脂血症

4. 急性肾小球肾炎患儿，恢复正常饮食应具备

  A. Addis 计数正常

  B. 肉眼血尿消失

  C. 血压正常

  D. 红细胞沉降率（血沉）恢复正常

  E. 水肿消退

5. 一单纯性肾病患儿正接受激素治疗，护士应注意观察

  A. 每日尿量

  B. 尿蛋白变化

  C. 血红蛋白的恢复情况

  D. 血浆蛋白的恢复情况

  E. 激素的副作用

6. 急性肾小球肾炎患儿常见严重并发症有

  A. 严重循环充血　　　　B. 高血压脑病

  C. 急性肾衰竭　　　　　D. 慢性心力衰竭

  E. 消化道出血

参 考 答 案

【A1 型题】

1. C　2. D　3. E　4. E　5. A　6. D　7. C　8. C

9. A　10. A　11. C　12. A　13. E　14. D　15. D　16. C

17. B　18. A　19. D　20. C　21. E　22. E　23. B　24. B

25. C

【A2 型题】

1. E　2. E　3. E　4. C　5. E　6. B　7. D　8. E

9. D　10. B　11. D

【A3/A4 型题】

1. C　2. B　3. E　4. C　5. E　6. E　7. A　8. B

9. B　10. D　11. A　12. D　13. B　14. D　15. E

【B 型题】

1. C　2. E　3. B　4. A　5. C

【X 型题】

1. ABD　2. ACDE　3. ABDE　4. CE　5. ABDE

6. ABC

第十三节　内分泌系统疾病患儿的护理

【A1 型题】

1. 新生儿低血糖的护理措施是
    A. 处理脐部　　　　　　B. 抗生素的应用
    C. 观察皮肤　　　　　　D. 补充能量
    E. 观察大便颜色

2. 先天性甲状腺功能减退症的治疗原则是
    A. 甲状腺片治疗维持到症状好转
    B. 甲状腺片治疗维持到学龄期结束
    C. 甲状腺片治疗维持到青春期开始
    D. 甲状腺片治疗到青春期结束
    E. 甲状腺片维持终生治疗

3. 先天性甲状腺功能减退症患儿应用药物治疗症状好转后，最应注意的问题是
    A. 休息　　　　　　　　B. 预防感染
    C. 供给大量碘　　　　　D. 补充水分
    E. 适当补充营养

4. 生长激素缺乏症患儿应用促合成代谢激素时，须密切监测
    A. 血生长激素水平　　　B. 肝肾功能
    C. 骨龄发育情况　　　　D. 身高增长情况
    E. 体重变化

5. 糖尿病患儿出现生长发育迟缓和抵抗力降低的主要原因是
    A. 肝糖原合成减少　　　B. 蛋白质合成减少
    C. 脂肪分解增加　　　　D. 糖原异生增加
    E. 电解质紊乱

6. 儿童糖尿病中占大多数的类型是
    A. 继发性　　　　　　　B. 先天性
    C. 获得性　　　　　　　D. 原发性
    E. 暂时性

7. 地方性甲状腺功能减退症的原因是
    A. 甲状腺先天性缺陷　　B. 甲状腺功能减退
    C. 孕母饮食中缺碘　　　D. 甲状腺肿瘤
    E. 甲状腺切除

8. 为避免神经系统功能损害，先天性甲状腺功能减退症的患儿应当
    A. 防止感染
    B. 保证营养供应
    C. 做好日常生活护理
    D. 重视新生儿筛查

    E. 保持大便通畅

【A2 型题】

1. 患儿，女，7 岁，因多尿，多饮，消瘦入院，测尿糖、血糖均高，小儿依赖心强，胆小。娇气。下列护理诊断，哪项不合此病
    A. 营养失调：与胰岛素缺乏和体内代谢紊乱有关
    B. 排尿异常：与渗透性利尿有关
    C. 喂养困难：与小儿年龄小，胃容量小有关
    D. 有感染的危险：与抵抗力下降有关
    E. 执行治疗方案无效：与患儿自控能力差有关

2. 18 个月小儿，因体格发育迟缓来院就诊，诊断为垂体性侏儒症。目前治疗使用生长激素替代疗法，父母询问何时可以停止用药，正确的回答是
    A. 治疗应持续到青春期结束为止
    B. 治疗应持续到体重正常为止
    C. 治疗应持续到身高正常为止
    D. 治疗应持续到骨骺愈合为止
    E. 治疗应持续终生

3. 患儿，男，1 岁，确诊为先天性甲状腺功能减低症后即开始服用甲状腺素片，近日发现患儿烦躁，哭闹，多汗，体重减轻，腹泻，此时应采取的措施是
    A. 停药　　　　　　　　B. 改换药物种类
    C. 减少药物剂量　　　　D. 增加药物剂量
    E. 不做特殊处理

【A3/A4 型题】

(1～3 题共用题干)

    母亲带 2 岁男孩查体，经检查发现：患儿智力低下，体重 12 kg，身长 75 cm，前囟未闭，走路不稳，不会喊"爸爸""妈妈"，骨龄落后。

1. 该男孩可能患
    A. 佝偻病
    B. 家族性矮小
    C. 脑积水
    D. 先天性甲状腺功能减退症
    E. 垂体性侏儒

2. 如该患儿发育正常，2 岁时身高应达到
    A. 46 cm　　　　　　　B. 50 cm
    C. 65 cm　　　　　　　D. 75 cm
    E. 85 cm

3. 正常小儿前囟关闭的月龄是
    A. 4～6 个月　　　　　　B. 7～9 个月

C. 10 ~ 12 个月　　　　　　D. 12 ~ 18 个月

E. 19 ~ 24 个月

（4 ~ 5 题共用题干）

　　10 岁男孩，体重 40 kg，因酮症酸中毒急诊入院，经抢救病情稳定，诊断为 1 型糖尿病。

4. 该患儿每日所需热卡为

A. 1000 ~ 1200 kcal　　　　B. 1400 ~ 1600 kcal

C. 1800 ~ 2000 kcal　　　　D. 2200 ~ 2400 kcal

E. 2600 ~ 2800 kcal

5. 为防止胰岛素注射过量引起的危险，护士应当指导患儿做到

A. 合理控制饮食　　　　　B. 积极锻炼身体

C. 固定注射部位　　　　　D. 随身携带糖块

E. 保持皮肤清洁

（6 ~ 7 题共用题干）

　　患儿，6 岁，糖尿病，一直胰岛素治疗，血糖控制平稳，晚间突然腹痛，稀水样便，父母给予止泻药，晨起发现意识模糊，急诊收入院，呼气有酮味，急查血糖 27.9 mmol/L。

6. 此患儿的医疗诊断为

A. 低血糖昏迷　　　　　　B. 高血糖昏迷

C. 乳酸性酸中毒　　　　　D. 酮症酸中毒

E. 半乳糖血症

7. 对此患儿的救治原则是

A. 快速进食甜食

B. 快速胰岛素静脉滴注

C. 化验血脂水平

D. 观察尿液颜色

E. 控制感染

（8 ~ 9 题共用题干）

　　凌晨护士巡视病房时发现患儿面色苍白，意识不清，

脉搏减慢，呼吸暂停，四肢厥冷。

8. 应首先想到患儿可能发生了下列哪种情况

A. 心力衰竭　　　　　　　B. 低血糖

C. 低钠血症　　　　　　　D. 低钙血症

E. 继发感染

9. 对其进行急救处理应选择

A. 快速静脉推注生理盐水

B. 快速静脉推注 25% 葡萄糖

C. 缓慢静脉推注 20% 甘露醇

D. 缓慢静脉推注 10% 葡萄糖酸钙

E. 立即给予糖水口服

【B 型题】

（1 ~ 2 题共用备选答案）

A. 20%　　　　　　　　　B. 30%

C. 40%　　　　　　　　　D. 50%

E. 60%

1. 糖尿病患儿每日脂肪供给的热能约占总热能的

2. 糖尿病患儿出现低血糖时可以使用葡萄糖溶液静脉注射，其正确的浓度是

参 考 答 案

【A1 型题】

1. D　2. E　3. E　4. C　5. B　6. D　7. C　8. D

【A2 型题】

1. C　2. D　3. C

【A3/A4 型题】

1. D　2. E　3. D　4. C　5. D　6. D　7. B　8. B

9. B

【B 型题】

1. B　2. D

第十四节　神经系统疾病患儿的护理

【A1 型题】

1. 护理急性感染性复发性神经炎最重要的措施是

A. 注意环境安静，保暖

B. 保证足够营养

C. 观察呼吸频率、节律及深度变化

D. 保护角膜、球结膜

E. 给予精神安慰及鼓励

2. 新生儿化脓性脑膜炎常见的致病菌是

A. 脑膜炎奈瑟菌　　　　　B. 流感嗜血杆菌

C. 肺炎链球菌　　　　　　D. 白念珠菌

E. 大肠埃希菌

3. 化脓性脑膜炎脑脊液不应出现

A. 外观浑浊　　　　　　　B. 压力升高

C. 白细胞计数增多　　　　D. 蛋白质增多

E. 糖含量增多

4. 吉兰 - 巴雷综合征脑脊液的特点是

A. 蛋白高，细胞数正常

B. 蛋白正常，细胞数增高

C. 蛋白正常，细胞数降低

D. 蛋白及细胞数均高

E. 蛋白低、细胞数增高

5. 细菌性脑膜炎抗生素治疗的疗程是

A. 1 周　　　　　　　B. 2~3 周

C. 4~5 周　　　　　　D. 5~6 周

E. 7 周

6. 新生儿期，中枢神经系统感染最常见的是

A. 病毒性脑膜炎

B. 中毒性脑病

C. 大肠埃希菌性脑膜炎

D. 肺炎链球菌性脑膜炎

E. 脑脓肿

7. 婴儿颅内压增高最典型的呕吐为

A. 非喷射状吐奶　　　B. 呛奶

C. 溢奶　　　　　　　D. 喷射状吐奶

E. 恶心伴呕吐

8. 出生时存在，生后 5~6 个月消失的反射是

A. 颈肢反射　　　　　B. 觅食反射

C. 握持反射　　　　　D. 拥抱反射

E. 角膜反射

9. 新生儿化脓性脑膜炎的临床表现特征为

A. 症状和体征较典型　B. 脑膜刺激征不明显

C. 持续高热　　　　　D. 颈强直

E. 易激惹

10. 小儿出生时存在，以后永不消失的神经反射是

A. 吞咽反射　　　　　B. 吸吮反射

C. 拥抱反射　　　　　D. 觅食反射

E. 握持反射

11. 12 岁以上小儿化脓性脑膜炎常见的致病菌是

A. 大肠埃希菌　　　　B. 肺炎链球菌

C. 副大肠埃希菌　　　D. 流感嗜血杆菌

E. 金黄色葡萄球菌

12. 化脓性脑膜炎时病原菌传播的主要途径是

A. 呼吸道分泌物或飞沫传播

B. 接触性传播

C. 昆虫传播

D. 血液传播

E. 邻近组织感染直接蔓延

13. 婴儿化脓性脑膜炎的感染途径中最常见

A. 脐部创口　　　　　B. 消化道

C. 皮肤黏膜　　　　　D. 中耳炎

E. 呼吸道

14. 脑性瘫痪患儿临床最为多见的一型是

A. 手足徐动型　　　　B. 肌张力低下型

C. 痉挛型　　　　　　D. 强直型

E. 共济失调型

15. 痉挛性脑性瘫痪患儿表现为

A. 自主运动很少

B. 稳定性差

C. 无目的、不协调的、不能自控的动作

D. 全身僵硬

E. 下肢肌张力明显增高

16. 脑性瘫痪是一种

A. 非进行性中枢性运动障碍

B. 非进行性外周性运动障碍

C. 进行性中枢性运动障碍

D. 进行性外周性运动障碍

E. 缓慢进行性中枢性运动障碍

17. 对化脓性脑膜炎患儿的处理，正确的是

A. 保持安静，头侧位以防窒息

B. 硬脑膜下穿刺时应侧卧位，固定头部

C. 重症患儿输液速度宜快

D. 颅内压高时应适量放出脑脊液

E. 硬脑膜下积液者可穿刺放液，每次不少于 30 ml

【A2 型题】

1. 患儿，男，7 个月。因上呼吸道感染出现发热，体温 39.7℃，突然出现全身抽搐、双眼凝视、意识丧失。为防止患儿受伤，以下处理错误的是

A. 将可能伤害患儿的硬物移开

B. 床挡处放置棉垫

C. 用纱布包裹压舌板

D. 强行牵拉患儿肢体

E. 手中或腋下垫上纱布

2. 患儿，女，3 岁。因化脓性脑膜炎入院，现意识不清，呼吸不规则，两侧瞳孔不等大，对光反射迟钝。该患儿可能要出现的并发症是

A. 脑疝　　　　　　　B. 脑积水

C. 脑脓肿　　　　　　D. 脑出血

E. 脑室管膜炎

3. 患儿，女，半岁。高热、拒乳、抽搐，前囟饱满，血常规正常，初步诊断为病毒性脑膜炎，首要的护理措施为

A. 维持正常体温　　　B. 降低颅内压

C. 加强安全保护　　　D. 密切观察病情

E. 做好健康指导

4. 患儿，男，2 岁 4 个月，出现发热、头疼、呕吐、烦躁，诊为化脓性脑膜炎，其不正确的护理措施为

A. 严密观察患儿生命体征及瞳孔的变化

B. 记录 24 小时出入量，防止体液不足

C. 保持室内安静，避免一切刺激

D. 为防止患儿呕吐，应减少患儿食物的摄入

E. 给予 20% 甘露醇，降低颅内压

5. 患儿，女，2 岁，运动发育落后，自主运动不协调，下肢肌张力增高，抱起时双腿交叉呈剪刀样。最有可能的诊断是

A. 癫痫局限性发作 B. 脑性瘫痪

C. 癫痫小发作 D. 注意力缺陷多动症

E. 癫痫大发作

6. 男性，患儿，4 岁，以化脓性脑膜炎亚急性型收入院。经脑脊液涂片革兰染色找菌明确为流感嗜血杆菌感染，使用氨苄西林治疗。目前已经治疗 1 周，患儿病情稳定。患儿家长询问何时可以停止用药，护士正确的回答是

A. 化脓性脑膜炎用药疗程为 1~2 周

B. 化脓性脑膜炎用药疗程为 3~4 周

C. 化脓性脑膜炎用药疗程为 4~8 周

D. 化脓性脑膜炎用药疗程不少于 2~3 周

E. 化脓性脑膜炎用药疗程不少于 4~8 周

7. 女患儿，10 个月。因发热、频繁呕吐及惊厥被诊断为"化脓性脑膜炎"，脑脊液培养为肺炎链球菌，经过治疗明显好转。但今晨发现前囟又隆起，呕吐 2 次，惊厥 1 次。可能发生的并发症是

A. 脑积水 B. 脑脓肿

C. 硬脑膜下积液 D. 脑水肿

E. 癫痫

【A3/A4 型题】

(1~2 题共用题干)

5 岁患儿，发热、头痛、呕吐 1 天，抽搐 3 次。查体：T 39℃，P 98 次/分，R 30 次/分，节律不齐，BP 110/80 mmHg，双眼凝视；脑脊液检查：外观浑浊，压力高；血常规：白细胞计数高。

1. 该患儿可能性最大的诊断为

A. 化脓性脑膜炎 B. 高热惊厥

C. 低钙惊厥 D. 病毒性脑炎

E. 癫痫

2. 对此患儿的护理哪项是错误的

A. 立即侧卧吸氧 B. 头部物理降温

C. 注意观察瞳孔 D. 观察生命体征

E. 注意保暖

(3~5 题共用题干)

患儿，4 岁。因发热呕吐 2 天入院。今晨护士查房时发现患儿精神差，呕吐频繁，呈喷射性。查体：颈项强直。

3. 护士应立即做的是

A. 询问父母有关小儿的病史

B. 观察病情及呕吐次数

C. 温水擦浴，物理降温

D. 立即通知医师

E. 卧床休息

4. 确诊的首选检查是

A. 血常规检查 B. 脑脊液检查

C. 头颅 CT D. X 线检查

E. 抽血生化检查

5. 次日，患儿出现意识模糊，瞳孔不等大，可能出现的并发症是

A. 心力衰竭 B. 脑疝

C. 呼吸衰竭 D. 斜视

E. 眼睑下垂

(6~9 题共用题干)

患儿，男，2 岁，入院诊断为"化脓性脑膜炎"。入院后患儿渐呈昏迷状态，呼吸不规则，两侧瞳孔不等大，对光反射迟钝。

6. 该患儿可能并发了

A. 硬脑膜下积液 B. 脑疝

C. 脑积水 D. 脑室管膜炎

E. 脑神经损伤

7. 应采取的措施是

A. 应按抗生素血药浓度周期给药

B. 脱水药应在 30 分钟内进入体内

C. 降低颅内压，防止脑积水发生

D. 保持血浆中药物的浓度，降低细菌产生耐药性的可能

E. 少量多餐，4~6 次/天，防止胃反流

8. 此期间的护理措施除外

A. 预防细菌引起的上呼吸道感染

B. 翻身时用力拖、拉，保持平衡

C. 治疗及护理工作应相对集中

D. 患儿肢体在功能位

E. 防止足下垂等并发症的发生

9. 经 3 周治疗后患儿症状消失，脑脊液检查正常，对其家长健康指导的重点是

A. 观察患儿的生命体征变化

B. 患儿侧卧位或头偏向一侧

C. 积极进行各种功能训练

D. 绝对卧床休息

E. 乙醇擦浴，1 次/天

（10～14 题共用题干）

患儿，10 个月，突然高热、烦躁，吃奶后频繁呕吐入院，查体：体温 38℃，意识模糊，眼神呆滞，颈有抵抗，前囟隆起。

10. 应考虑以下哪种疾病

A. 高热惊厥

B. 颅内压增高

C. 婴儿痉挛症

D. 维生素 D 缺乏性手足搐搦症

E. 癫痫

11. 其发病机制主要为

A. 神经细胞突然异常放电引发惊厥

B. 下呼吸道不畅引起低氧血症

C. 脑实质及液体量超过了代偿限度

D. 血钙降低，神经－肌肉兴奋性增高

E. 脑组织突然缩小所致

12. 治疗原则为

A. 补液，先胶体后晶体

B. 应用强有力抗生素

C. 消除病因，降低颅内压

D. 药物、物理降温相结合

E. 立即补钙

13. 使用甘露醇脱水剂治疗时哪项措施不合适

A. 先加温使结晶溶解

B. 避免药物外漏，以免组织坏死

C. 缓慢静脉滴注以免加重心脏负担

D. 不与其他药物混合

E. 必要时可重复使用

14. 在治疗过程中患儿出现脑疝，眼部特征为

A. 落日眼　　　　　B. 视物模糊

C. 失明　　　　　　D. 两侧瞳孔不等大

E. 瞳孔缩小

（15～16 题共用题干）

男婴，生后 28 天，拒乳，嗜睡 3 天，体温 39.2℃，面色青灰，前囟张力高，双眼凝视入院。

15. 该患儿最可能的诊断是

A. 病毒性脑炎　　　B. 重症肺炎

C. 化脓性脑膜炎　　D. 新生儿败血症

E. 流行性脑炎

16. 在治疗过程中患儿高热不退，反复惊厥发作，颅缝裂开，呕吐不止，可能合并了

A. 脑疝　　　　　　B. 蛛网膜下隙出血

C. 脑室管膜炎　　　D. 脑积水

E. 硬膜下积液

【B 型题】

（1～4 题共用备选答案）

A. 异烟肼　　　　　B. 链霉素

C. 利福平　　　　　D. 乙胺丁醇

E. 吡嗪酰胺

1. 易引起球后视神经炎的药物是

2. 易引起第 8 对脑神经损伤的药物是

3. 肾衰竭时忌用的药物是

4. 易引起精神兴奋症状、周围神经炎的药物是

（5～8 题共用备选答案）

A. 颈强直　　　　　B. 巴宾斯基征阳性

C. 前囟饱满　　　　D. 提睾反射

E. 膝腱反射

5. 属于脑膜刺激征的是

6. 属于颅内高压表现的是

7. 属于病理反射的是

8. 属于浅反射的是

【X 型题】

1. 化脓性脑膜炎常见的致病菌有

A. 大肠埃希菌　　　B. 脑膜炎奈瑟菌

C. 肺炎克雷伯杆菌　D. 流感嗜血杆菌

E. 铜绿假单胞菌

2. 化脓性脑膜炎的并发症有

A. 脑出血　　　　　B. 脑积水

C. 脑室管膜炎　　　D. 硬脑膜下积液

E. 血管升压素异常分泌综合征

3. 中枢神经系统常见的病毒感染有

A. 腺病毒　　　　　B. 水痘病毒

C. 肠道病毒　　　　D. 疱疹病毒

E. 合胞病毒

4. 注意力缺陷多动障碍的主要症状是

A. 攻击性行为　　　B. 注意力缺陷

C. 智力下降　　　　D. 活动过度

E. 喂养困难

5. 化脓性脑膜炎脑脊液的特点是

A. 压力升高　　　　B. 外观浑浊

C. 蛋白升高　　　　D. 糖含量下降

E. 白细胞计数下降

6. 吉兰－巴雷综合征病人的护理诊断为

A. 低效性呼吸形态

B. 清理呼吸道无效

C. 生活自理能力缺陷

D. 恐惧

E. 急性意识障碍

7. 注意力缺陷多动障碍常见临床症状包括

　　A. 兴奋　　　　　　　　B. 睡眠差

　　C. 喂食困难　　　　　　D. 易哭闹

　　E. 对有趣的事注意力集中

8. 病毒性脑炎与脑膜脑炎脑脊液可见

　　A. 压力增高

　　B. 中性粒细胞为主

　　C. 淋巴细胞为主

　　D. 蛋白质轻中度增高

　　E. 糖和氯化物一般正常

参考答案

【A1 型题】

1. C　2. E　3. E　4. A　5. B　6. C　7. D　8. A

9. B　10. A　11. B　12. A　13. A　14. C　15. E　16. A

17. A

【A2 型题】

1. D　2. A　3. B　4. D　5. B　6. D　7. C

【A3/A4 型题】

1. A　2. E　3. D　4. B　5. B　6. B　7. B　8. B

9. C　10. B　11. C　12. C　13. C　14. C　15. C　16. E

【B 型题】

1. D　2. B　3. B　4. A　5. A　6. C　7. B　8. D

【X 型题】

1. ABD　　2. BCDE　　3. CD　　4. BD　　5. ABCD

6. ABCD　　7. ABC　　8. ACDE

第十五节　免疫缺陷疾病患儿的护理

【A1 型题】

1. 原发性免疫缺陷病的最典型特征是

　　A. 易发生恶性肿瘤　　　　B. 营养发育差

　　C. 反复感染　　　　　　　D. 免疫球蛋白低

　　E. 淋巴组织发育不良

2. X 连锁低丙种球蛋白血症的特点是

　　A. 仅男性发病　　　　　　B. 感染程度较轻

　　C. 多见于青壮年　　　　　D. 新生儿手足搐搦

　　E. T 细胞功能异常

3. 皮肤黏膜淋巴结综合征最严重的临床表现是

　　A. 急性发热　　　　　　　B. 皮肤红疹

　　C. 心律不齐　　　　　　　D. 淋巴结肿大

　　E. 冠状动脉病变

4. 关于风湿热的舞蹈病下列哪项不符

　　A. 女童多见

　　B. 四肢不自主运动

　　C. 入睡后症状消失

　　D. 面部无目的，不自主运动

　　E. 入睡后病症加重

5. 儿童类风湿病的特点是

　　A. 心脏受累常见

　　B. 年幼儿全身症状轻

　　C. 环形红斑是特异表现

　　D. 年长儿以关节受累为主

　　E. 其发病与链球菌感染密切相关

6. 儿童类风湿病全身型的特点是

　　A. 年长儿多见　　　　　　B. 关节症状较重

　　C. 常侵犯单个关节　　　　D. 发热为主要症状

　　E. 热度持续数天

7. 风湿热患儿一般恢复至正常活动所需的时间是

　　A. 重度关节障碍者 2 个月

　　B. 轻度关节障碍者 3 个月

　　C. 无心脏受累者 4 个月

　　D. 轻度心脏受累者 5 个月

　　E. 重度心脏炎伴心力衰竭者 6 个月

8. 治疗儿童类风湿关节炎的药物是

　　A. 青霉素　　　　　　　　B. 阿司匹林

　　C. 布洛芬　　　　　　　　D. 链霉素

　　E. 肾上腺皮质激素

9. 皮肤黏膜淋巴结综合征的特征性表现是

　　A. 恢复期指端膜状脱皮

　　B. 病初指端膜状脱皮

　　C. 淋巴结肿大

　　D. 急性发热

　　E. 心肌梗死

10. 过敏性紫癜患儿首发症状常为

　　A. 皮肤紫癜　　　　　　　B. 便血

　　C. 关节肿胀　　　　　　　D. 血尿

　　E. 水肿

11. 风湿热舞蹈病的特点是

　　A. 全身不自主的快速运动

　　B. 多表现为头部摇晃

　　C. 精神集中时减轻

　　D. 入睡后加重

E. 女童多见

【A2 型题】

1. 患儿被诊断为风湿热，口服泼尼松治疗 12 周，停药后 1~2 天出现低热、关节痛，ESR 50 mm/h，应首先考虑
   A. 疾病复发
   B. 原诊断错误
   C. 泼尼松疗程不足
   D. 泼尼松的不良反应
   E. 药物的反跳现象

2. 患儿，男，8 岁，2 周前曾发热 3 天，伴咳嗽、流涕，3 天来感觉胸闷，心前区不适。查体：在左第 5 肋间锁骨中线外 1 cm 心音低钝，心率 120 次/分。每分钟可闻及 5~6 次期前收缩。该患儿最可能是
   A. 先天性心脏病
   B. 风湿性心脏病
   C. 肥厚型心肌病
   D. 川崎病
   E. 病毒性心肌炎

3. 患儿，5 岁，男，因高热 5 天入院。口唇干燥、潮红、皲裂。咽部弥漫性充血。四肢末端实性肿胀，疼痛哭闹，应考虑什么诊断
   A. 上呼吸道感染
   B. 咽炎
   C. 扁桃体炎
   D. 川崎病
   E. 心脏病

4. 7 岁女童，因风湿热入院，目前使用青霉素和阿司匹林治疗。近日该患儿出现食欲下降、恶心等胃肠道不适，护士可以给予的正确指导是
   A. 饭后服用阿司匹林
   B. 停止使用阿司匹林
   C. 这是青霉素的副作用
   D. 两餐间服用阿司匹林
   E. 阿司匹林与维生素 C 同服

5. 某患儿诊断为皮肤黏膜淋巴结综合征，护理人员告知患儿家长特别注意预防及观察的是
   A. 冠状动脉炎
   B. 眼结膜充血
   C. 淋巴结肿大
   D. 四肢末端肿胀
   E. 口唇干燥

6. 8 岁男童，因关节肿痛就诊，以儿童类风湿病收入院。目前该患儿体温正常，主要表现为反复发作的游走性关节炎。目前该患儿适宜的护理诊断是
   A. 活动无耐力
   B. 如厕自理缺陷
   C. 躯体移动障碍
   D. 潜在并发症：心肌受损
   E. 潜在并发症：关节水肿

7. 患儿，8 岁，发热 2 周，间断出现多形性红斑，近 1 个月指、趾关节疼痛、肿胀，起初为一侧，现为双侧。检查：白细胞计数 14×10^9/L，C - 反应蛋白阳性，用过抗生素治疗无效。诊断考虑为
   A. 风湿热
   B. 败血症
   C. 儿童类风湿病
   D. 白血病
   E. 系统性红斑狼疮

【A3/A4 型题】

（1~4 题共用题干）

患儿，男，6 岁，1 周前感冒发热，未进行特殊治疗，最近感到心慌、乏力。体检：心率 110 次/分，心音低，心界扩大，诊断为风湿热。

1. 以哪项表现为主的风湿热
   A. 关节炎
   B. 舞蹈病
   C. 心肌炎
   D. 皮下小结
   E. 环形红斑

2. 最有诊断意义的心电图改变是
   A. 室性期前收缩
   B. ST 段下降
   C. P - R 间期延长
   D. T 波平坦
   E. T 波倒置

3. 首选的药物为
   A. 泼尼松
   B. 辅酶 Q_{10}
   C. 环磷酰胺
   D. 大剂量维生素
   E. 能量合剂

4. 此患儿重点的护理措施是
   A. 关节的护理
   B. 心理护理
   C. 发热的护理
   D. 生活护理
   E. 心肌炎的护理

（5~6 题共用题干）

11 岁男童，因双下肢皮肤出现紫红色出血点来院就诊，经检查确诊为过敏性紫癜。

5. 目前该患儿双下肢及臀部出现大量紫癜，此时护士除应采取措施保护患儿皮肤外，还应当注意预防
   A. 心脏损害
   B. 体温过高
   C. 口唇干裂
   D. 消化道出血
   E. 淋巴结肿大

6. 近日该患儿主诉腹痛、恶心，同时发现大便变黑，其应当采取
   A. 禁食
   B. 半流质饮食
   C. 低脂饮食
   D. 低盐饮食
   E. 低蛋白饮食

【B 型题】

（1~3 题共用备选答案）
   A. 风湿热

B. 儿童类风湿病

C. 过敏性紫癜

D. 先天性胸腺发育不全

E. 皮肤黏膜淋巴结综合征

1. 会导致关节畸形的是

2. 容易引起肾损害的是

3. 容易引起冠状动脉炎的是

（4～6题共用备选答案）

　　A. 环形红斑　　　　　B. 关节破坏

　　C. 腹痛、便血　　　　D. 心肌梗死

　　E. 结膜炎

4. 类风湿关节炎的表现

5. 风湿热的表现

6. 川崎病的表现

【X 型题】

儿童风湿热的常见护理诊断是

　　A. 体温过高：与非化脓性炎症有关

　　B. 躯体移动障碍：与关节疼痛畸形有关

C. 焦虑：与疾病对健康的威胁有关

D. 消化道出血：与肾毛细血管变态反应炎症有关

E. 潜在并发症：与抗感染治疗用药有关

参 考 答 案

【A1 型题】

1. C　2. A　3. E　4. E　5. D　6. D　7. E　8. C

9. A　10. A　11. E

【A2 型题】

1. E　2. E　3. D　4. A　5. A　6. C　7. C

【A3/A4 型题】

1. C　2. C　3. A　4. E　5. D　6. A

【B 型题】

1. B　2. C　3. E　4. B　5. A　6. E

【X 型题】

ABCE

第十六节　遗传性疾病患儿的护理

【A1 型题】

1. 苯丙酮尿症的主要诊断依据是

　　A. 智力低下

　　B. 血清苯丙氨酸明显升高

　　C. 阳性家族史

　　D. 尿有鼠尿样臭味

　　E. 尿三氯化铁试验阳性

2. 苯丙酮尿症病人尽早开始治疗，主要是为了预防

　　A. 智力低下　　　　　B. 皮肤颜色变浅

　　C. 湿疹　　　　　　　D. 毛发枯黄

　　E. 抽搐

3. 小儿染色体病中最常见的一种是

　　A. 色盲

　　B. 猫叫综合征

　　C. 先天性心脏病

　　D. 21 三体综合征

　　E. 脆性 X 染色体综合征

4. 遗传的物质基础是

　　A. 基因　　　　　　　B. 线粒体

　　C. 染色体　　　　　　D. 生殖细胞

　　E. 脱氧核糖核酸

5. 治疗糖原累积症目前效果较好的替代疗法是

　　A. 长期鼻饲　　　　　B. 口服生玉米淀粉

C. 高糖饮食　　　　　D. 高蛋白饮食

E. 低脂肪饮食

6. 苯丙酮尿症患儿血中苯丙氨酸浓度应维持在

　　A. 4 mg/dl 以下　　　B. 4～10 mg/dl

　　C. 10～15 mg/dl　　　D. 15～25 mg/dl

　　E. 25～30 mg/dl

【A3/A4 型题】

（1～2题共用题干）

　　6 个月女婴，易激怒。因 2 小时前抽搐就诊。查体：体温表情呆滞，皮肤白皙，毛发偏黄，四肢肌张力高，尿、汗有发霉臭味。

1. 最有可能的诊断为

　　A. 21 三体综合征

　　B. 先天性甲状腺功能减退症

　　C. 苯丙酮尿症

　　D. 维生素 D 缺乏性佝偻病

　　E. 特发性癫痫

2. 针对该患儿所患疾病，立即采取的措施是

　　A. 静脉推注 10% 葡萄糖酸钙

　　B. 口服甲状腺干粉片

　　C. 限制饮食

　　D. 做血尿化验检查

　　E. 给予维生素 D 制剂

【B 型题】

（1～3 题共用备选答案）

  A. 过多糖原聚集

  B. 肝肾组织无法分解 6 – 磷酸葡萄糖

  C. 肝糖原聚集使血糖转换为脂肪

  D. 糖原利用障碍使蛋白质分解增强

  E. 增多的 6 – 磷酸葡萄糖通过无氧酵解使血中乳酸增加

1. 糖原累积病 I 型患儿易出现肥胖的原因是

2. 糖原累积病 I 型患儿肝大的原因是

3. 糖原累积病 I 型患儿生长发育障碍的原因是

（4～5 题共用备选答案）

  A. 50～70 mg/（kg·d）

  B. 40 mg/（kg·d）

  C. 25～30 mg/（kg·d）

  D. 10～30 mg/（kg·d）

  E. 4～10 mg/（kg·d）

4. 3～6 个月小儿需要苯丙氨酸

5. 2 岁小儿需要苯丙氨酸

参 考 答 案

【A1 型题】

1. B　2. A　3. D　4. A　5. B　6. B

【A3/A4 型题】

1. C　2. D

【B 型题】

1. C　2. A　3. D　4. B　5. C

第十七节　常见传染病患儿的护理

【A1 型题】

1. 关于麻疹的护理措施，错误的是

  A. 卧床休息至皮疹消退

  B. 迅速降温

  C. 给予清淡易消化的流质饮食

  D. 要及时评估透疹情况

  E. 及早发现麻疹并发症

2. 关于麻疹护理，错误的措施是

  A. 忌用肥皂擦洗皮肤

  B. 避免揉眼

  C. 高热时口服足量退热药

  D. 饮食宜清淡易消化的流质饮食

  E. 急性期应卧床休息

3. 医务人员检查麻疹患儿后，应立即采取

  A. 彻底洗手

  B. 更换隔离衣

  C. 日光下或流动的空气中停留 30 分钟

  D. 检疫 14 天

  E. 注射丙种球蛋白

4. 关于流行性腮腺炎，错误的是

  A. 主要是呼吸道传播

  B. 感染后获持久免疫

  C. 主要表现为腮腺的急性化脓性炎症

  D. 以冬春季好发

  E. 多见于儿童及青少年

5. 流行性腮腺炎的传染期为

  A. 腮腺肿大前 6 天至腮腺肿胀消失

  B. 腮腺肿大开始至腮腺肿胀消失

  C. 腮腺肿大前 7 天至肿大后 7 天

  D. 腮腺肿大前 1 天至消肿后 3 天

  E. 腮腺肿大开始至腮腺肿胀消退后 9 天

6. 属于胃肠道传播的传染病是

  A. 腮腺炎　　　　B. 流行性乙型脑炎

  C. 白喉　　　　　D. 脊髓灰质炎

  E. 水痘

7. 对流行性腮腺炎的护理，以下正确的是

  A. 可以多进食饼干、薯片等调节食欲

  B. 严禁温盐水漱口，防止疼痛加重

  C. 可进食水果和补充维生素 C 片

  D. 腺肿处可用如意黄金散外敷

  E. 肿胀处可热敷

8. 休克型中毒型细菌性痢疾的主要临床表现是

  A. 呼吸衰竭　　　B. 周围循环衰竭

  C. 肾衰竭　　　　D. 脑疝

  E. 水样腹泻

9. 某小儿在幼儿园接触过处于卡他期的百日咳患儿，此时应对该健康小儿观察

  A. 28 天　　　　B. 21 天

  C. 14 天　　　　D. 7 天

  E. 3 天

10. 麻疹发病率最高的人群是

  A. 6 个月以下的小儿

  B. 6 个月以上的小儿

  C. 6 个月～5 岁小儿

D. 3~6 岁小儿

E. 7~12 岁小儿

11. 流行性腮腺炎时主要的病理改变是

A. 化脓性病变   B. 重要脏器中毒反应

C. 非化脓性炎症   D. 病毒血症

E. 皮肤变态反应性改变

12. 猩红热易出现的并发症是

A. 急性肾小球肾炎   B. 急性胰腺炎

C. 睾丸炎   D. 肺炎

E. 脑炎

13. 百日咳传染性最强的时期是

A. 发病前 1 周   B. 发病初 2~3 周

C. 发病后 2~6 周   D. 痉咳期

E. 恢复期

14. 水痘的皮疹特点是

A. 皮疹初见于耳后发际

B. 皮疹呈向心性分布

C. 疹间无正常皮肤

D. 恢复期大片脱皮

E. 疹退后色素沉着

15. 水痘患儿应隔离至

A. 出疹后 5 天   B. 出疹后 10 天

C. 部分皮疹结痂   D. 全部皮疹结痂

E. 全部结痂脱落

16. 麻疹的出疹顺序及出齐时间为

A. 面部→躯干→四肢，1 天

B. 颈部→四肢→躯干，1 天

C. 耳后、颈部发际→面部、躯干、上肢→下肢足部，3 天

D. 耳后、颈部发际→面部、躯干、上肢→下肢足部，1 天

E. 面部→四肢→躯干，3 天

17. 麻疹早期诊断最有意义的临床表现是

A. 发热、流涕、咳嗽

B. 有感冒接触史

C. 耳后淋巴结肿大

D. 手、足出现红色斑丘疹

E. 柯氏斑

【A2 型题】

1. 7 岁患儿，高热 5 小时，反复抽搐，意识不清，入院治疗。血白细胞计数 15×10⁹/L。肛门拭子取粪便检查：脓细胞 3~5 个/低倍视野，最可能的诊断是

A. 中毒性细菌性痢疾   B. 暴发型流行性脑炎

C. 流行性乙型脑炎   D. 败血症

E. 高热惊厥

2. 6 个月小儿接触水痘后。注射丙种球蛋白主要作用

A. 无预防作用   B. 防止继发感染

C. 防止发病   D. 若发病可减轻症状

E. 上都不是

3. 女婴，1 岁，2 周前发热，4 天后出疹。皮疹 3 天出齐，3 天来体温已退，查体可见躯干四肢有棕色素沉着。最可能的诊断是

A. 药疹   B. 风疹

C. 猩红热   D. 幼儿急疹

E. 麻疹

4. 1.5 岁小儿近来烦哭、盗汗，T 38.2℃，食欲差。呕吐，脑膜刺激征（-），X 线胸片正常；脑脊液：白细胞计数 60×10⁶/L。中性粒细胞 0.65，糖 500 mg/L，氯化物 6.2 g/L，静置后有薄膜形成，应考虑

A. 化脓性脑膜炎   B. 结核性脑膜炎

C. 病毒性脑膜炎   D. 毒性脑膜炎

E. 流行性乙型脑炎

5. 3 岁小儿，因水痘来院就诊。该患儿目前皮肤瘙痒严重，护士可以采用的措施是

A. 局部涂 5% 冰片炉甘石洗剂

B. 局部涂 5% 碳酸氢钠溶液

C. 局部涂 2% 甲紫（龙胆紫）溶液

D. 约束患儿四肢

E. 热水洗浴

6. 患儿，男性，14 岁，在患流行性腮腺炎后出现睾丸肿大、触痛，诊断为腮腺炎并发睾丸炎。针对该并发症，护士应当告诉家长的是

A. 女性患儿不发生生殖器官受损情况

B. 该并发症常发生在学龄期儿童

C. 睾丸炎多为双侧受累

D. 睾丸炎多不影响生育功能

E. 睾丸炎多可引起睾丸萎缩

7. 6 岁患儿，高热，面色苍白，四肢厥冷，有脓血便，诊断为中毒性菌痢，该患儿应隔离至

A. 便常规正常   B. 体温恢复正常

C. 病情稳定后 1 周   D. 便培养 1 次阴性

E. 临床症状消失或 3 次大便培养阴性

8. 患儿，2 岁，高热 4~5 天，1 天来全身出皮疹，为红色粟粒大小斑丘疹，疹间皮肤不充血，精神食欲差，伴有流涕、咳嗽重，眼结膜充血、畏光，最可能是患

A. 麻疹   B. 风疹

C. 幼儿急疹   D. 猩红热

E. 水痘

【A3/A4 型题】

(1～3 题共用题干)

患儿，女，3 岁，因"呕吐、腹泻 1 天"来诊。患儿 1 天前突然脐周阵发性腹痛，粪便初为蛋花汤样，继而为赤豆汤样血水粪，腥臭，无黏液，腹胀。查体：T 39℃，腹软，无压痛。

1. 此患儿最可能的诊断是

A. 肠炎　　　　　　B. 肠套叠

C. 细菌性痢疾　　　D. 急性坏死性小肠炎

E. 过敏性紫癜

2. 患儿目前应首先采取的治疗是

A. 止泻

B. 禁食、胃肠减压、抗感染

C. 抗休克

D. 糖皮质激素冲击疗法

E. 可疑肠穿孔时做好术前准备

3. 患儿恢复饮食后又再度腹胀和呕吐，正确的处理是

A. 使用止吐药　　　B. 肛管排气

C. 重新禁食　　　　D. 加大抗生素剂量

E. 做好术前准备

(4～6 题共用题干)

患儿，女，2 岁，因"高热 4～5 天，出皮疹 1 天"来诊。1 天来患儿耳后、发际相继出现淡红色斑丘疹，疹间皮肤正常，伴有流涕、畏光、咳嗽重，精神、食欲差。查体：球结膜充血，咽红，口腔黏膜粗糙。

4. 该患儿最可能的诊断是

A. 麻疹　　　　　　B. 猩红热

C. 水痘　　　　　　D. 手足口病

E. 流行性腮腺炎

5. 本病的病原体为

A. 腺病毒　　　　　B. 人疱疹病毒 6 型

C. 柯萨奇病毒　　　D. 水痘病毒

E. 麻疹病毒

6. 此类病人一般应隔离至出疹后

A. 3 天　　　　　　B. 5 天

C. 7 天　　　　　　D. 10 天

E. 14 天

(7～8 题共用题干)

患儿，4 岁，高热 2 小时，入院。体温 40℃，面色苍白，四肢冷，脉细速，神志不清，反复惊厥，血白细胞计数 28.6×10⁹/L，中性粒细胞 0.94。

7. 此患儿最可能的诊断是

A. 流行性乙型脑炎　　B. 暴发型流行性脑炎

C. 中毒性痢疾　　　　D. 败血症

E. 中毒性肺炎

8. 为进一步确诊，应立即进行的检查是

A. 胸片

B. 血培养

C. 脑脊液常规检查

D. 粪便检查

E. 血涂片找菌

(9～10 题共用题干)

5 岁小儿，因高热，咽部和扁桃体充血肿胀，表面有点状黄白色渗出物来院就诊，以"猩红热"收入院。目前该患儿体温达 39℃，全身出疹。皮疹首发于耳后，之后遍及全身。为在弥漫性充血的皮肤上出现分布均匀的针尖大小的丘疹，疹间无正常皮肤。

9. 针对高热的正确护理措施是

A. 绝对卧床休息　　　B. 冷水擦浴

C. 酒精擦浴　　　　　D. 枕冰帽

E. 进软食

10. 针对皮肤的正确护理措施是

A. 使用 0.25% 炉甘石洗剂涂搽

B. 脱皮时用消毒剪刀修剪皮肤

C. 使用消毒水浸泡衣物

D. 每日用肥皂水清洁皮肤

E. 使用生理盐水清洁皮肤

(11～12 题共用题干)

小儿，3 岁。体温低热、食欲不振 1 天后，全身出现皮疹，且逐渐演变为水疱、脓疱。医生确诊为水痘，在家休养。

11. 水痘皮疹的特点是

A. 分批连续出现

B. 24 小时波及全身

C. 自上而下蔓延

D. 颜色由淡红发展至深红

E. 愈后有米糠样脱屑

12. 该小儿在家应隔离至

A. 出疹后 5 天　　　　B. 体温正常后 3 天

C. 无新出的皮疹　　　D. 全部结痂

E. 皮肤无水痘痕迹

(13～15 题共用题干)

晓晓，女，3 岁。发热、咳嗽、流涕 3 日入院。入院后体温持续不退，达 40℃左右，呕吐、嗜睡，抽搐 2 次，胸、腹部及四肢皮肤有瘀斑，前囟隆起，双肺呼吸音粗糙，可闻及少许干性啰音，腹软，肝轻度肿大。

13. 患儿可能发生的疾病是

A. 上呼吸道感染　　　B. 支气管肺炎

C. 化脓性脑膜炎　　　D. 高热惊厥

E. 败血症

14. 为明确病原菌，应首先选择
    A. 血常规检查
    B. CT
    C. 胸部 X 线片
    D. 脑电图检查
    E. 刺破皮肤瘀斑涂片染色找细菌

15. 不妥的护理措施是
    A. 保持安静，平卧位
    B. 头戴冰帽
    C. 按医嘱给予抗生素
    D. 密切观察病情变化
    E. 与家长进行有效的沟通

【B 型题】

（1~3 题共用备选答案）
    A. 麻疹
    B. 风疹
    C. 幼儿急疹
    D. 猩红热
    E. 肠道病毒感染

1. 退疹后有色素沉着
2. 退疹 1 周后手足大片脱皮
3. 皮肤弥漫充血，有密集针尖大小丘疹

（4~5 题共用备选答案）
    A. 经粪 - 口传播
    B. 经飞沫传播
    C. 经飞沫或接触传播
    D. 经蚊虫传播
    E. 经血液传播

4. 水痘
5. 中毒型菌痢

（6~7 题共用备选答案）
    A. 麻疹
    B. 水痘
    C. 百日咳
    D. 流行性乙型脑炎
    E. 脊髓灰质炎

6. 以昆虫为媒介传播的疾病是
7. 经粪 - 口途径传播的疾病是

（8~9 题共用备选答案）
    A. 病原微生物被清除出体外
    B. 隐性感染
    C. 显性感染
    D. 潜伏性感染
    E. 病原携带状态

8. 通过免疫反应检查才能确定存在的感染
9. 病原微生物入侵后出现疾病的相应表现是

（10~11 题共用备选答案）
    A. 潜伏期
    B. 前驱期
    C. 症状明显期
    D. 平稳期
    E. 恢复期

10. 传染病患儿出现非典型性症状的时期是在

11. 整个传染病病程的高峰时期是在

（12~13 题共用备选答案）
    A. 6 小时以内上报
    B. 12 小时上报
    C. 18 小时上报
    D. 24 小时上报
    E. 30 小时上报

12. 城市发生甲类传染病要求上报时间
13. 农村发生甲类传染病要求上报时间

【X 型题】

1. 关于流行性腮腺炎的护理，叙述正确的有
    A. 卧床休息，控制体温
    B. 观察有无并发症
    C. 口服抗病毒药物
    D. 食用酸辣食品
    E. 做好消毒隔离

2. 中毒性痢疾的特点是
    A. 突起高热、抽搐昏迷、休克和呼吸衰竭
    B. 毒血症早于消化道症状
    C. 嗜睡、头痛、呕吐
    D. 感染性休克多见
    E. 早期出现黏液脓血便

3. 关于麻疹，叙述正确的有
    A. 麻疹病人是惟一的传染源
    B. 出疹前 5 天至出疹后 5 天均有传染性
    C. 病毒存在于眼结膜、鼻、口咽和气管等的分泌物中
    D. 密切接触病人的易感儿应隔离观察 3 周
    E. 患儿房间每天用紫外线照射消毒或通风 30 分钟

参 考 答 案

【A1 型题】
1. B 2. C 3. C 4. C 5. D 6. D 7. D 8. B
9. B 10. C 11. C 12. A 13. B 14. B 15. D 16. C
17. E

【A2 型题】
1. A 2. D 3. E 4. B 5. B 6. D 7. E 8. A

【A3/A4 型题】
1. D 2. B 3. C 4. A 5. E 6. B 7. C 8. D
9. A 10. B 11. A 12. D 13. C 14. E 15. A

【B 型题】
1. A 2. D 3. D 4. C 5. A 6. D 7. E 8. B
9. C 10. B 11. C 12. A 13. B

【X 型题】
1. ABCE 2. ABCE 3. ABCDE

第十八节　结核病患儿的护理

【A1 型题】

1. 关于结核性脑膜炎下列哪项是错误的
A. 是小儿结核病中最严重的一型
B. 常在原发感染后 1 年内发生
C. 在初染结核 3～6 个月最易发生
D. 多见于 <3 岁婴幼儿
E. 学龄儿童发病率高

2. 关于粟粒型肺结核，下列哪项叙述正确
A. 是小儿肺结核的主要类型
B. 多见于儿童
C. 多在感染结核 1 年后起病
D. 起病慢，低热
E. 可伴有结核性脑膜炎

3. 有关 PPD 试验结果，下列哪项判断为（＋＋＋＋）
A. 硬结直径 <5 mm
B. 硬结直径 5～9 mm
C. 硬结直径 10～19 mm
D. 硬结直径 >20 mm
E. 硬结直径 >20 mm 以上伴水疱及局部坏死

4. 利福平最主要的不良反应是
A. 听神经损害
B. 肝损害
C. 球后神经炎
D. 胃肠道反应
E. 骨髓抑制

5. 对结核杆菌正确的消灭方法是
A. 5% 苯酚浸泡 12 小时
B. 5% 漂白粉浸泡 24 小时
C. 干热 80℃ 20 分钟
D. 湿热 65℃ 30 分钟
E. 冰冻 4 周

6. 小儿结核病引起死亡的主要原因是
A. 盆腔结核
B. 结核性脑膜炎
C. 原发型肺结核
D. 粟粒型肺结核
E. 支气管淋巴结核

7. 禁用氨硫脲的病人是
A. 淋巴结核
B. 黏膜结核
C. 干酪性肺炎
D. 肝肾疾病病人
E. 结核性脑膜炎

8. 异烟肼的副作用是
A. 第 8 对脑神经损害
B. 球后视神经炎
C. 血小板下降
D. 周围神经炎
E. 尿酸血症

9. 侧位胸片对诊断结核病灶有意义的部位是
A. 左肺上叶
B. 左肺下叶
C. 右肺上叶
D. 右肺下叶
E. 肺门

10. 急性粟粒型肺结核多见于婴幼儿初次感染后
A. 10 个月以内
B. 9 个月以内
C. 8 个月以内
D. 7 个月以内
E. 6 个月以内

11. 结核性脑膜炎最可靠的依据是
A. 脑脊液压力增高
B. 脑脊液外观呈毛玻璃样
C. 脑脊液放置 24 小时有薄膜形成
D. 脑脊液中找到结核杆菌
E. 脑脊液中糖和氯化物降低

12. 小儿原发型肺结核原发病灶最常见的转归是
A. 钙化
B. 血行播散
C. 产生空洞
D. 干酪样变
E. 支气管淋巴结周围炎

13. 结核病患儿的餐具处理应选择
A. 煮沸 10 分钟
B. 2% 来苏儿浸泡 2 小时
C. 0.5% 过氧乙酸溶液浸泡 2 小时
D. 5% 苯酚浸泡 2 小时
E. 5% 碳酸氢钠浸泡 30 分钟

14. 小儿受结核菌感染后，机体对结核菌体蛋白出现变态反应的时间是
A. 2～4 周
B. 4～6 周
C. 4～8 周以后
D. 4 周以后
E. 9 周以后

15. 小儿肺结核最常见的类型是
A. 原发性肺结核
B. 粟粒性肺结核
C. 支气管播散
D. 局部蔓延
E. 沿胸壁蔓延

【A2 型题】

1. 病人结核菌素试验 72 小时后，护士观察局部有硬结，红肿，硬结平均直径 24 mm，无水疱、坏死，对结果分度正确的是
A. 阴性
B. 可疑
C. 弱阳性
D. 强阳性

E. 极强阳性

2. 男孩，1岁，3个月前母亲诊断为原发性肺结核，患儿2天前哭闹频繁，睡眠不安，体温持续在37.5～37.8℃，今晨突然剧烈头痛、喷射性呕吐，体温38.5℃。该患儿最可能的诊断是

A. 原发型肺结核

B. 结核性脑膜炎

C. 浸润型肺结核

D. 急性粟粒型肺结核

E. 干酪性肺炎

3. 患儿，8岁，原发型肺结核。医嘱给予利福平口服，治疗4周后患儿表现食欲下降，疲乏无力，查体发现巩膜轻度黄染。此时应该给予的措施是

A. 给予多口味饮食

B. 加用利尿药物

C. 加用抗结核药物

D. 利福平的正常治疗反应，不必处理

E. 加用保肝药物，并改用其他抗结核药物

4. 患儿，女，9个月。近10天来午后有低热，易怒，好哭，睡眠不安，食欲减退。查体：神情淡漠，颈软，心肺检查正常。脑脊液检查：外观清，WBC计数$150 \times 10^6/L$，中性粒细胞0.51，淋巴细胞0.49，蛋白（＋），糖1.93 mmol/L，氯化物110 mmol/L；胸片正常。该患儿初步诊断为

A. 化脓性脑膜炎　　　B. 病毒性脑膜炎

C. 结核性脑膜炎　　　D. 流行性乙型脑炎

E. 流行性脑脊髓膜炎

【A3/A4型题】

（1～2题共用题干）

男性患儿，7岁，因1个月来持续低热、消瘦、食欲不振、疲乏来院就诊。

1. 对该患儿行结核菌素试验检查，其结果为结节红硬，直径23 mm。判定为

A. 阴性　　　　　　　B. 弱阳性

C. 中等阳性　　　　　D. 强阳性

E. 极强阳性

2. 该患儿经检查确诊为原发型肺结核，使用异烟肼、利福平和乙胺丁醇治疗，疗程12个月。此时护士除了需要监测患儿视力、视野及辨色能力还应当监测

A. 听力　　　　　　　B. 肝功能

C. 血尿酸　　　　　　D. 前庭功能

E. 血尿素氮

（3～4题共用题干）

8岁男孩，近半个月低热，食欲不振，消瘦、轻咳、盗汗、易疲劳，查体：体温38℃，右背下部听呼吸音稍

低，OT试验1:2000（＋＋），收住院治疗。

3. 考虑此患儿的诊断为

A. 支气管炎　　　　　B. 右下肺炎

C. 原发型肺结核　　　D. 胸腔肿瘤

E. 继发性肺结核

4. 护理人员对此患儿实施的护理措施是

A. 痰吐在固定杯内

B. 绝对卧床休息

C. 避免洗浴以免着凉

D. 与呼吸道疾病患儿住同一病室

E. 低热量饮食

（5～6题共用题干）

患儿，女，3个月，足月顺产，未按时预防接种，纳差1个月，咳嗽、精神差2周。查体：体温38.9℃，精神萎靡，气促，表情淡漠，前囟略饱满，心音低钝，双侧呼吸音粗，可闻及少量湿啰音，腹部软，肝肋下1 cm，脾肋下2 cm，布鲁津斯基征可疑阳性。X线胸片示两肺散在小斑点及小片融合阴影。

5. 最可能的情况是

A. 原发性肺结核　　　B. 化脓性脑膜炎

C. 支原体肺炎　　　　D. 腺病毒肺炎

E. 结核性脑膜炎

6. 确诊的检查方法是

A. 头颅CT　　　　　　B. 脑脊液生化＋常规

C. 脑脊液培养　　　　D. 头颅超声

E. 结核菌素试验

【B型题】

（1～3题共用备选答案）

A. 听神经损害　　　　B. 肝损害

C. 球后神经炎　　　　D. 胃肠道反应

E. 骨髓抑制

1. 乙胺丁醇的不良反应

2. 链霉素的不良反应

3. 利福平的不良反应

（4～6题共用备选答案）

A. PPD试验（＋）

B. PPD试验（＋＋）

C. PPD试验（＋＋＋）

D. PPD试验（＋＋＋＋）

E. PPD试验（－）

4. 硬结直径5～9 mm

5. 硬结直径10～19 mm

6. 硬结直径＞20 mm

（7～9题共用备选答案）

A. 利福平　　　　　　B. 氨硫脲

C. 吡嗪酰胺　　　　　　　D. 乙胺丁醇

E. 乙硫异烟胺

7. 属于半效杀菌药物的是

8. 属于全效杀菌药物的是

9. 会引起球后视神经炎的是

(10～11 题共用备选答案)

A. 阴性　　　　　　　　　　B. 弱阳性

C. 中度阳性　　　　　　　　D. 强阳性

E. 极强阳性

10. 结核菌素试验部位红硬、直径 **8 mm**

11. 结核菌素试验部位红硬、直径 **23 mm**

参 考 答 案

【A1 型题】

1. E　　2. E　　3. E　　4. B　　5. D　　6. B　　7. D　　8. D

9. E　　10. E　　11. D　　12. A　　13. C　　14. C　　15. A

【A2 型题】

1. D　　2. B　　3. E　　4. C

【A3/A4 型题】

1. D　　2. B　　3. C　　4. A　　5. E　　6. C

【B 型题】

1. C　　2. A　　3. B　　4. A　　5. D　　6. C　　7. C　　8. A

9. D　　10. B　　11. D

第十九节　寄生虫病患儿的护理

【A1 型题】

1. 小儿寄生虫病发病率最高的是

A. 蛔虫病　　　　　　　　B. 蛲虫病

C. 钩虫病　　　　　　　　D. 血吸虫病

E. 弓形虫病

2. 为防治蛲虫病患儿再感染，应当采取的措施是

A. 隔离患病儿童　　　　　B. 温水清洁肛门

C. 预防性药物治疗　　　　D. 内衣裤煮沸消毒

E. 局部涂抹驱虫药

【A2 型题】

1. 患儿，平时不注意卫生。晨起阵发性脐周剧烈疼痛伴频繁呕吐，呕吐物为胃内容物与胆汁，今无排便，腹部扪及条状块物，有活动感。大便找到蛔虫卵，腹部 **X** 线透视见液平面。该患儿最可能的医疗诊断是。

A. 蛔蚴性肝炎　　　　　　B. 胆道蛔虫病

C. 蛔虫性阑尾炎　　　　　D. 化脓性胆囊炎

E. 蛔虫性肠梗阻

2. 患儿，近 1 个月食欲不振、消瘦，会阴部瘙痒。入睡后经常惊哭。平时穿开裆裤，经常抓挠肛周，入眠后 **1** 小时见肛周有白色线虫。其最大可能的诊断是

A. 蛔虫病　　　　　　　　B. 钩虫病

C. 绦虫病　　　　　　　　D. 蛲虫病

E. 会阴瘙痒症

3. 男孩，**8** 岁。生活在农村。以右上腹剧烈绞痛，哭叫打滚就诊。查体：面色苍白，全身冰冷，腹软，无压痛、反跳痛，仅有剑下轻压痛。大便见到蛔虫卵。其可能的诊断是

A. 胆道蛔虫病　　　　　　B. 蛔蚴性肝炎

C. 蛔虫性肠梗阻　　　　　D. 化脓性胆囊炎

E. 蛔虫性阑尾炎

4. 某患儿，近 1 周来出现发热、咳嗽，哮喘发作，两肺少量哮鸣音。**X** 线示大片浸润阴影。外周血象中嗜酸性粒细胞增高，大便见到蛔虫卵，经过 **10** 天治疗后症状消失，胸部 **X** 线片正常。其最大可能的诊断是

A. 支气管肺炎　　　　　　B. 哮喘性支气管炎

C. 支气管哮喘　　　　　　D. 急性蛔蚴性肺炎

E. 毛细支气管炎

5. 男孩，**1.5** 岁。有阵发性剧烈的右上腹疼痛伴呕吐就诊，确诊为胆道蛔虫病。此患儿疾病确诊的检查是

A. 大便找到蛔虫卵

B. 患儿曾有排蛔虫病史

C. 胆道 B 型超声波检查

D. 实验性驱虫治疗

E. 外科剖腹探察

【B 型题】

(1～2 题共用备选答案)

A. 血液传播

B. 呼吸道传播

C. 手 – 口传播

D. 肛门 – 手 – 口传播

E. 接触传播

1. 蛔虫病的主要传播途径是

2. 蛲虫病的主要传播途径是

【X 型题】

1. 蛔虫性肠梗阻特点

A. 有阵发性腹痛和呕吐

B. 腹部有多长条索状肿块，位置可变动

C. 多见于 2～10 岁儿童

D. 多见于 20 岁以上成年人

E. 多为完全性肠梗阻

参考答案

【A1 型题】

1. A　2. D

【A2 型题】

1. E　2. D　3. A　4. D　5. A

【B 型题】

1. C　2. D

【X 型题】

1. ABC

第二十节　急性中毒和常见急症患儿的护理

【A1 型题】

1. 控制小儿惊厥的首选药物是

　　A. 苯巴比妥钠　　　　　　B. 10% 水合氯醛

　　C. 地西泮　　　　　　　　D. 氯丙嗪

　　E. 异戊巴比妥（阿米妥钠）

2. 高热惊厥的好发年龄是

　　A. 新生儿　　　　　　　　B. 1 个月～6 个月

　　C. 6 个月～3 岁　　　　　D. 4～7 岁

　　E. 8～14 岁

3. 导致小儿高热惊厥常见的感染是

　　A. 脑炎　　　　　　　　　B. 脑膜炎

　　C. 肺炎　　　　　　　　　D. 上呼吸道感染

　　E. 低钙血症

4. 亚硝酸盐中毒的特效解毒剂是

　　A. 亚甲蓝　　　　　　　　B. 镁乳

　　C. 阿托品　　　　　　　　D. 解磷定

　　E. 氯磷定

5. 对心脏呼吸骤停患儿现场急救时应最先实施

　　A. 通畅气道　　　　　　　B. 除颤

　　C. 应用药物　　　　　　　D. 人工呼吸

　　E. 胸外心脏按压

6. 脑复苏中采用人工冬眠疗法的目的是

　　A. 改善脑低灌注状态

　　B. 治疗脑水肿

　　C. 降低血压

　　D. 解除脑血管微循环障碍

　　E. 降低脑代谢与减少脑耗氧

7. 禁用催吐方法的中毒患儿是

　　A. 毒物食入在 2～4 小时内

　　B. 毒物食入在 4～6 小时内

　　C. 婴幼儿

　　D. 学龄前儿童

　　E. 学龄儿童

8. 呼吸衰竭的早期表现是

　　A. 潮式呼吸　　　　　　　B. 下颌呼吸

　　C. 呼吸困难　　　　　　　D. 发绀

　　E. 烦躁不安

9. 反映组织灌流量和氧供应量充足的最早标志是

　　A. 瞳孔回缩

　　B. 扪及大动脉搏动

　　C. 口唇、甲床颜色转红润

　　D. 听到心音

　　E. 自主呼吸恢复

10. 婴儿颅内压增高头部体征是

　　A. 烦躁或嗜睡　　　　　　B. 头痛

　　C. 频繁　　　　　　　　　D. 前囟张力增高

　　E. 肌张力增高

11. 心肺复苏的最佳给药途径是

　　A. 心内注射　　　　　　　B. 静脉注射

　　C. 肌内注射　　　　　　　D. 皮内注射

　　E. 皮下注射

12. 关于惊厥持续状态的描述，正确的是

　　A. 惊厥发作持续 5 分钟

　　B. 惊厥发作持续 10 分钟

　　C. 惊厥发作持续 15 分钟

　　D. 惊厥发作持续 20 分钟

　　E. 惊厥发作持续 30 分钟

13. 心跳呼吸骤停首先导致的病理生理改变是

　　A. 脑水肿　　　　　　　　B. 缺氧

　　C. 代谢性酸中毒　　　　　D. 心肌收缩力减弱

　　E. 心率减慢

14. 急性颅内高压可以引起的生命体征改变是

　　A. 血压下降　　　　　　　B. 脉率减慢

　　C. 呼吸急促　　　　　　　D. 呼吸深长

　　E. 体温下降

15. 符合急性颅内高压临床表现的是

    A. 晨起头痛减轻   B. 婴儿前囟早闭

    C. 喷射样呕吐   D. 瞳孔缩小

    E. 脉率增加

16. 引起小儿高热惊厥最常见的病因是

    A. 水、电解质紊乱   B. 代谢性疾病

    C. 颅内血肿   D. 颅内感染

    E. 颅外感染

17. 使用甘露醇降低颅内压时需要注意

    A. 保持药物低温输入

    B. 药物外渗后使用冷湿敷

    C. 甘露醇需要在 1 小时内注入

    D. 药物外渗后使用硫酸镁湿敷

    E. 甘露醇 2 次使用需要间隔 12 小时

18. 小儿急性中毒时，洗胃的禁忌证是

    A. 毒物不明者

    B. 食入强腐蚀性毒物者

    C. 食入毒物不超过 4～6 小时

    D. 中毒昏迷者

    E. 食入毒物已做催吐者

19. 宜用保留灌肠的病情是

    A. 小儿高热惊厥   B. 子宫切除后的腹胀

    C. 孕妇保胎   D. 急性肠炎

    E. 中暑降温

【A2 型题】

1. 6 个月患儿，人工喂养，平时多汗，睡眠不安，突然出现惊厥，查血钙 1.3 mmol/L，在静脉补钙前应采取的紧急处理是

    A. 做人工呼吸   B. 口服钙剂

    C. 肌内注射苯巴比妥   D. 肌内注射维生素 D

    E. 使用脱水剂

2. 某 8 个月患儿因感染性休克入院治疗，目前确诊为轻症休克，护士应当在患儿身上观察到

    A. 脉搏微弱   B. 四肢湿冷

    C. 呼吸深长   D. 全天尿量 240 ml

    E. 脉压小于 20 mmHg

3. 某患儿于半小时前误服强酸，可以使用的抢救方法是

    A. 洗胃   B. 催吐

    C. 导泻   D. 喝碳酸氢钠

    E. 喝氢氧化铝凝胶

4. 患儿急性中毒，表现为恶心、呕吐，吐出物和呼出气有大蒜味；瞳孔缩小，呼吸急促，心率快，可能的中毒为

    A. 安眠药   B. 苦杏仁

    C. 亚硝酸盐   D. 阿托品

    E. 有机磷

5. 某患儿因急性颅内高压入院治疗，目前该患儿出现瞳孔大小不等，正确的体位是

    A. 俯卧位   B. 平卧位

    C. 头低足高位   D. 头肩抬高 25°

    E. 平卧，头偏向一侧

6. 女孩，10 个月。因感冒 1 天，伴发热，体温 39.2℃，来医院就诊，在就诊过程中，突然发生双眼上翻，四肢强直，面色苍白，口周发绀。该患儿可能的诊断是

    A. 化脓性脑膜炎   B. 癫痫

    C. 手足搐搦   D. 高热惊厥

    E. 急性颅内压增高

【A3/A4 型题】

(1～3 题共用题干)

    患儿，1 岁半，半天来发热、流涕、咳嗽，半小时前突然抽风 1 次，持续约 5 分钟，为全身大发作，1 岁发热时曾抽风 1 次，情况与本次类似。查体：神清，一般情况好，T 38.6℃，咽红，呼吸音稍粗，神经系统检查（-），来院急诊。

1. 该患儿抽风的原因最可能是

    A. 化脓性脑膜炎

    B. 癫痫

    C. 维生素 D 缺乏性手足搐搦症

    D. 高热惊厥

    E. 中毒性脑病

2. 该患儿到院后的即刻处理应是

    A. 按医嘱给止惊药

    B. 给予抗生素治疗

    C. 给予补充钙剂

    D. 在口腔放置压舌板

    E. 给予约束

3. 该患儿的预后

    A. 患儿会越来越重

    B. 随年龄增长，多数会自愈

    C. 需服用抗癫痫药治疗

    D. 需长期服用钙片、鱼肝油治疗

    E. 需加大抗生素的量

(4～5 题共用题干)

    患儿，3 岁，发热 3 天，昏迷 2 天。T38℃，伴有颈抵抗，病理反射阳性，呼吸快慢不均，有双吸气，两肺未闻及湿啰音，心率 140 次/分，血气 PaO_2 45 mmHg，$PaCO_2$ 55 mmHg。

4. 考虑为

    A. 肺炎   B. 心力衰竭

C. 中枢性呼吸衰竭   D. 周围性呼吸衰竭

E. 喉炎

5. 该患儿的首选护理诊断是

A. 营养失调

B. 气体交换受损

C. 清理呼吸道无效

D. 有皮肤完整性受损的危险

E. 焦虑

(6~8题共用题干)

某7岁男孩, 2小时前误服有机磷农药100 ml左右, 就诊时神志模糊, 瞳孔缩小, 烦躁不安, 全身肌肉可见细微颤动, 脉快, 多汗, 口腔有较多分泌物涌出。

6. 该病人首要的抢救措施是

A. 催吐   B. 导泻

C. 洗胃   D. 吸氧

E. 保持呼吸道通畅

7. 病人最合适的洗胃液为

A. 清水

B. 1:5000的高锰酸钾溶液

C. 苏打水

D. 生理盐水

E. 碳酸氢钠溶液

8. 给该病人洗胃时正确的是

A. 洗胃液体每次注入500 ml

B. 用压舌板刺激咽后壁吐出洗胃液

C. 洗胃液体总量应该在3000 ml左右

D. 拔出胃管时先要将胃管口夹住

E. 洗胃时应该取坐位

【B型题】

(1~2题共用备选答案)

A. 蒜臭味   B. 鼠尿味

C. 粪臭味   D. 苦杏仁味

E. 烂苹果味

1. 有机磷中毒呼吸中会带有

2. 氰化物中毒呼吸中会带有

(3~5题共用备选答案)

A. 双瞳孔大小不等、对光反射消失

B. 婴儿心率180次/分、肝肋下3 cm

C. 心电图呈心室停搏

D. 呼吸呈潮式呼吸

E. 颈项强直、克氏征(+)

3. 充血性心力衰竭

4. 脑疝

5. 心跳呼吸骤停

(6~8题共用备选答案)

A. 瞳孔散大, 心率增快, 皮肤潮红, 无汗

B. 瞳孔缩小, 心率减慢, 血压下降

C. 皮肤黏膜青紫, 四肢发冷

D. 恶心, 呕吐, 肌肉颤动

E. 呼吸道分泌物增多

6. 男孩, 2岁, 误服阿托品5片, 3小时后, 出现中毒症状表现为

7. 女孩。3岁。与家人同食腌渍时间过短的蔬菜。食后半小时出现亚硝酸盐中毒症状表现为

8. 男, 2岁半, 因气喘、肺部有广泛哮鸣音, 口服氨茶碱, 其母因误算剂量(超出5倍)发生中毒症状表现为

(9~12题共用备选答案)

A. 呼吸深浅不匀, 节律不规则

B. 呼吸时出现三凹征

C. 呼吸气味有蒜臭味

D. 呼吸深而快

E. 呼出气味有烂苹果味

9. 酮症酸中毒

10. 周围性呼吸困难

11. 中枢性呼吸衰竭

12. 有机磷中毒

(13~15题共用备选答案)

A. 催吐   B. 洗胃

C. 导泻   D. 灌肠

E. 吸氧

13. 服毒物6小时以上者需要使用的清除毒物的方法是

14. 10%甘露醇溶液可以用来

15. 1%肥皂水可以用来

参考答案

【A1型题】

1. C   2. C   3. D   4. A   5. A   6. E   7. C   8. C

9. A   10. D   11. B   12. E   13. E   14. B   15. C   16. E

17. D   18. B   19. A

【A2型题】

1. C   2. D   3. E   4. E   5. B   6. D

【A3/A4型题】

1. D   2. A   3. B   4. C   5. B   6. E   7. E   8. D

【B型题】

1. A   2. D   3. B   4. A   5. C   6. A   7. C   8. D

9. E   10. B   11. A   12. C   13. C   14. C   15. D

第六章 社区护理学

第一节 社区护理概论

【A1 型题】

1. 下列不属于社区护士职责的是
   A. 参与社区诊断工作
   B. 承担就诊病人的诊断工作
   C. 参与对社区人群的健康教育与咨询
   D. 参与社区传染病的预防与控制工作
   E. 参与完成社区儿童计划免疫任务

2. 关于社区概念的阐述，不正确的是
   A. 以地域为基础的实体
   B. 由正式的、非正式的组织、机构和群体等社区系统组成
   C. 行使社区功能
   D. WHO 指出有代表性的社区：人口在 10 万 ~ 30 万之间，面积在 500 ~ 5000 km²
   E. 是彼此依赖、生活上相互关联的大集体

3. 对于社区卫生服务的阐述正确的是
   A. 政府领导、社区参与
   B. 以医院为主体
   C. 针对社区存在的个别健康问题
   D. 无须上级卫生机构指导
   E. 主动为社区居民提供的高级卫生服务

4. 社区社会系统中最重要的内容是
   A. 教育系统
   B. 政治系统
   C. 经济系统
   D. 福利系统
   E. 保健系统

5. 构成社区的基本要素不包括
   A. 相对不固定的人群
   B. 地域
   C. 生活服务设施
   D. 文化背景
   E. 生活方式

6. 以下哪项内容不属于社区护理的工作范围
   A. 社区保健服务
   B. 社区康复服务
   C. 社区急、重症病人的转诊服务
   D. 社区临终服务
   E. 社区环境卫生

7. 影响人类健康最主要的两个社会因素是
   A. 医疗卫生服务水平和经济状况
   B. 教育水平和经济状况
   C. 经济状况和社会制度
   D. 环境卫生和医疗卫生服务因素
   E. 行为和生活方式、医疗卫生服务因素

8. 按以下哪种社区分类方式，可将一所学校或一个工厂称为一个社区
   A. 根据人群的共同地理位置划分的社区
   B. 根据人群的共同兴趣或目标划分的社区
   C. 根据人群的共同生活制度划分的社区
   D. 根据人群的共同问题划分的社区
   E. 根据人群的共同文化背景划分的社区

9. 社区护士指导社区内有乳腺癌家族史的 40 岁以上女性进行乳房自检，这是
   A. 一级预防
   B. 二级预防
   C. 三级预防
   D. 临床期预防
   E. 病因预防

10. 下列关于社区护理的描述，错误的一项是
    A. 社区护理的对象包括社区中的健康人群和患病人群
    B. 社区护士需要与社区管理者密切协调
    C. 社区护士可能需要进入居民家庭提供护理服务
    D. 社区护理的目标是减少残障
    E. 社区护理的工作重点是提供预防性服务

11. 社区护理的发展一次经历了哪几个过程
    A. 家庭看护、地段护理、公共卫生护理、社区护理
    B. 地段护理、家庭看护、公共卫生护理、社区护理
    C. 公共卫生护理、家庭看护、地段护理、社区护理
    D. 家庭看护、地段护理、社区护理、公共卫生护理
    E. 家庭看护、社区护理、地段护理、公共卫生护理

12. 社区护理是将下面哪种学科与护理学结合，用以促进和维护社区人群健康
    A. 临床医学
    B. 基础医学
    C. 预防医学
    D. 公共卫生学
    E. 社会医学

13. 关于社区卫生服务的理解错误的是
    A. 以人群健康为中心
    B. 以需求为导向
    C. 以个体为单位

D. 以社区为范围

E. 由社区内的卫生机构及相关部门提供

14. 有关社区护士基本条件的描述正确的是

A. 必须是护理本科毕业

B. 从事护理工作 3 年以上

C. 有护士执业资格，但不必注册

D. 必须通过学校设置的社区护士岗位培训

E. 必须通过卫生行政部门规定的社区护士岗位培训

15. 社区护理的目的是

A. 使病人及家属了解传染病的传播途径及预防措施

B. 预防疾病、防治残障与促进健康

C. 协助满足病人生理需要

D. 给予病人及家属心理支持

E. 促进家庭团结、美满

16. 关于三级预防的理解正确的是

A. 一级预防指临床前期预防

B. 二级预防指临床期预防

C. 三级预防指病因预防

D. 二级预防指临床前期预防

E. 一级预防指临床期预防

17. 按以下哪种社区分类方式，可将我国城市中几个相邻的街道或居委会合称为一个社区

A. 根据人群的共同地理位置划分的社区

B. 根据人群的共同兴趣划分的社区

C. 根据人群的共同目标划分的社区

D. 根据人群的共同问题划分的社区

E. 根据人群的共同爱好划分的社区

18. 社区护士在向社区居民进行健康教育时，扮演的主要角色是

A. 照顾者　　　　　　B. 教导者

C. 管理者　　　　　　D. 协调者

E. 研究者

19. 下列对社区卫生服务的描述中，正确的是

A. 社区卫生服务的对象是社区中的患病人群

B. 社区卫生服务的地点是社区医院

C. 社区卫生服务提供的时间，应适应居民的需求

D. 当居民的健康问题得到解决后，社区卫生服务即可停止

E. 社区卫生服务的内容是对居民进行健康教育

20. 社区卫生服务的内容不包括

A. 预防　　　　　　　B. 医疗

C. 各种保健仪器的试用　D. 计划生育

E. 健康教育

21. 对社区地理环境的评估不必要的是

A. 社区大小，区域范围，农村还是城市

B. 地理特征及其资源

C. 医疗保健服务的人员

D. 气候条件

E. 垃圾处理及废气处理等人文环境

【A2 型题】

1. 病人，男性，40 岁。公司经理，有 20 年吸烟史，几乎每天宴请客户。近来身体不适，诊断为冠心病心绞痛。影响其健康的因素主要为

A. 生物因素　　　　　B. 自然环境

C. 社会环境　　　　　D. 卫生服务制度

E. 行为和生活方式

2. 社区护士小王，接到通知，要去为独自在家的社区居民孙某进行静脉输液，小王的下列做法中，错误的是

A. 携带有关协议书

B. 携带病情记录单

C. 给病人进行静脉穿刺成功后，即刻离开

D. 请另一社区卫生服务人员一同前去

E. 出诊前在社区卫生服务站记录自己的出诊地点

【A3/A4 型题】

（1～2 题共用题干）

病人王先生，58 岁，3 个月前因急性脑梗死致左侧肢体瘫痪，出院后生活在家中，由老伴照顾。

1. 作为社区护士，对王先生进行健康教育时，侧重点应该是

A. 卫生保健知识

B. 预防性卫生教育

C. 疾病的临床表现与治疗

D. 患肢的康复锻炼

E. 死亡教育

2. 对王先生进行健康教育时，首选的健康教育形式是

A. 宣传手册　　　　　B. 座谈会

C. 专题讲座　　　　　D. 个别教育

E. 录像

【B 型题】

（1～4 题共用备选答案）

A. 家庭护理阶段　　　B. 地段护理阶段

C. 公共卫生护理阶段　D. 社区护理阶段

E. 以病人为中心的阶段

1. 出现于 19 世纪中期到末期，主要护理对象是贫困人群，从事者多为志愿者，此期为

2. 出现于 19 世纪末，向地段居民提供医疗护理和预防保健服务，此期为

3. 存在于 19 世纪中期以前，由家庭主妇对患病的家人进行照顾，此期为

4. 出现于 **20** 世纪 **70** 年代后，以社区居民为服务对象，以健康促进和维护社区人群健康为目标，此期为

【X 型题】

1. 社区护理干预内容有
   A. 控制吸烟
   B. 维持平衡膳食
   C. 控制高血压
   D. 加强体育锻炼
   E. 意外损伤的防范

参 考 答 案

【A1 型题】

1. B　2. D　3. A　4. E　5. A　6. E　7. E　8. B

9. B　10. D　11. A　12. D　13. C　14. E　15. B　16. D
17. A　18. B　19. C　20. C　21. C

【A2 型题】

1. E　2. C

【A3/A4 型题】

1. D　2. D

【B 型题】

1. B　2. C　3. A　4. D

【X 型题】

1. ABCDE

第二节　社区护理基本工作方法

【A1 型题】

1. 社区评估中问卷调查的注意事项正确的是
   A. 一个问题可以多问几件事，以调查更多的结果
   B. 适当以诱导的方式提问，以提高效率
   C. 慎重处理敏感与隐私的问题
   D. 问题的顺序可以不必拘泥
   E. 问卷不必用随机抽样方法

2. 为使调查结果更具代表性，社区评估时问卷调查的最好方法是
   A. 正式的随机抽样方法　　B. 方便抽样方法
   C. 不必考虑信度　　　　　D. 不必考虑效度
   E. 目的抽样方法

3. 关于发病率描述正确的是
   A. 观察期间新发生该病的病例数/同期平均人口数
   B. 某段时间内某病的新病例数/同期内受威胁人数
   C. 某观察期间一定人群中现患某病的例数/同期平均人口数
   D. 某一时点一定人群中现患某病的例数/该时点人口数
   E. 某一定期间内因某病死亡的人数/同期内患有该病的病例数

4. 社区流行病学研究中，现状调查属于
   A. 分析性研究　　　　　　B. 回顾性研究
   C. 实验研究　　　　　　　D. 描述性研究
   E. 筛检性研究

5. "个别谈话" 属于哪一种社区健康教育形式
   A. 电化教育形式　　　　　B. 形象教育形式
   C. 文字教育形式　　　　　D. 个体语言教育形式

   E. 群体语言教育形式

6. 人格测量时选用下列哪项
   A. 心理健康问卷　　　　　B. 艾森克人格问卷
   C. 情感平衡量表　　　　　D. 焦虑自评量表
   E. 抑郁自评量表

7. 在护理诊断的 PES 公式中 "P" 的含义是
   A. 护理问题　　　　　　　B. 相关因素
   C. 症状与体征　　　　　　D. 实验室检查
   E. 分类

8. 长期护理目标一般指多长时间内实现的目标
   A. 几天　　　　　　　　　B. 几周
   C. 几个月　　　　　　　　D. 几周或几个月
   E. 1 年

9. 以下哪项护理诊断属于良好健康状态护理诊断
   A. 母乳喂养无效
   B. 照顾着角色困难
   C. 排便异常
   D. 社区有应对能力增强的潜力
   E. 躯体移动障碍

10. 下列有关护理诊断的描述，正确的是
    A. 一个病人只能有一个首选的护理诊断
    B. 护士可参照马斯洛的需要层次论进行排序
    C. 首优的护理诊断解决之后再解决中优问题
    D. 对于某个护理对象来说，护理诊断的先后次序常是固定不变的
    E. 现存的护理诊断应排在 "有……危险" 的护理诊断之前

11. 针对社区中的高危人群, 进行社区健康教育时应侧重于
    A. 卫生保健知识
    B. 预防性卫生知识
    C. 康复知识
    D. 死亡教育
    E. 家庭护理技能

12. "报刊" 属于下列哪种社区健康教育形式
    A. 文字教育形式
    B. 形象教育形式
    C. 电化教育形式
    D. 个别语言教育形式
    E. 群体语言教育形式

13. "呼吸困难" 属于
    A. 护理诊断的诊断依据
    B. 护理诊断的名称
    C. 护理诊断的相关因素
    D. 医疗诊断
    E. 医护合作问题

14. 护理诊断主要由哪几部分组成
    A. 名称、症状、体征
    B. 名称、诊断依据
    C. 名称、相关因素、诊断
    D. 症状、体征、相关因素
    E. 名称、相关因素、诊断依据

15. "母乳喂养有效" 属于哪类诊断
    A. 现存护理诊断
    B. 高危护理诊断
    C. 医疗诊断
    D. 医护合作问题
    E. 良好健康状态

16. 下列表述属于护理诊断中的相关因素的是
    A. 潜在的精神健康增强
    B. 有受伤的危险
    C. 与咳嗽反射减弱有关
    D. 自我角色认同紊乱
    E. 腹痛

17. 某项研究欲证明音乐疗法是否有效减轻癌症病人疼痛时, 随机抽取了 2 组研究对象, 分为实验组和对照组, 实验组给予音乐疗法, 对照组常规护理。该研究方法属于
    A. 描述性研究
    B. 历史性研究
    C. 实验研究
    D. 分析性研究
    E. 调查性研究

18. 目前国际上常用的社区护理方法不包括
    A. 家庭访视
    B. 传染病隔离
    C. 健康指导
    D. 流行病学调查
    E. 健康普查

【A2 型题】

1. 某年某地某病病人 N 例, 有 n 例病人接受了正规治疗, 观察期内治愈病人 n_1 例, 1 年随访期内生存病人 n_2 例, 死亡病人 n_3 例, 下列关于该病统计指标的描述正确的是
    A. 病死率 = $n_3/N \times 100\%$
    B. 死亡率 = $n_3/n \times 100\%$
    C. 1 年生存率 = $n_2/N \times 100\%$
    D. 治愈率 = $n_1/n \times 100\%$
    E. 有效率 = $n_1/n \times 100\%$

2. 孙某, 80 岁, 身高 170 cm, 体重 50 kg, 长期卧床, 根据此信息, 下列护理诊断最合理的一项是
    A. 压疮: 与局部皮肤长期受压有关
    B. 有误吸的危险: 与咳嗽反射减弱有关
    C. 有皮肤完整性受损的危险
    D. 潜在并发症: 压疮
    E. 口腔黏膜改变: 与机体抵抗力下降有关

【A3/A4 型题】

(1~4 题共用题干)

某年某地总人口数为 10 万人, 采用整群抽样, 对该地区中某社区共 1000 人进行了抽样调查, 发现现有高血压病人 100 人, 其中今年新发高血压病人 10 人。

1. 该地区人群中高血压病的患病率是
    A. 100/10 万 × 100%
    B. 100/1000 × 100%
    C. 10/1000 × 100%
    D. 10/10 万 × 100%
    E. (100 + 10) 11000 × 100%

2. 该地区人群中高血压病的发病率是
    A. 100/10 万 × 100%
    B. 100/1000 × 100%
    C. 10/1000 × 100%
    D. 10/10 万 × 100%
    E. (100 + 10) 11000 × 100%

3. 预计该地区患有高血压的总人数是
    A. 10000 人
    B. 1000 人
    C. 20000 人
    D. 2000 人
    E. 5000 人

4. 预计该地区今年新发高血压病病人的人数是
    A. 1000 人
    B. 100 人
    C. 2000 人
    D. 200 人
    E. 500 人

【B 型题】

(1~4 题共用备选答案)
    A. 母乳喂养有效
    B. 潜在并发症: 心律失常
    C. 有皮肤完整性受损的危险
    D. 儿童缺乏照顾
    E. 与血红蛋白降低有关

1. 属于现存护理诊断的是
2. 属于良好状态的护理诊断的是
3. 属于医护合作性问题的是
4. 属于高危护理诊断的是

(5~7题共用备选答案)

A. 评估人口的年龄分布

B. 绘制家系图

C. 评估病人心理状况

D. 找到护理对象首先需要解决的问题

E. 做出护理诊断

5. 属于社区层次的护理评估是

6. 属于家庭层次的护理评估是

7. 属于个人层次的护理评估是

(8~9题共用备选答案)

A. 发病率　　　　　　B. 患病率

C. 罹病率　　　　　　D. 病死率

E. 死亡率

8. 某人群中现患某种疾病的病例数/该人群同期人口总数×100%为该病的

9. 观察期内因某病死亡人数/同期该病病人数×100%为该病的

(10~12题共用备选答案)

A. 卫生知识及格率

B. 健康教育覆盖率

C. 不良行为转变率

D. 卫生保健活动参与率

E. 健康教育活动的自愿参与率

10. 反映健康教育广度的指标是

11. 反映个体或人群卫生知识水平的指标是

12. 反映个体或人群对卫生保健工作态度的指标是

参 考 答 案

【A1 型题】

1. C　2. A　3. A　4. D　5. D　6. B　7. A　8. D

9. D　10. B　11. B　12. A　13. A　14. E　15. E　16. C

17. C　18. D

【A2 型题】

1. D　2. C

【A3/A4 型题】

1. B　2. C　3. A　4. A

【B 型题】

1. D　2. A　3. B　4. C　5. A　6. B　7. C　8. B

9. D　10. B　11. A　12. E

第三节　社区家庭护理

【A1 型题】

1. 家庭健康评估的注意点，护士应注意的是

A. 尽管认识到家庭的多样性，但有统一的标准

B. 相信自己的经验感受，直接做出判断

C. 家庭成员的状况不是一成不变的

D. 亲自收集资料，不能轻信其他义务工作者所收集的资料

E. 一旦制订计划，就不必要再收集资料，直至计划完成

2. 关于家庭压力事件与家庭危机叙述，正确的是

A. 家庭资源不足，可通过调试，应对家庭压力事件，恢复正常功能

B. 家庭危机包括由意外事件引发的危机、家庭发展所伴随的危机、与照顾者有关的危机和家庭结构本身造成的危机

C. 家庭发展所伴随的危机有灾害、意外事故

D. 丧偶、离婚属于家庭结构本身造成的危机

E. 家庭某一成员长期患病需要照顾属于由意外事件引发的危机

3. 关于居家照顾团队说法正确的是

A. 居家照顾团队由单一专业人员组成

B. 团队成员包括护理人员、医师、康复师、营养师、药剂师、社工人员等

C. 分工不同，但都是以医疗内容为中心

D. 护士的作用是为居家病人提供间接性的护理照顾和健康教育指导

E. 护士的作用还包括指导其他专业人员对病人进行康复锻炼和日常生活活动能力的训练

4. 居家护理的范畴，一般不包括

A. 临终关怀　　　　　B. 急性病护理

C. 用药指导　　　　　D. 慢性病管理

E. 传染病的消毒隔离

5. 社区家庭访视的艺术，说法正确的是

A. 合适的时间家访

B. 不必太周全的计划，随机应变

C. 慢性病为先，急性病为后

D. 不能开门见山，慢慢引出主题

E. 不必控制时间，可以过分亲热

6. 家庭健康护理的目的是

A. 维持和提高家庭的健康水平及家庭自我保健功能

B. 调节家庭矛盾

C. 缓和夫妻关系

D. 提供经济支持

E. 提供教育支持

7. 家庭健康护理的原则不包括

　　A. 与家庭成员建立良好的关系

　　B. 向家庭中的病人提供医疗及护理服务

　　C. 协助家庭成员心理适应和社会适应

　　D. 协助家庭利用健康资源

　　E. 协助家庭成员改善生活水平，给予经济帮助

8. 家庭生活周期中的年轻人期是指

　　A. 第1个孩子介于0~30个月

　　B. 第1个孩子介于6~13岁

　　C. 第1个孩子介于30个月至6岁

　　D. 第1个孩子介于13~20岁

　　E. 第1个孩子离家至最小孩子离家之间

9. 关于家庭常用消毒技术，说法正确的是

　　A. 居室空气消毒可以采用通风、食醋熏蒸、过氧乙酸喷雾的方法

　　B. 病人用过的床垫、被褥、枕头、衣物可采用煮沸消毒的方法

　　C. 病人用过的餐具可采用日光暴晒的方法

　　D. 传染性疾病病人的分泌物、排泄物、呕吐物可不经消毒处理就倒掉

　　E. 病人用过的脸盆、便盆、痰杯等可用0.1%~0.5% 过氧乙酸浸泡消毒0.5小时后洗净待用

10. 关于家庭对个体健康影响的描述，不正确的是

　　A. 家庭是儿童生长发育的必要条件

　　B. 家庭问题与儿童的躯体和行为疾病密切相关

　　C. 家庭的生活方式可影响家庭成员的疾病发病率

　　D. 家庭的支持对家庭中患病成员的康复有很大影响

　　E. 疾病在家庭中的传播多见于感染性疾病和慢性躯体疾病

11. 满足家庭成员衣食住行等各方面需求是家庭的哪种功能

　　A. 情感交往功能

　　B. 社会化功能

　　C. 生殖功能

　　D. 抚养和赡养功能

　　E. 经济功能

12. 主干家庭是指

　　A. 父母及其未婚子女组成的家庭

　　B. 父母、子女及其他亲属组成的家庭

　　C. 夫妇组成的家庭

　　D. 无婚姻关系，居住在一起的家庭

　　E. 父母、子女及父亲的父母组成的家庭

13. 由父母和他们未婚子女组成的家庭属于

　　A. 核心家庭　　　　　　B. 主干家庭

　　C. 拓展家庭　　　　　　D. 无子女家庭

　　E. 重组家庭

14. 根据杜瓦尔（Duvall）理论，下列关于家庭生活周期说法正确的是

　　A. 家庭生活周期可分为新婚期、生产期、学龄期、青少年期、年轻人期、中年期、老年期

　　B. 新婚期的主要任务是适应父母角色，应对养育子女的压力

　　C. 青少年期的主要任务是教育子女

　　D. 学龄期的主要任务是针对子女的特点，增加沟通，加强性教育

　　E. 老年期的主要任务是适应和应对退休、疾病、丧偶、死亡等多种变化

【A2型题】

1. 王先生夫妇和他们的女儿及王先生前次婚姻的儿子共同生活。王先生的家庭为

　　A. 核心家庭　　　　　　B. 主干家庭

　　C. 重组家庭　　　　　　D. 同居家庭

　　E. 无子女家庭

2. 病人，女性，17岁，学生，其母陪同就诊，诊断为单纯性甲状腺功能亢进，采用药物治疗、定期复查，医生要求母亲对张某的用药实行督促。然而3个月的治疗未见病情好转。原因是其父认为年纪轻轻不必天天吃药，主张靠锻炼，而母亲不敢多说，致使用药过程断续。该问题说明该家庭对个人的作用体现在

　　A. 家庭权力中心　　　　B. 家庭结构

　　C. 家庭功能　　　　　　D. 家庭发展周期

　　E. 家庭关系

3. 张先生夫妇与父母、10岁的女儿一起生活，刘先生是家中的经济支柱，也是该家庭中的权威人物，该家庭的权力结构类型是

　　A. 传统权威型　　　　　B. 工具权威型

　　C. 分享权威型　　　　　D. 民主权威型

　　E. 感情权威型

【A3/A4型题】

（1~2题共用题干）

　　孙女士，36岁，已婚，与丈夫、7岁儿子及公婆在一起生活。

1. 孙女士所在的家庭处于家庭生活周期的

　　A. 学龄前期　　　　　　B. 学龄期

　　C. 青少年期　　　　　　D. 年轻人期

　　E. 中年期

2. 孙女士所在的家庭此期的主要任务是

A. 夫妻双方相互适应、协调性生活及计划生育

B. 适应父母角色，应对养育子女的压力

C. 教育子女，帮助子女适应学校的生活

D. 加强对子女的性教育

E. 巩固婚姻关系，适应夫妻生活

【X 型题】

1. 家庭访视前准备工作包括

 A. 确定访视对象

 B. 约定访视时间

 C. 确定家访计划

 D. 准备实施护理计划

 E. 访视备案

参 考 答 案

【A1 型题】

1. C 2. B 3. B 4. B 5. A 6. A 7. E 8. E

9. A 10. E 11. E 12. B 13. A 14. E

【A2 型题】

1. C 2. A 3. B

【A3/A4 型题】

1. B 2. C

【X 型题】

1. ABCE

第四节　社区重点人群的保健

【A1 型题】

1. 从健康教育的角度看，对人群健康起主要影响作用的是

 A. 生物   B. 遗传

 C. 政治   D. 生活方式

 E. 经济因素

2. 不属于健康促进的主要实施者的是

 A. 医院   B. 个人

 C. 家庭   D. 社区

 E. 国家

3. 健康教育的基本原则不包括

 A. 因材施教   B. 寓教于乐

 C. 讲究实效性   D. 社区参与

 E. 程序性原则

4. 青春期卫生保健内容不必要的是

 A. 青春期性教育

 B. 生殖健康教育

 C. 营养饮食指导

 D. 自我保健行为的建立

 E. 定期检查，预防常见病

5. 中国城市妇女前五位死因，不包括

 A. 心脏病   B. 恶性肿瘤

 C. 自杀   D. 呼吸系统疾病

 E. 损伤、中毒等外部疾病

6. 提高老年人服药依从性的护理措施，说法正确的是

 A. 严格给药规程，发药到手，便可离开

 B. 出院带药时说明或写明药名、用量、时间

 C. 社区护士不可到老人家中清点药数

 D. 外用药物，贴黑色标签，告知不可口服

 E. 开展健康教育，并建立治疗性护患关系

7. 早、中、晚三餐热量比例正确应为

 A. 20% 、40% 、40%

 B. 30% 、30% 、40%

 C. 40% 、30% 、30%

 D. 30% 、40% 、30%

 E. 40% 、40% 、20%

8. 男性老年人易发生前列腺肥大，其原因可能与有关

 A. 甲状腺功能较低

 B. 对胰岛素反应能力降低

 C. 性腺功能降低

 D. 性激素分泌减少

 E. 基础代谢率降低

9. 社会保健服务的重点人群是

 A. 急、重症病人

 B. 妇女、儿童、老人

 C. 老年人及其家属

 D. 临终病人及其家属

 E. 所有社区人群

10. 老年人药效学特点正确的是

 A. 对大多数药物敏感性减弱

 B. 不良反应增加

 C. 依从性增强

 D. 多药合用耐受性明显升高

 E. 对肝脏有损害的药物耐受性升高

11. 老年人睡眠的特点是

 A. 睡眠时间增多，每天需 10 小时

 B. 睡眠时间增多，入睡潜伏期延长

 C. 睡眠时间增多，易多次转醒

D. 睡眠时间减少，每天需 6 小时

E. 睡眠时间减少，容易入睡

12. 下列不属于老年人安全用药原则的一项是

A. 选用药物种类应尽量少，最好不超过 3 ~ 4 种

B. 通常 60 岁以上老年人只用成人量的 3/4 或 1/2

C. 老年人应尽量采用缓释剂型，因其相对安全

D. 老年病人应尽量简化用药，减少用药的次数

E. 可以在医生指导下，适当服用保健药物

13. 下列适宜老年人的居家环境是

A. 居室光线宜暗

B. 夏季室内温度在 20 ~ 22℃

C. 冬季室内温度在 20 ~ 22℃

D. 室内湿度在 70% 左右

E. 室内湿度在 30% 左右

14. 下列关于人体衰老特点的描述，正确的一项是

A. 在衰老过程中，人体所有的细胞数随年龄的增加逐渐减少

B. 随着年龄的增长，新毛囊黑色素开始增加

C. 外分泌汗腺萎缩，出汗少

D. 皮下脂肪在身体堆积，男性多呈梨形肥胖，女性多呈苹果形肥胖

E. 从 30 ~ 90 岁，男性身长平均减少 5%

15. 老年人易出现便秘，其原因与下面哪项有关

A. 胃肠蠕动减慢

B. 口腔黏膜萎缩

C. 唾液减少

D. 儿茶酚胺含量减少

E. 对胰岛素反应能力减低

16. 以下哪项不符合老年人的生理变化规律

A. 易发生骨质疏松

B. 唾液增多

C. 食欲减退

D. 睡眠欠佳

E. 心率减慢

17. 与年轻人相比较，老年人的心血管系统变化有

A. 血管管壁变硬、弹性降低

B. 使周围血管阻力减小

C. 冠状动脉血管腔变窄

D. 心排血量减少

E. 窦房结内自律细胞减少

18. 第 1 次产前检查最迟在怀孕后的

A. 1 周   B. 3 周

C. 6 周   D. 12 周

E. 15 周

19. 社区护士指导孕妇避免性生活的时间是

A. 12 周以内   B. 12 ~ 32 周

C. 12 ~ 40 周   D. 32 ~ 36 周

E. 40 周后

20. 社区护士产后访视的时间叙述正确的是

A. 产后访视至少 5 次

B. 第 1 次在出院后 3 天内

C. 第 2 次在出院后 7 天

D. 第 3 次在产后 14 天

E. 第 4 次在产后 21 天

21. 母乳喂养至少坚持到新生儿出生后

A. 2 ~ 3 个月   B. 3 ~ 4 个月

C. 4 ~ 6 个月   D. 6 ~ 8 个月

E. 12 个月

22. 近视眼的护理要点，正确的是

A. 读书写字姿势要正确，眼与书本距 30 cm

B. 连续看书写字 2 小时左右要休息或望远片刻

C. 在光线暗处及直射阳光下看书

D. 躺在床上及走路或乘车时看书

E. 连续看书写字 0.5 小时左右要做眼保健操

23. 加强老年人药疗的健康指导，内容正确的是

A. 药袋上用醒目颜色标明注意事项

B. 老年人常发生失眠、便秘、疼痛，鼓励首选药物性措施

C. 指导老人随意购买及服药

D. 不必进行家属的安全用药知识教育

E. 老人用药不良反应时不必停药

【A2 型题】

1. 病人，女性，53 岁。近来常出现头晕、头痛、发热、出汗等多种症状，同时伴有月经周期紊乱，该病人可考虑诊断为

A. 更年期综合征

B. 中年期综合征

C. 抑郁症

D. 自主神经功能紊乱

E. 功能失调性子宫出血

2. 一老人退休后突出表现为沉默寡言、表情淡漠。此情绪表现可能与哪种心理特征有关

A. 愤怒感   B. 孤独感

C. 失落感   D. 悲观感

E. 恐惧感

3. 某男性，50 岁，眼外眦呈放射状鱼尾纹，眼睑、耳及面颊部皮肤向下松垂，下眼睑肿胀，呈"袋状眼睑"，下列关于该男性皮肤变化原因的描述不妥的一项是

A. 皮肤失水

B. 皮下脂肪减少

C. 皮下弹性组织减少

D. 结缔组织收缩

E. 结缔组织老化

【B 型题】

(1~2 题共用备选答案)

A. 60 岁及以上的老年人口比例在 14% 以上

B. 65 岁及以上的老年人口比例在 10% 以上

C. 60 岁及以上的老年人口比例在 10% 以上

D. 65 岁及以上的老年人口比例在 7% 以上

E. 60 岁及以上的老年人口比例在 7% 以上

1. 发展中国家对老年型社会的划分标准是

2. 发达国家对老年型社会的划分标准是

(3~4 题共用备选答案)

A. 使用亚硝酸盐

B. 加工方法不当

C. 多环芳烃化合物污染

D. 微生物污染

E. 农药残留

3. 肉、肉制品发生腐败变质的最主要原因是

4. 食品在用煤、碳和植物燃料烘烤或熏制时直接受到的污染是

参 考 答 案

【A1 型题】

1. D　2. A　3. C　4. B　5. C　6. B　7. D　8. D

9. B　10. B　11. D　12. C　13. C　14. C　15. A　16. B

17. A　18. D　19. A　20. B　21. C　22. A　23. A

【A2 型题】

1. A　2. C　3. E

【B 型题】

1. C　2. D　3. D　4. C

第五节　社区常见慢性疾病病人的护理与管理

【A1 型题】

1. 下列有关冠心病易患因素的描述，不正确的是

A. 血胆固醇升高是 65 岁以上老人冠心病最基本的危险因素

B. 高血压发生的年龄越早，发生冠心病的机会就越大

C. 大量饮酒将增加冠心病发病的危险

D. 中等强度的有氧运动可增加冠心病的危险性

E. A 型性格与冠心病的发生有直接联系

2. 关于慢性病的定义，叙述正确的是

A. 暂时性的疾病

B. 不会造成残疾

C. 有可逆转的病理变化

D. 需要长期的照顾

E. 可以自然消退的疾病

3. 教会新诊断糖尿病病人外出前需注意的事项，不必要的是

A. 包内准备几颗糖果

B. 带上服用的降糖药物

C. 带着病情说明卡

D. 避免过度劳累

E. 备好较多的现钞

4. 如发生心绞痛时不妥的处理措施是

A. 立即骑自行车或乘车去医院

B. 含服硝酸甘油

C. 口服异山梨酯（消心痛）

D. 保持镇静

E. 疼痛发作 >30 分钟，用药效果不好，应速就医

5. 关于 2 型糖尿病不确切的描述是

A. 通常在 40～55 岁为发病的高峰期

B. 不能分泌足够的胰岛素

C. 肥胖

D. 高血压

E. 高血脂

6. 一旦糖尿病病人在家里发生低血糖，院前的紧急处理方法是

A. 立即平卧

B. 呼叫救命车

C. 即刻开窗通风

D. 立即口服糖果或糖水

E. 即刻测量生命体征

7. 传染病的二级预防要做到"五早"，不包括

A. 早发现　　　　　　B. 早诊断

C. 早治疗　　　　　　D. 早隔离

E. 早宣传

8. 慢性阻塞性肺疾病病人膳食的原则是

A. 高蛋白、高热量、高维生素饮食

B. 低蛋白、低热量、低维生素饮食

C. 高脂肪、高热量饮食

D. 低脂肪、低热量饮食

E. 低盐、高纤维素饮食

9. 在中国人群中，冠心病的主要危险因素不包括

A. 高血压　　　　　　　B. 糖尿病

C. 吸烟　　　　　　　　D. 血脂异常

E. 长期精神紧张

【A2 型题】

1. 张女士，45 岁，肥胖，不爱运动，母亲和姐姐均被诊断为高血压。近 1 个月来，她在社区护士的指导下，制订了一份每日运动计划，决定进行规律锻炼。按照阶段变化理论，张女士正处于的阶段是

A. 无打算　　　　　　　B. 打算

C. 准备　　　　　　　　D. 行动

E. 维持

2. 病人，李某，男性，48 岁，血压 160/100 mmHg，确诊为 2 级高血压，社区护士为其进行有关饮食的指导，下列不妥的一项是

A. 多进食高纤维食品

B. 避免食用含盐高的食品

C. 避免进食含钾丰富的食物

D. 注意钙质的补充

E. 多进食富含维生素 C 的食品

3. 病人，女性，69 岁，患高血压病 8 年，近 3 个月来间断胸骨后或心前区疼痛，持续 3～5 分钟，经入院检查确诊为冠心病心绞痛。医嘱用硝酸甘油，护士在为病人讲解用药知识中，下列不正确的一项是

A. 应坐位或卧位服药，以免发生直立性低血压

B. 该药应舌下含服，不可吞服或嚼服

C. 该药可扩张外周血管，减轻心脏负担

D. 一旦出现不良反应，需立即停药不可再服用

E. 该药的不良反应有头面部皮肤潮红、搏动性头痛等

4. 病人，男性，23 岁，患 1 型糖尿病 2 年，居家注射速效胰岛素治疗。病人易出现极度饥饿、软弱、手抖、出汗、头晕等，下列最合适的处理方法是

A. 让病人卧床休息至症状消失

B. 让病人平卧并协助活动四肢

C. 立即打电话询问社区医生

D. 立即送至附近医院

E. 立即给一些口服糖块

【A3/A4 型题】

(1～3 题共用题干)

病人，女性，67 岁。确诊糖尿病 10 年。试行饮食控制治疗 2 个月，因无法耐受严格的饮食控制，遂接受二甲双胍＋格列吡嗪联合降糖治疗，空腹血糖控制在 6.1 mmol/L。此后，病人未能坚持按医嘱服药及加强饮食控

制，空腹血糖波动在 6.0～12.4 mmol/L。

1. 该病人在居家期间最主要的护理诊断是

A. 药物依从性差

B. 饮食控制不良

C. 运动控制不良

D. 活动无耐力

E. 营养不良

2. 针对护理诊断相应的预期护理目标是

A. 加强营养

B. 坚持锻炼

C. 饮食控制良好

D. 长期严格按医嘱服用降糖药和进行饮食控制

E. 需要时即服药

3. 为达到预期目标，居家护士应采取的最主要的护理措施是

A. 心理护理　　　　　　B. 加强药物护理

C. 行为促进　　　　　　D. 家属动员

E. 护患关系

(4～6 题共用题干)

病人，75 岁。患 2 型糖尿病 20 年，平日由其女儿照顾。其女儿 50 岁，患有高血压、肥胖。

4. 社区护士在进行家庭访视时，指导其女儿增加体力活动，减轻体重。该行为属于糖尿病社区管理的

A. 0 级预防　　　　　　B. 一级预防

C. 二级预防　　　　　　D. 三级预防

E. 四级预防

5. 属于糖尿病社区管理二级预防的是

A. 开展糖尿病教育，强调糖尿病危险因素的认识

B. 为糖尿病病人制订饮食计划、运动计划

C. 减少糖尿病肾病

D. 减少糖尿病足

E. 减少糖尿病死亡率

6. 如果病人发生了糖尿病足，那么针对糖尿病足，社区护理的内容正确的是

A. 每天坚持小腿和足部运动 30～60 分钟

B. 小伤口可用 2% 碘酊消毒处理

C. 伤口处可涂甲紫消毒并保持干燥

D. 鞋袜尽量紧些，防止水肿

E. 如有皮肤溃疡、间歇性跛行，早期截肢以防溃疡蔓延至整个腿部

参 考 答 案

【A1 型题】

1. D　2. D　3. E　4. A　5. B　6. D　7. E　8. A

9. E

【A2 型题】
1. C　　2. C　　3. D　　4. E

【A3/A4 型题】
1. A　　2. D　　3. B　　4. B　　5. B　　6. A

第六节　社区常见精神疾病病人的护理

【A1 型题】

1. 精神疾病病人病情稳定后仍需坚持服药
   A. 3～6 个月　　　　　　B. 6～12 个月
   C. 1～2 年　　　　　　　D. 2～3 年
   E. 3～5 年

2. 西方国家近年来提倡和推广的精神病治疗和管理体系是
   A. "去机构化"管理　　　B. 社区管理
   C. 精神病医院管理　　　　D. 安全管理
   E. 精神病病人严加监视

3. 与精神分裂症有关的发病机制，在生化方面受到较大重视的是
   A. 去甲肾上腺素活动过度假说
   B. 去甲肾上腺素活动减低假说
   C. 多巴胺活动过度假说
   D. 多巴胺活动减低假说
   E. 谷氨酸系统功能不平衡假说

4. 对自杀自伤病人行约束带保护性约束时，一次约束持续时间宜为
   A. 10～20 分钟　　　　　B. 20～30 分钟
   C. 30～60 分钟　　　　　D. 1～2 小时
   E. 2～4 小时

5. 精神分裂症最常见的幻觉是
   A. 触幻觉　　　　　　　　B. 视幻觉
   C. 嗅幻觉　　　　　　　　D. 听幻觉
   E. 味幻觉

6. 睡眠障碍在神经症病人中极为常见，此类病人最多见的主诉是
   A. 头晕　　　　　　　　　B. 入睡困难
   C. 易惊醒　　　　　　　　D. 多梦
   E. 夜惊

7. 典型抑郁症 1 天之内情绪波动的规律是
   A. 晨重夜轻　　　　　　　B. 晨轻夜重
   C. 中午最重　　　　　　　D. 半夜最重
   E. 中午起逐渐加重

8. 老年性痴呆属于
   A. 神经症性障碍　　　　　B. 心理发育障碍
   C. 情感性精神障碍　　　　D. 器质性精神障碍

E. 成人人格与行为障碍

9. 社区护士怀疑病人有自杀念头时，下列护理措施错误的是
   A. 不要让病人独处
   B. 不能谈论自杀问题
   C. 建议家属提供适当的监护
   D. 同病人建立良好的护患关系
   E. 加强对病情的观察

10. 三环类抗抑郁药最常见的药物不良反应是
    A. 锥体外系症状　　　　　B. 变态反应
    C. 心律及心电图改变　　　D. 粒细胞缺乏
    E. 成瘾

11. 下列疾病中最适用心理治疗的是
    A. 抑郁症　　　　　　　　B. 神经衰弱
    C. 躁狂症　　　　　　　　D. 精神分裂症
    E. 精神发育迟滞

12. 多用于抑郁症的药物是
    A. 吩噻嗪类药物
    B. 锂盐
    C. 苯二氮䓬类药物
    D. 抑制 5－HT 再摄取的药物
    E. 卡马西平

【A2 型题】

1. 女性，病人，40 岁。已婚，近 1 个月来无诱因出现情绪低落，晨重夜轻，对生活失去信心，食欲减退、精力下降，有自杀意念，睡眠差，早醒，该病人最可能的诊断是
   A. 精神分裂症　　　　　　B. 焦虑症
   C. 强迫症　　　　　　　　D. 抑郁症
   E. 神经衰弱

2. 某男，61 岁，2 周前办理退休手续后，情绪发生了变化。突出表现为：沉默寡言，表情淡漠。此情绪表现可能与哪种心理特征有关
   A. 愤怒感　　　　　　　　B. 失落感
   C. 孤独感　　　　　　　　D. 恐惧感
   E. 悲观感

3. 病人女性，53 岁。3 个月前在火车上急性起病，突然不认识女儿，恐惧说："头痛，眼前有甲虫飞舞，兴奋，

应当杀死她。"耳边听到儿子、女儿说话声，经治疗后症状消失。1 周前听到儿子死亡的消息旧病复发，症状同前。既往有高血压史 5 年。躯体检查：BP 200/90 mmHg，神经系统检查正常；精神检查：意识模糊，恐惧，有幻觉，思维不连贯，智力减退，记忆力差，有时意识清晰，叙述自己儿子已死亡，性格急躁，易激动，血压升高时精神症状加重。本病例应考虑为

A. 脑血管病所致精神障碍

B. 老年性痴呆

C. 反应性精神病

D. 躯体疾病伴发精神障碍

E. 精神分裂症

【A3/A4 型题】

(1~2 题共用题干)

男性，32 岁，下岗工人。近 5 个月来觉得邻居都在议论他，常不怀好意地盯着他，有时对着窗外大骂，自语、自笑，整天闭门不出，拨"110"电话要求保护。

1. 该病例最可能的诊断是

A. 精神分裂症　　　　　B. 躁狂抑郁症

C. 偏执性精神病　　　　D. 分裂样精神病

E. 反应性精神病

2. 该病人不存在

A. 幻听　　　　　　　　B. 关系妄想

C. 被害妄想　　　　　　D. 情绪低落

E. 行为退缩

(3~5 题共用题干)

男性病人，70 岁。近期出现近事记忆受损，智能减退，难以胜任简单家务劳动，不能正确回答自己亲人的名字与年龄，但尚能记住自己的名字，饮食不知饥饱，外出找不到家门，举止幼稚，不知羞耻等主要表现。

3. 病人经 CT 检查未发现有异常，应考虑其为

A. 阿尔茨海默病　　　　B. 精神分裂症

C. 血管性痴呆　　　　　D. 抑郁症

E. 人格障碍

4. 该病的首发症状常为

A. 智能衰退　　　　　　B. 痴呆

C. 定向能力受损　　　　D. 记忆障碍

E. 妄想

5. 该病人如进入到晚期，其结局为

A. 丧失生活能力，需要其他人照顾

B. 幻觉

C. 妄想

D. 情感淡漠

E. 注意力不集中

(6~8 题共用题干)

病人，男性，43 岁。近半年来感到生不如死，度日如年，并逐渐坚信自己做错了很多事，罪恶深重，决定自杀。

6. 该表现属于

A. 嫉妒妄想　　　　　　B. 罪恶妄想

C. 夸大妄想　　　　　　D. 关系妄想

E. 物理影响妄想

7. 针对该病人的情况，首选的护理诊断是

A. 有暴力行为的危险　　B. 思维过程改变

C. 社交孤立　　　　　　D. 有受伤的危险

E. 精神困扰

8. 对该病人实施的护理中，最重要的是

A. 生活护理　　　　　　B. 心理护理

C. 安全护理　　　　　　D. 症状护理

E. 药物治疗护理

参考答案

【A1 型题】

1. D　2. A　3. C　4. C　5. D　6. B　7. A　8. D

9. B　10. C　11. B　12. D

【A2 型题】

1. D　2. B　3. A

【A3/A4 型题】

1. A　2. D　3. A　4. D　5. A　6. B　7. D　8. C

第七节　社区常见传染性疾病病人的护理

【A1 型题】

1. 以下属于乙类传染病的是

A. 霍乱　　　　　　　　B. 病毒性肝炎

C. 风疹　　　　　　　　D. 流行性腮腺炎

E. 麻风病

2. 保护易感人群最主要的措施是

A. 使用转移因子等免疫激活剂

B. 使用高价免疫球蛋白

C. 预防性使用抗生素

D. 接种疫苗、菌苗或类毒素等

E. 增加营养，提高机体的抵抗力

3. 关于感染的概念的描述，不正确的一项是

A. 感染是病原体与人体相互作用的过程

B. 病原体通过各种途径进入人体，就开始了传染过程

C. 病原体侵入人体后不一定都发病

D. 感染又称传染，感染性疾病就是传染性疾病

E. 构成传染过程必须具备病原体、人体、环境 3 个因素

4. 在城市发现流行性感冒应于几小时内报告

A. 2 小时　　　　　　　　　B. 4 小时

C. 6 小时　　　　　　　　　D. 12 小时

E. 24 小时

5. 现代结核病最主要的治疗方法是

A. 化学疗法　　　　　　　　B. 手术方法

C. 放射治疗　　　　　　　　D. 中医中药治疗

E. 免疫疗法

6. 属于乙型病毒性肝炎传播途径的是

A. 呼吸道　　　　　　　　　B. 消化道

C. 虫媒传播　　　　　　　　D. 血液传播

E. 一般生活接触

7. 下列关于传染病的预防，描述正确的是

A. 流行性出血热是虫媒传播的疾病，不能由病人传给他人，不必隔离

B. 消毒是切断传播途径的重要措施

C. 病毒性肝炎是丙类传染病

D. 卡介苗是目前预防结核病的最有效的被动免疫方法

E. 钩端螺旋体病病人需隔离治疗，对排泄物无须消毒

8. 不是空气传播的疾病是

A. 水痘　　　　　　　　　　B. 麻疹

C. 肺结核　　　　　　　　　D. 风疹

E. 金黄色葡萄球菌感染

9. 属于计划免疫程序的疫苗是

A. 乙脑疫苗　　　　　　　　B. 流脑疫苗

C. 甲肝疫苗　　　　　　　　D. 乙肝疫苗

E. 流感疫苗

10. 下列属于监测管理的一组传染病是

A. 鼠疫，霍乱

B. 病毒性肝炎，新生儿破伤风，肺结核

C. 脊髓灰质炎，流行性出血热，血吸虫病

D. 白喉，猩红热，麻风

E. 麻风，血吸虫病，风疹

11. 慢性携带者指携带病原持续时间为

A. 1 个月以上　　　　　　　B. 2 个月以上

C. 3 个月以上　　　　　　　D. 4 个月以上

E. 6 个月以上

12. 肺结核化学治疗原则是

A. 早期、联合、适量、规律、全程

B. 仅早期使用抗结核药

C. 间断使用抗结核药

D. 仅用一种杀菌剂

E. 药物剂量应偏大

13. 急性细菌性痢疾最佳用药为

A. 阿苯达唑　　　　　　　　B. 呋喃唑酮

C. 甲硝唑　　　　　　　　　D. 土霉素

E. 诺氟沙星

【A2 型题】

1. 病人，男性，25 岁。尿道口脓性分泌物 3 天。5 天前不洁性接触史。查体：尿道口红肿，深黄色脓性分泌物，腹股沟淋巴结肿大、触痛。尿道分泌物涂片镜下可见大量多形核白细胞，细胞内可见数量不等的革兰阴性双球菌。考虑病人为

A. 淋病　　　　　　　　　　B. 滴虫性尿道炎

C. 尖锐湿疣　　　　　　　　D. 梅毒

E. 艾滋病

2. 患儿，6 岁。无症状，入学体检时作 PPD 硬结直径 15 mm，胸片示右肺门结构紊乱，隐约可见一结节状影。该患儿宜选用的治疗方案为

A. 异烟肼

B. 异烟肼 + 吡嗪酰胺

C. 异烟肼 + 乙胺丁醇

D. 异烟肼 + 利福平 + 吡嗪酰胺

E. 异烟肼 + 利福平 + 链霉素

3. 病人，女性，25 岁。有性接触史，近 3 个月来发热、咳嗽、喘憋，疑为肺炎，经多种抗生素治疗无效，全身状况日渐衰竭，全身淋巴结肿大，为确诊首先考虑的检查是

A. 痰培养　　　　　　　　　B. 肺功能

C. 胸部 CT　　　　　　　　D. 胸部 X 线检查

E. HIV 抗体测定

【A3/A4 型题】

（1~3 题共用题干）

患儿，7 岁，高热体温 40.5℃，昏迷，抽搐，四肢厥冷，血压 60/38 mmHg，肛拭子取便镜检为脓细胞、红细胞（+）。

1. 应考虑该病人为

A. 细菌性痢疾　　　　　　　B. 霍乱

C. 钩端螺旋体病　　　　　　D. 阿米巴痢疾

E. 伤寒

2. 不符合该疾病致病微生物特点的是

A. 为革兰阴性的无鞭毛杆菌

B. 在外界生存能力较差

C. 主要流行菌群为 B 群

D. 可产生内毒素

E. 属肠杆菌科志贺菌属

3. 预防该病的综合措施中最重要的是

A. 隔离病人

B. 发现并处理带菌者

C. 加强社区卫生监督管理

D. 接种疫苗

E. 流行季节预防服药

(4~6 题共用题干)

病人，男性，40 岁。全身起红斑、手足心起褐色斑点 1 周，不痛、不痒。体检阴茎末端包皮与冠状沟联结处可见一指甲盖大瘢痕，实验室检查确诊为梅毒。

4. 感染梅毒后第 1 期皮肤病变出现的时间是感染后

A. 3 日　　　　　　　　B. 1 周

C. 3 周　　　　　　　　D. 5 周

E. 8 周

5. 本病治疗首选

A. 青霉素　　　　　　　B. 红霉素

C. 四环素　　　　　　　D. 螺旋霉素

E. 甲砜霉素

6. 不属于社区护理管理中对梅毒传染源管理的措施是

A. 做好病人的登记报告工作

B. 要求病人治愈后 1 年内定期复查和随访

C. 妥善处理病人的分泌物、排泄物，严格消毒

D. 要求病人未治愈前性生活使用避孕套

E. 要求病人避免妊娠

【B 型题】

(1~2 题共用备选答案)

A. 艾滋病　　　　　　　B. 鼠疫

C. 炭疽　　　　　　　　D. 疟疾

E. 流行性腮腺炎

1. 属于强制管理的传染病是

2. 属于监测管理的传染病是

参 考 答 案

【A1 型题】

1. B　2. D　3. D　4. E　5. A　6. D　7. B　8. E

9. D　10. E　11. C　12. A　13. E

【A2 型题】

1. A　2. D　3. E

【A3/A4 型题】

1. A　2. B　3. C　4. C　5. A　6. D

【B 型题】

1. B　2. E

第八节　社区急重病人的急救和转诊

【A1 型题】

1. 在灾害现场，黄色标志提示伤员接受治疗的时间应在

A. 1 小时内　　　　　　B. 2~3 小时内

C. 4~6 小时内　　　　　D. 12 小时内

E. 24 小时内

2. 不符合食物中毒特点的是

A. 潜伏期较短　　　　　B. 季节性不明显

C. 人与人之间不传染　　D. 临床症状相似

E. 有食用相同食物史

3. 急性坏死型胰腺炎病人出现的休克多属于

A. 中毒性休克　　　　　B. 低血容量性休克

C. 过敏性休克　　　　　D. 心源性休克

E. 神经源性休克

4. 当只有一名抢救者抢救心脏停搏病人时，人工呼吸和心脏按压的正确配合是

A. 1 次人工呼吸，5 次心脏按压

B. 1 次人工呼吸，15 次心脏按压

C. 2 次人工呼吸，5 次心脏按压

D. 2 次人工呼吸，30 次心脏按压

E. 3 次人工呼吸，15 次心脏按压

5. 服毒后洗胃时间最佳为

A. 12 小时内　　　　　　B. 10 小时内

C. 8 小时内　　　　　　D. 6 小时内

E. 8~10 小时内

6. 有机磷中毒者呼出气体有

A. 苦杏仁味　　　　　　B. 酒味

C. 蒜臭味　　　　　　　D. 苯酚味

E. 烂苹果味

7. 被火焰烧伤者，应立即

A. 就地翻滚　　　　　　B. 逃离现场

C. 呼救　　　　　　　　D. 边跑边呼救

E. 扑打灭火

【A2 型题】

1. 一外伤所致的闭合性气胸病人，X 线胸片检查肺被压

缩30％，此时的处理比较恰当的是

A. 无须特殊处理

B. 立即行胸腔穿刺减压术

C. 立即行胸腔闭式引流

D. 应行胸腔抽气术

E. 给予镇静消炎药口服

2. 病人，男性，24岁。患支气管扩张症，突然一次咯血700 ml。病人烦躁，面色苍白，皮肤湿冷。血压110/87 mmHg，脉率98次/分。应判断为

A. 尚未发生休克　　　　B. 休克失代偿期

C. 早期休克　　　　　　D. 中期休克

E. 晚期休克

3. 病人，女性，30岁。于家中发现步态不稳，言语不清，无任何气味，怀疑中毒，可能为

A. CO中毒　　　　　　　B. 酒精中毒

C. 安眠药中毒　　　　　D. 食物中毒

E. 有机磷中毒

4. 病人，男性，21岁。腹部外伤，疼痛严重并有肠脱出，应立即

A. 包扎

B. 将肠还纳腹腔

C. 使用止痛药

D. 用容器将肠扣住，再包扎

E. 嘱其平卧

5. 病人，男性，27岁。手部动脉出血，首选的止血方法是

A. 压迫颈总动脉　　　　B. 压迫肱动脉

C. 压迫锁骨下动脉　　　D. 压迫尺、桡动脉

E. 压迫颞动脉

6. 病人，男性，38岁。双上肢烧伤，为其测量下肢血压时，血压计袖带下缘距腘窝的距离是

A. 1 cm　　　　　　　　B. 2 cm

C. 3 cm　　　　　　　　D. 4 cm

E. 5 mm

【A3/A4型题】

(1~2题共用题干)

一病人不慎从二楼上跌下，头部着地，无昏迷史，

病人诉头疼，体检神志清楚，除右眼睑皮下淤血外，无明显阳性体征。

1. 此病人应立即行的辅助检查是

A. 腰椎穿刺术　　　　　B. 头颅CT

C. 血常规　　　　　　　D. 出凝血功能

E. 脑电图

2. 此病人的处理比较恰当的是

A. 静脉滴注甘露醇　　　B. 局部热敷

C. 局部冷敷　　　　　　D. 静脉滴注曲克芦丁

E. 转上级医院

(3~5题共用题干)

病人，女性，20岁。火焰烧伤双大腿、双足，均为Ⅲ度。

3. 病人的烧伤面积是

A. 23%　　　　　　　　B. 24%

C. 26%　　　　　　　　D. 27%

E. 28%

4. 烧伤严重性分度为

A. 轻度烧伤　　　　　　B. 中度烧伤

C. 重度烧伤　　　　　　D. 深度烧伤

E. 特重度烧伤

5. 其治疗最重要的是

A. 清水清洗创面，减少损伤

B. 给予口服盐水，预防低血容量

C. 保持呼吸道通畅

D. 用干净的布类保护创面

E. 口服抗生素预防感染

参考答案

【A1型题】

1. C　2. B　3. B　4. D　5. D　6. C　7. A

【A2型题】

1. D　2. C　3. C　4. D　5. D　6. D

【A3/A4型题】

1. B　2. C　3. E　4. E　5. C

第九节　社区病残者的康复和护理

【A1型题】

1. 倾斜床站立训练的优点之一是调节血管紧张性，其目的是为了

A. 利于病人呼吸　　　　B. 防止直立性低血压

C. 预防压疮　　　　　　D. 预防静脉血栓

E. 增加腹压利于排便

2. 膀胱功能训练的间歇导尿法是

A. 留置尿管 2～3 小时放尿一次

B. 留置尿管 4～6 小时放尿一次

C. 2～3 小时导尿一次

D. 4～6 小时导尿一次

E. 有尿意时导尿

3. 康复护理是

A. 由护士完成的康复医疗

B. 康复医疗中的护理

C. 慢性病人的护理

D. 伤残人的护理

E. 老年人的护理

4. 社区康复护理服务的场所应以何处为主

A. 社区生服务中心   B. 社区卫生服务站

C. 社区医院   D. 病伤残者家中

E. 老人院

5. 社区康复护理的对象包括

A. 残疾所致的身心功能障碍者

B. 残疾、老年病所致的身心功能障碍者

C. 残疾、慢性疾病所致的身心功能障碍者

D. 残疾、老年病、慢性疾病所致的身心功能障碍者

E. 残疾、老年病，急、慢性疾病所致的身心功能障碍者

6. 病人康复能力训练不包括

A. 术后下床活动训练   B. 吞咽功能训练

C. 膀胱功能训练   D. 关节功能训练

E. 协调运动训练

7. 康复护理的目标是

A. 最大限度恢复功能，减轻障碍

B. 恢复基本生理功能

C. 恢复正常生活、可以自理

D. 恢复低难度工作

E. 能坚持学习

8. 康复的内容包括

A. 社会康复、教育康复、职业康复、躯体康复

B. 医疗康复、社会康复、职业康复、心理康复

C. 医疗康复、社会康复、教育康复、心理康复

D. 医疗康复、教育康复、职业康复、躯体康复

E. 医疗康复、教育康复、社会康复、职业康复

9. 开展社区康复护理首先应

A. 普查社区内残疾人基本情况

B. 组织服务对象参加娱乐活动

C. 对服务对象及家属进行健康教育

D. 配合实施各种康复治疗

E. 指导家庭及社区改造环境

10. 日常生活活动能力是指

A. 人们反复进行的一些基本动作和技能

B. 人们必须反复进行的、最基本的劳动技能

C. 人们为达到独立地生活而必须反复进行的、最基本的动作和技能

D. 人们为达到独立地生活而进行的特殊训练

E. 人们为活着而必须反复进行的个人基本动作和技能

11. 社区康复护理中，应以下列哪类人员为骨干

A. 伤残者家属   B. 伤残者

C. 志愿者   D. 全科医生

E. 社区护士

12. 对脊髓损伤病人的康复训练，描述不妥的是

A. 病情允许下，可进行床上横向、纵向移位练习

B. 下肢肌力及耐力允许下，可进行轮椅转移练习

C. 行走训练，应在坐、立位平衡训练后开始进行

D. 不能主动伸腕者，可运用支具完成手功能训练

E. 肌力大于 3 级，应鼓励病人进行主动活动练习

【A2 型题】

1. 王先生，左髋关节置换术后，对其训练或指导不妥的是

A. 术后 3 天可开始左髋、左膝关节被动运动

B. 术后 3 个月内睡眠以右侧卧位为宜

C. 术后 3 个月内左髋屈曲不超过 90°

D. 术后 6 个月内不下蹲、盘腿

E. 避免剧烈运动

【A3/A4 型题】

(1～2 题共用题干)

病人，女性，44 岁。左前臂骨折行石膏固定 1 周。

1. 社区护士指导病人观察石膏固定部位是否出现血液循环障碍，若发生血液循环障碍最早出现的症状是

A. 感觉异常   B. 疼痛

C. 肤色苍白   D. 体温下降

E. 发绀

2. 不符合该病人功能训练原则的是

A. 活动范围由小到大

B. 活动次数始终一样，要固定，并坚持完成

C. 活动强度由弱至强

D. 活动时间由短至长

E. 被动活动与主动活动相结合

(3～5 题共用题干)

王先生，55 岁，脑卒中后偏瘫，伴大小便失禁，主要由老伴照顾，不愿与周围人尤其是熟人接触。

3. 目前王先生心理处于

A. 休克期 　　　　　　　　B. 认知期

C. 防卫退却期 　　　　　　D. 承受期

E. 适应期

4. 现阶段哪项措施对王先生不适宜

A. 鼓励亲朋好友前来探望

B. 评估膀胱功能及排便功能

C. 指导本人及家属识别尿意征兆

D. 指导本人进行排尿动作的训练

E. 指导合理饮食

5. 让王先生进行排便训练的最适时间是

A. 起床后 　　　　　　　　B. 早餐后

C. 午餐后 　　　　　　　　D. 晚餐后

E. 入睡前

【B 型题】

（1～3题共用备选答案）

A. 压疮 　　　　　　　　　B. 肌力减弱

C. 关节畸形 　　　　　　　D. 肌肉萎缩

E. 吸入性肺炎

1. 保持肢体功能位可预防

2. 定时变换体位可预防

3. 上身前倾进餐可预防

参 考 答 案

【A1 型题】

1. B　2. D　3. B　4. D　5. E　6. A　7. A　8. E

9. A　10. C　11. E　12. B

【A2 型题】

1. B

【A3/A4 型题】

1. B　2. D　3. C　4. A　5. B

【B 型题】

1. C　2. A　3. E

第十节　社区临终病人关怀与护理

【A1 型题】

1. 我国将预计能存活多久的病人视为临终病人

A. 17.5 天

B. 1 个月以内

C. 2～3 个月以内

D. 6 个月以内

E. 1 年以内

2. 下列哪项行为表现符合临终病人心理反应接受阶段的特征

A. 稳定、平静、少言寡语

B. 承认已患绝症的现实，乞求治疗，延长生命

C. 认为医生诊断有误，焦虑、心神不定

D. 怨天尤人，责怪命运不公

E. 绝望、悲伤、消沉

3. 下列对临终关怀的描述，不妥的是

A. 以临终病人及其家属为服务对象

B. 以提高临终病人生活质量为目的

C. 通过关怀团队成员的携手配合提供身心整体呵护

D. 通过协助病人"安乐死"以减轻痛苦

E. 其意义是使逝者安详辞世、生者心安无憾

4. 根据"三级阶梯药物镇痛方案"常用于中等疼痛的药物为

A. 吗啡

B. 可待因类

C. 布桂嗪（强痛定）

D. 哌替啶（杜冷丁）类

E. 阿司匹林类

5. 通常临终病人的心理反应先后经历哪5个阶段

A. 否认、愤怒、接受、协议、抑郁

B. 否认、愤怒、抑郁、接受、协议

C. 愤怒、否认、接受、协议、抑郁

D. 否认、愤怒、协议、抑郁、接受

E. 愤怒、否认、抑郁、接受、协议

6. 对临终护理理解正确的是

A. 临终护理的目的是治疗护理对象的疾病

B. 临终护理是针对护理对象的躯体症状进行的护理

C. 临终护理的服务对象是临终病人

D. 临终护理是由护理人员独立进行的

E. 临终护理是为临终病人和家属提供全方位的服务

7. 进行临终护理时，下列社区护士对家属的支持哪项不妥

A. 指导家属掌握护理知识和技能

B. 尽量满足家属提出的合理要求

C. 鼓励家属倾诉内心的痛苦

D. 当家属哭泣时，要及时劝导其不要悲伤

E. 定期和家属保持联系

8. 下列哪项符合临终病人抑郁阶段心理反应的特征

A. 怨天尤人，责怪命运不公

B. 承认已患绝症，乞求治疗，延长生命

C. 认为医生诊断有误，震惊、心神不定

D. 稳定、平静、少言寡语

E. 绝望、悲伤、消沉

9. 下列对临终病人的护理中哪项是错误的

A. 环境应安静、整洁、空气新鲜

B. 指导病人少食多餐，合理搭配

C. 卧床应适当加宽，床垫硬度适中

D. 保证病人睡眠，但不宜使用安眠药

E. 仔细检查皮肤，做好皮肤护理

10. "疼痛剧烈，不能忍受，严重影响日常生活"属于哪一级疼痛

A. 0 级　　　　　　　　B. 1 级

C. 2 级　　　　　　　　D. 3 级

E. 4 级

11. 下列哪项符合临终病人接受阶段心理反应的特征

A. 怨天尤人，责怪命运不公

B. 承认已患绝症，乞求治疗，延长生命

C. 认为医生诊断有误，震惊、心神不定

D. 稳定、平静、少言寡语

E. 绝望、悲伤、消沉

12. 根据"三级阶梯药物镇痛方案"常用于一般性疼痛的药物为

A. 吗啡

B. 可待因类

C. 布桂嗪（强痛定）

D. 哌替啶（杜冷丁）类

E. 阿司匹林类

13. 遵照"三阶段镇痛疗法"，目前给王先生的首选药物应是

A. 阿司匹林　　　　　B. 可待因

C. 吗啡　　　　　　　D. 布洛芬

E. 无须用药

14. 濒死病人最后消失的感觉是

A. 视觉　　　　　　　B. 听觉

C. 嗅觉　　　　　　　D. 味觉

E. 触觉

15. 临终病人的疼痛控制目前采用三阶梯方法。属于第一阶梯止痛的药物是

A. 布桂嗪　　　　　　B. 可待因

C. 阿司匹林　　　　　D. 吗啡

E. 哌替啶

16. 临终一般指由于各种疾病或损伤而造成人体主要器官

功能趋于衰竭，经过积极治疗后仍无生存希望，各种迹象显示生命活动即将终结的状态，属于死亡过程的

A. 濒死期　　　　　　B. 临床死亡期

C. 生物学死亡期　　　D. 最后期

E. 社会死亡期

【A2 型题】

1. 某女，74 岁，胃癌晚期，病人承认已患绝症的现实，乞求治疗，延长生命。则此病人处于心理反应的

A. 否认阶段　　　　　B. 愤怒阶段

C. 协议阶段　　　　　D. 抑郁阶段

E. 接受阶段

2. 病人，男性，63 岁。肺癌晚期。病人承认已患绝症的现实，面对死亡的来临，表现为稳定、平静、少言寡语。此病人处于心理反应的

A. 否认阶段　　　　　B. 愤怒阶段

C. 协议阶段　　　　　D. 抑郁阶段

E. 接受阶段

【A3/A4 型题】

(1～4 题共用题干)

女性病人，70 岁。突发头痛，随即意识丧失，呼之无反应。查体：血压 24/15 kPa，脉率 60 次/分，体温 38℃；瞳孔 3 mm，双侧等大、等圆，对光反射迟钝，右侧肢体肌张力Ⅱ级，痛觉反射消失。应用 20％甘露醇静脉注射。

1. 病人的意识程度是

A. 嗜睡　　　　　　　B. 意识模糊

C. 昏睡　　　　　　　D. 昏迷

E. 谵妄

2. 病人应采用的卧位是

A. 去枕平卧，头偏向一侧

B. 仰卧屈膝位，头偏向一侧

C. 头低足高位，头偏向一侧

D. 俯卧位，头偏向一侧

E. 半坐卧位，头偏向一侧

3. 评价血管活性药物有效的指标是

A. 血压　　　　　　　B. 体温

C. 尿量　　　　　　　D. 意识状态

E. 神经反射

4. 防止肌肉萎缩的有效护理措施是

A. 针灸疗法刺激肌肉收缩

B. 肢体被动锻炼，肌肉按摩

C. 物理疗法促进血液循环

D. 抬高四肢，促进肌肉等张收缩

E. 肢体关节处垫软枕

(5～7题共用题干)

病人，男性，51岁。患胰腺癌广泛转移，病情日趋恶化，面部消瘦，呈铅灰色，眼眶凹陷，下颌下垂，双眼半睁、呆滞，嘴微张，目前病人对过去做的错事表示悔恨，变得很和善，愿意努力配合治疗。

5. 该病人目前属于死亡过程的
- A. 濒死期
- B. 临床死亡期
- C. 生物学死亡期
- D. 生理学死亡期
- E. 脑死亡期

6. 该病人此时的心理反应属于
- A. 忧郁期
- B. 愤怒期
- C. 否认期
- D. 接受期
- E. 协议期

7. 对该病人亲属的心理支持不正确的是
- A. 多给病人同情和照顾
- B. 多听取并鼓励家属表达情感
- C. 避免亲属单独接触病人，以免悲伤过度
- D. 讲解有关卫生知识
- E. 共同讨论护理计划

【B型题】

(1～3题共用备选答案)
- A. 肌张力丧失
- B. 胃肠道蠕动逐渐减弱
- C. 循环功能减退
- D. 呼吸困难
- E. 感觉改变

1. 保持房间光线明亮，主要针对临终病人的哪项生理变化

2. 保持皮肤清洁、干燥，主要针对临终病人的哪项生理变化

3. 协助取半卧位，主要针对临终病人的哪项生理变化

参考答案

【A1型题】

1. C　2. A　3. D　4. B　5. D　6. E　7. D　8. E
9. D　10. D　11. D　12. E　13. B　14. B　15. C　16. A

【A2型题】

1. C　2. E

【A3/A4型题】

1. D　2. A　3. C　4. B　5. A　6. E　7. C

【B型题】

1. E　2. A　3. D

第七章　护理健康教育学

第一节　健康教育与健康促进

【A1 型题】

1. 《渥太华宣言》中提出健康促进的三个基本策略为
   - A. 倡导、赋权与管理
   - B. 指导、赋权与协调
   - C. 倡导、控制与管理
   - D. 指导、控制与协调
   - E. 倡导、赋权与协调

2. 健康促进的核心策略是
   - A. 健康宣传
   - B. 社会动员
   - C. 专业人员培训
   - D. 健康普查
   - E. 政府投资

3. 关于卫生宣传与健康教育的关系的叙述，正确的是
   - A. 卫生宣传是健康教育的核心
   - B. 卫生宣传比健康教育更能体现卫生事业的性质
   - C. 健康教育是卫生宣传在功能和内容上的拓展和深化
   - D. 健康教育是卫生宣传的重要内容和手段
   - E. 健康教育要实现行为目标，不必依靠卫生宣传

4. 健康促进的概念是
   - A. 提高生活质量
   - B. 一种综合策略
   - C. 改善自身健康
   - D. 疾病预防
   - E. 履行健康责任

5. 按目标人群或场所划分，健康教育的内容不包括
   - A. 学校健康教育
   - B. 社区健康教育
   - C. 心理健康教育
   - D. 病人健康教育
   - E. 职业人群健康教育

6. 健康教育的核心问题是改变个体和群体的
   - A. 知识
   - B. 态度
   - C. 行为
   - D. 健康意识
   - E. 价值观

7. 健康教育的主要理论基础是
   - A. 教育学理论
   - B. 社会学理论
   - C. 传播学理论
   - D. 行为学理论
   - E. 预防医学理论

8. 护士在健康教育中的角色是
   - A. 教育者、组织者
   - B. 计划者、实施者
   - C. 教育者、组织者、评价者
   - D. 教育者、计划者、实施者
   - E. 教育者、组织者、实施者、协调者

9. 健康教育的实质是
   - A. 确保健康教育目标的实现
   - B. 行为干预
   - C. 确立健康教育的诊断
   - D. 健康教育的过程
   - E. 健康教育的效果

10. 健康教育学的主要理论基础是
    - A. 教育学理论
    - B. 行为学理论
    - C. 预防医学理论
    - D. 传播学理论
    - E. 伦理学理论

11. 护理健康教育学属于
    - A. 护理学科
    - B. 教育学科
    - C. 人文学科
    - D. 综合应用学科
    - E. 交叉应用学科

12. 健康教育与健康促进的目的在于
    - A. 开展健康传播
    - B. 增加卫生保健知识
    - C. 建立正确的健康观念
    - D. 形成有益于健康的行为
    - E. 提供物质环境支持

13. 健康促进的核心策略为
    - A. 环境保护
    - B. 社会动员
    - C. 健康教育
    - D. 卫生宣传
    - E. 疾病控制

14. 开展社区预防慢性非传染性疾病的健康教育，从健康传播效果的层次看，以下表述属于健康信念认同的是
    - A. 知晓吸烟对健康的危害
    - B. 经常参加有氧健身运动
    - C. 相信合理膳食有利于防病
    - D. 愿意接受健康指导
    - E. 保持心情愉快

【A2 型题】

1. 女性，50 岁，诊断子宫肌瘤。拟行子宫切除术，病人担心术后影响夫妻生活。护士术前健康教育的重点是
   A. 性生活机制及术后性生活注意事项
   B. 术前配合要点
   C. 术后生理改变
   D. 预防术后并发症
   E. 女性生殖器官解剖特点

2. 女性，65 岁，诊断食管癌。拟行食管癌切除术，护士为病人所拟定的术前教育计划中错误的是
   A. 食管手术及麻醉的相关知识
   B. 术前各项准备的意义及配合要点
   C. 应用数字表达疼痛的方法
   D. 练习胸式呼吸的方法
   E. 术后留置各种导管的目的和意义

【A3/A4 型题】

（1～3 题共用题干）
　　在某地区健康教育促进项目中开展控烟行动。

1. 如果该健康教育项目实施 1 年后，要求有 60% 的青少年学会如何拒绝第 1 支烟的技巧，这是计划的
   A. 态度目标　　　　　　B. 教育目标
   C. 健康目标　　　　　　D. 价值观目标
   E. 行为目标

2. 如果在某学校进行控制烟草活动，要求全体教师必须首先戒烟，这属于
   A. 环境支持策略　　　　B. 资源策略
   C. 社会策略　　　　　　D. 教育策略
   E. 政策倡导策略

3. 如果在青少年的控烟计划中提出"通过健康促进活动的实施，创建无烟学校，造就不吸烟的新一代"，该目标属于
   A. 教育目标　　　　　　B. 总体目标
   C. 健康目标　　　　　　D. 具体目标
   E. 行为目标

【X 型题】

1. 健康教育的主要目的是
   A. 预防疾病
   B. 消除或减轻影响健康的危险因素
   C. 普及一般卫生知识
   D. 提高生活质量
   E. 促进健康

2. 护理健康教育学的主要基础学科包括
   A. 行为科学　　　　　　B. 传播学
   C. 预防医学　　　　　　D. 社会学
   E. 教育学

3. 对健康教育的描述正确的是
   A. 指与人健康有关的信息
   B. 健康传播者传递的内容
   C. 泛指一切有关人的身体、心理、社会适应能力的知识、技术、观念和行为模式
   D. 直接影响传播效果
   E. 具有科学性和指导性的特点

4. 健康促进是
   A. 提高自身健康的过程
   B. 维护自身健康的过程
   C. 改善自身健康的过程
   D. 提高全社会对健康的责任感
   E. 改变人类生存环境

5. 健康促进的基本特征
   A. 约束性　　　　　　　B. 自主性
   C. 群体性　　　　　　　D. 广阔性
   E. 更强调疾病的预防

6. 健康促进的领域包括
   A. 制定促进健康的公共政策
   B. 创造支持性环境
   C. 加强社区行动
   D. 发展个人技能
   E. 调整卫生服务方向

7. 健康促进的基本策略包括
   A. 协调　　　　　　　　B. 沟通
   C. 倡导　　　　　　　　D. 调整卫生服务方向
   E. 赋权

参 考 答 案

【A1 型题】
1. E　　2. B　　3. C　　4. B　　5. C　　6. C　　7. D　　8. E
9. B　　10. B　　11. E　　12. C　　13. B　　14. A

【A2 型题】
1. A　　2. D

【A3/A4 型题】
1. B　　2. A　　3. B

【X 型题】
1. ABDE　2. ABCDE　3. ABCDE　4. ABCDE　5. ACDE
6. ABCDE　7. ACE

第二节 人类行为与健康相关行为

【A1 型题】

1. 属于顺应的适应性行为有

　　A. 5 岁小孩醒来后，没看到妈妈就开始哭

　　B. 生重病时拒绝休息，坚持工作

　　C. 听到邻居得癌症，自己害怕而不再去医院看病

　　D. 反复询问医护人员自己是否得病

　　E. 根据医嘱，按时服药

2. 预防火灾等意外事故的发生属于

　　A. 基本健康行为　　　　B. 预警行为

　　C. 保健行为　　　　　　D. 避开环境危害

　　E. 戒除不良嗜好

3. 健康的外显行为不包括

　　A. 有良好的卫生习惯　　B. 情绪愉快

　　C. 遵守院规　　　　　　D. 遵医嘱服药

　　E. 主动配合治疗

4. 内在的健康行为不包括

　　A. 情绪愉快　　　　　　B. 关系和谐

　　C. 不吸烟、不酗酒　　　D. 自知之明

　　E. 适应环境

5. 临床上使用厌恶疗法治疗酒精依赖的理论依据是

　　A. 行为主义学习理论　　B. 认知学习理论

　　C. 社会学习理论　　　　D. 行为干预理论

　　E. 知 - 信 - 行模式

6. 行为改变阶段理论认为，行为的改变经历 5 个阶段，其中第 3 阶段（准备阶段）的心理特点是

　　A. 对问题尚无了解，毫无思想准备

　　B. 形成态度，做出承诺

　　C. 意识到问题，引起关注但犹豫不决

　　D. 已经巩固新的行为

　　E. 已经采取新的行为

7. 属于顺应的适应性行为有

　　A. 4 岁小孩醒来后，没看到妈妈就开始哭

　　B. 生重病时拒绝休息，坚持工作

　　C. 听到邻居得绝症，自己害怕而不再去医院看病

　　D. 反复询问医护人员自己是否得病

　　E. 根据医嘱，按时服药

8. 致病性行为中 A 型行为易患

　　A. 糖尿病　　　　　　　B. 冠心病

　　C. 食管癌　　　　　　　D. 肺癌

　　E. 黑色素瘤

9. 健康相关行为是指

　　A. 个体与健康有关的行为

　　B. 个体与健康和疾病有关的行为

　　C. 个体或群体与健康有关的行为

　　D. 个体或群体与健康和疾病有关的行为

　　E. 群体与健康和疾病有关的行为

【A2 型题】

1. 某社区进行戒烟的健康教育讲座，护理人员帮助吸烟者计算每天的吸烟支数（吸烟支数/日＝吸烟总数÷观察时间），来判断吸烟者的吸烟行为发生的情况，这种分析方法是

　　A. 频度分析　　　　　　B. 归类分析

　　C. 计数分析　　　　　　D. 持续时间分析

　　E. 时段抽样分析

2. 晶晶，4 岁，总是不停地问妈妈"为什么"的问题，对周围的东西充满了好奇，客观表现自己。晶晶正处在人生发展的

　　A. 被动发展阶段　　　　B. 主动发展阶段

　　C. 自主发展阶段　　　　D. 巩固发展阶段

　　E. 晚年发展阶段

3. 某农村欲开展健康促进项目，首先建立了几家示范户，然后提倡村民学习示范户的做法，该措施属于

　　A. 脱敏法　　　　　　　B. 厌恶法

　　C. 示范法　　　　　　　D. 强化法

　　E. 消除法

4. 一吸烟 45 岁男性，近日得知一名吸烟朋友患肺癌后，有些害怕，想戒烟，但又心存侥幸，觉得不会那么巧吧，吸烟的人多了，怎么就自己会得肺癌？同时也担心戒烟会导致发胖，对戒烟缺乏信心。针对这种情况，健康教育工作者运用的行为干预理论是

　　A. 知信行理论模式

　　B. 价值期望理论模式

　　C. 强化理论模式

　　D. 健康信念模式

　　E. 行为转变阶段理论模式

5. 李某，女，50 岁，性格内向，平时与人相处时非常依从忍让，但经常独自生闷气，而且从不与家人交流自己的感受，最近查出乳腺癌，李某的行为模式特征符合

　　A. A 型行为　　　　　　B. B 型行为

　　C. C 型行为　　　　　　D. D 型行为

E. E 型行为

6. 李某在体检中查出患有高血压，于是决定戒烟、戒酒，他的这种行为属于

A. 日常健康行为　　　　B. 避开有害环境行为

C. 戒除不良嗜好行为　　D. 预警行为

E. 保健行为

【A3/A4 型题】

（1～2 题共用题干）

李某，男，42 岁，某公司总经理，由于头晕、胸闷来就诊。平时脾气暴躁，容易发脾气，做事匆忙，常为完成工作而加班，讲话快，对下属要求严格。

1. 从致病性行为模式的角度来说，李某的行为属于

A. A 型行为　　　　　　B. B 型行为

C. C 型行为　　　　　　D. D 型行为

E. E 型行为

2. 李某的行为模式最容易患何种疾病

A. 肿瘤　　　　　　　　B. 肠炎

C. 冠心病　　　　　　　D. 胃溃疡

E. 甲状腺功能亢进

（3～4 题共用题干）

一位病人被查出患有冠心病，这位病人已经吸烟几十年，虽然曾经戒烟，但是都没有成功。根据知信行模式，护士小张正通过健康教育的形式帮助病人戒烟。

3. 这位冠心病病人的吸烟行为属于

A. 高可变性行为　　　　B. 经常发生的行为

C. 低可变性的行为　　　D. 相互影响行为

E. 与传统生活方式不密切的行为

4. 根据知信行模式，护士小张在帮助戒烟行为的过程中，最先做的应该是

A. 使病人了解吸烟的危害和戒烟的益处

B. 帮助病人掌握如何戒烟的方法

C. 告诉病人应当自愿戒烟

D. 制订戒烟的具体计划

E. 告知戒烟过程中会遇到的困难

（5～6 题共用题干）

病人王某，女，32 岁，在得知自己被确诊为乳腺癌早期时，忍不住躺在病床上失声痛哭。这时护士小高轻轻走近王某，在她的床边坐下，默默递给她一张面巾纸，并轻轻地拍拍她的肩膀。

5. 小王的行为属于

A. 动态体语　　　　　　B. 仪表形象语

C. 同类语言　　　　　　D. 时空语言

E. 反馈语言

6. 从人际传播技巧上说，小王的传播行为属于

A. 谈话技巧　　　　　　B. 提问技巧

C. 倾听技巧　　　　　　D. 反馈技巧

E. 非语言传播技巧

（7～8 题共用题干）

王小姐，女，18 岁，因面临考试，担心考试不及格，每天只睡眠 5 个小时，1 周后，出现头晕、恶心、腹泻，来到门诊。

7. 王小姐的表现是一种

A. 反射　　　　　　　　B. 顺应

C. 积极应对　　　　　　D. 自我调节

E. 应激适应不良

8. 护理人员进行健康教育时应当注意帮助王小姐缓解何种情绪

A. 抑郁　　　　　　　　B. 愤怒

C. 悲伤　　　　　　　　D. 平静

E. 焦虑

【B 型题】

（1～3 题共用备选答案）

A. 被动发展阶段　　　　B. 巩固发展阶段

C. 主动发展阶段　　　　D. 自主发展阶段

E. 持续发展阶段

1. 在人类行为的发展过程中 12 岁至成年阶段属于

2. 好攻击、易激惹属于人类行为发展过程中的

3. 成年后人的行为发展属于

（4～5 题共用备选答案）

A. 脱敏法　　　　　　　B. 示范法

C. 厌恶法　　　　　　　D. 强化法

E. 想象法

4. 孩子每次刷牙之后都受到妈妈的奖励，因此养成每天刷牙的习惯。妈妈采用的方法是

5. 失恋的小王每当想起以前的女友，就用皮筋弹自己的手腕，以此希望忘记不快，这种方式是

【X 型题】

1. 在健康相关行为改变的理论中，知信行模式的内容包括

A. 信息　　　　　　　　B. 知识和学习

C. 信念和态度　　　　　D. 行为改变

E. 增进健康

2. 危害健康的行为有

A. A 型行为　　　　　　B. C 型行为

C. 不良生活习惯　　　　D. 不良疾病行为

E. 日常危害健康行为

3. 下列属于影响人类行为环境因素的有

A. 学校的教育　　　　　B. 父母的遗传

C. 家庭的经济状况 D. 意外事件

E. 风俗习惯

4. 影响人类健康的四大因素为

 A. 遗传因素   B. 环境因素

 C. 行为生活方式 D. 生物学因素

 E. 卫生保健因素

5. 在健康信念模式中，健康行为的采纳与哪些因素有关

 A. 对疾病威胁的认识

 B. 对健康行为益处的认知

 C. 对健康行为障碍的认知

 D. 社会人口学因素

 E. 提示因素

6. 人类行为发展可分为哪几个阶段

 A. 被动发展阶段 B. 主动发展阶段

 C. 独立发展阶段 D. 自主发展阶段

 E. 巩固发展阶段

7. 不良生活方式具备哪些特点

 A. 潜伏期短   B. 特异性强

 C. 协调作用强   D. 变易性大

 E. 广泛存在

8. 下列哪些行为属于不良疾病行为

A. 生病后，及时入院治疗

B. 因病致残后，坚持康复训练

C. 生病后自暴自弃，拒绝治疗

D. 得知患病，恐惧、寝食难安

E. 生病后，天天求神拜佛替代吃药

参 考 答 案

【A1 型题】

1. E 2. D 3. B 4. C 5. A 6. B 7. E 8. B

9. D

【A2 型题】

1. A 2. B 3. C 4. D 5. C 6. C

【A3/A4 型题】

1. A 2. C 3. C 4. A 5. A 6. E 7. E 8. E

【B 型题】

1. D 2. C 3. B 4. D 5. C

【X 型题】

1. ABCDE 2. ABCDE 3. ACDE 4. BCDE 5. ABCDE

6. ABDE 7. CDE 8. CDE

第三节 健康传播的方法与技巧

【A1 型题】

1. 小组讨论是指在一位主持人的带领下，一小组人围绕某个主题进行座谈讨论。下面对确保小组讨论效果的描述不正确的是

 A. 选择适当的主持人

 B. 做好充分准备工作

 C. 掌握小组讨论的技巧

 D. 安排好小组人员座位排列

 E. 现场提出讨论主题

2. 下列哪一项属于个人与群众之间的传播

 A. 授课，报告，交流

 B. 授课，报告，讲座

 C. 授课，报告，会谈

 D. 授课，报告，讨论

 E. 以上都不对

3. 对健康传播的特点描述正确的是

 A. 健康传播传递的是健康信息。健康信息是一种宝贵的卫生资源，泛指一切有关人的健康的知识、概念、技术、技能和行为模式

B. 健康传播是以社区人群为中心，力图达到改变个人和群体的知识、态度、行为，使之向有利于健康方向转化的目的

C. 健康传播的过程具有单一性

D. 健康传播对传播者没有特殊素质要求

E. 健康传播不具有明确的目的性

4. 一些保健品厂家在地方电视台做广告的时候经常会找当地人现身说法，这是利用了消费者的

A. 求真心理   B. 求新心理

C. 求近心理   D. 求短心理

E. 求奇心理

5. 下列关于人际传播的描述不正确的是

A. 人际传播一般不需要任何非自然媒介

B. 人际传播的速度较快，信息量相对较大

C. 人际传播的交流双方可以互为传播者和受传者

D. 人际传播有益于提高传播的针对性

E. 人际传播简便易行，交流可较随意地进行

6. 在个人与个人之间进行面对面的直接的信息交流，属于传播活动中的

A. 人际传播　　　　　　　B. 群体传播

C. 大众传播　　　　　　　D. 组织传播

E. 自我传播

7. 传播是

A. 个人之间传递、交换信息的行为和过程

B. 团体之间传递、交换信息的行为和过程

C. 团体与个人之间传递交换信息的行为和过程

D. 自身传递信息的行为和过程

E. 个人之间、团体之间以及团体与个人之间交换传递信息的行为和过程

8. 谈话时最重要的一个技巧是

A. 尊重对方　　　　　　　B. 力求说普通话

C. 语言通俗易懂　　　　　D. 说话内容简单明确

E. 及时取得反馈

9. 沟通需要反馈，其反馈机制是

A. 提问　　　　　　　　　B. 倾听

C. 重复　　　　　　　　　D. 澄清

E. 使用附加语

10. 属于模糊性反馈行为的是

A. 点头　　　　　　　　　B. 摇头

C. 微笑　　　　　　　　　D. 沉默

E. 插入"是吗""哦"等语言

11. 认知学习是指

A. 认识、示范、想象、实践和反馈

B. 通过练习获得的

C. 个体对待事物的心理倾向

D. 对所学知识的感知和理解

E. 动作的技能和熟练

12. 下列哪项不属于健康教育传播的方法

A. 语言教学法　　　　　　B. 文字教学法

C. 形象教学法　　　　　　D. 综合教学法

E. 示范教学法

13. 下列属于封闭式提问的问题是

A. 经过这两天的治疗，您今天感觉好多了吧

B. 您是河北人吧

C. 您为什么不愿意选择手术治疗呢

D. 您是在哪里做的检查？检查结果如何

E. 您愿意和我谈谈自己手术后的感受吗

14. 在所提问的问题中包含着提问者的观点，以暗示对方做出提问者想要得到的答案。这种提问是

A. 开放式提问　　　　　　B. 封闭式提问

C. 探索式提问　　　　　　D. 复合式提问

E. 偏向式提问

15. 下列不属于非语言传播技巧的是

A. 双目注视对方

B. 点头

C. 微笑

D. 插入"是的""很好"等肯定性语言予以反馈

E. 抚摸

16. 交谈技巧中忌讳的是

A. 正确称呼病人

B. 适当的交流环境

C. 适当使用批评性语言

D. 保持适当距离

E. 保护病人隐私

17. "您是不是也同意我们大家都支持的第2种方案呢？"这种提问方式是

A. 开放式提问　　　　　　B. 封闭式提问

C. 探索式提问　　　　　　D. 复合式提问

E. 偏向式提问

18. 在人际传播过程中，问病人"您今天感觉好多了吧？"属于

A. 开放式提问　　　　　　B. 闭合式提问

C. 诱导式提问　　　　　　D. 探索式提问

E. 问候式提问

【A2 型题】

1. 某村地理位置偏僻，全村80％是文盲或半文盲，15％的家庭拥有黑白电视机，家家装有有线广播。乡里有事往往通过有线广播通知，但村里有时停电；村里有一所民办小学，共有十几个小学生，根据传播策略选择的可及性原则，该村的传播媒介应以

A. 电视为主

B. 黑板报为主

C. 有线广播为主

D. 小学的健康教育课为主

E. 小册子、小报为主

2. 某大学开展健康教育课程，每次上课前，老师都要提出一个问题，要求学生立即做出回答。这种方法属于

A. 头脑风暴法　　　　　　B. 角色扮演法

C. 小组讨论法　　　　　　D. 案例分析法

E. 教育诊断法

3. 某社区医院在9月加日"全国爱牙日"这一天，在社区居民中开展"关注牙齿健康，享受无病齿生活"的健康教育活动，针对社区居民的牙齿健康问题，答疑解难，帮助他们澄清健齿观念，做出健齿决策。该社区医院使用的人际传播形式为

A. 交谈　　　　　　　　　B. 劝服

C. 咨询　　　　　　　　　D. 指导

E. 解答

【A3/A4 型题】

(1~3 题共用题干)

病人,男,48 岁,有吸烟史 28 年,爱好钓鱼,不喜欢洗碗。

1. 为能让病人成功戒烟,病人的配偶说如果病人戒烟就可以经常去钓鱼,病人为了能经常去钓鱼,就把烟戒了。这属于
   - A. 正性强化
   - B. 负性强化
   - C. 消退
   - D. 自我效能
   - E. 替代性强化

2. 为了让病人能成功戒烟,病人家属经常向其讲述邻居老王成功戒烟的例子,病人看到老王戒烟成功,决心把烟戒掉。这属于
   - A. 正性强化
   - B. 负性强化
   - C. 消退
   - D. 自我效能
   - E. 替代性强化

3. 为了让病人能成功戒烟,病人配偶说如果戒烟成功后,就不用洗碗了,病人为了逃避洗碗就选择了戒烟。这属于
   - A. 正性强化
   - B. 负性强化
   - C. 消退
   - D. 自我效能
   - E. 替代性强化

(4~6 题共用题干)

某社区医院口腔科准备在某日利用半天的时间进行一次关于正确刷牙方法的普及活动,以使所在社区居民了解并掌握"上牙从上往下刷,下牙从下往上刷,磨牙面上来回刷,里里外外都要刷"的科学刷牙方法,养成良好的刷牙习惯。

4. 这次健康传播活动的日期宜选择在
   - A. 4 月 7 日"世界卫生日"
   - B. 5 月 12 日"国际护士节"
   - C. 6 月 1 日"国际儿童节"
   - D. 9 月 20 日"全国爱牙日"
   - E. 12 月 1 日"世界艾滋病宣传日"

5. 从下面所列举的传播方式中,选择最适合此次活动的传播方式
   - A. 召开座谈
   - B. 小组讨论
   - C. 播放电影
   - D. 出版报纸、杂志
   - E. 印发传单

6. 在此次健康传播活动中,社区医院的医护人员是
   - A. 传播者
   - B. 受传者
   - C. 既是传播者又是受传者
   - D. 信息的载体
   - E. 信息本身

【X 型题】

1. 健康信息是健康传播者传递的内容,直接影响健康传播的效果的健康信息的特点有
   - A. 符合通俗易懂
   - B. 科学性
   - C. 娱乐性
   - D. 针对性
   - E. 指导性

2. 人际传播是人与人之间通过哪些方式进行信息和情感的交换
   - A. 语言
   - B. 表情
   - C. 手势
   - D. 文字
   - E. 符号

3. 人类的传播活动可分为
   - A. 人际传播
   - B. 口头传播
   - C. 文字传播
   - D. 大众传播
   - E. 形象化传播

4. 在健康传播中,受者在接触信息时普遍存在的心理包括
   - A. 求异
   - B. 求真
   - C. 求新
   - D. 求短
   - E. 求近

5. 传播过程中,影响受者对信息选择性的主要干扰因素为
   - A. 选择性拒绝
   - B. 选择性接受
   - C. 选择性理解
   - D. 选择性遗忘
   - E. 选择性记忆

6. 人际传播的影响因素包括
   - A. 传者的心理状态
   - B. 受者的心理状态
   - C. 传者的文化程度
   - D. 受者的文化程度
   - E. 传统观念的误导

7. 人际传播中,常用的反馈方式有
   - A. 积极性反馈
   - B. 消极性反馈
   - C. 语言反馈
   - D. 体语反馈
   - E. 鞭策性反馈

8. 健康传播途径遵循的原则
   - A. 保证效果原则
   - B. 针对性原则
   - C. 速度快原则
   - D. 准确性原则
   - E. 经济性原则

参考答案

【A1 型题】

1. E　2. B　3. A　4. A　5. B　6. A　7. E　8. A
9. C　10. E　11. D　12. E　13. B　14. E　15. D　16. C
17. E　18. C

【A2 型题】
1. C　2. A　3. C

【A3/A4 型题】
1. A　2. D　3. B　4. D　5. E　6. A

【X 型题】
1. ABDE　2. ABCDE　3. AD　4. BCDE　5. BCE　6. BCDE
7. CD　8. ABCDE

第四节　健康教育的步骤

【A1 型题】

1. 下列哪项是效应评价的内容
　A. 人群的参与度
　B. 传播材料的预实验
　C. 行为影响因素的变化评估
　D. 传播媒体的评估
　E. 人群健康需求评估

2. 根据格林模式，健康教育诊断的六个方面不包括
　A. 社会诊断　　　　　　B. 流行病学诊断
　C. 行为诊断　　　　　　D. 环境诊断
　E. 资源诊断

3. 行为诊断的主要目的是
　A. 确定导致目标人群疾病或健康问题发生的行为危险
　　因素
　B. 确定目标人群的疾病和健康问题
　C. 确定目标人群行为与疾病或健康问题的相关性
　D. 确定目标人群正处在发展时期或刚刚形成的行为
　E. 确定目标人群形成的时间已久的行为

4. 不属于影响目标行为强化因素的是
　A. 生理效益　　　　　　B. 心理效益
　C. 信念　　　　　　　　D. 经济效益
　E. 社会支持、影响

5. 健康教育诊断中的社会诊断的重点内容包括
　A. 社区人群的心理健康
　B. 社区人群的文化水平
　C. 社会环境和生活质量
　D. 社会法律和政策
　E. 目标人群的年龄和职业

6. 测量生活质量的主观指标是指目标人群
　A. 对生活满意程度的感受
　B. 生活的物理环境
　C. 生活的经济环境
　D. 生活的文化状况
　E. 目标人群的疾病状况

7. 某单位使用公益电视广告进行干预活动宣传，属于
　A. 社会策略　　　　　　B. 健康教育策略

　C. 环境策略　　　　　　D. 心理策略
　E. 行为策略

8. 下列哪项不属于健康教育诊断中对社会环境的诊断
　A. 经济指标　　　　　　B. 文化指标
　C. 卫生服务指标　　　　D. 社区资源
　E. 目标人群生活环境的物理状况

9. 糖尿病病人健康教育内容，不包括
　A. 监测血糖　　　　　　B. 控制饮食
　C. 长期药物控制　　　　D. 不限制水果
　E. 体育锻炼

10. 做健康教育的调查研究时，不重要的是
　A. 内容要有针对性　　　B. 抽样要有科学性
　C. 目标要有明确性　　　D. 问题要有易答性
　E. 结果要有属实性

11. 健康教育时知识灌输的时间以哪项为宜
　A. 10 分钟　　　　　　B. 15～20 分钟
　C. 25～30 分钟　　　　D. 35～40 分钟
　E. 45 分钟以上

12. 在某社区 16～26 岁青少年吸烟率比较高，计划将该社区的吸烟率在 3 年内降低 25%。在制定健康教育计划的总体目标时应考虑的内容不恰当的是
　A. who——对象
　B. what——实现什么变化
　C. where——地点
　D. how much——变化的程度
　E. how to measure——测量的方法

13. 意识到自己可能患有某种疾病因此到医院去看病属于
　A. 预警行为　　　　　　B. 遵医行为
　C. 求医行为　　　　　　D. 病人角色行为
　E. 预防保护性行为

14. 健康信念模式认为
　A. 对健康行为有益处的信念越强，个体采纳健康行为的障碍就越多
　B. 自我效能高的人，采纳有益于健康行为的可能性越小
　C. 提示因素会阻碍个体采纳健康行为

D. 人们认识到自己患某病的可能性大,越有可能采纳健康行为

E. 人们认识到疾病的严重性后可能会忌讳就医

15. 为了解病人的真实感受,护士在提问时应使用
A. 开放式提问 　　　B. 复合式提问
C. 封闭式提问 　　　D. 探索式提问
E. 诱导式提问

16. 健康教育中常用的体语为
A. 手语 　　　B. 姿势
C. 面部表情 　　　D. 眼神
E. 身体运动

17. 在确定健康教育的计划目标时,错误的是
A. 总体目标必须最终得以实现
B. 具体目标是由3个"W"和2个"H"组成
C. 总体目标是宏观的,较为笼统的
D. 总体目标可分解为多个具体目标
E. 具体目标是一些具体的量化的指标

18. 意外事故后的自救行为属于促进健康行为中的
A. 保健行为 　　　B. 基本健康行为
C. 避开环境危害 　　　D. 预警行为
E. 戒除不良嗜好

19. 近中期效果评价是指
A. 形成评价 　　　B. 过程评价
C. 效应评价 　　　D. 结局评价
E. 总结评价

20. 建立护患关系的错误原则是
A. 专业性原则 　　　B. 目的性原则
C. 不可分期性原则 　　　D. 短暂性原则
E. 独特性原则

21. 下列哪些对象不适宜用书面文字资料进行健康教育
A. 手术后病人 　　　B. 生活不能自理病人
C. 长期卧床病人 　　　D. 病人家属
E. 有视听障碍的病人

【A2型题】

1. 李某,男性,30岁,吸烟8年,在8年的吸烟史中,曾经戒烟3次,但都没有成功。该青年的这种吸烟行为属于
A. 高可变性行为 　　　B. 经常发生的行为
C. 低可变性的行为 　　　D. 相互影响行为
E. 与传统生活方式不密切的行为

2. 某社区针对吸烟人群准备实施戒烟的健康教育计划进行评价,下列哪项属于形成评价
A. 在项目中运用的干预策略和活动

B. 吸烟人群对干预活动的满意程度
C. 吸烟人群的各种基本特征
D. 吸烟人群采纳干预行为获得社会支持的情况
E. 干预后吸烟人群健康行为是否发生改变

【X型题】

1. 在格林模式中,健康教育中的教育诊断主要分析的因素是
A. 倾向因素 　　　B. 促成因素
C. 强化因素 　　　D. 环境因素
E. 行为因素

2. 在健康教育评估中,可以导致偏倚的因素有
A. 时间因素 　　　B. 测量或观察因素
C. 回归因素 　　　D. 选择因素
E. 失访

3. 流行病学诊断所具有的综合性指标包括
A. 死亡率 　　　B. 发病率
C. 伤残率 　　　D. 不适
E. 不满意

4. 健康教育中干预的内容应包括
A. 目标人群 　　　B. 干预策略
C. 干预活动的具体内容 　　　D. 对干预人员培训
E. 评价计划

5. 下列属于管理与政策诊断的核心内容的是
A. 组织评估 　　　B. 倾向因素评估
C. 资源评估 　　　D. 促成因素评估
E. 强化因素评估

6. 病人健康教育的实施程序包括
A. 分析病人需求 　　　B. 进行教育诊断
C. 制定教育计划 　　　D. 实施教育计划
E. 评价教育效果

参考答案

【A1型题】

1. C　2. E　3. A　4. C　5. C　6. A　7. B　8. E
9. D　10. C　11. B　12. C　13. C　14. D　15. A　16. A
17. A　18. D　19. C　20. C　21. E

【A2型题】

1. C　2. C

【X型题】

1. ABC　2. ABCDE　3. ABCDE　4. ABCDE　5. AC
6. ABC

第五节 医院健康教育

【A1 型题】

1. 正确的病人住院教育目标为
   A. 尽快适应医院环境，建立遵医行为
   B. 提高手术适应能力，减轻术前焦虑
   C. 提高术后配合治疗能力，减少并发症
   D. 提高住院适应能力，减轻心理负担
   E. 提高配合检查和治疗能力，减少焦虑

2. 医院健康教育的重点是
   A. 医护人员教育   B. 病人教育
   C. 社区教育   D. 住院教育
   E. 门诊教育

3. 随访教育的主要对象是
   A. 有复发倾向的慢性疾病病人
   B. 老年病人
   C. 急性病人
   D. 有并发症的病人
   E. 重症病人

4. 以下哪项不属于出院教育的内容
   A. 医疗效果   B. 病情现状
   C. 发病机制   D. 继续用药
   E. 定期复查

5. 以下哪项不属于教育计划的主要内容
   A. 教育时间
   B. 教育场所
   C. 教学方法及工具
   D. 教育目标
   E. 教育人员

6. 住院适应能力训练不包括下列哪项
   A. 人工肛门处理训练和行走训练
   B. 床上排便训练
   C. 数字模拟疼痛评估训练
   D. 术后下床活动训练
   E. 上呼吸机手语训练

7. 自我护理能力训练不包括下列哪项
   A. 日常生活能力训练
   B. 自数脉搏训练
   C. 自测尿糖定性训练
   D. 胸腔闭式引流自我护理训练
   E. 戒烟训练

8. 以下关于实施医院健康教育的注意事项的描述，不正确的是
   A. 避免采用讲授法
   B. 注意教育者的态度
   C. 适当重复重点内容
   D. 注意信息的双向传播
   E. 增强教育的参与性和趣味性

【A2 型题】

1. 病人，王某，男，43 岁，高血压，医生针对王某的情况，以医嘱的形式，对王某进行了高血压防治知识、用药及生活方式等方面的指导，这种健康教育材料称为
   A. 门诊咨询处方   B. 自我保健处方
   C. 治疗处方   D. 健康教育处方
   E. 治疗方案

2. 病人，李某，男，50 岁，于 2009 年 3 月 5 日因"急性脑血管病"入院，入院后责任护士对病人及家属进行入院教育，其主要内容应该是
   A. 医院的环境及有关规章制度
   B. 病人所患疾病的病因
   C. 病人所患疾病的治疗方案
   D. 病人的心理护理
   E. 病人的康复护理

3. 病人刘某，男，23 岁，急性阑尾炎术后，主管护士通过阅读病人病历了解到病人对阑尾炎术后的康复知识了解不足，并制定了健康教育计划。主管护士评估病人健康教育需求的方法称为
   A. 直接评估法   B. 间接评估法
   C. 病历评估法   D. 非语言评估法
   E. 语言评估法

【A3/A4 型题】

(1～3 题共用题干)

空巢老人的居家安全越来越引起社会的重视，在一项调查中显示空巢老人存在知识缺乏、社会养老机构不健全、子女因工作忙关心老人不够等因素。

1. 空巢老人知识缺乏，属于
   A. 倾向因素   B. 促进因素
   C. 强化因素   D. 自身因素
   E. 环境因素

2. 社会养老机构不健全，属于
   A. 倾向因素   B. 促进因素
   C. 强化因素   D. 自身因素

E. 环境因素

3. 子女因工作忙关心老人不够，属于

    A. 倾向因素   B. 促进因素

    C. 强化因素   D. 自身因素

    E. 环境因素

（4~5 题共用题干）

    病人，刘某，男，63 岁，入院诊断为：2 型糖尿病，护士在对其进行了健康教育需求评估后计划对其进行"糖尿病对机体的危害"和"如何进行血糖自我监测"两方面的教育。

4. 护士对病人进行"糖尿病对机体的危害"方面的教育是想改善病人的

    A. 知识   B. 态度

    C. 情感   D. 技能

    E. 能力

5. 护士对病人进行"如何进行血糖自我监测"方面的教育是想改善病人的

    A. 知识   B. 态度

    C. 情感   D. 技能

    E. 能力

【B 型题】

（1~2 题共用备选答案）

    A. 帮助病人尽快适应住院环境，建立遵医行为

    B. 提高病人配合检查和治疗能力，减轻焦虑，减少并发症

C. 提高病人住院适应能力，减轻心理负担

D. 提高手术配合能力，减少并发症

E. 提高自我保健和自我护理能力，促进功能康复，建立健康生活方式

1. 入院教育目标是

2. 出院教育目标是

【X 型题】

1. 通过医院健康教育可以

    A. 提高病人遵医行为   B. 促进医患关系

    C. 提供心理咨询   D. 降低医疗成本

    E. 进行心理治疗

参 考 答 案

【A1 型题】

1. D   2. B   3. A   4. C   5. E   6. A   7. E   8. A

【A2 型题】

1. D   2. A   3. B

【A3/A4 型题】

1. A   2. B   3. C   4. A   5. D

【B 型题】

1. A   2. E

【X 型题】

1. ABCDE

第八章 医院感染护理学

第一节 绪 论

【A1 型题】

1. 预防介入性感染的最基本的重要措施是

A. 保护病人，减少介入性损伤

B. 选择合适的导管

C. 熟练的穿刺、插管技术

D. 加强插管部位的检测

E. 做好消毒、隔离，严格的洗手和无菌操作

2. 无明显潜伏期的疾病，判断医院感染的原则是

A. 入院后 24 小时发生感染

B. 入院后 48 小时发生感染

C. 入院后 32 小时发生感染

D. 入院后 16 小时发生感染

E. 入院后 4 小时发生感染

3. 对无明显潜伏期的疾病，判断医院感染的原则是

A. 发生在入院 8 小时后的感染

B. 发生在入院 16 小时后的感染

C. 发生在入院 24 小时后的感染

D. 发生在入院 32 小时后的感染

E. 发生在入院 48 小时后的感染

4. 以下不属于医院感染的是

A. 医护人员在医院内获得的感染

B. 门诊病人在医院内获得的感染

C. 护工在医院内获得的感染

D. 病人在院外获得、在住院期间发生的感染

E. 病人在上次住院时获得、本次住院时发生的感染

5. 以下有关内源性和外源性医院感染的叙述不正确的是

A. 医源性感染包括内源性感染和外源性感染

B. 内源性感染又称不可预防性感染

C. 外源性感染又称可预防性感染

D. 内源性感染的微生物可来自病人体表的正常菌群

E. 内源性感染的微生物可来自病人体内的潜在病灶

6. 引起内源性感染的病原体来自

A. 医院内环境中存在的致病菌

B. 病人体内或体表的正常菌群或条件致病菌

C. 医院内工作人员携带的病菌

D. 由探视人员带到院内的病菌

E. 感染部位分离出的致病菌

7. 关于医院感染预防与控制概念的叙述错误的是

A. 部分医院感染是可以预防的

B. 洗手是预防医院感染的重要措施

C. 医院感染一定是由于消毒隔离缺陷所致

D. 内源性医院感染是医院感染的重要原因

E. 滥用抗菌药物可致二重感染

【A2 型题】

1. 林某，男，3 岁，1 周前因急性化脓性扁桃体炎入院治疗，发病后患儿出现高热、烦躁不安、哭闹，在扁桃体、颊黏膜等多处出现化脓灶，昨日在下肢又出现新的化脓灶，病原学检测同扁桃体处的化脓灶，均由表皮葡萄球菌引起，新部位的化脓属于

A. 环境感染   B. 交叉感染

C. 自身感染   D. 医源性感染

E. 不属于医院感染

【A3/A4 型题】

(1~4 题共用题干)

某男性病人，40 岁。有精神分裂症病史 10 年，近 2 个月服用大剂量氯氮平治疗，3 天来发热，畏寒，T 39.5℃，查血常规：WBC 计数 0.04×10^9/L，经积极地应用白细胞成分血，肌内注射升白细胞药物，静脉输注抗生素治疗，症状逐渐减轻，但第 7 天，出现大便次数增多，6~7 目后，自诉肛门周围疼痛，查大便涂片为白色念珠菌生长；肛指检查：肛周可触及 4~5 cm 肿物，有波动感。

1. 该病人的肠道感染属于

A. 急性胃肠炎   B. 痢疾

C. 伤寒   D. 内源性医院感染

E. 食物中毒

2. 引起该感染致病菌的形式是

A. 菌群移位   B. 菌群失调

C. 二重感染（三度失调）   D. 细菌内毒素

E. 细菌外毒素

3. 此时最恰当的治疗选择是

A. 继续抗生素治疗   B. 理疗

C. 切开引流   D. 免疫治疗

E. 外敷中药膏

4. 对该病人实行的防控措施是

A. 消化道隔离 　　B. 呼吸道隔离

C. 接触隔离 　　D. 床边隔离

E. 保护性隔离

【B 型题】

（1～2题共用备选答案）

A. 交叉感染 　　B. 自身感染

C. 医源性感染 　　D. 二重感染

E. 呼吸道感染

1. 输血后肝炎属于哪种感染

2. 慢性肝炎肝硬化合并自发性腹膜炎属于哪种感染

【X 型题】

1. 医院感染管理科专职人员的主要职责是

A. 对医院感染管理科拟订的全院医院感染管理工作计划进行审定

B. 对医院发生的医院感染流行、暴发进行调查分析，提出控制措施并组织实施

C. 对本地区医院感染管理的相关课题进行研究

D. 对购入消毒药械、一次性使用医疗、卫生用品进行审核，对其储存、使用及用后处理进行监督

E. 参与药事管理委员会关于抗感染药物应用的管理，协助拟定合理用药的规章制度并参考监督实施

2. 下列属于医院感染的是

A. 病人在医院内获得的感染

B. 入院时已处于潜伏期的感染

C. 手术后输血造成的病毒感染

D. 新生儿经产道分娩时发生的感染

E. 出院时已处于潜伏期且出院后不久发生的感染

3. 关于医院感染的概念是

A. 医院感染就是医院交叉感染

B. 医院感染研究的主要对象是住院病人

C. 医院感染不包括病人入院前已获得的感染

D. 医院感染分为外源性感染和内源性感染两大类

E. 医院感染不包括病人入院时已处于潜伏期的感染

参考答案

【A1 型题】

1. E　2. B　3. E　4. D　5. A　6. B　7. C

【A2 型题】

1. E

【A3/A4 型题】

1. D　2. C　3. C　4. E

【B 型题】

1. C　2. B

【X 型题】

1. BDE　2. ACDE　3. BCDE

第二节　医院感染的微生物学原理

【A1 型题】

1. 原位菌群失调是指

A. 有外来菌入侵

B. 正常菌群定位转移

C. 正常菌群出现移位

D. 正常菌群出现种类结构变化

E. 正常菌群未偏离正常生理组合

2. 微生态平衡是指正常微生物与不同宿主在不同发育阶段动态的生理组合，达到三个方面的平衡，即定位、定量及

A. 定性 　　B. 定群

C. 定比 　　D. 定植

E. 定点

3. 下列关于原位菌群失调的叙述，正确的是

A. 也称定位转移

B. 即正常菌群在外来菌的入侵下在原有部位发生了数量或种类结构上的变化

C. 失调因素被消除后，正常菌群均可自然恢复

D. 免疫力低下的病人仅发生原位菌群失调

E. 二度失调为菌群发生了病理波动

4. 可能成为原位菌群三度失调的优势菌为

A. 白假丝酵母菌、乳酸菌、大肠埃希菌

B. 铜绿假单胞菌、变形杆菌、肠球菌

C. 葡萄球菌、双歧杆菌、类杆菌

D. 产气荚膜梭菌、肺炎链球菌、乳酸菌

E. 白假丝酵母菌、铜绿假单胞菌、葡萄球菌

5. 原位菌群三度失调是指

A. 菌群的结构比例失调呈相持状态

B. 菌群由生理波动转变为病理波动

C. 出现菌群交替症

D. 菌群失调具有不可逆性

E. 临床多表现为慢性肠炎和阴道炎

6. 生物指示物是指

A. 将适当载体染以一定量的特定微生物，用于指示消

毒或灭菌效果的制品

B. 接种了一定量特定试验微生物的载体

C. 对特定的灭菌过程有特定抵抗力的试验菌（毒）株

D. 用于对消毒或灭菌的效果进行检测的指示物

E. 生物菌片

7. 污物的收集

A. 分类收集

B. 医院中心废物存放地

C. 感染性废弃物的消毒处理

D. 液体污物

E. 固体污物

8. 三度原位菌群失调的主要原因是

A. 免疫功能低下

B. 大量应用广谱抗菌药物

C. 慢性病诱发

D. 介入治疗与各种导管的应用

E. 体弱

9. 医院中外源性感染微生物的扩散方式，不包括

A. 接触传播

B. 空气传播

C. 共同媒介传播

D. 生物媒介传播

E. 母婴传播

10. 预防免疫功能低下的病人发生医院感染不正确的措施是

A. 尽量减少侵入性操作

B. 全身使用广谱抗生素预防感染

C. 积极治疗局部感染病灶

D. 保护性隔离

E. 注射相关疫苗

11. 关于传播途径的叙述错误的是

A. 是指病原微生物从感染源传到新宿主的途径和方式

B. 微生物可通过多种途径传播

C. 同一微生物只能通过一种途径传播

D. 接触传播是医院感染主要而常见的传播途径

E. 飞沫悬浮时间短，播散距离一般小于1m，不需空气隔离或消毒

12. 来自医院环境导致医院感染的感染源为

A. 周围已感染或带菌的病人

B. 病房中一切设备和其他物体

C. 医院带菌的工作人员

D. 带菌的病人家属及探视者

E. 未彻底消毒灭菌的医疗器械

13. 医院感染的主要感染源是

A. 已感染的病人　　B. 病人带菌者

C. 健康带菌者　　D. 动物传染源

E. 环境

14. 预防和控制医院感染中最简单、直接、有效的方法是

A. 消除感染源

B. 改善易感宿主的免疫力

C. 阻断传播途径

D. 建立有效的医院感染监测系统

E. 定期的质量评价

15. 以下有关医院感染危险因素叙述不正确的是

A. 住院时间越长，获得医院感染的危险性越大

B. 手术时间越长，获得医院感染的危险性越大

C. 侵入性操作的时间越长，获得医院感染的危险性越大

D. 用剃刀备皮者发生医院感染的危险性高于剪毛刀备皮者

E. 获得医院感染的危险性与年龄成正比

16. 针对外源性医院感染，预防、控制措施除外

A. 控制或消灭感染源

B. 切断移位途径

C. 对易感宿主施行保护性隔离

D. 增强易感宿主免疫力

E. 切断传播途径

17. 医源性传播不包括

A. 医生由于锐器伤感染丙型病毒性肝炎

B. 病人直接经输血感染乙型病毒性肝炎

C. 病人直接通过纤维内镜感染金黄色葡萄球菌

D. 病人直接通过院内食物获得痢疾

E. 病人直接通过口服药品感染链球菌

【A2 型题】

1. 余先生，40岁，吸入性肺脓肿，病原菌为金黄色葡萄球菌。关于该病原菌的正确叙述是

A. 革兰阴性球菌

B. 人群中带菌状态相当普遍

C. 广泛分布于自然界、水、土壤中

D. 很少对全身各系统引起感染性疾病

E. 凝固酶阴性的金黄色葡萄球菌是人感染的主要致病菌

2. 林某，男，67岁，伤口局部有炎症表现，经病原学检测发现为链球菌感染引起，分析原因是医生在给上一个链球菌感染者换药后没有清洁双手，直接给林某换药，导致感染的发生，像这种医院感染的传播途径属于

A. 空气传播　　B. 飞沫传播

C. 直接接触传播　　　　D. 间接接触传播

E. 医源性传播

长、繁殖和延续后代的现象

C. 机体的免疫系统对入侵细菌的防御功能

D. 机体的免疫系统对入侵病毒的防御功能

E. 一种生态平衡的表现

【A3/A4 型题】

（1～2 题共用题干）

杜先生，35 岁，因慢性阑尾炎入院，经 2 周的抗生素治疗后出现咳嗽、痰黏稠，X 线显示肺部有炎性浸润性病变，白细胞计数及嗜中性粒细胞比例增高。

1. 引起该呼吸道感染的病原微生物主要是

A. 致病菌

B. 条件致病菌

C. 环境中的微生物

D. 空气中的微生物

E. 自然界的一切微生物

2. 此时的处理措施不正确的是

A. 选用合适药物

B. 停用原来抗生素

C. 继续加大原有抗生素的剂量

D. 治疗同时采取扶植正常菌群的措施

E. 采取培养标本进行细菌培养和药敏试验

【B 型题】

（1～3 题共用备选答案）

A. 飞沫传播　　　　　　B. 接触传播

C. 空气传播　　　　　　D. 生物媒介传播

E. 医源性传播

1. 流行性脑脊髓膜炎的传播途径是

2. 乙型脑炎的传播途径是

3. 皮肤白喉的传播途径是

（4～6 题共用备选答案）

A. 必须无菌

B. 细菌菌落总数应≤20 cfu/g 或 100 cm^2；致病性微生物不得检出

C. 细菌菌落总数应≤200 cfu/g 或 100 cm^2；致病性微生物不得检出；

D. 细菌菌落总数应≤20 cfu/g 或 100 cm^2

E. 细菌菌落总数应≤200 cfu/g 或 100 cm^2

4. 进入人体无菌组织、器官或接触破损皮肤、黏膜的医疗用品卫生标准是

5. 接触黏膜的医疗用品卫生标准是

6. 接触皮肤医疗用品卫生标准是

【X 型题】

1. 细菌定植是指

A. 正常菌群进入人体在一定部位上定居并不断生长、繁殖和延续后代的现象

B. 各种致病菌吸入人体在一定部位上定居并不断生

2. 移位菌群失调表现为

A. 横向转移

B. 纵向转移

C. 经血循环或淋巴循环向远处转移

D. 一度失调

E. 三度失调

3. 菌群失调分为

A. 原位菌群失调

B. 一度失调（可逆性失调）

C. 二度失调

D. 三度失调（菌群交替症或二重感染）

E. 移位菌群失调

4. 正常菌群的生理作用

A. 营养作用

B. 免疫调节作用

C. 定植抵抗力作用

D. 生物屏障作用

E. 降低胆固醇、降血氨、抗衰老等的作用

5. 在医院这一特定环境中，各种外源性感染微生物的扩散方式通常包括

A. 接触传播　　　　　　B. 空气传播

C. 共同媒介传播　　　　D. 生物媒介传播

E. 垂直传播

参 考 答 案

【A1 型题】

1. D　　2. A　　3. E　　4. E　　5. C　　6. A　　7. A　　8. B

9. F　　10. B　　11. C　　12. B　　13. A　　14. C　　15. E　　16. B

17. D

【A2 型题】

1. B　　2. D

【A3/A4 型题】

1. B　　2. C

【B 型题】

1. A　　2. D　　3. B　　4. A　　5. B　　6. C

【X 型题】

1. ABC　　2. ABC　　3. AE　　4. ABCDE　　5. ABCD

第三节 医院感染检测

【A1 型题】

1. 医院感染监测包括全面综合性监测和

A. 危险因素监测   B. 发病率监测

C. 感染病种监测   D. 致病微生物监测

E. 目标监测

2. 医院感染监测的最终目的是

A. 研究医院感染的分布特点

B. 研究医院感染的影响因素

C. 探讨医院感染的发生规律

D. 制定预防及控制感染的对策

E. 控制和减少医院感染

3. 医院感染资料汇总统计分析后绘制成图表表示，若要说明连续性资料，表示事物数量在时间上的变动情况或一种现象随另一种现象的变动情况则选用

A. 统计地图   B. 圆形图

C. 直条图   D. 线段图

E. 直方图

4. 包装材料应允许物品内部空气的排出和蒸汽的透入，不应用

A. 市售铝饭盒与搪瓷盒   B. 带通气孔的器具

C. 全棉布   D. 一次性无纺布

E. 一次性复合材料（如纸塑包装）

5. 为使统计分析资料有说服力，实查率应

A. 大于 95%   B. 大于 90%

C. 小于 95%   D. 小于 90%

E. 大于 85%

6. 医院感染漏报调查年监测病人数及漏报率分别为

A. 不少于 5%，漏报率应低于 10%

B. 不少于 10%，漏报率应低于 10%

C. 不少于 10%，漏报率应低于 15%

D. 不少于 10%，漏报率应低于 20%

E. 不少于 10%，漏报率应低于 30%

7. 500 张病床以上的医院感染发病率应低于

A. 6%   B. 7%

C. 8%   D. 9%

E. 10%

8. 医院感染发生率所观测的人群通常为

A. 易感人群   B. 门诊病人

C. 危险人群   D. 住院病人

E. 就诊人群

9. 层流洁净手术室空气细菌菌落总数不得超过

A. 5 cfu/m³   B. 10 cfu/m³

C. 15 cfu/m³   D. 200 cfu/m³

E. 500 cfu/m³

10. 下列手的采样方法，错误的是

A. 被检人五指并拢

B. 一只手的涂搽面积约 30 cm²

C. 用浸有无菌洗脱液的棉拭子在双手指屈面从指端到指根往返涂搽 2 次

D. 涂搽时转动采样棉拭子

E. 剪去操作者手接触部位，投入含相应中和剂的无菌洗脱液试管内送检

11. 下列关于医院感染监测的叙述错误的是

A. 包括综合性监测和目标监测

B. 需要监测医院感染各科室发病率

C. 漏报调查样本量不少于年监测病人数的 10%，漏报率应低于 10%

D. 500 张病床以上的医院感染发病率应低于 10%

E. 目标监测开展的期限不应少于 1 年

12. 报告医院感染流行、暴发时做法错误的是

A. 医院感染管理科应于 24 小时内报告主管院长和医务处（科），并通报相关部门

B. 医院应于 24 小时内报告当地卫生行政部门

C. 全国医院感染监控网单位在收到报告 24 小时后报全国医院感染监控管理培训基地

D. 当地卫生行政部门应于 24 小时内逐级上报至省卫生行政部门

E. 省卫生行政部门应于 24 小时内上报国务院卫生行政部门

13. 下列消毒洗手合格的是

A. Ⅰ类区域的工作人员，细菌总数 ≤5 cfu/cm²，未检出金黄色葡萄球菌、大肠埃希菌、铜绿假单胞菌

B. Ⅱ类区域的工作人员，细菌总数 ≤10 cfu/cm²，未检出金黄色葡萄球菌、大肠埃希菌、铜绿假单胞菌

C. Ⅲ类区域的工作人员，细菌总数 ≤15 cfu/cm²，未检出金黄色葡萄球菌、大肠埃希菌、铜绿假单胞菌

D. Ⅳ类区域的工作人员，细菌总数 ≤20 cfu/cm²，未检出金黄色葡萄球菌、大肠埃希菌、铜绿假单

胞菌

E. 新生儿室的工作人员，细菌总数 ≤ 5 cfu/cm², 可检出溶血性链球菌

14. 500 张病床以上医院其一类切口手术部位感染率应低于

A. 0.5%　　　　　　　B. 1%

C. 2%　　　　　　　　D. 3%

E. 4%

15. 关于相对危险度的描述错误的是

A. 衡量所研究的暴露因素与发生医院感染之间统计学联系的强度大小

B. 相对危险度的值等于 1 时，表明所研究的因素与感染发生之间无联系

C. 相对危险度的值大于 1 时，说明该因素可减少医院感染的发作

D. 是指暴露组与非暴露组医院感染，概率之比

E. 表示暴露组的住院病人中发生医院感染的危险性的倍数

16. 下列区域物体表面消毒，不合格的是

A. 普通手术室，细菌总数 ≤ 5 cfu/cm²，未检出致病菌

B. 急诊抢救室，细菌总数 ≤ 10 cfu/cm²，未检出致病菌

C. 肝炎病房，细菌总数 ≤ 15 cfu/cm²，未检出致病菌

D. 注射室，细菌总数 ≤ 15 cfu/cm²，未检出致病菌

E. 新生儿室的工作人员，细菌总数 ≤ 5 cfu/cm²，未检出致病菌

17. 在一定时间和一定人群（通常为住院病人）中新生的医院感染的频率称为

A. 医院感染患病率

B. 构成比

C. 相对危险度

D. 医院感染例次发生率

E. 医院感染发生率

18. 100 ~ 500 张病床以下医院其一类切口手术部位感染率应低于

A. 0.5%　　　　　　　B. 1%

C. 2%　　　　　　　　D. 3%

E. 4%

19. 重症监护病房空气细菌菌落总数不得超过

A. 5 cfu/m³　　　　　　B. 10 cfu/m³

C. 15 cfu/m³　　　　　D. 200 cfu/m³

E. 500 cfu/m³

20. 100 张病床以下医院感染发病率应低于

A. 5%　　　　　　　　B. 6%

C. 7%　　　　　　　　D. 8%

E. 9%

21. 医院感染暴发流行时，以下哪项措施不正确

A. 先将发病病人转移到安全区

B. 先将未发病病人转移到安全区

C. 分组护理

D. 单元隔离

E. 进行流行病学调查

【A2 型题】

1. 某儿科病房于 2005 年 10 月 3 日至 10 日共收治患儿 60 例，其中新生儿病房 15 例，有 3 例发生轮状病毒感染，计算新生儿轮状病毒感染的罹患率为

A. 5%　　　　　　　　B. 10%

C. 15%　　　　　　　D. 20%

E. 25%

2. 对某外科 ICU 住院病人的医院感染进行监测，某月 1 号所在病人 5 人，该月新收治病人 20 例，监测发生医院感染 8 例。该月其医院感染发病率为

A. 8/20　　　　　　　B. 8/25

C. 8/12　　　　　　　D. 8/17

E. 8/33

【A3/A4 型题】

（1 ~ 3 题共用题干）

某三甲医院 2005 年 6 月共收治住院病人 2500 人，有 375 人存在医院感染。其中有 200 人新发医院感染，新感染例次数为 250 次。新发医院感染中，50 人发生术后切口感染。同期住院病人中共有 800 人接受了外科手术。

1. 这所医院在 2005 年 6 月的医院感染患病率约为

A. 5%　　　　　　　　B. 8%

C. 10%　　　　　　　D. 15%

E. 20%

2. 这所医院在 2005 年 6 月的术后切口感染发生率约为

A. 2%　　　　　　　　B. 5%

C. 6%　　　　　　　　D. 8%

E. 10%

3. 经过感染监测实查，发现 6 月份漏保新发感染人数 50 人，漏报率及实际医院感染发生率分别为

A. 15%，8%　　　　　　B. 15%，10%

C. 15%，15%　　　　　D. 20%，10%

E. 20%，15%

【B 型题】

（1 ~ 4 题共用备选答案）

A. 物体表面细菌数 ≤ 5 cfu/cm²

B. 物体表面细菌数≤10 cfu/cm²

C. 物体表面细菌数≤15 cfu/cm²

D. 物体表面细菌数≤25 cfu/cm²

E. 物体表面细菌数≤50 cfu/cm²

1. Ⅰ类环境物体表面卫生学标准

2. Ⅱ类环境物体表面卫生学标准

3. Ⅲ类环境物体表面卫生学标准

4. Ⅳ类环境物体表面卫生学标准

【X型题】

1. 出现医院感染流行或暴发趋势时，医院感染管理科必须及时进行流行病学调查处理，基本步骤为
   A. 证实流行或暴发
   B. 查找感染源
   C. 查找引起感染的因素
   D. 制定和组织落实有效的控制措施
   E. 分析调查资料，写出调查报告，总结经验，制定防范措施

2. 医院应在全面综合性监测的基础上开展目标性监测，下列叙述正确的是
   A. 省（市）级以上医院及其他有条件的医院每年应开展 1~2 项目标性监测
   B. 监测目标应根据本院的特点、医院感染的重点和难点决定
   C. 县以上医院和床位数≥300 张的其他医院，应对医院感染病原体分布及其抗感染药物的敏感性进行监测
   D. 每项目标监测开展的期限不应少于 1 年
   E. 应定期对目标监测资料进行分析、反馈，对其效果进行评价及提出改进措施；年终应有总结报告；监

测结束，应有终结报告

3. 医院必须对病人开展医院感染监测，以掌握本院医院感染的
   A. 发病率   B. 多发部位
   C. 多发科室   D. 高危因素
   E. 病原体特点及耐药性

4. 目标监测包括
   A. ICU 病人的监测
   B. 新生儿的监测
   C. 外科术后病人的监测
   D. 抗感染药物耐药性的监测
   E. 抗生素使用率的监测

参考答案

【A1 型题】

1. E　2. E　3. D　4. A　5. B　6. D　7. E　8. D
9. B　10. C　11. C　12. C　13. A　14. A　15. C　16. D
17. E　18. A　19. D　20. C　21. A

【A2 型题】

1. D　2. B

【A3/A4 型题】

1. D　2. C　3. D

【B 型题】

1. A　2. A　3. B　4. C

【X 型题】

1. ABCDE　2. ABCDE　3. ABCDE　4. ABCDE

第四节　消毒与灭菌

【A1 型题】

1. 丙型病毒性肝炎病人使用过的便盆用含氯消毒剂浸泡，消毒剂的有效浓度为
   A. 有效氯 100 mg/L   B. 有效氯 250 mg/L
   C. 有效氯 500 mg/L   D. 有效氯 1000 mg/L
   E. 有效氯 5000 mg/L

2. 使用含氯消毒剂时应注意的事项中，不正确的是
   A. 所需溶液可长期用
   B. 水剂应放于阴凉避光处密闭保存
   C. 消毒时若存在大量有机物时，应提高使用浓度或延长作用时间
   D. 粉剂性能稳定，可放于常温处，无须避光及密封保

存，但要注意防潮

   E. 加防锈剂的含氯消毒剂可用于金属器械消毒，但需用无菌蒸馏水冲洗干净，并擦干后再使用

3. 煮沸法不适宜消毒
   A. 肛管   B. 鼻饲管
   C. 手术刀   D. 持物钳
   E. 治疗碗

4. 过氧乙酸稀释液临用前配制，配制溶液时
   A. 忌与碱或有机物相混合
   B. 可与有机物相混合
   C. 可与碱或有机物相混合
   D. 可与碱但不可与有机物相混合

E. 不可与碱但可与有机物相混合

5. 下列物品与所选用的消毒灭菌方法对应不妥的是

    A. 耐热的玻璃器材：干热灭菌法

    B. 不耐热的塑料制品：3% 过氧化氢

    C. 不耐热的精密仪器：2% 戊二醛

    D. 伤口清洗：5% 过氧化氢

    E. 物品表面：0.4% 过氧乙酸

6. 使用医用干热灭菌箱进行物品灭菌时，下列叙述错误的是

    A. 适用于耐高温、不耐湿热或不宜穿透物品的灭菌

    B. 温度为 160℃ 时，灭菌时间仅需要 1 小时

    C. 灭菌时不要与箱底部及四壁接触

    D. 物品包装不可超过 10 cm × 10 cm × 20 cm

    E. 物品高度不能超过箱高度的 2/3

7. 凡士林等油类和粉剂的灭菌方法是

    A. 干热灭菌

    B. 压力蒸汽灭菌

    C. 环氧乙烷灭菌

    D. 等离子体灭菌

    E. 甲醛低温灭菌

8. 对受到致病性芽孢菌、真菌孢子和危险程度大的病毒（例如肝炎病毒、艾滋病病毒）污染的物品，选用

    A. 高效消毒法或灭菌法

    B. 高效消毒法

    C. 中效消毒法

    D. 中高效消毒法

    E. 低效消毒法或灭菌法

9. 灭菌过程必须使物品污染微生物的存活概率减少到

    A. 10^{-2}

    B. 10^{-3}

    C. 10^{-4}

    D. 10^{-5}

    E. 10^{-6}

10. 物品捆扎不宜过紧，外用化学指示胶带贴封，灭菌包每包内放置化学指示剂。下排气灭菌器的装载量不得超过柜室内容量的

    A. 80%

    B. 90%

    C. 70%

    D. 60%

    E. 85%

11. 使用中紫外线灯管的照射强度不得低于

    A. $70\,\mu W/cm^2$

    B. $80\,\mu W/cm^2$

    C. $90\,\mu W/cm^2$

    D. $100\,\mu W/cm^2$

    E. $10\,\mu W/cm^2$

12. 消毒剂是指

    A. 能杀灭细菌繁殖体

    B. 能杀灭细菌繁殖体、部分真菌和病毒

    C. 能杀灭细菌繁殖体、部分真菌和病毒，不能杀灭细菌芽孢的药物

    D. 能杀灭细菌繁殖体和部分芽孢

    E. 能杀灭所有微生物

13. 有血液与体液污染的环境消毒应首选

    A. 灭菌剂

    B. 高效消毒剂

    C. 中效消毒剂

    D. 低效消毒剂

    E. 中高效消毒剂

14. 一次性使用的无菌物品存放于阴凉干燥、通风良好的物架上

    A. 距地面 ≥10 cm，距墙壁 ≥5 cm.

    B. 距地面 ≥20 cm，距墙壁 ≥5 cm

    C. 距地面 ≥30 cm，距墙壁 ≥15 cm

    D. 距地面 ≥40 cm，距墙壁 ≥5 cm

    E. 距地面 ≥50 cm，距墙壁 ≥5 cm

15. 杀灭外环境中一切微生物包括细菌芽孢的物理、化学方法称为

    A. 灭菌

    B. 消毒

    C. 高水平消毒

    D. 中水平消毒

    E. 低水平消毒

16. 手术器械包采用压力蒸汽灭菌所需时间为

    A. 121℃ 下排气压力蒸汽灭菌需 15 分钟

    B. 132℃ 预真空压力蒸汽灭菌需 15 分钟

    C. 132℃ 脉动真空压力蒸汽灭菌需 15 分钟

    D. 121℃ 下排气压力蒸汽灭菌需 20 分钟

    E. 121℃ 下排气压力蒸汽灭菌需 30 分钟

17. 物体表面监测的采样面积为

    A. 被采表面 < 100 cm², 取其 1/2 表面积

    B. 被采表面 > 100 cm², 取 30 cm²

    C. 被采表面 > 100 cm², 取 50 cm²

    D. 被采表面 > 100 cm², 取 60 cm²

    E. 被采表面 > 100 cm², 取 100 cm²

18. 戊二醛常用灭菌浓度为

    A. 1%

    B. 2%

    C. 2.5%

    D. 0.2%

    E. 5%

19. 口腔科的牙钻结构复杂，且经常接触破损的黏膜，常有血液污染。牙钻属于

    A. 高危险性物品

    B. 低危险性物品

    C. 中危险性物品

    D. 需高水平消毒的物品

    E. 需中水平消毒的物品

20. 高压蒸汽灭菌法不适用于

    A. 玻璃类制品

    B. 棉纱敷料

    C. 塑料制品

    D. 金属器械

    E. 搪瓷类

21. 下列叙述错误的是

A. 高度危险物品必须用灭菌方法处理

B. 部分中度危险物品可选用中水平消毒法

C. 胃镜必须采用高水平消毒方法

D. 低度危险物品一般可采用低水平消毒方法

E. 受到一般细菌污染的物品，必须选用高水平消毒方法

22. 关于消毒灭菌剂，叙述正确的是

A. 乙醇可用于内、外科器械的灭菌

B. 含氯消毒剂对乙型病毒性肝炎病毒、丙型病毒性肝炎病毒、柯萨奇病毒、艾滋病病毒有很强的杀灭作用

C. 碘对皮肤的刺激性较小

D. 环氧乙烷对消毒物品损害轻微，液体环氧乙烷可与塑料直接接触

E. 过氧乙酸可用于棉布的消毒

23. 除压力蒸汽灭菌法外，目前最常用的低温灭菌方法是

A. 环氧乙烷灭菌法

B. 戊二醛浸泡灭菌法

C. 辐射灭菌法

D. 过氧化氢浸泡灭菌法

E. 微波灭菌法

24. 不能用于做熏蒸消毒的消毒剂是

A. 乳酸　　　　　　　　B. 甲醛

C. 新洁尔灭　　　　　　D. 食醋

E. 过氧乙酸

25. 过氧化氢不可用于

A. 口腔含漱　　　　　　B. 外科伤口清洗

C. 浸泡金属器械　　　　D. 浸泡塑料制品

E. 饮用水消毒

26. 消毒剂戊二醛可腐蚀手术刀片，为防锈使用前应先加入

A. 硝酸钠　　　　　　　B. 硫酸钠

C. 碳酸氢钠　　　　　　D. 亚硝酸钠

E. 乳酸钠

27. 被血液与体液污染的环境进行消毒时应首选

A. 灭菌剂　　　　　　　B. 低效消毒剂

C. 中效消毒剂　　　　　D. 中高效消毒剂

E. 高效消毒剂

28. 进行煮沸消毒灭菌时，为提高沸点并去污防锈可加入

A. 硝酸钠　　　　　　　B. 碳酸氢钠

C. 硫酸钠　　　　　　　D. 乳酸钠

E. 氢氧化钠

29. 不会影响无菌物品储存有效期的因素为

A. 包装材料　　　　　　B. 医院规模

C. 封口的严密性　　　　D. 灭菌条件

E. 储存环境

30. 穿过皮肤或黏膜而进入无菌的组织或器官内部的器材为

A. 无危险性物品　　　　B. 低度危险性物品

C. 中低度危险性物品　　D. 中度危险性物品

E. 高度危险性物品

31. 凡医用器材中属于高度危险性物品的，必须选用

A. 灭菌法　　　　　　　B. 低效消毒法

C. 中效消毒法　　　　　D. 高效消毒法

E. 机械清洗法

32. 高度危险性物品不包括

A. 手术器械和用品

B. 穿刺针、输血器材、输液器材

C. 注射的药物和液体

D. 血液和血液制品

E. 喉镜

【A2 型题】

1. 李女士，35 岁，因猩红热入院治疗，为其固定使用的体温计消毒最好选用的是

A. 甲醛　　　　　　　　B. 乙醇

C. 氯己定　　　　　　　D. 苯扎溴铵

E. 环氧乙烷

2. 病人吴某为乙肝"大三阳"病人，使用含氯消毒剂对其水杯进行浸泡消毒处理时，浓度及作用时间分别为

A. 有效氯 1000 mg/L，30 分钟

B. 有效氯 5000 mg/L，30 分钟

C. 有效氯 1000 mg/L，15 分钟

D. 有效氯 5000 mg/L，15 分钟

E. 有效氯 10000 mg/L，15 分钟

3. 张先生，43 岁，因患乙型病毒性肝炎住院治疗。下列处理措施，错误的是

A. 病室的地板门窗用含有效氯 1000～2000 mg/L 的消毒剂擦拭

B. 被褥用含氯消毒剂浸泡 30 分钟

C. 工作人员接触病人前后应用 0.5% 氯己定碘等消毒剂涂搽双手和皮肤

D. 病人血液不慎洒在地上，应就地用含氯消毒剂消毒后再做清洁处理

E. 被污染的医疗用具用含有效氯 500 mg/L 的消毒剂浸泡消毒

4. 吴先生，37 岁，诊断为病毒性肝炎，其使用的书信等物品宜采用的消毒方法是

A. 喷雾法　　　　　　　B. 浸泡法

C. 擦拭法　　　　　　　D. 熏蒸法

E. 压力蒸汽灭菌法

5. 某医院腹腔镜室，由于病人较多，腹腔镜反复使用，清洗匆忙，消毒时间为几分钟，经监测发现腹腔镜管道有致病菌，其导致直接原因是

A. 清洗充分，刷洗到位

B. 清洗液多次使用

C. 腹腔镜部件复杂，不能拆卸

D. 消毒液浓度不够

E. 浸泡消毒时间不足，只达到高水平消毒，未达到灭菌效果

【A3/A4 型题】

（1~5 题共用题干）

张先生，40 岁，急性化脓性阑尾炎，急诊行开腹阑尾切除术，术前检查各项指标均正常。

1. 手术结束后，手术器械的消毒灭菌方法应首选

A. 压力蒸气灭菌　　　　B. 环氧乙烷灭菌

C. 2% 戊二醛浸泡　　　　D. 75% 乙醇擦拭

E. 3% 过氧化氢浸泡

2. 灭菌后的处理正确的是

A. 检查包装的完整性，若有破损应在 12 小时内立即使用

B. 若灭菌包包布沾有液体，晾干后可正常使用

C. 只需检查包外指示胶带变色情况

D. 不得与未灭菌物品混放

E. 若未经使用，夏天可保存 10 天，冬季 20 天

3. 过氧乙酸不能用于

A. 手的消毒　　　　　　B. 空气消毒

C. 擦拭家具　　　　　　D. 浸泡金属器械

E. 浸泡搪瓷类物品

4. 过氧乙酸稀释液临用前配制，配制溶液时应注意的是

A. 可与有机物相混合

B. 可与碱或有机物相混合

C. 忌与碱或有机物相混合

D. 可与碱但不可与有机物相混合

E. 不可与碱但可与有机物相混合

5. 过氧乙酸使用注意事项不正确的是

A. 对金属有腐蚀性

B. 使用时宜新鲜配制

C. 使用时遇光和热可氧化分解

D. 对阴离子表面活性剂有拮抗作用

E. 用前应测定有效含量，原液浓度低于 12% 时禁止

（6~8 题共用题干）

余先生，30 岁，因发热、右上腹疼痛、巩膜黄染、食欲减退，伴恶心呕吐 3 日就诊，初步诊断为病毒性肝炎，入院治疗。

6. 余先生用过的餐具处理程序错误的是

A. 单独处理

B. 遵循消毒－清洗去污－消毒的原则进行

C. 遵循清洗去污－消毒的原则进行

D. 先煮沸 15~20 分钟，再清洗去污，再煮沸 30 分钟

E. 消毒还可用含氯消毒剂浸泡消毒或流通蒸汽消毒

7. 对余先生使用过的物品，不正确的消毒方法是

A. 餐具、痰杯煮沸消毒

B. 体温表用过氧乙酸浸泡

C. 排泄物用含氯石灰消毒

D. 血压计、听诊器微波消毒

E. 信件、书报用环氧乙烷气体消毒

8. 余先生病愈出院时，护士为其做终末消毒处理，不正确的处理是

A. 嘱病人沐浴后将换下的衣服带回家清洗

B. 床及桌椅用 0.2% 过氧乙酸溶液擦拭

C. 病室地面用 3% 含氯石灰液喷洒

D. 被服类消毒后送洗衣房清洗

E. 病室用 2% 过氧乙酸溶液熏蒸

【B 型题】

（1~4 题共用备选答案）

A. 自来水清洗　　　　　B. 清洁剂

C. 酶清洗剂　　　　　　D. pH < 7 的洗涤剂

E. pH > 7 的洗涤剂

1. 用于污染较轻、无有机物污染、表面光滑物品的清洗

2. 用于污染较重尤其是有机物污染、物品结构复杂表面不光滑物品的清洗

3. 用于无机污物的清洗

4. 用于有机污物如血、脂肪和粪的清洗

（5~7 题共用备选答案）

A. 工艺监测　　　　　　B. 化学监测

C. 生物监测　　　　　　D. 日常监测

E. 强度监测

5. 压力蒸汽灭菌必须每锅进行的监测

6. 环氧乙烷气体灭菌应每包进行的监测

7. 灭菌剂每月进行的监测

（8~10 题共用备选答案）

A. 4 小时　　　　　　　B. 24 小时

C. 1 周　　　　　　　　D. 14 天

E. 3 天

8. 未打开的无菌包有效期为

9. 已铺好无菌盘有效期为

10. 无菌包内物品一次未用完，包内其他物品的有效期为

(11～12 题共用备选答案)

A. 致病微生物　　　　B. 细菌繁殖体

C. 铜绿假单胞菌　　　D. 细菌芽孢

E. 任何微生物

11. 各种消毒后的内镜及其他消毒物品不得检出

12. 各种灭菌后的内镜、活检钳和灭菌物品不得检出

【X 型题】

1. 环氧乙烷几乎可用于所有医疗用品的灭菌，但不适用于

A. 食品、液体　　　　B. 油脂类、滑石粉

C. 电子仪器　　　　　D. 动物饲料

E. 光学仪器

2. 适合于环氧乙烷灭菌的包装材料有

A. 纸、复合透析纸

B. 布、无纺布

C. 通气型硬质容器

D. 聚乙烯

E. 金属箔

3. 使用化学消毒剂的注意事项有

A. 严格掌握浸泡时间

B. 配置成有效的浓度

C. 物品要全部浸没在消毒液内

D. 消毒前必须用无菌生理盐水冲洗

E. 性质不稳定的消毒液应临时配置

4. 属于低度危险性物品有

A. 生活卫生用品和病人、医护人员生活和工作环境中的物品

B. 毛巾、面盆、痰盂（杯）

C. 地面、便器

D. 墙面、桌面、床面、被褥

E. 一般诊断用品（听诊器、血压计等）

5. 常用的高效消毒剂有

A. 碘伏　　　　　　　B. 75%乙醇

C. 2%戊二醛　　　　 D. 过氧乙酸

E. 含氯消毒剂

6. 压力蒸汽灭菌必须进行

A. 工艺监测

B. 化学监测

C. 生物监测

D. 预真空压力蒸汽灭菌器每天灭菌前进行 B－D 试验

E. 压力蒸汽灭菌器每天灭菌前进行 B－D 试验

7. 使用化学消毒剂必须了解消毒的

A. 性能、作用

B. 使用方法

C. 影响灭菌或消毒效果的因素等

D. 配制时注意有效浓度

E. 并按规定定期监测

8. 常用于手的消毒剂有

A. 含氯消毒剂

B. 75%乙醇溶液或 70%异丙醇溶液

C. 有效碘含量为 5000 mg/L 的碘伏溶液

D. 醇类和氯己定复配的手部抗菌消毒液

E. 卫生行政部门批准用于手消毒的其他消毒剂

9. 清洁、消毒和灭菌方法的叙述，正确的是

A. 环氧乙烷杀菌谱有限

B. 皮肤过敏者禁用碘酊

C. 苯扎溴铵不能与肥皂合用

D. 体温计可用 70%乙醇浸泡消毒

E. 过氧化氢溶液可除掉陈旧血迹

10. 关于无菌物品的储藏，叙述正确的有

A. 无菌物品不可放在水槽、水管周围及任何有水的地方，以免受潮污染

B. 清洁工作要保持湿式清扫，避免扬尘

C. 储物架及运送车要保持干净

D. 储存的物品应至少距地面 10 cm，距天花板 20 cm，距墙壁 5 cm

E. 储存的环境内严格限制人员的流动

11. 使用化学灭菌剂浸泡消毒物品要注意

A. 使用前需用无菌生理盐水冲洗

B. 浸泡时间长短，根据物品和消毒剂的性质来决定

C. 化学拮抗物质的影响

D. 严格掌握消毒剂的浓度

E. 根据物品多少选择消毒剂

12. 可以影响化学消毒剂的消毒效果的因素是

A. 物品表面的清洁度

B. 被消毒物品的结构

C. 消毒液的浓度和作用时间

D. 环境温湿度和 pH

E. 病原微生物的种类和数量

参 考 答 案

【A1 型题】

1. E　2. A　3. C　4. A　5. D　6. B　7. A　8. A
9. E　10. A　11. A　12. C　13. B　14. B　15. A　16. D
17. E　18. B　19. A　20. C　21. E　22. B　23. A　24. C
25. C　26. D　27. E　28. B　29. B　30. E　31. A　32. E

【A2 型题】

1. B　2. B　3. E　4. D　5. E

【A3/A4 型题】

1. A 2. D 3. D 4. C 5. D 6. C 7. D 8. A

【B 型题】

1. A 2. C 3. D 4. E 5. A 6. B 7. C 8. C
9. A 10. B 11. A 12. E

【X 型题】

1. ABD 2. ABCD 3. ABCE 4. ABCDE 5. CDE
6. ABCD 7. ABCDE 8. BCDE 9. BCDE 10. ABCE
11. ABCD 12. ABCDE

第五节 手、皮肤的清洁和消毒

【A1 型题】

1. 下列叙述，错误的是
  A. 进入和离开病房前都应认真洗手
  B. 无菌导尿术操作完毕，脱去手套后，必须认真洗手
  C. 一副手套只用于一位病人、一个部位的护理操作
  D. 紧急情况下，无法按规定要求洗手，可用快速手消毒剂进行手消毒来取代洗手
  E. 连续进行下一台手术时，需更换无菌手术衣和无菌手套，不需重新行外科手消毒

2. 常用的手消毒剂是
  A. 50% 异丙醇溶液
  B. 95% 乙醇溶液
  C. 氧化电位水
  D. 含醛类复配的手消毒液
  E. 有效碘含量为 50 mg/L 的碘伏溶液

3. 有关洗手的注意事项，错误的是
  A. 注意调节合适的水温、水流
  B. 按序揉搓双手，持续 15 秒
  C. 手的各个部位都需洗到、冲净
  D. 洗手时避免污染周围环境
  E. 洗手后手上只能检出极少量致病性微生物

4. 外科手消毒时刷洗手臂的范围是
  A. 从指尖到腕上 10 cm   B. 从指尖到腕上 20 cm
  C. 从指尖到肘部   D. 从指尖到肘上 10 cm
  E. 从指尖到肘上 20 cm

5. 连续进行下一台手术，医护人员手消毒的方法是
  A. 只需更换无菌手套
  B. 用肥皂和流动水洗手，手干后戴无菌手套
  C. 用消毒剂 3 ～ 5 ml 涂搽手和前臂，手干后戴无菌手套
  D. 用氧化电位水洗手消毒，手干后戴无菌手套
  E. 重新按外科手消毒法进行洗手

6. 下列病房的洗手设备正确的是
  A. 用热水器将水预先加热到 37℃ 备用，以保护手部皮肤

B. 液体皂液容器中的皂液少于 1/4 时，添加新液备用
C. 在水龙头旁放置纸巾，洗手后拿纸巾去关闭水龙头
D. 为防止溅水，将适量纱布缠绕在水龙头上
E. 擦手毛巾清洁、干燥，每周消毒

7. 下列哪项不需要进行手消毒
  A. 脱去无菌手套
  B. 接触病人血液后
  C. 接触病人体液后
  D. 进入和离开隔离病房
  E. 接触特殊感染病原体后

8. 下列有关外科手消毒的做法正确的是
  A. 消毒范围从指尖到肘下 10 cm
  B. 不需用肥皂，清水洗手，可直接进行外科手消毒
  C. 消毒过程只用一个无菌小刷
  D. 以无菌巾从手向肘部擦干
  E. 消毒完毕，双手保持高过肩部

9. 用 0.5% 氯己定乙醇溶液进行手消毒时，可保持手的清洁在 2 小时左右，这种作用称为
  A. 拮抗作用   B. 后效作用
  C. 吸附作用   D. 分解作用
  E. 增强作用

10. 某病房的洗手设备如下，其中正确的是
  A. 用热水器将水预先加热到 37℃ 备用，以保护手部皮肤
  B. 液体皂液容器中的皂液少于 1/4 时，添加新液备用
  C. 在水龙头旁放置纸巾，洗手后拿纸巾去关闭水龙头
  D. 为防止溅水，将适量纱布缠绕在水龙头上
  E. 擦手毛巾清洁、干燥，每周消毒

11. 洗手指征不正确的是
  A. 接触病人前后应洗手
  B. 接触有破损的皮肤、黏膜前后要洗手
  C. 进行侵袭性操作前后要洗手
  D. 进行无菌技术操作前后要洗手
  E. 戴无菌手套后要洗手

12. 常用手消毒剂除外

A. 含醇类或胍类（氯己定等）复配的手消毒液

B. 75% 乙醇溶液

C. 70% 异丙醇溶液

D. 0.1% 苯扎溴铵

E. 有效碘含量为 5000 mg/L 的碘伏溶液

13. 医院感染间接传播的最主要方式是通过

A. 医疗设备

B. 医务人员的手

C. 病人间的接触

D. 病人的排泄物、分泌物

E. 一次性物品

14. 关于洗手指征错误的是

A. 进行无菌技术操作前后

B. 戴口罩和穿脱隔离衣前后

C. 接触病人前后

D. 接触血液、体液和被污染的物品前后

E. 脱手套后无须洗手

15. 护士小李要为甲、乙两位病人更换引流袋，其操作过程如下，正确的是

A. 洗手→戴手套→换甲病人引流袋→换乙病人引流袋→摘手套→洗手

B. 洗手→戴手套→换甲病人引流袋→洗手→换乙病人引流袋→摘手套→洗手

C. 洗手→戴手套→换甲病人引流袋→换手套→换乙病人引流袋→摘手套→洗手

D. 洗手→戴手套→换甲病人引流袋→摘手套→洗手→戴手套→换乙病人引流袋→摘手套→洗手

E. 洗手→戴手套→换甲病人引流袋→摘手套→洗手→戴手套→换乙病人引流袋→洗手→摘手套

【A2 型题】

1. 病人李某，因上消化道大出血就诊，乙肝"大三阳"。急救过程中，护士小张的手部被大量血液污染，此时，小张应

A. 反复洗手

B. 用肥皂水浸泡双手

C. 先洗手，再用手消毒剂搓洗 2 分钟

D. 先用手消毒剂搓洗 2 分钟，再洗手

E. 采用外科洗手消毒法

2. 李护士在为乙型病毒性肝炎病人抽血时不慎被染有病人血液的注射器针头刺伤，注射乙肝免疫高价球蛋白的时限为

A. 8 小时内

B. 12 小时内

C. 24 小时内

D. 36 小时内

E. 48 小时内

3. 病人，刘某，29 岁，于今日 5 时分娩（顺产），侧切

伤口使用碘伏冲洗，应用碘伏的浓度为

A. 含有效碘 250 mg/L

B. 含有效碘 500 mg/L

C. 含有效碘 1000 mg/L

D. 含有效碘 2000 mg/L

E. 含有效碘 2500 mg/L

4. 一实习护士在感染病房实习期间，在给一乙型病毒性肝炎 HBeAg 阳性的病人做静脉采血时，不小心将病人的血液撒在自己手上，实习护士非常紧张，如临大敌，带教老师耐心指导，才趋于平静。此时实习护士采取防护措施应为

A. 病原微生物污染皮肤的消毒

B. 传染病病原体污染皮肤的消毒

C. 手术切口部位的皮肤消毒

D. 穿刺部位的皮肤消毒

E. 无须处理

5. 罗某，男，57 岁，长期应用抗生素，口腔内有霉菌感染，口腔 pH 偏酸性。为该病人进行口腔护理时，适宜选择下列哪种溶液作为漱口液

A. 3% 过氧化氢溶液

B. 2% 碳酸氢钠溶液

C. 2% 硼酸溶液

D. 0.1% 乙酸溶液

E. 生理盐水

【A3/A4 型题】

（1～4 题共用题干）

护士小张为病人进行静脉输液。

1. 输液前，洗手过程如下，其中错误的做法是

A. 取下手表

B. 用流动水弄湿双手，涂搽皂液

C. 充分揉搓

D. 手指在上，手腕在下，用流动水充分冲洗

E. 取擦手巾擦干双手

2. 涂搽皂液后，小张进行了如下的揉搓，请问她漏洗了哪个部位

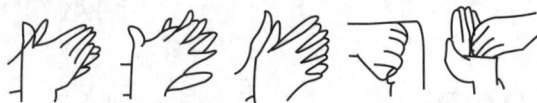

A. 手掌

B. 指尖

C. 指间

D. 拇指

E. 手背

3. 静脉输液部位皮肤消毒时，碘酊和乙醇的浓度分别为

A. 20%　95%

B. 5%　75%

C. 2%　75%

D. 0.2%　75%

E. 0.02%　95%

4. 静脉输液部位皮肤消毒的方法正确的是

A. 以穿刺点为中心，由内向外旋转涂搽，面积不小于 5 cm×5 cm

B. 以穿刺点为中心，由外向内旋转涂搽，面积不小于

5 cm × 5 cm

C. 以穿刺点为中心，由内向外旋转涂搽，面积不小于 2 cm × 2 cm

D. 以穿刺点为中心，由外向内旋转涂搽，面积不小于 2 cm × 2 cm

E. 以穿刺点为中心，由上向下涂搽，面积不小于 5 cm × 5 cm

【B 型题】

（1～2 题共用备选答案）

A. 双手 B. 双手及腕部

C. 双手及前臂 D. 双手、前臂及肘部

E. 双手、前臂及肘上 10 cm

1. 普通病房中进行无菌操作前洗手的范围是

2. 手术前进行外科手消毒的范围是

【X 型题】

1. 最常用的手消毒剂是

A. 0.5% 氯己定醇 B. 0.5% 碘伏

C. 0.1% 苯扎溴铵 D. 0.5% 含氯消毒剂

E. 70% 乙醇

2. 外科刷手应用

A. 刷子接取清洁剂将指甲内污物刷净

B. 洗净双手及手臂

C. 擦干

D. 再用手消毒剂刷手至少 2～5 分钟

E. 保留消毒剂待干

3. 洗手指征

A. 接触有破损的皮肤、黏膜和侵入性操作前后

B. 进行无菌技术操作前后

C. 接触血液、体液和被污染的物品后

D. 脱手套后

E. 手污染后可能污染外环境时

4. 手消毒指征

A. 在实施侵入性医疗护理前

B. 接触血液、体液和被污染的物品后

C. 接触特殊感染病原体后

D. 脱手套后或无洗手设备时

E. 护理免疫功能低下病人前

5. 下列情况中必须进行手消毒的是

A. 无菌操作后

B. 使用厕所前后

C. 护理免疫力低下的病人之前

D. 实施侵入性医疗护理操作前后

E. 护理多重耐药菌感染的病人后

参 考 答 案

【A1 型题】

1. E 2. C 3. E 4. D 5. E 6. C 7. A 8. D
9. B 10. C 11. E 12. D 13. B 14. E 15. D

【A2 型题】

1. D 2. C 3. A 4. B 5. B

【A3/A4 型题】

1. D 2. D 3. C 4. A

【B 型题】

1. B 2. E

【X 型题】

1. ABE 2. ABCDE 3. ABCDE 4. ABCDE 5. CDE

第六节　医院环境消毒

【A1 型题】

1. Ⅱ类环境空气消毒所用消毒器的循环风量

A. 2 倍以上 B. 4 倍以上

C. 6 倍以上 D. 8 倍以上

E. 10 倍以上

2. 不宜用于空气消毒的方法有

A. 甲醛熏蒸 B. 紫外线消毒

C. 层流通风 D. 臭氧消毒

E. 静电吸附式空气消毒器层流通风

3. 骨髓移植病房应采用下列哪种消毒方法

A. 循环风紫外线空气消毒器

B. 静电吸附式空气消毒器

C. 层流洁净系统

D. 紫外线灯消毒

E. 臭氧消毒

4. 下列有关臭氧消毒的说法中，错误的是

A. 主要依靠强大的氧化作用杀菌

B. 臭氧发生器将空气中的氧气转换为臭氧

C. 要求臭氧浓度 ≤20 mg/m^3

D. 消毒时间应 ≥30 分钟

E. 温度、湿度、pH 等影响臭氧的杀菌作用

5. 换药室地面上溅有病人血液，应

A. 用干拖把拖净

B. 用湿拖把拖净

C. 用含氯消毒剂拖洗，然后将拖把洗净

D. 用含氯消毒剂拖洗，然后将拖把先消毒、再洗净

E. 用含氯消毒剂拖洗，然后将拖把丢弃

6. 医院的 I 类环境的空气消毒适用于

A. 层流洁净手术室和层流洁净病房

B. 产房、婴儿室、早产儿室

C. 供应室无菌室

D. 注射室、治疗室、换药室

E. 急诊室、化验室及各类普通病房

7. 需要进行严密隔离的疾病是

A. 病毒性肝炎　　　　　　B. 百日咳

C. 白喉　　　　　　　　　D. 疟疾

E. 乙型脑炎

8. 下列关于清洁区的隔离要求正确的是

A. 护士值班室属于清洁区

B. 病人的物品可以进入清洁区

C. 各类标本采集后可暂时存放在清洁区

D. 工作人员进入清洁区必须穿隔离衣

E. 病人可以穿隔离衣进入清洁区

9. 在传染病病区，医务人员穿隔离衣后禁止进入

A. 严密隔离病室　　　　　B. 化验室

C. 病人浴室　　　　　　　D. 病区走廊

E. 治疗室

10. 不符合隔离原则的一项是

A. 隔离单位标记明显

B. 门口设消毒盆、手刷、毛巾

C. 脚垫用消毒液浸湿

D. 穿隔离衣后不得进入值班室

E. 使用过的物品冲洗后立即消毒

11. 护士为破伤风病人换药，对污染敷料最彻底的灭菌法是

A. 高压蒸汽灭菌法　　　　B. 间歇灭菌法

C. 焚烧法　　　　　　　　D. 消毒浸泡法

E. 日光暴晒

12. 传染病区使用口罩以下哪项是错误的

A. 口罩必须盖住口鼻

B. 口罩潮湿应立即更换

C. 口罩用完以后，污染面向外折叠，放置备用

D. 不用时不能挂在胸前

E. 不可用污染的手接触口罩

13. 传染病病人出院后的终末消毒处理错误的做法是

A. 病人洗澡、更换清洁衣裤

B. 个人用物经消毒后方可带出病区

C. 被服及时送洗衣房清洗

D. 室内空气可用喷洒消毒

E. 病床、桌椅用消毒液擦拭

14. 在标准预防中当成具有传染性进行隔离预防的不包括

A. 血液　　　　　　　　　B. 体液

C. 汗液　　　　　　　　　D. 分泌物

E. 排泄物

15. 病室及病人消毒隔离原则错误的是

A. 病人用过的物品及病室应消毒

B. 分泌物、排泄物等应消毒后处理

C. 精密仪器用后可不用消毒

D. 严格执行陪伴和探视制度

E. 经医生下达医嘱后，方可解除隔离

16. 处理锐利器械时错误的方法是

A. 利器用后放在黄色塑料袋内

B. 利器用后放在防水、耐刺的容器内

C. 针头不复帽

D. 利器原则上不复用

E. 不用手去折断针头

17. 下列有关臭氧消毒的说法中，错误的是

A. 主要依靠强大的氧化作用杀菌

B. 臭氧发生器将空气中的氧气转换为臭氧

C. 要求臭氧浓度 $\leqslant 20\ mg/m^3$

D. 消毒时间应 $\geqslant 30$ 分钟

E. 温度、湿度、pH 等影响臭氧的杀菌作用

18. 下列有关紫外线消毒的方法，错误的是

A. 使用紫外线灯消毒病室时，不得有人在室内；不能离开病室者，应适当遮盖

B. 照射时间应少于 20 分钟

C. 用于治疗室台面的消毒时，应将紫外线灯置于台面上方 1 m 处

D. 当病室内湿度过大时，应适当延长照射时间

E. 用于病室内空气消毒的紫外线灯，可吸顶安装

19. 病室内进行臭氧空气消毒时，要求臭氧浓度

A. $\geqslant 50\ mg/m^3$　　　　B. $\geqslant 20\ mg/m^3$

C. $\geqslant 10\ mg/m^3$　　　　D. $\leqslant 20\ mg/m^3$

E. $\leqslant 1\ mg/m^3$

【A2 型题】

1. 器械护士刘某，术后对手术金属器械进行去污处理时，下列做法中错误的是

A. 手术结束及时清洗，避免污物干燥

B. 选用弱酸洗涤剂进行清洗

C. 发现器械上血迹污染较重，因此预先用酶洗涤剂浸泡 2 分钟以上

D. 清洗中注意避免污物与身体的直接接触

E. 清洗中避免直接用手对器械尖锐端进行清洗

2. 某手术室长 6 m，宽 5 m，高 3 m，安装有循环风紫外线空气消毒器，所用循环风量必须

A. <180 m³/h B. <360 m³/h

C. >180 m³/h D. >360 m³/h

E. >720 m³/h

【A3/A4 型题】

（1~2 题共用题干）

护士小张用紫外线灯为某病室进行空气消毒。

1. 消毒前，小张发现紫外线灯管积聚大量灰尘，应用下列哪种棉球擦拭灯管

A. 无水乙醇棉球 B. 75% 乙醇棉球

C. 生理盐水棉球 D. 次氯酸钠棉球

E. 碘伏棉球

2. 该病室湿度为 70%，为保证良好的消毒效果，小张应

A. 更换紫外线灯管 B. 延长消毒时间

C. 缩短消毒时间 D. 降低室内温度

E. 增高室内温度

【B 型题】

（1~4 题共用备选答案）

A. 呼吸道隔离 B. 消化道隔离

C. 接触隔离 D. 严密隔离

E. 血液体液隔离

1. 霍乱病人应采取

2. 伤寒病人应采取

3. 乙型病毒性肝炎病人应采取

4. 腮腺炎病人应采取

（5~6 题共用备选答案）

A. 铜绿假单胞菌 B. 致病微生物

C. 细菌繁殖体 D. 任何微生物

E. 细菌芽孢

5. 各种消毒后的内窥镜及其他消毒物品不得检出

6. 各种灭菌后的内窥镜、活检钳和灭菌物品不得检出

【X 型题】

1. 普通保护性隔离室空气消毒选用

A. 循环风紫外线空气消毒器

B. 紫外线灯

C. 静电吸附式空气消毒器

D. 电子杀菌灯

E. 通风

2. Ⅱ类环境包括

A. 早产儿室 B. 普通保护性隔离室

C. 供应室无菌区 D. 烧伤病房

E. 重症监护病房

3. Ⅰ类环境包括

A. 层流洁净手术室 B. 层流洁净病房

C. 普通手术室 D. 产房

E. 婴儿室

4. 用臭氧消毒空气，必须是在封闭空间，并且

A. 室内无人条件下进行

B. 消毒后至少过 30 分钟才能进入

C. 室内有人条件下进行

D. 室内可有人条件下进行

E. 室内无人员条件限制下进行

5. Ⅲ类环境的空气消毒可采用

A. 臭氧消毒 B. 紫外线消毒

C. 层流通风 D. 通风

E. 静电吸附式空气消毒器层流通风

6. 医院地面的清洁与消毒正确的是

A. 每日常规消毒 2 次

B. 湿式清扫，保持清洁

C. 用来苏儿擦地，每日 2 次

D. 拖洗工具使用后应先消毒、洗净、再晾干

E. 当有血迹、粪便、体液等污染时，应及时用含氯消毒剂拖地或喷洒地面

7. Ⅱ类环境可选用的空气消毒方法有

A. 循环风紫外线空气消毒器

B. 静电吸附式空气消毒器

C. 紫外线灯照射

D. 电子杀菌灯

E. 通风

参 考 答 案

【A1 型题】

1. D 2. E 3. C 4. C 5. D 6. A 7. C 8. A

9. E 10. E 11. C 12. C 13. C 14. C 15. C 16. A

17. C 18. B 19. B

【A2 型题】

1. B 2. E

【A3/A4 型题】

1. A 2. B

【B 型题】

1. D 2. B 3. E 4. A 5. B 6. D

【X 型题】

1. AC 2. ABCDE 3. AB 4. AB 5. ABD 6. BE 7. AB

第七节 隔离与防护

【A1 型题】

1. 执行隔离技术，错误的操作步骤是

A. 从页面抓取避污纸

B. 从指甲至前臂顺序刷手

C. 隔离衣应每日更换消毒

D. 取下口罩，将污染面向内折叠

E. 隔离衣挂在走廊里清洁面向外

2. 隔离衣的使用，正确的做法是

A. 每周更换 1 次

B. 保持袖口内、外面清洁

C. 隔离衣潮湿后立即晾干

D. 隔离衣必须全部盖住工作服

E. 隔离衣挂在走廊内应外面向外

3. 隔离的发展，顺序经过了以下几个阶段

A. 类目隔离、疾病隔离、体内物质隔离、普遍预防、标准预防

B. 类目隔离、体内物质隔离、疾病隔离、普遍预防、标准预防

C. 类目隔离、体内物质隔离、普遍预防、疾病隔离、标准预防

D. 类目隔离、疾病隔离、普遍预防、体内物质隔离、标准预防

E. 疾病隔离、类目隔离、体内物质隔离、普遍预防、标准预防

4. 对甲型病毒性肝炎病人的消毒隔离措施错误的是

A. 实行消化道隔离

B. 病人的餐具应用 250～500 mg/L 有效氯浸泡 30 分钟

C. 废弃物应进行焚烧

D. 接触甲型病毒性肝炎病人前后可用 0.5% 氯己定碘消毒双手

E. 不耐热的被污染物品可用过氧乙酸按 0.1 g/m³ 熏蒸

5. 不属于消化道隔离的是

A. 霍乱　　　　　　　　B. 伤寒

C. 甲型病毒性肝炎　　　D. 脊髓灰质炎

E. 麻疹

6. 为防止被污染的利器刺伤，正确的做法是

A. 小心处理用过的尖锐物品和设备

B. 使用后的针头重复使用需严格筛选

C. 用手去除针头时务必小心谨慎

D. 废弃的针头需立即复帽

E. 用后的针和手术刀应弃于黄色双层塑料袋内

7. 设置隔离室的目的是

A. 单独设置房间以提醒医务人员离开时洗手

B. 便于医护人员对病人进行监护

C. 将感染源与传播途径分开

D. 将感染源与易感宿主从空间上分开

E. 方便家属探视

8. 标准预防不正确的是

A. 预防措施是面向所有的病人

B. 不关心其诊断是否是传染性疾病，均实施以预防为主的标准预防

C. 标准预防综合了普通预防和体内物质隔离的对象，把血液、体液、分泌物、排泄物均当成具有传染性进行隔离预防

D. 以降低医务人员、病人、病人与病人间微生物传播的危险性

E. 是仅基于传播途径的预防

9. 隔离的目的主要是

A. 切断传播途径　　　　B. 保护易感者

C. 控制感染源　　　　　D. 消灭感染源

E. 进行集中消毒处理

10. 手术前预防用药方法中错误的是

A. 为确保预防效果将万古霉素作为常规用药

B. 一般在术前 30～60 分钟给药

C. 经静脉途径给药

D. 给予一次足量抗感染药物

E. 手术时间超过 4 小时可术中加用一次

11. 应用抗菌药物治疗感染时应注意

A. 对一切感染症都应尽早使用高效广谱抗菌药物

B. 在治疗感染性疾病时，考虑病原体对抗菌药物的敏感性

C. 各种抗菌药物的应用能够完全预防医院感染

D. 抗菌药物可用作消毒剂，对皮肤伤口消毒

E. 应用抗菌药物可治愈所有发热病人

12. 根据标准预防的概念，下列物质中不被看作具有传染性的是

A. 血液　　　　　　　　B. 体液

C. 分泌物　　　　　　　D. 粪便和尿液

E. 汗液

13. 不属于手术前预防性应用抗感染药物指征的是

A. 人工心脏瓣膜置换手术

B. 扁桃体切除术

C. 严重烧伤

D. 结肠手术

E. 经阴道子宫切除术

14. 下列情况下，不需要洗手的是

A. 在进行护理操作时，可能接触了病人的血液、体液、分泌物、排泄物和污染的器械

B. 护理两个病人之间

C. 脱手套后

D. 护理人员给病人测血压后、进行导尿前

E. 与病人交谈后

15. 抗感染药物给药方法正确的是

A. 静脉滴注抗感染药物时原则上应选择5%葡萄糖溶液

B. 原则上2种抗感染药物不宜置于同一溶液中静脉滴注

C. 氨基糖苷类抗感染药物首选静脉推注

D. 红霉素及两性霉素B静脉滴注可采用间歇给药方案

E. β-内酰胺类抗感染药物静脉滴注时，采用连续给药方案

16. 预防术后切口感染使用抗菌药物的最佳时间是

A. 术前6分钟

B. 术前30~60分钟

C. 术前1天

D. 术前3天

E. 术后回病房立即给药

【A2型题】

1. 某男，22岁，诊断为麻疹。住院评估发现病人同学探视较多，此病人应采取的隔离措施是

A. 接触隔离　　　　　　B. 消化道隔离

C. 呼吸道隔离　　　　　D. 严密隔离

E. 保护性隔离

2. 刘某，男，40岁，急性黄疸性肝炎，护理该病人时，下列做法中不妥的是

A. 给予低脂饮食

B. 护理病人前后均应洗手

C. 病人剩余的饭菜可用漂白粉混合搅拌后倒掉

D. 接触病人应穿隔离衣

E. 病人的排泄物可直接倒入马桶冲入下水道

3. 患儿，男，8岁，被诊断为脊髓灰质炎，应采取的隔离种类为

A. 严密隔离　　　　　　B. 接触隔离

C. 呼吸道隔离　　　　　D. 消化道隔离

E. 血液-体液隔离

4. 张某，男，30岁，电工，三度烧伤，烧伤总面积70%。对该病人应采用

A. 严密隔离　　　　　　B. 消化道隔离

C. 呼吸道隔离　　　　　D. 保护性隔离

E. 接触隔离

5. 李某，男，8岁，发热4天，体温39.6℃，伴意识障碍、抽搐、脑膜刺激征，考虑乙型脑炎，对该病人应施行

A. 呼吸道隔离　　　　　B. 接触隔离

C. 昆虫隔离　　　　　　D. 保护性隔离

E. 消化道隔离

6. 一早产男婴，重1350g，出生后住在隔离病室。对该患儿应采取的隔离是

A. 接触隔离　　　　　　B. 严密隔离

C. 保护性隔离　　　　　D. 呼吸道隔离

E. 血液-体液隔离

7. 张先生，38岁，急性黄疸性肝炎，护理该病人时，下列做法中不妥的是

A. 给予低脂饮食

B. 护理病人前后均应洗手

C. 病人剩余的饭菜可用漂白粉混合搅拌后倒掉

D. 接触病人应穿隔离衣

E. 病人的排泄物直接倒入马桶冲入下水道

【A3/A4型题】

(1~2题共用题干)

张先生，28岁，5天前脚趾被玻璃划伤，近2天发热、厌食、说话受限、咀嚼困难、呈苦笑面容，急诊入院。

1. 接诊护士应施行

A. 严密隔离　　　　　　B. 消化道隔离

C. 呼吸道隔离　　　　　D. 接触隔离

E. 保护性隔离

2. 病人经过治疗痊愈出院，其使用过的被服，正确的处置是

A. 先消毒，后清洗

B. 先清洗，后消毒

C. 先灭菌，再清洗

D. 先清洗，再放日光下曝晒

E. 先放日光下曝晒，然后清洗

(3~4题共用题干)

吴某，男，30岁，因畏寒、发热、厌油、恶心呕吐、食欲不振、乏力就诊，诊断为甲型病毒性肝炎，住院

治疗。

3. 对该病人应采用哪种隔离

    A. 严密隔离   B. 肠道隔离

    C. 呼吸道隔离   D. 接触性隔离

    E. 保护性隔离

4. 对病人采取的隔离措施，不妥的是

    A. 病室应有防蝇设备

    B. 不同病种病人的食品不可交换

    C. 不同病种病人书报可相互借阅

    D. 病室地面、物体表面每天消毒 1~2 次

    E. 接触污物或病人后或护理下一名病人前必须严格洗手

【B 型题】

（1~5 题共用备选答案）

    A. 洗手   B. 戴手套

    C. 戴口罩、护目镜   D. 穿隔离衣

    E. 戴口罩

1. 为病人输液后应

2. 为乙肝表面抗原阳性病人吸痰时应

3. 清洗沾有血液的手术器械时应

4. 进入隔离室时应

5. 为病人测血压时应

【X 型题】

1. 下列哪些是经空气隔离预防的疾病

    A. 水痘   B. 麻疹

    C. 结核   D. 铜绿假单胞菌

    E. 金黄色葡萄球菌

2. 保护性隔离措施主要适用于

    A. 早产新生儿   B. 住院病人

    C. 门诊病人   D. 骨髓移植病人

    E. 使用免疫抑制剂的病人

3. 空气隔离基本要求是

    A. 病人所处的环境应通风和按时作适当清洁消毒处理

    B. 医务人员和进入病人环境的人需采用呼吸道保护措施

    C. 戴口罩

    D. 门关闭

    E. 洗手

4. 在隔离病房，下列措施错误的有

    A. 医务人员在近距离接触传播疾病的病人时要戴口罩

    B. 可能接触病人的血液、体液时应戴手套

    C. 当可能沾染病人的分泌物或渗出物时应穿隔离衣

    D. 可重复使用的医用物品被污染后，及时回收焚烧

    E. 体温计不传播病菌，无须特殊处理

5. 下列情况中需采取呼吸道隔离的有

    A. MRSA   B. 麻疹

    C. 流行性脑脊髓膜炎   D. 伤寒

    E. 感染性腹泻

6. 在锐器损伤的防护中，正确的措施包括

    A. 进行注射、针刺、清洗器械时戴手套

    B. 为病人注射后应立即回套针头帽，防止扎伤

    C. 一旦刺伤，立即挤血并冲洗伤口

    D. 扎伤后应保留好该锐器以便确定可能的病原体

    E. 一旦手上有伤口，应避免接触病人的血液、体液

参 考 答 案

【A1 型题】

1. B   2. D   3. D   4. E   5. E   6. A   7. D   8. E

9. B   10. A   11. B   12. E   13. B   14. E   15. B   16. B

【A2 型题】

1. C   2. E   3. D   4. D   5. C   6. C   7. E

【A3/A4 型题】

1. D   2. C   3. B   4. C

【B 型题】

1. A   2. C   3. B   4. D   5. E

【X 型题】

1. ABC   2. ADE   3. ABCDE   4. DE   5. BC   6. ACE

第八节　合理使用抗感染药物

【A1 型题】

1. 一定要采用间歇性给药方案，可将每次剂量溶于 100 ml 液体内滴注 0.5~1 小时，按 q6 h、q9 h、q12 h 时间给药的抗生素是

    A. β-内酰胺类   B. 氨基糖苷类

    C. 大环内酯类   D. 喹诺酮类

    E. 糖肽类

2. 关于抗生素的配伍禁忌和合理给药，叙述错误的是

    A. 静脉滴注 β-内酰胺类抗生素时，可采用连续给药方案

    B. 大环内酯类抗生素可采用连续给药方案，避免毒性

反应

  C. 氨基糖苷类抗生素采用间歇式给药方案，不宜静脉注射

  D. 静脉滴注抗生素的溶液，原则选用 0.9% 氯化钠溶液，必要时才选用 5% 葡萄糖氯化钠溶液或 5% 葡萄糖溶液

  E. 原则上 2 种抗生素不宜置于同一溶液中静脉注射或静脉滴注

3. 抗生素是治疗感染的主要药物，因此

  A. 对一切感染均应早用广谱抗生素

  B. 对病毒感染的病人也需要预防使用抗生素

  C. 手术有了抗生素无菌技术就不重要了

  D. 抗生素使感染病人治疗不成问题

  E. 治疗感染性疾病既要考虑使用抗生素，更要考虑病原菌对抗生素的敏感性

4. 下列哪项不是抗感染药物的应用原则

  A. 严格掌握抗感染药物使用的适应证、禁忌证，密切观察药物效果和不良反应，合理使用抗感染药物

  B. 严格掌握抗感染药物联合应用和预防应用的指征

  C. 制订个体化的给药方案，注意剂量、疗程和合理的给药方法、间隔时间、途径

  D. 密切观察病人有无菌群失调，及时调整抗感染药物的应用

  E. 已明确病毒感染的也可以加用抗菌药物

5. 预防手术部位感染使用抗菌药物的最佳时间是

  A. 术前 30 ~ 60 分钟

  B. 术前 3 天

  C. 术前 1 天

  D. 术后回病房立即给药

  E. 术前 3 天和术后 3 天

6. 喹诺酮类抗菌药物的主要作用机制是

  A. 干扰细菌细胞壁合成

  B. 损伤细胞膜

  C. 影响细菌蛋白质的合成

  D. 抑制细菌核酸的形成

  E. 抑制固醇类药物的合成

7. 造成下呼吸道内源性感染的最主要的原因是

  A. 多重耐药菌感染   B. 微生物的感染

  C. 污染的呼吸器械   D. 污染的病房环境

  E. 患有下呼吸道感染的医务人员

8. 下列哪项不属于手术部位感染

  A. 切口皮肤   B. 皮下组织

  C. 深层软组织   D. 脓肿切开术

  E. 手术所打开的器官

9. 关于医院感染知识培训错误的是

  A. 培训内容包括管理知识和专业知识

  B. 培训对象包括管理、医务、工勤人员

  C. 非专职人员每年不少于 2 小时培训

  D. 进修医师必须培训

  E. 实习医师必须培训

10. 下列预防清洁无菌手术切口感染的措施中，不正确的是

  A. 加强营养

  B. 缩短住院时间

  C. 术前 2 天开始使用抗生素进行预防

  D. 缩短手术时间

  E. 术前做好术区皮肤准备

11. 对住院的老年病人预防医院感染的措施，不妥的是

  A. 加强生活护理

  B. 协助病人进行增加肺活量的训练

  C. 严格消毒隔离制度

  D. 保持室内环境清洁，空气新鲜

  E. 鼓励家属探视，满足病人心理需求

12. 为预防血管相关性感染应尽量避免穿刺

  A. 股静脉   B. 锁骨下静脉

  C. 头静脉   D. 贵要静脉

  E. 肘正中静脉

13. 链霉素最常见的不良反应是

  A. 胃肠道反应   B. 球后视神经炎

  C. 骨髓抑制   D. 肝损害

  E. 耳毒性

14. 促进长期卧床病人排痰的简单有效措施是

  A. 吸痰   B. 体液引流

  C. 增强机体免疫力   D. 药物祛痰

  E. 翻身、叩背

15. 下列几种手术，需在术前预防性应用抗生素的是

  A. 全髋关节置换术

  B. 静脉曲张高位结扎术

  C. 输卵管结扎术

  D. 乳腺囊肿切除术

  E. 甲状腺切除手术

16. 使用抗生素治疗败血症时，下列做法正确的是

  A. 体温正常后 1 ~ 3 天方可停药

  B. 体温正常后 7 天即可停药

  C. 体温正常后 7 ~ 10 天再停药

  D. 体温正常后 4 周停药

  E. 体温正常后 8 周方可停药

17. 下列抗生素如果联合使用会导致抗生素毒性增加的是

A. 庆大霉素 + 卡那霉素

B. 青霉素 + 红霉素

C. 庆大霉素 + 红霉素

D. 红霉素 + 磺胺类

E. 青霉素 + 先锋霉素

18. 抗菌药物是治疗感染的主要药物，下列有关抗菌药的描述中正确的是

A. 对一切感染都应尽早使用高效广谱抗菌药物

B. 在治疗感染性疾病时，考虑使用抗菌药物同时要考虑病原体对抗菌药物的敏感性

C. 有了各种抗菌药物，就不会发生医院感染的问题了

D. 抗菌药物可用作消毒剂，直接消毒皮肤伤口

E. 发热病人都是因细菌感染引起的，故均可用抗菌药物治愈

19. 无术前预防性应用抗生素指征的手术是

A. 胃切除术　　　　　B. 小肠切除术

C. 胆囊切除术　　　　D. 膝软骨摘除术

E. 子宫切除术

20. 术前应用抗生素的方法，错误的是

A. 抗生素的预防应用应当有明确指征

B. 一般术前 0.5 ~ 1 小时通过静脉途径给予一次足量抗生素

C. 手术时间超过 8 小时可术中加用一次量

D. 择期的结直肠手术前 24 小时给予不吸收的口服抗生素，共 3 次

E. 不要将万古霉素作为常规的预防性应用药物

【A2 型题】

1. 病人，女性，36 岁。妊娠合并高血压，准备实施剖宫产术。为预防感染，给予抗生素的最佳时间是

A. 术前 1 天　　　　　B. 术前 30 ~ 60 分钟

C. 脐带钳夹后　　　　D. 术后即给

E. 术前 1 小时和术后

2. 孙某，女，40 岁，无明显诱因出现全身性水肿，血压 155/95 mmHg，尿蛋白（ + + + + ），24 小时尿蛋白 > 3.5 g，血清白蛋白 < 30 g/L，诊断为原发性肾病综合征，对该病人使用糖皮质激素治疗后，病情缓解，下列对该病人的健康指导不妥的是

A. 增强抵抗力，避免感染

B. 定期随诊，复查，避免复发

C. 不可擅自停药

D. 经常服用抗生素预防感染

E. 避免劳累

3. 李某，男，45 岁，结肠癌，择期行手术治疗，下列做法中不妥的是

A. 万古霉素是术前预防性用药的一种

B. 术前给予抗生素

C. 手术过程中给予抗生素，以维持适当的血药浓度

D. 术前进行清洁灌肠

E. 甲硝唑是术前预防性用药的一种

【A3/A4 型题】

(1 ~ 2 题共用题干)

病人，李某，因食管癌，经锁骨下静脉置管给予静脉高营养。1 周后置管处出现红、肿、热、痛且管口周围处出现脓性分泌物。

1. 请问该病人的临床表现说明其发生

A. 静脉导管相关性感染　　B. 败血症

C. 菌血症　　　　　　　　D. 脓毒血症

E. 过敏反应

2. 立即进行血培养且呈阳性结果，此时的处理方法是

A. 减慢滴速

B. 稀释营养液

C. 更换营养液

D. 更换导管重新置入

E. 及时拔除导管，并从导管处抽血做血培养，同时剪下 5 cm 血管头做半定量培养

【B 型题】

(1 ~ 4 题共用备选答案)

A. 肾脏的不良反应　　　　B. 对血液系统的毒性

C. 对肝脏的毒性　　　　　D. 二重感染

E. 过敏反应

1. 在四环素治疗中发生的葡萄球菌性结肠炎是

2. 在青霉素的使用过程中病人出现皮肤瘙痒、腹痛是

3. 使用磺胺类药物时，病人出现紫癜是

4. 使用利福平时，病人出现黄疸是

【X 型题】

1. 标准预防措施包括

A. 洗手

B. 戴手套、面罩、护目镜和口罩

C. 穿着隔离衣

D. 设置隔离室

E. 备有可代替口对口复苏的设备

2. 抗菌药物不合理应用的危害是

A. 增加病人经济负担　　　B. 医院感染增加

C. 二重感染　　　　　　　D. 耐药性逐渐增大

E. 变异形成 L 型菌

3. 术前预防性应用抗生素要选择合适的理想的抗菌药物是

A. 副作用少

B. 广谱的抗菌作用

C. 较强的抗菌效果

D. 较好的价格与效果比

E. 较高的组织渗透能力

4. 抗感染药物合理应用的原则包括

A. 严格掌握使用的适应证、禁忌证

B. 严格掌握联合应用和预防应用的指征

C. 密切观察药物效果和不良反应

D. 治疗方案应统一

E. 尽量降低病人药物费用支出

5. 临床应用抗菌药物的基本原则是

A. 尽早确立病原学诊断

B. 已明确的病毒感染一般不使用抗菌药物

C. 除病人病情严重外，一般发热原因不明者不宜使用抗菌药物

D. 根据抗菌药物的作用特点及病人的生理、病理、免疫等状态合理用药

E. 尽量避免皮肤黏膜局部用药，严格控制抗菌药物的预防应用和联合应用

6. 属清洁手术，但仍需预防性使用抗生素的有

A. 远端有感染灶

B. 心脏瓣膜病或已植入人工心脏瓣膜

C. 有易患感染的伴随疾病、营养不良、接受激素治疗全身情况差者

D. 年龄 >65 岁

E. 为预防感染，所有手术都应预防性使用抗生素

参 考 答 案

【A1 型题】

1. A　2. A　3. E　4. E　5. A　6. D　7. A　8. D

9. C　10. C　11. E　12. A　13. E　14. E　15. A　16. C

17. A　18. B　19. D　20. C

【A2 型题】

1. C　2. D　3. A

【A3/A4 型题】

1. A　2. E

【B 型题】

1. D　2. E　3. B　4. C

【X 型题】

1. ABCE　2. ABCDE　3. ABCDE　4. ABCE　5. ABCDE

6. ABC

第九节　医院感染与护理管理

【A1 型题】

1. 医院感染的研究对象主要是

A. 住院病人

B. 门诊病人

C. 病人陪人

D. 探视者

E. 其他流动人员

2. 调查医院感染暴发流行的基本原则和主要手段是

A. 对感染分布描述后再采取措施

B. 病原学检查后再采取措施

C. 流行病学调查后再采取措施

D. 对暴发因素分析后再采取措施

E. 边调查边采取措施

3. 下列不是预防医院感染的措施的是

A. 加强临床使用一次性无菌医疗用品的购入及使用管理

B. 加强病人的登记制度

C. 加强医院消毒灭菌的监督、监测

D. 加强临床对抗生素应用的管理

E. 加强对医源性传播因素的监测与管理

4. 下列预防医护人员发生医院感染的措施不正确的是

A. 定期进行身体检查

B. 养成良好的洗手习惯

C. 接触被病人血液污染的器械时戴手套

D. 为病人进行口腔治疗时，戴口罩和眼防护罩

E. 被乙肝表面抗原阳性的器械刺破皮肤时，应及时进行乙肝疫苗的注射

5. 预防 ICU 医院感染的原则是

A. 合理设计病室环境

B. 加强工作人员的责任心

C. 尽量减少介入性血流动力学监护的使用频率

D. 制定防止感染的管理制度

E. 合理使用抗生素

6. 关于中心静脉插管感染的预防和护理，叙述错误的是

A. 使用无菌消毒溶液清洁插管部位

B. 为预防感染，可在插管部位使用抗生素软膏

C. 更换输液管的同时更换敷料，并严格遵守外科无菌操作原则

D. 如有可能，应尽量使用单腔导管

E. 使用无菌纱布或透明敷料覆盖导管部位

7. 预防老年病人医院感染发生的最重要措施是
　　A. 工作人员认真洗手　　　B. 保持室内环境整洁
　　C. 加强生活护理　　　　　D. 做好环境监测
　　E. 减少介入性治疗的使用频率

8. 医务人员应参加预防、控制医院感染相关知识的继续
　　教育课程每年不少于
　　A. 2 学时　　　　　　　　B. 3 学时
　　C. 4 学时　　　　　　　　D. 5 学时
　　E. 6 学时

9. 医院感染流行是指
　　A. 某医院、某科室医院感染发病率显著超过历年散发
　　　　发病率水平
　　B. 某医院、某科室医院感染发病率超过历年散发病
　　　　率水平
　　C. 某医院、某科室医院感染发病率显著超过散发
　　　　率水平
　　D. 某医院、某科室医院感染发病率高于历年散发
　　　　率水平
　　E. 某医院、某科室医院感染发病率与历年散发发病率
　　　　水平相当

10. 医院感染管理专职人员的配备。1000 张床位以上的
　　 大型医院
　　 A. 不得少于 5 人　　　　　B. 不得少于 4 人
　　 C. 不得少于 3 人　　　　　D. 不得少于 2 人
　　 E. 不得少于 1 人

11. 在医院感染的控制中，最简单、直接而又有效的中断
　　 感染链的方法是
　　 A. 消除传染源
　　 B. 利用消毒、隔离技术来阻断传播途径
　　 C. 改善宿主状况
　　 D. 消除传染源，利用消毒、隔离技术来阻断传播途
　　　　径，改善宿主状况，这 3 种方法同样简单、有效
　　 E. 合理应用抗生素以减少耐药菌的产生

12. 医院感染散发病例应在多长时间内上报
　　 A. 4 小时　　　　　　　　B. 6 小时
　　 C. 12 小时　　　　　　　 D. 24 小时
　　 E. 48 小时

13. 《医院感染管理规范》中规定，对新上岗人员、进修
　　 生、实习生进行医院感染知识岗前培训时间不得少于
　　 多少学时
　　 A. 1 学时　　　　　　　　B. 2 学时
　　 C. 3 学时　　　　　　　　D. 4 学时
　　 E. 5 学时

14. 为气管插管的病人进行护理时，下列措施错误的是

A. 正确进行吸痰操作
B. 每日给予口腔护理
C. 每日更换湿化瓶中蒸馏水
D. 定时引流声门下分泌物
E. 防止冷凝水倒流

15. 下列 ICU 的感染控制措施错误的是
　　 A. 病室定期消毒
　　 B. 限制家属探视及陪住
　　 C. 拔出有创导管时，应做细菌培养
　　 D. 根据细菌培养和药敏试验结果选择抗生素
　　 E. 严重创伤、感染及应用免疫抑制剂的病人安排在
　　　　同一房间

16. 下列预防手术部位感染的措施错误的是
　　 A. 尽量减少病人术后在监护室滞留的时间
　　 B. 伤口敷料湿透应立即更换
　　 C. 处理同一病人不同部位的伤口不必洗手
　　 D. 厌氧菌感染切口的脏敷料需焚毁
　　 E. 采用封闭式重力引流

17. 评价一所医院感染监测质量好坏的重要标志是
　　 A. 医院感染发生率　　　　B. 医院感染漏报率
　　 C. 医院感染患病率　　　　D. 医院感染续发率
　　 E. 医院感染例次发生率

18. WHO 提出的有效控制医院感染的关键措施不包括
　　 A. 消毒灭菌　　　　　　　B. 预防接种
　　 C. 无菌技术　　　　　　　D. 隔离措施
　　 E. 合理使用抗生素

19. 判断是否属于医院感染的主要依据是
　　 A. 疾病的临床表现　　　　B. 病程的长短
　　 C. 发病的缓急　　　　　　D. 疾病的潜伏期
　　 E. 抗生素的使用期限

20. 关于气管切开和机械通气的护理，叙述错误的是
　　 A. 气管切开部位应保持清洁和干燥，并应根据分泌
　　　　物多少及污染程度，每天 1 次或数次换药
　　 B. 气管内导管应每日更换并进行煮沸消毒
　　 C. 雾化器贮液瓶中的液体，必须 24 小时更换 1 次
　　 D. 每次吸痰必须更换吸引管，不得重复使用
　　 E. 为了增加吸痰的效果，提高利用率，一根吸痰管
　　　　应反复插入，重复多次进行吸痰

【A2 型题】

1. 张女士，38 岁，脊髓外伤致尿失禁，留置尿管 10 天，
　 近日有发热，尿液中大量白细胞。该病人感染可能是
　 A. 金黄色葡萄球菌感染
　 B. 肺炎克雷伯杆菌感染
　 C. 溶血性链球菌感染

D. 铜绿假单胞菌感染

E. 大肠埃希菌感染

2. 王先生，56 岁，肝胆管结石手术后 20 天，切口的皮肤和皮下组织有红、肿、热、痛，伴有脓性分泌物，经细菌培养为阳性，应诊断为
   A. 软组织感染
   B. 手术部位感染
   C. 器官（或腔隙）感染
   D. 表浅手术切口感染
   E. 深部手术切口感染

3. 李先生，45 岁，于 3 个月前行人工关节植入，现发热 ≥38℃，局部有压痛，从深部切口穿刺抽到脓液，脓液细菌培养阳性。应诊断为
   A. 关节腔感染，不属于医院感染
   B. 深部手术切口感染，属于医院感染
   C. 表浅手术切口感染，属于医院感染
   D. 器官（或腔隙）感染，属于医院感染
   E. 表浅手术切口感染和深部手术切口感染

4. 病人，李某，男，40 岁，术中输血 400 ml，6 个月后因结膜黄染、食欲不振就诊，经检查为丙型病毒性肝炎，由于接受了被污染的血制品。这种情况属于
   A. 环境感染　　　　　B. 交叉感染
   C. 自身感染　　　　　D. 医源性感染
   E. 不属于医院感染

5. 病人，男性，65 岁，因脑出血住院治疗，经积极治疗，病人病情稳定，但出现吞咽困难，给予留置胃管。病人留置胃管期间，下列哪项措施不能预防肺炎的发生
   A. 协助病人取半卧位
   B. 鼻饲液应少量多次给予
   C. 使用硫糖铝保护胃黏膜
   D. 每日给予口腔护理
   E. 使用 H_2 受体阻断剂

6. 张某，男，80 岁，因 COPD 合并肺部感染入院治疗，在使用抗生素 7 天后，病人出现了发热、腹痛、腹泻，为水样便。查血常规白细胞计数升高，结肠镜检查见肠壁充血、水肿，考虑该病人出现了
   A. 急性细菌性痢疾
   B. 食物中毒引起的腹泻
   C. 抗菌药物相关性腹泻
   D. 病毒引起的腹泻
   E. 胃肠功能紊乱引起的腹泻

7. 林某，男，65 岁，因脑出血住院治疗，治疗后病人病情稳定，但出现吞咽困难，给予留置胃管。病人留置胃管期间，下列措施中不能预防肺炎发生的是

A. 协助病人取半卧位

B. 鼻饲液一次大量给入

C. 使用硫糖铝保护胃黏膜

D. 每日给予口腔护理

E. 发生胃潴留时，及时吸引

8. 病人入院 48 小时后自然分娩一婴儿，3 天后出院。出院后 1 天出现发热、恶心、呕吐、下腹痛或触痛，尿频、尿急或腹泻，里急后重。阴道分泌物增多呈脓性。腹腔穿刺少许脓液。临床诊断为
   A. 急性盆腔炎
   B. 医院感染急性盆腔炎
   C. 急性盆腔炎但不属于医院感染
   D. 急性痢疾
   E. 急性痢疾伴泌尿系感染

9. 病人为血液病。住院期间口腔组织中有脓性分泌物。经口腔护理及抗菌药物治疗后又出现口腔真菌感染。临床医生采用口腔抗真菌治疗，同时病人口角有疱疹、并疼痛。临床诊断
   A. 原发性单纯疱疹
   B. 口腔感染
   C. 口腔真菌感染
   D. 以上感染均存在属三次医院感染
   E. 以上感染不属于医院感染

10. 病人女性，59 岁。因甲状腺腺瘤入院手术治疗，术后 3 天仍有中等热度并出现肺部感染的症状和体征，该病人属于
    A. 医院感染　　　　　B. 院外感染
    C. 合并症　　　　　　D. 难治疗性感染
    E. 特殊感染

【A3/A4 型题】

（1~3 题共用题干）

某男性病人，40 岁。有精神分裂症病史 10 年，近 2 个月服用大剂量氯氮平治疗，3 天来发热，畏寒，T 39.5℃，查血常规：WBC 计数 $0.04×10^9$/L，经积极地应用白细胞成分血，肌内注射升白细胞药物，静脉输注抗生素治疗，症状逐渐减轻，但第 7 天，出现大便次数增多，6~7 后，自诉肛门周围疼痛，查大便涂片为白色念珠菌生长；肛指检查：肛周可触及 4~5 cm 肿物，有波动感。

1. 该病人的肠道感染属于
   A. 急性胃肠炎　　　　B. 痢疾
   C. 伤寒　　　　　　　D. 内源性医院感染
   E. 食物中毒

2. 引起该感染致病菌的形式是
   A. 菌群移位

B. 菌群失调

C. 二重感染（三度失调）

D. 细菌内毒素

E. 细菌外毒素

3. 此时最恰当的治疗选择是

    A. 继续抗生素治疗   B. 理疗

    C. 切开引流   D. 免疫治疗

    E. 外敷中药膏

（4～5 题共用题干）

30 岁男性，手术中输了医院提供的血液，输血后 30 天出现肝区疼痛，氨基转移酶升高，HBsAg 阳性。

4. 该病人是

    A. 自身感染   B. 交叉感染

    C. 院外感染   D. 带入感染

    E. 院内感染

5. 其传染来源是

    A. 医生   B. 病人

    C. 手术器械   D. 血液

    E. 病原体携带者

（6～8 题共用题干）

谢某，男，72 岁，患大叶性肺炎，高热昏迷 10 天，10 天内给予大量广谱抗生素抗感染治疗。近日护士做口腔护理时发现其口腔黏膜破溃，创面上附着白色膜状物，拭去附着物可见创面轻微出血。

6. 最可能的感染菌是

    A. 大肠埃希菌   B. 铜绿假单胞菌

    C. 白色念珠菌   D. 溶血性链球菌

    E. 金黄色葡萄球菌

7. 该病人最可能发生的是

    A. 原位菌群一度失调   B. 原位菌群二度失调

    C. 移位菌群失调   D. 菌群交替症

    E. 无菌群失调

8. 关于该致病菌的叙述不正确的是

    A. 常导致深部感染

    B. 可致肺部和消化道感染

    C. 常发生于免疫功能低下的病人

    D. 主要引起泌尿道和血液的感染

    E. 造成的医院感染有进一步增长的趋势

（9～10 题共用题干）

已知某医院 2007 年全年住院病人总数为 20000 人，该年上报的医院感染病例数 30 例，漏报医院感染病例数 20 例，所有医院感染病例当年新发生的病例为 40 例。

9. 该医院 2007 年的医院感染漏报率为

    A. 0.1%   B. 0.15%

    C. 0.25%   D. 40%

    E. 60%

10. 该医院 2007 年的医院感染患病率为

    A. 0.1%   B. 0.15%

    C. 0.2%   D. 0.25%

    E. 40%

（11～12 题共用题干）

某男，45 岁，1 个月前行脾切除术后经锁骨下静脉导管输液，因肝功能异常转入感染科，3 天后病人出现发热，体温 38℃，穿刺部位有弥散性红斑和炎性分泌物，并有疼痛感。

11. 此时病人应诊断为

    A. 术后发热   B. 呼吸道感染

    C. 血管相关性感染   D. 手术切口感染

    E. 因肝病引起的发热

12. 此感染应属于

    A. 穿刺部位感染

    B. 穿刺部位感染属于医院感染

    C. 穿刺部位感染不属于医院感染

    D. 穿刺部位无菌化脓不属于感染

    E. 穿刺部位无菌化脓属于感染

（13～15 题共用题干）

赵某，女，60 岁，因肺炎住院治疗，因长期输液需要，预留置静脉套管针。

13. 护士在对留置针部位进行护理时，下列措施不正确的是

    A. 选择口径合适的导管

    B. 局部使用透明敷料

    C. 局部涂搽抗生素软膏

    D. 3～5 天更换导管插入部位

    E. 输液器每 24 小时更换一次

14. 输液第 3 天，病人诉注射部位疼痛，局部沿静脉出现条索状红肿、灼热，考虑病人发生了

    A. 发热反应   B. 急性肺水肿

    C. 静脉炎   D. 空气栓塞

    E. 肺炎加重

15. 对该病人的处理，下列做法不妥的是

    A. 抬高患肢

    B. 继续输液，减慢输液速度

    C. 更换注射部位

    D. 局部 50% 硫酸镁湿热敷

    E. 送导管尖端进行培养

【X 型题】

1. ICU 病房中，病人被感染的原因主要有

A. 气管切开、气管插管、胃管

B. 从气管内吸痰时吸管进入气道

C. 静脉置管行全胃肠道外高营养护理，操作

D. 防止应激性溃疡常用抗酸药及 H_2 受体阻断剂

E. 正确按六步洗手法认真洗手，必要时戴手套

2. 预防下呼吸道感染，应采取的护理措施有

A. 做好吸入性治疗器具的消毒；阻断吸入感染途径

B. 掌握正确的吸痰技术，以免损伤呼吸道黏膜及带入细菌感染

C. 对昏迷及气管插管的病人，必须加强口腔护理，定时翻身拍背

D. 严格按六步洗手要求，应用流动水、脚踏式或感应式开关、一次性擦手纸巾，认真地洗手

E. 防止病人的胃 – 口腔细菌逆向定植及误吸，不用 H_2 受体阻断剂，慎用抗酸药，带有胃管的病人，应选择半卧位，并应保持胃管通畅

3. 护理管理部门在医院感染管理工作中的职责

A. 协助组织全院护理人员进行预防、控制医院感染知识的培训

B. 监督、指导护理人员严格执行无菌技术操作、消毒、灭菌与隔离，一次性使用医疗用品的管理等有关医院感染管理的规章制度

C. 发生医院感染流行或暴发趋势时，根据需要进行护士人力调配

D. 发生医院感染是医院感染专职人员的事与护理部无关

E. 医院感染控制工作是护理部的重要工作之一

4. 医院继续教育预防、控制医院感染专业知识包括

A. 医务人员应掌握无菌技术操作规程

B. 医院感染诊断标准

C. 抗感染药物合理应用、消毒药械正确使用

D. 标准预防

E. 职业道德

5. 为预防医院感染，对住院的老年病人应加强管理，具体措施有

A. 严格探视制度及消毒隔离制度

B. 护理老年病人前后要认真洗手

C. 加强生活护理，做好病人口腔和会阴的卫生

D. 老年病人因抗感染能力减弱，抗生素应尽早使用，并尽量选用广谱抗生素

E. 保持病室内空气新鲜，协助病人进行肺活量训练，促进排痰和胃肠功能的恢复

6. 下呼吸道感染的常见因素有

A. 免疫功能受损 　　　B. 正常菌群失调

C. 病原体的飞沫传播 　D. 空调系统污染

E. 致病菌通过气道逆行感染

7. 血管相关性感染诊断标准有

A. 静脉穿刺部位有脓液排出，或有弥散性红斑（蜂窝织炎的表现）

B. 沿导管的皮下走行部位出现疼痛性弥散性红斑并除外理化因素所致

C. 经血管介入性操作，发热 > 38℃，局部有压痛，无其他原因可解释

D. 导管尖端培养和（或）血液培养分离出有意义的病原微生物

E. 穿刺部位抽血定量培养，细菌菌数 ≥ 100 cfu/ml

8. 手术切口感染常见的原因有

A. 脂肪液化

B. 术前准备不合格

C. 病人免疫功能低下

D. 未严格执行无菌技术

E. 术中止血不彻底，缝合留有无效腔

9. 静脉插管操作的注意事项有

A. 严格无菌操作，必要时戴手套。操作熟练，动作轻柔，一次成功

B. 导管入口尽量远离创面。导管插入位置不宜过深，一般以 3~5 cm 为宜

C. 置入导管妥善固定，防止滑动

D. 置管后导管入口部位应每天清洁消毒，及时更换敷料，应选用透明敷料，以便观察

E. 导管置入 48~72 小时应常规更换导管插入部位

10. 在医院感染控制中，特别应预防的感染有

A. 血管内导管相关性感染

B. 手术部位感染

C. 皮肤软组织感染

D. 下呼吸道感染

E. 产后生殖器官的感染

11. 以下属于医院感染的有

A. 医务人员在医院工作期间获得的感染

B. 病人原有的慢性感染在医院内急性发作

C. 新生儿经胎盘获得的感染

D. 原有感染的基础上出现其他部位新的感染

E. 由于诊疗措施激活的潜在性感染

12. 造成医院内感染的主要因素有

A. 医务人员对医院感染的严重性认识不足

B. 有严格的监测制度、管理制度

C. 医院内存在感染源、传播途径和易感宿主

D. 抗生素大量使用，易使细菌产生耐药性

E. 消毒、灭菌不严格，无菌技术操作不当

参 考 答 案

【A1 型题】

1. A　2. E　3. B　4. E　5. C　6. C　7. C　8. E
9. A　10. A　11. A　12. D　13. C　14. C　15. E　16. C
17. B　18. B　19. D　20. E

【A2 型题】

1. E　2. D　3. B　4. D　5. E　6. C　7. B　8. B
9. D　10. A

【A3/A4 型题】

1. D　2. C　3. C　4. E　5. D　6. C　7. D　8. D
9. D　10. D　11. C　12. B　13. C　14. C　15. B

【X 型题】

1. ABCD　2. ABCDE　3. ABCE　4. ABCD　5. ABCE
6. ABCDE　7. ABCDE　8. ABCDE　9. ABCDE　10. ABD
11. ADE　12. ACDE

第十节　特殊病原菌的感染途径及消毒

【A1 型题】

1. 下列应采取血液 – 体液隔离的是

　　A. 鼠疫　　　　　　　　　B. 艾滋病

　　C. 伤寒　　　　　　　　　D. 肺结核

　　E. 新生儿脓疱疮

2. 对受到致病性芽孢菌、真菌孢子、肝炎病毒和艾滋病病毒污染的物品，选用

　　A. 高效消毒法或灭菌法　　B. 高效消毒法

　　C. 中效消毒法　　　　　　D. 中高效消毒法

　　E. 低效消毒法或灭菌法

3. 某医院实验室发现抗 HIV 阳性的血制品，下列处理错误的是

　　A. 血制品应焚烧处理

　　B. 储存过污染血制品的冰箱应用乙醇擦拭

　　C. 冰箱内解冻后的冰水需用含氯消毒剂作用 30 分钟后再排放

　　D. 作用于冰水的消毒剂应含有效氯 100 mg/L

　　E. 含氯消毒剂与冰水按 1∶1 的比例混合

4. 艾滋病传播途径不包括

　　A. 日常生活接触　　　　　B. 使用血制品

　　C. 静脉吸毒　　　　　　　D. 母婴传播

　　E. 性接触

5. 艾滋病的潜伏期通常是

　　A. 2～10 天　　　　　　　B. 2～10 周

　　C. 2～10 个月　　　　　　D. 2～10 年

　　E. 2～5 年

6. 目前还未发现艾滋病可以通过下列哪种方式传播

　　A. 共用针头和注射器

　　B. 医务人员被含血针头刺伤

　　C. 应用病毒携带者的器官移植

　　D. 人工授精

　　E. 吸血昆虫

7. 常见引起假膜性肠炎的肠道菌有

　　A. 铜绿假单胞菌　　　　　B. 白色念珠菌

　　C. 肺炎克雷伯杆菌　　　　D. 难辨梭状芽孢杆菌

　　E. 大肠埃希菌

8. 甲型病毒性肝炎的主要传播途径是

　　A. 飞沫传播　　　　　　　B. 唾液传播

　　C. 垂直传播　　　　　　　D. 粪 – 口途径传播

　　E. 经注射、输血或血制品传播

9. 若病人需要放腹水治疗，一次放腹水量一般不超过多少

　　A. 500 ml　　　　　　　　B. 1000 ml

　　C. 1200 ml　　　　　　　　D. 800 ml

　　E. 1500 ml

10. 目前引起输血后肝炎的主要肝炎病毒为

　　A. 甲型病毒性肝炎病毒

　　B. 乙型病毒性肝炎病毒

　　C. 丙型病毒性肝炎病毒

　　D. 戊型病毒性肝炎病毒

　　E. 庚型病毒性肝炎病毒

11. 经血液、体液传播的病原体不包括

　　A. 乙型病毒性肝炎病毒

　　B. 丙型病毒性肝炎病毒

　　C. 人体免疫缺陷病毒

　　D. 麻疹病毒

　　E. 疟原虫

12. 下列关于乙型病毒性肝炎的叙述错误的是

　　A. 被乙型病毒性肝炎病毒污染的针头刺伤可感染乙型病毒性肝炎

　　B. 被乙型病毒性肝炎病毒污染的血液透析装置也可传播乙型病毒性肝炎

C. 乙型病毒性肝炎病毒可通过破损的皮肤或黏膜进行传播

D. HBsAg 阳性者是传染源之一

E. 患有乙型病毒性肝炎的妇女所生的婴儿一定会得乙型病毒性肝炎

13. 艾滋病病人死亡后进行终末消毒的措施错误的是

A. 病人流出的血液、体液应就地进行清洁后再做消毒处理

B. 血液污染的搪瓷类物品应煮沸 15 分钟

C. 血液污染的卫生巾、卫生护垫可焚烧处理

D. 地面、墙壁、衣服、被褥等用含氯消毒剂进行消毒

E. 病人尸体可用含氯消毒剂（30000 mg/L）进行消毒，作用时间 120 分钟

14. 下列关于结核病的叙述错误的是

A. 结核杆菌可耐受阳光和高热

B. 病人吐出的痰液干燥后仍有传染性

C. 病人痰液应用纸盒盛装后焚烧

D. 氯己定不能杀灭结核杆菌

E. 结核杆菌污染的物品须用含氯 2000～5000 mg/L 的消毒剂浸泡 30 分钟以上

15. 下列有关炭疽的叙述错误的是

A. 炭疽的传染源是病畜和病人

B. 炭疽杆菌只通过与破损的皮肤接触进入人体内而感染

C. 可使用含有效氯 2000～5000 mg/L 的消毒液浸泡病人使用的餐具

D. 病室空气可采用过氧乙酸熏蒸 1～2 小时

E. 炭疽病人用过的治疗废弃物应焚烧处理

【A2 型题】

1. 病人，男性，29 岁。肺结核，护士处理其痰液及口鼻分泌物的正确方法是

A. 加入等量 1% 过氧乙酸作用 20 分钟进行消毒

B. 高压蒸气灭菌

C. 丢入双层黄色污物袋内

D. 日光下暴晒 6 小时

E. 用纸盒纸袋盛装后焚烧处理

2. 病人，男性，40 岁，2 周前在家捕鼠时，被鼠咬伤，3 天前出现高热，全身疼痛、乏力，遂来院就诊，确诊为流行性出血热。对该病人的消毒隔离措施，错误的是

A. 病人的衣物、床单用含有效氯 500 ml/L 的消毒液浸泡 10 分钟以上

B. 病人的排泄物中需加入含氯消毒剂进行消毒

C. 病室空气用 2% 过氧乙酸，按 8 ml/m³ 进行消毒

D. 病人家中应用含有效氯 1000 mg/L 的消毒液进行喷洒消毒

E. 病人皮肤用 0.5% 碘伏进行消毒

3. 王某，女，28 岁，确诊为淋病，为其进行健康指导，其中错误的是

A. 应将内衣裤、毛巾等进行煮沸消毒

B. 病人的便器应用含氯消毒剂擦拭

C. 性生活时可向生殖器官上喷涂消毒剂预防感染

D. 指导病人的性伴侣同时接受治疗

E. 治疗期间避免性交

【A3/A4 型题】

（1～2 题共用题干）

男性，22 岁，因近 1 个月来乏力，食欲减退，体重下降，低热，夜间盗汗，咳嗽，有少量的黏痰。查体 T 37.8℃，P 90 次/分，BP 110/70 mmHg。肺部听诊：右锁骨上下及肩胛区可闻及湿性啰音，X 线检查右侧肺尖结核。痰涂片找到结核杆菌。诊断：右侧肺结核。

1. 对肺结核病人应采取哪种隔离预防

A. 严密隔离预防　　　　　B. 保护性隔离预防

C. 飞沫隔离预防　　　　　D. 接触隔离预防

E. 空气隔离预防

2. 肺结核的传播途径是

A. 空气传播　　　　　　　B. 飞沫传播

C. 接触传播　　　　　　　D. 血液传播

E. 体液传播

（3～5 题共用题干）

病人，男性，40 岁，患有艾滋病。

3. 病人发生鼻出血，护士将沾有病人血液的棉球放在弯盘中，弯盘用完后正确的处理方法是

A. 用含有效氯 250 mg/L 的消毒剂浸泡消毒 30 分钟

B. 用含有效氯 500 mg/L 的消毒剂浸泡消毒 30 分钟

C. 用含有效氯 1000 mg/L 的消毒剂浸泡消毒 30 分钟

D. 用 0.1% 过氧乙酸溶液浸泡消毒 30 分钟

E. 用 0.2% 过氧乙酸溶液浸泡消毒 30 分钟

4. 病人使用过的餐具，正确的消毒方法是

A. 用含有效氯 500 mg/L 的消毒剂浸泡消毒 15 分钟

B. 用含有效氯 500 mg/L 的消毒剂浸泡消毒 30 分钟

C. 用含有效氯 500 mg/L 的消毒剂浸泡消毒 60 分钟

D. 用含有效氯 1000 mg/L 的消毒剂浸泡消毒 30 分钟

E. 用含有效氯 1000 mg/L 的消毒剂浸泡消毒 60 分钟

5. 病人不幸去世，关于处理病人尸体的方法错误的是

A. 用 0.5% 的过氧乙酸消毒尸体

B. 将消毒剂喷洒在尸体上

C. 用含有效氯 3000 mg/L 的消毒剂浸泡消毒

D. 消毒剂作用 120 分钟

E. 消毒处理后尽快火化尸体

D. 护理病人时均要穿隔离衣

E. 对病人粪便应认真消毒处理，防止污染环境

【B 型题】

（1~4 题共用备选答案）

A. 飞沫传播

B. 唾液传播

C. 垂直传播

D. 粪－口途径传播

E. 经注射、输血或血制品传播

1. 甲型病毒性肝炎主要传播途径

2. 乙型病毒性肝炎的主要传播途径

3. 丙型病毒性肝炎主要传播途径

4. 戊型病毒性肝炎的主要传播途径

（5~7 题共用备选答案）

A. 粪－口传播　　　　B. 血液传播

C. 性传播　　　　　　D. 飞沫传播

E. 虫媒传播

5. 戊型病毒性肝炎的主要传播途径是

6. 丁型病毒性肝炎的主要传播途径是

7. 梅毒的主要传播途径是

【X 型题】

1. 与有输血或应用血制品史有关的是

A. 甲型病毒性肝炎　　B. 乙型病毒性肝炎

C. 丙型病毒性肝炎　　D. 戊型病毒性肝炎

E. 丁型病毒性肝炎

2. 艾滋病的主要传播途径有

A. 性接触　　　　　　B. 蚊虫叮咬

C. 器官移植　　　　　D. 母婴垂直传播

E. 输入血液及血制品

3. 甲型病毒性肝炎病人宜采用的隔离措施

A. 护理病人时均要戴口罩

B. 同种病原体感染者可同居一室

C. 严格洗手

4. 对以下特殊病原菌的消毒措施正确的是

A. 对于离体后的 HIV，几乎所有的消毒剂在短时间内均可将其灭活

B. 向生殖器官喷涂消毒剂，可以有效预防在性生活中感染淋病和梅毒

C. 低效消毒剂即可杀灭梅毒病原体

D. 炭疽杆菌可以使用中效消毒剂

E. 结核杆菌只能使用高、中效消毒剂

5. 结核病病人痰的消毒处理应为

A. 痰盒收集后焚烧

B. 加等量 10%~20% 含氯石灰乳液（或 1/5 量的干粉），作用 2~4 小时

C. 加等量 1% 过氧乙酸作用 30~60 分钟

D. 放在塑料袋内按垃圾处理

E. 吐在痰杯里倒掉

参 考 答 案

【A1 型题】

1. B　　2. A　　3. D　　4. A　　5. B　　6. E　　7. D　　8. D

9. B　　10. C　　11. D　　12. E　　13. A　　14. A　　15. B

【A2 型题】

1. E　　2. D　　3. C

【A3/A4 型题】

1. E　　2. B　　3. C　　4. B　　5. C

【B 型题】

1. D　　2. E　　3. E　　4. D　　5. A　　6. B　　7. C

【X 型题】

1. BCD　　2. ACDE　　3. BCE　　4. ACE　　5. ABC

第九章 护理管理学

第一节 绪 论

【A1 型题】

1. 提出目标管理的管理学家是
- A. 巴纳德
- B. 韦伯
- C. 孔茨
- D. 德鲁克
- E. 泰勒

2. 管理中最能促使员工关注组织目标实现，提高行政效果的方法是
- A. 经济方法
- B. 法律方法
- C. 社会心理学方法
- D. 行政方法
- E. 思想教育方法

3. 行政管理方法的优点是
- A. 有利于提高经济效益
- B. 减少主管人员的主观主义
- C. 信息传递快
- D. 有利于常规问题的处理
- E. 有利于发挥基层单位能动性

4. 对管理的理解哪项错误
- A. 是一种绩效责任
- B. 是领导者个人活动
- C. 是协调人际关系
- D. 是一种社会活动
- E. 是决策

5. "动态"原理中管理工作动态特性是指
- A. 稳定状态是相对的，运动状态是绝对的
- B. 稳定状态是绝对的，运动状态也是绝对的
- C. 稳定状态是绝对的，运动状态是相对的
- D. 稳定状态是相对的，运动状态也是相对的
- E. 稳定和运动状态的变化互不干扰

6. 在病区管理中起主导作用的是
- A. 护士
- B. 医生
- C. 科主任
- D. 护士长
- E. 行政管理人员

7. 能使管理活动持续、有效进行的基本动力是
- A. 信息动力
- B. 物质动力
- C. 精神动力
- D. 时间动力
- E. 激励动力

8. 创新在管理循环中位于
- A. 主动地位
- B. 被动地位
- C. 轴心位置
- D. 可有可无
- E. 占有一席之地

【B 型题】

（1~2 题共用备选答案）
- A. 是由计划、组织、指挥、协调及控制等为要素组成的活动过程
- B. 是一种绩效责任为基础的专业职能
- C. 就是决策
- D. 管理是社会活动
- E. 管理就是人际关系

1. 美国教授彼得·德鲁克提出的管理观点是

2. 法国实业家法约尔提出的管理观点是

【X 型题】

1. 管理的职能包括
- A. 计划
- B. 组织
- C. 领导
- D. 人事
- E. 控制

2. 护理管理的特点有
- A. 独特性
- B. 综合性
- C. 中介性
- D. 广泛性
- E. 艺术性

3. 管理的对象包括
- A. 人
- B. 财
- C. 物
- D. 时间
- E. 信息

4. 护理管理者应具备的基本素质包括
- A. 身体素质
- B. 思想素质
- C. 知识素质
- D. 能力素质
- E. 心理素质

5. 与人本原理相对应的管理原则是
- A. 能级原则
- B. 动力原则
- C. 参与管理原则
- D. 整分合原则
- E. 反馈原则

参 考 答 案

【A1 型题】

1. D　2. A　3. D　4. B　5. A　6. D　7. B　8. C

【B 型题】

1. B　2. A

【X 型题】

1. ABCDE　2. ABD　3. ABCDE　4. ABCDE　5. ABC

第二节　管理理论在护理管理中的应用

【A1 型题】

1. 属于行为科学理论在护理管理中的应用的是

　A. 管理者要合理任用人员

　B. 管理者要建立良好的人际关系

　C. 管理者要有科学的管理经验

　D. 管理者要建立奖罚程序

　E. 管理者要明确组织分工

2. 属于非常规决策特点的是

　A. 涉及面广　　　　　B. 偶然性小

　C. 不定因素少　　　　D. 有先例可循

　E. 经常出现的决策

3. 在决策步骤中，领导者识别问题的关键是比较

　A. 经济和社会价值

　B. 事情现状与标准

　C. 主观愿望和客观条件

　D. 自身和他人

　E. 目标和结果

4. 属于时间管理策略的是

　A. 每件事都亲力亲为

　B. 学会合作

　C. 列出目标，及时完成

　D. 保持时间利用的连续性

　E. 排列顺序，分配时间

5. 管理者工作千头万绪，为防止时间浪费，可用的时间管理方法是

　A. 充分利用自己的最佳工作时间

　B. 保持时间利用的连续性方法

　C. 消耗时间的计划化，标准化方法

　D. 记录统计时间法

　E. 拟订时间进展表

6. 护理的服务对象是

　A. 病人　　　　　　　B. 妇女

　C. 儿童　　　　　　　D. 人

　E. 老年人

7. 护理管理的实践性下列哪句不妥

　A. 护理工作时间性强，要按时完成护理服务

　B. 护理工作面广量大，护士长处于劳累状态

　C. 护理工作要保证 24 小时连续不间断

　D. 护理工作责任性强，护士常处于紧张状态

　E. 护士为护理对象提供健康服务就是管理过程

8. 护理管理的广泛性，主要体现在

　A. 组织结构的层次性

　B. 对象的广泛性和参与管理的人员众多

　C. 时间的连续性

　D. 病员家属的不同性

　E. 内容的多样性和繁杂性

9. 护理工作职业特点主要是

　A. 工作范围是医院

　B. 工作内容是诊治

　C. 工作方式是做医生助手

　D. 工作对象是人

　E. 工作时间不固定

【X 型题】

1. 下列属于团体决策方法的是

　A. 头脑风暴法

　B. 名义集体决策法

　C. 德尔菲法

　D. 电子会议法

　E. 挑错法

参 考 答 案

【A1 型题】

1. B　2. A　3. B　4. D　5. E　6. D　7. E　8. B

9. D

【X 型题】

1. ABCDE

第三节 计 划

【A1 型题】

1. 当计划为下属提供了明确的工作目标及实现目标的最佳途径，表明此计划有利于
A. 减少工作中的失误　　　B. 明确工作目标
C. 提高经济效益　　　　　D. 控制工作
E. 人员的管理

2. 规划是指
A. 时间一般在 5 年以上，由中层管理者制订
B. 时间一般在 5 年以上，由高层管理者制订
C. 时间一般在 10 年以上，由高层管理者制订
D. 时间一般在 1 ~ 5 年，由中层管理者制订
E. 时间一般在 1 ~ 5 年，由高层管理者制订

3. ABC 时间管理方法中，B 类目标是指
A. 可暂时搁置的目标
B. 必须完成的目标
C. 最优先的目标
D. 很想完成的目标
E. 不太重要的目标

4. "计划工作要从组织系统的整体出发，进行统筹规划" 体现了计划的
A. 整体性原则　　　　　B. 重点性原则
C. 系统性原则　　　　　D. 组织性原则
E. 统筹性原则

5. 计划的最后一个步骤是
A. 选定方案　　　　　B. 反馈
C. 评价方案　　　　　D. 制订辅助计划
E. 编制预算

6. 对计划的意义的理解正确的是
A. 计划可使行动朝着目标进行
B. 计划面向现在
C. 计划在管理活动中次于首位
D. 计划强调效益
E. 计划是管理者控制一切的标准

7. 长期计划一般指
A. 3 年以上　　　　　B. 4 年以上
C. 5 年以上　　　　　D. 8 年以上
E. 10 年以上

8. 计划弹性的原则目的是
A. 留有余地　　　　　B. 预测未知
C. 减少误差　　　　　D. 确保实施

E. 指导制定

9. 下列属于计划工作原则的是
A. 创新原则
B. 重视成果原则
C. 目标性原则
D. 以成员为中心原则
E. 重视效益原则

10. 计划的步骤不包括
A. 规定方案　　　　　B. 确定目标
C. 发展可选方案　　　D. 比较各种方案
E. 分析形势

【A3/A4 型题】

(1 ~ 3 题共用题干)

甲医院护理部制订了如下一个计划："经过培训的测试，护士正确给药的服务质量达到 100%"。

1. 按照计划的表现形式划分，该计划属于护理部的
A. 目的　　　　　B. 目标
C. 策略　　　　　D. 规则
E. 预算

2. 按照目标管理的步骤，"建立医院护理质量控制和评定小组" 属于目标的
A. 制订阶段　　　　　B. 实施阶段
C. 执行阶段　　　　　D. 评价阶段
E. 检查阶段

3. 若 "按照考核结果对参与培训的护士进行奖惩，并将奖惩与护士的晋升等事情相结合" 属于目标管理步骤中的
A. 制定阶段　　　　　B. 授权阶段
C. 执行阶段　　　　　D. 实施阶段
E. 评价阶段

【B 型题】

(1 ~ 2 题共用备选答案)
A. 长期计划　　　　　B. 中期计划
C. 短期计划　　　　　D. 整体计划
E. 局部计划

1. 以时间为中心的计划是

2. 以问题为中心的计划是

【X 型题】

1. 计划工作的基本原则是
A. 系统性原则　　　　　B. 弹性原则

C. 重点原则　　　　　　　D. 可考核性原则

E. 群策群立原则

2. 时间管理的方法策略有

A. ABC 时间管理法

B. 拟定时间进度表

C. 纪录统计法

D. 学会授权和善用助手

E. 学会拒绝艺术

3. 目标管理的缺点有

A. 目标管理理论尚未普及宣传

B. 适当的目标不易确定

C. 目标一般是短期的，而与长期目标脱节

D. 不灵活

E. 完成结果不易评价

4. ABC 时间管理法的核心是

A. 抓住主要问题　　　　　B. 解决主要矛盾

C. 保证重点工作　　　　　D. 兼顾全面

E. 提高工作效率

5. 计划在护理管理中的意义是

A. 有利于实现组织目标

B. 有利于应对突发事件

C. 有利于合理使用资源

D. 有利于组织工作

E. 有利于提高护理质量

6. 个案护理方式的优点包括

A. 护患沟通机会多

B. 病情观察全面

C. 职责任务明确

D. 护理工作连续性强

E. 护士责任心增强

7. 计划的意义在于有利于

A. 调节资源利用

B. 弥补不确定性和变化带来的问题

C. 控制活动

D. 计划规模的划分

E. 管理人员把注意力集中于目标

参 考 答 案

【A1 型题】

1. C　2. B　3. D　4. C　5. E　6. A　7. C　8. A

9. A　10. A

【A3/A4 型题】

1. B　2. A　3. E

【B 型题】

1. B　2. A

【X 型题】

1. ABCD　2. ABCDE　3. BCD　4. ABCDE　5. ABCE

6. ABCE　7. ABCE

第四节　组　　织

【A1 型题】

1. 下列属于直线型组织结构优点的是

A. 专业化分工　　　　　B. 权力集中

C. 结构简单　　　　　　D. 不适应变化

E. 利于高层管理者决策

2. 下列哪项不属于正式组织的特点

A. 有正式组织机构编制

B. 有明确组织宗旨和目标

C. 有组织赋予的正式权力

D. 有上下级隶属关系

E. 不必讲究效率

3. 下列不属于组织设计步骤的是

A. 评估当前形势

B. 确立组织目标

C. 提出组织框架

D. 设计组织的运作方式

E. 划分工作业务

4. 下列不属于个案护理优点的是

A. 护士及时观察病人病情变化

B. 利于培养护士解决问题能力

C. 分工明确，节省人力

D. 护士责任心增强

E. 增加与病人沟通机会

5. 小组护理的优点是

A. 护理工作有计划和评价，病人得到较全面的护理

B. 病人的安全感与归属感增加

C. 加强了护患的沟通合作

D. 有利于提高护士操作熟练度

E. 节省人力和经费

6. 强调以病人为中心的护理方式是

A. 小组护理和责任制护理

B. 功能制护理和责任制护理

C. 个案护理和小组护理

D. 综合护理和个案护理

E. 责任制护理和综合护理

7. 与正式组织不同，非正式组织讲求的是

A. 降低成本   B. 追求效率

C. 情感   D. 技术创新

E. 协作

8. 下面哪项是职能型组织结构的优点

A. 基层要接受多方领导

B. 每个职能部门都有权指挥

C. 有利组织统一指挥

D. 管理分工较细，有利于提高专业管理水平

E. 当环境变化时适应性强

9. 组织结构在管理系统中起到的作用为

A. 合力   B. 设计

C. 框架   D. 权利

E. 要素

【A3/A4 型题】

（1~3 题共用题干）

某医院正在筹备建设的过程中，医院筹备委员会要求主管护理的委员会成员进行一系列工作。

1. 属于组织设计步骤中的

A. 确立组织目标

B. 划分业务关系

C. 提出组织结构的基本框架

D. 确定职责和权限

E. 设计组织的运作方式

2. 在"设计组织的运行方式"阶段的主要任务不包括

A. 联系方式的设计

B. 管理范围的设计

C. 各类运行制度的设计

D. 工作程序的设计

E. 岗位职责设计

3. 在最终设计的结果中，用以说明组织内部的某一特定职位的责任、义务、权利及工作关系的书面文件，称为

A. 组织职位图   B. 职位工作内容

C. 职位工作关系   D. 职位说明书

E. 组织职位素质要求

【X 型题】

1. 医院的功能包括

A. 医疗

B. 教学

C. 科研

D. 预防保健和社区卫生服务

E. 保险服务

2. 下列属于护理组织文化显性内容的是

A. 工作环境   B. 组织制度

C. 价值观念   D. 组织形象

E. 道德规范

3. 下列哪些属于组织结构设计的基本原则

A. 统一指挥的原则

B. 专业化分工与协作的原则

C. 管理幅度的原则

D. 职责与权限相应的原则

E. 稳定性与适应性相结合的原则

4. 下列属于分部制组织结构优点的是

A. 有利于高层管理者集中精力搞好全局及战略决策

B. 有利于发挥事业部管理的主动权

C. 职能机构重叠

D. 分权不当容易导致各分部闹独立，损伤组织整体利益

E. 各分部横向联系和协调较难

参 考 答 案

【A1 型题】

1. C   2. E   3. A   4. C   5. A   6. E   7. C   8. B

9. C

【A3/A4 型题】

1. C   2. E   3. D

【X 型题】

1. ABCD   2. ABD   3. ABCDE   4. AB

第五节　护理人力资源管理

【A1 型题】

1. "护理管理者在编设和使用护理人员时，应在保证优

质、高效的基础上减少人力成本的投入"描述的是护理人员编设的

A. 优化组合原则   B. 合理结构原则

C. 经济效能原则   D. 动态调整原则

E. 责权利一致原则

2. 下列属于人员管理基本原则的是

A. 以人为本原则   B. 责权一致原则

C. 系统管理原则   D. 经济效能原则

E. 合理结构原则

3. 根据《医疗机构专业技术人员岗位结构比例原则》，三级医院的高级、中级、初级员工的比例应为

A. 1:4:7   B. 1:2:8

C. 1:3:8   D. 1:3:6

E. 1:4:8

4. 下列属于护理人员排班基本原则的是

A. 职务要求明确原则

B. 人员结构合理原则

C. 责权利一致原则

D. 灵活调整原则

E. 重视护士排班需求原则

5. 分权式排班的突出优点是

A. 提高员工积极性

B. 照顾护士个别需要

C. 促进团体凝聚力

D. 激励员工自主性

E. 节省排班时间

6. 根据编制原则，医院护理人员一般应占卫生技术人员的

A. 20%   B. 30%

C. 40%   D. 50%

E. 60%

7. 消除时间浪费的策略，正确的是

A. 参加一切力所能及的活动

B. 尽量指挥下属工作

C. 决策果断，事必躬亲

D. 不重要的工作可拖延一段时间

E. 学会拒绝非职责范围的工作及责任

8. 人最佳工作年龄为

A. 15~25 岁   B. 16~25 岁

C. 18~20 岁   D. 20~24 岁

E. 25~50 岁

9. 对管理者而言，最佳效益时区是

A. 女性 30~60 岁   B. 20~30 岁

C. 35~55 岁   D. 男性 25~45 岁

E. 20~25 岁

10. 护理工作中的"开门办公"指

A. 对全社会敞开办公

B. 对全体护士敞开办公

C. 对病人及其家属敞开办公

D. 对医生敞开办公

E. 对领导敞开办公

【A2 型题】

1. 某医院内科病房有床位 40 张，床位使用率为 90%。平均护理时数为 3.3 小时，每名护士每天工作 8 小时。机动编制数占 20%，该内科病房应编护士数为

A. 18 人   B. 19 人

C. 20 人   D. 21 人

E. 22 人

【A3/A4 型题】

（1~4 题共用题干）

护理人力资源是发展护理事业所需资源的重要组成部分，是护理资源中最重要且最具活力的部分。近年来，我国护理人才流失严重，其中的原因不乏护理工作辛苦、待遇不高、排班不合理等因素。

1. 第 1 位重视人的心理状态的管理学家是

A. 弗莱特   B. 孟斯特伯格

C. 梅奥   D. 马斯洛

E. 泰勒

2. 他所提出的理论是

A. 人类需要层次理论   B. 人类行为理论

C. 科学管理理论   D. 工业心理学理论

E. 成熟度理论

3. 关于我国的护理人力资源，叙述正确的是

A. 医院护士至少应占卫生部门统计人员的比例为 30%

B. 护理人力资源分布地区差异较小

C. 男、女比例差别不大

D. 职称结构分布不合理

E. 护理人力资源年龄分布差异较小

4. 下列排班方式中能表现出较高的自主性及工作满意度，并提高士气的是

A. 循环式排班

B. 电脑辅助的传统式排班

C. 自我排班

D. 集权式排班

E. 分权式排班

（5~7 题共用题干）

某医院有病床 400 张，按照卫生部门《综合医院组织编制原则试行草案》的标准

5. 工作人员的编设约为

A. 500~550 人   B. 550~560 人

C. 560~600 人   D. 600~650 人

E. 650～700人

6. 卫生技术人员的最多配备数为

A. 380～400人 B. 400～403人

C. 403～432人 D. 432～440人

E. 440～450人

7. 护理人员的人数应为

A. 190～200人 B. 200～210人

C. 202～216人 D. 216～230人

E. 220～240人

【B 型题】

（1～2 题共用备选答案）

A. 学会授权 B. 学会拒绝

C. 应用助手 D. 避免"时间陷阱"

E. 应用请求

1. 被请求的事项自己能力所不及时要

2. 将本属于自己的某些责任改派给他人属于

【X 型题】

1. 医院护理人员排班原则有

A. 保持各班工作量均衡

B. 人员结构合理原则

C. 科学客观原则

D. 公平原则

E. 满足需要原则

2. 下列属于护理人员编设原则的是

A. 合理结构原则 B. 优化组合原则

C. 经济效能原则 D. 动态调整原则

E. 满足护理需要原则

3. 影响护理人员排班的因素有

A. 排班方法 B. 护理分工方式

C. 护理人员素质 D. 医院政策

E. 工作时段

4. 关于激励，下列描述正确的是

A. 激励是目标导向性的

B. 激励能调动人的积极性

C. 激励仅是管理者的事

D. 激励可引导人出现有利于团队的行为

E. 激励的过程就是满足需要的过程

5. 关于护理人员排班，叙述正确的有

A. 以病人需要为中心，合理安排人力

B. 根据护理人员的不同层次结构来排班，实现职能匹配

C. 掌握工作规律，实行弹性排班

D. 尽量避免长期连续的工作，防止工作效率降低

E. 将"排班"作为奖惩工具

参 考 答 案

【A1 型题】

1. C 2. C 3. D 4. B 5. B 6. D 7. E 8. E

9. C 10. C

【A2 型题】

1. A

【A3/A4 型题】

1. B 2. D 3. D 4. C 5. C 6. C 7. C

【B 型题】

1. B 2. A

【X 型题】

1. ABDE 2. ABCDE 3. ABCDE 4. ABDE 5. ABCD

第六节 领　导

【A1 型题】

1. 下列对领导概念的叙述正确的是

A. 由领导者和被领导者构成

B. 由个体和群体目标构成

C. 一个社会组织系统

D. 由主观和客观环境构成

E. 组织构成

2. 领导的权利包括

A. 用人权、管理权、奖罚权

B. 经济权、管理权、决定权

C. 奖罚权、用人权、决策权

D. 奖罚权、决策权、管理权

E. 用人权、决定权、经济权

3. 下列不属于领导职能一般特点的是

A. 主导性 B. 协调性

C. 专业性 D. 决断性

E. A＋B

4. 对于授权实质的描述正确的是

A. 平等授权，让下属发挥才干

B. 视能授权，密切关系

C. 合理合法，团结力量

D. 监督控制，谨防错误

E. 让别人做原本属于自己的事

5. 不属于绝大多数员工具有的心理需求是
   A. 愿意保持一致的心理
   B. 渴望获得理解的心理
   C. 追求公平的心理
   D. 希望充分自由的心理
   E. 希望得到承认的心理

6. 布莱克和莫顿提出的领导基本理论是
   A. 性格理论
   B. 领导作风理论
   C. 领导行为四分图理论
   D. 管理方格理论
   E. 权变理论

7. 护理领导者应具备的最基本素质是
   A. 道德素质　　　　　B. 政治素质
   C. 知识素质　　　　　D. 心理素质
   E. 身体素质

8. 理想的管理领导是
   A. 放任式　　　　　B. 集权式
   C. 民主式　　　　　D. 参与式
   E. 分层式

9. 领导方式不包括
   A. 集权式　　　　　B. 民主式
   C. 放任式　　　　　D. 参与式
   E. 分层式

【A2 型题】

1. 护士长在管理过程中，遇到问题时经常发动护士们共同讨论，共同商量，集思广益，然后决策，并要求病房护士每个人各尽所能，各施其长，分工合作，这种领导作风属于
   A. 专权型领导作风
   B. 命令型领导作风
   C. 权威型领导作风
   D. 民主参与型领导作风
   E. 自由放任型领导作风

2. 某医院外科护士长张洋为本科学历，掌握丰富的医学护理基础知识和技术专长，护士们遇到专业上的问题都愿意请教张护士长，护士长都能给他们满意的解答。因此护士们都很信任护士长，愿意接受护士长的领导做好病房的护理工作。张洋护士长对护士的这种影响力起作用的因素是
   A. 职位因素　　　　　B. 才能因素
   C. 知识因素　　　　　D. 资历因素
   E. 品格因素

3. 吴某是某医院护理部主任，你认为下面哪一项与她的领导职能无关
   A. 向下属传达她对护理管理工作目标的认识
   B. 签订护理用品的购货协议
   C. 召集各科护士长讨论和协调评估工作的落实情况
   D. A + C
   E. 制定全院护理工作计划

4. 某护士长在领导护士们完成病房护理工作的过程中，注意个人目标和组织目标协调一致，这样护士们的行为趋向统一，对实现组织目标并取得成效非常有益。这种领导方法符合领导工作的
   A. 指明目标原理　　　B. 协调目标原理
   C. 沟通联络原理　　　D. 激励原理
   E. 直接管理原理

5. 某病房的护士长是一名很有领导艺术的领导者，当护士工作表现出色时，护士长都会立即加以表扬，实际上就是对行为做了
   A. 正强化　　　　　B. 负强化
   C. 消极强化　　　　D. 惩罚
   E. 消退

【B 型题】

(1～2 题共用备选答案)
   A. 所有政策决定皆由领导者做出
   B. 决策由个人决定，领导极少参与
   C. 政策是在领导者的协助和鼓励下由群体讨论决定
   D. 决策由群体决定，领导不参与
   E. 决策是由领导提出步方针，再由成员提出看法、意见，最后由领导斟酌决定

1. 民主式领导表现为
2. 集权式领导表现为

【X 型题】

1. 领导者应具备的素质包括
   A. 政治思想素质　　　B. 文化素质
   C. 业务素质　　　　　D. 智能素质
   E. 身体和心理素质

2. 授权步骤包括
   A. 选择授权对象　　　B. 制定工作目标
   C. 明确授权内容　　　D. 选择授权方式
   E. 评价授权效果

3. 下列属于领导工作原理的是
   A. 协调目标原理　　　B. 直接管理原理
   C. 沟通联络原理　　　D. 激励原理
   E. 指明目标原理

4. 构成领导者非权力性影响力的因素有

A. 品德　　　　　　　B. 才能

C. 知识　　　　　　　D. 感情

E. 计划

参考答案

【A1 型题】

1. C　2. C　3. C　4. E　5. D　6. D　7. B　8. C

9. E

【A2 型题】

1. D　2. C　3. B　4. B　5. A

【B 型题】

1. C　2. A

【X 型题】

1. ABCDE　2. ACDE　3. ABCDE　4. ABCD

第七节　组织沟通

【A1 型题】

1. 对于沟通的定义，描述正确的是

A. 沟通是信息的传递

B. 沟通是理解的过程

C. 有效的沟通是双方能准确接收到信息

D. 沟通是单向的

E. 沟通是信息在两个人之间的传递

2. 满足员工自我实现的需要，增强他们的积极性和创造性，体现了沟通的

A. 激励作用　　　　　　B. 创新作用

C. 控制作用　　　　　　D. 管理作用

E. 联系与协调作用

3. 属于有效沟通方法的是

A. 营造良好的沟通环境

B. 多用评价性语言

C. 少用描述性语言

D. 增强情绪感染力

E. 明确表态，下结论

4. 下列不属于有效沟通策略的是

A. 使用恰当的沟通方式

B. 考虑接受者的立场

C. 充分利用正式沟通渠道

D. 用行动强化语言

E. 不要一味说教

5. 下列属于领导实现领导职能基本途径的是

A. 激励　　　　　　　　B. 管理

C. 反馈　　　　　　　　D. 控制

E. 沟通

6. 鼓励管理者将冲突维持在一种低水平的观点是

A. 相互作用观点

B. 现代企业管理制度观点

C. 人文主义观点

D. 传统观点

E. 人际关系观点

7. 属于"人－机"之间沟通的是

A. 护士将病人病情资料输入计算机

B. 护士长向护士传达护理部指令

C. 护士向护士长回报工作

D. 护士询问病人病情

E. 医院计算机信息网络

8. 单向沟通与双向沟通的说法错误的是

A. 双向沟通比单向沟通需要更多的时间

B. 双向沟通接收者理解信息的准确度高

C. 双向沟通发送者意图容易被理解

D. 接收者比较满意双向沟通

E. 发送者比较满意双向沟通

9. 采用书面文字沟通应该掌握的原则中，错误的是

A. 尽可能用简单用语

B. 要有清楚的标题

C. 即使文件很长，也没必要加目录

D. 合理组织内容

E. 重要内容放在前面

10. 关于沟通策略和技巧，错误的是

A. 专注

B. 移情思考

C. 为节约时间，尽量只听重要部分

D. 客观接受

E. 即使是下属，也不宜质问

11. 护患沟通技巧不包括

A. 非语言沟通技巧

B. 沉默技巧

C. 交谈技巧

D. 开放式提问技巧

E. 行为训练技巧

【A2 型题】

1. 护士长向病房护士口头传达了一项决定，要求大家从

明天开始使用一种新的护理记录表格。但是在具体执行过程中，大家都不清楚新表格具体的填写方法，效果很差，这种沟通失败的主要原因是

A. 沟通渠道过长

B. 护士对信息理解的偏差

C. 护士长表达模糊，没有明确表达信息的内容

D. 护士长对传送信息的时机把握不准

E. 信息沟通渠道选择不当

2. 小陈是病人严某的责任护士，但第 1 次交流就失败，请分析造成其失败的原因是

A. 表情沉着、从容

B. 在病人吃饭前进行交谈

C. 热情介绍自己

D. 选择一个安静环境进行交谈

E. 仪表大方、整洁

【A3/A4 型题】

（1～5 题共用题干）

病人，袁某，女，65 岁，因股骨骨折入某省医院治疗。袁某长期生活在外省的农村，现跟随在省会工作的儿子一起生活，在家只会用当地话与人沟通。

1. 入院时，护士按护理程序进行评估、收集资料，但病人对护士提问的回答，只是点头或微笑，病人的这一行为表现，最可能是

A. 失语

B. 听力不好

C. 完全不懂护士的问题

D. 无法用语言回答问题

E. 暂时不愿意交谈

2. 为确保病人认识保持下肢牵引的方向和力度的重要性，最佳的护理措施是

A. 先向病人示范牵引的方法和注意事项

B. 将牵引的相关资料放在病人的床头柜上

C. 护士示范和解释，并请家属在一旁转达牵引的注意事项

D. 要求病人复述牵引的方法和注意事项

E. 请同病室病人示范并教会病人有关牵引的方法和注意事项

3. 在牵引的过程中，病人可能出现一些并发症但除外

A. 足下垂　　　　　　B. 坠积性肺炎

C. 压疮　　　　　　　D. 肩关节挛缩

E. 感染

4. 为了保证安全准确地给药，护士在为病人执行给药过程中，确认病人的最佳方法是

A. 要求病人口头证实自己

B. 查对病人床头牌上的姓名

C. 核对药疗单上的病人姓名

D. 要求家属证实病人

E. 护士应认识病人

5. 病人痊愈出院后，责任护士评价对该病人提供的护理时，认识到由于文化背景不同所造成的障碍，为病人提供的护理没有达到最佳效果，为提高今后的护理质量，护士应该采取

A. 寻求翻译或语言家的帮助，理解病人的语言

B. 学习有关不同文化背景病人对护理不同需求的知识

C. 总结对该位病人的护理经验，供今后护理借鉴

D. 根据病人不同的文化背景，制定相应的规范化护理计划

E. 病人非当地人或语言不通时，应允许家属陪伴

【X 型题】

1. 构成领导者非权力性影响力的因素有

A. 品德　　　　　　　B. 才能

C. 知识　　　　　　　D. 感情

E. 计划

2. 不属于有效沟通原则的是

A. 尽量应用正式沟通

B. 保持信息权威性

C. 根据实际情况，灵活应对

D. 组织结构完整性

E. 上级领导直接发布命令

3. 下列属于会议目的的是

A. 交流信息　　　　　B. 做出决策

C. 发现问题　　　　　D. 给予指导

E. 解决问题

4. 聆听的原则包括

A. 专心　　　　　　　B. 移情

C. 客观　　　　　　　D. 完整

E. 主观

5. 非正式沟通可以满足员工的哪些需要

A. 生理需要　　　　　B. 安全的需要

C. 尊重的需要　　　　D. 社交的需要

E. 自我实现的需要

参 考 答 案

【A1 型题】

1. B　2. A　3. A　4. C　5. E　6. A　7. A　8. E

9. C　10. C　11. E

【A2 型题】

1. C　2. B

【A3/A4 型题】
1. D   2. C   3. D   4. E   5. B

【X 型题】
1. ABCD   2. ABCE   3. ABDE   4. ABCD   5. ACD

第八节　冲突与协调

【A1 型题】

1. 属于根据影响划分冲突类型的是
　　A. 目标冲突　　　　　　　B. 人际冲突
　　C. 建设性冲突　　　　　　D. 组织间冲突
　　E. 程序冲突

2. 不属于常用的激发建设性冲突的技巧是
　　A. 重新构建组织　　　　　B. 领导者以身作则
　　C. 任命批评家　　　　　　D. 引进外部成员
　　E. 奖励持异议者

3. 属于协调原则的是
　　A. 勤于公关　　　　　　　B. 增加利益
　　C. 个体优化　　　　　　　D. 坚持原则
　　E. 目标导向

4. 处理冲突的方法不包括
　　A. 确定公正处理冲突的原则
　　B. 明确共同的组织目标
　　C. 加强组织内部竞争意识
　　D. 设立意见箱
　　E. 培训相关人员

5. 管理者公平合理的分配可以减少和解决矛盾，体现了协调原则的是
　　A. 目标导向　　　　　　　B. 利益一致
　　C. 公平合理　　　　　　　D. 互相尊重
　　E. 整体优化

6. 本质在于解决各方面的矛盾，使整个组织和谐一致，使每一个部门、单位和组织成员的工作同既定的组织目标一致的是
　　A. 沟通　　　　　　　　　B. 领导
　　C. 激励　　　　　　　　　D. 协调
　　E. 组织

7. 可收效一时但无法消除冲突根源的冲突解决方法是
　　A. 第三者仲裁　　　　　　B. 转移目标
　　C. 推延　　　　　　　　　D. 教育
　　E. 压制冲突

8. 不属于责任心差引起的护患冲突表现在
　　A. 在班不在岗　　　　　　B. 在岗不尽责
　　C. 遗嘱执行不严格　　　　D. 查对不认真
　　E. 知识有限

9. 护患冲突处理方法不妥的是
　　A. 维护病人知情权
　　B. 加强教育
　　C. 提高业务素养
　　D. 必要时采取暴力手段
　　E. 端正言行

【A3/A4 型题】

（1～2 题共用题干）

　　护士长让护士小张代表病房参加护士节的护理技术操作大赛，并许诺如果小张能在大赛上取得前三名的成绩，将有机会参加为期半个月的脱产学习。小张接到这个任务后，会考虑两个问题："经过努力练习，我能在护理技术操作大赛中取得前三名的成绩吗？"，"我是否非常需要得到脱产学习的机会？"这两个问题的答案都会影响护士在完成任务中的努力程度。

1. "经过努力练习，我能在护理技术操作大赛中取得前三名的成绩吗？"属于
　　A. 期望值的问题　　　　　B. 效价的问题
　　C. 关联性的问题　　　　　D. 激励水平的问题
　　E. 激励强度的问题

2. "我是否非常需要得到脱产学习的机会？"属于
　　A. 期望值的问题　　　　　B. 效价的问题
　　C. 关联性的问题　　　　　D. 激励水平的问题
　　E. 激励强度的问题

【X 型题】

1. 属于处理冲突方法的是
　　A. 教育
　　B. 推延
　　C. 转移目标
　　D. 明确共同的组织目标
　　E. 设立意见箱，建立投诉系统

2. 属于协调原则的是
　　A. 目标导向　　　　　　　B. 利益一致
　　C. 整体优化　　　　　　　D. 尊重领导
　　E. 和平共处

3. 激发建设性冲突的技术有
　　A. 重新构建组织　　　　　B. 运用沟通
　　C. 引进外部成员　　　　　D. 任命一名批评家
　　E. 奖励冲突回避者

参 考 答 案

【A1 型题】

1. C　2. B　3. E　4. C　5. B　6. D　7. E　8. E
9. D

【A3/A4 型题】

1. A　2. B

【X 型题】

1. ABCDE　2. ABC　3. ABCD

第九节　控制工作

【A1 型题】

1. 下列属于按控制内容的覆盖面划分控制的是

A. 日常控制　　　　　　B. 定期控制

C. 直接控制　　　　　　D. 全面控制

E. 间接控制

2. 护理质量控制中的"压疮发生率"属于

A. 同期控制的统计指标

B. 反馈控制的统计指标

C. 定期控制的统计指标

D. 前馈控制的统计指标

E. 日常控制的统计指标

3. 在现代管理学中，管理人员对当前的实际工作是否符合计划而进行测定并促使组织目标实现的过程，被称为

A. 领导　　　　　　　　B. 组织

C. 创新　　　　　　　　D. 控制

E. 计划

4. 下列不属于控制条件的是

A. 有明确可衡量的标准

B. 与组织文化相匹配

C. 畅通的信息传递渠道

D. 控制人员有较高的素质

E. 以目标和执行者的积极性为基础

5. 在控制过程中，管理者按照标准对资源配置、工作成果等进行监测的阶段是

A. 制定预算　　　　　　B. 衡量绩效

C. 明确目标　　　　　　D. 进度控制

E. 监测过程

6. 在控制工作中发现问题，纠正偏差时应寻求发展，体现的控制原则是

A. 控制关键点的原则

B. 追求卓越的原则

C. 直接控制的原则

D. 与计划相一致的原则

E. 寻求发展的原则

7. 下列属于反馈控制的措施是

A. 急救物品完好率　　　B. 护理人员素质

C. 常规器械消毒灭菌率　D. 现场检查

E. 基础护理合格率

8. 控制的主要功能在于限制偏差的积累，下边常用于描述偏差积累的说法中错误的是

A. 防微杜渐

B. 蝼蚁之穴，溃千里之堤

C. 小时偷针，长大偷金

D. 人不能二次踏进同一条河流

E. 绳锯木断，水滴石穿

9. "一好百好""一无是处"违背了控制基本原则的

A. 目的性原则　　　　　B. 重点性原则

C. 客观性原则　　　　　D. 灵活性原则

E. 及时性原则

【A2 型题】

1. 某医院只招聘有执业证书且身体健康的护士，属于哪种控制类型

A. 前馈控制

B. 同期控制

C. 反馈控制

D. 同期控制和反馈控制

E. 前馈控制和反馈控制

2. 护士在为病人输血时，发现输血袋渗漏，立即与血库联系退换。属于哪种控制类型

A. 同期控制中的遥控控制

B. 同期控制中的现场控制

C. 反馈控制

D. 事后控制

E. 前馈控制

3. 某护士长很注意在管理过程中给护士一定的授权，同时给被授权的护士必要的监督，该护士长遵循的原则是

A. 视能授权　　　　　　B. 合理授权

C. 合法授权　　　　　　D. 监督控制

E. 权责对等

【A3/A4 型题】

（1～3 题共用题干）

某医院对护理质量进行严格的控制和管理，如聘用的护理人员必须经过严格的面试和操作考试、成立护理质量控制小组、进行夜班巡视、调查病人满意度等。

1. "聘用的护理人员必须经过严格的面试和操作考试" 属于质量控制的

    A. 基础质量评价   B. 行为过程评价

    C. 环节质量评价   D. 基本素质评价

    E. 结果质量评价

2. "进行夜班巡视" 属于质量控制的

    A. 基础质量评价   B. 效果质量评价

    C. 环节质量评价   D. 基本素质评价

    E. 结果质量评价

3. "调查病人满意度" 属于质量控制的

    A. 基础质量评价   B. 行为过程评价

    C. 环节质量评价   D. 基本素质评价

    E. 结果质量评价

（4～6 题共用题干）

护理成本是医疗单位在护理服务过程中所消耗的物质资源价值和必要的劳动价值的货币表现。成本核算是提高医疗卫生单位经济管理水平的重要手段，通过实行成本管理，依靠技术进步、科学管理和结构调整来降低成本，提高效率，可以使有限的卫生投入，向社会提供更好的医疗卫生服务。

4. 下列不是护理成本核算原则的是

    A. 按实际成本计价的原则

    B. 分期核算原则

    C. 责权发生制原则

    D. 控制原则

    E. 一致性原则

5. 直接护理成本包括

    A. 护理人员的工资   B. 医疗消耗材料

    C. 医疗器械设备折旧   D. 行政管理费用

    E. 后勤辅助部门的费用

6. 下列属于比较准确的护理成本测算方法的是

    A. 项目法   B. 床日成本核算

    C. 病人分类法   D. 综合法

    E. 病种分类法

【X 型题】

1. 属于护理成本管理的是

    A. 制定护士工作标准

    B. 开展护理服务成本核算

    C. 进行护理成本－效益分析

    D. 进行实时动态成本监测与控制

    E. 床日成本核算

2. 有效控制系统的特征是

    A. 适时控制   B. 适度控制

    C. 客观控制   D. 自我控制

    E. 损失控制

3. 属于控制的基本原则的是

    A. 与计划相一致的原则   B. 确定标准的原则

    C. 例外情况的原则   D. 灵活控制的原则

    E. 控制关键点的原则

参 考 答 案

【A1 型题】

1. D   2. B   3. D   4. B   5. B   6. B   7. E   8. D

9. C

【A2 型题】

1. A   2. B   3. D

【A3/A4 型题】

1. A   2. C   3. E   4. D   5. A   6. D

【X 型题】

1. BCDE   2. ABCD   3. ABCDE

第十节　护理质量管理

【A1 型题】

1. 不属于持续质量改进概念主要内容的是

    A. 强调顾客的需要

    B. 强调全员参与

    C. 强调质量是制造出来的

    D. 改进组织中每项工作的质量

    E. 强调对员工尊重

2. 物质性质量标准的主要形式是

    A. 统一化   B. 一体化

    C. 规格化   D. 系列化

    E. 规范化

3. 不属于 QUACERS 模式所重视的方面是

    A. 做好病人照顾的质量保证

    B. 有效掌握医疗护理照顾的成本效益

C. 重视经验的总结和失误的纠正

D. 做好病人和工作人员的安全措施

E. 满足工作人员的需求

4. 属于护理管理不善造成的缺陷是

A. 护理记录缺陷

B. 护理人员法律知识缺乏

C. 语言不谨慎

D. 护士责任心不强

E. 未按要求执行医嘱

5. 护理基础质量评价不包括

A. 医护人员比例 B. 护理单元设置

C. 仪器 D. 环境

E. 质量控制组织结构

6. 护理质量常用的评价方式包括

A. 同级评价，越级评价

B. 满意度，同级评价

C. 抽样调查，上级评价

D. 随机抽样评价，越级评价

E. 满意度，抽样调查

7. 急救物品完好率在护理质量管理中属于

A. 要素质量 B. 环节质量

C. 终末质量 D. 过程质量

E. 行为质量

8. 护理质量标准化的几种表现形式除外

A. 规格化 B. 统一化

C. 系列化 D. 规范化

E. 形式化

9. 质量控制的基础是

A. 明确的目标

B. 管理者的素质

C. 良好的组织文化氛围

D. 及时的信息沟通体系

E. 各类质量标准

10. 某医院护理部对病房"一人一针一管"执行率进行检查，这种护理质量控制手段属于

A. 基础质量评价 B. 环节质量评价

C. 终末质量评价 D. 基本素质评价

E. 结果质量评价

11. 工作质量指标指

A. 学历和工龄

B. 一级护理工作指数

C. 抢救指数

D. 技术操作合格率

E. 论文发表指数

【A3/A4 型题】

（1～3 题共用题干）

护理质量评价是护理质量管理中的重要一环，指标及指标体系是管理科学的产物，也是进行质量管理最基本、最重要的手段。

1. 我国则按管理流程分为要素质量、环节质量和

A. 前馈质量 B. 终末质量

C. 环境质量 D. 评价质量

E. 服务质量

2. 下列属于环节质量的是

A. 一级护理合格率

B. 消毒隔离管理合格率

C. 急救物品准备完好率

D. 陪护率

E. 出院病人对护理工作满意度

3. 下列属于终末质量评价的是

A. 出院病人对护理工作满意度

B. 一人一针一管执行率

C. 护理技术操作合格率

D. 护理表格书写合格率

E. 一级护理合格率

【B 型题】

（1～2 题共用备选答案）

A. 环境整洁

B. 器械设备处于正常工作状态

C. 执行医嘱正确率

D. 人力安排合适

E. 医疗事故发生次数

1. 结果质量评价指

2. 过程质量评价指

【X 型题】

1. 属于基础护理管理的内容的是

A. 给氧 B. 吸痰

C. 床单位的准备 D. 骨折固定

E. 电除颤

2. 属于基础护理管理主要措施的是

A. 加强教育 B. 人性化管理

C. 加强检查和监督 D. 加强护士培训

E. 遵守无菌原则

3. 下列属于护理质量缺陷的现象是

A. 病人不满意 B. 医疗纠纷

C. 病人投诉 D. 医疗差错

E. 医疗事故

4. 属于护理质量管理基本任务的是

A. 建立质量管理体系　　　B. 进行质量教育

C. 制定护理质量标准　　　D. 进行全面质量控制

E. 持续改进护理质量

5. 对目标管理理解正确的有

A. 由组织的员工共同参与制订具体目标

B. 强调在工作中进行自我控制

C. 强调自我评价

D. 重视成果

E. 以管理者为核心

6. 临床护理活动的质量评价包括

A. 要素质量评价　　　　B. 业务素质评价

C. 环节质量评价　　　　D. 护理结果评价

E. 职业素质评价

7. 全面质量管理的含义包括

A. 强烈地关注顾客

B. 持续不断地改进

C. 精确地度量

D. 增加工作的数量

E. 向员工授权

8. 关于 PDCA 质量管理循环程序，叙述正确的有

A. PDCA 的 4 个阶段是一个有机的整体，缺一不可

B. 大循环套小循环，互相衔接，互相促进

C. 阶梯式运行，不断上升

D. 检查阶段是 PDCA 循环的关键环节

E. 处理阶段包括提出这一循环中存在的问题，并转入下一循环去解决

参 考 答 案

【A1 型题】

1. D　2. C　3. C　4. B　5. A　6. B　7. A　8. E

9. E　10. B　11. C

【A3/A4 型题】

1. B　2. A　3. A

【B 型题】

1. E　2. C

【X 型题】

1. ABCD　2. ACDE　3. ABCDE　4. ABCDE　5. ABCD

6. ACD　7. ABCE　8. ABCE

模拟试卷一

【A1 型题】

1. 急性血源性骨髓炎最常见的致病菌是
  A. 大肠埃希菌   B. 链球菌
  C. 金黄色葡萄球菌   D. 铜绿假单胞菌
  E. 肺炎链球菌

2. 学龄前儿童尿量每日少于多少时称少尿
  A. 400 ml   B. 300 ml
  C. 200 ml   D. 100 ml
  E. 80 ml

3. 最易引起再生障碍性贫血的药物是
  A. 保泰松   B. 磺胺类
  C. 阿司匹林类   D. 氯霉素
  E. 环磷酰胺

4. 新生儿败血症最常见的感染途径是
  A. 胎膜早破   B. 宫内感染
  C. 产道感染   D. 脐部感染
  E. 羊水感染

5. 哪项不符合急性特发性血小板减少性紫癜的表现
  A. 多见于儿童   B. 多有畏寒、发热
  C. 多见于四肢、黏膜出血   D. 内脏出血
  E. 脾肿大和贫血

6. 代谢性酸中毒常见的原因是
  A. 肺气肿、哮喘   B. 肠瘘、肠梗阻
  C. 低钾血症   D. 急性胃扩张
  E. 持续胃肠减压

7. 关于冠心病病人保持大便通畅的叙述，不正确的是
  A. 卧床会使肠蠕动减慢
  B. 饮食中需增加粗纤维食物
  C. 便秘时采用大量不保留灌肠以导泻
  D. 用力排便可诱发和加重心力衰竭
  E. 用力排便可诱发严重心律失常

8. 综合护理的优点是
  A. 护士及时观察病人病情变化
  B. 利于培养护士解决问题的能力
  C. 分工明确，节省人力
  D. 护士工作主动性和责任感提高
  E. 护士工作独立性增强

9. 吸气时进入肺泡进行气体交换的气量，称为
  A. 潮气量   B. 每分通气量
  C. 肺泡通气量   D. 最大通气量
  E. 肺活量

10. 下列哪一项不是组织结构设计的原则
  A. 专业化和劳动分工的原则
  B. 统一指挥的原则
  C. 目标统一的原则
  D. 管理宽度原则
  E. 最多层次原则

11. 关于胎儿循环系统特点，正确的是
  A. 有脐静脉 2 条，脐动脉 1 条
  B. 卵圆孔位于左、右心室之间
  C. 进入胎儿右心房的下腔静脉血是混合血
  D. 卵圆孔开口处位于上腔静脉入口
  E. 胎儿体内存在纯动脉血

12. 心搏骤停后，要求尽可能在几分钟内给予除颤
  A. 2 分钟   B. 3 分钟
  C. 4 分钟   D. 5 分钟
  E. 10 分钟

13. 创伤最常见的并发症是
  A. 化脓性感染   B. 休克
  C. 破伤风   D. 气性坏疽
  E. 急性肾衰竭

14. 癫痫大发作时最重要的护理措施是
  A. 避免外伤
  B. 不可强力按压肢体
  C. 保持呼吸道通畅
  D. 严密观察意识和瞳孔的变化
  E. 禁用口表测试体温

15. 婴幼儿腹泻治疗原则不包括
  A. 调整、适当限制饮食
  B. 纠正水、电解质紊乱
  C. 控制肠道内外感染，长期应用广谱抗生素
  D. 加强护理，防止并发症
  E. 严密观察病情，对症治疗

16. 淋病最常见的传染方式是
  A. 性接触传染   B. 间接接触传染
  C. 母婴垂直传染   D. 饮食传染
  E. 输血传染

17. 小儿最常见的内分泌疾病是
    A. 生长激素缺乏症
    B. 先天性甲状腺功能减低症
    C. 儿童糖尿病
    D. 中枢性尿崩症
    E. 肾上腺肿瘤

18. 沟通和交流属于人的基本需求（需要）中的
    A. 生理性需要
    B. 情绪性需要
    C. 知识性需要
    D. 社会性需要
    E. 精神性需要

19. 使用臭氧消毒时，臭氧对人体有毒，国家规定大气中允许浓度不超过
    A. 0.2 mg/m³
    B. 0.12 mg/m³
    C. 0.3 mg/m³
    D. 0.13 mg/m³
    E. 0.1 mg/m³

20. 柏油样大便见于
    A. 十二指肠溃疡出血
    B. 溃疡性结肠炎
    C. 痢疾
    D. 结肠癌
    E. 胃穿孔

21. 主动脉瓣关闭不全可致
    A. 水冲脉
    B. 脉搏短绌
    C. 奇脉
    D. 缓脉
    E. 交替脉

22. 川畸病的治疗原则为
    A. 抗风湿
    B. 积极寻找并避免过敏原
    C. 预防冠状动脉瘤
    D. 联合用药
    E. 保持关节功能

23. 引起胸腔内压力不断增加的是
    A. 闭合性气胸
    B. 开放性气胸
    C. 张力性气胸
    D. 脓胸
    E. 多根多处肋骨骨折

24. 有机磷农药中毒禁用油类泻药的原因是
    A. 可致肠痉挛
    B. 可致幽门梗阻
    C. 增加腹痛
    D. 减少腹泻速度
    E. 毒物更易被吸收

25. 妇科腹部手术后防止肠粘连的有效方法是
    A. 劝慰病人不要呻吟、抽泣
    B. 改变体位，松弛腹肌张力
    C. 做好术后护理
    D. 鼓励、帮助病人早期活动
    E. 如腹胀给予肛管排气

26. 慢性宫颈炎的典型临床症状为
    A. 白带增多
    B. 外阴瘙痒
    C. 外阴疼痛
    D. 外阴灼热感
    E. 外阴湿疹

27. 下列不是痔形成因素的是
    A. 静脉壁本身薄弱
    B. 久坐久站
    C. 长期排尿困难
    D. 门静脉高压
    E. 长期腹泻

28. 胃、十二指肠溃疡手术治疗的适应证应除外
    A. 急性穿孔
    B. 并发大出血
    C. 并发瘢痕性幽门梗阻
    D. 癌变
    E. 经常反酸

29. 预防阵发性夜间呼吸困难发作，最主要的护理措施是
    A. 保持安静，减少声、光刺激
    B. 夜间继续吸氧
    C. 夜间睡眠应保持半卧位
    D. 睡前给小量镇静药
    E. 注意保暖

30. 脾切除时应定期复查的项目是
    A. 凝血时间
    B. 出血时间
    C. 肝功能
    D. 血小板计数
    E. 白细胞计数

【A2 型题】

31. 病人，男性，42 岁。诊断为肾结核拟行患侧肾切除，术后为防止复发应继续抗结核治疗
    A. 1~2 周
    B. 2~4 周
    C. 1~2 个月
    D. 2~3 个月
    E. 3~6 个月

32. 病人，男性，28 岁，诊断为支气管扩张症，支气管扩张症病人痰的特点是
    A. 果酱样
    B. 大量脓痰久置分 3 层
    C. 铁锈色
    D. 咖啡样
    E. 粉红色

33. 某病人近日双眼睑水肿，伴 BP150/90 mmHg，尿呈洗肉水样，尿蛋白（＋＋），尿沉渣有少量红细胞，大量颗粒管型。其病变在
    A. 膀胱
    B. 肾盂
    C. 肾小球
    D. 输尿管
    E. 前尿道

34. 某男患 1 型糖尿病，查餐后 2 小时血糖 15 mmol/L（270 mg/dl）。给胰岛素静脉滴注，静脉滴注时病人自觉多汗、手抖、饥饿，随即意识不清，应考虑其原因是

A. 低血压   B. 低血糖

C. 静脉滴注过快   D. 药物过敏

E. 精神紧张

C. 心肌耗氧量增加   D. 电解质紊乱

E. 情绪激动

41. 对该病人的护理，不宜的是

A. 心电监护   B. 给予鼻导管吸氧

C. 取平卧位，头向一侧   D. 记录 24 小时尿量

E. 注意保暖，避免受凉

35. 某病人，手术切除标本病理检查时发现，全部胎盘绒毛变性、肿胀，无正常绒毛结构和胎儿附属物。间质水肿，间质血管消失，滋养细胞呈不同程度的增生，子宫肌层和输卵管未见滋养细胞。其最可能的诊断

A. 完全性葡萄胎   B. 部分性葡萄胎

C. 侵蚀性葡萄胎   D. 绒毛膜癌

E. 正常妊娠

（42~44 题共用题干）

患儿，男，10 个月，阵发性哭闹、呕吐 8 小时，果酱样大便 2 次，腹部有腊肠样包块。

42. 患儿首先考虑为

A. 急性肠套叠   B. 阑尾炎

C. 病毒性肠炎   D. 急性胃穿孔

E. 急性坏死性肠炎

36. 男性，30 岁，骑车被汽车撞伤，不能站立，左大腿疼痛，X 线片显示左股骨下端骨折，足背动脉搏动消失，运动正常，病人出现了什么并发症

A. 腓总神经损伤

B. 静脉损伤

C. 腘动脉损伤

D. 股动脉损伤

E. 以上都不对

43. 该患儿若行空气灌肠复位，压力表应

A. 不超过 80~90 mmHg

B. 不超过 90~100 mmHg

C. 不超过 100~110 mmHg

D. 不超过 110~1200 mmHg

E. 不超过 120~130 mmHg

44. 该患儿复位成功的指征不包括

A. 很快入睡，不再哭闹和呕吐

B. 腹部包块消失

C. X 线下杯口影消失，空气顺利进入小肠

D. 大便中不含果酱样大便

E. 口服活性炭后可从粪便中见到黑色碳剂

37. 病人，女性，26 岁。妊娠 30 周，做产前乳房护理正确指导的是

A. 可刺激乳头   B. 用肥皂擦洗乳头

C. 用乙醇擦洗乳头   D. 用湿毛巾擦洗乳头

E. 热敷

38. 患儿，男，58 天。34 周早产，生后用婴儿奶粉喂养，食欲佳，化验检查：血红蛋白 100 g/L，红细胞计数 2.8×10^{12}/L，白细胞计数 7×10^{9}/L。该婴儿可能的诊断是

A. 感染性贫血

B. 生理性贫血

C. 营养性缺铁性贫血

D. 营养性巨幼细胞贫血

E. 再生障碍性贫血

（45~47 题共用题干）

病人，男性，52 岁。中午饮酒后突然出现上腹中部剧烈刀割样疼痛，向腰背部呈带状放射，继而呕出胆汁，伴高热。急诊入院体检：急性痛苦面容，全腹疼痛，腹肌紧张。

45. 根据现有资料，该病人最可能的诊断是

A. 溃疡穿孔   B. 上消化道出血

C. 急性胆囊炎   D. 急性胰腺炎

E. 原发性肝癌

46. 为进一步确诊，首选的检查是

A. 急诊内镜检查   B. B 超检查

C. 血清淀粉酶测定   D. CT 检查

E. X 线腹部平片

47. 紧急处理措施中最重要的是

A. 辅助检查   B. 解痉、镇痛

C. 流质饮食   D. 禁食、补液

E. 抗感染治疗

【A3/A4 型题】

（39~41 题共用题干）

病人，男性，60 岁。高血压 10 余年，间歇发作胸闷、胸痛 2 年，医生确诊为原发性高血、冠心病。此次上厕所后，突然出现胸闷、气短、咳粉红色泡沫痰。查体：端坐体位，心跳 110 次/分，双肺可闻及水泡音，双下肢无水肿。

39. 该病人目前最可能的诊断是

A. 急性支气管炎   B. 急性左心衰竭

C. 心力衰竭   D. 急性心肌梗死

E. 劳累性心绞痛

40. 此次发病的诱因可能是

A. 急性呼吸道感染   B. 心动过速

（48~50 题共用题干）

病人，24 岁，未婚，停经 52 天诊断为早孕，行吸宫

术。术中出现面色苍白、出冷汗、头晕、胸闷、呕吐、血压下降等表现。

48. 该病人可能出现
- A. 人工流产综合征
- B. 失血性休克
- C. 子宫穿孔
- D. 吸宫不全
- E. 神经源性休克

49. 防治吸宫术并发症，下列不正确的一项是
- A. 陪伴受术者，安慰、舒缓其紧张心理
- B. 出现人工流产综合征，停止手术
- C. 遵医嘱给予阿托品
- D. 观察术中、术毕出血量
- E. 继续手术，尽快结束

50. 关于人工流产术后宣教，下列哪项不妥
- A. 术后休息半个月
- B. 术后有轻微腹痛
- C. 少量阴道出血，可持续 14 天
- D. 1 个月内禁止盆浴及性交
- E. 保持外阴清洁

【B 型题】

(51 ~ 52 题共用备选答案)
- A. 肝肾综合征
- B. 上消化道出血
- C. 原发性肝癌
- D. 感染
- E. 肝性脑病

51. 肝硬化最常见的并发症是

52. 晚期肝硬化最严重的并发症是

(53 ~ 54 题共用备选答案)
- A. 吸气性呼吸困难
- B. 呼气性呼吸困难
- C. 混合性呼吸困难
- D. 夜间阵发性呼吸困难
- E. 潮式呼吸

53. 支气管哮喘发作时病人呈

54. 支气管异物存在时病人呈

(55 ~ 56 题共用备选答案)
- A. 胸骨中上段压榨性疼痛
- B. 尖锐的心前区疼痛
- C. 心尖部乳头下持续性闷痛
- D. 心前区闷痛
- E. 持续性胸骨后疼痛伴休克、心功能不全

55. 心绞痛表现为

56. 急性心肌梗死表现为

(57 ~ 58 题共用备选答案)
- A. 嗜酸性胃炎
- B. 胃溃疡
- C. 慢性萎缩性胃炎
- D. 胃大部切除后残胃炎
- E. 十二指肠球部溃疡

57. 空腹痛多见于

58. 血清胃泌素慢性增高多见于

(59 ~ 61 题共用备选答案)
- A. 增高最早
- B. 增高稍晚
- C. 增高最晚
- D. 不增高
- E. 持续增高

59. 急性胰腺炎时，尿淀粉酶

60. 急性胰腺炎时，血淀粉酶

61. 急性胰腺炎时，血清脂肪酶

(62 ~ 63 题共用备选答案)
- A. 孕 8 周末
- B. 孕 16 周末
- C. 孕 20 周末
- D. 孕 30 周末
- E. 孕 36 周末

62. B 超有胎心搏动，胎儿面部初具人形，妊娠周数是

63. 外生殖器可辨男女，头发长出，部分孕妇可感到胎动，妊娠周数是

(64 ~ 66 题共用备选答案)
- A. 阴道分泌物悬滴检查
- B. 宫颈或宫颈管活体组织检查
- C. 子宫镜检查
- D. 输卵管通畅检查
- E. 阴道后穹窿穿刺术

64. 适用于异位妊娠的是

65. 适用于宫颈病变的是

66. 适用于滴虫阴道炎的是

(67 ~ 69 题共用备选答案)
- A. 孕母贫血
- B. 用末加热的牛奶喂养
- C. 青春期的少年缺铁
- D. 饮食不均衡
- E. 婴幼儿长期大便次数过多

67. 儿童生长发育快可导致

68. 婴幼儿铁丢失过多见于

69. 先天性铁储存不足见于

(70 ~ 72 题共用备选答案)
- A. 幼儿麻疹
- B. 麻疹
- C. 风疹
- D. 水痘
- E. 猩红热

70. 发热，皮疹伴杨梅舌及扁桃体炎

71. 发热 3 ~ 4 天出疹，疹间皮肤正常，出疹期热更高

72. 斑疹、丘疹、水疱、结痂同时存在

(73~76 题共用备选答案)

A. 呼吸表浅、双吸气

B. 呼吸快，有鼻扇、三凹征

C. 呼出气体有烂苹果味

D. 吸气性呼吸困难

E. 呼气性呼吸困难

73. 周围性呼吸困难

74. 中枢性呼吸困难

75. 上呼吸道梗阻

76. 支气管哮喘

(77~80 题共用备选答案)

A. 社区健康教育

B. 社区急危重症病人转诊

C. 社区传染病病人的管理

D. 社区保健服务

E. 社区临终服务

77. 为社区儿童预防接种属于

78. 向社区的糖尿病病人讲授饮食知识属于

79. 协助心肌梗死病人联系救护车及医院工作属于

80. 帮助有亲人去世的家属解除痛苦属于

【X 型题】

81. 阻塞性肺气肿的体征有

A. 桶状胸　　　　　　　B. 过清音

C. 呼气延长　　　　　　D. 呼吸音增强

E. 呼吸音减弱

82. 记录每天排出量应包括

A. 粪便量和尿量　　　　B. 出汗量

C. 胃肠减压量　　　　　D. 腹腔穿刺量

E. 呕吐量

83. 室性期前收缩的心电图特点是

A. QRS 波群提前出现

B. QRS 波群形态宽大畸形

C. QRS 波群时限 >0.12 秒

D. QRS 波群前有逆行的 P 波

E. QRS 波群后有完全代偿间歇

84. 下列哪些是高危新生儿

A. 母亲有异常妊娠史的新生儿

B. 异常分娩的新生儿

C. 早产儿

D. 巨大儿

E. 多产儿

85. 下列哪些病人术后不宜过早下床活动

A. 肠粘连术后

B. 下肢植皮术后

C. 门静脉高压分流术后

D. 腹外疝手术后

E. 阑尾切除术后

86. 需采集全血标本的检验项目应该是

A. 肾功能　　　　　　　B. 血常规

C. 血脂　　　　　　　　D. 血沉

E. 血肌酐

87. 哪些心血管病病人需要绝对卧床休息

A. 心功能二级　　　　　B. 急性病毒性心肌炎

C. 急性心肌梗死　　　　D. 室性心动过速

E. 动脉粥样硬化

88. 重症肺炎可出现的并发症有

A. DIC　　　　　　　　B. 心力衰竭

C. 中毒性脑病　　　　　D. 中毒性肠麻痹

E. 脓胸

89. 缺铁性贫血多见于

A. 青少年　　　　　　　B. 婴儿

C. 年老体弱者　　　　　D. 绝经期妇女

E. 育龄期妇女

90. 关于女性正常骨盆，下列说法正确的有

A. 骨盆是由骶骨、尾骨和左右 2 块髋骨组成

B. 骨盆以耻骨联合上缘，两侧髂耻线及骶岬上缘为界分为真假骨盆

C. 骨盆的三个假想平面中，中骨盆平面为骨盆最小平面

D. 妇女直立时，骨盆轴上段向后，中段向下，下段向下向前

E. 骨盆底由多层肌肉和筋膜组成，起到承载和支持盆腔脏器的作用

91. 以下属于急性胎儿窘迫的有

A. 胎心率 110 次/分　　B. 胎心率 170 次/分

C. 胎动减弱　　　　　　D. 胎动每小时 8 次

E. 头先露，羊水中混有胎便

92. 采用管饲要素饮食进行营养支持的病人，出现胃肠反应时调整

A. 温度　　　　　　　　B. 浓度

C. 速度　　　　　　　　D. 营养液种类

E. 营养液总量

93. 妊娠期高血压疾病病人发生抽搐时，护理措施正确的是

A. 保持病房光线充足

B. 观察病情，详细记录，遵医嘱及时准确用药

C. 用舌钳固定舌头，防止舌咬伤及舌后坠

D. 保持呼吸道通畅

E. 置病人于安静、暗光的单人房间

94. 护理诊断与医疗诊断描述内容的主要区别是

 A. 阐述的对象不同

 B. 决策者不同

 C. 诊断的可变性不同

 D. 描述问题的范畴不同

 E. 解决问题的手段不同

95. 尿毒症病人皮肤瘙痒，刺激物是

 A. 血钾 　　　　B. 血钙

 C. 血磷 　　　　D. 血尿素

 E. 血脂

96. 颅底骨折的诊断主要依据是

 A. 伤后淤血部位 　　B. 伤后皮下气肿

 C. 伤后昏迷 　　　　D. 伤后耳、鼻流血

 E. 伤后出现脑脊液鼻漏或耳漏

97. 可促进铁吸收的食物是

 A. 维生素 C 　　　B. 果糖

 C. 肉末 　　　　　D. 牛奶

 E. 咖啡

98. 下列各项中哪些表明上消化道大出血尚未停止

 A. 黑粪次数增多

 B. 黑粪由糊状变为成形略带黄色

 C. 呕吐物由咖啡色转为鲜红

 D. 网织红细胞计数持续升高

 E. 血尿素氮恢复正常后又升高

99. 在做胆囊炎病人健康教育中常用的人际传播形式有哪些

 A. 讨论 　　　　B. 交谈

 C. 咨询 　　　　D. 指导

 E. 劝服

100. 乳房自我检查的视诊要求有

 A. 改变体位，双手撑腰、上举、侧身、多角度观察

 B. 双臂下垂，观察两侧乳房形状、大小、轮廓是否对称

 C. 乳头有无回缩、抬高、分泌物，乳晕处有无湿疹

 D. 有无局部隆起、凹陷、"橘皮样"改变

 E. 脱去上衣，面对穿衣镜

参 考 答 案

【A1 型题】

1. C　2. B　3. D　4. D　5. E　6. B　7. C　8. D
9. C　10. E　11. C　12. D　13. A　14. C　15. C　16. A
17. B　18. D　19. A　20. A　21. A　22. C　23. C　24. E
25. D　26. A　27. E　28. E　29. C　30. D

【A2 型题】

31. E　32. B　33. C　34. B　35. D　36. C　37. D　38. B

【A3/A4 型题】

39. B　40. C　41. C　42. A　43. B　44. D　45. D　46. C
47. D　48. A　49. E　50. C

【B 型题】

51. B　52. E　53. B　54. A　55. A　56. E　57. B　58. E
59. B　60. A　61. C　62. A　63. B　64. E　65. B　66. A
67. C　68. B　69. A　70. E　71. B　72. D　73. B　74. A
75. D　76. E　77. D　78. A　79. B　80. E

【X 型题】

81. ABCE　82. ACDE　83. ABCE　84. ABCDE　85. BCD
86. BDE　87. BCD　88. ABCDE　89. ABE　90. ABCDE
91. ABCDE　92. BC　93. BCDE　94. ABCDE　95. BD
96. AE　97. ABC　98. ACDE　99. BCDE　100. ABCDE

模拟试卷二

1. 心源性水肿最常见的病因是

   A. 左心衰竭   B. 右心衰竭

   C. 原发性高血压   D. 心肌肥厚

   E. 心包炎

2. 从目标人群的生活质量人手,评估社区的需求和健康问题是

   A. 社会诊断   B. 流行病学诊断

   C. 行为诊断   D. 环境诊断

   E. 教育与组织诊断

3. 下列选项符合早产儿外观特点的是

   A. 皮肤红润,胎毛少   B. 足底光滑,纹理少

   C. 耳壳软骨发育好   D. 乳晕明显,有结节

   E. 指甲长过指端

4. 甲状腺囊性腺瘤突然迅速增大伴有胀痛和压痛,提示

   A. 恶变

   B. 感染

   C. 囊内出血

   D. 甲状腺素分泌增多

   E. 淋巴结炎

5. 导致产褥病率最主要的原因是

   A. 乳腺感染   B. 上呼吸道感染

   C. 泌尿系统感染   D. 手术切口感染

   E. 产褥感染

6. 关于滴虫阴道炎,下列说法正确的是

   A. 不影响受孕

   B. 病原体最适宜 pH 为 4.2 ~ 5.6

   C. 典型症状为稀薄泡沫状白带

   D. 病原体比多核粒细胞小

   E. 主要传播途径是血行传播

7. 肾病综合征水肿的主要原因是

   A. 低钠血症   B. 低钾血症

   C. 氮质血症   D. 低白蛋白血症

   E. 高胆固醇血症

8. 属于原位菌群三度失调表现的是

   A. 假膜性肠炎   B. 肠功能紊乱

   C. 慢性腹泻   D. 慢性咽喉炎

   E. 慢性口腔炎

9. 造成原发性心肌损害而导致慢性心力衰竭发生的最常见代谢障碍性疾病是

   A. 甲状腺功能亢进症   B. 甲状腺功能减退症

   C. 单纯性甲状腺肿   D. 糖尿病

   E. Cushing 综合征

10. 缺铁性贫血治疗最重要的是

   A. 补充铁剂   B. 病因治疗

   C. 脾切除   D. 少量输血

   E. 肌内注射维生素 B_{12}

11. 急性出血坏死性胰腺炎最常见的并发症是

   A. 化脓性感染

   B. 休克

   C. 急性肾衰竭

   D. 急性呼吸窘迫综合征

   E. 中毒性脑病

12. 关于高渗性脱水,说法不正确的是

   A. 以丢失水分为主

   B. 细胞内脱水严重

   C. Na^+ 从细胞外向细胞内流

   D. 血管升压素增加

   E. 尿比重增高

13. 关于骨盆组成的描述,正确的是

   A. 由 2 块髂骨、1 块坐骨和 1 块尾骨组成

   B. 由 2 块髋骨、1 块骶骨和 1 块尾骨组成

   C. 由 2 块髂骨、1 块骶骨和 1 块尾骨组成

   D. 由 2 块髋骨、1 块坐骨和 1 块尾骨组成

   E. 由 1 块坐骨、耻骨联合和 1 块尾骨组成

14. 关于胎盘功能的描述,错误的是

   A. 气体交换   B. 营养物质供应

   C. 排除胎儿代谢产物   D. 防御功能

   E. 分解功能

15. 不宜应用营养疗法的病人是

   A. 休克   B. 短肠综合征

   C. 急性肾衰竭   D. 急性胰腺炎

   E. 大面积烧伤

16. 急腹症病人,腹透见膈下游离气体,提示腹内的病变是

   A. 炎症性   B. 梗阻性

   C. 出血性   D. 穿孔性

E. 绞窄性

17. 对甲状腺功能亢进症重度浸润性突眼的护理不应

A. 抬高头部

B. 鼓励多食略咸食品

C. 外出时用眼罩

D. 生理盐水纱布局部湿敷

E. 抗生素眼膏涂眼

18. 消化性溃疡最常见的并发症是

A. 出血   B. 穿孔

C. 幽门梗阻   D. 癌变

E. 电解质紊乱

19. 属于深反射检查的是

A. 角膜反射   B. 腹壁反射

C. 膝腱反射   D. 凯尔尼格征

E. 提睾反射

20. 适用于护理婴儿的心理沟通方式是

A. 因势利导   B. 多做游戏

C. 搂抱与抚摸   D. 适时鼓励

E. 社会交流

21. 新生儿颅内出血不适宜的措施是

A. 保持安静，尽力避免惊扰

B. 烦躁不安时可用镇静剂

C. 取平卧位，头偏向一侧，防止窒息

D. 保证热量及营养物的供给

E. 可使用维生素 K 以控制出血

22. 门静脉高压分流术的主要目的是

A. 制止出血   B. 消除腹水

C. 消除脾亢   D. 根除肝损害

E. 纠正肝性脑病

23. 适宜用胎头吸引术的情况是

A. 第二产程延长   B. 严重头盆不称

C. 宫颈口未开全   D. 胎先露棘上 3 cm

E. 额先露

24. 感染转为慢性结局是由于

A. 机体抵抗力与细菌毒力处于相持状态

B. 治疗不当

C. 人体抵抗力下降

D. 细菌毒力增大

E. 细菌变异

25. 确诊肿瘤最可靠的检查方法是

A. CT   B. DSA

C. B 超   D. 肿瘤抗原

E. 病理学检查

26. 洋地黄制剂治疗心力衰竭最主要的机制是

A. 增强心肌收缩力   B. 兴奋交感神经

C. 扩张冠状动脉   D. 抑制迷走神经系统

E. 兴奋心脏传导系统

27. 关于蛲虫病的表述，正确的是

A. 蛲虫的成虫寄生于人体大肠

B. 人也可以成为中间宿主

C. 常在集体儿童机构流行

D. 以全身症状为主

E. 传播方式为接触传染

28. 当孕妇发生胎膜破裂时，护士指导孕妇采取的体位是

A. 半卧位   B. 站位

C. 蹲位   D. 平卧位

E. 膝胸卧位

29. 闭合性单根肋骨骨折可取的处理方法是

A. 宽胶布固定   B. 厚敷料加压包扎

C. 肋骨牵引   D. 胸腔闭式引流

E. 穿刺排气减压

30. 麻疹最常见的并发症是

A. 喉炎   B. 肺炎

C. 心肌炎   D. 脑炎

E. 营养不良

【A2 型题】

31. 病人，女性，58 岁。绝经 5 年，阴道浆液血性分泌物伴臭味 4 个月。查宫颈正常大、光滑，子宫稍大稍软。为明确诊断首选辅助检查方法是

A. 阴道分泌物细胞学检查

B. 宫颈刮片检查

C. 宫颈锥切术行组织活检

D. 确试验后行子宫镜检查

E. 分段刮宫活组织检查

32. 男性病人，30 岁。检查发现气管向左侧移位，右侧胸廓饱满，触觉语颤减弱，叩诊浊音，应考虑最可能的原因是

A. 肺气肿   B. 气胸

C. 胸腔积液   D. 肺炎

E. 肺脓肿

33. 病人，男性，46 岁。因四肢对称性无力，伴肢体袜套样感觉异常入院检查。病人 3 周前有上呼吸道感染。对此病人，最有助于诊断的辅助检查是

A. 头颅 CT   B. 脑血管造影

C. 脑脊液检查   D. 脑电图

E. 体格检查

34. 某女病人因发热、腰痛、尿频、尿急、尿痛就医，确诊为急性肾盂肾炎，尿化验的特点是

A. 颗粒管型 (＋＋)　　　B. 大量红细胞

C. 蜡样管型　　　D. 蛋白 (＋＋)

E. 尿白细胞, 5 个/HP

35. 病人, 女性, 停经 2 个月余, 突然阴道少量流血伴下腹痛, 来院就诊。检查示子宫似 10 周妊娠大小, 宫颈口闭合, B 超下可见妊娠环。此时该孕妇发生了

A. 习惯性流产　　　B. 难免流产

C. 不全流产　　　D. 先兆流产

E. 正常妊娠

36. 王先生, 60 岁。近 1 个月来腹部隐痛, 纳差, 消瘦, 乏力, 全身黄染, 瘙痒。查体：腹软, 右上腹轻压痛, 可触及包块, 肝肋下 5 cm, 质中；胆囊及脾脏未触及。初步诊断应考虑是

A. 胃癌　　　B. 肝癌

C. 胆囊癌　　　D. 胰头及壶腹癌

E. 横结肠癌

37. 病人, 女性, 52 岁, 反复呕吐, 不能进食 3 日, 今日软弱无力, 腹胀难忍, 膝腱反射减弱, 心电图 T 波低平, 出现 U 波, 诊断为

A. 低钾血症　　　B. 高钾血症

C. 酸中毒　　　D. 碱中毒

E. 脱水

38. 早产儿, 日龄 1 天, 有窒息史, 生后 1 天出现烦躁不安, 脑性尖叫, 应考虑为

A. 新生儿败血症

B. 新生儿化脓性脑膜炎

C. 新生儿颅内出血

D. 新生儿破伤风

E. 新生儿肺炎

【A3/A4 型题】

(39～41 题共用题干)

某孕妇, G_3P_0, 孕 32 周, 双胎妊娠, 因阴道间断性出血 1 个月余前来就诊, 怀疑是 "前置胎盘"。

39. 最有助于诊断的病史是

A. 阴道出血伴有子宫收缩

B. 腹部剧痛伴有少量阴道流血

C. 反复无痛性阴道流血

D. 2 次人工流产史

E. 急性腹痛伴血压降低

40. 为进一步诊断, 首选的检查方法是

A. X 线腹部平片　　　B. B 超检查

C. 肛门指诊　　　D. 阴道内诊检查

E. 抽取羊水检查

41. 确诊为前置胎盘后入院, 第 2 天阵发性腹痛 1 小时,

突然阴道出血增多至 350 ml, 血压 105/75 mmHg, 脉搏 98 次/分, 胎心率正常, 胎头高浮, 最恰当的处理是

A. 阴道检查, 明确胎盘位置

B. 绝对卧床, 继续期待疗法

C. 立即行剖宫产术

D. 肛门检查, 根据宫口情况处理

E. 镇静剂抑制宫缩

(42～44 题共用题干)

病人, 男性, 胃手术后第 2 日, 抽血查血清钾为 2.9 mmol/L。

42. 引起该病人低血钾不可能的原因是

A. 禁食　　　B. 腹泻、呕吐

C. 持续胃肠减压　　　D. 代谢性碱中毒

E. 输入大量葡萄糖液体

43. 对该病人的治疗, 每日补充的氯化钾总量不宜超过

A. 2～3 g　　　B. 4～5 g

C. 6～8 g　　　D. 9～10 g

E. 11 g

44. 为该病人进行补钾治疗时严禁直接静脉推注, 主要的原因是

A. 浓度过高会刺激静脉, 引起静脉炎

B. 浓度过高会抑制心肌, 导致心脏骤停

C. 推注过快会加快心脏收缩, 导致心律失常

D. 推注过快会导致呼吸困难

E. 推注过快会引起抽搐

(45～47 题共用题干)

病人, 男性, 慢性左心衰竭, 经休息、限盐、利尿、扩血管和使用洋地黄制剂后出现食欲下降、视物模糊、神情淡漠等表现。

45. 出现以上表现最可能的原因是

A. 慢性脑部缺氧　　　B. 消化不良

C. 心力衰竭加重　　　D. 电解质紊乱

E. 洋地黄中毒

46. 洋地黄中毒后以下处理正确的是

A. 停用洋地黄及利尿剂

B. 减少洋地黄及利尿剂用量

C. 停用利尿剂, 继续用洋地黄

D. 停用洋地黄, 继续用利尿剂

E. 加用抗心律失常药

47. 洋地黄中毒引起的心律失常中, 最常见的是

A. 房性期前收缩　　　B. 室性期前收缩

C. 心房颤动　　　D. 房室传导阻滞

E. 非阵发性交界性心动过速

（48～50 题共用题干）

患儿，男，5 岁，发热 1 天，有咽痛，家长给予头孢氨苄口服，次日热不退，全身出现弥漫性针尖大小红色皮疹，疹间皮肤充血，咽红、扁桃体 Ⅱ 度肿大，表面有脓性分泌物。

48. 该患儿最可能的临床诊断是
- A. 麻疹
- B. 流行性腮腺炎
- C. 猩红热
- D. 风疹
- E. 水痘

49. 最有助于该患儿诊断的检查是
- A. 血培养
- B. 咽拭子培养
- C. 痰培养
- D. 皮疹涂片培养
- E. X 线胸片

50. 该患儿 3 周后出现眼睑水肿、尿少、血尿、头痛，最可能出现的并发症是
- A. 肾病综合征
- B. 泌尿系统感染
- C. 急性肾小球肾炎
- D. 脑炎
- E. 肺炎

【B 型题】

（51～52 题共用备选答案）
- A. 血性泡沫痰
- B. 少量白色黏痰
- C. 铁锈色痰
- D. 胶胨状痰
- E. 脓性、粉红色乳状痰

51. 肺炎链球菌性肺炎，其痰液的性质是

52. 葡萄球菌肺炎，其痰液的性质是

（53～54 题共用备选答案）
- A. 医源性传播
- B. 接触传播
- C. 空气传播
- D. 飞沫传播
- E. 生物媒介传播

53. 乙型脑炎医院感染的主要传播途径是

54. HIV 医院感染的主要传播途径是

（55～57 题共用备选答案）
- A. 慢性支气管炎
- B. 支气管哮喘
- C. 肺结核
- D. 支气管扩张症
- E. 肺癌

55. 胸部听诊可闻及局限而固定的湿啰音可见于

56. 上腔静脉阻塞综合征可见于

57. 锁骨上下部位咳嗽后闻及湿啰音可见于

（58～60 题共用备选答案）
- A. 苯妥英钠
- B. 维拉帕米
- C. 安装人工心脏起搏器
- D. 非同步直流电复律
- E. 同步直流电复律

58. 一旦发生心室颤动应立即给予的处理是

59. 洋地黄中毒引起的室性期前收缩，可使用

60. 房颤急性期首选治疗为

（61～64 题共用备选答案）
- A. 肾上腺素
- B. 利多卡因
- C. 阿托品
- D. 碳酸氢钠
- E. 洛贝林

61. 用于纠正酸中毒，增加心肌应激性的药物是

62. 用于解除迷走神经对心脏作用的药物是

63. 用于抑制室性心律失常的药物是

64. 用于兴奋呼吸中枢的药物是

（65～68 题共用备选答案）
- A. 疝内容物易回纳入腹腔
- B. 疝内容物不能完全回纳入腹腔
- C. 疝内容物有动脉性血循环障碍
- D. 疝内容物被疝环卡住不能还纳，但无动脉性循环障碍
- E. 疝内容物为部分肠壁不能还纳时

65. 绞窄性疝

66. 易复性疝

67. 嵌顿性疝

68. 难复性疝

（69～72 题共用备选答案）
- A. 前庭大腺炎
- B. 滴虫阴道炎
- C. 外阴阴道假丝酵母菌病
- D. 老年性阴道炎
- E. 慢性宫颈炎

69. 阴道出现稀薄的泡沫状分泌物见于

70. 治疗中可以口服小剂量雌激素的是

71. 治疗中可用 2％碳酸氢钠冲洗阴道的是

72. 用 1∶5000 高锰酸钾溶液坐浴的是

（73～74 题共用备选答案）
- A. 总产程超过 24 小时
- B. 宫口开大 3 cm 至宫口开全超过 8 小时者
- C. 总产程不超过 3 小时
- D. 宫口开全后初产妇超过 2 小时
- E. 从临产至宫口开大 3 cm，超过 16 小时者

73. 潜伏期延长是指

74. 第二产程延长是指

（75～77 题共用备选答案）
- A. 胎龄满 42 周
- B. 出生体重 4200 g
- C. 出生体重在同胎儿平均体重的第 85 百分位
- D. 胎龄 37 周，出生体重 2200 g，体重在同胎龄儿平均体重的第 8 百分位
- E. 胎龄 36 周，出生体重 2600 g

75. 巨大儿是指

76. 适于胎龄儿是指

77. 小于胎龄儿是指

（78~80 题共用备选答案）

A. 胚胎第 3 周　　　　　　　B. 胚胎第 6 周

C. 胚胎第 4~5 个月　　　　D. 生后 2~5 周

E. 生后 4~5 天

78. 中胚叶造血开始于

79. 肝脏造血达到高峰的时间是

80. 骨髓成为唯一造血场所的时间是

【X 型题】

81. 输血时血液内不得加入下列哪些药液

A. 含钙剂的溶液　　　　　B. 酸性溶液

C. 碱性溶液　　　　　　　D. 4% 枸橼酸钠溶液

E. 高渗或低渗溶液

82. 确定心脏病病人是否可以妊娠的依据是

A. 孕妇的年龄　　　　　　B. 既往有无生育史

C. 心脏病类型　　　　　　D. 心脏病的程度

E. 心功能分级

83. 符合结核性脑膜炎患儿脑脊液检查结果的是

A. 脑脊液压力增高　　　　B. 外观呈现毛玻璃状

C. 脑脊液红细胞计数增多　D. 蛋白含量升高

E. 糖和氯化物降低

84. 贫血常见的临床表现为

A. 心率增快

B. 皮肤、黏膜、指甲发绀

C. 头晕、乏力、耳鸣

D. 杵状指（趾）

E. 活动后气急

85. 新生儿和婴儿发生胃食管反流的原因是

A. 食管呈漏斗状

B. 黏膜薄嫩、腺体缺乏

C. 弹性组织及肌层不发达

D. 食管下端贲门括约肌发育不成熟

E. 乳汁排空慢

86. 对慢性肺源性心脏病病人采取低流量持续给氧方法的基本原理是

A. 避免高压氧气流对病变呼吸道的损伤

B. 保持 CO_2 对呼吸中枢的长久刺激作用

C. 维持缺氧对呼吸中枢的兴奋作用

D. 有利 CO_2 及酸性代谢产物的持久释放

E. 保证氧分压持续恒定地上升

87. 消化性溃疡的主要并发症是

A. 出血　　　　　　　　　B. 癌变

C. 穿孔　　　　　　　　　D. 吸收不良

E. 幽门梗阻

88. 佝偻病骨样组织堆积造成的畸形

A. 方颅　　　　　　　　　B. 颅骨软化

C. 肋骨串珠　　　　　　　D. 手镯征、脚镯征

E. "O" 形、"X" 形腿

89. 物理消毒灭菌法包括

A. 燃烧　　　　　　　　　B. 干烤

C. 煮沸消毒　　　　　　　D. 压力蒸汽灭菌

E. 熏蒸

90. 关于宫颈糜烂治疗原则，正确的是

A. 物理疗法有冰冻、激光疗法

B. 可用电灼术、电熨术

C. 硝酸银局部腐蚀

D. Ⅱ度宫颈糜烂可做子宫切除

E. 久治不愈的宫颈糜烂可做宫颈锥形切除

91. 胆结石术后，取半坐卧位的目的是

A. 减少手术后出血　　　　B. 利于腹腔引流

C. 减轻伤口缝合张力　　　D. 减轻疼痛

E. 减轻腹胀

92. 骨折的专有体征是

A. 创伤性畸形　　　　　　B. 局部肿胀

C. 假关节活动　　　　　　D. 骨擦音

E. 骨擦感

93. 骨髓移植后须预防心力衰竭，其原因是

A. 使用大剂量化疗

B. 使用大剂量环磷酰胺、环孢素 A 对心脏有毒性

C. 病人血红蛋白常在 60 g/L 以下

D. 病人常伴有高血压、冠心病

E. 骨髓移植过程中大量输液、输骨髓液、输血

94. 人体感染结核菌后是否发病取决于

A. 细菌的数量

B. 细菌的毒力

C. 病人的免疫力

D. 病人的精神状态

E. 细菌介导的变态反应

95. 腹股沟斜疝的特点是

A. 好发于儿童及青少年

B. 腹内脏经腹股沟管突出，可入阴囊

C. 嵌顿机会较多

D. 疝囊颈在腹壁下动脉内侧

E. 疝块半球形

96. 关于女性生殖器炎症的正确的护理措施有

A. 滴虫阴道炎：1% 乳酸溶液阴道冲洗

B. 急性前庭大腺炎：1:5000 高锰酸钾溶液坐浴

C. 慢性宫颈炎：放射治疗

D. 念珠菌阴道炎：0.5% 乙酸溶液阴道冲洗

E. 慢性盆腔炎：物理治疗

97. 肾病综合征出血热发热期的表现可有

A. 球结膜水肿   B. 蛋白尿

C. 尿量减少   D. 腓肠肌压痛

E. 搔抓样出血

98. 应该使用保护具的病人是

A. 意识不清者

B. 视力障碍者

C. 高热躁动者

D. 婴儿进行输液时

E. 谵妄者

99. 洗手的注意事项包括

A. 洗手方法正确

B. 手的各个部位都需洗到、冲净

C. 注意调节合适的水温、水流

D. 避免污染周围环境

E. 洗手后，手上不能检出致病性微生物

100. 新生儿生理性黄疸出现的原因是

A. 肝脏内葡萄糖醛酸转移酶活力不足

B. 出生后红细胞破坏增加

C. 大量间接胆红素产生

D. 胆管狭窄

E. 大量直接胆红素产生

参 考 答 案

【A1 型题】

1. B   2. B   3. B   4. C   5. E   6. C   7. D   8. A

9. D   10. B   11. B   12. C   13. B   14. E   15. A   16. D

17. B   18. A   19. C   20. C   21. C   22. A   23. A   24. A

25. E   26. A   27. C   28. D   29. A   30. B

【A2 型题】

31. E   32. C   33. C   34. E   35. D   36. D   37. A   38. C

【A3／A4 型题】

39. C   40. B   41. C   42. D   43. C   44. B   45. E   46. A

47. B   48. C   49. B   50. C

【B 型题】

51. C   52. E   53. E   54. A   55. D   56. E   57. C   58. D

59. A   60. E   61. B   62. C   63. B   64. E   65. C   66. A

67. D   68. B   69. B   70. D   71. C   72. A   73. E   74. D

75. B   76. C   77. D   78. A   79. C   80. D

【X 型题】

81. ABCE   82. ACDE   83. ABDE   84. ACE   85. ABCD

86. CE   87. ABCE   88. ACD   89. ABCD   90. ABCE

91. BCD   92. ACDE   93. BCE   94. ABCE   95. ABC

96. ABE   97. ABCE   98. ACDE   99. ABCDE   100. ABC

模拟试卷三

【A1 型题】

1. 新生儿体液占体重

    A. 70%   B. 55%

    C. 65%   D. 80%

    E. 60%

2. 急性白血病病人发热 38℃是由于

    A. 感染   B. 吸收热

    C. 红细胞破坏   D. 白细胞破坏

    E. 血小板过少

3. 高渗性脱水的病理特点是

    A. 体液以失钠为主   B. 体液以失水为主

    C. 体液以失钾为主   D. 体液以失钙为主

    E. 体液以失氯为主

4. 下述不属于胎儿附属物的是

    A. 胎盘   B. 子宫肌壁

    C. 羊水   D. 脐带

    E. 胎膜

5. 对重度休克病人纠正代谢性酸中毒时，下列哪项不宜使用

    A. 三羟甲基氨基甲烷   B. 5%碳酸氢钠溶液

    C. 碳酸氢钠等渗盐水   D. 11.2%乳酸钠溶液

    E. 5%葡萄糖等渗盐水

6. 下列叙述错误的是

    A. 高度危险物品必须用灭菌方法处理

    B. 部分中度危险物品可选用中水平消毒法

    C. 胃镜必须采用高水平消毒方法

    D. 低度危险物品一般可采用低水平消毒方法

    E. 受到一般细菌污染的物品，必须选用高水平消毒方法

7. 妊娠期贫血最常见为

    A. 地中海贫血   B. 缺铁性贫血

    C. 低色素性贫血   D. 巨幼细胞贫血

    E. 再生障碍性贫血

8. 小儿发育最早的系统是

    A. 循环系统   B. 呼吸系统

    C. 神经系统   D. 生殖系统

    E. 淋巴系统

9. 下列有关颅底骨折表述不正确的是

    A. 颅底骨折时易撕裂硬脑膜形成脑脊液漏

    B. 颅底骨折其严重性并不在于骨折本身，而是颅内血肿及脑损伤

    C. 颅底骨折不与外界直接相通，一般视其为闭合性骨折

    D. 颅底骨折潜在并发症：颅内感染、颅内出血

    E. 颅底骨折病人出现脑脊液漏一般在 2 周内愈合

10. 关于Ⅲ度烧伤特点的描述，下面正确的是

    A. 深度可达皮肤全层，创面无水疱，呈蜡白或焦黄色

    B. 病人有剧痛和感觉过敏

    C. 伤及真皮层可有水疱，3～4 周愈合，基底苍白与潮红相间

    D. 创面上看不到树枝样栓塞的血管

    E. 仅伤及表皮层，生发层存在

11. 最能反映贫血程度的实验室检查指标是

    A. 红细胞计数

    B. 血红蛋白测定

    C. 网织红细胞计数

    D. 红细胞沉降率（血沉）

    E. 血清蛋白测定

12. 下列关于放射免疫分析检查前准备的叙述正确的是

    A. 采血前日晚可进食适量的油腻饮食

    B. 采血时间不限

    C. 采血时抽血速度不能过快

    D. 可将血样置于常温

    E. 测定 β_2 - 微球蛋白时，应留取晨尿

13. 对法洛四联症病情轻重起决定作用的病变是

    A. 室间隔缺损   B. 房间隔缺损

    C. 主动脉骑跨   D. 肺动脉狭窄

    E. 右心室肥厚

14. 猩红热的临床特征不包括

    A. 帕氏线   B. 柯氏斑

    C. 杨梅舌   D. 手套状脱皮

    E. 口周苍白圈

15. 引起慢性胃炎的主要病因是

    A. 幽门螺杆菌感染   B. 自身免疫反应

    C. 机械因素影响   D. 化学因素影响

    E. 黏膜退变

16. 婴儿易发生溢乳和呕吐的原因是
    A. 幽门括约肌发育差
    B. 婴儿胃呈斜位
    C. 胃肠顺向蠕动
    D. 胃肠逆向蠕动
    E. 哺乳时不吸入空气

17. 关于妊娠滋养细胞肿瘤，正确的说法是
    A. 侵蚀性葡萄胎可发生在流产后
    B. 绒毛膜癌可发生在葡萄胎之后
    C. 前次妊娠为异位妊娠，不发生绒毛膜癌
    D. 前次妊娠为足月产，不发生绒毛膜癌
    E. 绒毛膜癌最早出现的是脑转移

18. 高血压病人的饮食指导正确的说法是
    A. 低盐饮食
    B. 高脂、高蛋白饮食
    C. 高胆固醇饮食
    D. 低钙饮食
    E. 少吃水果、蔬菜

19. 危重新生儿巡视间隔为
    A. 20～30 分钟
    B. 30～40 分钟
    C. 40～50 分钟
    D. 50～60 分钟
    E. 1～2 小时

20. 肺脓肿病人的热型常呈
    A. 稽留热
    B. 弛张热
    C. 间歇热
    D. 波状热
    E. 不规则热

21. 儿科染色体病中最常见的是
    A. 18 三体综合征
    B. 猫叫综合征
    C. 先天性心脏病
    D. 21 三体综合征
    E. 脆性 X 染色体综合征

22. 对"健康促进"领域的描述，不正确的是
    A. 创造支持环境
    B. 加强社区行动
    C. 发展个人技能
    D. 提高公共福利
    E. 调整卫生服务方向

23. 慢性病社区管理需要团队的合作，其中团队的核心是
    A. 全科医生
    B. 社区护士
    C. 病人和家属
    D. 康复师
    E. 社会工作者

24. 护士在进行侵入性操作前可选用
    A. 直接戴一次性手套
    B. 手快速消毒剂进行洗手消毒
    C. 用流动水洗净双手
    D. 用无菌水洗净双手
    E. 用清洁纱布包裹双手

25. 妊娠期母体变化哪项是错误的
    A. 妊娠 32～34 周血容量达高峰
    B. 妊娠晚期易发生外阴及下肢静脉曲张
    C. 子宫峡部在妊娠后期形成子宫下段
    D. 妊娠末期孕妇血液处于低凝状态
    E. 妊娠后卵巢不排卵

26. 自发性气胸的治疗应首选
    A. 鼻塞给氧
    B. 排气减压
    C. 镇静止痛
    D. 镇咳、祛痰
    E. 手术治疗

27. 有关脑血栓形成病人的护理评估，不正确的是
    A. 安静状态下发病
    B. 晨起出现半身瘫痪
    C. 有动脉粥样硬化病史
    D. 可有发声障碍
    E. 有严重意识障碍

28. 新生儿寒冷损伤综合征的治疗护理关键是
    A. 热量供给
    B. 液体补充
    C. 复温
    D. 抗感染
    E. 喂养

29. 风湿性心脏瓣膜病病人腿部应适当活动，其目的是
    A. 减轻心脏负担
    B. 预防风湿复发
    C. 防止腹壁血栓形成
    D. 防止动脉栓塞
    E. 防止下肢静脉血栓形成

30. 为防止全身麻醉时呕吐和手术后腹胀，手术前禁食、禁饮的时间是
    A. 4 小时禁食，1～2 小时禁水
    B. 6 小时禁食，4～6 小时禁水
    C. 8 小时禁食，6～8 小时禁水
    D. 10 小时禁食，4～6 小时禁水
    E. 12 小时禁食，4～6 小时禁水

【A2 型题】

31. 某病人肝炎后肝硬化，近日食欲欠佳，腹胀，体检：腹部有移动性浊音，提示
    A. 腹水
    B. 肠胀气
    C. 腹膜炎
    D. 胆囊结石
    E. 胰管梗死

32. 病人，男性，36 岁，肾移植术，术中肾血循环恢复 15 分钟后，移植的肾脏由红转为暗红，出现青紫，坏死，该病人出现的是
    A. 休克
    B. 超急性排斥反应
    C. 加速性排斥反应
    D. 急性排斥反应
    E. 慢性排斥反应

33. 李先生，78 岁，行走时突然跌倒，神志不清，经医院检查，一侧肢体瘫痪，口斜眼歪，一侧瞳孔直径 5 mm，另一侧瞳孔直径 3 mm。瞳孔不等大的原因是
    A. 颅内压增高
    B. 脑膜炎
    C. 脑动脉血栓形成
    D. 脑疝

E. 脑梗死

34. 男，54 岁，血压值持续为 160/100 mmHg，应考虑为
    A. 正常血压
    B. 收缩压偏高，舒张压偏低
    C. 临界高血压
    D. 收缩压偏低，舒张压偏高
    E. 高血压

35. 某病人，停经 2 个月，腹痛，阴道流血比月经多，子宫增大如孕 2 个月大小，宫口有胎囊膨出，应诊断为
    A. 异位妊娠　　　　　　B. 先兆流产
    C. 不全流产　　　　　　D. 难免流产
    E. 习惯性流产

36. 余某，男性，42 岁，电镀工人，工作中突然出现恶心、呕吐，呼吸困难、面色潮红，呼出气体杏仁味，病人最有可能发生以下哪种中毒
    A. CO 中毒　　　　　　B. 乐果中毒
    C. 酒精中毒　　　　　　D. 氰化物中毒
    E. 毒鼠强中毒

37. 病人，男性，40 岁。急性心肌梗死后出现四肢厥冷，多汗，少尿，血压 70/40 mmHg，经补充血容量后血压不升，此时应该使用的药物是
    A. 毛花苷丙　　　　　　B. 硝普钠
    C. 呋塞米（速尿）　　　D. 补充血容量
    E. 多巴胺

38. 患儿 5 个月，因多日腹泻使其臀部皮肤潮红，局部清洗后涂药宜选用
    A. 红霉素软膏　　　　　B. 鞣酸软膏
    C. 1% 甲紫　　　　　　D. 硝酸咪康唑霜
    E. 硫酸锌软膏

【A3/A4 型题】
(39～41 题共用题干)
　　病人，女性，42 岁，某化工厂工人，长期与苯接触，一年来全身乏力，Hb 50 g/L，血小板计数 14×10^9/L，网织红细胞低于正常，肝、脾不大，骨髓增生低下。

39. 最可能的医疗诊断是
    A. 缺铁性贫血　　　　　B. 巨幼细胞贫血
    C. 再生障碍性贫血　　　D. 溶血性贫血
    E. 地中海贫血

40. 首选治疗
    A. 铁剂　　　　　　　　B. 肾上腺皮质激素
    C. 雄激素　　　　　　　D. 维生素 C
    E. 卡巴克洛（安络血）

41. 下列药物护理措施中不正确的是
    A. 告诉病人需坚持治疗使用 3～6 个月才能判断是否

有效
    B. 向病人说明药物副作用
    C. 肝功能受损需定期检查肝功能
    D. 停药后副作用不会消失
    E. 经常检查注射部位，发现硬块应及时报告，必要时作理疗

(42～44 题共用题干)
　　患儿，女，13 个月。生后 3 个月起青紫逐渐加重，活动后气急。查体：生长发育明显落后，青紫明显，伴杵状指，胸骨左缘 3～4 肋间闻及Ⅲ级收缩期杂音。

42. 该患儿最可能是
    A. 房间隔缺损　　　　　B. 室间隔缺损
    C. 动脉导管未闭　　　　D. 法洛四联症
    E. 肺动脉狭窄

43. 患儿第 2 天晨起吃奶时出现阵发性呼吸困难、烦躁和青紫加重，出现昏迷，其原因最可能是
    A. 并发脑膜炎　　　　　B. 脑栓塞
    C. 脑脓肿　　　　　　　D. 心力衰竭
    E. 肺动脉漏斗部肌肉痉挛

44. 对该患儿的治疗最终应采取
    A. 内科保守治疗　　　　B. 发病时内科用药
    C. 中医中药治疗　　　　D. 近期手术治疗
    E. 成年后手术治疗

(45～47 题共用题干)
　　张女士，孕 40 周，有规则宫缩 10 小时，自然分娩一活女婴。现第三产程已历时 40 分钟，仍无胎盘剥离的征象，而出血量已超过 200 ml。

45. 分析张女士的出血原因最可能是
    A. 软产道损伤
    B. 凝血功能障碍
    C. 产后子宫收缩乏力
    D. 循环血量过多
    E. 胎盘因素

46. 针对第三产程延长且出血多，应采取的措施是
    A. 给予静脉输血
    B. 人工剥离胎盘术
    C. 加强子宫收缩
    D. 继续观察等待
    E. 给予床头抬高措施

47. 第三产程结束，以下各项护理措施中不必要的是
    A. 绝对卧床休息
    B. 加强产后观察
    C. 补充铁剂
    D. 增加营养
    E. 应用抗生素

（48～50 题共用题干）

患儿，于 9 时开始输 10％葡萄糖液 1000 ml，10 时 30 分已快输完。这时，患儿突然出现呼吸困难、气促、咳嗽，咳粉红色泡沫样痰。

48. 根据病人出现的症状，考虑可能出现
   A. 发热反应　　　　　　　　B. 过敏反应
   C. 空气栓塞　　　　　　　　D. 循环负荷过重
   E. 细菌污染严重

49. 为了改善肺部气体交换，减轻呼吸困难可采用
   A. 10％～20％乙醇湿化加压给氧
   B. 20％～30％乙醇湿化加压给氧
   C. 30％～40％乙醇湿化加压给氧
   D. 40％～50％乙醇湿化加压给氧
   E. 50％～70％乙醇湿化加压给氧

50. 为了缓解症状，应采取的体位为
   A. 仰卧，头偏向一侧，防止窒息
   B. 端坐，两腿下垂，减少回心血量
   C. 抬高头胸 20°～30°，以利于呼吸
   D. 抬高床头 15°～30°，减少回心血量
   E. 半坐卧位，膝下垫枕，有利于气体交换

【B 型题】

（51～52 题共用备选答案）
   A. 稽留热型　　　　　　　　B. 回归热型
   C. 波状热型　　　　　　　　D. 弛张热型
   E. 不规则热型

51. 败血症热型常是
52. 肺炎链球菌肺炎热型常是

（53～55 题共用备选答案）
   A. 性情改变　　　　　　　　B. 呕吐
   C. 皮肤划痕症　　　　　　　D. 脑膜刺激征
   E. 频繁惊厥

53. 结核性脑膜炎早期
54. 结核性脑膜炎中期
55. 结核性脑膜炎晚期

（56～60 题共用备选答案）
   A. 多发于青春期或更年期妇女，出血无规律
   B. 黄体发育较好，但萎缩过程延长
   C. 黄体期孕激素分泌不足，月经周期缩短
   D. 月经中期有少量出血
   E. 排卵正常，雌激素水平较高

56. 无排卵型功血
57. 育龄妇女，经量过多
58. 排卵期出血
59. 黄体功能不全功血者
60. 子宫内膜脱落不全功血者

（61～64 题共用备选答案）
   A. 三合诊检查　　　　　　　B. 宫颈刮片
   C. 阴道侧壁涂片　　　　　　D. 宫颈活组织检查
   E. 输卵管碘油造影

61. 宫颈癌普查筛选方法
62. 阴道、直肠、腹壁的联合检查
63. 确诊宫颈癌的方法
64. 了解卵巢的内分泌功能

（65～66 题共用备选答案）
   A. 医务人员教育　　　　　　B. 病人教育
   C. 住院教育　　　　　　　　D. 病房教育
   E. 门诊教育

65. 医院健康教育的重点是
66. 住院教育的重点是

（67～69 题共用备选答案）
   A. 闭式胸膜腔引流管　　　　B. 耻骨上膀胱造口管
   C. 肾盂引流管　　　　　　　D. 胆道 T 形引流管
   E. 乳癌术后皮瓣下引流管

67. 拔管前，不需要夹管观察的引流管是
68. 引流 14 天以上能拔除的引流管是
69. 整个引流装置要保持密闭的是

（70～73 题共用备选答案）
   A. 代谢性酸中毒　　　　　　B. 代谢性碱中毒
   C. 呼吸性酸中毒　　　　　　D. 呼吸性碱中毒
   E. 高钾血症

70. 急性胃扩张病人可发生
71. 胰瘘病人可发生
72. 挤压综合征病人易发生
73. 术后并发肺不张和肺炎的病人易发生

（74～77 题共用备选答案）
   A. 腰穿脑脊液检查　　　　　B. 脑电图检查
   C. 脑血管造影　　　　　　　D. CT、MRI
   E. 肌肉活组织检查

对下列疾病最有意义的检查项目是

74. 脑出血
75. 癫痫
76. 脑血栓形成
77. 急性感染性多发性神经炎

（78～80 题共用备选答案）
   A. 局限性腹壁痛、肿痛和压痛、皮下瘀斑
   B. 休克、明显腹胀和移动性浊音
   C. 有胃肠道症状，稍后出现全身性感染、明显腹膜炎体征
   D. 出血性表现和腹膜炎表现均明显存在
   E. 脏器损伤病人血压偏低，经一般处理仍迅速发生

休克

78. 腹内实质性脏器破裂

79. 单纯腹壁损伤

80. 空腔脏器破裂

【X 型题】

81. 保持子宫呈前倾位置的韧带有

    A. 阔韧带   B. 圆韧带

    C. 子宫骶骨韧带   D. 主韧带

    E. 骨盆漏斗韧带

82. 新生儿硬肿症的病因包括

    A. 早产   B. 过期产

    C. 受寒   D. 感染

    E. 窒息

83. 妊娠合并急性病毒性肝炎，正确的护理是

    A. 产后不宜哺乳

    B. 产后母婴同室

    C. 注意消毒隔离

    D. 分娩后密切观察阴道出血情况

    E. 为病人提供良好的休息和进食环境

84. 婴幼儿肺炎合并心力衰竭的诊断要点包括

    A. 心率突然增快，>180 次/分

    B. 呼吸突然增快，>60 次/分

    C. 极度烦躁不安，面色青灰或苍白

    D. 心音明显低钝或出现奔马律

    E. 肝脏短期内迅速增大 1.5 cm 以上或肋下 3 cm

85. 常用于厌氧菌感染创面的溶液有

    A. 过氧化氢   B. 高锰酸钾

    C. 庆大霉素   D. 苯氧乙醇

    E. 优琐

86. 婚前健康检查内容包括

    A. 仅进行全身体格检查

    B. 了解家属或本人的遗传性疾患

    C. 了解是否患有婚后不宜生育的疾病

    D. 仅进行生殖器官的检查

    E. 婚姻常识的宣传

87. 引起局部麻醉药中毒的原因是

    A. 药物浓度过大

    B. 术前应用巴比妥类药物

    C. 过敏体质

    D. 年老体弱

    E. 麻药直接注入血管内

88. 抗结核药正确的使用原则是

    A. 早期   B. 适量

    C. 联合   D. 全程

    E. 规律

89. 下列属于有机磷中毒烟碱样症状的是

    A. 多汗，流涎   B. 瞳孔缩小

    C. 肌纤维颤动   D. 肺水肿

    E. 呼吸肌麻痹

90. 大叶性肺炎实变病人患侧体征有

    A. 呼吸运动增强

    B. 语颤减弱

    C. 叩诊实音

    D. 听诊异常，支气管呼吸音

    E. 听诊湿啰音

91. 肝硬化失代偿期强调卧床休息的益处是

    A. 增加肝血流   B. 减少肝代谢负担

    C. 减少肝糖原合成   D. 降低门静脉压力

    E. 有利肝细胞修复

92. 卵巢分泌的性激素有

    A. 雌激素   B. 胎盘生乳素

    C. 孕激素   D. 雄激素

    E. 促卵泡素

93. 房性期前收缩的心电图特点包括

    A. P 波提前出现

    B. 提前出现的 P 波形态与窦性 P 波稍有差别

    C. P – R 间期大于 0.12 秒

    D. P 波后的 QRS 波形态正常

    E. 早搏后有完全的代偿间歇

94. 甲状腺术后呼吸困难抢救措施包括

    A. 立即呼吸兴奋剂   B. 拆线清除血块

    C. 吸痰给氧   D. 用止血剂

    E. 气管插管或气管切开

95. 哪些是预防接种的注意事项

    A. 做好解释、宣传工作

    B. 接种宜在饭后进行

    C. 严格掌握禁忌证

    D. 严格执行免疫程序

    E. 接种后剩余活疫苗应丢弃

96. 对瘫痪病人病情观察的要点主要包括

    A. 有无大小便困难   B. 有无呼吸困难

    C. 感觉障碍程度   D. 肌力障碍程度

    E. 有无并发症

97. 左心衰竭可能的症状有

    A. 夜间阵发性呼吸困难

    B. 心悸

    C. 劳力性呼吸困难

    D. 严重者可发生端坐呼吸

E. 心前区疼痛

98. 临终护理的主要内容包括

A. 基础护理　　　　　　B. 关心、支持家属

C. 功能训练治疗　　　　D. 心理护理

E. 控制疼痛

99. 控制的理论基础有

A. 系统论　　　　　　　B. 信息论

C. 人际关系学说　　　　D. 控制论

E. 公平理论

100. 健康教育者应具备的能力

A. 掌握健康教育及相关学科的知识技能

B. 设计、实施和评价健康教育项目的能力

C. 熟悉资料收集方法

D. 组织与协调能力

E. 健康传播能力

参 考 答 案

【A1 型题】

1. D　2. A　3. B　4. B　5. D　6. E　7. B　8. C

9. C　10. A　11. B　12. C　13. D　14. B　15. A　16. D

17. B　18. A　19. A　20. B　21. D　22. D　23. B　24. B

25. D　26. B　27. E　28. C　29. E　30. E

【A2 型题】

31. A　32. B　33. D　34. E　35. D　36. D　37. E　38. B

【A3/A4 型题】

39. C　40. C　41. D　42. D　43. E　44. D　45. E　46. B

47. A　48. D　49. B　50. B

【B 型题】

51. D　52. A　53. A　54. D　55. E　56. A　57. E　58. D

59. C　60. B　61. B　62. A　63. D　64. C　65. B　66. D

67. E　68. D　69. A　70. B　71. A　72. E　73. C　74. D

75. B　76. D　77. A　78. E　79. A　80. C

【X 型题】

81. BC　82. ACDE　83. ACDE　84. ABCDE　85. AB

86. BCE　87. ADE　88. ABCDE　89. CE　90. CDE

91. ABE　92. ACD　93. ABCD　94. BCE　95. ABCD

96. ABCDE　97. ABCD　98. ABDE　99. ABDE

100. ABCDE

模拟试卷四

【A1 型题】

1. 胰头癌有明显黄疸的病人术前必须补充的维生素是

A. 维生素 A   B. 维生素 B

C. 维生素 C   D. 维生素 D

E. 维生素 K

2. 肾病综合征患儿大量蛋白尿期间的饮食，错误的是

A. 高蛋白   B. 高热量

C. 低盐   D. 低动物性脂肪

E. 高可溶性纤维

3. 关于女性生殖系统的自然防御功能，错误的是

A. 两侧大阴唇自然合拢   B. 阴道维持酸性环境

C. 子宫颈内口紧闭   D. 宫颈管黏液栓

E. 输卵管黏膜的纤毛向伞端摆动

4. 成人基础代谢率为 +45%，其甲状腺功能为

A. 轻度甲状腺功能亢进

B. 中度甲状腺功能亢进

C. 正常范围

D. 重度甲状腺功能亢进

E. 功能减退

5. 为判断呼吸衰竭病人代谢紊乱情况，首选的辅助检查是

A. 血常规   B. 血细胞涂片

C. 血气分析   D. 尿常规

E. 肺功能测定

6. 2 型糖尿病病人，经速效胰岛素治疗，尿糖转为阴性后突然昏迷，应首先考虑为

A. 高渗性昏迷

B. 酮症酸中毒

C. 癫痫发作

D. 血管病变引发脑出血

E. 低血糖昏迷

7. 关于煮沸消毒灭菌，错误的描述是

A. 物品要完全浸没在水中

B. 有轴节的器械应打开

C. 大小相同的碗、盆可叠放在一起

D. 玻璃类用纱布包好

E. 橡胶类待水沸后再放入

8. 对不稳定的股骨颈骨折，治疗是

A. 手法复位，外固定

B. 手法复位，内外固定

C. 手法复位，内固定

D. 牵引治疗

E. 以上都不对

9. 宫颈组织充血水肿腺体和间质增生形成囊肿属于

A. 宫颈糜烂   B. 宫颈肥大

C. 宫颈息肉   D. 宫颈腺囊肿

E. 宫颈黏膜炎

10. 肺癌的病理分型中最常见的是

A. 鳞状上皮细胞癌   B. 小细胞未分化癌

C. 大细胞未分化癌   D. 腺癌

E. 细支气管肺泡癌

11. 观察脑出血病人时，发现哪种情况提示出血已停止

A. 瞳孔先缩小后散大   B. 意识障碍好转

C. 血压继续升高   D. 呼吸不规则

E. 脉搏变慢

12. 食管炎与早期食管癌的鉴别，主要方法是

A. 胸骨灼痛   B. 食管钡餐检查

C. 脱落细胞检查   D. 免疫诊断方法

E. 试验治疗

13. 目前国内性传播疾病中占首位的是

A. 滴虫阴道炎   B. 外阴阴道假丝酵母菌病

C. 老年性阴道炎   D. 淋病

E. 尖锐湿疣

14. 肿瘤细胞的基本生物学特征表现为

A. 多源性

B. 自行消退

C. 细胞的增殖与分化调控的失调

D. 浸润性和远处转移

E. 膨胀性生长

15. 婴幼儿腹泻治疗原则不包括

A. 调整、适当限制饮食

B. 纠正水、电解质紊乱

C. 控制肠道内外感染，长期应用广谱抗生素

D. 加强护理，防止并发症

E. 严密观察病情，对症治疗

16. 母乳喂养有利于预防佝偻病的主要原因是母乳中

A. 乳白蛋白含量多   B. 糖含量多

C. 不饱和脂肪酸多   D. 钙磷比例合适

E. SIgA 多

17. 滴管内液面自行下降的原因是

A. 滴管有裂隙   B. 压力过大

C. 输液管管径粗   D. 输液速度过快

E. 压力过小

18. 人类免疫缺陷病毒侵入人体后破坏人的

A. 免疫功能   B. 组织再生功能

C. 循环功能   D. 呼吸功能

E. 内分泌功能

19. 婴幼儿心力衰竭时不常出现的体征是

A. 多汗   B. 喂养困难

C. 肝大   D. 肺部啰音

E. 颈静脉怒张

20. 哮喘病人的痰液涂片中可见到较多的

A. 白细胞   B. 脓细胞

C. 淋巴细胞   D. 嗜酸性粒细胞

E. 嗜碱性粒细胞

21. 血压正常值为

A. 收缩压 < 18.6 kPa（140 mmHg）且舒张压 < 12 kPa（90 mmHg）

B. 收缩压 = 18.6 kPa（140 mmHg）且舒张压 = 12 kPa（90 mmHg）

C. 收缩压 < 21.3 kPa（160 mmHg）且舒张压 < 12.6 kPa（95 mmHg）

D. 收缩压 = 21.3 kPa（160 mmHg）且舒张压 = 12.6 kPa（95 mmHg）

E. 收缩压 < 12 kPa（90 mmHg）且舒张压 < 8 kPa（60 mmHg）

22. 产妇宫颈扩张的最大加速期处于

A. 活跃期的前端   B. 活跃期的中段

C. 活跃期的末端   D. 潜伏期的前端

E. 潜伏期的末端

23. 原发性高血压急症病人，首选的降压药是

A. 硝酸甘油   B. 氢氯噻嗪

C. 硝普钠   D. 阿替洛尔

E. 利血平

24. 预防溶血反应的措施不包括

A. 严格执行查对制度

B. 做好血液质量检查

C. 输血前肌内注射异丙嗪

D. 血液中勿随意加入药物

E. 血液不能加温、振荡

25. 下列会引起高钾血症的是

A. 长期禁食   B. 长期胃肠减压

C. 代谢性酸中毒   D. 大量输注葡萄糖

E. 长期使用利尿药

26. 对急性肾小球肾炎进行饮食管理，应限制钠盐摄入的情况是

A. 出现少尿、水肿   B. 出现氮质血症

C. 出现贫血   D. 出现血尿

E. 尿液中有颗粒或红细胞管型

27. 搬动留置胸腔闭式引流的病人时，应

A. 保持引流通畅

B. 保持引流瓶直立

C. 嘱病人屏住呼吸

D. 用 2 把止血钳夹闭引流管

E. 注意观察引流液排出情况

28. 单人、双人操作成人胸外按压与人工呼吸的比例分别为

A. 5 : 1   15 : 2   B. 15 : 2   15 : 2

C. 15 : 2   30 : 2   D. 30 : 1   30 : 2

E. 30 : 2   30 : 2

29. 猩红热患儿应隔离到

A. 皮疹消退

B. 体温正常

C. 症状消失

D. 皮疹脱屑，手掌、足底大片脱皮

E. 症状消失后 1 周，连续咽拭子培养 3 次阴性

30. 术后恶心、呕吐的最常见原因为

A. 颅内压升高   B. 麻醉反应

C. 切口疼痛   D. 急性胃扩张

E. 肠梗阻

【A2 型题】

31. 某病人，因腹泻脱水，经补液治疗后脱水纠正。今晨腹胀，肠鸣音减弱，膝反射消失，查血钾 3.00 mmol/L，按医嘱静脉输入氯化钾，其浓度一般应为

A. 0.15%   B. 0.3%

C. 1.0%   D. 1.5%

E. 3.0%

32. 病人，男性，66 岁。刺激性咳嗽 3 周，经抗生素治疗未缓解。胸部 X 线显示右肺原因不明的阴影。此时进一步检查首先

A. 肺功能测定   B. 胸腔穿刺术

C. 动脉血气分析   D. 放射性核素检查

E. 纤维支气管镜检查

33. 病人，男性，72 岁。诊断为慢性阻塞性肺气肿。其最可能出现的酸碱平衡失调是

A. 代谢性酸中毒   B. 代谢性碱中毒

C. 呼吸性酸中毒   D. 呼吸性碱中毒

E. 代谢性酸中毒合并呼吸性碱中毒

34. 病人，男性，17岁，急性肺炎收入院，入院16小时发生急性扁桃体炎，该情况属于

A. 环境感染   B. 交叉感染

C. 自身感染   D. 医源性感染

E. 不属于医院感染

35. 初产妇，孕35周，行外倒转术后，腹痛，伴少量阴道出血，查血压17.3/12 kPa（130/90 mmHg），水肿（+），腹部压痛不明显，胎心160次/分，最可能的诊断是

A. 胎盘早剥   B. 前置胎盘

C. 子宫破裂   D. 先兆子痫

E. 临产

36. 男性，64岁，局部麻醉下行体表肿瘤切除术，注入麻药后5分钟，出现中毒表现，其中毒原因不可能是

A. 用量过大   B. 浓度过高

C. 精神紧张   D. 麻药直接入血

E. 年老体弱

37. 女，17岁。平素体健，学校体检时心率80次/分，律齐，心尖区闻及舒张期隆隆样杂音，心界增大不明显，下列哪项处理较宜

A. 卧床休息

B. 应用洋地黄

C. 口服利尿剂

D. 避免重体力劳动，预防感染

E. 如常人活动

38. 患儿，7岁，高热、头痛、全身不适。其母去社区医院求购磺胺药，护士嘱其注意该药的副作用是

A. 肠道菌群失调   B. 抑制造血功能

C. 泌尿道内结晶   D. 骨髓抑制

E. 听神经损害

【A3/A4 型题】

（39～41题共用题干）

患儿，女，10个月。奶粉喂养，未加任何辅食。近2个月来食欲差、面色苍白，精神不振，体重6.0 kg，皮下脂肪0.3 cm。

39. 该患儿首先考虑

A. 营养不良   B. 佝偻病

C. 结核病   D. 腹泻病

E. 消化不良

40. 患儿的首选护理诊断是

A. 自我形象紊乱

B. 感染的危险

C. 知识缺乏

D. 营养失调：低于机体需要量

E. 成长发展的改变

41. 下列对患儿的护理措施中不妥的是

A. 口服胃蛋白酶助消化   B. 补充维生素

C. 做好皮肤护理   D. 预防低血糖

E. 尽快给予正常饮食

（42～44题共用题干）

病人，25岁，子痫，G_1P_1，产后2天，外阴水肿仍未消退。

42. 应实施的局部治疗措施是

A. 坐浴   B. 会阴冷敷

C. 会阴热敷   D. 阴道灌洗

E. 刺破水肿加用抗生素

43. 操作时不需要准备的用具是

A. 纱布垫   B. 治疗用液体

C. 治疗碗   D. 一次性垫单

E. 橡皮管

44. 治疗时使用的溶液是

A. 50%硫酸镁   B. 75%乙醇

C. 1%乳酸液   D. 1∶5000 高锰酸钾

E. 4%碳酸氢钠

（45～47题共用题干）

病人，女性，25岁。火焰烧伤双大腿，双足，均为Ⅲ度。

45. 病人的烧伤面积是

A. 23%   B. 24%

C. 26%   D. 27%

E. 28%

46. 烧伤严重性分度为

A. 轻度烧伤   B. 中度烧伤

C. 重度烧伤   D. 深度烧伤

E. 特重度烧伤

47. 其治疗最重要的是

A. 清水清洗创面，减少损伤

B. 给予口服盐水，预防低血容量性休克

C. 保持呼吸道通畅

D. 用干净的布类保护创面

E. 口服抗生素预防感染

（48～50题共用题干）

女，30岁，常因胃溃疡出血，出现头晕、乏力、面色苍白，经检查 Hb 90 g/L，RBC 计数 3.50×10^{12}/L，确诊为缺铁性贫血。

48. 此种贫血的发生机制是

    A. 蛋白质太少   B. 缺乏维生素 B_{12}

    C. 缺乏叶酸   D. 缺乏胃酸

    E. 贮存铁缺乏

49. 贮存铁指的是

    A. 总铁结合力   B. 血红蛋白

    C. 运铁蛋白   D. 血清铁

    E. 骨髓含铁血黄素

50. 应用硫酸亚铁治疗有效的早期表现是

    A. 面色红润   B. 心跳变慢

    C. 网织红细胞计数增加   D. 血压升高

    E. 食欲好转

【B 型题】

(51~53 题共用备选答案)

    A. 苯巴比妥钠   B. 尼可刹米

    C. 硫喷妥钠   D. 吗啡

    E. 肾上腺素

51. 控制局部麻醉药中毒惊厥时首选

52. 施行局部麻醉前，镇静药首选

53. 心搏骤停时，用作心脏复跳药

(54~55 题共用备选答案)

    A. 压力蒸汽灭菌   B. 干热灭菌

    C. 环氧乙烷   D. 低温蒸汽甲醛气体

    E. 等离子体

54. 耐高温、耐湿物品和器材，应首选

55. 怕热、忌湿和贵重物品，应选择

(56~58 题共用备选答案)

    A. 声音嘶哑

    B. 上腔静脉阻塞综合征

    C. 吞咽困难

    D. 霍纳综合征

    E. 血性胸腔积液

56. 肺癌压迫喉返神经可发生

57. 肺癌压迫颈交感神经可引起

58. 肺癌直接侵犯胸膜可引起

(59~60 题共用备选答案)

    A. 溶血性链球菌   B. 金黄色葡萄球菌

    C. 破伤风杆菌   D. 大肠埃希菌

    E. 梭状芽孢杆菌

59. 丹毒的主要致病菌是

60. 气性坏疽的致病菌是

(61~62 题共用备选答案)

    A. 食管镜

    B. MRI

    C. 食管拉网脱落细胞学检查

    D. 食管吞钡 X 线双重造影检查

    E. CT

61. 社区护士讲解食管癌的科普知识时，介绍简便易行的普查筛选方法是

62. 病人刘某，近期出现吞咽困难，为排除食管癌的可能，采用的诊断性检查是

(63~67 题共用备选答案)

    A. 月经期   B. 增生期

    C. 分泌期   D. 月经前期

    E. 月经周期

63. 两次月经第 1 天相间隔的时间

64. 月经的第 25~28 天，称为

65. 月经的第 1~4 天，称为

66. 月经的第 5~14 天，称为

67. 月经的第 15~24 天，称为

(68~69 题共用备选答案)

    A. 无全身症状   B. 无关节畸形

    C. 多系统脏器损害   D. 关节畸形

    E. 乏力、发热、体重减轻

68. 类风湿关节炎病人最重要的临床表现是

69. SLE 除关节炎外，最重要的临床表现是

(70~72 题共用备选答案)

    A. INH 配合 RFP + EMB，疗程 12 个月

    B. INH、SM 为基础配合 RFP + EMB 等两段疗法，疗程 1 年半以上

    C. 短程疗法，疗程 6~9 个月

    D. 短程疗法，疗程 3 个月

    E. 短程疗法，疗程 6 个月

70. 原发型肺结核

71. 粟粒型肺结核

72. 结核性脑膜炎

(73~75 题共用备选答案)

    A. 1~2 个月   B. 3~4 个月

    C. 6~10 个月   D. 1 岁左右

    E. 3 岁以后

73. 患儿出现佝偻病的初期症状多出现在

74. 肋骨串珠及郝氏沟多见于

75. 佝偻病后遗症期多见于

(76~77 题共用备选答案)

    A. 从事少量活动，活动量不要大

    B. 床上肢体活动，不可下床

    C. 床上坐起，床边略活动

    D. 较大活动量的锻炼

    E. 绝对卧床，限制探视

76. 急性心肌梗死第 2 周病人活动量是

77. 急性心肌梗死第 1～3 天病人活动量是

（78～80 题共用备选答案）

    A. 维生素 B_{12} B. 铁剂

    C. 促红细胞生成素   D. 丙酸睾酮

    E. 肾上腺皮质激素

78. 治疗慢性再生障碍性贫血首选

79. 治疗缺铁性贫血首选

80. 治疗特发性血小板减少性紫癜首选

【X 型题】

81. 孕激素的功能包括

    A. 抑制输卵管蠕动

    B. 促进乳腺管发育

    C. 使子宫内膜变为分泌期

    D. 促进水、钠潴留和钙盐沉积

    E. 排卵后使基础体温上升 0.3～0.5℃

82. 月经期健康指导包括

    A. 保持精神愉快，注意防寒保暖

    B. 保持外阴清洁，但不宜做阴道冲洗

    C. 饮食宜清淡，避免过冷或刺激性食物

    D. 避免经期进行重体力劳动

    E. 经期禁止性生活和盆浴

83. 有关新生儿窒息抢救程序中叙述正确的是

    A. 人工呼吸频率 30 次/分

    B. 胸外心脏按压频率 100 次/分

    C. 胸外心脏按压深度 2～3 cm

    D. 鼻导管吸氧流量 <2 L/min

    E. 抢救时室温保持在 30～32℃

84. 新护士岗前教育的主要内容包括

    A. 适应组织理念、价值观和行为方式

    B. 熟悉部门和岗位工作人员环境

    C. 学习胜任工作的必要知识和技能

    D. 学习新的工作准则和有效的工作方法

    E. 学习有关政策、规章制度和运转程序

85. 关于肠梗阻病人的护理，下列护理措施正确的是

    A. 应用吗啡止痛   B. 胃肠减压

    C. 纠正电解质紊乱   D. 半卧位

    E. 禁食

86. 下列符合 SLE 临床表现的是

    A. 可长期中、低度发热

    B. 近端指间关节、腕、膝关节常受累

    C. 可出现纤维素性心包炎

    D. 可表现为偏瘫

    E. 可出现严重贫血

87. 鼓励泌尿系统病人多饮水的目的是

    A. 有利于炎症消退   B. 补充血容量

    C. 减少结石形成   D. 清除体内代谢废物

    E. 冲洗尿道

88. 结核菌素试验阳性可见于

    A. 曾感染过结核   B. 卡介苗接种后

    C. 体内新的结核病灶   D. 新近有感染

    E. 体内有活动性结核

89. 第二产程的常规护理内容包括

    A. 保持合适的体位

    B. 每隔 10 分钟左右听一次胎心

    C. 根据需要灌肠

    D. 指导产妇使用腹压

    E. 准备会阴切开包

90. 出生时存在、以后永不消失的神经反射有

    A. 拥抱反射   B. 角膜反射

    C. 吞咽反射   D. 握持反射

    E. 吸吮反射

91. 无形失水包括

    A. 呼吸过程呼出的水

    B. 正常情况下呼出的水

    C. 正常情况下粪便中的水

    D. 正常情况下皮肤蒸发的水

    E. 大汗丢失的水

92. 调节人体酸碱平衡依靠

    A. 肾   B. 血液缓冲系统

    C. 肺   D. 胃肠道

    E. 单核–吞噬细胞系统

93. 糖尿病病人进行适当运动的目的是

    A. 有利于减轻体重   B. 改善脂肪代谢紊乱

    C. 降低血糖   D. 诱发低血糖反应

    E. 提高胰岛素敏感性

94. 休克病人采取中凹位的目的有

    A. 有利于呼吸   B. 减少回心血量

    C. 减轻肺淤血   D. 利于病人体位舒适

    E. 利于静脉回流

95. 腹部闭合性损伤，考虑内脏损伤的根据是

    A. 呕血、便血

    B. 早期出现休克

    C. 出现移动性浊音

    D. 持续性剧烈绞痛，并有腹膜刺激征

    E. 肝浊音界消失

96. 对心脏有毒性作用的抗白血病药物是

    A. 阿糖胞苷   B. 环磷酰胺

C. 三尖杉碱　　　　　　D. 柔红霉素

E. 阿霉素

97. 病人心前区疼痛时护士应观察

A. 疼痛的部位

B. 疼痛的性质和程度

C. 疼痛持续的时间

D. 有无晕厥

E. 心率

98. 以下新生儿护理措施中哪项是正确的

A. 室温保持在 22～24℃

B. 保持呼吸道通畅

C. 做好皮肤护理

D. 脐带脱落后有渗出者，局部用75%乙醇消毒

E. 喂乳后应将小儿抱起，轻拍背部

99. 营养不良常见的并发症有

A. 营养不良性水肿

B. 缺铁性贫血

C. 多种维生素缺乏症

D. 反复感染

E. 低血糖症

100. 预防医院感染的措施有

A. 监测　　　　　　　　B. 隔离

C. 无菌技术　　　　　　D. 消毒灭菌

E. 合理使用抗生素

参 考 答 案

【A1 型题】

1. E　2. A　3. E　4. B　5. C　6. E　7. C　8. B

9. B　10. A　11. B　12. C　13. D　14. C　15. C　16. D

17. A　18. A　19. E　20. D　21. A　22. B　23. C　24. C

25. C　26. A　27. D　28. E　29. E　30. B

【A2 型题】

31. B　32. E　33. C　34. E　35. A　36. C　37. D　38. C

【A3/A4 型题】

39. A　40. D　41. E　42. C　43. E　44. A　45. E　46. E

47. C　48. E　49. E　50. C

【B 型题】

51. C　52. A　53. E　54. A　55. C　56. A　57. D　58. E

59. A　60. E　61. C　62. A　63. D　64. A　65. A　66. B

67. C　68. D　69. C　70. A　71. B　72. B　73. B　74. D

75. E　76. B　77. E　78. D　79. B　80. E

【X 型题】

81. ACE　82. ABCDE　83. ABDE　84. ABCDE　85. BCDE

86. ABCDE　87. ACE　88. ABCDE　89. ABDE　90. BC

91. BD　92. ABC　93. ABCE　94. AE　95. ABCDE

96. CDE　97. ABCE　98. ABCDE　99. ABCDE　100. ABCDE